明·李时珍 著　王育杰 整理

本草纲目

金陵版

排印本

第3版

下册

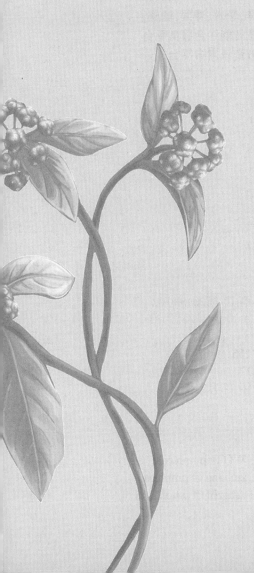

人民卫生出版社
·北京·

图书在版编目（CIP）数据

本草纲目：金陵版排印本：全 3 册 /（明）李时珍
著；王育杰整理. —3 版. —北京：人民卫生出版社，
2023.12

ISBN 978-7-117-34775-4

Ⅰ.①本… Ⅱ.①李…②王… Ⅲ.①《本草纲目》
Ⅳ.①R281.3

中国国家版本馆 CIP 数据核字（2023）第 076007 号

人卫智网	www.ipmph.com	医学教育、学术、考试、健康，
		购书智慧智能综合服务平台
人卫官网	www.pmph.com	人卫官方资讯发布平台

本草纲目
（金陵版排印本）
Bencao Gangmu
（Jinling Ban Paiyin Ben）
第 3 版
（全 3 册）

著　　者：明·李时珍
整　　理：王育杰
出版发行：人民卫生出版社（中继线 010-59780011）
地　　址：北京市朝阳区潘家园南里 19 号
邮　　编：100021
E - mail：pmph @ pmph.com
购书热线：010-59787592　010-59787584　010-65264830
印　　刷：北京瑞禾彩色印刷有限公司
经　　销：新华书店
开　　本：710×1000　1/16　总印张：155
总 字 数：2698 千字
版　　次：1999 年 11 月第 1 版　　2023 年 12 月第 3 版
印　　次：2023 年 12 月第 1 次印刷
标准书号：ISBN 978-7-117-34775-4
定　　价（全 3 册）：398.00 元
打击盗版举报电话：010-59787491　E-mail：WQ @ pmph.com
质量问题联系电话：010-59787234　E-mail：zhiliang @ pmph.com
数字融合服务电话：4001118166　E-mail：zengzhi @ pmph.com

目录

下册

本草纲目木部目录第三十四卷

李时珍曰：木乃植物，五行之一。性有土宜，山谷原隰。肇由气化，爰受形质。乔条苞灌，根叶华实。坚脆美恶，各具太极。色香气味，区辨品类。食备果蔬，材充药器。寒温毒良，宜有考汇。多识其名，奚止读诗？埤以本草，益启其知。乃肆搜猎，萃而类之。是为木部，凡一百八十种，分为六类：曰香，曰乔，曰灌，曰寓，曰苞，曰杂。旧本木部三品，共二百六十三种。今并入二十五种，移一十四种入草部，二十九种入蔓草，三十一种入果部，三种入菜部，一十六种入器用部，二种入虫部。自草部移入二种，外类有名未用移入十一种。

神农本草经四十四种梁·陶弘景注　**名医别录二十三种**梁·陶弘景注　**唐本草二十二种**唐·苏恭　**本草拾遗三十九种**唐·陈藏器　**海药本草五种**唐·李珣　**蜀本草一种**蜀·韩保升　**开宝本草一十五种**宋·马志　**嘉祐本草六种**宋·掌禹锡　**图经本草一种**宋·苏颂　**日华本草一种**宋人大明　**证类本草一种**宋·唐慎微　**本草补遗一种**元·朱震亨　**本草纲目二十一种**明·李时珍

【附注】

魏·李当之药录　吴普本草　宋·雷敩炮炙　齐·徐之才药对　唐·甄权药性　孙思邈千金　孟诜食疗　杨损之删繁　萧炳四声　南唐·陈士良食性　宋·陈承别说　寇宗奭衍义　金·张元素珍珠囊　元·李杲法象　王好古汤液　吴瑞日用

明·汪颖食物　汪机会编　周定王救荒　王纶集要　宁原食鉴
陈嘉谟蒙筌

木之一香木类三十五种。

柏本经　松别录　杉别录　丹桎木皮附　桂别录　牡桂本经　箘桂本经　天竺桂海药　月桂拾遗　木兰本经　辛夷本经　沉香别录　蜜香拾遗　丁香开宝　即鸡舌香　檀香别录　降真香证类　楠别录　樟拾遗　钓樟别录　乌药开宝　研药附　櫰香纲目　即兜娄香　必栗香拾遗　枫香脂唐本　即白胶香　熏陆香　乳香别录　没药开宝　骐麟竭唐本　即血竭　质汗开宝　安息香唐本　苏合香别录　詹糖香别录　结杀附　笃耨香纲目　胆八香附　龙脑香唐本　元慈勒附　樟脑纲目　阿魏唐本　卢会开宝　胡桐泪唐本　返魂香唐本　兜木香附

上附方旧五十七，新一百九十八

本草纲目木部第三十四卷

木之一 ｜ 香木类三十五种

柏《本经》上品

【释名】 **椈**音菊侧柏。〔李时珍曰〕按魏子才六书精蕴云：万木皆向阳，而柏独西指，盖阴木而有贞德者，故字从白。白者，西方也。陆佃埤雅云：柏之指西，犹针之指南也。柏有数种，入药惟取叶扁而侧生者，故曰侧柏。〔寇宗奭曰〕予官陕西，登高望柏，千万株皆一一西指。盖此木至坚，不畏霜雪，得木之正气，他木不及。所以受金之正气所制，一一西指也。

【集解】〔别录曰〕柏实生太山山谷，柏叶尤良。四时各依方面采，阴干。〔陶弘景曰〕处处有柏，当以太山为佳尔。并忌取冢墓上者。其叶以秋夏采者良。〔苏恭曰〕今太山无复采子，惟出陕州、宜州为胜。八月采之。〔苏颂曰〕柏实以乾州者为最。三月开花，九月结子成熟，取采蒸曝，舂擂取仁用。其叶名侧柏，密州出者尤佳。虽与他柏相类，而其叶皆侧向而生，功效殊别。古柏叶尤奇，益州诸葛孔明庙中有大柏木，相传是蜀世所植，故人多采以作药，其味甘香，异常柏也。〔雷敩曰〕柏叶有花柏叶、丛柏叶及有子圆叶。其有子圆叶成片，如大片云母，叶皆侧，叶上有微赤毛者，宜入药用。花柏叶，其树浓叶成朵，无子。丛柏叶，其树绿色，并不入药。〔陈承曰〕陶隐居说柏忌冢墓上者，而今乾州者皆是乾陵所出，他处皆无大者，但取其州土所宜，子实气味丰美可也。其柏异于他处，木之文理，大者多为菩萨云气、人物鸟兽，状极分明可观。有盗得一株径尺者，值万钱，宜其子实为贵也。〔时珍曰〕史记言：松柏为百木之长。其树耸直，其皮薄，其肌腻，其花细琐，其实成梂，状如小铃，霜后四裂，中有数子，大如麦粒，芬香可爱。柏叶松身者，桧也。其叶尖硬，亦谓之栝。今人名圆柏，以别侧柏。松叶柏身者，枞也。松桧相半者，桧柏也。峨眉山中一种竹叶柏身者，谓之竹柏。

△ **柏实**

【修治】〔敩曰〕凡使先以酒浸一宿，至明漉出，晒干，用黄精自然汁于日中煎之，缓火煮成煎为度。每煎柏子仁三两，用酒五两浸。〔时珍曰〕此法是服食家用者。寻常用，只蒸熟曝烈，舂簸取仁，炒研入药。

【气味】 **甘，平，无毒。**〔甄权曰〕甘、辛。畏菊花、羊蹄草。〔徐之才曰〕见

柏

叶下。

【主治】 惊悸益气，除风湿，安五脏。久服，令人润泽美色，耳目聪明，不饥不老，轻身延年。本经。疗恍惚，虚损吸吸，历节腰中重痛，益血止汗。别录。治头风，腰肾中冷，膀胱冷脓宿水，兴阳道，益寿，去百邪鬼魅，小儿惊痫。甄权。润肝。好古。养心气，润肾燥，安魂定魄，益智宁神。烧沥，泽头发，治疥癣。时珍。

【发明】〔王好古曰〕柏子仁，肝经气分药也。又润肾，古方十精丸用之。〔时珍曰〕柏子仁性平而不寒不燥，味甘而补，辛而能润，其气清香，能透心肾，益脾胃，盖仙家上品药也，宜乎滋养之剂用之。列仙传云：赤松子食柏实，齿落更生，行及奔马。谅非虚语也。

【附方】 旧二，新四。**服柏实法**八月连房取实曝收，去壳研末。每服二钱，温酒下，一日三服。渴即饮水，令人悦泽。一方：加松子仁等分，以松脂和丸。一方：加菊花等分，蜜丸服。奇效方用柏子仁二斤，为末，酒浸为膏，枣肉三斤，白蜜、白术末、地黄末各一斤，捣匀，丸弹子大。每嚼一丸，一日三服，百日，百病愈。久服，延年壮神。**老人虚秘**柏子仁、松子仁、大麻仁等分，同研，溶蜜蜡丸梧子大。以少黄丹汤，食前调服二三十丸，日二服。寇宗奭。**肠风下血**柏子十四个，捶碎，囊贮浸好酒三盏，煎八分服，立止。普济方。**小儿躯啼**惊痫腹满，大便青白色。用柏子仁末，温水调服一钱。圣惠方。**黄水湿疮**真柏油二两，香油二两，熬稠搽之，如神。陆氏积德堂方。

　△ **柏叶**

【修治】〔敩曰〕凡用揉去两畔并心枝了，用糯泔浸七日，以酒拌蒸一伏时。每一斤，用黄精自然汁十二两浸焙，又浸又焙，待汁干用之。〔时珍曰〕此服食治法也。常用或生或炒，各从本方。

【气味】 苦，微温，无毒。〔权曰〕苦、辛、性涩。与酒相宜。〔颂曰〕性寒。〔之才曰〕瓜子、牡蛎、桂为之使。畏菊花、羊蹄、诸石及面曲。伏砒、消。〔弘景曰〕柏之叶、实，服饵所重。此云恶曲，而人以酿酒无妨，恐酒米相和，异单用也。

【主治】 吐血衄血，痢血崩中赤白，轻身益气，令人耐寒暑，去湿痹，止饥。别录。治冷风历节疼痛，止尿血。甄权。炙罯冻疮。烧取汁涂头，黑润鬓发。大明。傅汤火伤，止痛灭瘢。服之，疗蛊痢。作汤常服，杀五脏虫，益人。苏颂。

【发明】〔震亨曰〕柏属阴与金，善守。故采其叶，随月建方，取其多得月令之气。此补阴之要药，其性多燥，久得之大益脾土，以滋其肺。〔时珍曰〕柏性后凋而耐久，禀坚凝之质，乃多寿之木，所以可入服食。道家以之点汤常饮，元旦以之浸酒辟邪，皆有取于此。麝食之而体香，毛女食之而体轻，亦其证验矣。毛女者，秦王宫人。关东贼至，惊走入山，饥无所食。有一老公教吃松柏叶，初时苦涩，久乃相宜，遂不复饥，冬不寒，夏不热。至汉成帝时，猎者于终南山见一人，无衣服，身生黑毛，跳坑越涧如飞，乃密围获之，去秦时二百余载矣。事出葛洪抱朴子书中。

【附方】 旧十，新九。**服松柏法**孙真人枕中记云：尝以三月、四月采新生松叶，长三四寸许，并花蕊阴干；又于深山岩谷中，采当年新生柏叶，长二三寸者，阴干，为末，白蜜丸如小豆大。常以日未出时，烧香东向，手持八十一丸，以酒下。服一年，延十年命；服二年，延二十年命。欲得长肌肉，加大麻、巨胜；欲心力壮健者，加茯苓、人参。此药除百病，益元气，滋五脏六腑，清明耳目，强壮不衰老，延年益寿，神验。用七月七日露水丸之，更佳。服时仍祝曰：神仙真药，体合自然。服药入腹，天地同年。祝毕服药，断诸杂肉、五辛。**神仙服饵**五月五日，采五方侧柏叶三斤，远志去心二斤，白茯苓去皮一斤，为末，炼蜜和丸梧子大。每以仙灵脾酒下三十丸，日再服。并无所忌。勿示非人。**中风不省**涎潮口禁，语言不出，手足軃曳。得病之日，便进此药，可使风退气和，不成废人。柏叶一握去枝，葱白一握连根研如泥，无灰酒一升，煎一二十沸，温服。如不饮酒，分作四五服，方进他药。杨氏家藏方。**时气瘴疫**社中西南柏树东南枝，取曝干研末。每服一钱，新水调下，日三四服。圣惠方。**霍乱转筋**柏叶捣烂，裹脚上，及煎汁淋之。圣惠方。**吐血不止**张仲景柏叶汤用青柏叶一把，干姜二片，阿胶一挺炙，三味，以水二升，煮一升，去滓，别绞马通汁一升合煎，取一升，绵滤，一服尽之。圣惠方用柏叶，米饮服二钱。或蜜丸、或水煎服，并良。**忧恚呕血**烦满少气，胸中疼痛。柏叶为散，米饮调服二方寸匕。圣惠方。**衄血不止**柏叶、榴花研末，吹之。普济方。**小便尿血**柏叶、黄连焙研，酒服三钱。济急方。**大肠下血**随四时方向，采侧柏叶烧研。每米饮服二钱。王涣之舒州病此，陈宜父大夫传方，二服愈。百一选方。**酒毒下血**或下痢。嫩柏叶九蒸九晒二两，陈槐花炒焦一两，为末，蜜丸梧子大。每空心温酒下四十丸。普济方。**蛊痢下血**男子、妇人、小儿大腹，下黑血茶脚色，或脓血如淀色。柏叶焙干为末，与黄连同煎为汁，服之。本草图经。**小儿洞痢**柏叶煮汁，代茶饮之。经验方。**月水不断**侧柏叶炙、芍药等分。每用三钱，水、酒各半，煎服。室女用侧柏叶、木贼炒微焦等分，为末。每服二钱，米饮下。圣济总录。**汤火烧灼**柏叶生捣涂之，系定二三日，止痛灭瘢。本

柏

草图经。**鼠瘘核痛**未成脓。以柏叶捣涂，熬盐熨之，令气下即消。姚僧坦集验方。**大风疠疾**眉发不生。侧柏叶九蒸九晒，为末，炼蜜丸梧子大。每服五丸至十丸，日三、夜一服。百日即生。圣惠方。**头发不生**侧柏叶阴干，作末，和麻油涂之。梅师方。**头发黄赤**生柏叶末一升，猪膏一斤，和丸弹子大，每以布裹一丸，纳泔汁中化开，沐之。一月，色黑而润矣。圣惠方。

枝节

【主治】 煮汁酿酒，去风痹、历节风。烧取渝油，疗病疥及虫癞良。苏恭。

【附方】 旧二，新一。**霍乱转筋**以暖物裹脚，后以柏木片煮汤淋之。经验方。**齿蠚肿痛**柏枝烧热，拄孔中。须臾虫缘枝出。圣惠。**恶疮有虫**久不愈者，以柏枝节烧沥取油傅之。三五次，无不愈。亦治牛马疥。陈承本草别说。

脂

【主治】 身面疣目，同松脂研匀涂之，数夕自失。圣惠。

根白皮

【气味】 苦，平，无毒。

【主治】 火灼烂疮，长毛发。别录。

【附方】 旧一。**热油灼伤**柏白皮，以腊猪脂煎油，涂疮上。肘后方。

松《别录》上品

【释名】〔时珍曰〕按王安石字说云：松柏为百木之长。松犹公也，柏犹伯也。故松从公，柏从白。

【集解】〔别录曰〕松脂生太山山谷。六月采。〔颂曰〕松处处有之。其叶有两鬣、五鬣、七鬣。岁久则实繁。中原虽有，不及塞上者佳好也。松脂以通明如熏陆香颗者为胜。〔宗奭曰〕松黄一如蒲黄，但味差淡。松子多海东来，今关右亦有，但细小味薄也。〔时珍曰〕松树磥砢修耸多节，其皮粗厚有鳞形，其叶后凋。二三月抽蕤生花，长四五寸，采其花蕊为松黄。结实状如猪心，叠成鳞砌，秋老则子长鳞裂。然叶有二针、三针、五针之别。三针者为栝子松，五针者为松子松。其子大如柏子，惟辽海及云南者，子大如巴豆可食，谓之海松子。详见果部。孙思邈云：松脂以衡山者为良。衡山东五百里，满谷所出者，与天下不同。苏轼云：镇定松脂亦良。抱朴子云：凡老松皮内自然聚脂为第一，胜于凿取及煮成者。其根下有伤处，不见日月者为阴脂，尤佳。老松余气结为茯苓。千年松脂化为琥珀。玉策记云：千年松树四边枝起，上杪不长如偃盖。其精化为青牛、青羊、青犬、青人、伏龟，其寿皆千岁。

松脂

【别名】 松膏本经松肪同松胶纲目松香同沥青。

【修治】〔弘景曰〕采炼松脂法，并在服食方中。以桑灰汁或酒煮软，挼纳寒水中数十过，白滑则可用。〔颂曰〕凡用松脂，先须炼治。用大釜加水置甑，用白茅藉甑底，又加黄砂于茅上，厚寸许。然后布松脂于上，炊以桑薪，汤减频添热水。候松脂尽入釜中，乃出之，投于冷水，既凝又蒸，如此二过，其白如玉，然后入用。

【气味】 苦、甘，温，无毒。〔权曰〕甘，平。〔震亨曰〕松脂属阳金。伏汞。

【主治】 痈疽恶疮，头疡白秃，疥瘙风气，安五脏，除热。久服，轻身不老延年。本经。除胃中伏热，咽干消渴，风痹死肌。炼之令白。其赤者，主恶痹。别录。煎膏，生肌止痛，排脓抽风。贴诸疮脓血瘘烂。塞牙孔，杀虫。甄权。除邪下气，润心肺，治耳聋。古方多用辟谷。大明。强筋骨，利耳目，治崩带。时珍。

【发明】〔弘景曰〕松、柏皆有脂润，凌冬不凋，理为佳物，服食多用，但人多轻忽之尔。〔颂曰〕道人服饵，或合茯苓、松柏实、菊花作丸，亦可单服。〔时珍曰〕松叶、松实，服饵所须；松节、松心，耐久不朽。松脂则又树之津液精华也。在土不朽，流脂日久，变为琥珀，宜其可以辟谷延龄。葛洪抱朴子云：上党赵瞿病癞历年，垂死，其家弃之，送置山穴中。瞿怨泣经月，有仙人见而哀之，以一囊药与之。瞿服百余日，其疮都愈，颜色丰悦，肌肤玉泽。仙人再过之，瞿谢活命之恩，乞求其方。仙人曰：此是松脂，山中便多。此物汝炼服之，可以长生不死。瞿乃归家长服，身体转轻，气力百倍，登危涉险，终日不困。年百余岁，齿不坠，发不白。夜卧忽见屋间有光，大如镜，久而一室尽明如昼。又见面上有采女一人，戏于口鼻之间。后入抱犊山成地仙。于时人闻瞿服此脂，皆竞服之，车运驴负，积之盈室。不过一月，未觉大益，皆辄止焉。志之不坚如此。张杲医说有服松丹之法。

【附方】 旧七，新十七。服食辟谷千金方用松脂十斤，以桑薪灰汁一石，煮五七沸，漉出，冷水中凝，复煮之，凡十遍乃白，细研为散。每服一二钱，粥饮调下，日三服。服至十两以上，不饥，饥再服之。一年以后，夜视目明。久服，延年益寿。又法：百炼松脂治下筛，蜜和纳筒中，勿见风日。每服一团，一日三服。服至百日，耐寒暑；二百日，五脏补益；五年，即见西王母。伏虎禅师服法：用松

松

脂十斤，炼之五度，令苦味尽。每一斤，入茯苓四两。每旦水服一刀圭，能令不食，而复延龄，身轻清爽。**强筋补益**四圣不老丹：用明松脂一斤，以无灰酒沙锅内桑柴火煮数沸，竹枝搅稠，乃住火，倾入水内结块，复以酒煮九遍，其脂如玉，不苦不涩乃止，为细末。用十二两，入白茯苓末半斤，黄菊花末半斤，柏子仁去油取霜半斤，炼蜜丸如梧子大。每空心好酒送下七十二丸。须择吉日修合，勿令妇人、鸡、犬见之。松梅丸：用松脂以长流水桑柴煮拔三次，再以桑灰滴汁煮七次扯拔，更以好酒煮二次，仍以长流水煮二次，色白不苦为度。每一斤，入九蒸地黄末十两，乌梅末六两，炼蜜丸梧子大。每服七十丸，空心盐、米汤下。健阳补中，强筋润肌，大能益人。白飞霞方外奇方。**揩齿固牙**松脂出镇定者佳，稀布盛，入沸汤煮，取浮水面者投冷水中，不出者不用，研末，入白茯苓末和匀。日用揩齿漱口，亦可咽之。固牙驻颜。苏东坡仇池笔记。**历节诸风**百节酸痛不可忍。松脂三十斤，炼五十遍。以炼酥三升，和松脂三升，搅令极稠。每旦空心酒服方寸匕，日三服。数食面粥为佳，慎血腥、生冷、酢物、果子，一百日瘥。外台秘要。**肝虚目泪**炼成松脂一斤，酿米二斗，水七斗，曲二斗，造酒，频饮之。**妇人白带**松香五两，酒二升煮干，木臼杵细，酒糊丸如梧子大。每服百丸，温酒下。摘玄方。**小儿秃疮**简便方用松香五钱，猪油一两熬，搽，一日数次，数日即愈。卫生宝鉴用沥青二两，黄蜡一两半，铜绿一钱半，麻油一两半，文武熬收。每摊贴之，神效。**小儿紧唇**松脂炙化，贴之。圣惠方。**风虫牙痛**刮松上脂，滚水泡化，一漱即止，已试验。集简方。**龋齿有孔**松脂纤塞，须臾虫从脂出也。梅师方。**久聋不听**炼松脂三两，巴豆一两，和捣成丸。薄绵裹塞，一日二度。梅师方。**一切瘘疮**炼成松脂末，填令满，日三四度。圣惠方。**一切肿毒**松香八两，铜青二钱，蓖麻仁五钱，同捣作膏，摊贴甚妙。李楼奇方。**软疖频发**翠玉膏：用通明沥青八两，铜绿二两，麻油三钱，雄猪胆汁三个。先溶沥青，乃下油、胆，倾入水中扯拔，器盛。每用绯帛摊贴，不须再换。**小金丝膏**治一切疮疖肿毒。沥青、白胶香各二两，乳香二钱，没药一两，黄蜡三钱，又以香油三钱，同熬至滴下不散，倾入水中，扯千遍收贮。每捻作饼，贴之。**疥癣湿疮**松胶香研细，少入轻粉。先以油涂疮，糁末在上，一日便干。顽者三二度愈。刘涓子鬼遗方。**阴囊湿痒**欲溃者。用板儿松香为末，纸卷作筒。每根入花椒三粒，浸灯盏内三宿，取出点烧，淋下油搽之。先以米泔洗过。简便方。**金疮出血**沥青末，少加生铜屑末，糁之，立愈。唐瑶经验方。**猪啮成疮**松脂炼作饼，贴之。千金。**刺入肉中**百理不瘥。松脂流出如乳头香者，傅上以帛裹。三五日当有根出，不痛不痒，不觉自安。兵部手集。

松节

【气味】 苦,温,无毒。

【主治】 百邪久风,风虚脚痹疼痛。别录。酿酒,主脚弱,骨节风。弘景。炒焦,治筋骨间病,能燥血中之湿。震亨。治风蛀牙痛,煎水含漱,或烧灰日揩,有效。时珍。

【发明】〔时珍曰〕松节,松之骨也。质坚气劲,久亦不朽,故筋骨间风湿诸病宜之。

【附方】 旧三,新四。**历节风痛**四肢如解脱。松节酒:用二十斤,酒五斗,浸三七日。每服一合,日五六服。外台。**转筋挛急**松节一两,剉如米大,乳香一钱,银石器慢火炒焦,存一二分性,出火毒,研末。每服一二钱,热木瓜酒调下。一应筋病皆治之。孙用和秘宝方。**风热牙病**圣惠方用油松节如枣大一块,碎切,胡椒七颗,入烧酒,须二三盏,乘热入飞过白矾少许。嗽三五口,立瘥。又用松节二两,槐白皮、地骨皮各一两,浆水煎汤。热漱冷吐,瘥乃止。**反胃吐食**松节煎酒,细饮之。百一方。**阴毒腹痛**油松木七块,炒焦,冲酒二钟,热服。集简方。**颠扑伤损**松节煎酒服。谈野翁方。

松涫音诣。火烧松枝取液也。

【主治】 疮疥及马牛疮。苏恭。

松叶

【别名】 松毛

【气味】 苦,温,无毒。

【主治】 风湿疮,生毛发,安五脏,守中,不饥延年。别录。细切,以水及面饮服之,或捣屑丸服,可断谷及治恶疾。弘景。炙罯冻疮风湿疮,佳。大明。去风痛脚痹,杀米虫。时珍。

【附方】 旧六,新三。**服食松叶**松叶细切更研,每日食前,以酒调下二钱,亦可煮汁作粥食。初服稍难,久则自便矣。令人不老,身生绿毛,轻身益气。久服不已,绝谷不饥不渴。圣惠方。**天行温疫**松叶细切,酒服方寸匕,日三服。能辟五年瘟。伤寒类要。**中风口喝**青松叶一斤,捣汁,清酒一升,浸二宿,近火一宿。初服半升,渐至一升,头面汗出即止。千金方。**三年中风**松叶一斤,细切,以酒一斗,煮取三升。顿服,汗出立瘥。千金方。**历节风痛**松叶捣汁一升,以酒三升,浸七日。服一合,日三服。千金方。**脚气风痹**松叶酒:治十二风痹不能行,服更生散四剂,及众疗不得力,服此一剂,便能行远,不过两剂。松叶六十斤,细剉,以水四石,煮取四斗九升,以米五斗,酿如常法。别煮松叶汁,以渍米

松

1403

并馈饭,泥酿封头,七日发,澄饮之取醉。得此酒力者甚众。千金方。**风牙肿痛**松叶一握,盐一合,酒二升煎,漱。圣惠方。**大风恶疮**猪鬃松叶二斤,麻黄去节五两,剉,以生绢袋盛,清酒二斗浸之,春夏五日,秋冬七日。每温服一小盏,常令醺醺,以效为度。圣惠方。**阴囊湿痒**松毛煎汤,频洗。简便方。

松花

【别名】 松黄。

【气味】 甘,温,无毒。〔震亨曰〕多食,发上焦热病。

【主治】 润心肺,益气,除风止血。亦可酿酒。时珍。

【发明】〔恭曰〕松花即松黄,拂取正似蒲黄,酒服令轻身,疗病胜似皮、叶及脂也。〔颂曰〕花上黄粉,山人及时拂取,作汤点之甚佳。但不堪停久,故鲜用寄远。〔时珍曰〕今人收黄和白沙糖印为饼膏,充果饼食之,且难久收。恐轻身疗病之功,未必胜脂、叶也。

【附方】 旧一,新一。**头旋脑肿**三月收松花并蕾五六寸如鼠尾者,蒸切一升,以生绢囊贮,浸三升酒中五日。空心暖饮五合。普济方。**产后壮热头痛颊赤**,口干唇焦,烦渴昏闷。用松花、蒲黄、川芎、当归、石膏等分,为末。每服二钱,水二合,红花二捻,同煎七分,细呷。本草衍义。

根白皮

【气味】 苦,温,无毒。

【主治】 辟谷不饥。别录。补五劳,益气。大明。

木皮

【别名】 赤龙皮

【主治】 痈疽疮口不合,生肌止血,治白秃、杖疮、汤火疮。时珍。

【附方】 新四。**肠风下血**松木皮,去粗皮,取里白者,切晒焙研为末。每服一钱,腊茶汤下。杨氏家藏方。**三十年痢**赤松上苍皮一斗,为末。面粥和服一升,日三。不过一斗,救人。圣惠方。**金疮杖疮**赤龙鳞即古松皮,煅存性,研末。搽之,最止痛。永类钤方。**小儿头疮浸湿**,名胎风疮。古松上自有赤厚皮,入豆豉少许,瓦上炒存性,研末,入轻粉,香油调,涂之。经验良方。

松实见果部。

艾纳见草部苔类桑花下。

松蕈见菜部香蕈下。

杉《别录》中品

【释名】 秙音杉。沙木纲目檆木音敬。

【集解】〔颂曰〕杉材旧不著所出州土，今南中深山多有之。木类松而劲直，叶附枝生，若刺针。郭璞注尔雅云：秙似松，生江南。可以为船及棺材，作柱埋之不腐。又人家常用作桶板，甚耐水。〔宗奭曰〕杉干端直，大抵如松，冬不凋，但叶阔成枝也。今处处有之，入药须用油杉及臭者良。〔时珍曰〕杉木叶硬，微扁如刺，结实如枫实。江南人以惊蛰前后取枝插种，出倭国者谓之倭木，并不及蜀、黔诸峒所产者尤良。其木有赤、白二种，赤杉实而多油，白杉虚而干燥。有斑纹如雉者，谓之野鸡斑，作棺尤贵。其木不生白蚁，烧灰最发火药。

杉材

【气味】 辛，微温，无毒。

【主治】 漆疮，煮汤洗之，无不瘥。别录。煮水浸捋脚气肿满。服之，治心腹胀痛，去恶气。苏恭。治风毒奔豚，霍乱上气，并煎汤服。大明。

【发明】〔震亨曰〕杉屑属金有火。其节煮汁浸捋脚气肿满，尤效。〔颂曰〕唐·柳柳州纂救三死方云：元和十二年二月得脚气，夜半痞绝，胁有块，大如石，且死，困不知人，搐搦上视，三日，家人号哭。荥阳郑洵美传杉木汤，服半食顷，大下三行，气通块散。方用杉木节一大升，橘叶切一大升，无叶则以皮代之，大腹槟榔七枚，连子碎之，童子小便三大升，共煮一大升半，分为两服。若一服得快，即停后服。此乃死病，会有教者，乃得不死。恐人不幸病此，故传之云。

【附方】 新四。肺壅痰滞上焦不利，卒然咳嗽。杉木屑一两，皂角去皮酥炙三两，为末，蜜丸梧子大。每米饮下十丸，一日四服。圣惠方。小儿阴肿赤痛，日夜啼叫，数日退皮，愈而复作。用老杉木烧灰，入腻粉，清油调傅，效。危氏得效方。肺壅失音杉木烧炭入碗中，以小碗覆之，用汤淋下，去碗饮水。不愈再作，音出乃止。集简方。臁疮黑烂多年老杉木节烧灰，麻油调，隔箬叶贴之，绢帛包定，数贴而愈。救急方。

皮

【主治】 金疮血出，及汤火伤灼，取老树皮烧存性，研傅之。或入鸡子清调傅。一二日愈。时珍。

叶

【主治】 风、虫牙痛，同荜茇、细辛煎酒含漱。时珍。

杉

子

【主治】 疝气痛，一岁一粒，烧研酒服。时珍。

杉菌见菜部。

【附录】 丹桎木皮桎音直 〔藏器曰〕生江南深山。似杉木。皮，主治疬疡风。取一握，去土，打碎，煎如糖，日日涂之。

桂《别录》上品　牡桂《本经》上品

【释名】 梫音寝。〔时珍曰〕按范成大桂海志云：凡木叶心皆一纵理，独桂有两道如圭形，故字从圭。陆佃埤雅云：桂犹圭也。宣导百药，为之先聘通使，如执圭之使也。尔雅谓之梫者能侵害他木也。故吕氏春秋云：桂枝之下无杂木。雷公炮炙论云：桂钉木根，其木即死。是也。桂即牡桂之厚而辛烈者，牡桂即桂之薄而味淡者，别录不当重出。今并为一，而分目于下。

【集解】〔别录曰〕桂生桂阳，牡桂生南海山谷。二月、八月、十月采皮，阴干。〔弘景曰〕南海即是广州。神农本经惟有牡桂、箘桂。俗用牡桂，扁广殊薄，皮黄，脂肉甚少，气如木兰，味亦类桂，不知是别树，是桂之老宿者？箘桂正圆如竹，三重者良，俗中不见，惟以嫩枝破卷成圆者用之，非真箘桂也，并宜研访。今俗又以半卷多脂者，单名为桂，入药最多，是桂有三种矣。此桂广州出者好；交州、桂州者，形段小而多脂肉，亦好；湘州、始兴、桂阳县者，即是小桂，不如广州者。经云：桂，叶如柏叶泽黑，皮黄心赤。齐武帝时，湘州送树，植芳林苑中。今东山有桂皮，气粗相类，而叶乖异，亦能凌冬，恐是牡桂。人多呼为丹桂，正谓皮赤尔。北方重此，每食辄须之，盖礼所云姜桂以为芬芳也。〔恭曰〕桂惟有二种。陶氏引经云似柏叶，不知此言从何所出。又于别录剩出桂条，为深误也。单名桂者，即是牡桂，乃尔雅所谓"梫，木桂也"。叶长尺许，花、子皆与箘桂同。大小枝皮俱名牡桂。但大枝皮，肉理粗虚如木而肉少味薄，名曰木桂，亦云大桂。不及小嫩枝皮，肉多而半卷，中必皱起，其味辛美，一名肉桂，亦名桂枝，一名桂心。出融州、桂州、交州甚良。其箘桂，叶似柿叶，中有纵文三道，表里无毛而光泽。肌理紧薄如竹，大枝、小枝皮俱是筒。其大枝无肉，老皮坚板，不能重卷，味极淡薄，不入药用；小枝薄而卷及二三重者良。或名筒桂，陶云小桂是也。今惟出韶州。〔保升曰〕桂有三种，箘桂，叶似柿叶而尖狭光净。花白蕊黄，四月开，五月结实。树皮青黄，薄卷若筒，亦名筒桂。其厚硬味薄者，名板桂，不入药用。牡桂，叶似枇杷叶，狭长于箘桂叶一二倍。其嫩枝皮半卷多紫，而肉中皱起，肌理虚软，谓之桂枝，又名肉桂。削去上皮，名曰桂心。其厚者名曰木桂。药中以此为善。陶氏言半卷多脂者为桂。又引仙经云：叶似柏叶。此则桂有三种明矣。陶虽是梁武帝时人，实生于宋孝武建元三年，历齐为诸王侍读，曾见芳林苑所植之树。苏恭只知有二种，指陶为误，何臆断之甚也。〔藏器曰〕菌桂、牡桂、桂心三色，同是一物。桂林桂岭，因桂得名，今之所生，不离此郡。从岭以南际海尽有桂树，惟柳、象州最多。味既多烈，皮又厚坚。厚者必嫩，薄者必老。采者以老薄为一色，嫩厚为一色。嫩既辛烈，兼又筒卷。老必味淡，自然板薄。薄者即牡桂，卷者即菌桂也。桂心即是削除皮上甲错，取其近里而有味者。〔承曰〕诸家所说，几不可考。今广、交商人所贩，及医家见用，惟陈藏器一说最近之。〔颂曰〕尔雅但言"梫，木桂"一种，本草载桂及牡桂、菌桂三种。今岭表所出，则有筒桂、肉桂、桂心、官桂、板桂之名，而医家用之，罕有分别。旧说菌桂正圆如竹，有二三重者，则今之筒桂也。牡桂皮薄色黄少脂肉者，则今之官桂也。桂是半卷多脂者，则今之板桂也。而今观宾、宜、韶、钦诸州所图上者，种类亦各不同，然总谓之桂，无复别名。参考旧注，谓菌桂，叶似柿，中有三道文，肌理紧薄如竹，大小皆成筒，与今宾州所出者相类。牡桂，叶狭于菌桂而长数倍，其嫩枝皮半卷多紫，与今宜州、韶州所出者相类。彼土人谓其皮为木兰皮，肉为桂心。此又有黄、紫两色，益可验也。桂，叶如柏叶而泽黑，皮黄心赤，与今钦州所出者，叶密而细，恐是其类，但不作柏叶形为异尔。苏恭以单桂、牡桂为一物，亦未可据。其木俱高三四丈，多生深山蛮洞中，人家园圃亦有种者。移植于岭北，则气味殊少辛辣，不堪入药也。三月、四月生花，全类茱萸。九月结实，今人多以装缀花果作筵具。其叶甚香，可用作饮尤佳。二月、八月采皮，九月采花，并阴干，不可近火。〔时珍曰〕桂有数种，以今参访，牡桂，叶长如枇杷叶，坚硬有毛及锯齿，其花白色，其皮多脂。菌桂，叶如柿叶，而尖狭光净，有三纵文而无锯齿，其花有黄有白，其皮薄而卷。今商人所货，皆此二桂。但以卷者为菌桂，半卷及板者为牡桂，即自明白。苏恭所说，正合医家见今用者。陈藏器、陈承断菌、牡为一物者，非矣。陶弘景复以单字桂为叶似柏者，亦非也。柏叶之桂，乃服食家所云，非此治病之桂也。苏颂所说稍明，亦不当以钦州者为单字之桂也。按尸子云：春花秋英曰桂。嵇含南方草木状云：桂生合浦、交趾，生必高山之巅，冬夏常青。其类自为林，更无杂树。有三种：皮赤者为丹桂，叶似柿者为菌桂，叶似枇杷者为牡桂。其说甚明，足破诸家之辨矣。又有岩桂，乃菌桂之类，详菌桂下。韩众采药诗云：阆河之桂，实大如枣。得而食之，后天而老。此又一种也。阆河不知在何处。

桂

牡桂

【正误】〔好古曰〕寇氏衍义言：官桂不知缘何立名？予考图经，今观、宾、宜诸州出者佳。世人以观字画多，故写作官也。〔时珍曰〕此误。图经今观，乃今视之意。岭南无观州。曰官桂者，乃上等供官之桂也。

**桂别录 〔时珍曰〕此即肉桂也。厚而辛烈，去粗皮用。其去内外皮者，即为桂心。

【气味】 **甘，辛，大热，有小毒。**〔权曰〕桂心：苦、辛，无毒。〔元素曰〕肉桂：气热，味大辛，纯阳也。〔杲曰〕桂：辛，热，有毒。阳中之阳，浮也。气之薄者，桂枝也；气之厚者，桂肉也。气薄则发泄，桂枝上行而发表；气厚则发热，桂肉下行而补肾。此天地亲上亲下之道也。〔好古曰〕桂枝入足太阳经，桂心入手少阴经血分，桂肉入足少阴、太阴经血分。细薄者为枝为嫩，厚脂者为肉为老。去其皮与里，当其中者为桂心。别录言有小毒，又云久服神仙不老。虽有小毒，亦从类化。与黄芩、黄连为使，小毒何施？与乌头、附子为使，全取其热性而已。与巴豆、硇砂、干漆、穿山甲、水蛭等同用，则小毒化为大毒。与人参、麦门冬、甘草同用，则调中益气，便可久服也。〔之才曰〕桂得人参、甘草、麦门冬、大黄、黄芩，调中益气。得柴胡、紫石英、干地黄，疗吐逆。忌生葱、石脂。

【主治】 **利肝肺气，心腹寒热冷痰，霍乱转筋，头痛腰痛出汗，止烦止唾，咳嗽鼻齆，堕胎，温中，坚筋骨，通血脉，理疏不足，宣导百药，无所畏。久服，神仙不老。**别录。**补下焦不足，治沉寒痼冷之病，渗泄止渴，去营卫中风寒，表虚自汗。春夏为禁药，秋冬下部腹痛，非此不能止。**元素。**补命门不足，益火消阴。**好古。**治寒痹风喑，阴盛失血，泻痢惊痫。**时珍。

**桂心药性论 〔敩曰〕用紫色厚者，去上粗皮并内薄皮，取心中味辛者用。中土只有桂草，以煮丹阳木皮，伪充桂心也。〔时珍曰〕按酉阳杂俎云：丹阳山中有山桂，叶如麻，开细黄花。此即雷氏所谓丹阳木皮也。

【气味】 **苦、辛，无毒。**详前桂下。

【主治】 **九种心痛，腹内冷气痛不可忍，咳逆结气壅痹，脚痹不仁，止下痢，杀三虫，治鼻中息肉，破血，通利月闭，胞衣不下。**甄权。**治一切风气，补五劳七伤，通九窍，利关节，益精明目，暖腰膝，治风痹骨节挛缩，续筋骨，生肌肉，消瘀血，破痃癖癥瘕，杀草木毒。**大明。**治风僻失音喉痹，阳虚失血，内托痈疽痘疮，能引血化汗化脓，解蛇蝮毒。**时珍。

**牡桂本经 〔时珍曰〕此即木桂也。薄而味淡，去粗皮用。其最薄者为桂枝，枝之嫩小者为柳桂。

本草纲目木部第三十四卷 一 木之一 香木类三十五种

【气味】 辛，温，无毒。〔权曰〕甘、辛。〔元素曰〕桂枝味辛、甘，气微热，气味俱薄，体轻而上行，浮而升，阳也。余见前单桂下。

【主治】 上气咳逆结气，喉痹吐吸，利关节，补中益气。久服通神，轻身不老。本经。心痛胁痛胁风，温筋通脉，止烦出汗。别录。去冷风疼痛。甄权。去伤风头痛，开腠理，解表发汗，去皮肤风湿。元素。泄奔豚，散下焦畜血，利肺气。成无己。横行手臂，治痛风。震亨。

【发明】〔宗奭曰〕桂甘、辛，大热。素问云：辛甘发散为阳。故汉·张仲景桂枝汤治伤寒表虚，皆须此药，正合辛甘发散之意。本草三种之桂，不用牡桂、箘桂者，此二种性止于温，不可以治风寒之病也。然本经止言桂，仲景又言桂枝者，取枝上皮也。〔好古曰〕或问：本草言桂能止烦出汗，而张仲景治伤寒有"当发汗"凡数处，皆用桂枝汤。又云：无汗不得服桂枝。汗家不得重发汗。若用桂枝，是重发其汗。汗多者，用桂枝甘草汤，此又用桂枝闭汗也。一药二用，与本草之义相通否乎？曰：本草言桂辛甘大热，能宣导百药，通血脉，止烦出汗，是调其血而汗自出也。仲景云：太阳中风，阴弱者，汗自出。卫实营虚，故发热汗出。又云：太阳病，发热汗出者，此为营弱卫强，阴虚阳必凑之，故皆用桂枝发其汗。此乃调其营气，则卫气自和，风邪无所容，遂自汗而解。非桂枝能开腠理，发出其汗也。汗多用桂枝者，以之调和营卫，则邪从汗出而汗自止，非桂枝能闭汗孔也。昧者不知出汗、闭汗之意，遇伤寒无汗者亦用桂枝，误之甚矣。桂枝汤下发汗字，当认作出字，汗自然发出。非若麻黄能开腠理，发出其汗也。其治虚汗，亦当逆察其意可也。〔成无己曰〕桂枝本为解肌。若太阳中风，腠理致密，营卫邪实，津液禁固，其脉浮紧，发热汗不出者，不可与此必也。皮肤疏泄，自汗，脉浮缓，风邪干于卫气者，乃可投之。发散以辛甘为主，桂枝辛热，故以为君。而以芍药为臣、甘草为佐者，风淫所胜，平以辛苦，以甘缓之，以酸收之也。以姜、枣为使者，辛甘能发散，而又用其行脾胃之津液而和营卫，不专于发散也。故麻黄汤不用姜、枣，专于发汗，不待行其津液也。〔承曰〕凡桂之厚实气味重者，宜入治水脏及下焦药；轻薄气味淡者，宜入治头目发散药。故本经以箘桂养精神，牡桂利关节。仲景发汗用桂枝，乃枝条，非身干也，取其轻薄能发散。又有一种柳桂，乃桂之嫩小枝条，尤宜入上焦药用。〔时珍曰〕麻黄遍彻皮毛，故专于发汗而寒邪散，肺主皮毛，辛走肺也。桂枝透达营卫，故能解肌而风邪去，脾主营，肺主卫，甘走脾，辛走肺也。肉桂下行，益火之原，此东垣所谓肾苦燥，急食辛以润之，开腠理，致津液，通其气者也。圣惠方言桂心入心，引血化汗化脓。盖手少阴君火、

桂
牡
桂

厥阴相火，与命门同气者也。别录云"桂通血脉"是矣。曾世荣言：小儿惊风及泄泻，并宜用五苓散以泻丙火，渗土湿。内有桂，能抑肝风而扶脾土。又医余录云：有人患赤眼肿痛，脾虚不能饮食，肝脉盛，脾脉弱。用凉药治肝则脾愈虚，用暖药治脾则肝愈盛。但于温平药中倍加肉桂，杀肝而益脾，故一治两得之。传云"木得桂而枯"是也。此皆与别录桂利肝肺气，牡桂治胁痛胁风之义相符。人所不知者，今为拈出。又桂性辛散，能通子宫而破血，故别录言其堕胎，庞安时乃云炒过则不损胎也。又丁香、官桂治痘疮灰塌，能温托化脓，详见丁香下。

【附方】旧二十，新十二。**阴痹熨法**寒痹者，留而不去，时痛而皮不仁。刺布衣者，以火焠之；刺大人者，以药熨之。熨法：用醇酒二十斤，蜀椒一斤，干姜一斤，桂心一斤。凡四物㕮咀，渍酒中。用绵絮一斤，细白布四丈，并纳酒中，置马矢煴中，封涂勿使泄气。五日五夜，出布、絮暴干，复渍以尽其汁。每渍必晬其日，乃出干之。并用滓与絮复布为复巾，长六七尺，为六七巾。每用一巾，生桑炭火炙巾，以熨寒痹所刺之处，令热入至病所。寒则复炙巾以熨之，三十遍而止。汗出以巾拭身，亦三十遍而止。起步内中，无见风。每刺必熨，如此病已矣。灵枢经。**足躄筋急**桂末，白酒和涂之，一日一上。皇甫谧甲乙经。**中风口喎**面目相引，偏僻颊急，舌不可转。桂心酒煮取汁，故布蘸搨病上，正即止。左喎搨右，右喎搨左。常用大效。千金方。**中风逆冷**吐清水，宛转啼呼。桂一两，水一升半，煎半升，冷服。肘后方。**中风失音**桂着舌下，咽汁。又方：桂末三钱，水二盏，煎一盏服，取汗。千金方。**喉痹不语**方同上。**偏正头风**天阴风雨即发。桂心末一两，酒调如膏，涂傅额角及顶上。圣惠方。**暑月解毒**桂苓丸：用肉桂去粗皮不见火，茯苓去皮，等分，为细末，炼蜜丸龙眼大。每新汲水化服一丸。和剂方。**桂浆渴水**夏月饮之，解烦渴，益气消痰。桂末一大两，白蜜一升，以水二斗，先煎取一斗，入新瓷瓶中，乃下二物，搅二三百转。先以油纸一重覆上，加二重封。每日去纸一重，七日开之，气香味美，格韵绝高，今人多作之。图经本草。**九种心痛**圣惠方用桂心二钱半，为末。酒一盏半，煎半盏饮，立效。外台秘要桂末，酒服方寸匕，须臾六七次。**心腹胀痛**气短欲绝。桂二两，水一升二合，煮八合，顿服之。肘后方。**中恶心痛**方同上。千金。**寒疝心痛**四肢逆冷，全不饮食。桂心研末一钱，热酒调下取效。圣惠方。**产后心痛**恶血冲心，气闷欲绝。桂心为末，狗胆汁丸芡子大。每热酒服一丸。圣惠。**产后瘕痛**桂末，酒服方寸匕，取效。肘后。**死胎不下**桂末二钱，待痛紧时，童子小便温热调下。名观音救生散，亦治产难横生。加麝香少许，酒下，比之水银等药，不损人。何氏方。**血崩不止**

桂心不拘多少，砂锅内煅存性，为末。每米饮空腹服一二钱。名神应散。妇人良方。**反腰血痛**桂末，和苦酒涂之。干再上。肘后方。**吐血下血**肘后用桂心为末，水服方寸匕。王璆曰：此阴乘阳之症也，不可服凉药。南阳赵宣德暴吐血，服二次而止。其甥亦以二服而安。**小儿久痢**赤白。用桂去皮，以姜汁炙紫，黄连以茱萸炒过，等分，为末。紫苏、木瓜煎汤服之。名金锁散。全幼心鉴。**小儿遗尿**桂末、雄鸡肝等分，捣丸小豆大。温水调下，日二服。外台。**婴儿脐肿**多因伤湿。桂心炙热熨之，日四五次。姚和众方。**外肾偏肿**桂末，水调方寸匕，涂之。梅师方。**食果腹胀**不拘老小。用桂末，饭和丸绿豆大。吞五六丸，白汤下。未消再服。经验方。**打扑伤损**瘀血�55闷，身体疼痛。辣桂为末，酒服二钱。直指方。**乳痈肿痛**桂心、甘草各二分，乌头一分，炮，为末，和苦酒涂之，纸覆住。脓化为水，神效。肘后方。**重舌鹅口**桂末，和姜汁涂之。汤氏宝书。**诸蛇伤毒**桂心、栝楼等分，为末，竹筒密塞。遇毒蛇伤，即傅之。塞不密，即不中用也。**闭口椒毒**气欲绝，或出白沫，身体冷。急煎桂汁服之，多饮新汲水一二升。梅师方。**中钩吻毒解芫青毒**并煮桂汁服。

叶

【主治】 捣碎浸水，洗发，去垢除风。时珍。

箘桂音窘《本经》上品

【释名】 筒桂唐本小桂。〔恭曰〕箘者竹名。此桂嫩而易卷如筒，即古所用筒桂也。筒似箘字，后人误书为箘，习而成俗，亦复因循也。〔时珍曰〕今本草又作从草之菌，愈误矣。牡桂为大桂，故此称小桂。

【集解】 〔别录曰〕箘桂生交趾、桂林山谷岩崖间。无骨，正圆如竹。立秋采之。〔弘景曰〕交趾属交州，桂林属广州。蜀都赋云"箘桂临岩"是矣。俗中不见正圆如竹者，惟嫩枝破卷成圆，犹依桂用，非真箘桂也。仙经用箘桂，云三重者良，则明非今桂矣。别是一物，应更研访。〔时珍曰〕箘桂，叶似柿叶者是。详前桂下。别录所谓正圆如竹者，谓皮卷如竹筒。陶氏误疑是木形如竹，反谓卷成圆者非真也。今人所栽岩桂，亦是箘桂之类而稍异。其叶不似柿叶，亦有锯齿如枇杷叶而粗涩者，有无锯齿如栀子叶而光洁者。丛生岩岭间，谓之岩桂，俗呼为木犀。其花有白者名银桂，黄者名金桂，红者名丹桂。有秋花者，春花者，四季花者，逐月花者。其皮薄而不辣，不堪入药。惟花可收茗、浸酒、盐渍，及作香搽、发泽之类耳。

皮三月、七月采。

【气味】 辛,温,无毒。

【主治】 百病,养精神,和颜色,为诸药先聘通使。久服,轻身不老,面生光华,媚好常如童子。本经。

【发明】 见前桂下。〔时珍曰〕箘桂主治,与桂心、牡桂迥然不同。昔人所服食者,盖此类耳。

【正误】〔弘景曰〕仙经服食桂,以葱涕合和云母蒸化为水服之。〔慎微曰〕抱朴子云:桂可合竹沥饵之,亦可以龟脑和服之。七年能步行水上,长生不死。赵佗子服桂二十年,足下生毛,日行五百里,力举千斤。列仙传云:范蠡好食桂,饮水卖药,世人见之。又桂父,象林人,常服桂皮叶,以龟脑和之。〔时珍曰〕方士谬言,类多如此。唐氏收入本草,恐误后人,故详记。

　　木犀花

【气味】 辛,温,无毒。

【主治】 同百药煎、孩儿茶作膏饼噙,生津辟臭化痰,治风虫牙痛。同麻油蒸熟,润发,及作面脂。时珍。

天竺桂《海药》

【集解】〔珣曰〕天竺桂生南海山谷,功用似桂。其皮薄,不甚辛烈。〔宗奭曰〕皮与牡桂相同,但薄耳。〔时珍曰〕此即今闽、粤、浙中山桂也,而台州天竺最多,故名。大树繁花,结实如莲子状。天竺僧人称为月桂是矣。详月桂下。

　　皮

【气味】 辛,温,无毒。

【主治】 腹内诸冷,血气胀痛。藏器。破产后恶血,治血痢肠风,补暖腰脚,功与桂心同,方家少用。珣。

月桂《拾遗》

【集解】〔藏器曰〕今江东诸处,每至四五月后晦,多于衢路间得月桂子,大于狸豆,破之辛香,古者相传是月中下也。余杭灵隐寺僧种得一株,近代诗人多所论述。洞冥记云:有远飞鸡,朝往夕还,常衔桂实归于南土。南土月路也,故北方无之。山桂犹堪为药,况月桂乎?〔时珍曰〕吴刚伐月桂之说,起于隋唐小说。月桂落子之说，起于武后之时。相传有梵僧自天竺鹫岭飞来，故八月常有桂子落于天竺。唐书亦云垂拱四年三月，有月桂子降于台州，十余日乃止。宋仁宗天圣丁卯八月十五日夜，月明天净。杭州灵隐寺月桂子降，其繁如雨，其大如豆，其圆如珠，其色有白者、黄者、黑者，壳如芡实，味辛。拾以进呈。寺僧种之，得二十五株。慈云式公有序记之。张君房宿钱塘月轮寺，亦见桂子纷如烟雾，回旋成穗，坠如牵牛子，黄白相间，咀之无味。据此，则月中真若有树矣。窃谓月乃阴魄，其中婆娑者，山河之影尔。月既无桂，则空中所坠者何物耶？泛观群史，有雨尘沙土石，雨金铅钱汞，雨絮帛谷粟，雨草木花药，雨毛血鱼肉之类甚众。则桂子之雨，亦妖怪所致，非月中有桂也。桂生南方，故惟南方有之。宋史云元丰三年六月，饶州雨木子数亩，状类山芋子，味辛而香，即此类也。道经月桂谓之不时花，不可供献。

子

【气味】 辛，温，无毒。

【主治】 小儿耳后月蚀疮，研碎傅之。藏器。

木兰《本经》上品

【释名】 杜兰别录林兰本经木莲纲目黄心。〔时珍曰〕其香如兰，其花如莲，故名。其木心黄，故曰黄心。

【集解】〔别录曰〕木兰生零陵山谷及太山。皮似桂而香。十二月采皮，阴干。〔弘景曰〕零陵诸处皆有之。状如楠树，皮甚薄而味辛香。今益州者皮厚，状如厚朴，而气味为胜。今东人皆以山桂皮当之，亦相类。道家用合香亦好。〔保升曰〕所在皆有。树高数仞。叶似菌桂叶，有三道纵文，其叶辛香不及桂也。皮如板桂，有纵横文。三月、四月采皮，阴干。〔颂曰〕今湖、岭、蜀川诸州皆有之。此与桂全别，而韶州所上，乃云与桂同是一种。取外皮为木兰，中肉为桂心。盖是桂中之一种尔。十一月、十二月采，阴干。任昉述异记云：木兰洲，在浔阳江中，多木兰。又七里洲中有鲁班刻木兰舟，至今在洲中。今诗家云木兰舟，出于此。〔时珍曰〕木兰枝叶俱疏。其花内白外紫，亦有四季开者。深山生者尤大，可以为舟。按白乐天集云：木莲生巴峡山谷间，民呼为黄心树。大者高五六丈，涉冬不凋。身如青杨，有白纹。叶如桂而厚大，无脊。花如莲花，香色艳腻皆同，独房蕊有异。四月初始开，二十日即谢，不结实。此说乃真木兰也。其花有红、黄、白数色。其木肌细而心黄，梓人所重。苏颂所言韶州者，是牡桂，非木兰也。或云木兰树虽去皮，亦不死。罗愿言其冬花、实如小柿甘美者，恐不然也。

皮

【气味】 苦，寒，无毒。

【主治】 **身大热在皮肤中，去面热赤疱酒齄，恶风癫疾，阴下痒湿，明耳目。** 本经。**疗中风伤寒，及痈疽水肿，去臭气。** 别录。**治酒疸，利小便，疗重舌。** 时珍。

【附方】 旧二，新一。**小儿重舌** 木兰皮一尺，广四寸，削去粗皮，入醋一升，渍汁噙之。子母秘录。**面上齄疱黯䵴。** 用木兰皮一斤，细切，以三年酢浆渍之百日，晒干捣末。每浆水服方寸匕，日三服。肘后用酒渍之。栀子仁一斤。古今录验方。**酒疸发斑** 赤黑黄色，心下懊痛，足胫肿满，小便黄，由大醉当风，入水所致。用木兰皮一两，黄芪二两，为末。酒服方寸匕，日三服。肘后方。

花

【主治】 **鱼哽骨哽，化铁丹用之。** 时珍。

辛夷《本经》上品

【释名】 **辛雉** 本经 **侯桃** 同 **房木** 同 **木笔** 拾遗 **迎春。** 〔时珍曰〕夷者荑也。其苞初生如荑而味辛也。扬雄甘泉赋云：列辛雉于林薄。服虔注云：即辛夷。雉、夷声相近也。今本草作辛矧，传写之误矣。〔藏器曰〕辛夷花未发时，苞如小桃子，有毛，故名侯桃。初发如笔头，北人呼为木笔。其花最早，南人呼为迎春。

【集解】 〔别录曰〕辛夷生汉中、魏兴、梁州川谷。其树似杜仲，高丈余。子似冬桃而小。九月采实，暴干，去皮及外毛。毛射人肺，令人咳。〔弘景曰〕今出丹阳近道，形如桃子，小时气味辛香。〔恭曰〕此是树花未开时收之。正月、二月好采。云九月采实者，恐误也。〔保升曰〕其树大连合抱，高数仞。叶似柿叶而狭长。正月、二月花，似有毛小桃，色白而带紫。花落而无子。夏杪复着花，如小笔。又有一种，花、叶皆同，但三月花开，四月花落，子赤似相思子。二种所在山谷皆有。〔禹锡曰〕今苑中有树，高三四丈，其枝繁茂。正二月花开，紫白色。花落乃生叶，夏初复生花。经伏历冬，叶花渐大，如有毛小桃，至来年正二月始开。初是兴元府进来，树才三四尺，有花无子，经二十余年方结实。盖年浅者无子，非有二种也。其花开早晚，各随方土节气尔。〔宗奭曰〕辛夷处处有之，人家园亭亦多种植,先花后叶,即木笔花也。其花未开时,苞上有毛,尖长如笔,故取象而名。花有桃红、紫色二种,入药当用紫者,须未开时收之,已开者不佳。〔时珍曰〕辛夷花初出枝头,苞长半寸,而尖锐俨如笔头,重重有青黄茸毛顺铺,长半分许。及开则似莲花而小如盏,紫苞红焰,作莲及兰花香。亦有白色者,人呼为玉兰。又有千叶者。诸家言苞似小桃者,比类欠当。

苞

【修治】〔斅曰〕凡用辛夷,拭去赤肉毛了,以芭蕉水浸一宿,用浆水煮之,从巳至未,取出焙干用。若治眼目中患,即一时去皮,用向里实者。〔大明曰〕入药微炙。

【气味】 辛,温,无毒。〔时珍曰〕气味俱薄,浮而散,阳也,入手太阴、足阳明经。〔之才曰〕芎䓖为之使。恶五石脂,畏菖蒲、蒲黄、黄连、石膏、黄环。

【主治】 五脏身体寒热,风头脑痛面䵟。久服下气,轻身明目,增年耐老。本经。温中解肌,利九窍,通鼻塞涕出,治面肿引齿痛,眩冒身兀兀如在车船之上者,生须发,去白虫。别录。通关脉,治头痛憎寒,体噤瘙痒。入面脂,生光泽。大明。鼻渊鼻鼽,鼻窒鼻疮,及痘后鼻疮,并用研末,入麝香少许,葱白蘸入数次,甚良。时珍。

【发明】〔时珍曰〕鼻气通于天。天者头也,肺也。肺开窍于鼻,而阳明胃脉环鼻而上行。脑为元神之府,而鼻为命门之窍,人之中气不足,清阳不升,则头为之倾,九窍为之不利。辛夷之辛温走气而入肺,其体轻浮,能助胃中清阳上行通于天,所以能温中,治头面目鼻九窍之病。轩岐之后,能达此理者,东垣李杲一人而已。

沉香《别录》上品

【释名】 沉水香纲目蜜香。〔时珍曰〕木之心节置水则沉,故名沉水,亦曰水沉。半沉者为栈香,不沉者为黄熟香。南越志言交州人称为蜜香,谓其气如蜜脾也。梵书名阿迦炉香。

【集解】〔恭曰〕沉香、青桂、鸡骨、马蹄、煎香,同是一树,出天竺诸国。木似榉柳,树皮青色。叶似橘叶,经冬不凋。夏生花,白而圆。秋结实似槟榔,大如桑堪,紫而味辛。〔藏器曰〕沉香枝、叶并似椿。云似橘者,恐未是也。其枝节不朽,沉水者为沉香;其肌理有黑脉,浮者为煎香。鸡骨、马蹄皆是煎香,并无别功,止可熏衣去臭。〔颂曰〕沉香、青桂等香,出海南诸国及交、广、崖州。沈

沉
香

怀远南越志云：交趾蜜香树，彼人取之，先断其积年老木根，经年其外皮干俱朽烂，木心与枝节不坏，坚黑沉水者，即沉香也。半浮半沉与水面平者，为鸡骨香。细枝紧实未烂者，为青桂香。其干为栈香。其根为黄熟香。其根节轻而大者，为马蹄香。此六物同出一树，有精粗之异尔，并采无时。刘恂岭表录异云：广管罗州多栈香树，身似柜柳，其花白而繁，其叶如橘。其皮堪作纸，名香皮纸，灰白色，有纹如鱼子，沾水即烂，不及楮纸，亦无香气。沉香、鸡骨、黄熟、栈香虽是一树，而根、干、枝、节，各有分别也。又丁谓天香传云：此香奇品最多。四香凡四名十二状，出于一本。木体如白杨，叶如冬青而小。海北窦、化、高、雷皆出香之地，比海南者优劣不侔。既所禀不同，复售者多而取者速，其香不待稍成，乃趋利戕贼之深也。非同琼管黎人，非时不妄剪伐，故木无夭札之患，得必异香焉。〔宗奭曰〕岭南诸郡悉有，傍海处尤多。交干连枝，冈岭相接，千里不绝。叶如冬青，大者数抱，木性虚柔。山民以构茅庐，或为桥梁，为饭甑，为狗槽，有香者百无一二。盖木得水方结，多在折枝枯干中，或为沉，或为煎，或为黄熟。自枯死者，谓之水盘香。南息、高、窦等州，惟产生结香。盖山民入山，以刀斫曲干斜枝成坎，经年得雨水浸渍，遂结成香。乃锯取之，刮去白木，其香结为斑点，名鹧鸪斑，爇之极清烈。香之良者，惟在琼、崖等州，俗谓之角沉、黄沉，乃枯木得者，宜入药用。依木皮而结者，谓之青桂，气尤清。在土中岁久，不待刓剔而成薄片者，谓之龙鳞。削之自卷，咀之柔韧者，谓之黄蜡沉，尤难得也。〔承曰〕诸品之外，又有龙鳞、麻叶、竹叶之类，不止一二十品。要之入药惟取中实沉水者。或沉水而有中心空者，则是鸡骨。谓中有朽路，如鸡骨中血眼也。〔时珍曰〕沉香品类，诸说颇详。今考杨亿谈苑、蔡绦丛话、范成大桂海志、张师正倦游录、洪驹父香谱、叶廷珪香录诸书，撮其未尽者补之云。香之等凡三，曰沉、曰栈、曰黄熟是也。沉香入水即沉，其品凡四，曰熟结，乃膏脉凝结自朽出者；曰生结，乃刀斧伐仆，膏脉结聚者；曰脱落，乃因水朽而结者；曰虫漏，乃因蠹隙而结者。生结为上，熟脱次之。坚黑为上，黄色次之。角沉黑润，黄沉黄润，蜡沉柔韧，革沉纹横，皆上品也。海岛所出，有如石杵，如肘如拳，如凤雀龟蛇，云气人物。及海南马蹄、牛头、燕口、茧栗、竹叶、芝菌、梭子、附子等香，皆因形命名尔。其栈香入水半浮半沉，即沉香之半结连木者，或作煎香，番名婆木香，亦曰弄水香。其类有猬刺香、鸡骨香、叶子香，皆因形而名。有大如笠者，为蓬莱香。有如山石枯槎者，为光香。入药皆次于沉香。其黄熟香，即香之轻虚者，俗讹为速香是矣。有生速，斫伐而取者。有熟速，腐朽而取者。其大而可雕刻者，谓之水盘头。并不堪入药，但可焚爇。叶廷珪云：出渤泥、占城、真腊者，谓之番沉，亦曰舶沉，曰药沉，医家多用之，以真腊为上。蔡绦云：占城不若真腊，真腊不若海南黎峒。黎峒又以万安黎母山东峒者，冠天下，谓之海南沉，一片万钱。海北高、化诸州者，皆栈香尔。范成大云：黎峒出者名土沉香，或曰崖香。虽薄如纸者，入水亦沉。万安在岛东，钟朝阳之气，故香尤酝藉，土人亦自难得。舶沉香多腥烈，尾烟必焦。交趾海北之香，聚于钦州，谓之钦香，气尤酷烈。南人不甚重之，惟以入药。

【正误】〔时珍曰〕按李珣海药本草谓沉者为沉香，浮者为檀香。梁元帝金楼子谓一木五香，根为檀、节为沉、花为鸡舌、胶为熏陆、叶为藿香。并误也。五香各是一种。所谓五香一木者，即前苏恭所言，沉、栈、青桂、马蹄、鸡骨者是矣。

【修治】〔敩曰〕凡使沉香，须要不枯，如嘴角硬重沉于水下者为上，半沉者次之。不可见火。〔时珍曰〕欲入丸散，以纸裹置怀中，待燥研之。或入乳钵以水磨粉，晒干亦可。若入煎剂，惟磨汁临时入之。

【气味】 辛，微温，无毒。〔珣曰〕苦，温。〔大明曰〕辛，热。〔元素曰〕阳也。有升有降。〔时珍曰〕咀嚼香甜者性平，辛辣者性热。

【主治】 风水毒肿，去恶气。别录。主心腹痛，霍乱中恶，邪鬼疰气，清人神，并宜酒煮服之。诸疮肿，宜入膏中。李珣。调中，补五脏，益精壮阳，暖腰膝，止转筋吐泻冷气，破癥癖，冷风麻痹，骨节不任，风湿皮肤瘙痒，气痢。大明。补右肾命门。元素。补脾胃，及痰涎、血出于脾。李杲。益气和神。刘完素。治上热下寒，气逆喘急，大肠虚闭，小便气淋，男子精冷。时珍。

【附方】 新七。诸虚寒热冷痰虚热。冷香汤：用沉香、附子炮等分，水一盏，煎七分，露一夜，空心温服。王好古医垒元戎。胃冷久呃沉香、紫苏、白豆蔻仁各一钱，为末。每柿蒂汤服五七分。吴球活人心统。心神不足火不降，水不升，健忘惊悸。朱雀丸：用沉香五钱，茯神二两，为末，炼蜜和丸小豆大。每食后人参汤服三十丸，日二服。王璆百一选方。肾虚目黑暖水脏。用沉香一两，蜀椒去目炒出汗四两，为末，酒糊丸梧子大。每服三十丸，空心盐汤下。普济方。胞转不通非小肠、膀胱、厥阴受病，及强忍房事，或过忍小便所致，当治其气则愈，非利药可通也。沉香、木香各二钱，为末。白汤空腹服之，以通为度。医垒元戎。大肠虚闭因汗多，津液耗涸者。沉香一两，肉苁蓉酒浸焙二两，各研末，以麻仁研汁作糊，丸梧子大。每服一百丸，蜜汤下。严子礼济生方。痘疮黑陷沉香、檀香、乳香等分，焫于盆内。抱儿于上熏之，即起。鲜于枢钩玄。

蜜香《拾遗》

【释名】 **木蜜**内典**没香**纲目**多香木**同**阿飂**音傈。

【集解】〔藏器曰〕蜜香生交州。大树，节如沉香。法华经注云：木蜜，香蜜也。树形似槐而香，伐之五六年，乃取其香。异物志云：其叶如椿。树生千岁，斫仆之，四五岁乃往看，已腐败，惟中节坚贞者是香。〔珣曰〕生南海诸山中。种之五六年便有香。交州记云：树似沉香无异也。〔时珍曰〕按魏王花木志云：木蜜号千岁树，根本甚大，伐之四五岁，取不腐者为香。观此，则陈藏器所谓生千岁乃斫者，盖误也。段成式酉阳杂俎云：没树出波斯国，拂林国人呼为阿飂。树长丈余，皮青白色，叶似槐而长，花似橘花而大。子黑色，大如山茱萸，酸甜可食。广州志云：肇庆新兴县出多香木，俗名蜜香。辟恶气，杀鬼精。晋书云：太康五年，大秦国献蜜香树皮纸，微褐色，有纹如鱼子，极香而坚韧。观此数说，则蜜香亦沉香之类，故形状功用两相仿佛。南越志谓交人称沉香为蜜香。交州志谓蜜香似沉香。岭表录异言栈香皮纸似鱼子。尤可互证。杨慎丹铅录言蜜树是蜜蒙花树者，谬也。又枳椇木亦名木蜜，不知亦同类否。详见果部。

【气味】 辛，温，无毒。

【主治】 去臭，除鬼气。藏器。辟恶，去邪鬼尸注心气。李珣。

丁香宋《开宝》

校正：并入别录鸡舌香。

【释名】 **丁子香**嘉祐**鸡舌香**。〔藏器曰〕鸡舌香与丁香同种，花实丛生，其中心最大者为鸡舌。击破有顺理而解为两向，如鸡舌，故名，乃是母丁香也。〔禹锡曰〕按齐民要术云：鸡舌香俗人以其似丁子，故呼为丁子香。〔时珍曰〕宋嘉祐本草重出鸡舌，今并为一。

【集解】〔恭曰〕鸡舌香树叶及皮并似栗，花如梅花，子似枣核，此雌树也，不入香用。其雄树虽花不实，采花酿之以成香。出昆仑及交州、爱州以南。〔珣曰〕丁香生东海及昆仑国。二月、三月花开，紫白色。至七月方始成实，小者为丁香，大者如巴豆，为母丁香。〔志曰〕丁香生交、广、南番。按广州图上丁香，树高丈余，木类桂，叶似栎叶。花圆细，黄色，凌冬不凋。其子出枝蕊上如钉，长三四分，紫色。其中有粗大如山茱萸者，俗呼为母丁香。二月、八月采子及根。

一云：盛冬生花、子，至次年春采之。〔颂曰〕鸡舌香唐本草言其木似栗。南越志言是沉香花。广志言是草花蔓生，实熟贯之，可以香口。其说不定。今人皆以乳香中拣出木实似枣核者为之，坚顽枯燥，绝无气味，烧亦无香，用疗气与口臭则甚乖疏，不知缘何以为鸡舌也？京下老医言：鸡舌与丁香同种，其中最大者为鸡舌，即母丁香，疗口臭最良，治气亦效。葛稚川百一方，治暴气刺心痛，用鸡舌香酒服。又抱朴子书以鸡舌、黄连，乳汁煎之，注目，治百疹之在目者皆愈，更加精明。古方治疮痈五香连翘汤用鸡舌香，而孙真人千金方无鸡舌，用丁香，似为一物也。其采花酿成香之说，绝无知者。〔慎微曰〕沈存中笔谈云：予集灵苑方，据陈藏器拾遗，以鸡舌为丁香母。今考之尚不然，鸡舌即丁香也。齐民要术言鸡舌俗名丁子香。日华子言丁香治口气，与三省故事载汉时郎官日含鸡舌香，欲其奏事芬芳之说相合。及千金方五香汤用丁香无鸡舌，最为明验。开宝本草重出丁香，谬矣。今世以乳香中大如山茱萸者为鸡舌，略无气味，治疾殊乖。〔承曰〕嘉祐补注及苏颂图经引诸书，以鸡舌为丁香。抱朴子言可注眼。但丁香恐不宜入眼，含之口中热臭不可近。乳香中所拣者，虽无气味，却无臭气，有淡利九窍之理。诸方用治小儿惊痫，亦欲其达九窍也。〔敩曰〕丁香有雌、雄。雄者颗小；雌者大如山茰，更名母丁香，入药最胜。〔时珍曰〕雄为丁香，雌为鸡舌，诸说甚明，独陈承所言甚为谬妄。不知乳香中所拣者，乃番枣核也，即无漏子之核，见果部。前人不知丁香即鸡舌，误以此物充之尔。干姜、焰消尚可点眼，草果、阿魏番人以作食料，则丁香之点眼、噏口，又何害哉？

鸡舌香别录

【气味】 辛，微温，无毒。〔时珍曰〕辛，温。

【主治】 **风水毒肿，霍乱心痛，去恶气。**别录。**吹鼻，杀脑疳。入诸香中，令人身香。**甄权。**同姜汁，涂拔去白须孔中，即生黑者异常。**藏器。

丁香开宝

【气味】 辛，温，无毒。〔时珍曰〕辛，热，〔好古曰〕纯阳。入手太阴、足少阴、阳明经。〔敩曰〕方中多用雌者，力大。膏煎中若用雄，须去丁，盖乳子发人背痈也。不可见火。畏郁金。

【主治】 **温脾胃，止霍乱拥胀，风毒诸肿，齿疳匶。能发诸香。**开宝。**风疳匶骨槽劳臭，杀虫辟恶去邪，治奶头花，止五色毒痢，五痔。**李珣。**治口气冷气，冷劳反胃，鬼疰蛊毒，杀酒毒，消痃癖，疗肾气奔豚气，阴痛腹痛，壮阳，暖腰膝。**大明。**疗呕逆，甚验。**保升。**去胃寒，理元气。气血盛者勿服。**元素。**治虚哕，小儿吐泻，痘疮胃虚，灰白不发。**时珍。

丁香

【发明】〔好古曰〕丁香与五味子、广茂同用，治奔豚之气。亦能泄肺，能补胃，大能疗肾。〔宗奭曰〕日华子言丁香治口气，此正是御史所含之香也。治脾胃冷气不和，甚良。母丁香气味尤佳。〔震亨曰〕口居上，地气出焉。脾有郁火，溢入肺中，失其清和之意，而浊气上行，发为口气。若以丁香治之，是扬汤止沸尔。惟香薷治之甚捷。〔时珍曰〕宋末太医陈文中，治小儿痘疮不光泽，不起发，或胀或泻，或渴或气促，表里俱虚之证。并用木香散、异攻散，倍加丁香、官桂。甚者丁香三五十枚，官桂一二钱。亦有服之而愈者。此丹溪朱氏所谓立方之时，必运气在寒水司天之际，又值严冬郁遏阳气，故用大辛热之剂发之者也。若不分气血虚实寒热经络，一概骤用，其杀人也必矣。葛洪抱朴子云：凡百病在目者，以鸡舌香、黄连、乳汁煎注之，皆愈。此得辛散苦降养阴之妙。陈承言不可点眼者，盖不知此理也。

【附方】旧八，新十八。**暴心气痛**鸡舌香末，酒服一钱。肘后方。**干霍乱痛**不吐不下。丁香十四枚，研末，以沸汤一升和之，顿服。不瘥更作。孙思邈千金方。**小儿吐泻**丁香、橘红等分，炼蜜丸黄豆大。米汤化下。刘氏小儿方。**小儿呕吐**不止。丁香、生半夏各一钱，姜汁浸一夜，晒干为末，姜汁打面糊丸黍米大。量大小，用姜汤下。全幼心鉴。**婴儿吐乳**小儿百日晬内吐乳，或粪青色。用年少妇人乳汁一盏，入丁香十枚，陈皮去白一钱，石器煎一二十沸，细细与服。陈文中小儿方。**小儿冷疳**面黄腹大，食即吐者。母丁香七枚，为末，乳汁和蒸三次，姜汤服之。卫生易简方。**胃冷呕逆**气厥不通。母丁香三个，陈橘皮一块，去白，焙，水煎，热服。十便良方。**反胃吐食**袖珍方用母丁香一两为末，以盐梅入捣和，丸芡子大。每嚼一丸。圣惠方用母丁香、神曲炒等分，为末。米饮服一钱。**朝食暮吐**丁香十五个研末，甘蔗汁、姜汁和丸莲子大。噙咽之。摘玄方。**反胃关格**气噎不通。丁香、木香各一两。每服四钱，水一盏半，煎一盏。先以黄泥做成碗，滤药汁于内，食前服。此方乃掾史吴安之传于都事盖耘夫有效，试之果然。土碗取其助脾也。德生堂经验方。**伤寒呃逆**及哕逆不定。丁香一两，干柿蒂焙一两，为末。每服一钱，煎人参汤下。简要济众方。**毒肿入腹**鸡舌香、青木香、薰陆香、麝香各一两，水四升，煮二升，分二服。肘后方。**食蟹致伤**丁香末，姜汤服五分。证治要诀。**妇人崩中**昼夜不止。丁香二两，酒二升，煎一升，分服。梅师方。**妇人产难**母丁香三十六粒，滴乳香三钱六分，为末，同活兔胆和杵千下，丸作三十六丸。每服一丸，好酒化下，立验。名如意丹。颐真堂经验方。**妇人阴冷**母丁香末，纱囊盛如指大，纳入阴中，病即已。本草衍义。**鼻中息肉**丁香绵裹纳之。圣惠方。**风牙宣露**发歇口气鸡舌香、射干一两，麝香一分，为末，日揩。

圣济总录。**龋齿黑臭**鸡舌香煮汁，含之。外台秘要。**唇舌生疮**鸡舌香末，绵裹含之。外台。**乳头裂破**丁香末，傅之。梅师方。**妒乳乳痈**丁香末，水服方寸匕。梅师方。**痈疽恶肉**丁香末傅之，外以膏药护之。怪证奇方。**桑蝎螫人**丁香末，蜜调涂。圣惠方。**香衣辟汗**丁香一两为末，川椒六十粒和之。绢袋盛佩，绝无汗气。多能鄙事。

丁皮 〔时珍曰〕即树皮也。似桂皮而厚。

【气味】 同香。

【主治】 **齿痛**。李珣。**心腹冷气诸病。方家用代丁香**。时珍。

枝

【主治】 **一切冷气，心腹胀满，恶心，泄泻虚滑，水谷不消**。用枝杖七斤，肉豆蔻面煨八斤，白面炒六斤，甘草炒十一斤，炒盐中三斤，为末。日日点服。出御药院方。

根

【气味】 **辛，热，有毒**。

【主治】 **风热毒肿。不入心腹之用**。开宝。

檀香《别录》下品

【释名】 **旃檀**纲目 **真檀**。〔时珍曰〕檀，善木也，故字从亶。亶，善也。释氏呼为旃檀，以为汤沐，犹言离垢也。番人讹为真檀。云南人呼紫檀为胜沉香，即赤檀也。

【集解】〔藏器曰〕白檀出海南。树如檀。〔恭曰〕紫真檀出昆仑盘盘国。虽不生中华，人间遍有之。〔颂曰〕檀香有数种，黄、白、紫之异，今人盛用之。江淮、河朔所生檀木，即其类，但不香尔。〔时珍曰〕按大明一统志云：檀香出广东、云南，及占城、真腊、爪哇、渤泥、暹罗、三佛齐、回回等国，今岭南诸地亦皆有之。树、叶皆似荔枝，皮青色而滑泽。叶廷珪香谱云：皮实而色黄者为黄檀，皮洁而色白者为白檀，皮腐而色紫者为紫檀。其木并坚重清香，而白檀尤良。宜以纸封收，则不泄气。王佐格古论云：紫檀诸溪峒出之。性坚。新者色红，旧者色紫，有蟹爪文。新者以水浸之，可染物。真者揩壁上色紫，故有紫檀色，黄檀最香，俱可作带骻、扇骨等物。

白旃檀

【气味】 **辛，温，无毒**。〔大明曰〕热。〔元素曰〕阳中微阴。入手太阴、足少阴，通行阳明经。

【主治】 消风热肿毒。弘景。治中恶鬼气，杀虫。藏器。煎服，止心腹痛，霍乱肾气痛。水磨，涂外肾并腰肾痛处。大明。散冷气，引胃气上升，进饮食。元素。噎膈吐食。又面生黑子，每夜以浆水洗拭令赤，磨汁涂之，甚良。时珍。

【发明】〔杲曰〕白檀调气，引芳香之物，上至极高之分。最宜橙、橘之属，佐以姜、枣，辅以葛根、缩砂、益智、豆蔻，通行阳明之经，在胸膈之上，处咽嗌之间，为理气要药。〔时珍曰〕楞严经云：白旃檀涂身，能除一切热恼。今西南诸番酋，皆用诸香涂身，取此义也。杜宝大业录云：隋有寿禅师妙医术，作五香饮济人。沉香饮、檀香饮、丁香饮、泽兰饮、甘松饮，皆以香为主，更加别药，有味而止渴，兼补益人也。道书檀香谓之浴香，不可烧供上真。

紫檀

【气味】 咸，微寒，无毒。

【主治】 摩涂恶毒风毒。别录。刮末傅金疮，止血止痛。疗淋。弘景。醋磨，傅一切卒肿。大明。

【发明】〔时珍曰〕白檀辛温，气分之药也。故能理卫气而调脾肺，利胸膈。紫檀咸寒，血分之药也。故能和营气而消肿毒，治金疮。

降真香《证类》

【释名】 紫藤香纲目鸡骨香。〔珣曰〕仙传：拌和诸香，烧烟直上，感引鹤降。醮星辰，烧此香为第一，度箓功极验。降真之名以此。〔时珍曰〕俗呼舶上来者为番降，亦名鸡骨，与沉香同名。

【集解】〔慎微曰〕降真香出黔南。〔珣曰〕生南海山中及大秦国。其香似苏方木，烧之初不甚香，得诸香和之则特美。入药以番降紫而润者为良。〔时珍曰〕今广东、广西、云南、汉中、施州、永顺、保靖，及占城、安南、暹罗、渤泥、琉球诸地皆有之。朱辅溪蛮丛笑云：鸡骨香即降香，本出海南。今溪峒僻处所出者，似是而非，劲瘦不甚香。周达观真腊记云：降香生丛林中，番人颇费砍斫之功，乃树心也。其外白皮，厚八九寸，或五六寸。焚之气劲而远。又嵇含草木状云：紫藤香，长茎细叶，根极坚实，重重有皮，花白子黑。其茎截置烟炱中，经久成紫香，可降神。按嵇氏所说，与前说稍异，岂即朱氏所谓似是而非者乎？抑中国者与番降不同乎？

【气味】 辛，温，无毒。

【主治】 烧之，辟天行时气，宅舍怪异。小儿带之，辟邪恶气。李珣。疗折伤金疮，止血定痛，消肿生肌。时珍。

【发明】〔时珍曰〕降香，唐、宋本草失收。唐慎微始增入之，而不著其功用。今折伤金疮家多用其节，云可代没药、血竭。按名医录云：周密被海寇刃伤，血出不止，筋如断，骨如折，用花蕊石散不效。军士李高用紫金散掩之，血止痛定。明日结痂如铁，遂愈，且无瘢痕。叩其方，则用紫藤香瓷瓦刮下研末尔。云即降之最佳者，曾救万人。罗天益卫生宝鉴亦取此方，云甚效也。

【附方】 新二。金疮出血降真香、五倍子、铜花等分为末，傅之。医林集要。痈疽恶毒番降末，枫、乳香，等分为丸，熏之，去恶气甚妙。集简方。

楠《别录》下品

校正：并入海药柵木皮，拾遗柟木枝叶。

【释名】 柟与楠字同。〔时珍曰〕南方之木，故字从南。海药本草柵木皮，即柟字之误，今正之。

【集解】〔藏器曰〕柟木高大，叶如桑，出南方山中。〔宗奭曰〕楠材，今江南造船皆用之，其木性坚而善居水。久则当中空，为白蚁所穴。〔时珍曰〕楠木生南方，而黔、蜀诸山尤多。其树直上，童童若幢盖之状，枝叶不相碍。叶似豫章，而大如牛耳，一头尖，经岁不凋，新陈相换。其花赤黄色。实似丁香，色青，不可食。干甚端伟，高者十余丈，巨者数十围，气甚芬芳，为梁栋器物皆佳，盖良材也。色赤者坚，白者脆。其近根年深向阳者，结成草木山水之状，俗呼为骰柏楠，宜作器。

楠材
【气味】 辛，微温，无毒。〔藏器曰〕苦，温，无毒。〔大明曰〕热，微毒。

【主治】 霍乱吐下不止，煮汁服。别录。煎汤洗转筋及足肿。枝叶同功。大明。

【附方】 新三。水肿自足起削楠木、桐木煮汁渍足，并饮少许，日日为之。肘后方。心胀腹痛未得吐下。取楠木削三四两，水三升，煮三沸，饮之。肘后方。聤耳出脓楠木烧研，以绵杖缴入。圣惠方。

皮
【气味】 苦，温，无毒。

楠

【主治】 霍乱吐泻，小儿吐乳，暖胃正气，并宜煎服。李珣。

樟《拾遗》

【释名】〔时珍曰〕其木理多文章，故谓之樟。

【集解】〔藏器曰〕江东舸船多用樟木。县名豫章，因木得名。〔时珍曰〕西南处处山谷有之。木高丈余。小叶似楠而尖长，背有黄赤茸毛，四时不凋。夏开细花，结小子。木大者数抱，肌理细而错纵有文，宜于雕刻，气甚芬烈。豫、章乃二木名，一类二种也。豫即钓樟，见下条。

樟材

【气味】 辛，温，无毒。

【主治】 恶气中恶，心腹痛鬼疰，霍乱腹胀，宿食不消，常吐酸臭水，酒煮服，无药处用之。煎汤，浴脚气疥癣风痒。作履，除脚气。藏器。

【发明】〔时珍曰〕霍乱及干霍乱须吐者，以樟木屑煎浓汁吐之，甚良。又中恶、鬼气卒死者，以樟木烧烟熏之，待苏乃用药。此物辛烈香窜，能去湿气、辟邪恶故也。

【附方】 新一。**手足痛**风冷痛如虎咬者。用樟木屑一斗，急流水一石，煎极滚泡之，乘热安足于桶上熏之。以草荐围住，勿令汤气入目。其功甚捷，此家传经验方也。虞抟医学正传。

瘿节

【主治】 风疰鬼邪。时珍。

【附方】 新一。**三木节散**治风劳，面色青白，肢节沉重，臀间痛，或寒或热，或躁或嗔，思食不能食，被虫侵蚀，证状多端。天灵盖酥炙研二两，牛黄、人中白焙各半两，麝香二钱，为末。别以樟木瘤节、皂荚木瘤节、槐木瘤节各为末五两，每以三钱，水一盏，煎半盏，去滓，调前末一钱，五更顿服，取下虫物为妙。圣惠方。

钓樟《别录》下品

校正：并入拾遗枕材。

【释名】 乌樟弘景枙音纶。枕音沈。豫纲目。〔时珍曰〕樟有大、小二种，紫、淡二色。此即樟之小者。按郑樵通志云：钓樟亦樟之类，即尔雅所谓枙无疵是也。又相如赋云:梗、楠、豫、章。颜师古注云:豫即枕木,章即樟木。二木生至七年,乃可分别。观此,则豫即别录所谓钓樟者也。根似乌药香,故又名乌樟。

【集解】〔弘景曰〕钓樟出桂阳、邵陵诸处,亦呼作乌樟,方家少用,而俗人多识。〔恭曰〕生郴州山谷。树高丈余,叶似楠叶而尖长,背有赤毛,若枇杷叶上毛。八月、九月采根皮,日干。〔炳曰〕根似乌药香。〔藏器曰〕枕生南海山谷。作舸船,次于樟木。

根皮

【气味】 辛,温,无毒。

【主治】 **金疮止血,刮屑傅之,甚验。**别录。**磨服,治霍乱。**萧炳。**治奔豚脚气水肿,煎汤服。亦可浴疮痍疥癣风瘙,并研末傅之。**大明。

茎叶

【主治】 **置门上,辟天行时气。**萧炳。

乌药宋《开宝》

【释名】 **旁其**拾遗**鳑魮**纲目**矮樟**。〔时珍曰〕乌以色名。其叶状似鳑魮鲫鱼,故俗呼为鳑魮树。拾遗作旁其,方音讹也。南人亦呼为矮樟,其气似樟也。

【集解】〔藏器曰〕乌药生岭南邕州、容州及江南。树生似茶,高丈余。一叶三桠,叶青阴白。根状似山芍药及乌樟,根色黑褐,作车毂纹,横生。八月采根。其直根者不堪用。〔颂曰〕今台州、雷州、衡州皆有之,以天台者为胜。木似茶槚,高五七尺。叶微圆而尖,面青背白,有纹。四五月开细花,黄白色。六月结实。根有极大者,又似钓樟根。然根有二种:岭南者黑褐色而坚硬,天台者白而虚软,并以八月采。根如车毂纹、形如连珠者佳。或云:天台者香白可爱,而不及海南者力大。〔承曰〕世称天台者为胜。今比之洪州、衡州者,天台香味为劣,入药功效亦不及。但肉色颇赤,而差细小尔。〔时珍曰〕吴、楚山中极多,人以为薪。根、叶皆有香气,但根不甚大,才如芍药尔。嫩者肉白,老者肉褐色。其子如冬青子,生青熟紫,核壳极薄。其仁亦香而苦。

根

【气味】 辛,温,无毒。〔好古曰〕气厚于味,阳也。入足阳明、少阴经。

【主治】 **中恶心腹痛,蛊毒疰忤鬼气,宿食不消,天行疫瘴,膀胱肾间冷气攻冲背膂,妇人血气,小儿腹中诸虫。**藏器。**除一切冷,霍乱,反胃吐食泻痢,痛**

疠疥癣，并解冷热，其功不可悉载。猫、犬百病，并可磨服。大明。理元气。好古。**中气脚气疝气，气厥头痛，肿胀喘急，止小便频数及白浊。**时珍。

【发明】〔宗奭曰〕乌药性和，来气少，走泄多，但不甚刚猛。与沉香同磨作汤点服，治胸腹冷气甚稳当。〔时珍曰〕乌药辛温香窜，能散诸气。故惠民和剂局方治中风中气诸证，用乌药顺气散者，先疏其气，气顺则风散也。严用和济生方治七情郁结，上气喘急，用四磨汤者，降中兼升，泻中带补也。其方以人参、乌药、沉香、槟榔各磨浓汁七分，合煎，细细咽之。朱氏集验方治虚寒小便频数，缩泉丸，用同益智子等分为丸服者，取其通阳明、少阴经也。方见草部益智子下。

【附方】新十一。**乌沉汤**治一切气，一切冷，补五脏，调中壮阳，暖腰膝，去邪气，冷风麻痹，膀胱、肾间冷气，攻冲背膂，俯仰不利，风水毒肿，吐泻转筋，癥癖刺痛，中恶心腹痛，鬼气疰忤，天行瘴疫，妇人血气痛。用天台乌药一百两，沉香五十两，人参三两，甘草爁四两，为末。每服半钱，姜盐汤空心点服。和剂局方。**一切气痛**不拘男女，冷气、血气、肥气、息贲气、伏梁气、奔豚气，抢心切痛，冷汗，喘息欲绝。天台乌药小者酒浸一夜炒、茴香炒、青橘皮去白炒、良姜炒等分，为末。温酒、童便调下。卫生家宝方。**男妇诸病**香乌散：用香附、乌药等分，为末。每服一二钱。饮食不进，姜、枣汤下；疟疾，干姜、白盐汤下；腹中有虫，槟榔汤下；头风虚肿，茶汤下；妇人冷气，米饮下；产后血攻心脾痛，童便下；妇人血海痛，男子疝气，茴香汤下。乾坤秘韫。**小肠疝气**乌药一两，升麻八钱，水二钟，煎一钟，露一宿，空心热服。孙天仁集效方。**脚气掣痛**乡村无药。初发时即取土乌药，不犯铁器，布揩去土，瓷瓦刮屑，好酒浸一宿。次早空心温服，溏泄即愈。入麝少许尤佳。痛入腹者，以乌药同鸡子瓦罐中水煮一日，取鸡子，切片蘸食，以汤送下，甚效。永类钤方。**血痢泻血**乌药烧存性研，陈米饭丸梧子大。每米饮下三十丸。普济方。**小儿慢惊**昏沉或搐。乌药磨水，灌之。济急方。**气厥头痛**不拘多少，及产后头痛。天台乌药、川芎䓖等分，为末。每服二钱，腊茶清调下。产后，铁锤烧红淬酒调下。济生方。**咽喉闭痛**生乌药即矮樟根，以酸醋二盏，煎一盏，先嗽后咽，吐出痰涎为愈。经验方。**孕中有痛**洪州乌药软白香辣者五钱，水一盏，牛皮胶一片，同煎至七分，温服。乃龚彦德方也。妇人良方。**心腹气痛**乌药水磨浓汁一盏，入橘皮一片，苏一叶，煎服。集简方。

嫩叶

【主治】**炙碾煎饮代茗，补中益气，止小便滑数。**藏器。

【发明】〔时珍曰〕乌药，下通少阴肾经，上理脾胃元气。故丹溪朱氏补阴丸药中,往往加乌药叶也。

　　子

　　【主治】 **阴毒伤寒,腹痛欲死。取一合炒起黑烟,投水中,煎三五沸,服一大盏,汗出阳回即瘥。**斗门方。

　　【附录】 **研药** 〔珣曰〕生南海诸州小树,叶如椒,根如乌药而圆小。根味苦,温,无毒。主霍乱,下痢赤白,中恶蛊毒,腹内不调者。剉,水煎服。

檴香音怀《纲目》

　　【释名】 **兜娄婆香。**

　　【集解】〔时珍曰〕檴香,江淮、湖岭山中有之。木大者近丈许,小者多被樵采。叶青而长,有锯齿,状如小蓟叶而香,对节生。其根状如枸杞根而大,煨之甚香。楞严经云:坛前安一小炉,以兜娄婆香煎水,沐浴。即此香也。

　　根

　　【气味】 **苦,涩,平,无毒。**

　　【主治】 **头疖肿毒。**碾末,麻脂调涂,七日腐落。时珍。

必栗香《拾遗》

　　【释名】 **花木香　詹香。**

　　【集解】〔藏器曰〕必栗香生高山中。叶如老椿,捣置上流,鱼悉暴腮而死。木为书轴,白鱼不损书也。

　　【气味】 **辛,温,无毒。**

　　【主治】 **鬼疰心气,断一切恶气,煮汁服之。烧为香,杀虫、鱼。**藏器。

枫香脂《唐本草》

　　【释名】 **白胶香。**〔时珍曰〕枫树枝弱善摇,故字从风。俗呼香枫。金光明经谓其香为须萨折罗婆香。〔颂曰〕尔雅谓枫为櫣櫣,言风至则櫣櫣而鸣也。梵书谓之萨阇罗婆香。

　　【集解】〔恭曰〕枫香脂,所在大山中皆有之。〔颂曰〕今南方及关陕甚多。

树甚高大，似白杨。叶圆而作歧，有三角而香。二月有花，白色。乃连着实，大如鸭卵。八月、九月熟时，暴干可烧。南方草木状云：枫实惟九真有之。用之有神，乃难得之物。其脂为白胶香，五月斫为坎，十一月采之。说文解字云：枫木，厚叶弱枝善摇。汉宫殿中多植之，至霜后叶丹可爱，故称枫宸。任昉述异记云：南中有枫子鬼。木之老者为人形，亦呼为灵枫，盖瘤瘿也。至今越巫有得之者，以雕刻鬼神，可致灵异。〔保升曰〕王瓘轩辕本纪云：黄帝杀蚩尤于黎山之丘，掷其械于大荒之中，化为枫木之林。尔雅注云：其脂入地，千年为琥珀。〔时珍曰〕枫木枝干修耸，大者连数围。其木甚坚，有赤有白，白者细腻。其实成球，有柔刺。嵇含言枫实惟出九真者，不知即此枫否。孙炎尔雅正义云：枫子鬼乃椏木上寄生枝，高三四尺，天旱以泥涂之，即雨也。荀伯子临川记云：岭南枫木，岁久生瘤如人形，遇暴雷骤雨则暗长三五尺，谓之枫人。宋齐丘化书云：老枫化为羽人。数说不同，大抵瘿瘤之说，犹有理也。

香脂

【修治】〔时珍曰〕凡用以甑水煮二十沸，入冷水中，揉扯数十次，晒干用。

【气味】 辛，苦，平，无毒。

【主治】 瘾疹风痒浮肿，煮水浴之。又主齿痛。唐本。一切痈疽疮疥，金疮吐衄咯血，活血生肌，止痛解毒。烧过揩牙，永无牙疾。时珍。

【发明】〔震亨曰〕枫香属金，有水与火。其性疏通，故木易有虫穴，为外科要药。近世不知，误以松脂之清莹者为之，甚谬。〔宗奭曰〕枫香、松脂皆可乱乳香。但枫香微白黄色，烧之可见真伪。〔时珍曰〕枫香、松脂皆可乱乳香，其功虽次于乳香，而亦仿佛不远。

【附方】旧一，新十五。**吐血不止**白胶香为散。每服二钱，新汲水调下。简要济众。**吐血衄血**白胶香、蛤粉等分，为末。姜汁调服。王璆百一选方。**吐血咯血**澹寮方：用白胶香、铜青各一钱，为末。入干柿内，纸包煨熟，食之。圣惠方用白胶香切片炙黄一两，新绵一两烧灰，为末。每服一钱，米饮下。**金疮断筋**枫香末傅之。危氏方。**便痈脓血**白胶香一两，为末。入麝香、轻粉少许，掺之。袖珍方。**小儿奶疽**生面上。用枫香为膏，摊贴之。活幼全书。**瘰疬软疖**白胶香一两化开，以蓖麻子六十四粒研入，待成膏，摊贴。儒门事亲。**诸疮不合**白胶香、轻粉各二钱，猪脂和涂。直指方。**一切恶疮水沉金丝膏**：用白胶香、沥青各一两，以麻油、黄蜡各二钱半，同熔化，入冷水中扯千遍，摊贴之。儒门事亲。**恶疮疼痛**枫香、腻粉等分，为末。浆水洗净，贴之。寿亲养老书。**久近胫疮**白胶香为末，以酒瓶上箬叶夹末，贴之。袖珍方。**小儿疥癣**白胶香、黄檗、轻粉等分，为末。羊骨髓和,傅之。儒门事亲。**大便不通**白胶香半枣大,鼠粪二枚,研匀,水和作挺。纳入肛内,良久自通。普济方。**年久牙痛**枫香脂为末,以香炉内灰和匀。每旦揩擦。危氏得效方。**鱼骨哽咽**白胶香细细吞之。圣惠方。

木皮

【气味】 辛,平,有小毒。苏恭。

【主治】 水肿,下水气,煮汁用之。苏恭。煎饮,止水痢为最。藏器。止霍乱刺风冷风,煎汤浴之。大明。

【正误】〔藏器曰〕枫皮性涩,能止水痢。苏云下水肿,水肿非涩药所疗;又云有毒,明见其谬。

【附方】 新一。**大风疮**枫子木烧存性研、轻粉等分,麻油调搽,极妙。章贡有鼓角匠病此,一道人传方,遂愈。经验良方。

根叶

【主治】 痈疽已成,擂酒饮,以滓贴之。时珍。

菌

【气味】 有毒,食之令人笑不止,地浆解之。弘景。

薰陆香　乳香《别录》上品

【释名】 马尾香海药天泽香内典摩勒香纲目多伽罗香。〔宗奭曰〕薰陆即乳香,为其垂滴如乳头也。熔塌在地者为塌香,皆一也。〔时珍曰〕佛书谓之天泽香,言其润泽也。又谓之多伽罗香,又曰杜噜香。李珣言薰陆是树皮,乳是树脂。陈藏器言乳是薰陆之类。寇宗奭言是一物。陈承言薰陆是总名,乳是薰陆之乳头也。今考香谱言乳有十余品,则乳乃薰陆中似乳头之一品尔。陈承之说为近理。二物原附沉香下,宋嘉祐本草分出二条,今据诸说,合并为一。

【集解】〔恭曰〕薰陆香形似白胶香,出天竺者色白,出单于者夹绿色,香亦不甚。〔珣曰〕按广志云:薰陆香是树皮鳞甲,采之复生。乳头香生南海,是波斯松树脂也,紫赤如樱桃,透明者为上。〔藏器曰〕乳香即薰陆之类也。〔禹锡曰〕按南方异物志云:薰陆出大秦国。在海边有大树,枝叶正如古松,生于沙中。盛夏木胶流出沙上,状如桃胶。夷人采取卖与商贾,无贾则自食之。〔宗奭曰〕薰陆木叶类棠梨,南印度界阿咤厘国出之,谓之西香,南番者更佳,即乳香也。〔承曰〕西出天竺,南出波斯等国。西者色黄白,南者色紫赤。日久重叠者,不成乳头,杂以沙石。其成乳者,乃新出未杂沙石者也。薰陆是总名,乳是薰陆之乳头也。今松脂、枫脂中,亦有此状者甚多。〔时珍曰〕乳香今人多以枫香杂之,惟烧之可辨。南番诸国皆有。宋史言乳香有一十三等。按叶廷珪香录云:乳香一名薰陆香,出大食国南,其树类松。以斤斫树,脂溢于外,结而成香,聚而成块。上品为拣香,圆大如乳头,透明,俗呼滴乳。又曰明乳,其色亚于拣香。又次为瓶香,以瓶收者。又次曰袋香,言收时只置袋中。次为乳塌,杂沙石者。次为黑塌,色黑。次为水湿塌,水渍色败气变者。次为斫削,杂碎不堪。次为缠末,播扬为尘者。观此则乳有自流出者,有斫树溢出者。诸说皆言其树类松。寇氏言类棠梨,恐亦传闻,当从前说。道书乳香、檀香谓之浴香,不可烧祀上真。

【修治】〔颂曰〕乳性至粘难碾。用时以缯袋挂于窗隙间,良久取研,乃不粘也。〔大明曰〕入丸散,微炒杀毒,则不粘。〔时珍曰〕或言乳香入丸药,以少酒研如泥,以水飞过,晒干用。或言以灯心同研则易细。或言以糯米数粒同研,或言以人指甲二三片同研,或言以乳钵坐热水中乳之,皆易细。外丹本草云:乳香以韭实、葱、蒜煅伏成汁,最柔五金。丹房镜源云:乳香哑铜。

【气味】 微温,无毒。〔大明曰〕乳香,辛,热,微毒。〔元素曰〕苦、辛,纯阳。〔震亨曰〕善窜,入手少阴经。

【主治】 薰陆主风水毒肿,去恶气伏尸,癫疹痒毒。乳香同功。别录。乳香治耳聋,中风口噤不语,妇人血气,止大肠泄澼,疗诸疮,令内消,能发酒,理风冷。藏器。下气益精,补腰膝,治肾气,止霍乱,冲恶中邪气,心腹痛疰气。煎膏,止痛长肉。大明。治不眠。之才。补肾,定诸经之痛。元素。仙方用以辟谷。李珣。消痈疽诸毒,托里护心,活血定痛伸筋,治妇人产难折伤。时珍。

【发明】〔时珍曰〕乳香香窜,能入心经,活血定痛,故为痈疽疮疡、心腹痛要药。素问云:诸痛痒疮疡,皆属心火是矣。产科诸方多用之,亦取其活血之功尔。陈自明妇人良方云:知蕲州施少卿,得神寝丸方于蕲州徐太丞,云妇人临产月服之,令胎滑易生,极有效验。用通明乳香半两,枳壳一两,为末,炼蜜丸梧子大,每空心酒服三十丸。李嗣立治痈疽初起,内托护心散,云:香彻疮孔中,能使毒气外出,不致内攻也。方见谷部绿豆下。按葛洪抱朴子云:浮炎洲在南海中,出薰陆香,乃树有伤穿,木胶流堕。夷人采之,恒患猞猁兽啖之。此兽斫刺不死,以杖打之皮不伤,而骨碎乃死。观此,则乳香之治折伤,虽能活血止痛,亦其性然也。杨清叟云:凡人筋不伸者,敷药宜加乳香,其性能伸筋。

【附方】 旧五,新二十六。口目㖞斜乳香烧烟熏之,以顺其血脉。证治要诀。**祛风益颜**真乳香二斤，白蜜三斤，瓷器合煎如饧。每旦服二匙。奇效方。**急慢惊风**乳香半两，甘遂半两，同研末。每服半钱，用乳香汤下，小便亦可。王氏博济方。**小儿内钓腹痛**。用乳香、没药、木香等分，水煎服之。阮氏小儿方。**小儿夜啼**乳香一钱，灯花七枚，为末。每服半字，乳汁下。圣惠方。**心气疼痛**不可忍。用乳香三两，真茶四两，为末，以腊月鹿血和，丸弹子大。每温醋化一丸，服之。瑞竹堂经验方。**冷心气痛**乳香一粒，胡椒四十九粒，研，入姜汁，热酒调服。潘氏经验方。**阴证呃逆**乳香同硫黄烧烟，嗅之。伤寒蕴要。**辟禳瘟疫**每腊月二十四日五更，取第一汲井水浸乳香。至元旦五更温热，从小至大，每人以乳一块，饮水三呷，则一年无时灾。孔平仲云：此乃宣圣之方，孔氏七十余代用之也。**梦寐遗精**乳香一块，拇指大，卧时细嚼，含至三更咽下，三五服即效。医林集要。**淋癃溺血**取乳香中夹石者，研细，米饮服一钱。危氏得效方。**难产催生**简要济众方用黄明乳香五钱。为末，母猪血和，丸梧子大。每酒服五丸。经验方用乳香，以五月五日午时，令一人在壁内奉乳钵，一童子在壁外，以笔管自壁缝中逐粒递过，放钵内研细，水丸茨子大。每服一丸，无灰酒下。圣惠方用明乳香一豆大，为末，新汲水一盏，入醋少许。令产妇两手捉石燕，念虑药三遍乃饮之。略行数步即下。海上方用乳香、朱砂等分，为末。麝香酒服一钱，良久自下。**咽喉骨哽**乳香一钱，水研服之。卫生易简方。**香口辟臭**滴乳噙之。摘玄方。**风虫牙痛**不可忍者。梅师方用薰陆香嚼，咽其汁，立瘥。朱氏集验方用乳香豆许安孔中，烧烟箸烙化立止。又方：乳香、川椒末各一钱，为末，化蜡和作丸，塞孔中。直指方用乳香、巴豆等分，研和蜡丸，塞之。圣惠方用乳香、枯矾等分，蜡丸，塞之。**大风疠疾**摩勒香一斤，即乳头内光明者，细研，入牛乳五升，甘草末四两，瓷盒盛之，安桌子上，置中庭，安剑一口。夜于北极下祝祷，去盒子盖，露一夜。次日入甑中蒸，炊三斗米熟即止。夜间依前祝露又蒸，如此三次乃止。每服一茶匙，空心及晚食前温酒调服。服后当有恶物出，至三日三夜乃愈也。圣惠方。**漏疮脓血**白乳香二钱，牡蛎粉一钱，为末，雪糕丸麻子大。每姜汤服三十丸。直指方。**斑痘不快**乳香研细，猪心血和，丸茨子大。每温水化服一丸。闻人规痘疹论。**痈疽寒颤**乳香半两，熟水研服。颤发于脾，乳香能入脾故也。仁斋直指方。**甲疽弩肉**脓血疼痛不愈。用乳香为末、胆矾烧研等分，傅之，内消即愈。灵苑方。**玉茎作肿**乳香、葱白等分，捣傅。山居四要。**野火丹毒**自两足起。乳香末，羊脂调涂。幼幼新书。**疬疡风驳**薰陆香、白敛同研，日日揩之。并作末，水服。千金方。**杖疮溃烂**乳香煎油，搽疮口。永类钤方。

薰陆香

乳香

没药宋《开宝》

【释名】 **末药**。〔时珍曰〕没、末皆梵言。

【集解】〔志曰〕没药生波斯国。其块大小不定,黑色,似安息香。〔颂曰〕今海南诸国及广州或有之。木之根株皆如橄榄,叶青而密。岁久者,则有脂液流滴在地下,凝结成块,或大或小,亦类安息香。采无时。〔珣曰〕按徐表南州记云:是波斯松脂也。状如神香,赤黑色。〔时珍曰〕按一统志云:没药树高大如松,皮厚一二寸。采时掘树下为坎,用斧伐其皮,脂流于坎,旬余方取之。李珣言乳香是波斯松脂,此又言没药亦是松脂,盖出传闻之误尔。所谓神香者,不知何物也。

【修治】 同乳香。

【气味】 **苦,平,无毒。**

【主治】 **破血止痛,疗金疮杖疮,诸恶疮痔漏,卒下血,目中翳晕痛肤赤**。开宝。**破癥瘕宿血,损伤瘀血,消肿痛**。大明。**心胆虚,肝血不足**。好古。**坠胎,及产后心腹血气痛,并入丸散服**。李珣。**散血消肿,定痛生肌**。时珍。

【发明】〔权曰〕凡金刃所伤,打损跕跌坠马,筋骨疼痛,心腹血瘀者,并宜研烂热酒调服。推陈致新,能生好血。〔宗奭曰〕没药大概通滞血。血滞则气壅瘀,气壅瘀则经络满急,经络满急故痛且肿。凡打扑跕跌,皆伤经络,气血不行,瘀壅作肿痛也。〔时珍曰〕乳香活血,没药散血,皆能止痛消肿生肌。故二药每每相兼而用。

【附方】 旧二,新七。**历节诸风**骨节疼痛,昼夜不止。没药末半两,虎胫骨酥炙为末三两。每服二钱,温酒调下。图经本草。**筋骨损伤**米粉四两炒黄,入没药、乳香末各半两,酒调成膏,摊贴之。御药院方。**金刃所伤**未透膜者。乳香、没药各一钱,以童子小便半盏,酒半盏,温化服之。为末亦可。奇效良方。**小儿盘肠**气痛。没药、乳香等分,为末。以木香磨水煎沸,调一钱服,立效。杨氏婴孩宝书。**妇人腹痛**内伤疙刺。没药末一钱,酒服便止。图经本草。**妇人血运**方同上。**血气心痛**没药末二钱,水一盏,酒一盏,煎服。医林集要。**产后恶血**没药、血竭末各一钱,童子小便、温酒各半盏,煎沸服,良久再服。恶血自下,更不生痛。妇人良方。**女人异疾**女人月事退出,皆作禽兽之形,欲来伤人。先将绵塞阴户,乃顿服没药末一两,白汤调下,即愈。危氏方。

骐麟竭《唐本草》

【释名】 血竭。〔时珍曰〕骐麟亦马名也。此物如干血,故谓之血竭。曰骐麟者,隐之也。旧与紫铆同条,紫铆乃此树上虫所造成,今分入虫部。

【集解】〔恭曰〕骐麟竭树名渴留,紫铆树名渴廪,二物大同小异。〔志曰〕二物同条,功效亦别。紫铆色赤而黑,其叶大如盘,铆从叶上出。骐麟竭色黄而赤,从木中出,如松脂。〔珣曰〕按南越志云:骐麟竭,是紫铆树之脂也。欲验真伪,但嚼之不烂如蜡者为上。〔颂曰〕今南番诸国及广州皆出之。木高数丈,婆娑可爱。叶似樱桃而有三角。其脂液从木中流出,滴下如胶饴状,久而坚凝,乃成竭,赤作血色。采无时。旧说与紫铆大都相类,而别是一物,功力亦殊。〔斅曰〕凡使勿用海母血,真相似,只是味咸并腥气。骐麟竭味微咸、甘,似栀子气也。〔时珍曰〕骐麟竭是树脂,紫铆是虫造。按一统志云:血竭树略如没药树,其肌赤色。采法亦于树下掘坎,斧伐其树,脂流于坎,旬日取之。多出大食诸国。今人试之,以透指甲者为真。独孤滔丹房镜源云:此物出于西胡,禀荧惑之气而结。以火烧之,有赤汁涌出,久而灰不变本色者,为真也。

【修治】〔斅曰〕凡使先研作粉,筛过入丸散中用。若同众药捣,则化作尘飞也。

【气味】 甘、咸、平,无毒。〔大明曰〕得蜜陀僧良。

【主治】 心腹卒痛,金疮血出,破积血,止痛生肉,去五脏邪气。唐本。打伤折损,一切疼痛,血气搅刺,内伤血聚,补虚,并宜酒服。李珣。补心包络、肝血不足。好古。益阳精,消阴滞气。太清修炼法。傅一切恶疮疥癣,久不合。性急,不可多使,却引脓。大明。散滞血诸痛,妇人血气,小儿瘈疭。时珍。

【发明】〔时珍曰〕骐麟竭,木之脂液,如人之膏血,其味甘咸而走血,盖手、足厥阴药也。肝与心包皆主血故尔。河间刘氏云"血竭除血痛,为和血之圣药"是矣。乳香、没药虽主血病,而兼入气分,此则专于血分者也。

【附方】 旧一,新十一。白虎风痛走注,两膝热肿。用骐麟竭、硫黄末各一两,每温酒服一钱。圣惠方。新久脚气血竭、乳香等分同研,以木瓜一个,剜孔入药在内,以面厚裹,砂锅煮烂,连面捣,丸梧子大。每温酒服三十丸。忌生冷。奇效方。慢惊瘈疭定魄安魂,益气。用血竭半两,乳香二钱半,同捣成剂，火炙溶丸梧子大。每服一丸，薄荷煎汤化下。夏月用人参汤。御药院方。**鼻出衄血**血竭、蒲黄等分为末，吹之。医林集要。**血痔肠风**血竭末，傅之。直指方。**金疮出血**骐麟竭末，傅之立止。广利方。**产后血冲心**胸满喘，命在须臾。用血竭、没药各一钱，研细，童便和酒调服。医林集要。**产后血运不知人**及狂语。用骐麟竭一两，研末。每服二钱，温酒调下。太平圣惠方。**收敛疮口**血竭末一字，麝香少许，大枣烧灰半钱，同研。津调涂之。究原方。**臁疮不合**血竭末傅之，以干为度。济急仙方。**嵌甲疼痛**血竭末，傅之。医林集要。**腹中血块**血竭、没药各一两，滑石牡丹皮同煮过一两，为末，醋糊丸梧子大，服之。摘玄方。

质汗 宋《开宝》

【释名】〔时珍曰〕汗音寒，番语也。

【集解】〔藏器曰〕质汗出西番，煎柽乳、松泪、甘草、地黄并热血成之。番人试药，以小儿断一足，以药纳口中，将足踏之，当时能走者良。

【气味】**甘，温，无毒。**

【主治】**金疮伤折，瘀血内损，补筋肉，消恶血，下血气，妇人产后诸血结，腹痛内冷不下食。并以酒消服之，亦傅病处。** 藏器。

【附方】新一。**室女经闭**血结成块，心腹攻痛。质汗、姜黄、川大黄炒各半两，为末。每服一钱，温水下。圣济总录。

安息香 《唐本草》

【释名】〔时珍曰〕此香辟恶，安息诸邪，故名。或云：安息，国名也。梵书谓之拙贝罗香。

【集解】〔恭曰〕安息香出西戎。状如松脂，黄黑色，为块。新者亦柔韧。〔珣曰〕生南海波斯国，树中脂也，状若桃胶，秋月采之。〔禹锡曰〕按段成式西阳杂俎云：安息香树出波斯国，呼为辟邪树。长二三丈，皮色黄黑。叶有四角，经寒不凋。二月开花黄色，花心微碧。不结实。刻其树皮，其胶如饴，名安息香，六七月坚凝乃取。烧之，通神明，辟众恶。〔时珍曰〕今安南、三佛齐诸地皆有之。一统志云：树如苦楝，大而且直。叶似羊桃而长。木心有脂作香。叶廷珪香录云：此乃树脂,形色类胡桃瓤。不宜于烧,而能发众香,故人取以和香。今人和香有如饧者,谓之安息油。机曰:或言烧之能集鼠者为真。

【气味】 辛,苦,平,无毒。

【主治】 心腹恶气,鬼疰。唐本。邪气魍魉,鬼胎血邪,辟蛊毒,霍乱风痛,男子遗精,暖肾气,妇人血噤,并产后血运。大明。妇人夜梦鬼交,同臭黄合为丸,烧熏丹穴,永断。李珣。烧之,去鬼来神。萧炳。治中恶魇寐,劳瘵传尸。时珍。

【附方】 新四。卒然心痛或经年频发。安息香研末,沸汤服半钱。危氏得效方。小儿肚痛曲脚而啼。安息香丸:用安息香酒蒸成膏。沉香、木香、丁香、霍香、八角茴香各三钱,香附子、缩砂仁、炙甘草各五钱,为末。以膏和,炼蜜丸芡子大。每服一丸,紫苏汤化下。全幼心鉴。小儿惊邪安息香一豆许,烧之自除。奇效良方。历节风痛用精猪肉四两切片,裹安息香二两,以瓶盛灰,大火上着一铜版片隔之,安香于上烧之,以瓶口对痛处熏之,勿令透气。圣惠方。

苏合香《别录》上品

【释名】〔时珍曰〕按郭义恭广志云:此香出苏合国,因以名之。梵书谓之咄鲁瑟剑。

【集解】〔别录曰〕苏合香出中台川谷。〔恭曰〕今从西域及昆仑来。紫赤色,与紫真檀相似,坚实极芳香,性重如石,烧之灰白者好。〔颂曰〕今广州虽有苏合香,但类苏木,无香气。药中只用如膏油者,极芬烈。陶隐居以为狮子矢者,亦是指此膏油者言之尔。梁书云:中天竺国出苏合香,是诸香汁煎成,非自然一物也。又云:大秦国人采得苏合香,先煎其汁以为香膏,乃卖其滓与诸国贾人。是以展转来达中国者,不大香也。然则广南货者,其经煎煮之余乎?今用如膏油者,乃合治成者尔。〔时珍曰〕按寰宇志云:苏合油出安南、三佛齐诸国。树生膏,可为药,以浓而无滓者为上。叶廷珪香谱云:苏合香油出大食国。气味皆类笃耨香。沈括笔谈云:今之苏合香赤色如坚木,又有苏合油如黐胶,人多用之。而刘梦得传信方言苏合香多薄叶,子如金色,按之即少,放之即起,良久不定,如虫动,气烈者佳。如此则全非今所用者,宜精考之。窃按沈氏所说,亦是油也。不必致疑。

【正误】〔弘景曰〕苏合香俗传是狮子屎,外国说不尔。今皆从西域来,亦不复入药，惟供合好香尔。〔恭曰〕此是胡人诳言，陶不悟也。〔藏器曰〕苏合香色黄白，狮子屎色赤黑，二物相似而不同。狮子屎极臭。或云：狮子屎是西国草木皮汁所为，胡人将来，欲贵重之，故饰其名尔。

【气味】 甘，温，无毒。

【主治】 辟恶，杀鬼精物，温疟蛊毒痫痓，去三虫，除邪，令人无梦魇。久服，通神明，轻身长年。别录。

【发明】〔时珍曰〕苏合香气窜，能通诸窍脏腑，故其功能辟一切不正之气。按沈括笔谈云：太尉王文正公气羸多病。宋真宗面赐药酒一瓶，令空腹饮之，可以和气血，辟外邪。公饮之，大觉安健。次日称谢。上曰：此苏合香酒也。每酒一斗，入苏合香丸一两同煮。极能调和五脏，却腹中诸疾。每冒寒夙兴，则宜饮一杯。自此臣庶之家皆仿为之，此方盛行于时。其方本出唐玄宗开元广济方，谓之白术丸。后人亦编入千金、外台，治疾有殊效。

【附方】 新二。**苏合香丸**治传尸骨蒸，殗殜肺痿，疰忤鬼气，卒心痛，霍乱吐利，时气鬼魅瘴疟，赤白暴痢，瘀血月闭，痃癖疔肿，小儿惊痫客忤，大人中风、中气、狐狸等病。用苏合油一两，安息香末二两，以无灰酒熬成膏，入苏合油内。白术、香附子、青木香、白檀香、沉香、丁香、麝香、毕拨、诃梨勒煨去核、朱砂、乌犀角镑各二两，龙脑、薰陆香各一两，为末，以香膏加炼蜜和成剂，蜡纸包收。每服旋丸梧子大，早朝取井华水，温冷任意，化服四丸。老人、小儿一丸。惠民和剂局方。**水气浮肿**苏合香、白粉、水银等分，捣匀，蜜丸小豆大。每服二丸，白水下。当下水出。肘后方。

詹糖香《别录》上品

【释名】〔时珍曰〕詹言其粘，糖言其状也。

【集解】〔弘景曰〕出晋安、岑州。上真淳者难得，多以其皮及蠹虫屎杂之，惟软者为佳。皆合香家要用，不正入药。〔恭曰〕詹糖树似橘。煎枝叶为香，似沙糖而黑。出交广以南，生晋安。近方多用之。〔时珍曰〕其花亦香，如茉莉花香气。

【气味】 苦，微温，无毒。

【主治】 风水毒肿，去恶气伏尸。别录。治恶核恶疮。弘景。和胡桃、青皮捣，涂发令黑如漆。时珍。

【附录】 结杀 〔藏器曰〕结杀生西国，树之花也，极香。同胡桃仁入膏，和香油涂头，去头风白屑。

笃耨香《纲目》

【释名、集解】〔时珍曰〕笃耨香出真腊国，树之脂也。树如松形。其香老则溢出，色白而透明者名白笃耨，盛夏不融，香气清远。土人取后，夏月以火炙树，令脂液再溢，至冬乃凝，复收之。其香夏融冬结。以瓠瓢盛，置阴凉处，乃得不融。杂以树皮者则色黑，名黑笃耨，为下品。

【气味】 缺。

【主治】 **面黯野黜。同白附子、冬瓜子、白及、石榴皮等分为末，酒浸三日，洗面后傅之。久则面莹如玉。**时珍。

【附录】 **胆八香** 〔时珍曰〕胆八树生交趾、南番诸国。树如稚木犀。叶鲜红，色类霜枫。其实压油和诸香爇之，辟恶气。

龙脑香《唐本草》

【释名】 **片脑**纲目**羯婆罗香**衍义**膏名婆律香。**〔时珍曰〕龙脑者，因其状加贵重之称也。以白莹如冰，及作梅花片者为良，故俗呼为冰片脑，或云梅花脑。番中又有米脑、速脑、金脚脑、苍龙脑等称，皆因形色命名，不及冰片、梅花者也。清者名脑油，金光明经谓之羯婆罗香。〔恭曰〕龙脑是树根中干脂。婆律香是根下清脂。旧出婆律国，因以为名也。

【集解】〔恭曰〕龙脑香及膏香出婆律国。树形似杉木。脑形似白松脂，作杉木气，明净者善。久经风日或如雀屎者不佳。或云：子似豆蔻，皮有错甲，即杉脂也。今江南有杉木，未经试。或方土无脂，犹甘蕉之无实也，〔颂曰〕今惟南海番舶贾客货之。南海山中亦有之。相传云：其木高七八丈，大可六七围，如积年杉木状，旁生枝，其叶正圆而背白，结实如豆蔻，皮有甲错，香即木中脂也。膏即根下清液，谓之婆律膏。按段成式西阳杂俎云：龙脑香树名固不婆律，无花实。其树有肥有瘦，瘦者出龙脑，肥者出婆律膏，香在木心中。波斯国亦出之。断其树剪取之，其膏于树端流出，斫树作坎而承之。两说大同小异。唐天宝中交趾贡龙脑，皆如蝉、蚕之形。彼人云：老树根节方有之，然极难得。禁中为瑞龙脑，带之衣衿，香闻十余步外，后不复有此。今海南龙脑，多用火煏成片，其中亦容杂伪。入药惟贵生者，状若梅花片，甚佳也。〔珣曰〕是西海波律国波律树中脂也，状如白胶香。其龙脑油本出佛誓国，从树取之。〔宗奭曰〕西域记云：西方抹罗短叱国,在南印度境。有羯布罗香,干如松株而叶异,花果亦异,湿时无香。木干之后,循理析之,中有香,状类云母,色如冰雪,即龙脑香也。〔时珍曰〕龙脑香,南番诸国皆有之。叶廷珪香录云:乃深山穷谷中千年老杉树,其枝干不曾损动者,则有香。若损动,则气泄无脑矣。土人解作板,板缝有脑出,乃劈取之。大者成片如花瓣,清者名脑油。江南异闻录云:南唐保大中贡龙脑浆,云以缣囊贮龙脑,悬于琉璃瓶中,少顷滴沥成水,香气馥烈,大补益元气。按此浆与脑油稍异,盖亦其类尔。宋史熙宁九年,英州雷震,一山梓树尽枯,中皆化为龙脑。此虽怪异,可见龙脑亦有变成者也。

【修治】〔恭曰〕龙脑香合糯米炭、相思子贮之,则不耗。〔时珍曰〕或言以鸡毛、相思子同入小瓷罐密收之佳。相感志言以杉木炭养之更良,不耗。今人多以樟脑升打乱之,不可不辨也。相思子见本条。

【气味】 辛、苦,微寒,无毒。〔珣曰〕苦,辛,温,无毒。〔元素曰〕热。阳中之阳。

【主治】 **妇人难产,研末少许,新汲水服,立下。**别录。**心腹邪气,风湿积聚,耳聋,明目,去目赤肤翳。**唐本。**内外障眼,镇心秘精,治三虫五痔。**李珣。**散心盛有热。**好古。**入骨,治骨痛。**李杲。**治大肠脱。**元素。**疗喉痹脑痛,鼻息齿痛,伤寒舌出,小儿痘陷,通诸窍,散郁火。**时珍。

苍龙脑

【主治】 **风疮䵟䵟,入膏煎良。不可点眼,伤人。**李珣。

婆律香膏

【主治】 **耳聋,摩一切风。**苏恭。

【发明】〔宗奭曰〕此物大通利关隔热塞,大人、小儿风涎闭塞,及暴得惊热,甚为济用。然非常服之药,独行则势弱,佐使则有功。于茶亦相宜,多则掩茶气,味甚清香,为百药之先,万物中香无出其右者。〔震亨曰〕龙脑属火。世知其寒而通利,然未达其热而轻浮飞越,喜其香而贵细,动辄与麝同为桂附之助。然人之阳易动,阴易亏,不可不思,〔杲曰〕龙脑入骨,风病在骨髓者宜用之。若风在血脉肌肉,辄用脑、麝,反引风入骨髓,如油入面,莫之能出也。〔王纶曰〕龙脑大辛善走,故能散热,通利结气。目痛、喉痹、下疳诸方多用之者,取其辛散也。人欲死者吞之,为气散尽也。世人误以为寒,不知其辛散之性似乎凉尔。诸香皆属阳,岂有香之至者而性反寒乎。〔时珍曰〕古方眼科、小儿科皆言龙脑辛凉、能入心经,故治目病、惊风方多用之。痘疮心热血瘀倒黡者,用引猪血直入心窍,使毒气宣散于外，则血活痘发。其说皆似是而实未当也。目病、惊病、痘病，皆火病也。火郁则发之，从治之法，辛主发散故尔。其气先入肺，传于心脾，能走能散，使壅塞通利，则经络条达，而惊热自平，疮毒能出。用猪心血能引龙脑入心经，非龙脑能入心也。沈存中良方云：痘疮稠密，盛则变黑者。用生獾猪血一橡斗，龙脑半分，温酒和服。潘氏云：一女病发热腹痛，手足厥逆，日加昏闷，形证极恶，疑是痘候。时暑月，急取屠家败血，倍用龙脑和服。得睡，须臾一身疮出而安。若非此方，则横夭矣。又宋·文天祥、贾似道皆服脑子求死不得，惟廖莹中以热酒服数握，九窍流血而死。此非脑子有毒，乃热酒引其辛香，散溢经络，气血沸乱而然尔。

【附方】 旧二，新十二。**目生肤翳**龙脑末一两，日点三五度。圣济总录。**目赤目膜**龙脑、雄雀屎各八分，为末，以人乳汁一合调成膏。日日点之，无有不验。圣惠方。**头目风热上攻。**用龙脑末半两，南蓬砂末一两，频嗊两鼻。御药院方。**头脑疼痛**片脑一钱，纸卷作捻，烧烟熏鼻，吐出痰涎即愈。寿域方。**风热喉痹**灯心一钱，黄柏五分，并烧存性，白矾七分煅过，冰片脑三分，为末。每以一二分吹患处。此陆一峰家传绝妙方也。濒湖集简方。**鼻中息肉**垂下者。用片脑点之，自入。集简方。**伤寒舌出**过寸者。梅花片脑半分，为末。掺之，随手即愈。洪迈夷坚志。**中风牙噤**无门下药者，开关散揩之。五月五日午时，用龙脑、天南星等分，为末。每以一字揩齿二三十遍，其口自开。**牙齿疼痛**梅花脑、朱砂末各少许，揩之立止。集简方。**痘疮狂躁**心烦气喘，妄语或见鬼神，疮色赤未透者。经验方用龙脑一钱细研，旋以猪心血丸芡子大。每服一丸，紫草汤下。少时心神便定，得睡疮发。总微论用獾猪第二番血清半杯，酒半杯，和匀，入龙脑一分，温服。良久利下瘀血一二行，疮即红活。此治痘疮黑魇候恶，医所不治者，百发百中。**内外痔疮**片脑一二分，葱汁化，搽之。简便方。**酒齄鼻赤**脑子、真酥，频搽。普济方。**梦漏口疮**经络中火邪，梦漏恍惚，口疮咽燥。龙脑三钱，黄柏三两，为末，蜜丸梧子大。每麦门冬汤下十丸。摘玄方。

子

【气味】 辛，温。气似龙脑。

【主治】 下恶气，消食，散胀满，香人口。苏恭。

【附录】 元慈勒 〔藏器曰〕出波斯国。状似龙脑香，乃树中脂也。味甘，平，无毒。主心病流血，合金疮，去腹内恶血，血痢下血，妇人带下，明目，去翳障、风泪、弩肉。

龙脑香

1439

樟脑《纲目》

【释名】 韶脑。

【集解】〔时珍曰〕樟脑出韶州、漳州。状似龙脑,白色如雪,樟树脂膏也。胡演升炼方云:煎樟脑法:用樟木新者切片,以井水浸三日三夜,入锅煎之,柳木频搅。待汁减半,柳上有白霜,即滤去滓,倾汁入瓦盆内。经宿,自然结成块也。他处虽有樟木,不解取脑。又炼樟脑法:用铜盆,以陈壁土为粉糁之,却糁樟脑一重,又糁壁土,如此四五重。以薄荷安土上,再用一盆覆之,黄泥封固,于火上款款炙之。须以意度之,不可太过、不及。勿令走气。候冷取出,则脑皆升于上盆。如此升两三次,可充片脑也。

【修治】〔时珍曰〕凡用,每一两以二碗合住,湿纸糊口,文武火�,之。半时许取出,冷定用。又法:每一两,用黄连、薄荷六钱,白芷、细辛四钱,荆芥、密蒙花二钱,当归、槐花一钱。以新土碗铺杉木片于底,安药在上,入水半盏,洒脑于上,再以一碗合住,糊口,安火煨之。待水干取开,其脑自升于上。以翎扫下,形似松脂,可入风热眼药。人亦多以乱片脑,不可不辨。

【气味】 辛,热,无毒。

【主治】 **通关窍,利滞气,治中恶邪气,霍乱心腹痛,寒湿脚气,疥癣风瘙,龋齿,杀虫辟蠹。着鞋中,去脚气。**时珍。

【发明】〔时珍曰〕樟脑纯阳,与焰消同性,水中生火,其焰益炽,今丹炉及烟火家多用之。辛热香窜,禀龙火之气,去湿杀虫,此其所长。故烧烟熏衣筐席簟,能辟壁虱、虫蛀。李石续博物志云:脚弱病人,用杉木为桶濯足,排樟脑于两股间,用帛绷定,月余甚妙。王玺医林集要方治脚气肿痛。用樟脑二两,乌头三两,为末,醋糊丸弹子大。每置一丸于足心踏之,下以微火烘之,衣被围覆,汗出如涎为效。

【附方】 新三。**小儿秃疮**韶脑一钱,花椒二钱,脂麻二两,为末。以退猪汤洗后,搽之。简便方。**牙齿虫痛**普济方用韶脑、朱砂等分,擦之神效。余居士选奇方用樟脑、黄丹、肥皂去皮核等分,研匀蜜丸。塞孔中。

阿魏《唐本草》

校正:自草部移入此。

【释名】 阿虞纲目熏渠唐本哈昔泥。〔时珍曰〕夷人自称曰阿,此物极臭,阿之所畏也。波斯国呼为阿虞，天竺国呼为形虞，涅槃经谓之央匦。蒙古人谓之哈昔泥，元时食用以和料。其根名稳展，云淹羊肉甚香美，功同阿魏。见饮膳正要。

【集解】〔恭曰〕阿魏生西番及昆仑。苗叶根茎酷似白芷。捣根汁，日煎作饼者为上。截根穿暴干者为次。体性极臭而能止臭，亦为奇物也。又婆罗门云：熏渠即是阿魏，取根汁暴之如胶，或截根日干，并极臭。西国持咒人禁食之。常食用之，云去臭气。戎人重此，犹俗中贵胡椒，巴人重负蠜也。〔珣曰〕按广志云：生昆仑国。是木津液，如桃胶状。其色黑者不堪，其状黄散者为上。云南长河中亦有，与舶上来者，滋味相似一般，只无黄色。〔颂曰〕今惟广州有之，云是木膏液滴酿结成，与苏恭所说不同。按段成式西阳杂俎云：阿魏木，生波斯国及伽阇那国，即北天竺也。木长八九尺，皮色青黄。三月生叶，似鼠耳。无花实。断其枝，汁出如饴，久乃坚凝，名阿魏。摩伽陀僧言：取其汁和米、豆屑合酿而成。其说与广州所生者相近。〔承曰〕阿魏合在木部。今二浙人家亦种之，枝叶香气皆同而差淡薄，但无汁膏尔。〔时珍曰〕阿魏有草、木二种。草者出西域，可晒可煎，苏恭所说是也。木者出南番，取其脂汁，李珣、苏颂、陈承所说是也。按一统志所载有此二种。云出火洲及沙鹿、海牙国者，草高尺许，根株独立，枝叶如盖，臭气逼人，生取其汁熬作膏，名阿魏。出三佛齐及暹逻国者，树不甚高，土人纳竹筒于树内，脂满其中，冬月破筒取之。或云其脂最毒，人不敢近。每采时，以羊系于树下，自远射之。脂之毒着羊，羊毙即为阿魏。观此，则其有二种明矣。盖其树低小如枸杞、牡荆之类，西南风土不同，故或如草如木也。系羊射脂之说，俗亦相传，但无实据。谚云：黄芩无假，阿魏无真。以其多伪也。刘纯诗云：阿魏无真却有真，臭而止臭乃为珍。〔炳曰〕人多言煎蒜白为假者。〔敩曰〕验法有三：第一，以半铢安熟铜器中一宿，至明沾阿魏处白如银，永无赤色；第二，将一铢置于五斗草自然汁中一夜，至明如鲜血色；第三，将一铢安于柚树上，树立干，便是真者。凡用，乳钵研细，热酒器上裹过，入药。

【气味】 辛，平，无毒。

【主治】 杀诸小虫，去臭气，破癥积，下恶气，除邪鬼蛊毒。唐本。治风邪鬼疰，心腹中冷。李珣。传尸冷气，辟瘟治疟，主霍乱心腹痛，肾气瘟瘴，御一切蕈、菜毒。大明。解自死牛、羊、马肉诸毒。汪机。消肉积。震亨。

【发明】〔炳曰〕阿魏下细虫，极效。〔时珍曰〕阿魏消肉积，杀小虫，故能解

阿
魏

毒辟邪,治疟、痢、疳、劳、尸注、冷痛诸证。按王璆百一选方云:夔州谭逵病疟半年。故人窦藏叟授方:用真阿魏、好丹砂各一两,研匀,米糊和丸皂子大。每空心人参汤化服一丸,即愈。世人治疟,惟用常山、砒霜毒物,多有所损。此方平易,人所不知。草窗周密云:此方治疟以无根水下,治痢以黄连、木香汤下,疟、痢亦多起于积滞故尔。

【附方】 新十。**辟鬼除邪**阿魏枣许为末,以牛乳或肉汁煎五六沸服之。至暮,以乳服安息香枣许,久者不过十日。忌一切菜。孙待郎用之有效。唐·崔行功纂要。**恶疰腹痛**不可忍者。阿魏末,热酒服一二钱,立止。永类钤方。**尸疰中恶**近死尸,恶气入腹,终身不愈。用阿魏三两。每用二钱,拌面裹作馄饨十余枚,煮熟食之,日三。服至三七日,永除。忌五辛、油物。圣惠方。**癫疝疼痛**败精恶血,结在阴囊所致。用阿魏二两,醋和荞麦面作饼裹之煨熟,大槟榔二枚钻孔,溶乳香填满,亦以荞面裹之煨熟,入硇砂末一钱,赤芍药末一两,糊丸梧子大。每食前,酒下三十丸。危氏得效方。**小儿盘肠**内吊,腹痛不止。用阿魏为末,大蒜半瓣炮熟研烂和丸麻子大。每艾汤服五丸。总微论。**脾积结块**鸡子五个,阿魏五分,黄蜡一两,同煎化,分作十服。每空心细嚼,温水送下。诸物不忌,腹痛无妨。十日后大便下血,乃积化也。保寿堂经验方。**痞块有积**阿魏五钱,五灵脂炒烟尽五钱,为末,以黄雄狗胆汁和,丸黍米大。空心唾津送下三十丸。忌羊肉、醋、面。扶寿精方。**五噎膈气**方同上。**痎疟寒热**阿魏、胭脂各一豆大,研匀,以蒜膏和,覆虎口上,男左女右。圣济总录。**牙齿虫痛**阿魏、臭黄等分,为末,糊丸绿豆大。每绵裹一丸,随左右插入耳中,立效。圣惠方。

卢会宋《开宝》

校正:自草部移入此。

【释名】 **奴会**开宝**讷会**拾遗**象胆**。〔时珍曰〕名义未详。〔藏器曰〕俗呼为象胆,以其味苦如胆也。

【集解】〔珣曰〕卢会生波斯国。状似黑饧,乃树脂也。〔颂曰〕今惟广州有来者。其木生山野中,滴脂泪而成。采之不拘时月。〔时珍曰〕卢会原在草部。药谱及图经所状,皆言是木脂。而一统志云:爪哇、三佛齐诸国所出者,乃草属,状如鲎尾,采之以玉器捣成膏。与前说不同,何哉?岂亦木质草形乎。

【气味】 **苦,寒,无毒。**

【主治】 热风烦闷,胸膈间热气,明目镇心,小儿癫痫惊风,疗五疳,杀三虫及痔病疮瘘,解巴豆毒。开宝。主小儿诸疳热。李珣。单用,杀疳蛔。吹鼻,杀脑疳,除鼻痒。甄权。研末,傅匿齿甚妙。治湿癣出黄汁。苏颂。

【发明】〔时珍曰〕卢会,乃厥阴经药也。其功专于杀虫清热。已上诸病,皆热与虫所生故也。〔颂曰〕唐·刘禹锡传信方云:予少年曾患癣,初在颈项间,后延上左耳,遂成湿疮浸淫。用斑蝥、狗胆、桃根诸药,徒令蜇蠚,其疮转盛。偶于楚州,卖药人教用卢会一两,炙甘草半两,研末,先以温浆水洗癣,拭净傅之,立干便瘥。真神奇也。

【附方】 新一。**小儿脾疳**卢会、使君子等分,为末。每米饮服一二钱。卫生易简方。

胡桐泪《唐本草》

校正:自草部移入此。

【释名】 **胡桐碱**纲目**胡桐律**。〔珣曰〕胡桐泪,是胡桐树脂也,故名泪。作律字者非也,律、泪声讹尔。〔时珍曰〕西域传云:车师国多胡桐。颜师古注云:胡桐似桐,不似桑,故名胡桐。虫食其树而汁出下流者,俗名胡桐泪,言似眼泪也。其入土石成块如卤碱者,为胡桐碱,音减。或云:律当作沥,非讹也,犹松脂名沥青之义。亦通。

【集解】〔恭曰〕胡桐泪,出肃州以西平泽及山谷中。形似黄矾而坚实。有夹烂木者,云是胡桐树脂沦入土石碱卤地者。其树高大,皮叶似白杨、青桐、桑辈,故名胡桐木,堪器用。〔保升曰〕凉州以西有之。初生似柳,大则似桑、桐。其津下入地,与土石相染,状如姜石,极咸苦,得水便消,若矾石、消石之类。冬月采之。〔大明曰〕此有二般:木律不中入药;惟用石律,石上采之,形如小石片子,黄土色者为上。〔颂曰〕今西番亦有商人货之。〔时珍曰〕木泪乃树脂流出者,其状如膏油。石泪乃脂入土石间者,其状成块,以其得卤斥之气,故入药为胜。

【气味】 咸、苦,大寒,无毒。〔恭曰〕伏砒石。可为金银焊药。

【主治】 大毒热,心腹烦满,水和服之,取吐。牛马急黄黑汗,水研三二两灌之,立瘥。唐本。主风虫牙齿痛,杀火毒、面毒。大明。风疳匿齿,骨槽风劳。能软一切物。多服令人吐。李珣。瘰疬非此不能除。元素。咽喉热痛,水磨扫之，**取涎**。时珍。

【发明】〔颂曰〕古方稀用。今治口齿家多用，为最要之物。〔时珍曰〕石泪入地受卤气，故其性寒能除热，其味咸能入骨软坚。

【附方】 新六。**湿热牙疼**喜吸风。胡桐泪，入麝香掺之。**牙疼出血**胡桐泪半两研末，夜夜贴之。或入麝香少许。圣惠方。**走马牙疳**胡桐碱、黄丹等分为末，掺之。医林集要。**牙疳宣露**脓血臭气者。胡桐泪一两，枸杞根一升。每用五钱，煎水热漱。又方：胡桐泪、葶苈等分，研掺。圣惠方。**牙齿蠹黑**乃肾虚也。胡桐泪一两，丹砂半两，麝香一分，为末，掺之。圣济总录。

返魂香《海药》

【集解】〔珣曰〕按汉书云：武帝时，西国进返魂香。内传云：西海聚窟州有返魂树，状如枫、柏，花、叶香闻百里。采其根于釜中水煮取汁，炼之如漆，乃香成也。其名有六：曰返魂、惊精、回生、振灵、马精、却死。凡有疫死者，烧豆许熏之再活，故曰返魂。〔时珍曰〕张华博物志云：武帝时，西域月氏国，度弱水贡此香三枚，大如燕卵，黑如桑椹，值长安大疫，西使请烧一枚辟之，宫中病者闻之即起，香闻百里，数日不歇。疫死未三日者，熏之皆活，乃返生神药也。此说虽涉诡怪，然理外之事，容或有之，未可便指为谬也。

【附录】 **兜木香** 〔藏器曰〕汉武故事云：西王母降，烧兜木香末，乃兜渠国所进，如大豆。涂宫门，香闻百里。关中大疫，死者相枕，闻此香，疫皆止，死者皆起。此乃灵香，非常物也。

本草纲目木部目录第三十五卷

本草纲目木部第三十五卷

木之二 ｜ 乔木类五十二种

檗木《本经》上品

【释名】 **黄檗**别录**根名檀桓。**〔时珍曰〕檗木名义未详。本经言檗木及根，不言檗皮，岂古时木与皮通用乎？俗作黄柏者，省写之谬也。

【集解】〔别录曰〕檗木生汉中山谷及永昌。〔弘景曰〕今出邵陵者，轻薄色深为胜。出东山者，厚而色浅。其根于道家入木芝品，今人不知取服。又有一种小树，状如石榴，其皮黄而苦，俗呼为子檗，亦主口疮。又一种小树，多刺，皮亦黄色，亦主口疮。〔恭曰〕子檗亦名山石榴，子似女贞，皮白不黄，亦名小檗，所在有之。今云皮黄，谬矣。按今俗用子檗皆多刺小树，名刺檗，非小檗也。〔禹锡曰〕按蜀本图经云：黄檗树高数丈。叶似吴茱萸，亦如紫椿，经冬不凋。皮外白，里深黄色。其根结块，如松下茯苓。今所在有，本出房、商、合等州山谷中。皮紧厚二三分、鲜黄者上。二月、五月采皮，日干。〔机曰〕房、商者，治里、治下用之；邵陵者，治表、治上用之。各适其宜尔。〔颂曰〕处处有之，以蜀中出者肉厚色深为佳。

【修治】〔敩曰〕凡使檗皮，削去粗皮，用生蜜水浸半日，漉出晒干，用蜜涂，文武火炙，令蜜尽为度。每五两，用蜜三两。〔元素曰〕二制治上焦，单制治中焦，不制治下焦也。〔时珍曰〕黄檗性寒而沉，生用则降实火，熟用则不伤胃，酒制则治上，盐制则治下，蜜制则治中。

【气味】 **苦，寒，无毒。**〔元素曰〕性寒味苦，气味俱厚，沉而降，阴也。又云：苦厚微辛，阴中之阳。入足少阴经，为足太阳引经药。〔好古曰〕黄芩、栀子入肺，黄连入心，黄檗入肾，燥湿所归，各从其类也。故活人书四味解毒汤，乃上下内外通治之药。〔之才曰〕恶干漆，伏硫黄。

【主治】 **五脏肠胃中结热，黄疸肠痔，止泄痢，女子漏下赤白，阴伤蚀疮。**本经。**疗惊气在皮间，肌肤热赤起，目热赤痛，口疮。久服通神。**别录。**热疮疱起，虫疮血痢，止消渴，杀蛀虫。**藏器。**男子阴痿，及傅茎上疮，治下血如鸡鸭肝片。**甄权。**安心除劳，治骨蒸，洗肝明目，多泪，口干心热，杀疳虫，治蛔心痛，鼻衄，肠风下血，后分急热肿痛。**大明。**泻膀胱相火，补肾水不足，坚肾壮骨髓，疗下焦虚，诸痿瘫痪，利下窍，除热。元素。泻伏火，救肾水，治冲脉气逆，不渴而小便不通，诸疮痛不可忍。李杲。得知母，滋阴降火。得苍术，除湿清热，为治痿要药。得细辛，泻膀胱火，治口舌生疮。震亨。傅小儿头疮。时珍。

【发明】〔元素曰〕黄檗之用有六：泻膀胱龙火，一也；利小便结，二也；除下焦湿肿，三也；痢疾先见血，四也；脐中痛，五也；补肾不足，壮骨髓，六也。凡肾水膀胱不足，诸痿厥腰无力，于黄芪汤中加用，使两足膝中气力涌出，痿软即便去也，乃瘫痪必用之药。蜜炒研末，治口疮如神。故雷公炮炙论云：口疮舌坼，立愈黄酥。谓以酥炙根黄，含之也。〔杲曰〕黄檗、苍术，乃治痿要药。凡去下焦湿热作肿及痛，并膀胱有火邪，并小便不利及黄涩者，并用酒洗黄檗、知母为君，茯苓、泽泻为佐。凡小便不通而口渴者，邪热在气分，肺中伏热不能生水，是绝小便之源也。法当用气味俱薄、淡渗之药，猪苓、泽泻之类，泻肺火而清肺金，滋水之化源。若邪热在下焦血分，不渴而小便不通者，乃素问所谓无阴则阳无以生，无阳则阴无以化。膀胱者州都之官，津液藏焉，气化则能出矣。法当用气味俱厚、阴中之阴药治之，黄檗、知母是也。长安王善夫病小便不通，渐成中满，腹坚如石，脚腿裂破出水，双睛凸出，饮食不下，痛苦不可名状。治满、利小便、渗泄之药服遍矣。予诊之曰：此乃奉养太过，膏粱积热，损伤肾水，致膀胱久而干涸，小便不化，火又逆上，而为呕哕，难经所谓关则不得小便，格则吐逆者。洁古老人言：热在下焦，但治下焦，其病必愈。遂处以北方寒水所化大苦寒之药，黄檗、知母各一两，酒洗焙碾，入桂一钱为引，熟水丸如芡子大。每服二百丸，沸汤下。少时如刀刺前阴火烧之状，溺如瀑泉涌出，床下成流，顾盼之间，肿胀消散。内经云：热者寒之。肾恶燥，急食辛以润之。以黄檗之苦寒泻热、补水润燥为君，知母之苦寒泻肾火为佐，肉桂辛热为使，寒因热用也。〔震亨曰〕黄檗走至阴，有泻火补阴之功，非阴中之火，不可用也。火有二：君火者，人火也，心火也，可以湿伏，可以水灭，可以直折，黄连之属可以制之；相火者，天火也，龙雷之火也，阴火也，不可以水湿折之，当从其性而伏之，惟黄檗之属可以降之。〔时珍曰〕古书言知母佐黄檗，滋阴降火，有金水相生之义。黄檗无知母，犹水母之无虾也。盖黄檗能制膀胱、命门阴中之火，知母能清肺金，滋肾水之化源。故洁古、东垣、丹溪皆以为滋阴降火要药，上古所未言也。盖气为阳，血为阴。邪火煎熬，则阴血渐涸，故阴虚火动之病须之。然必少壮气盛能食者，用之相宜。若中气不足而邪火炽甚者，久服则有寒中之变。近时虚损，及纵欲求嗣之人，用补阴药，往往以此二味为君，日日服饵。降令太过，脾胃受

檗
木

伤，真阳暗损，精气不暖，致生他病。盖不知此物苦寒而滑渗，且苦味久服，有反从火化之害。故叶氏医学统旨有"四物加知母、黄檗，久服伤胃，不能生阴"之戒。

【附方】旧十二，新三十一。**阴火为病**大补丸：用黄檗去皮，盐、酒炒褐为末，水丸梧子大。血虚，四物汤下；气虚，四君子汤下。丹溪方。**男女诸虚**孙氏集效方坎离丸：治男子、妇人诸虚百损，小便淋漓，遗精白浊等证。黄檗去皮切二斤，熟糯米一升，童子小便浸之，九浸九晒，蒸过晒研为末，酒煮面糊丸梧子大。每服一百丸，温酒送下。**上盛下虚**水火偏盛，消中等证。黄檗一斤，分作四分，用醇酒、蜜汤、盐水、童尿浸洗，晒炒为末，以知母一斤，去毛切捣熬膏和丸梧子大。每服七十丸，白汤下。活人心统。**四治坎离诸丸**方见草部苍术下。**脏毒痔漏**下血不止。孙探玄集效方檗皮丸：用川黄檗皮刮净一斤，分作四分，三分用酒、醋、童尿各浸七日，洗晒焙，一分生炒黑色，为末，炼蜜丸梧子大。每空心温酒下五十丸。久服除根。杨诚经验方：百补丸：专治诸虚赤白浊。用川檗皮刮净一斤，分作四分，用酒、蜜、人乳、糯米泔各浸透，炙干切研，廪米饭丸。如上法服。又陆一峰檗皮丸：黄檗一斤，分作四分，三分用醇酒、盐汤、童尿各浸二日，焙研，一分用酥炙研末，以猪脏一条去膜，入药在内扎，煮熟捣丸。如上法服之。**下血数升**黄檗一两去皮，鸡子白涂炙为末，水丸绿豆大。每服七丸，温水下。名金虎丸。普济方。**小儿下血**或血痢。黄檗半两，赤芍药四钱，为末，饭丸麻子大。每服一二十丸，食前米饮下。阎孝忠集效方。**妊娠下痢**白色，昼夜三五十行。根黄厚者蜜炒令焦为末，大蒜煨熟，去皮捣烂，和丸梧子大。每空心，米饮下三五十丸，日三服。神妙不可述。妇人良方。**小儿热泻**黄檗削皮，焙为末，用米汤和，丸粟米大。每服一二十丸，米汤下。十全博救方。**赤白浊淫**及梦泄精滑。真珠粉丸：黄檗炒、真蛤粉各一斤，为末，每服一百丸，空心温酒下。黄檗苦而降火，蛤粉咸而补肾也。又方：加知母炒、牡蛎粉煅、山药炒，等分为末，糊丸梧子大。每服八十丸，盐汤下。洁古家珍。**积热梦遗**心忪恍惚，膈中有热，宜清心丸主之。黄檗末一两，片脑一钱，炼蜜丸梧子大。每服十五丸，麦门冬汤下。此大智禅师方也。许学士本事方。**消渴尿多**能食。黄檗一斤，水一升，煮三五沸，渴即饮之，恣饮，数日即止。韦宙独行方。**呕血热极**黄檗蜜涂，炙干为末。麦门冬汤调服二钱，立瘥。经验方。**时行赤目**黄檗去粗皮为末，湿纸包裹，黄泥固，煨干。每用一弹子大，纱帕包之，浸水一盏，饭上蒸熟，乘热熏洗，极效。此方有金木水火土，故名五行汤。一丸可用三二次。龙木论。**婴儿**

赤目在蓐内者。人乳浸黄檗汁点之。小品方。**眼目昏暗**每旦含黄檗一片,吐津洗之。终身行之,永无目疾。普济方。**卒喉痹痛**黄檗片含之。又以一斤,酒一斗,煮二沸,恣饮便愈。肘后方。**咽喉卒肿**食饮不通。苦酒和黄檗末傅之,冷即易。肘后方。**小儿重舌**黄檗浸苦竹沥点之。千金方。**口舌生疮**外台用黄檗含之良。深师用蜜渍取汁,含之吐涎。寇氏衍义治心脾有热,舌颊生疮。蜜炙黄檗、青黛各一分,为末,入生龙脑一字。掺之吐涎。赴筵散:用黄檗、细辛等分为末,掺。或用黄檗、干姜等分,亦良。**口疳臭烂**绿云散:用黄檗五钱,铜绿二钱,为末。掺之,漱去涎。三因方。**鼻疳有虫**黄檗二两,冷水浸一宿,绞汁温服。圣惠方。**鼻中生疮**黄檗、槟榔末,猪脂和傅。普济方。**唇疮痛痒**黄檗末,以蔷薇根汁调涂,立效。圣济录。**鼕毛毒疮**生头中,初生如蒲桃,痛甚。黄檗一两,乳香二钱半,为末,槐花煎水调作饼,贴于疮口。普济方。**小儿囟肿**生下即肿者。黄檗末水调,贴足心。普济方。**伤寒遗毒**手足肿痛欲断。黄檗五斤,水三升煮,渍之。肘后方。**痈疽乳发**初起者。黄檗末和鸡子白涂之,干即易。梅师方。**痈疽肿毒**。黄檗皮炒、川乌头炮等分,为末。唾调涂之,留头,频以米泔水润湿。集简方。**小儿脐疮**不合者。黄檗末涂之。子母秘录。**小儿脓疮**遍身不干。用黄檗末,入枯矾少许,掺之即愈。杨起简便方。**男子阴疮**有二种:一者阴蚀作臼,脓出;一者只生热疮。热疮用黄檗、黄芩等分煎汤,洗之。仍以黄檗、黄连作末,傅之。又法:黄檗煎汤洗之,涂以白蜜。肘后方。**臁疮热疮**黄檗末一两,轻粉三钱,猪胆汁调,搽之。或只用蜜炙黄檗一味。**火毒生疮**凡人冬月向火,火气入内,两股生疮,其汁淋漓。用黄檗末掺之,立愈。一妇病此,人无识者,有用此而愈。张杲医说。**冻疮裂痛**乳汁调黄檗末,涂之。儒门事亲。**自死肉毒**自死六畜有毒。以黄檗末,水服方寸匕。肘后方。**敛疮生肌**黄檗末,面糊调涂,效。宣明方。

檀桓《拾遗》

【集解】〔藏器曰〕檀桓乃百岁檗之根,如天门冬,长三四尺,别在一旁,小根缀之。一名檀桓芝。出灵宝方。〔时珍曰〕本经但言黄檗根名檀桓。陈氏所说乃檗旁所生檀桓芝也,与陶弘景所说同。

【气味】 苦,寒,无毒。

【主治】 心腹百病,安魂魄,不饥渴。久服,轻身延年通神。本经。长生神仙,去万病。为散,饮服方寸匕,尽一枚有验。藏器。

小蘗《唐本草》

【释名】 子蘗弘景山石榴。〔时珍曰〕此与金樱子、杜鹃花并名山石榴,非一物也。

【集解】〔弘景曰〕子蘗树小,状如石榴,其皮黄而苦。又一种多刺,皮亦黄。并主口疮。〔恭曰〕小蘗生山石间,所在皆有,襄阳岘山东者为良。一名山石榴,其树枝叶与石榴无别,但花异,子细黑圆如牛李子及女贞子尔。其树皮白,陶云皮黄,恐谬矣。今太常所贮,乃小树多刺而叶细者,名刺蘗,非小蘗也。〔藏器曰〕凡是蘗木皆皮黄。今既不黄,非蘗也。小蘗如石榴,皮黄,子赤如枸杞子,两头尖,人剉枝以染黄。若云子黑而圆,恐是别物,非小蘗也。〔时珍曰〕小蘗山间时有之,小树也。其皮外白里黄,状如蘗皮而薄小。

【气味】 苦,大寒,无毒。

【主治】 口疮疳䘌,杀诸虫,去心腹中热气。唐本。治血崩。时珍。妇人良方治血崩,阿茄陀丸方中用之。

黄栌宋《嘉祐》

【集解】〔藏器曰〕黄栌生商洛山谷,四川界甚有之。叶圆木黄,可染黄色。

【气味】 苦,寒,无毒。

【主治】 除烦热,解酒疸目黄,水煮服之。藏器。洗赤眼及汤火漆疮。时珍。

【附方】 新一。大风癞疾黄栌木五两,剉,用新汲水一斗浸二七日,焙研,苏方木五两,乌麻子一斗九蒸九暴,天麻二两,丁香、乳香各一两,为末。以赤黍米一升淘净,用浸黄栌水煮米粥捣和丸梧子大。每服二三十丸,食后浆水下,日二、夜一。圣济总录。

厚朴《本经》中品

校正:并入有名未用逐折。

【释名】 烈朴日华赤朴别录厚皮同重皮广雅树名榛别录子名逐折别录。

〔时珍曰〕其木质朴而皮厚，味辛烈而色紫赤，故有厚朴、烈、赤诸名。〔颂曰〕广雅谓之重皮，方书或作厚皮也。

【集解】〔别录曰〕厚朴生交趾、冤句。三月、九月、十月采皮，阴干。〔弘景曰〕今出建平、宜都。极厚、肉紫色为好，壳薄而白者不佳。俗方多用，道家不须也。〔颂曰〕今洛阳、陕西、江淮、湖南、蜀川山谷往往有之，而以梓州、龙州者为上。木高三四丈，径一二尺。春生叶如槲叶，四季不凋。红花而青实。皮极鳞皱而厚，紫色多润者佳，薄而白者不堪。〔宗奭曰〕今伊阳县及商州亦有，但薄而色淡，不如梓州者厚而紫色有油。〔时珍曰〕朴树肤白肉紫，叶如檗叶。五六月开细花，结实如冬青子，生青熟赤，有核。七八月采之，味甘美。

皮

【修治】〔敩曰〕凡使要紫色味辛者为好，刮去粗皮。入丸散，每一斤用酥四两炙熟用。若入汤饮，用自然姜汁八两炙尽为度。〔大明曰〕凡入药去粗皮，用姜汁炙，或浸炒用。〔宗奭曰〕味苦。不以姜制，则棘人喉舌。

【气味】 苦、温、无毒。〔别录曰〕大温。〔吴普曰〕神农、岐伯、雷公：苦，无毒。李当之：小温。〔权曰〕苦、辛，大热。〔元素曰〕气温，味苦、辛。气味俱厚，体重浊而微降，阴中阳也。〔杲曰〕可升可降。〔之才曰〕干姜为之使。恶泽泻、消石、寒水石。忌豆，食之动气。

【主治】 中风伤寒，头痛寒热惊悸，气血痹，死肌，去三虫。本经。温中益气，消痰下气，疗霍乱及腹痛胀满，胃中冷逆，胸中呕不止，泄痢淋露，除惊，去留热心烦满，厚肠胃。别录。健脾，治反胃，霍乱转筋，冷热气，泻膀胱及五脏一切气，妇人产前产后腹脏不安，杀肠中虫，明耳目，调关节。大明。治积年冷气，腹内雷鸣虚吼，宿食不消，去结水，破宿血，化水谷，止吐酸水，大温胃气，治冷痛，主病人虚而尿白。甄权。主肺气胀满，膨而喘咳。好古。

【发明】〔宗奭曰〕厚朴，平胃散中用，最调中，至今此药盛行，既能温脾胃，又能走冷气，为世所须也。〔元素曰〕厚朴之用有三：平胃，一也；去腹胀，二也；孕妇忌之，三也。虽除腹胀，若虚弱人，宜斟酌用之，误服脱人元气。惟寒胀大热药中兼用，乃结者散之之神药也。〔震亨曰〕厚朴属土，有火。其气温，能泻胃中之实也，平胃散用之。佐以苍术，正为泻胃中之湿，平胃土之太过，以致于中和而已，非谓温补脾胃也。习以成俗，皆谓之补，哀哉！其治腹胀者，因其味辛以提其滞气，滞行则宜去之。若气实人，误服参、芪药多补气，胀闷或作喘，宜此泻之。〔好古曰〕本草言厚朴治中风伤寒头痛，温中益气，消痰下气，厚肠胃，去腹满，果泄气乎？果益气乎？盖与枳实、大黄同用，则能泄实满，所谓消痰下气是

厚朴

1451

也。若与橘皮、苍术同用，则能除湿满，所谓温中益气是也。与解利药同用，则治伤寒头痛；与泻痢药同用，则厚肠胃。大抵其性味苦温，用苦则泄，用温则补也。故成无己云：厚朴之苦，以泄腹满。〔杲曰〕苦能下气，故泄实满；温能益气，故散湿满。

【附方】旧七，新七。**厚朴煎丸**孙兆云：补肾不如补脾。脾胃气壮，则能饮食。饮食既进，则益营卫，养精血，滋骨髓。是以素问云；精不足者补之以味，形不足者补之以气。此药大补脾胃虚损，温中降气，化痰进食，去冷饮、呕吐、泄泻等证。用厚朴去皮剉片，用生姜二斤连皮切片，以水五升同煮干，去姜，焙朴。以干姜四两，甘草二两，再同厚朴以水五升煮干，去草，焙姜、朴为末。用枣肉、生姜同煮熟，去姜，捣枣和丸梧子大。每服五十丸，米饮下。一方加熟附子。王璆百一选方。**痰壅呕逆**心胸满闷，不下饮食。厚朴一两，姜汁炙黄为末。非时米饮调下二钱匕。圣惠方。**腹胀脉数**厚朴三物汤：用厚朴半斤，枳实五枚，以水一斗二升，煎取五升，入大黄四两，再煎三升。温服一升。转动更服，不动勿服。张仲景金匮要略。**腹痛胀满**厚朴七物汤：用厚朴半斤制，甘草、大黄各三两，枣十枚，大枳实五枚，桂二两，生姜五两，以水一斗，煎取四升。温服八合，日三。呕者，加半夏五合。金匮要略。**男女气胀**心闷，饮食不下，冷热相攻，久患不愈。厚朴姜汁炙焦黑，为末。以陈米饮调服二钱匕，日三服。斗门方。**反胃止泻方**同上。**中满洞泻**厚朴、干姜等分为末，蜜丸梧子大。每服五十丸，米饮下。鲍氏方。**小儿吐泻**胃虚及有痰惊。梓朴散：用梓州厚朴一两，半夏汤泡七次，姜汁浸半日，晒干，一钱，以米泔三升同浸一百刻，水尽为度。如未尽，少加火熬干。去厚朴，只研半夏。每服半钱或一字，薄荷汤调下。钱乙小儿直诀。**霍乱腹痛**厚朴汤：用厚朴炙四两，桂心二两，枳实五枚，生姜二两，水六升，煎取二升，分三服。此陶隐居方也。唐石泉公王方庆广南方云：此方不惟治霍乱，凡诸病皆治。圣惠方用厚朴姜汁炙，研末。新汲水服二钱，如神。**下痢水谷**久不瘥者。厚朴三两，黄连三两，水三升，煎一升，空心细服。梅师方。**大肠干结**厚朴生研，猪脏煮捣和丸梧子大。每姜水下三十丸。十便良方。**尿浑白浊**心脾不调，肾气浑浊。用厚朴姜汁炙一两，白茯苓一钱，水、酒各一碗，煎一碗，温服。经验良方。**月水不通**厚朴三两炙切，水三升，煎一升，分二服，空心饮。不过三四剂，神验。一加桃仁、红花。梅师方。

逐折

【气味】甘，温，无毒。

【主治】疗鼠瘘，明目益气。别录。

【正误】〔别录有名未用曰〕逐折杀鼠，益气明目。一名百合，一名厚实，生木间，茎黄，七月实，黑如大豆。〔弘景曰〕杜仲子，亦名逐折。别录厚朴条下，已言子名逐折；而有名未用中复出逐折，主治相同，惟鼠瘘、杀鼠字误，未知孰是尔？所云厚实，乃厚朴实也，故皮谓之厚皮。陶氏不知，援引杜仲为注，皆误矣。今正之。

【附录】 浮烂罗勒 〔藏器曰〕生康国。皮似厚朴，味酸，平，无毒。主一切风气，开胃补心，除冷痹，调脏腑。

杜仲 《本经》上品

【释名】 思仲别录思仙本经木绵吴普檰。〔时珍曰〕昔有杜仲服此得道，因以名之。思仲、思仙，皆由此义，其皮中有银丝如绵，故曰木绵。其子名逐折，与厚朴子同名。

【集解】〔别录曰〕杜仲生上虞山谷及上党、汉中。二月、五月、六月、九月采皮。〔弘景曰〕上虞在豫州，虞、虢之虞，非会稽上虞县也。今用出建平、宜都者。状如厚朴，折之多白丝者为佳。〔保升曰〕生深山大谷，所在有之。树高数丈，叶似辛夷。〔颂曰〕今出商州、成州、峡州近处大山中。叶亦类柘，其皮折之白丝相连。江南谓之檰。初生嫩叶可食，谓之檰芽。花、实苦涩，亦堪入药。木可作屐，益脚。

皮

【修治】〔斆曰〕凡使削去粗皮。每一斤，用酥一两，蜜三两，和涂火炙，以尽为度。细剉用。

【气味】 辛，平，无毒。〔别录曰〕甘，温。〔权曰〕苦，暖。〔元素曰〕性温，味辛、甘。气味俱薄，沉而降，阴也。〔杲曰〕阳也，降也。〔好古曰〕肝经气分药也。〔之才曰〕恶玄参、蛇蜕皮。

【主治】 腰膝痛，补中益精气，坚筋骨，强志，除阴下痒湿，小便余沥。久服，轻身耐老。本经。脚中酸疼，不欲践地。别录。治肾劳，腰脊挛。大明。肾冷，臀腰痛。人虚而身强直，风也。腰不利，加而用之。甄权。能使筋骨相着。李杲。润肝燥，补肝经风虚。好古。

【发明】〔时珍曰〕杜仲古方只知滋肾，惟王好古言是肝经气分药，润肝燥，补肝虚，发昔人所未发也。盖肝主筋，肾主骨。肾充则骨强，肝充则筋健。屈伸利用，皆属于筋。杜仲色紫而润，味甘微辛，其气温平。甘温能补，微辛能润。

故能入肝而补肾,子能令母实也。按庞元英谈薮云一少年新娶,后得脚软病,且疼甚。医作脚气治不效。路钤孙琳诊之。用杜仲一味,寸断片拆,每以一两,用半酒、半水一大盏煎服。三日能行,又三日全愈。琳曰:此乃肾虚,非脚气也。杜仲能治腰膝痛,以酒行之,则为效容易矣。

【附方】 旧三,新三。**青娥丸**方见补骨脂下。**肾虚腰痛**崔元亮海上集验方用杜仲去皮炙黄一大斤,分作十剂。每夜取一剂,以水一大升,浸至五更,煎三分减一,取汁,以羊肾三四枚切下,再煮三五沸,如作羹法,和以椒、盐,空腹顿服。圣惠方入薤白七茎。箧中方加五味子半斤。**风冷伤肾**腰背虚痛。杜仲一斤切炒,酒二升,渍十日,日服三合。此陶隐居得效方也。三因方:为末,每旦以温酒服二钱。**病后虚汗**及目中流汁。杜仲、牡蛎等分,为末。卧时水服五匕,不止更服。肘后方。**频惯堕胎**或三四月即堕者。于两月前,以杜仲八两,糯米煎汤浸透,炒去丝,续断二两酒浸,焙干为末,以山药五六两,为末作糊,丸梧子大。每服五十丸,空心米饮下。肘后方用杜仲焙研,枣肉为丸。糯米饮下。杨起简便方。**产后诸疾**及胎脏不安。杜仲去皮,瓦上焙干,木臼捣末,煮枣肉和丸弹子大。每服一丸,糯米饮下,日二服。胜金方。

棉芽

【气味】 缺

【主治】 作蔬,去风毒脚气,久积风冷,肠痔下血。亦可煎汤。苏颂。

椿樗《唐本草》

校正:并入嘉祐椿荚。

【释名】 **香者名椿**集韵作櫄,夏书作杶,左传作橁。**臭者名樗**音丑居切。亦作㯉。**山樗名栲**音考。**虎目树**拾遗**大眼桐**。〔时珍曰〕椿樗易长而多寿考,故有椿、栲之称。庄子言"大椿以八千岁为春秋"是矣。椿香而樗臭,故椿字又作櫄,其气熏也。㯉字从虖,其气臭,人呵嘑之也。樗亦椿音之转尔。〔藏器曰〕俗呼椿为猪椿,北人呼樗为山椿,江东呼为虎目树,亦名虎眼。谓叶脱处有痕,如虎之眼目。又如樗蒲子,故得此名。

【集解】 〔恭曰〕椿、樗二树形相似,但樗木疏、椿木实为别也。〔颂曰〕二木南北皆有之。形干大抵相类,但椿木实则叶香可啖,樗木疏而气臭,膳夫亦能熬去气,并采无时。樗木最为无用,庄子所谓"吾有大木,人谓之樗,其本拥肿不中绳墨,小枝曲拳不中规矩"者。尔雅云:栲,山樗。郭璞注云:栲似樗,色小白,生山中,因名。亦类漆树。俗语云:樗、栲、漆,相似如一。陆玑诗疏云:山樗与田樗无异,叶差狭尔。吴人以叶为茗。〔宗奭曰〕椿、樗皆臭,但一种有花结子,一种无花不实。世以无花而木身大,其干端直者为椿,椿木用叶。其有花、荚而木身小,干多迂矮者为樗,樗用根及荚、叶。又虫部有樗鸡,不言椿鸡,以显有鸡者为樗,无鸡者为椿。古人命名其义甚明。〔禹锡曰〕樗之有花者无荚,有荚者无花。其荚夏月常生臭樗上,未见椿上有荚者。然世俗不辨椿、樗之异,故呼樗荚为椿荚尔。〔时珍曰〕椿、樗、栲,乃一木三种也。椿木皮细肌实而赤,嫩叶香甘可茹。樗木皮粗肌虚而白,其叶臭恶,歉年人或采食。栲木即樗之生山中者,木亦虚大,梓人亦或用之。然爪之如腐朽,故古人以为不材之木。不似椿木坚实,可入栋梁也。

＊叶

【气味】 苦,温,有小毒。〔诜曰〕椿芽多食动风,熏十二经脉、五脏六腑,令人神昏血气微。若和猪肉、热面频食则中满,盖拥经络也。〔时珍曰〕椿叶无毒,樗叶有小毒。

【主治】 **煮水,洗疮疥风疽。樗木根、叶尤良。**唐本。**白秃不生发,取椿、桃、楸叶心捣汁,频涂之。**时珍。**嫩芽瀹食,消风祛毒。**生生编。

白皮及根皮

【修治】〔敩曰〕凡使椿根,不近西头者为上。采出拌生葱蒸半日,剉细,以袋盛挂屋南畔,阴干用。〔时珍曰〕椿、樗木皮、根皮,并刮去粗皮,阴干,临时切焙入用。

【气味】 苦,温,无毒。〔权曰〕微热。〔震亨曰〕凉而燥。〔藏器曰〕樗根有小毒。〔时珍曰〕樗根制硫黄、砒石、黄金。

【主治】 **疳䘌。樗根尤良。**唐本。**去口鼻疳虫,杀蛔虫疥䘌,鬼注传尸,蛊毒下血,及赤白久痢。**藏器。**得地榆,止疳痢。**萧炳。**止女子血崩,产后血不止,赤带,肠风泻血不住,肠滑泻,缩小便。蜜炙用。**大明。**利溺涩。**雷敩。**治赤白浊,赤白带,湿气下痢,精滑梦遗,燥下湿,去肺胃陈积之痰。**震亨。

【发明】〔诜曰〕女子血崩,及产后血不止,月信来多,并赤带下。宜取东引细椿根一大握洗净,以水一大升煮汁,分服便断。小儿疳痢,亦宜多服。仍取白皮一握,粳米五十粒,葱白一握,炙甘草三寸,豉两合,水一升,煮半升,以意服之。枝叶功用皆同。〔震亨曰〕椿根白皮,性凉而能涩血。凡湿热为病,泻痢浊带,精滑梦遗诸证,无不用之,有燥下湿及去肺胃陈痰之功。治泄泻,有除湿实肠之力。但痢疾滞气未尽者,不可遽用。宜入丸散,亦可煎服,不见有害。予每用炒研糊丸，看病作汤使，名固肠丸也。〔时珍曰〕椿皮色赤而香，樗皮色白而臭，多服微利人。盖椿皮入血分而性涩，樗皮入气分而性利，不可不辨。其主治之功虽同，而涩利之效则异，正如茯苓、芍药，赤、白颇殊也。凡血分受病不足者，宜用椿皮；气分受病有郁者，宜用樗皮，此心得之微也。乾坤生意治疮肿下药，用樗皮以无根水研汁，服二三碗，取利数行，是其验矣。故陈藏器言樗皮有小毒，盖有所试也。〔宗奭曰〕洛阳一女人，年四十六七，耽饮无度，多食鱼蟹，畜毒在脏，日夜二三十泻，大便与脓血杂下，大肠连肛门痛不堪任。医以止血痢药不效，又以肠风药则益甚，盖肠风则有血无脓。如此半年余，气血渐弱，食减肌瘦。服热药则腹愈痛，血愈下；服冷药即注泄食减，服温平药则病不知。如此期年，垂命待尽。或人教服人参散，一服知，二服减，三服脓血皆定，遂常服之而愈。其方治大肠风虚，饮酒过度，挟热下痢脓血痛甚，多日不瘥。用樗根白皮一两，人参一两，为末。每服二钱，空心温酒调服，米饮亦可。忌油腻、湿面、青菜、果子、甜物、鸡、猪、鱼、羊、蒜、薤等。

【附方】旧六，新十。去鬼气樗根一握细切，以童儿小便二升，豉一合，浸一宿，绞汁煎一沸。三五日一度，服之。陈藏器本草。小儿疳疾椿白皮日干二两为末，以粟米淘净研浓汁和丸梧子大。十岁三四丸，米饮下，量人加减。仍以一丸纳竹筒中，吹入鼻内，三度良。子母秘录。小儿疳痢困重者。用樗白皮捣粉，以水和枣作大馄饨子。日晒少时，又捣，如此三遍，以水煮熟，空肚吞七枚。重者不过七服。忌油腻、热面、毒物。又方：用樗根浓汁一蚬壳，和粟米泔等分，灌下部。再度即瘥，其验如神。大人亦宜。外台秘要。休息痢疾日夜无度，腥臭不可近，脐腹撮痛。东垣脾胃论用椿根白皮、诃黎勒各半两，母丁香三十个，为末，醋糊丸梧子大。每服五十丸，米饮下。唐瑶经验方用椿根白皮东南行者，长流水内漂三日，去黄皮，焙为末。每一两加木香二钱，粳米饭为丸。每服一钱二分，空腹米饮下。水谷下利及每至立秋前后即患痢，兼腰痛。取樗根一大两捣筛，以好面捻作馄饨如皂子大，水煮熟。每日空心服十枚。并无禁忌，神良。刘禹锡传信方。下利清血腹中刺痛。椿根白皮洗刮晒研，醋糊丸梧子大。每空心米饮下三四十丸。一加苍术、枳壳减半。经验方。脏毒下痢赤白。用香椿洗刮取皮，日干为末。饮下一钱，立效。经验方。脏毒下血温白丸：用椿根白皮去粗皮，酒浸晒研，枣肉和丸梧子大。每淡酒服五十丸。或酒糊丸亦可。儒门事亲。下血经年樗根三钱，水一盏，煎七分，入酒半盏服。或作丸服。虚者，加人参等分。即虎眼树。仁存方。血痢下血腊月，日未出时，取背阴地北引樗根皮，东流水洗净，挂风处阴干为末。每二两入寒食面一两，新汲水丸梧子大，阴干。每服三十丸，水煮滚，倾出，温水送下。忌见日，则无效。名如神丸。普济方。**脾毒肠风**因营卫虚弱，风气袭之，热气乘之，血渗肠间，故大便下血。用臭椿根刮去粗皮焙干四两，苍术米泔浸焙、枳壳麸炒各一两，为末，醋糊丸如梧子大。每服五十丸，米饮下，日三服。本事方。**产后肠脱**不能收拾者。樗枝取皮焙干一握，水五升，连根葱五茎，汉椒一撮，同煎至三升，去滓倾盆内。乘热熏洗，冷则再热，一服可作五次用，洗后睡少时。忌盐酢、酱面、发风毒物，及用心劳力等事。年深者亦治之。妇人良方。**女人白带**椿根白皮、滑石等分，为末，粥丸梧子大。每空腹白汤下一百丸。又方：椿根白皮一两半，干姜炒黑、白芍药炒黑、黄檗炒黑各二钱，为末。如上法丸服。丹溪方。**男子白浊**方同上。

荚

【释名】**凤眼草**象形。

【主治】**大便下血。**嘉祐。

【附方】 新三。**肠风泻血**椿荚半生半烧，为末。每服二钱，米饮下。普济方。**误吞鱼刺**生生编用椿树子烧研，酒服二钱。保寿堂方用香椿树子阴干半碗，擂碎，热酒冲服，良久连骨吐出。**洗头明目**用凤眼草，即椿树上丛生荚也，烧灰淋水洗头，经一年，眼如童子。加椿皮灰，尤佳。正月七日、二月八日、三月四日、四月五日、五月二日、六月四日、七月七日、八月三日、九月二十日、十月二十三日、十一月二十九日、十二月十四日洗之。卫生易简方。

漆《本经》上品

【释名】〔时珍曰〕许慎说文云：漆本作桼，木汁可以鬃物，其字象水滴而下之形也。

【集解】〔别录曰〕干漆生汉中山谷。夏至后采，干之。〔弘景曰〕今梁州漆最甚，益州亦有。广州漆性急易燥。其诸处漆桶中自然干者，状如蜂房孔孔隔者为佳。〔保升曰〕漆树高二三丈余，皮白，叶似椿，花似槐，其子似牛李子，木心黄。六月、七月刻取滋汁。金州者最善。漆性并急，凡取时须荏油解破，故淳者难得，可重重别制拭之。上等清漆，色黑如瑿，若铁石者好。黄嫩若蜂窠者不佳。〔颂曰〕今蜀、汉、金、峡、襄、歙州皆有之。以竹筒钉入木中，取汁。崔豹古今注云：以刚斧斫其皮开，以竹管承之，滴汁则成漆也。〔宗奭曰〕湿漆药中未见，用者皆干漆尔。其湿者，在燥热及霜冷时则难干；得阴湿，虽寒月亦易干，亦物之性也。若沾渍人，以油治之。凡验漆，惟稀者以物蘸

漆

1457

起,细而不断,断而急收,更又涂于干竹上,荫之速干者,并佳。〔时珍曰〕漆树人多种之,春分前移栽易成,有利。其身如柿,其叶如椿。以金州者为佳,故世称金漆,人多以物乱之。试诀有云:微扇光如镜,悬丝急似钩。撼成琥珀色,打着有浮沤。今广浙中出一种漆树,似小榎而大。六月取汁漆物,黄泽如金,即唐书所谓黄漆者也。入药仍当用黑漆。广南漆作饴糖气,沾沾无力。

干漆

【修治】〔大明曰〕干漆入药,须捣碎炒熟。不尔,损人肠胃。若是湿漆,煎干更好。亦有烧存性者。

【气味】 **辛,温,无毒。**〔权曰〕辛、咸。〔宗奭曰〕苦。〔元素曰〕辛,平,有毒。降也,阳中阴也。〔之才曰〕半夏为之使。畏鸡子,忌油脂。〔弘景曰〕生漆毒烈,人以鸡子和,服之去虫,犹自啮肠胃也。畏漆人乃致死者。外气亦能使身肉疮肿,自有疗法。〔大明曰〕毒发,饮铁浆、并黄栌汁、甘豆汤,吃蟹,并可制之。〔时珍曰〕今人货漆多杂桐油,故多毒。淮南子云:蟹见漆而不干。相感志云:漆得蟹而成水。盖物性相制也。凡人畏漆者,嚼蜀椒涂口鼻则可免。生漆疮者,杉木汤、紫苏汤、漆姑草汤、蟹汤浴之,皆良。

【主治】 **绝伤,补中,续筋骨,填髓脑,安五脏,五缓六急,风寒湿痹。生漆:去长虫。久服,轻身耐老。**本经。**干漆:疗咳嗽,消瘀血痞结腰痛,女人疝瘕,利小肠,去蛔虫。**别录。**杀三虫,主女人经脉不通。**甄权。**治传尸劳,除风。**大明。**削年深坚结之积滞,破日久凝结之瘀血。**元素。

【发明】〔弘景曰〕仙方用蟹消漆为水,炼服长生。抱朴子云:淳漆不粘者,服之通神长生。或以大蟹投其中,或以云母水,或以玉水合之服,九虫悉下,恶血从鼻出。服至一年,六甲、行厨至也。〔震亨曰〕漆属金,有水与火,性急而飞补。用为去积滞之药,中节则积滞去后,补性内行,人不知也。〔时珍曰〕漆性毒而杀虫,降而行血。所主诸证虽繁,其功只在二者而已。

【附方】旧四,新七。**小儿虫病**胃寒危恶证,与痫相似者。干漆捣烧烟尽、白芜荑等分,为末。米饮服一字至一钱。杜壬方。**九种心痛**及腹胁积聚滞气。筒内干漆一两,捣炒烟尽,研末,醋煮面糊丸梧子大。每服五丸至九丸,热酒下。简要济众。**女人血气**妇人不曾生长,血气疼痛不可忍,及治丈夫疝气、小肠气撮痛者,并宜服二圣丸。湿漆一两,熬一食顷,入干漆末一两,和丸梧子大。每服三四丸,温酒下。怕漆人不可服。经验方。**女人经闭**指南方万应丸:治女人月经瘀闭不来,绕脐寒疝痛彻,及产后血气不调,诸癥瘕等病。用干漆一两,打碎,炒烟尽,牛膝末一两,以生地黄汁一升,入银、石器中慢熬,俟可丸,丸如梧子大。

每服一丸，加至三五丸，酒、饮任下，以通为度。产宝方治女人月经不利，血气上攻，欲呕，不得睡。用当归四钱，干漆三钱，炒烟尽，为末，炼蜜丸梧子大。每服十五丸，空心温酒下。千金治女人月水不通，脐下坚如杯，时发热往来，下痢羸瘦，此为血瘕。若生肉癥，不可治也。干漆一斤烧研，生地黄二十斤取汁和，煎至可丸，丸梧子大。每服三丸，空心酒下。**产后青肿**疼痛，及血气水疾。干漆、大麦芽等分，为末，新瓦罐相间铺满，盐泥固济，煅赤，放冷研散。每服一二钱，热酒下。但是产后诸疾皆可服。妇人经验方。**五劳七伤**补益方：用干漆、柏子仁、山茱萸、酸枣仁各等分，为末，蜜丸梧子大。每服二七丸，温酒下，日二服。千金方。**喉痹欲绝**不可针药者。干漆烧烟，以筒吸之。圣济总录。**解中蛊毒**平胃散末，以生漆和，丸梧子大。每空心温酒下七十丸至百丸。直指方。**下部生疮**生漆涂之良。肘后方。

漆叶

【气味】 缺。

【主治】 **五尸劳疾，杀虫。暴干研末，日用酒服一钱匕。**时珍。

【发明】〔颂曰〕华佗传载：彭城樊阿，少师事佗。佗授以漆叶青粘散方，云服之去三虫，利五脏，轻身益气，使人头不白。阿从其言，年五百余岁。漆叶所在有之。青粘生丰沛、彭城及朝歌。一名地节，一名黄芝。主理五脏，益精气。本出于迷人入山，见仙人服之，以告佗。佗以为佳，语阿。阿秘之。近者人见阿之寿而气力强盛，问之。因醉误说，人服多验。后无复有人识青粘，或云即黄精之正叶者也。〔时珍曰〕按葛洪抱朴子云：漆叶、青粘，凡薮之草也。樊阿服之，得寿二百岁，而耳目聪明，犹能持针治病。此近代之实事，良史所记注者也。洪说犹近于理，前言阿年五百岁者，误也。或云青粘即葳蕤。

漆子

【主治】 **下血。**时珍。

漆花

【主治】 **小儿解颅、腹胀、交胫不行方中用之。**时珍。

梓 《本经》下品

【释名】 **木王。**〔时珍曰〕梓或作杍，其义未详。按陆佃埤雅云：梓为百木长，故呼梓为木王。盖木莫良于梓，故书以梓材名篇，礼以梓人名匠，朝廷以梓宫名棺也。罗愿云：屋室有此木，则余材皆不震。其为木王可知。

【集解】〔别录曰〕梓白皮生河内山谷。〔弘景曰〕此即梓树之皮。梓有三种，当用朴素不腐者。〔颂曰〕今近道皆有之，宫寺人家园亭亦多植之。木似桐而叶小，花紫。尔雅云：椅，梓。郭璞注云：即楸也。诗·鄘风云：椅、桐、梓、漆，爰伐琴瑟。陆玑注云：楸之疏理白色而生子者为梓，梓实桐皮为椅，大同而小异也。入药当用有子者。又一种鼠梓，一名楰，亦楸属也。枝叶木理皆如楸。今人谓之苦楸，江东人谓之虎梓。诗·小雅云北山有楰是也。鼠李一名鼠梓，或云即此。然花实都不相类，恐别一物而名同尔。〔藏器曰〕楸生山谷间，与梓树本同末异，或以为一物者误矣。〔大明曰〕梓有数般，惟楸梓皮入药佳，余皆不堪。〔机曰〕按尔雅翼云：说文言：椅，梓也。梓，楸也。槚亦楸也。然则椅、梓、槚、楸，一物四名。而陆玑诗疏以楸之白理生子者为梓，梓实桐皮者为椅。贾思勰齐民要术又以白色有角者为梓，即角楸也，又名子楸。黄色无子者为椅楸，又名荆黄楸。但以子之有无为别，其角细长如箸，其长近尺，冬后叶落而角犹在树。其实亦名豫章。〔时珍曰〕梓木处处有之。有三种：木理白者为梓，赤者为楸，梓之美文者为椅，楸之小者为榎。诸家疏注，殊欠分明。桐亦名椅，与此不同。此椅即尸子所谓荆有长松、文椅者也。

梓白皮

【气味】 苦，寒，无毒。

【主治】 **热毒，去三虫。** 本经。**疗目中疾，主吐逆胃反。小儿热疮，身头热烦，蚀疮，煎汤浴之，并捣傅。** 别录。**煎汤洗小儿壮热，一切疮疥，皮肤瘙痒。** 大明。**治温病复感寒邪，变为胃㤰，煮汁饮之。** 时珍。

【附方】 新一。**时气温病**头痛壮热，初得一日。用生梓木削去黑皮，取里白者切一升，水二升五合煎汁。每服八合，取瘥。肘后方。

叶

【主治】 **捣傅猪疮。饲猪，肥大三倍。** 别录。**疗手脚火烂疮。** 〔弘景曰〕桐叶、梓叶肥猪之法未见，应在商丘子养猪经中。〔恭曰〕二树花叶饲猪，并能肥大且易养，见李当之本草及博物志，然不云傅猪疮也。

【附方】 新一。**风癣疙瘩**梓叶、木绵子、羖羊屎、鼠屎等分，入瓶中合定，烧取汁涂之。试效录验方。

楸《拾遗》

【释名】 榎。〔时珍曰〕楸叶大而早脱，故谓之楸；榎叶小而早秀，故谓之榎。

唐时立秋日,京师卖楸叶,妇子、儿童剪花戴之,取秋意也。尔雅云:叶小而皵,榎;叶大而皵,楸。皵音鹊,皮粗也。

【集解】见梓下。〔周定王曰〕楸有二种。一种刺楸,其树高大,皮色苍白,上有黄白斑点,枝梗间多大刺。叶似楸而薄,味甘,嫩时煤熟,水淘过拌食。〔时珍曰〕楸有行列,茎干直耸可爱。至秋垂条如线,谓之楸线,其木湿时脆,燥则坚,故谓之良材,宜作棋枰,即梓之赤者也。

木白皮

【气味】苦,小寒,无毒。〔珣曰〕微温。

【主治】吐逆,杀三虫及皮肤虫。煎膏,粘傅恶疮疽瘘,痈肿疳痔。除脓血,生肌肤,长筋骨。藏器。消食涩肠下气,治上气咳嗽。亦入面药。李珣。口吻生疮,贴之,频易聚效。时珍。

【附方】旧一,新一。瘘疮楸枝作煎,频洗取效。肘后方。白癜风疮楸白皮五斤,水五斗,煎五升,去滓,煎如稠膏。日三摩之。圣济总录。

叶

【气味】同皮。

【主治】捣傅疮肿。煮汤,洗脓血。冬取干叶用之。诸痈肿溃及内有刺不出者,取叶十重贴之。藏器。出范汪方。

【发明】〔时珍曰〕楸乃外科要药,而近人少知。葛常之韵语阳秋云:有人患发背溃坏,肠胃可窥,百方不瘥。一医用立秋日太阳未升时,采楸树叶,熬之为膏,傅其外,内以云母膏作小丸服,尽四两,不累日而愈也。东晋范汪,名医也,亦称楸叶治疮肿之功。则楸有拔毒排脓之力可知。

【附方】旧一,新七。上气咳嗽腹满羸瘦者。楸叶三斗,水三斗,煮三十沸,去滓,煎至可丸如枣大。以筒纳入下部中,立愈。崔元亮海上集验方。一切毒肿不问硬软。取楸叶十重傅肿上,旧帛裹之,日三易之。当重重有毒气为水,流在叶上。冬月取干叶,盐水浸软,或取根皮捣烂,傅之皆效。止痛消肿,食脓血,胜于众药。范汪东阳方。瘰疬瘘疮楸煎神方:秋分前后早晚令人持袋摘楸叶,纳袋中。秤取十五斤,以水一石,净釜中煎取三斗,又换锅煎取七八升,又换锅煎取二升,乃纳不津器中,用时先取麻油半合,蜡一分,酥一栗子许,同消化。又取杏仁七粒,生姜少许,同研。米粉二钱,同入膏中搅匀。先涂疮上,经二日来乃拭却,即以篦子匀涂楸煎满疮上,仍以软帛裹之。旦日一拭,更上新药。不过五六上,已破者即便生肌,未破者即内消。瘥后须将慎半年。采药及煎时,并禁孝子、妇人、僧道、鸡犬见之。箧中方。灸疮不瘥痒痛不瘥。楸叶及根皮为

楸

末,傅之。圣惠方。**头痒生疮**楸叶捣汁,频涂。圣惠方。**儿发不生**楸叶中心,捣汁频涂。千金方。**小儿目翳**嫩楸叶三两烂捣,纸包泥裹,烧干去泥,入水少许,绞汁,铜器慢熬如稀饧,瓷合收之。每旦点之。普济方。**小儿秃疮**楸叶捣汁,涂之。圣惠方。

桐《本经》下品

【释名】 **白桐**弘景**黄桐**图经**泡桐**纲目**椅桐**弘景**荣桐**。〔时珍曰〕本经桐叶,即白桐也。桐华成筒,故谓之桐。其材轻虚,色白而有绮文,故俗谓之白桐、泡桐,古谓之椅桐也。先花后叶,故尔雅谓之荣桐。或言其花而不实者,未之察也。陆玑以椅为梧桐,郭璞以荣为梧桐,并误。

【集解】〔别录曰〕桐叶生桐柏山谷。〔弘景曰〕桐树有四种:青桐,叶、皮青,似梧而无子;梧桐,皮白,叶似青桐而有子,子肥可食;白桐,一名椅桐,人家多植之,与冈桐无异,但有花、子,二月开花,黄紫色,礼云"三月桐始华"者也,堪作琴瑟;冈桐无子,是作琴瑟者。本草用桐华,应是白桐。〔颂曰〕桐处处有之。陆玑草木疏言白桐宜为琴瑟。云南牂牁人,取花中白氄淹渍,绩以为布,似毛服,谓之华布。椅,即梧桐也。今江南人作油者,即冈桐也,有子大于梧子。江南有赪桐,秋开红花,无实。有紫桐,花如百合,实堪糖煮以啖。岭南有刺桐,花色深红。〔宗奭曰〕本经桐叶不指定是何桐,致难执用。但四种各有治疗。白桐,叶三杈,开白花,不结子。无花者为冈桐,不中作琴,体重。荏桐,子可作桐油。梧桐,结子可食。〔时珍曰〕陶注桐有四种,以无子者为青桐、冈桐,有子者为梧桐、白桐。寇注言白桐、冈桐皆无子。苏注以冈桐为油桐。而贾思勰齐民要术言:实而皮青者为梧桐,华而不实者为白桐。白桐冬结似子者,乃是明年之华房,非子也。冈桐即油桐也,子大有油。其说与陶氏相反。以今咨访,互有是否。盖白桐即泡桐也。叶大径尺,最易生长。皮色粗白,其木轻虚,不生虫蛀,作器物、屋柱甚良。二月开花,如牵牛花而白色。结实大如巨枣,长寸余,壳内有子片,轻虚如榆荚、葵实之状,老则壳裂,随风飘扬。其花紫色者名冈桐。荏桐即油桐也。青桐即梧桐之无实者也。按陈翥桐谱,分别白桐、冈桐甚明。云:白花桐,文理粗而体性慢,喜生朝阳之地。因子而出者,一年可起三四尺;由根而出者,可五七尺。其叶圆大则尖长有角,光滑而毳。先花后叶。花白色,花心微红。其实大二三寸,内为两房,房内有肉,肉上有薄片,即其子也。紫花桐,文理细而体性坚,亦生朝阳之地,不如白桐易长。其叶三角而圆,大如白桐,色青多毛而不光,且硬,微赤,亦先花后叶,花色紫。其实亦同白桐而微尖,状如诃子而粘,房中肉黄色。二桐皮色皆一,但花、叶小异,体性坚、慢不同尔。亦有冬月复花者。

桐叶

【气味】 **苦,寒,无毒。**

【主治】 **恶蚀疮着阴。**本经。**消肿毒,生发。**时珍。

【附方】 新四。**手足肿浮**桐叶煮汁渍之,并饮少许。或加小豆,尤妙。圣惠方。**痈疽发背**大如盘,臭腐不可近。桐叶醋蒸贴上。退热止痛,渐渐生肉收口,极验秘方也。医林正宗。**发落不生**桐叶一把,麻子仁三升,米泔煮五六沸,去滓。日日洗之则长。肘后方。**发白染黑**经霜桐叶及子,多收捣碎,以甑蒸之,生布绞汁,沐头。普济方。

木皮

【主治】 **五痔,杀三虫。**本经。**疗奔豚气病。**别录。**五淋。沐发,去头风,生发滋润。**甄权。**治恶疮,小儿丹毒,煎汁涂之。**时珍。

【附方】 新三。**肿从脚起**削桐木煮汁,渍之,并饮少许。肘后方。**伤寒发狂**六七日热极狂言,见鬼欲走。取桐皮,削去黑,擘断四寸,一束,以酒五合,水一升,煮半升,去滓顿服。当吐下青黄汁数升,即瘥。肘后方。**跌扑伤损**水桐树皮,去青留白,醋炒捣傅。集简方。

花

【主治】 **傅猪疮。饲猪,肥大三倍,**本经。

【附方】 新一。**眼见诸物**禽虫飞走,乃肝胆之疾。青桐子花、酸枣仁、玄明粉、羌活各一两,为末。每服二钱,水煎和滓,日三服。经验良方。

梧桐《纲目》

【释名】 **榇。**〔时珍曰〕梧桐名义未详。尔雅谓之榇,因其可为棺,左传所谓桐棺三寸是矣。旧附桐下,今别出条。

【集解】 〔弘景曰〕梧桐皮白,叶似青桐,而子肥可食。〔颂曰〕陶氏谓白桐一名椅桐。陆玑谓梓实桐皮为椅,即今梧桐。是二种俱有椅名也。遁甲书云:梧桐可知日月正闰。生十二叶,一边有六叶,从下数二叶为一月,至上十二叶,有闰十三叶,小余者。视之,则知闰何月也。故曰梧桐不生则九州异。〔宗奭曰〕梧桐四月开嫩黄小花,一如枣花枝头出丝,堕地成油,沾渍衣履。五六月结子,人收炒食,味如菱、芡。此是月令"清明桐始华"者。〔时珍曰〕梧桐处处有之。树似桐而皮青不皴,其本无节直生,理细而性紧。叶似桐而稍小,光滑有尖。其花细蕊,坠下如醭。其荚长三寸许,五片合成,老则裂开如箕,谓之囊鄂。其子缀于囊鄂上,多者五六,少或二三。子大如胡椒,其皮皱。罗愿尔雅翼云:梧桐多阴,青皮白骨,似青桐而多子。其木易生,鸟衔子堕辄生。但晚春生叶,早秋即凋。古称凤凰非梧桐不栖,岂亦食其实乎?诗云:梧桐生矣,于彼朝阳。齐民要术云:梧桐生山石间者,为乐器更鸣响也。

木白皮

【气味】 缺。

【主治】 **烧研,和乳汁涂须发,变黄赤。**时珍。**治肠痔。**苏颂。删繁方治痔,青龙五生膏中用之。

叶

【主治】 **发背,炙焦研末,蜜调傅,干即易。**肘后。

子

【气味】 甘,平,无毒。

【主治】 **捣汁涂,拔去白发,根下必生黑者。又治小儿口疮,和鸡子烧存性,研掺。**时珍。

罂子桐《拾遗》

【释名】 **虎子桐**拾遗**荏桐**衍义**油桐。**〔时珍曰〕罂子,因实状似罂也。虎子,以其毒也。荏者,言其油似荏油也。

【集解】 〔藏器曰〕罂子桐生山中,树似梧桐。〔颂曰〕南人作油者,乃冈桐也。有子大于梧子。〔宗奭曰〕荏桐,早春先开淡红花,状如鼓子花,成筒子。子可作桐油。〔时珍曰〕冈桐即白桐之紫花者。油桐枝、干、花、叶并类冈桐而小,树长亦迟,花亦微红。但其实大而圆,每实中有二子或四子,大如大风子。其肉白色,味甘而吐人。亦或谓之紫花桐。人多种莳收子,货之为油,入漆家及艌船用,为时所须。人多伪之。惟以篾圈蘸起如鼓面者为真。

桐子油

【气味】 **甘、微辛,寒,有大毒**〔大明曰〕冷,微毒。〔时珍曰〕桐油吐人,得酒即解。

【主治】 **摩疥癣虫疮毒肿。毒鼠至死。**藏器。**傅恶疮,及宣水肿,涂鼠咬**

处。能辟鼠。大明。涂胫疮、汤火伤疮。吐风痰喉痹，及一切诸疾，以水和油，扫入喉中探吐；或以子研末，吹入喉中取吐。又点灯烧铜箸头，烙风热烂眼，亦妙。时珍。

【附方】 新七。**痈肿初起**桐油点灯，入竹筒内熏之，得出黄水即消。医林正宗。**血风臁疮**胡粉煅过研，桐油调作隔纸膏，贴之。又方：用船上陈桐油石灰煅过，又以人发拌桐油炙干为末，仍以桐油调作膏，涂纸上，刺孔贴傅之。杨起简便方。**脚肚风疮**如癞。桐油、人乳等分，扫之。数次即愈。集简方。**酒齄赤鼻**桐油入黄丹、雄黄，傅之。摘玄方。**冻疮皲裂**桐油一碗，发一握，熬化瓶收。每以温水洗令软，傅之即安。救急方。**解砒石毒**桐油二升，灌之。吐即毒解。华佗危病方。

【附录】 椰桐音而郢切 〔藏器曰〕生山谷间。状似青桐，叶有桠。人取皮以沤丝。木皮味甘，温，无毒。治蚕咬毒气入腹，为末服之。鸡犬食蚕欲死者，煎汁灌之，丝烂即愈。叶：主蛇、虫、蜘蛛咬毒，捣烂封之。

海桐宋《开宝》

【释名】 刺桐。〔珣曰〕生南海山谷中，树似桐而皮黄白色，有刺，故以名之。

【集解】〔颂曰〕海桐生南海及雷州，近海州郡亦有之。叶大如手，作三花尖。皮若梓白皮，而坚韧可作绳，入水不烂。不拘时月采之。又云：岭南有刺桐，叶如梧桐。其花附干而生，侧敷如掌，形若金凤，枝干有刺，花色深红。江南有赪桐，红花无实。〔时珍曰〕海桐皮有巨刺，如鼋甲之刺，或云即刺桐皮也。按嵇含南方草木状云：九真有刺桐，布叶繁密。三月开花，赤色照映，三五房凋，则三五复发。陈翥桐谱云：刺桐生山谷中。文理细紧，而性喜拆裂。体有巨刺，如樉树。其叶如枫。赪桐身青，叶圆大而长。高三四尺，便有花成朵而繁，红色如火，为夏秋荣观。

木皮

【气味】 苦，平，无毒。〔大明曰〕温。

【主治】 霍乱中恶，赤白久痢，除疳䘌疥癣，牙齿虫痛，并煮服及含之。水浸洗目，除肤赤。开宝。**主腰脚不遂，血脉顽痹，腿膝疼痛，赤白泻痢。**李珣。**去风杀虫。煎汤，洗赤目。**时珍。

【发明】〔颂曰〕古方多用浸酒治风蹶。南唐筠州刺史王绍颜撰续传信方云：顷年予在姑孰，得腰膝痛不可忍。医以肾脏风毒攻刺诸药莫疗。因览刘禹锡传信方,备有此验。修服一剂,便减五分。其方用海桐皮二两,牛膝、芎劳、羌活、地骨皮、五加皮各一两,甘草半钱,薏苡仁二两,生地黄十两,并净洗焙干到,以绵包裹,入无灰酒二斗浸之,冬二七,夏一七。空心饮一盏,每日早、午、晚各一次,长令醺醺。此方不得添减,禁毒食。〔时珍曰〕海桐皮能行经络,达病所。又入血分,及去风杀虫。

【附方】 新三。**风癣有虫**海桐皮、蛇床子等分,为末,以腊猪脂调,搽之。艾元英如宜方。**风虫牙痛**海桐皮煎水,漱之。圣惠方。**中恶霍乱**海桐皮煮汁,服之。圣济总录。

刺桐花

【主治】 **止金疮血,殊效。**苏颂。

【附录】 **鸡桐** 〔时珍曰〕生岭南山间,其叶如楝。用叶煮汤,洗渫足膝风湿痹气。

楝《本经》下品

【释名】 **苦楝**图经**实名金铃子。**〔时珍曰〕按罗愿尔雅翼云:楝叶可以练物,故谓之楝。其子如小铃,熟则黄色。名金铃,象形也。

【集解】 〔别录曰〕楝实生荆山山谷。〔弘景曰〕处处有之。俗人五月五日取叶佩之,云辟恶也。〔恭曰〕此有雌雄两种:雄者无子,根赤有毒,服之使人吐,不能止,时有至死者;雌者有子,根白微毒。入药当用雌者。〔颂曰〕楝实以蜀川者为佳。木高丈余,叶密如槐而长。三四月开花,红紫色,芬香满庭。实如弹丸,生青熟黄,十二月采之。根采无时。〔时珍曰〕楝长甚速,三五年即可作椽。其子正如圆枣,以川中者为良。王祯农书言鸲鹆食其实。应劭风俗通言獬豸食其叶。宗懔岁时记言蛟龙畏楝。故端午以叶包粽,投江中祭屈原。

实

【修治】 〔敩曰〕凡采得熬干,酒拌令透,蒸待皮软,刮去皮,取肉去核用。凡使肉不使核,使核不使肉。如使核,捶碎,用浆水煮一伏时,晒干。其花落子,谓之石茱萸,不入药用。〔嘉谟曰〕石茱萸亦入外科用。

【气味】 **苦,寒,有小毒。**〔元素曰〕酸、苦,平。阴中之阳。〔时珍曰〕得酒煮,乃寒因热用也。茴香为之使。

【主治】 **温疾伤寒,大热烦狂,杀三虫,疥疡,利小便水道。**本经。**主中大热狂,失心躁闷,作汤浴,不入汤使。**甄权。**入心及小肠,止上下部腹痛。**李杲。

泻膀胱。好古。**治诸疝虫痔**。时珍。

【发明】〔元素曰〕热厥暴痛，非此不能除。〔时珍曰〕楝实导小肠、膀胱之热，因引心包相火下行，故心腹痛及疝气为要药。甄权乃言不入汤使，则本经何以有治热狂、利小便之文耶？近方治疝，有四治、五治、七治诸法，盖亦配合之巧耳。

【附方】旧三，新八。**热厥心痛**或发或止，身热足寒，久不愈者。先灸太溪、昆仑，引热下行。内服金铃散：用金铃子、玄胡索各一两，为末。每服三钱，温酒调下。洁古活法机要。**小儿冷疝**气痛，肤囊浮肿。金铃子去核五钱，吴茱萸二钱半，为末。酒糊丸黍米大。每盐汤下二三十丸。全幼心鉴。**丈夫疝气**本脏气伤，膀胱连小肠等气。金铃子一百个，温汤浸过去皮，巴豆二百个，微打破，以面二升，同于铜铛内炒至金铃子赤为度。放冷取出，去核为末，巴、面不用。每服三钱，热酒或醋汤调服。一方入盐炒茴香半两。经验方。**癫疝肿痛**澹寮方楝实丸：治钓肾偏坠，痛不可忍。用川楝子肉五两，分作五分。一两用破故纸二钱炒黄，一两用小茴香三钱、食盐半钱同炒，一两用莱菔子一钱同炒，一两用牵牛子三钱同炒，一两用斑蝥七枚，去头足，同炒。拣去食盐、莱菔、牵牛、斑蝥，只留故纸、茴香，同研为末，以酒打面糊丸梧子大。每空心酒下五十丸。得效方楝实丸：治一切疝气肿痛，大有神效。用川楝子酒润取肉一斤，分作四分。四两用小麦一合，斑蝥四十九个，同炒熟，去蝥；四两用小麦一合，巴豆四十九枚，同炒熟，去豆；四两用小麦一合，巴戟肉一两，同炒熟，去戟；四两用小茴香一合，食盐一两，同炒熟，去盐。加破故纸酒炒一两，广木香不见火一两，为末，酒煮面糊丸梧子大。每服五十丸，盐汤空心下，日三服。直指方楝实丸：治外肾胀大，麻木痛破，及奔豚疝气。用川楝子四十九个，分七处切取肉：七个用小茴香五钱同炒，七个用破故纸二钱半同炒，七个用黑牵牛二钱半同炒，七个用食盐二钱同炒，七个用萝卜子二钱半同炒，七个用巴豆十四个同炒，七个用斑蝥十四个去头足同炒。拣去萝卜子、巴豆、斑蝥三味不用。入青木香五钱，南木香、官桂各二钱半，为末，酒煮面糊丸梧子大。每服三十丸，食前用盐汤下，一日三服。**脏毒下血**苦楝子炒黄为末，蜜丸梧子大。米饮每吞十九至二十丸。经验方。**腹中长虫**楝实以淳苦酒渍一宿，绵裹，塞入谷道中三寸许，日二易之。外台秘要。**耳卒热肿**楝实五合捣烂，绵裹塞之，频换。圣惠方。**肾消膏淋**病在下焦。苦楝子、茴香等分，炒为末。每温酒服一钱。圣惠方。**小儿五疳**川楝子肉、川芎藭等分，为末。猪胆汁丸。米饮下。摘玄方。

楝

根及木皮

【气味】 苦，微寒，微毒。〔大明曰〕雄者根赤有毒，吐泻杀人，不可误服。雌者入服食，每一两可入糯米五十粒同煎，杀毒。若泻者，以冷粥止之。不泻者，以热葱粥发之。

【主治】 蛔虫，利大肠。别录。苦酒和，涂疥癣甚良。弘景。治游风热毒，风疹恶疮疥癞，小儿壮热，并煎汤浸洗。大明。

【附方】 旧二，新八。**消渴有虫**苦楝根白皮一握切焙，入麝香少许，水二碗，煎至一碗，空心饮之，虽困顿不妨。下虫如蛔而红色，其渴自止。消渴有虫，人所不知。洪迈夷坚志。**小儿蛔虫**楝木皮削去苍皮，水煮汁，量大小饮之。斗门方用为末，米饮服二钱。集简方用根皮同鸡卵煮熟，空心食之。次日虫下。经验方抵圣散用苦楝皮二两，白芜荑半两，为末。每以一二钱，水煎服之。简便方用楝根白皮去粗二斤切，水一斗，煮取汁三升，沙锅熬成膏。五更初，温酒服一匙，以虫下为度。**小儿诸疮**恶疮、秃疮、蠷螋疮、浸淫疮，并宜楝树皮或枝烧灰傅之。干者，猪脂调。千金方。**口中痿疮**东行楝根细剉，水煮浓汁，日日含漱，吐去勿咽。肘后方。**蜈蚣蜂伤**楝树枝、叶汁，涂之良。杨起简便方。**疥疮风虫**楝根皮、皂角去皮子等分，为末。猪脂调涂。奇效方。

花

【主治】 热痱，焙末掺之。铺席下，杀蚤、虱。时珍。

叶

【主治】 疝入囊痛，临发时煎酒饮。时珍。

槐《本经》上品

校正：并入嘉祐槐花、槐胶。

【释名】 櫰音怀。〔时珍曰〕按周礼外朝之法，面三槐，三公位焉。吴澄注云：槐之言怀也，怀来人于此也。王安石释云：槐华黄，中怀其美，故三公位之。春秋元命包云：槐之言归也。古者树槐，听讼其下，使情归实也。

【集解】 〔别录曰〕槐实生河南平泽。可作神烛。〔颂曰〕今处处有之。其木有极高大者。按尔雅槐有数种：叶大而黑者名櫰槐，昼合夜开者名守宫槐，叶细而青绿者但谓之槐，其功用不言有别。四月、五月开黄花，六月、七月结实。七月七日采嫩实，捣汁作煎。十月采老实入药。皮、根采无时。医家用之最多。〔时珍曰〕槐之生也，季春五日而兔目，十日而鼠耳，更旬而始规，二旬而叶成。初生嫩芽可煤熟，水淘过食，亦可作饮代茶。或采槐子种畦中，采苗食之亦良。其木材坚重，有青黄白黑色。其花未开时，状如米粒，炒过煎水染黄甚鲜。其实作荚连珠，中有黑子，以子连多者为好。周礼秋取槐、檀之火。淮南子老槐生火。天玄主物簿云：老槐生丹。槐之神异如此。〔藏器曰〕子上房，七月收之。堪染皂。

△**槐实**

【修治】〔敩曰〕凡采得，去单子并五子者，只取两子、三子者，以铜锤锤破，用乌牛乳浸一宿，蒸过用。

【气味】 **苦，寒，无毒。**〔别录曰〕酸、咸。〔之才曰〕景天为之使。

【主治】 **五内邪气热，止涎唾，补绝伤，火疮，妇人乳瘕，子藏急痛。本经。久服，明目益气，头不白，延年。治五痔疮瘘，以七月七日取之，捣汁铜器盛之，日煎令可，丸如鼠屎，纳窍中，日三易乃愈。又堕胎。**别录。**治大热难产。**甄权。**杀虫去风。合房阴干煮饮，明目，除热泪，头脑心胸间热风烦闷，风眩欲倒，心头吐涎如醉，潇潇如肛车上者。**藏器。**治丈夫、妇人阴疮湿痒。催生，吞七粒。**大明。**疏导风热。**宗奭。**治口齿风，凉大肠，润肝燥。**李杲。

【发明】〔好古曰〕槐实纯阴，肝经气分药也。治证与桃仁同。〔弘景曰〕槐子以十月巳日采相连多者，新盆盛，合泥百日，皮烂为水，核如大豆。服之令脑满，发不白而长生。〔颂曰〕折嫩房角作汤代茗，主头风，明目补脑。水吞黑子，以变白发。扁鹊明目使发不落法：十月上巳日，取槐子去皮，纳新瓶中，封口二七日。初服一枚，再服二枚，日加一枚。至十日，又从一枚起，终而复始。令人可夜读书，延年益气力，大良。〔时珍曰〕按太清草木方云：槐者虚星之精。十月上巳日采子服之，去百病，长生通神。梁书言庾肩吾常服槐实，年七十余，发鬓皆黑，目看细字，亦其验也。古方以子入冬月牛胆中渍之，阴干百日，每食后吞一枚。云久服明目通神，白发还黑。有痔及下血者，尤宜服之。

【附方】 旧一，新四。**槐角丸**治五种肠风泻血。粪前有血名外痔，粪后有血名内痔，大肠不收名脱肛，谷道四面弩肉如奶名举痔，头上有孔名瘘疮，内有虫名虫痔，并皆治之。槐角去梗炒一两，地榆、当归酒焙、防风、黄芩、枳壳麸炒各半两，为末，酒糊丸梧子大。每服五十丸，米饮下。和剂局方。**大肠脱肛**槐角、槐花各等分，炒为末，用羊血蘸药，炙熟食之，以酒送下。猪腰子去皮，蘸炙亦可。百一选方。**内痔外痔**许仁则方用槐角子一斗，捣汁晒稠，取地胆为末，同煎，丸梧子大。每饮服十丸。兼作挺子，纳下部。或以苦参末代地胆亦可。外台秘要。**目热昏暗**槐子、黄连二两，为末，蜜丸梧子大。每浆水下二十丸，日二服。 槐圣济总录。**大热心闷**槐子烧末,酒服方寸匕。千金方。

**槐花

【修治】〔宗奭曰〕未开时采收,陈久者良,入药炒用。染家以水煮一沸出之,其稠滓为饼,染色更鲜也。

【气味】 **苦,平,无毒。**〔元素曰〕味厚气薄,纯阴也。

【主治】 **五痔,心痛眼赤,杀腹脏虫,及皮肤风热,肠风泻血,赤白痢,并炒研服。**大明。**凉大肠。**元素。**炒香频嚼,治失音及喉痹,又疗吐血衄血,崩中漏下。**时珍。

【发明】〔时珍曰〕槐花味苦、色黄、气凉,阳明、厥阴血分药也。故所主之病,多属二经。

【附方】旧一,新二十。**衄血不止**槐花、乌贼鱼骨等分,半生半炒为末,吹之。普济方。**舌衄出血**槐花末,傅之即止。朱氏集验。**吐血不止**槐花烧存性,入麝香少许研匀,糯米饮下三钱。普济方。**咯血唾血**槐花炒研。每服三钱,糯米饮下。仰卧一时取效。朱氏方。**小便尿血**槐花炒、郁金煨各一两,为末。每服二钱,淡豉汤下,立效。箧中秘宝方。**大肠下血**经验方用槐花、荆芥穗等分,为末。酒服一钱匕。集简方用柏叶三钱,槐花六钱,煎汤日服。袖珍用槐花、枳壳等分,炒存性为末。新汲水服二钱。**暴热下血**生猪脏一条,洗净控干,以炒槐花末填满扎定,米醋沙锅内煮烂,擂丸弹子大,日干。每服一丸,空心当归煎酒化下。永类钤方。**酒毒下血**槐花半生半炒一两,山栀子焙五钱,为末。新汲水服二服。经验良方。**脏毒下血**新槐花炒研,酒服三钱,日三服。或用槐白皮煎汤服。普济方。**妇人漏血**不止。槐花烧存性,研。每服二三钱,食前温酒下。圣惠方。**血崩不止**槐花三两,黄芩二两,为末。每服半两,酒一碗,铜秤锤一枚,桑柴火烧红,浸入酒内,调服。忌口。乾坤秘韫。**中风失音**炒槐花,三更后仰卧嚼咽。危氏得效方。**痈疽发背**凡人中热毒,眼花头运,口干舌苦,心惊背热,四肢麻木,觉有红晕在背后者。即取槐花子一大抄,铁杓炒褐色,以好酒一碗汗之。乘热饮酒,一汗即愈。如未退,再炒一服,极效。纵成脓者,亦无不愈。彭幸庵云:此方三十年屡效者。刘松石保寿堂方。**杨梅毒疮**乃阳明积热所生。槐花四两略炒,入酒二盏,煎十余沸,热服。胃虚寒者勿用。集简方。**外痔长寸**用槐花煎汤,频洗并服之。数日自缩。集简方。**疔疮肿毒**一切痈疽发背,不问已成未成,但焮痛者皆治。槐花微炒、核桃仁二两,无灰酒一钟,煎十余沸,热服。未成者二三服,已成者一二服见效。医方摘要。**发背散血**槐花、绿豆粉各一升,同炒象牙色,研末。用细茶一两,煎一碗,露一夜,调末三钱傅之,留头。

勿犯妇女手。摄生众妙方。**下血血崩**槐花一两，棕灰五钱，盐一钱，水三钟，煎减半服。摘玄方。**白带不止**槐花炒、牡蛎煅等分，为末。每酒服三钱，取效。同上。

叶

【气味】 苦，平，无毒。

【主治】 煎汤，治小儿惊痫壮热，疥癣及丁肿。皮、茎同用。大明。邪气产难绝伤，及瘾疹牙齿诸风，采嫩叶食。孟诜。

【附方】 旧二，新一。**霍乱烦闷**槐叶、桑叶各一钱，炙甘草三分，水煎服之。圣惠方。**肠风痔疾**用槐叶一斤，蒸熟晒干研末，煎饮代茶。久服明目。食医心镜。**鼻气窒塞**以水五升煮槐叶，取三升，下葱、豉调和再煎，饮。千金方。

枝

【气味】 同叶。

【主治】 洗疮及阴囊下湿痒。八月断大枝，侯生嫩蘖，煮汁酿酒，疗大风痿痹甚效。别录。炮热，熨蝎毒。恭。青枝烧沥，涂癣。煅黑，揩牙去虫。煎汤，洗痔核。颂。烧灰，沐头长发。藏器。治赤目、崩漏。时珍。

【发明】 〔颂曰〕刘禹锡传信方，著硖州王及郎中槐汤灸痔法甚详。以槐枝浓煎汤先洗痔，便以艾灸其上七壮，以知为度。王及素有痔疾，充西川安抚使判官，乘骡入骆谷，其痔大作，状如胡瓜，热气如火，至驿僵仆。邮吏用此法灸至三五壮，忽觉热气一道入肠中，因大转泻，先血后秽，其痛甚楚。泻后遂失胡瓜所在，登骡而驰矣。

【附方】 旧五，新一。**风热牙痛**槐枝烧热烙之。圣惠方。**胎赤风眼**槐木枝如马鞭大，长二尺，作二段齐头。麻油一匙，置铜钵中。晨使童子一人，以其木研之，至暝乃止。令仰卧，以涂目，日三度瘥。**九种心痛**当太岁上取新生槐枝一握，去两头，用水三大升，煎取一升，顿服。千金。**崩中赤白**不问远近。取槐枝烧灰，食前酒下方寸匕，日二服。深师方。**胎动欲产**日月未足者。取槐树东引枝，令孕妇手把之，即易生。子母秘录。**阴疮湿痒**槐树北面不见日枝，煎水洗三五遍。冷再暖之。孟诜必效方。

木皮　根白皮

【气味】 苦，平，无毒。

【主治】 烂疮，喉痹寒热。别录。煮汁，淋阴囊坠肿气痛，煮浆水，漱口齿风疳匿血。甄权。治中风皮肤不仁，浴男子阴疝卵肿，浸洗五痔，一切恶疮，妇人产门痒痛，乃汤火疮。煎膏，止痛长肉，消痈肿。大明。煮汁服，治下血。

槐

1471

苏颂。

【附方】旧四,新二。**中风身直**不得屈申反复者。取槐皮黄白者切之,以酒或水六升,煮取二升,稍稍服之。肘后方。**破伤中风**避阴槐枝上皮,旋刻一片,安伤处,用艾灸皮上百壮。不痛者灸至痛,痛者灸至不痛,用火摩之。普济。**风虫牙痛**槐树白皮一握切,以酪一升煮,去滓,入盐少许,含漱。广济方。**阴下湿痒**槐白皮炒,煎水日洗。生生方。**痔疮有虫**作痒,或下脓血。多取槐白皮浓煮汁,先熏后洗。良久欲大便,当有虫出,不过三度即愈。仍以皮为末,绵裹纳下部中。梅师方。**蟏蛸恶疮**槐白皮醋浸半日,洗之。孙真人千金翼。

槐胶

【气味】 苦,寒,无毒。

【主治】 一切风,化涎,肝脏风,筋脉抽掣,及急风口噤,或四肢不收顽痹,或毒风周身如虫行,或破伤风,口眼偏斜,腰背强硬。任作汤、散、丸、煎,杂诸药用之。亦可水煮和药为丸。嘉祐。煨热,绵裹塞耳,治风热聋闭。时珍。

槐耳见菜部木耳。

檀《拾遗》

【释名】〔时珍曰〕朱子云:檀,善木也。其字从亶以此。亶者善也。

【集解】〔藏器曰〕按苏恭言:檀似秦皮。其叶堪为饮。树体细,堪作斧柯。至夏有不生者,忽然叶开,当有大水。农人候之以占水旱,号为水檀。又有一种叶如檀,高五六尺,生高原,四月开花正紫,亦名檀树,其根如葛。〔颂曰〕江淮、河朔山中皆有之。亦檀香类,但不香尔。〔时珍曰〕檀有黄、白二种,叶皆如槐,皮青而泽,肌细而腻,体重而坚,状与梓榆、荚蒾相似。故俚语云:斫檀不谛得荚蒾,荚蒾尚可得驳马。驳马,梓榆也。又名六驳,皮色青白,多癣驳也。檀木宜杵、楤、锤器之用。

皮及根皮

【气味】 辛,平,有小毒。

【主治】 皮和榆皮为粉食,可断谷救荒。根皮:涂疮疥,杀虫。藏器。

荚蒾《唐本草》

【释名】 檕迷诗疏羿先同上。

【集解】〔恭曰〕荚蒾叶似木槿及榆，作小树，其子如溲疏，两两相对，而色赤味甘。陆玑诗疏云：檀、榆之类也。所在山谷有之。〔藏器曰〕生北土山林中。皮堪为索。

枝叶

【气味】 甘、苦，平，无毒。

【主治】 三虫，下气消谷。煮汁和米作粥，饲小儿甚美。唐本。作粥，灌六畜疮中生蛆，立出。藏器。

秦皮《本经》中品

校正：并入拾遗梫木。

【释名】 梣皮音岑梫木音寻石檀别录樊槻弘景盆桂日华苦树苏恭苦枥。〔时珍曰〕秦皮，本作梣皮。其木小而岑高，故以为名。人讹为梫木，又讹为秦。或云本出秦地，故得秦名也。高诱注淮南子云：梣，苦枥木也。〔恭曰〕树叶似檀，故名石檀。俗因味苦，呼为苦树。

【集解】〔别录曰〕秦皮生庐江川谷及冤句水边。二月、八月采皮，阴干。〔弘景曰〕俗云是樊槻皮，而水渍以和墨书，色不脱，微青。〔恭曰〕此树似檀，叶细，皮有白点而不粗错，取皮渍水便碧色，书纸看之皆青色者，是真。〔颂曰〕今陕西州郡及河阳亦有之。其木大都似檀，枝干皆青绿色。叶如匙头许大而不光。并无花实，根似槐根。俗呼为白梫木。

皮

【气味】 苦，微寒，无毒。〔别录曰〕大寒。〔普曰〕神农、雷公、黄帝、岐伯：酸，无毒。李当之：小寒。〔权曰〕平。恶苦瓠、防葵。〔之才曰〕恶吴茱萸。大戟为之使。

【主治】 风寒湿痹洗洗寒气，除热，目中青翳白膜。久服，头不白，轻身。本经。疗男子少精，妇人带下，小儿痫，身热。可作洗目汤。久服，皮肤光泽，肥大有子。别录。明目，去目中久热，两目赤肿疼痛，风泪不止。作汤，浴小儿身热。煎水澄清，洗赤目极效。甄权。主热痢下重，下焦虚。好古。同叶煮汤洗蛇咬，并研末傅之。藏器。

【发明】〔弘景曰〕秦皮俗方惟以疗目，道家亦有用处。〔大明曰〕秦皮之功，洗肝益精，明目退热。〔元素曰〕秦皮沉也，阴也。其用有四：治风寒湿邪成痹，青白幼翳遮睛，女子崩中带下，小儿风热惊痫。〔好古曰〕痢则下焦虚，故张仲景白头翁汤，以黄檗、黄连、秦皮同用，皆苦以坚之也。秦皮浸水青蓝色，与紫草同用，治目病以增光晕，尤佳。〔时珍曰〕梣皮，色青气寒，味苦性涩，乃是厥阴肝、少阳胆经药也。故治目病、惊痫，取其平木也。治下痢、崩带，取其收涩也。又能治男子少精，益精有子，皆取其涩而补也。故老子云：天道贵涩。此药乃服食及惊痫崩痢所宜，而人止知其治目一节，几于废弃，良为可惋。淮南子云：梣皮色青，治目之要药也。又万毕术云梣皮止水，谓其能收泪也。高诱解作致水，言能使水沸者，谬也。

【附方】 旧三，新三。**赤眼生翳**秦皮一两，水一升半，煮七合，澄清。日日温洗。一方加滑石、黄连等分。外台秘要。**眼暴肿痛**秦皮、黄连各一两，苦竹叶半升，水二升半，煮取八合，食后温服。此乃谢道人方也。外台秘要。**赤眼睛疮**秦皮一两，清水一升，白碗中浸，春夏一食顷以上，看碧色出，即以箸头缠绵，仰卧点令满眼，微痛勿畏，良久沥去热汁。日点十度以上，不过两日瘥也。外台秘要。**眼弦挑针**乃肝脾积热。剉秦皮，夹沙糖，水煎，调大黄末一钱，微利佳。仁斋直指方。**血痢连年**秦皮、鼠尾草、蔷薇根等分，以水煎取汁，铜器重釜煎成，丸如梧子大。每服五六丸，日二服。稍增。以知为度。亦可煎饮。千金方。**天蛇毒疮**似癞非癞。天蛇，乃草间花蜘蛛也。人被其螫，为露水所濡，乃成此疾。以秦皮煮汁一斗，饮之即瘥。寇宗奭本草。

合欢《本经》中品

【释名】 **合昏**唐本**夜合**日华**青裳**图经**萌葛**纲目**乌赖树**。〔颂曰〕崔豹古今注云：欲蠲人之忿，则赠以青裳。青裳，合欢也。植之庭除，使人不忿。故嵇康养生论云：合欢蠲忿，萱草忘忧。〔藏器曰〕其叶至暮即合，故云合昏。〔时珍曰〕按王璆百一选方云：夜合俗名萌葛，越人谓之乌赖树。又金光明经谓之尸利洒树。

【集解】〔本经曰〕合欢生豫州山谷。树如狗骨树。〔别录曰〕生益州山谷。〔弘景曰〕俗间少识，当以其非疗病之功也。〔恭曰〕此树叶似皂荚及槐，极细。五月花发，红白色，上有丝茸。秋实作荚，子极薄细。所在山谷有之，今东西京第宅山池间亦有种者，名曰合昏。〔颂曰〕今汴洛间皆有之，人家多植于庭除间。木似梧桐，枝甚柔弱。叶似皂角，极细而繁密，互相交结。每一风来，辄自相解了，不相牵缀。采皮及叶用，不拘时日。〔宗奭曰〕合欢花，其色如今之醮晕线，上半白，下半肉红，散垂如丝，为花之异。其绿叶至夜则合也。嫩时煠熟水淘，亦可食。

木皮去粗皮炒用。

【气味】 甘,平,无毒。

【主治】 安五脏,和心志,令人欢乐无忧。久服,轻身明目,得所欲。本经。煎膏,消痈肿,续筋骨。大明。杀虫。捣末,和铅下墨,生油调,涂蜘蛛咬疮。用叶,洗衣垢。藏器。折伤疼痛,研末,酒服二钱匕。宗奭。和血消肿止痛。时珍。

【发明】〔震亨曰〕合欢属土,补阴之功甚捷。长肌肉,续筋骨,概可见矣。与白蜡同入膏用神效,而外科家未曾录用,何也?

【附方】 旧二,新三。**肺痈唾浊**心胸甲错。取夜合皮一掌大,水三升,煮取一半,分二服。韦宙独行方。**扑损折骨**夜合树皮即合欢皮,去粗皮,炒黑色,四两,芥菜子炒一两,为末。每服二钱,温酒卧时服,以滓傅之,接骨甚妙。王璆百一选方。**发落不生**合欢木灰二合,墙衣五合,铁精一合,水萍末二合,研匀,生油调涂,一夜一次。普济方。**小儿撮口**夜合花枝浓煮汁,拭口中,并洗之。子母秘录。**中风挛缩**夜合枝酒:夜合枝、柏枝、槐枝、桑枝、石榴枝各五两,并生剉。糯米五升,黑豆五升,羌活二两,防风五钱,细曲七斤半。先以水五斗煎五枝,取二斗五升,浸米、豆蒸熟,入曲与防风、羌活如常酿酒法,封三七日,压汁。每饮五合,勿过醉致吐,常令有酒气也。奇效良方。

皂荚《本经》中品

【释名】 **皂角**纲目**鸡栖子**纲目**乌犀**纲目**悬刀**。〔时珍曰〕荚之树皂,故名。广志谓之鸡栖子,曾氏方谓之乌犀,外丹本草谓之悬刀。

【集解】〔别录曰〕皂荚生雍州山谷及鲁邹县,如猪牙者良。九月、十月采荚,阴干。〔弘景曰〕处处有之,长尺二者良。俗人见其有虫孔而未尝见虫形,皆言不可近,令人恶病,殊不尔也。其虫状如草叶上青虫,微黑便出,所以难见。〔恭曰〕此物有三种:猪牙皂荚最下,其形曲戾薄恶,全无滋润,洗垢不去;其尺二者,粗大长虚而无润;若长六七寸,圆厚节促直者,皮薄多肉,味浓大好。〔颂曰〕所在有之,以怀、孟州者为胜。木极有高大者。本经用如猪牙者,陶用尺二者,苏用六寸圆厚者。今医家作疏风气丸煎多用长皂荚,治齿及取积药多用牙皂荚,所用虽殊,性味不甚相远。其初生嫩芽,以为蔬茹,更益人。〔时珍曰〕皂树高大。叶如槐叶,瘦长而尖。枝间多刺。夏开细黄花。结实有三种:一种小如猪牙;一种长而肥厚,多脂而粘;一种长而瘦薄,枯燥不粘。以多脂者为佳。其树多刺难上，采时以篾箍其树，一夜自落，亦一异也。有不结实者，树凿一孔，入生铁三五斤，泥封之，即结荚。人以铁砧捶皂荚，即自损。铁碾碾之，久则成孔。铁锅爨之，多爆片落。岂皂荚与铁有感召之情耶？

皂荚

【修治】〔敩曰〕凡使，要赤肥并不蛀者，以新汲水浸一宿，用铜刀削去粗皮，以酥反复炙透，捶去子、弦用。每荚一两，用酥五钱。〔好古曰〕凡用有蜜炙、酥炙、绞汁、烧灰之异，各依方法。

【气味】 辛、咸，温，有小毒。〔好古曰〕入厥阴经气分。〔时珍曰〕入手太阴、阳明经气分。〔之才曰〕柏实为之使。恶麦门冬，畏空青、人参、苦参。〔机曰〕伏丹砂、粉霜、硫黄、硇砂。

【主治】 风痹死肌邪气，风头泪出，利九窍，杀精物。本经。疗腹胀满，消谷，除咳嗽囊结，妇人胞不落，明目益精，可为沐药，不入汤。别录。通关节，头风，消痰杀虫，治骨蒸，开胃，中风口噤。大明。破坚癥，腹中痛，能堕胎。又将浸酒中，取尽其精，煎成膏涂帛，贴一切肿痛。甄权。溽暑久雨时，合苍术烧烟，辟瘟疫邪湿气。宗奭。烧烟，熏久痢脱肛。汪机。搜肝风，泻肝气。好古。通肺及大肠气，治咽喉痹塞，痰气喘咳，风疠疥癣。时珍。

【发明】〔好古曰〕皂荚厥阴之药。活人书治阴毒正气散内用皂荚，引入厥阴也。〔时珍曰〕皂荚属金，入手太阴、阳明之经。金胜木，燥胜风，故兼入足厥阴，治风木之病。其味辛而性燥，气浮而散。吹之导之，则通上下诸窍；服之，则治风湿痰喘肿满，杀虫；涂之，则散肿消毒，搜风治疮。按庞安时伤寒总病论云：元祐五年，自春至秋，蕲、黄二郡人患急喉痹，十死八九，速者半日、一日而死。黄州推官潘昌言得黑龙膏方，救活数十人也。其方治九种喉痹：急喉风、缠喉风、结喉、烂喉、遁虫、虫喋、重舌、木舌、飞丝入口。用大皂荚四十挺切，水三斗，浸一夜，煎至一斗半。入人参末半两，甘草末一两，煎至五升，去滓。入无灰酒一升，釜煤二匕，煎如饧，入瓶封，埋地中一夜。每温酒化下一匙，或扫入喉内，取恶涎尽为度。后含甘草片。又孙用和家传秘宝方云：凡人卒中风，昏昏如醉，形体不收，或倒或不倒，或口角流涎出，斯须不治，便成大病。此证风涎潮于上，胸痹气不通，宜用急救稀涎散吐之。用大皂荚肥实不蛀者四挺，去黑皮，白矾光明者一两，为末。每用半钱，重者三字，温水调灌。不大呕吐，只是微微稀冷涎或出一升、二升。当待惺惺，乃用药调治。不可便大吐之，恐过剂伤人。累效不能尽述。〔宗奭曰〕此法用皂荚末一两，生矾末半两，腻粉半两，水调一二钱,过咽即吐涎。用矾者,分膈下涎也。

【附方】旧二十,新三十六。**中风口噤**不开,涎潮壅上。皂角一挺去皮,猪脂涂炙黄色,为末。每服一钱,温酒调下。气壮者二钱,以吐出风涎为度。简要济众方。**中风口㖞**皂角五两,去皮为末,三年大醋和之。左㖞涂右,右㖞涂左,干更上之。外台秘要。**中暑不省**皂荚一两烧存性,甘草一两微炒,为末。温水调一钱,灌之。澹寮方。**鬼魇不寤**皂荚末刀圭吹鼻中,能起死人。千金方。**自缢将绝**皂角末吹鼻中。外台方。**水溺卒死**一宿者,尚可活。纸裹皂荚末纳下部,须臾出水即活。外台秘要。**急喉痹塞**逡巡不救。灵苑方皂荚生研末。每以少许点患处,外以醋调厚封项下。须臾便破,出血即愈。或挼水灌之,亦良。直指方用皂角肉半截,米醋半盏,煎七分,破出脓血即愈。**咽喉肿痛**牙皂一挺去皮,米醋浸炙七次,勿令太焦,为末。每吹少许入咽,吐涎即止。圣济总录。**风痫诸痰**五痫膏:治诸风,取痰如神。大皂角半斤去皮、子,以蜜四两涂上,慢火炙透捶碎,以热水浸一时,挼取汁,慢火熬成膏。入麝香少许,摊在夹绵纸上,晒干,剪作纸花。每用三四片,入淡浆水一小盏中洗淋下,以筒吹汁入鼻内。待痰涎流尽,吃脂麻饼一个,涎尽即愈,立效。普济方。**风邪痫疾**皂荚烧存性四两,苍耳根、茎、叶日干四两,密陀僧一两,为末,成丸梧子大,朱砂为衣。每服三四十丸,枣汤下,日二服。稍退,只服二十丸。名抵住丸。永类方。**一切痰气**皂荚烧存性、萝卜子炒等分,姜汁入炼蜜丸梧子大。每服五、七十丸,白汤下。简便方。**胸中痰结**皂荚三十挺去皮切,水五升浸一夜,挼取汁,慢熬至可丸,丸如梧子大。每食后,盐浆水下十丸。又钓痰膏:用半夏醋煮过,以皂角膏和匀,入明矾少许,以柿饼捣膏,丸如弹子,噙之。圣惠方。**咳逆上气**唾浊不得卧。皂荚丸:用皂荚炙,去皮、子,研末,蜜丸梧子大。每服一丸,枣膏汤下,日三、夜一服。张仲景方。**痰喘咳嗽**长皂荚三条去皮子:一荚入巴豆十粒,一荚入半夏十粒,一荚入杏仁十粒。用姜汁制杏仁,麻油制巴豆,蜜制半夏,一处火炙黄色为末。每用一字安手心,临卧以姜汁调之,吃下神效。余居士选奇方。**卒寒咳嗽**皂荚烧研,豉汤服二钱。千金方。**牙病喘息**喉中水鸡鸣。用肥皂荚两挺酥炙,取肉为末,蜜丸豆大。每服一丸,取微利为度。不利更服,一日一服。必效方。**肿满入腹**胀急。皂荚去皮、子,炙黄为末,酒一斗,石器煮沸。服一斗,日三服。肘后方。**二便关格**千金方用皂荚烧研,粥饮下三钱,立通。宣明方铁脚丸:用皂荚炙,去皮、子,为末,酒面糊丸。每服五十丸,酒下。圣惠方用皂荚烧烟于桶内,坐上熏之,即通。**食气黄肿**气喘胸满。用不蛀皂角,去皮、子,醋涂炙焦为末,一钱,巴豆七枚,去油、膜,以淡醋研好墨和丸麻子大。每服三丸,食后陈橘

皂
荚

1477

皮汤下，日三服。隔一日增一丸，以愈为度。经验方。**胸腹胀满**欲令瘦者。猪牙皂角相续量长一尺，微火煨，去皮、子，捣筛，蜜丸大如梧子。服时先吃羊肉两餐，汁三两口，后以肉汁吞药十丸，以快利为度。觉得力，更服，以利清水即止药。瘥后一月，不得食肉及诸油腻。崔元亮海上集验方。**身面卒肿洪满**。用皂荚去皮炙黄，剉三升，酒一斗，渍透煮沸。每服一升，一日三服。肘后方。**卒热劳疾**皂荚续成一尺以上，酥一大两微涂缓炙，酥尽捣筛，蜜丸梧子大。每日空腹饮下十五丸，渐增至二十丸。重者不过两剂愈。崔元亮海上方。**急劳烦热体瘦**。三皂丸：用皂荚、皂荚树皮、皂荚刺各一斤，同烧灰，以水三斗，淋汁再淋，如此三五度，煎之候少凝，入麝香末一分，以童子小便浸蒸饼，丸小豆大。每空心温水下七丸。圣惠方。**脚气肿痛**皂角、赤小豆为末，酒、醋调，贴肿处。永类方。**伤寒初得**不问阴阳。以皂角一挺肥者，烧赤为末，以水五合和，顿服之。阴病极效。千金方。**时气头痛烦热**。用皂角烧研，新汲水一中盏，姜汁、蜜各少许，和二钱服之。先以暖水淋浴后服药，取汗即愈。圣惠。**卒病头痛**皂角末吹鼻取嚏。斗门方。**脑宣不止**不蛀皂角去皮、子，蜜炙捶碎，入水挼取浓汁，熬成膏。嗜鼻，口内咬箸，良久涎出为度。张子和儒门事亲。**齄鼻不通**皂角末吹之。千金方。**风热牙痛**皂角一挺去子，入盐满壳，仍加白矾少许，黄泥固济，煅研。日擦之。杨诚经验方。**风虫牙痛**外台秘要方用皂荚末涂齿上，有涎吐之。十全方用猪牙皂角、食盐等分，为末。日揩之。**揩牙乌须**大皂角二十挺，以姜汁、地黄汁蘸炙十遍，为末。日用揩牙甚妙。普济方。**霍乱转筋**皂角末，吹豆许入鼻，取嚏即安。梅师方。**肠风下血**用长尺皂角五挺，去皮、子，酥炙三次，研末，精羊肉十两，细切捣烂和丸梧子大。每温水下二十丸。圣惠。**大肠脱肛**不蛀皂角五挺捶碎，水取汁二升。浸之，自收上。收后以汤荡其腰肚上下，令皂角气行，则不再作。仍以皂角去皮，酥炙为末，枣肉和丸，米饮下三十丸。圣惠方。**下部蚀疮**皂荚烧研，绵裹导之。肘后方。**外肾偏疼**皂角和皮为末，水调傅之良。梅师方。**便毒肿痛**皂角炒焦、水粉炒等分，研末，以热醋调，摊贴患处，频以水润之，即效。又方：用猪牙皂角七片煨黄，去皮、弦，出火毒，为末。空心温酒服五钱。袖珍方。**便毒痈疽**皂角一条，醋熬膏，傅之。屡效。直指方。**妇人吹乳**袖珍方用猪牙皂角去皮，蜜炙为末。酒服一钱。又诗云：妇人吹奶法如何？皂角烧灰蛤粉和。热酒一杯调八字，管教时刻笑呵呵。**丁肿恶疮**皂角去皮，酥炙焦为末，入麝香少许，人粪少许，和涂。五日后根出。普济方。**小儿头疮**粘肥及白秃。用皂角烧黑为末，去痂傅之，不过三次即愈。邓笔峰卫生杂兴。**小儿恶疮**皂荚水洗，拭干。以少油麻捣烂，涂之。肘后。**足上风疮**作痒甚者。皂角炙热，烙之。潘氏方。**大风诸癞**长皂角二十条炙，去皮、子，以酒煎稠，滤过候冷，入雪糕，丸梧子大。每酒下五十丸。直指方。**积年疥疮**猪肚内放皂角煮熟，去皂角，食之。袖珍方。**射工水毒**生疮。皂荚长尺二者，苦酒一升煎汁，熬如饧。涂之。肘后方。**咽喉骨哽**猪牙皂角二条切碎，生绢袋盛缝满，线缚项中，立消。简便方。**鱼骨哽咽**皂角末吹鼻取嚏。圣惠方。**九里蜂毒**皂荚钻孔，贴叮处，艾灸孔上三五壮即安。救急方。**肾风阴痒**以稻草烧皂角，烟熏十余次即止。济急仙方。

子

【修治】〔敩曰〕拣取圆满坚硬不蛀者，以瓶煮熟，剥去硬皮一重，取向里白肉两片，去黄，以铜刀切，晒用。其黄消人肾气。

【气味】 辛，温，无毒。

【主治】 炒，舂去赤皮，以水浸软，煮熟，糖渍食之，疏导五脏风热壅。宗奭。**核中白肉，入治肺药。核中黄心，嚼食，治膈痰吞酸。**苏颂。**仁，和血润肠。**李杲。**治风热大肠虚秘，瘰疬肿毒疮癣。**时珍。

【发明】〔机曰〕皂角核烧存性，治大便燥结。其性得湿则滑，滑则燥结自通也。〔时珍曰〕皂荚味辛属金，能通大肠阳明燥金，乃辛以润之之义，非得湿则滑也。

【附方】 旧三，新十一。**腰脚风痛**不能履地。皂角子一千二百个洗净，以少酥熬香为末，蜜丸梧子大。每空心以蒺藜子、酸枣仁汤下三十丸。千金方。**大肠虚秘**风人、虚人、脚气人，大肠或秘或利。用上方服至百丸，以通为度。**下痢不止**诸药不效。服此三服，宿垢去尽，即变黄色，屡验。皂角子，瓦焙为末，米糊丸梧子大。每服四五十丸，陈茶下。医方摘要。**肠风下血**皂荚子、槐实一两，用占谷糠炒香，去糠为末。陈粟米饮下一钱。名神效散。圣惠方。**里急后重**不蛀皂角子米糠炒过、枳壳炒等分，为末，饭丸梧子大。每米饮下三十丸。普济方。**小儿流涎**脾热有痰。皂荚子仁半两，半夏姜汤泡七次一钱二分，为末，姜汁丸麻子大。每温水下五丸。圣济总录。**恶水入口**及皂荚水入口，热痛不止。以皂荚子烧存性一分，沙糖半两，和膏，含之。博济方。**妇人难产**皂角子二枚，吞之。千金方。**风虫牙痛**皂角子末，绵裹弹子大两颗，醋煮热，更互熨之，日三五度。圣惠方。**粉滓面䵟**皂角子、杏仁等分，研匀。夜以津和，涂之。圣惠方。**预免疮疖**凡小儿每年六月六日，照年岁吞皂荚子，可免疮疖之患。大人亦可吞七枚，或二十一枚。林静斋所传方也。吴旻扶寿方。**便痈初起**皂角子七个研末，水服效。一方照年岁吞之。儒门事亲方。**一切丁肿**皂角子仁作末，傅之。五日愈。千金方。**年久瘰疬**阮氏经验方用不蛀皂角子一百粒,米醋一升,硇砂二钱,同煮干,炒令酥。看疬子多少,如一个服一粒,十个服十粒,细嚼米汤下。酒浸煮服亦可。圣济总录言虚人不可用硇砂也。

刺一名天丁。

【气味】 辛,温,无毒。

【主治】 米醋熬嫩刺作煎,涂疮癣有奇效。苏颂。治痈肿妒乳,风疬恶疮,胎衣不下,杀虫。时珍。

【发明】〔杨士瀛曰〕皂荚刺能引诸药性上行,治上焦病。〔震亨曰〕能引至痈疽溃处,甚验。〔时珍曰〕皂荚刺治风杀虫,功与荚同,但其锐利直达病所为异耳。神仙传云:左亲骑军崔言,一旦得大风恶疾,双目昏盲,眉发自落,鼻梁崩倒,势不可救。遇异人传方:用皂角刺三斤,烧灰,蒸一时久,日干为末。食后浓煎大黄汤调一匕,饮之。一旬眉发再生,肌润目明。后入山修道,不知所终。又刘守真保命集云:疬风乃营气热,风寒客于脉而不去。宜先用桦皮散服五七日,后灸承浆穴七壮。三灸后,每旦早服桦皮散,午以升麻葛根汤下钱氏泻青丸。晚服二圣散,用大黄末半两煎汤,调皂角刺灰三钱。乃缓疏泄血中之风热也。仍戒房室三年。桦皮散见桦皮下。又追风再造散,即二圣散,云服之便出黑虫为验。数日再服,直候虫尽为绝根也。新虫嘴赤,老虫嘴黑。

【附方】 新十二。**小儿重舌**皂角刺灰,入朴消或脑子少许,漱口,渗入舌下,涎出自消。圣惠方。**小便淋闭**皂角刺烧存性、破故纸等分,为末。无灰酒服。圣济总录。**肠风下血**便前近肾肝,便后近心肺。皂角刺灰二两,胡桃仁、破故纸炒、槐花炒各一两,为末。每服一钱,米饮下。普济方。**伤风下痢**风伤久不已,而下痢脓血,日数十度。用皂角刺、枳实麸炒、槐花生用各半两,为末,炼蜜丸梧子大。每服三十丸,米汤下,日二服。袖珍方。**胎衣不下**皂角棘烧为末。每服一钱,温酒调下。熊氏补遗。**妇人乳痈**皂角刺烧存性一两,蚌粉一钱,和研。每服一钱,温酒下。直指方。**乳汁结毒**产后乳汁不泄,结毒者。皂角刺、蔓荆子各烧存性,等分,为末。每温酒服二钱。袖珍方。**腹内生疮**在肠脏不可药治者。取皂角刺不拘多少。好酒一碗,煎至七分,温服。其脓血悉从小便中出,极效。不饮酒者,水煎亦可。蔺氏经验方。**疮肿无头**皂角刺烧灰,酒服三钱。嚼葵子三五粒。其处如针刺为效。儒门事亲。**癌瘰恶疮**皂角刺烧存性研,白及少许,为末,傅之。直指方。**大风疬疮**选奇方用黄檗末、皂角刺灰各三钱,研匀,空心酒服。取下虫物,并不损人。食白粥两三日,服补气药数剂。名神效散。如四肢肿,用针刺出水再服。忌一切鱼、肉、发风之物。取下虫大小长短,其色不一,约一二升,其病乃愈也。仁存方。**发背不溃**皂角刺麦麸炒黄一两,绵黄芪焙一两,甘草半两,为末。每服一大钱,酒一盏,乳香一块,煎七分,去滓温服。普济本事方。

木皮 根皮

【气味】 辛,温,无毒。

【主治】 **风热痰气,杀虫。**时珍。

【附方】 新二。**肺风恶疮瘙痒。**用木乳即皂荚根皮,秋冬采如罗纹者,阴干炙黄,白蒺藜炒、黄芪、人参、枳壳炒、甘草炙,等分为末。沸汤每服一钱。普济方。**产后肠脱**不收。用皂角树皮半斤,皂角核一合,川楝树皮半斤,石莲子炒去心一合,为粗末,以水煎汤,乘热以物围定,坐熏洗之。挹干,便吃补气丸药一服,仰睡。妇人良方。

叶

【主治】 **入洗风疮渫用。**时珍。

【附录】 **鬼皂荚** 〔藏器曰〕生江南泽畔。状如皂荚,高一二尺。作汤浴,去风疮疥癣。挼叶,去衣垢,沐发令长。

肥皂荚《纲目》

【集解】 〔时珍曰〕肥皂荚生高山中。其树高大,叶如檀及皂荚叶。五六月开白花,结荚长三四寸,状如云实之荚,而肥厚多肉。内有黑子数颗,大如指头,不正圆,其色如漆而甚坚。中有白仁如栗,煨熟可食。亦可种之。十月采荚煮熟。捣烂和白面及诸香作丸,澡身面,去垢而腻润,胜于皂荚也。相感志言:肥皂荚水,死金鱼,辟马蚁,麸见之则不就,亦物性然耳。

荚

【气味】 辛,温,微毒。

【主治】 **去风湿下痢便血。疮癣肿毒。**时珍。

【附方】 新九。**肠风下血**独子肥皂烧存性,一片为末,糊丸成,米饮下。普济方。**下痢禁口**肥皂荚一枚,以盐实其内,烧存性,为末。以少许入白米粥内,食之即效。乾坤生意。**风虚牙肿**老人肾虚,或因凉药擦牙致痛。用独子肥皂,以青盐实之,烧存性。研末掺之。或入生樟脑十五文。卫生家宝方。**头耳诸疮**眉癣、燕窝疮。并用肥皂煅存性一钱，枯矾一分，研匀，香油调，涂之。摘玄方。**小儿头疮**因伤汤水成脓，出水不止。用肥皂烧存性，入腻粉，麻油调搽。海上方。**腊梨头疮**不拘大人、小儿。用独核肥皂去核，填入沙糖，入巴豆二枚扎定，盐泥包，煅存性，入槟榔、轻粉五七分，研匀，香油调搽。先以灰汁洗过。温水再洗，拭干乃搽。一宿见效，不须再洗。普济方。**癣疮不愈**以川槿皮煎汤，用肥皂去核及内膜浸汤，时时搽之。杨起简便方。**便毒初起**肥皂捣烂傅之。甚效。简便方。**玉茎湿痒**肥皂一个，烧存性，香油调搽即愈。摄生方。

核

【气味】 甘，腥，温，无毒。

【主治】 除风气。时珍。

无患子 宋《开宝》

【释名】 桓 拾遗 木患子 纲目 㯶 拾遗 肥珠子 纲目 油珠子 纲目 菩提子 纲目 鬼见愁。〔藏器曰〕桓，患字声讹也。崔豹古今注云：昔有神巫曰瑶眊，能符劾百鬼。得鬼则以此木为棒，棒杀之。世人相传以此木为器用，以厌鬼魅，故号曰无患。人又讹为木患子。〔时珍曰〕俗名为鬼见愁。道家禳解方中用之，缘此义也。释家取为数珠，故谓之菩提子，与薏苡同名。篆文言其木名卢鬼木。山人呼为肥珠子、油珠子，因其实如肥油而子圆如珠也。

【集解】〔藏器曰〕无患子，高山大树也。子黑如漆珠。博物志云：桓叶似榉柳叶。核坚正黑如璺，可作香缨及浣垢。〔宗奭曰〕今释子取为念珠，以紫红色、小者佳。入药亦少。西洛亦有之。〔时珍曰〕生高山中。树甚高大，枝叶皆如椿，特其叶对生。五六月开白花。结实大如弹丸，状如银杏及苦楝子，生青熟黄，老则文皱。黄时肥如油炸之形，味辛气腤且硬。其蒂下有二小子，相粘承之。实中一核，坚黑似肥皂荚之核，而正圆如珠。壳中有仁如榛子仁，亦辛腤，可炒食。十月采实，煮熟去核，捣和麦面或豆面作澡药，去垢同于肥皂，用洗真珠甚妙。山海经云：秩周之山，其木多桓。郭璞注云：叶似柳，皮黄不错。子似楝，着酒中饮之，辟恶气，浣之去垢，核坚正黑。即此也。今武当山中所出鬼见愁，亦是树荚之子，其形正如刀豆子而色褐，彼人亦以穿数珠。别是一物，非无患也。

子皮 即核外肉也。

【气味】 微苦，平，有小毒。

【主治】 瀚垢，去面黯。喉痹，研纳喉中，立开。又主飞尸。藏器。

【附方】 新二。**洗头去风**明目。用槵子皮、皂角、胡饼、菖蒲同捶碎，浆水调作弹子大。每用泡汤洗头良。多能鄙事。**洗面去黯**槵子肉皮捣烂，入白面和，丸大丸。每日用洗面，去垢及黯甚良。集简方。

子中仁

【气味】 辛，平，无毒。

【主治】 烧之，辟邪恶气。藏器。**煨食，辟恶，去口臭。**时珍。

【附方】 新一。**牙齿肿痛**肥珠子一两，大黄、香附各一两，青盐半两，泥固煅研。日用擦牙。普济方。

栾华《本经》下品

【集解】〔别录曰〕栾华生汉中川谷。五月采。〔恭曰〕此树叶似木槿而薄细。花黄似槐而稍长大。子壳似酸浆，其中有实如熟豌豆，圆黑坚硬，堪为数珠者，是也。五月、六月花可收，南人以染黄甚鲜明，又以疗目赤烂。〔颂曰〕今南方及汴中园圃间或有之。〔宗奭曰〕长安山中亦有之。其子谓之木栾子，携至京都为数珠，未见入药。

华

【气味】 苦，寒，无毒。〔之才曰〕决明为之使。

【主治】 目痛泪出伤眦，消目肿。本经。**合黄连作煎，疗目赤烂。**苏恭。

无食子《唐本草》

【释名】 没石子开宝墨石子炮炙论麻荼泽。〔珣曰〕波斯人每食以代果，故番胡呼为没食子。梵书无与没同音。今人呼为墨石、没石，转传讹矣。

【集解】〔恭曰〕无食子生西戎沙碛间。树似柽。〔禹锡曰〕按段成式西阳杂俎云：无食子出波斯国，呼为摩泽树。高六七丈，围八九尺。叶似桃叶而长。三月开花白色，心微红。子圆如弹丸，初青，熟乃黄白。虫蚀成孔者入药用。其树一年生无食子。一年生拔屡子，大如指，长三寸，上有壳，中仁如栗黄可啖。〔时珍曰〕按方舆志云：大食国有树，一年生如栗子而长，名曰蒲卢子，可食。次年则生麻荼泽，即没石子也。间岁互生，一根异产如此。一统志云：没石子出大食诸番。树如樟，实如中国茅栗。

子

【修治】〔敩曰〕凡使勿犯铜铁，并被火惊。用颗小、无枕米者妙。用浆水于砂盆中研令尽，焙干再研，如乌犀色入药。

【气味】 苦，温，无毒。

【主治】 **赤白痢，肠滑，生肌肉。**唐本。**肠虚冷痢，益血生精，和气安神，乌髭发，治阴毒痿，烧灰用。**李珣。**温中，治阴疮阴汗，小儿疳蟹，冷滑不禁。**马志。

【发明】〔宗奭曰〕没石子，合他药染须。造墨家亦用之。〔珣曰〕张仲景用治阴汗，烧灰，先以汤浴了，布裹灰扑之，甚良。

【附方】 旧三，新五。**血痢不止**没石子一两为末，饭丸小豆大。每食前米饮下五十丸。普济方。**小儿久痢**没石子二个，熬黄研末，作馄饨食之。宫气方。**产后下痢**没石子一个，烧存性，研末，冷即酒服，热即用饮下，日二。子母秘录。**牙齿疼痛**绵裹无食子末一钱咬之，涎出吐去。圣济总录。**鼻面酒齇**南方没石子有孔者，水磨成膏。夜夜涂之，甚妙。危氏得效方。**口鼻急疳**没石子末，吹下部，即瘥。千金方。**大小口疮**没石子炮三分，甘草一分，研末掺之。月内小儿生者，少许置乳上吮之，入口即啼，不过三次。圣惠方。**足趾肉刺**无食子三枚，肥皂荚一挺，烧存性，为末。醋和傅之，立效。奇效方。

诃黎勒《唐本草》

【释名】 诃子。〔时珍曰〕诃黎勒，梵言天主持来也。

【集解】〔恭曰〕诃黎勒生交州、爱州。〔颂曰〕今岭南皆有而广州最盛。树似木梡，花白。子形似栀子、橄榄，青黄色，皮肉相着。七月、八月实熟时采，六路者佳。岭南异物志云：广州法性寺有四五十株，子极小而味不涩，皆是六路。每岁州贡，只以此寺者。寺有古井，木根蘸水，水味不咸。每子熟时，有佳客至，则院僧煎汤以延之。其法用新摘诃子五枚，甘草一寸，破之，汲井水同煎，色若新茶。今其寺谓之乾明古寺，尚在，旧木犹有六七株。南海风俗尚贵此汤，然煎之不必尽如昔时之法也。诃子未熟时，风飘堕者，谓之随风子，暴干收之，益小者佳，彼人尤珍贵之。〔萧炳曰〕波斯舶上来者，六路黑色肉厚者良。六路即六棱也。〔敩曰〕凡使勿用毗黎勒，个个毗头也。若诃黎勒文只有六路。或多或少，并是杂路勒，皆圆而露，文或八路至十三路，号曰榔精勒，涩不堪用。

【修治】〔𢽾曰〕凡用诃黎勒,酒浸后蒸一伏时,刀削去路,取肉剉焙用。用核则去肉。

【气味】 苦,温,无毒。〔权曰〕苦、甘。〔炳曰〕苦、酸。〔珣曰〕酸,涩,温。〔好古曰〕苦、酸,平。苦重酸轻,味厚,阴也,降也。

【主治】 冷气,心腹胀满,下食。唐本。**破胸膈结气,通利津液,止水道,黑髭发。**甄权。**下宿物,止肠澼久泄,赤白痢。**萧炳。**消痰下气,化食开胃,除烦治水,调中,止呕吐霍乱,心腹虚痛,奔豚肾气,肺气喘急,五膈气,肠风泻血,崩中带下,怀孕漏胎,及胎动欲生,胀闷气喘。并患痢人肛门急痛,产妇阴痛,和蜡烧烟熏之,及煎汤熏洗。**大明。**治痰嗽咽喉不利,含三数枚殊胜。**苏恭。**实大肠,敛肺降火。**震亨。

【发明】〔宗奭曰〕诃黎勒,气虚人亦宜缓缓煨熟少服。此物虽涩肠而又泄气,其味苦涩故尔。〔杲曰〕肺苦气上逆,急食苦以泄之,以酸补之。诃子苦重泻气,酸轻不能补肺,故嗽药中不用。〔震亨曰〕诃子下气,以其味苦而性急。肺苦急,急食苦以泻之,谓降而下走也,气实者宜之。若气虚者,似难轻服。又治肺气,因火伤极,遂郁遏胀满。其味酸苦,有收敛降火之功也。〔时珍曰〕诃子同乌梅、五倍子用则收敛,同橘皮、厚朴用则下气,同人参用则能补肺治咳嗽。东垣言嗽药不用者,非矣。但咳嗽未久者,不可骤用尔。嵇含草木状言作饮久服,令髭发白者变黑,亦取其涩也。〔珣曰〕诃黎皮主嗽,肉主眼涩痛。波斯人将诃黎勒、大腹等在舶上,用防不虞。或遇大鱼放涎滑水中数里,船不能通,乃煮此洗其涎滑,寻化为水,则其治气消痰功力可知矣。〔慎微曰〕金光明经言流水长者除病品云:热病下药,服诃黎勒。又广异记云:高仙芝在大食国得诃黎勒,长三寸,置抹肚中,便觉腹中痛,因大利十余行,疑诃黎勒为祟。后问大食长老。云:此物人带一切病消,利者乃出恶物尔。仙芝宝之,后被诛,失所在。〔颂曰〕诃黎主痢,唐本草不载。张仲景治气痢有方。唐·刘禹锡传信方云:予曾苦赤白下,诸药服遍久不瘥,转为白脓。令狐将军传此方:用诃黎勒三枚,两炮一生,并取皮末之,以沸浆水一合服之。若只水痢,加一钱匕甘草末;若微有脓血,加三匕;血多,亦加三匕。

【附方】 旧九,新六。**下气消食**诃黎一枚为末,瓦器中水一大升,煎三两沸,下药更煎三五沸,如曲尘色,入少盐,饮之。食医心镜。**一切气疾宿食不消。**诃黎一枚,入夜含之,至明嚼咽。又方:诃黎三枚,湿纸包,煨熟去核,细嚼,以牛乳下。千金。**气嗽日久**生诃黎一枚,含之咽汁。瘥后口爽,不知食味,却煎槟榔汤一碗服,立便有味。此知连州成密方也。经验方。**呕逆不食**诃黎勒皮二两,炒研，糊丸梧子大。空心汤服二十丸，日三服。广济方。**风痰霍乱食不消，大便涩**。诃黎三枚，取皮为末。和酒顿服。三五次妙。外台秘要。**小儿霍乱**诃黎一枚，为末。沸汤服一半，未止再服。子母秘录。**小儿风痰壅闭**，语音不出，气促喘闷，手足动摇。诃子半生半炮去核、大腹皮等分，水煎服。名二圣散。全幼心鉴。**风热冲顶热闷**。诃黎二枚为末，芒消一钱，同入醋中，搅令消，摩涂热处。外台秘要。**气痢水泻**诃黎勒十枚面裹，煻火煨熟，去核研末，粥饮顿服。亦可饭丸服。一加木香。又长服方：诃黎勒、陈橘皮、厚朴各三两，捣筛，蜜丸大如梧子。每服二三十丸，白汤下。图经本草。**水泻下痢**诃黎勒炮二分，肉豆蔻一分，为末。米饮每服二钱。圣惠方。**下痢转白**诃子三个，二炮一生，为末，沸汤调服。水痢，加甘草末一钱。普济方。**赤白下痢**诃子十二个，六生六煨，去核，焙为末。赤痢，生甘草汤下；白痢，炙甘草汤下。不过再服。赵原阳济急方。**妒精下疳**大诃子烧灰，入麝香少许，先以米泔水洗，后搽之。或以荆芥、黄檗、甘草、马鞭草、葱白煎汤洗亦可。昔方士周守真医唐靖烂茎一二寸，用此取效也。洪迈夷坚志。

核

【主治】 磨白蜜注目，去风赤痛，神良。苏颂。**止咳及痢**。时珍。

叶

【主治】 下气消痰，止渴及泄痢，煎饮服，功同诃黎。时珍。唐·包佶有病中谢李吏部惠诃黎勒叶诗。

婆罗得 宋《开宝》

【释名】 **婆罗勒**。〔时珍曰〕婆罗得，梵言重生果也。

【集解】 〔珣曰〕婆罗得生西海波斯国。树似中华柳树，子如蓖麻子，方家多用之。〔时珍曰〕按王焘外台秘要婆罗勒似蓖麻子，但以指甲爪之，即有汁出。即此物也。

子

【气味】 辛、温，无毒。

【主治】 冷气块，温中，补腰肾，破痃癖，可染髭发令黑。藏器。

【附方】 新一。**拔白生黑**婆罗勒十颗去皮取汁，熊脂二两，白马鬐膏炼过一两，生姜炒一两，母丁香半两，为末，和煎。每拔白点之，揩令入肉，即生黑者。此严中丞所用方也。孟诜近效方。

榉《别录》下品

【释名】 榉柳衍义鬼柳。〔时珍曰〕其树高举,其木如柳,故名。山人讹为鬼柳。郭璞注尔雅作柜柳,云似柳,皮可煮饮也。

【集解】〔弘景曰〕榉树山中处处有之。皮似檀、槐,叶如栎、槲。人多识之。〔恭曰〕所在皆有,多生溪涧水侧。叶似樗而狭长。树大者连抱,高数仞,皮极粗厚。殊不似檀。〔宗奭曰〕榉木今人呼为榉柳。其叶谓柳非柳,谓槐非槐。最大者,木高五六丈,合二三人抱。湖南北甚多,然亦不材也,不堪为器,嫩皮取以缘栲栳及箕唇。〔时珍曰〕榉材红紫,作箱、案之类甚佳。郑樵通志云:榉乃榆类而枝烈,其实亦如榆钱之状。乡人采其叶为甜茶。

木皮

【修治】〔敩曰〕凡使勿用三四年者无力,用二十年以来者心空,其树只有半边,向西生者良。剥下去粗皮,细剉蒸之,从巳至未,出焙干用。

【气味】 苦,大寒,无毒。

【主治】 时行头痛,热结在肠胃。别录。夏日煎饮,去热。弘景。俗用煮汁服,疗水气,断痢。苏恭。安胎。止妊妇腹痛。山榉皮:性平,治热毒风熁肿毒。大明。

【附方】 旧一,新四。通身水肿榉树皮煮汁,日饮。圣惠方。毒气攻腹手足肿痛。榉树皮和槲皮煮汁,煎如饴糖,以桦皮煮浓汁化饮。肘后方。蛊毒下血榉皮一尺,芦根五寸,水二升,煮一升,顿服。当下蛊出。千金方。小儿痢血梁州榉皮二十分炙,犀角十二分,水三升,煮取一升,分三服取瘥。古今录验方。飞血赤眼榉皮去粗皮切二两,古钱七文,水一升半,煎七合,去滓热洗,日二次。圣济总录。

叶

【气味】 苦,冷,无毒。

【主治】 掭贴火烂疮,有效。苏恭。治肿烂恶疮,盐捣之。大明。

柳《本经》下品

【释名】 小杨说文杨柳。〔弘景曰〕柳即今水杨柳也。〔恭曰〕柳与水杨全不相似。水杨叶圆阔而尖,枝条短硬。柳叶狭长而青绿,枝条长软。陶以柳为水杨，非也。〔藏器曰〕江东人通名杨柳，北人都不言杨。杨树枝叶短，柳树枝叶长。〔时珍曰〕杨枝硬而扬起，故谓之杨；柳枝弱而垂流，故谓之柳，盖一类二种也。苏恭所说为是。按说文云：杨，蒲柳也。从木，易声。柳，小杨也。从木，卯声。易音阳，卯音酉。又尔雅云：杨，蒲柳也。旄，泽柳也。柽，河柳也。观此，则杨可称柳，柳亦可称杨，故今南人犹并称杨柳。俞宗本种树书言：顺插为柳，倒插为杨。其说牵强，且失扬起之意。〔宗奭曰〕释家谓柳为尼俱律陀木。

【集解】〔别录曰〕柳华生琅邪川泽。〔颂曰〕今处处有之，俗所谓杨柳者也。其类非一：蒲柳即水杨也，枝劲韧可为箭笴，多生河北。杞柳生水旁，叶粗而白，木理微赤，可为车毂。今人取其细条，火逼令柔，屈作箱箧，孟子所谓杞柳为桮棬者，鲁地及河朔尤多。柽柳见本条。〔时珍曰〕杨柳，纵横倒顺插之皆生。春初生柔荑，即开黄蕊花。至春晚叶长成后，花中结细黑子，蕊落而絮出，如白绒，因风而飞。子着衣物能生虫，入池沼即化为浮萍。古者春取榆、柳之火。陶朱公言种柳千树，可足柴炭。其嫩芽可作饮汤。

柳华

【释名】 柳絮本经。

【正误】 见下。

【气味】 苦，寒，无毒。

【主治】 风水黄疸，面热黑。本经。痂疥恶疮金疮。柳实：主溃痈，逐脓血。子汁：疗渴。别录。华：主止血，治湿痹，四肢挛急，膝痛。甄权。

【发明】〔弘景曰〕柳华熟时，随风状如飞雪，当用其未舒时者。子亦随花飞止，应水渍汁尔。〔藏器曰〕本经以柳絮为花，其误甚矣。花即初发时黄蕊，其子乃飞絮也。〔承曰〕柳絮可以捍毡，代羊毛为茵褥，柔软性凉，宜与小儿卧尤佳。〔宗奭曰〕柳花黄蕊干时絮方出，收之贴灸疮良。絮之下连小黑子，因风而起，得水湿便生，如苦荬、地丁之花落结子成絮。古人以絮为花，谓花如雪者，皆误矣。藏器之说是也。又有实及子汁之文，诸家不解，今人亦不见用。〔时珍曰〕本经主治风水黄疸者，柳花也。别录主治恶疮金疮、溃痈逐脓血，药性论止血疗痹者，柳絮及实也。花乃嫩蕊，可捣汁服。子与絮连，难以分别，惟可贴疮止血裹痹之用。所谓子汁疗渴者，则连絮浸渍，研汁服之尔。又崔寔四民月令言三月三日及上除日，采絮愈疾，则入药多用絮也。

【附方】 新六。**吐血咯血**柳絮焙研，米饮服一钱。经验方。**金疮血出**柳絮封之，即止。外台秘要。**面上脓疮**柳絮、腻粉等分，以灯盏油调涂。普济方。**走马牙疳**杨花烧存性，入麝香少许，搽。保幼大全。**大风疠疮**杨花四两，捣成饼，贴壁上，待干取下，米泔水浸一时取起，瓦焙研末二两，白花蛇、乌蛇各一条，去头尾，酒浸取肉，全蝎、蜈蚣、蟾酥、雄黄各五钱，苦参、天麻各一两，为末，水煎麻黄取汁熬膏，和丸梧子大，朱砂为衣。每服五十丸，温酒下。一日三服，以愈为度。孙氏集效良方。**脚多汗湿**杨花着鞋及袜内穿之。摘玄。

叶

【气味】 同华。

【主治】 **恶疥痂疮马疥，煎煮洗之，立愈。又疗心腹内血，止痛。**别录。**煎水，洗漆疮。**弘景。**天行热病，传尸骨蒸劳，下水气。煎膏，续筋骨，长肉止痛。主服金石人发大热闷，汤火疮毒入腹热闷，及行疮。**日华。**疗白浊，解丹毒。**时珍。

【附方】 旧一，新五。**小便白浊**清明柳叶煎汤代茶，以愈为度。集简方。**小儿丹烦**柳叶一斤，水一斗，煮取汁三升。揾洗赤处，日七八度。子母秘录。**眉毛脱落**垂柳叶阴干为末，每姜汁于铁器中调，夜夜摩之。圣惠方。**卒得恶疮**不可名识者。柳叶或皮，水煮汁，入少盐，频洗之。肘后方。**面上恶疮**方同上。**痘烂生蛆**嫩柳叶铺席上卧之，蛆尽出而愈也。李楼奇方。

枝及根白皮

【气味】 同华。

【主治】 **痰热淋疾。可为浴汤，洗风肿瘙痒。煮酒，漱齿痛。**苏恭。**小儿一日、五日寒热，煎枝浴之。**藏器。**煎服，治黄疸白浊。酒煮，熨诸痛肿，去风止痛消肿。**时珍。

【发明】 〔颂曰〕柳枝皮及根亦入药。葛洪肘后方治痈疽、肿毒、妒乳等多用之。韦宙独行方主疗疮及反花疮，并煎柳枝叶作膏涂之。今人作浴汤、膏药、牙齿药，亦用其枝为最要之药。〔时珍曰〕柳枝去风消肿止痛。其嫩枝削为牙枝，涤齿甚妙。

【附方】 旧十，新八。**黄疸初起**柳枝煮浓汁半升，顿服。外台秘要。**脾胃虚弱**不思饮食，食下不化，病似翻胃噎膈。清明日取柳枝一大把熬汤，煮小米作饭，洒面滚成珠子，晒干，袋悬风处。每用烧滚水随意下米，米沉住火，少时米浮，取看无硬心则熟，可顿食之。久则面散不粘矣。名曰络索米。杨起简便方。**走注气痛**气痛之病，忽有一处如打扑之状，不可忍，走注不定，静时，其处冷加霜雪，此皆暴寒伤之也。以白酒煮杨柳白皮，暖熨之。有赤点处，铍去血妙。凡诸

柳

卒肿急痛，熨之皆即止。姚僧坦集验方。**风毒卒肿**方同上。**阴卒肿痛**柳枝三尺长二十枚，细剉，水煮极热，以故帛裹包肿处，仍以热汤洗之。集验方。**项下瘿气**水涯露出柳根三十斤，水一斛，煮取五升，以糯米三斗，如常酿酒，日饮。范汪方。**齿龈肿痛**垂柳枝、槐白皮、桑白皮、白杨皮等分，煎水，热含冷吐。又方：柳枝、槐枝、桑枝煎水熬膏，入姜汁、细辛、芎劳末，每用擦牙。圣惠方。**风虫牙痛**杨柳白皮卷如指大，含咀，以汁渍齿根，数过即愈。又方：柳枝一握剉，入少盐花，浆水煎含，甚验。又方：柳枝剉一升，大豆一升，合炒，豆熟，瓷器盛之，清酒三升，渍三日。频含漱涎，三日愈。古今录验。**耳痛有脓**柳根细切，熟捣封之，燥即易之。斗门方。**漏疮肿痛**柳根红须，煎水日洗。摘玄方用杨柳条罐内烧烟熏之，出水即效。**乳痈妒乳**初起坚紫，众疗不瘥。柳根皮熟捣火温，帛裹熨之。冷更易，一宿消。肘后方。**反花恶疮**肉出如饭粒，根深脓溃。柳枝叶三斤，水五升，煎汁二升，熬如饧。日三涂之。圣惠方。**天灶丹毒**赤从背起。柳木灰，水调涂之。外台秘要。**汤火灼疮**柳皮烧灰涂之。亦可以根白皮煎猪脂，频傅之。肘后方。**痔疮如瓜**肿痛如火。柳枝煎浓汤洗之，艾灸三五壮。王及郎中病此，驿吏用此方灸之，觉热气入肠，大下血秽至痛，一顷遂消，驰马而去。本事方。

柳胶

【主治】 恶疮。及结砂子。时珍。

柳寄生见后寓木类。

柳耳见菜部木耳。

柳蠹见虫部。

柽柳音侦。宋《开宝》

【释名】 **赤柽**日华**赤杨**古今注**河柳**尔雅**雨师**诗疏**垂丝柳**纲目**人柳**纲目**三眼柳**衍义**观音柳**。〔时珍曰〕按罗愿尔雅翼云：天之将雨，柽先知之，起气以应，又负霜雪不凋，乃木之圣者也。故字从圣，又名雨师。或曰：得雨则垂垂如丝，当作雨丝。又三辅故事云：汉武帝苑中有柳，状如人，号曰人柳，一日三起三眠。则柽柳之圣，又不独知雨、负雪而已。今俗称长寿仙人柳。亦曰观音柳，谓观音用此洒水也。〔宗奭曰〕今人谓之三春柳，以其一年三秀故名。

【集解】 〔志曰〕赤柽木生河西沙地。皮赤色。细叶。〔禹锡曰〕尔雅：柽，河柳也。郭璞注云：今河旁赤茎小杨也。陆玑诗疏云：生水旁，皮赤如绛，枝叶如松。〔时珍曰〕柽柳小干弱枝，插之易生。赤皮，细叶如丝，婀娜可爱。一年三次作花，花穗长三四寸，水红色如蓼花色。南齐时，益州献蜀柳，条长，状若丝缕者，即此柳也。段成式酉阳杂俎凉州有赤白柽，大者为炭，其灰汁可以煮铜为银。故沈炯赋云：柽似柏而香。王祯农书云：山柳赤而脆，河柳白而明。则柽又有白色者也。〔宗奭曰〕汴京甚多。河西戎人取滑枝为鞭。

木

【气味】 甘、咸，温，无毒。

【主治】 **剥驴马血入肉毒，取木片火炙熨之，并煮汁浸之。**开宝。**枝叶：消痞，解酒毒，利小便。**时珍。

【附方】 新三。**腹中痞积**观音柳煎汤，露一夜，五更空心饮数次，痞自消。卫生易简方。**一切诸风不问远近。**柽叶半斤切，枝亦可，荆芥半斤，水五升，煮二升，澄清，入白蜜五合，竹沥五合，新瓶盛之，油纸封，入重汤煮一伏时。每服一小盏，日三服。普济方。**酒多致病**长寿仙人柳，晒干为末。每服一钱，温酒调下。卫生易简方。

柽乳即脂汁

【主治】 **合质汗药，治金疮。**开宝。

水杨《唐本草》

【释名】 **青杨**纲目**蒲柳**尔雅**蒲杨**古今注**蒲栘**音移。**栘柳**古今注**萑苻**音丸蒲。〔时珍曰〕杨枝硬而扬起，故谓之杨。多宜水涘蒲萑之地，故有水杨、蒲柳、萑苻之名。

【集解】 〔恭曰〕水杨叶圆阔而尖，枝条短硬，与柳全别。柳叶狭长，枝条长软。〔颂曰〕尔雅：杨，蒲柳也。其枝劲韧，可为箭笴。左传所谓董泽之蒲，又谓之萑苻。今河北沙地多生之。杨柳之类亦多。崔豹古今注云：白杨叶圆，青杨叶长，柳叶长而细，栘杨叶圆而弱。水杨即蒲柳，亦曰蒲杨，叶似青杨，茎可作矢。赤杨霜降则叶赤，材理亦赤。然今人鲜能分别。〔机曰〕苏恭说水杨叶圆阔，崔豹说蒲杨似青杨，青杨叶长似不相类。〔时珍曰〕按陆玑诗疏云：蒲柳有二种：一种皮正青，一种皮正白。可为矢，北土尤多，花与柳同。

枝叶

【气味】 苦，平，无毒。

【主治】 **久痢赤白，捣汁一升服，日二，大效。**唐本。**主痈肿痘毒。**时珍。

【发明】〔时珍曰〕水杨根治痈肿，故近人用枝叶治痘疮。魏直博爱心鉴云：痘疮数日陷顶，浆滞不行，或风寒所阻者。宜用水杨枝叶，无叶用枝，五斤，流水一大釜，煎汤温浴之。如冷添汤，良久照见累起有晕丝者，浆行也。如不满，再浴之。力弱者，只洗头、面、手、足。如屡浴不起者，气血败矣，不可再浴。始出及痒塌者，皆不可浴。痘不行浆，乃气涩血滞，腠理固密，或风寒外阻而然。浴令暖气透达，和畅郁蒸，气血通彻，每随暖气而发，行浆贯满，功非浅也。若内服助气血药，借此升之，其效更速，风寒亦不得而阻之矣。直见一妪在村中用此有验，叩得其方，行之百发百中，慎勿易之，诚有燮理之妙也。盖黄钟一动而蛰虫启户，东风一吹而坚冰解释，同一春也。群书皆无此法，故详著之。

木白皮及根

【气味】 同华。

【主治】 **金疮痛楚，乳痈诸肿，痘疮。**时珍。

【发明】〔时珍曰〕按李仲南永类钤方云：有人治乳痈，持药一根，生擂贴疮，其热如火，再贴遂平。求其方，乃水杨柳根也。葛洪肘后方，治乳痈用柳根。则杨与柳性气不远，可通用也。

【附方】 新一。**金疮苦痛**杨木白皮熬燥碾末，水服方寸匕，仍傅之，日三次。千金方。

白杨《唐本草》

【释名】 **独摇**。〔宗奭曰〕木身似杨微白，故曰白杨，非如粉之白也。〔时珍曰〕郑樵通志言，白杨一名高飞，与梣杨同名。今俗通呼梣杨为白杨，且白杨亦因风独摇，故得同名也。

【集解】〔恭曰〕白杨取叶圆大，蒂小，无风自动者。〔藏器曰〕白杨北土极多，人种墟墓间，树大皮白。其无风自动者，乃梣杨，非白杨也。〔颂曰〕今处处有之，北土尤多。株甚高大，叶圆如梨叶，皮白色，木似杨，采无时。崔豹古今注云"白杨叶圆，青杨叶长"是也。〔宗奭曰〕陕西甚多，永、耀间居人修盖，多此木也。其根易生，斫木时碎札入土即生根，故易繁植，土地所宜尔。风才至，叶如大雨声。谓无风自动，则无此事。但风微时，其叶孤绝处，则往往独摇，以其蒂细长，叶重大，势使然也。〔时珍曰〕白杨木高大。叶圆似梨而肥大有尖,面青而光,背甚白色,有锯齿。木肌细白,性坚直,用为梁栱,终不挠曲。与栘杨乃一类二种也,治病之功,大抵仿佛。嫩叶亦可救荒,老叶可作酒曲料。

木皮

【修治】〔敩曰〕凡使,铜刀刮去粗皮蒸之,从巳至未。以布袋盛,挂屋东角,待干用。

【气味】 苦,寒,无毒。〔大明曰〕酸,冷。

【主治】 毒风脚气肿,四肢缓弱不随,毒气游易在皮肤中,痰癖等,酒渍服之。唐本。去风痹宿血,折伤,血沥在骨肉间,痛不可忍,及皮肤风瘙肿,杂五木为汤,浸损处。藏器。治扑损瘀血,并煎酒服。煎膏,可续筋骨。大明。煎汤日饮,止孕痢。煎醋含漱,止牙痛。煎浆水入盐含漱,治口疮。煎水酿酒,消瘿气。时珍。

【附方】 旧一,新一。**妊娠下痢**白杨皮一斤,水一斗,煮取二升,分三服。千金方。**项下瘿气**秫米三斗炊熟,取圆叶白杨皮十两,勿令见风,切,水五升,煮取二升,渍曲末五两,如常酿酒。每旦一盏,日再服。崔氏方。

枝

【主治】 消腹痛,治吻疮。时珍。

【附方】 旧二,新一。**口吻烂疮**白杨嫩枝,铁上烧灰,和脂傅之。外台秘要。**腹满癖坚**如石,积年不损者。必效方用白杨木东南枝去粗皮,辟风细剉五升,熬黄,以酒五升淋讫,用绢袋盛滓,还纳酒中,密封再宿。每服一合,日三服。外台秘要。**面色不白**白杨皮十八两,桃花一两,白瓜子仁三两,为末。每服方寸匕,日三服。五十日,面及手足皆白。圣济总录。

叶

【主治】 龋齿,煎水含漱。又治骨疽久发,骨从中出,频捣傅之。时珍。

扶栘音夫移《拾遗》

【释名】 栘杨古今注唐棣尔雅高飞崔豹独摇。〔时珍曰〕栘乃白杨同类,故得杨名。按尔雅:唐棣,栘也。崔豹曰:栘杨,江东呼为夫移,园叶弱蒂,微风则大摇,故名高飞,又曰独摇。陆玑以唐棣为郁李者,误矣。郁李乃常棣,非唐棣也。

【集解】〔藏器曰〕柣杨木生江南山谷。树大十数围，无风叶动，花反而后合，诗云"棠棣之华，偏其反而"是也。〔时珍曰〕柣杨与白杨是同类二种，今南人通呼为白杨，故俚人有"白杨叶，有风掣，无风掣"之语。其入药之功大抵相近。

木皮

【气味】 苦，平，有小毒。

【主治】 去风血脚气疼痹，踠损瘀血，痛不可忍，取白皮火炙，酒浸服之。和五木皮煮汤，捋脚气，杀瘃虫风瘙。烧作灰，置酒中，令味正，经时不败。藏器。

【发明】〔时珍曰〕白杨、柣杨皮，并杂五木皮煮汤，浸捋损痹诸痛肿。所谓五木者，桑、槐、桃、楮、柳也。并去风和血。

【附方】 新一。**妇人白崩**柣杨皮半斤，牡丹皮四两，升麻、牡蛎煅各一两。每用一两，酒二钟，煎一钟，食前服。集简方。

松杨《拾遗》

校正：并入唐本草椋子木。

【释名】 **椋子木**音凉。〔时珍曰〕其材如松，其身如杨，故名松杨。尔雅云：椋即来也。其阴可荫凉，故曰椋木。〔藏器曰〕江西人呼凉木。松杨县以此得名。

【集解】〔藏器曰〕松杨生江南林落间。大树，叶如梨。〔志曰〕椋子木，叶似柿，两叶相当。子细圆如牛李，生青熟黑。其木坚重，煮汁色赤。郭璞云：椋材中车辋。八月、九月采木，日干用。

木

【气味】 甘、咸，平，无毒。

【主治】 折伤，破恶血，养好血，安胎止痛生肉。唐本。

木皮

【气味】 苦，平，无毒。

【主治】 水痢不问冷热，浓煎令黑，服一升。藏器。

榆俞、由二音《本经》上品

【释名】 **零榆**本经**白者名枌**。〔时珍曰〕按王安石字说云：榆沴俞柔，故谓之榆。其枌则有分之之道,故谓之枌。其荚飘零,故曰零榆。

【集解】〔别录曰〕榆皮生颖川山谷。二月采皮,取白暴干。八月采实。并勿令中湿,湿则伤人。〔弘景曰〕此即今之榆树,取皮刮去上赤皮,亦可临时用之,性至滑利。初生荚仁,以作糜羹,令人多睡,嵇康所谓"榆令人瞑"也。〔恭曰〕榆三月实熟,寻即落矣。今云八月采实,恐误也。〔藏器曰〕江东无大榆,有刺榆,秋实。故经云"八月采"者,误也。刺榆,皮不滑利。〔颂曰〕榆处处有之。三月生荚,古人采仁以为糜羹,今无复食者,惟用陈老实作酱耳。按尔雅疏云:榆类有数十种,叶皆相似,但皮及木理有异耳。刺榆有针刺如柘,其叶如榆,瀹为蔬羹,滑于白榆,即尔雅所谓枢、荎,诗经所谓"山有枢"是也。白榆先生叶,却着荚,皮白色,二月剥皮,刮去粗皵,中极滑白,即尔雅所谓榆,白枌是也。荒岁农人取皮为粉,食之当粮,不损人。四月采实。〔宗奭曰〕榆皮,初春先生荚者是也。嫩时收贮为羹茹。嘉祐中,丰沛人缺食多用之。〔时珍曰〕邢昺尔雅疏云:榆有数十种,今人不能尽别,惟知荚榆、白榆、刺榆、榔榆数者而已。荚榆、白榆皆大榆也。有赤、白二种。白者名枌,其木甚高大。未生叶时,枝条间先生榆荚,形状似钱而小,色白成串,俗呼榆钱。后方生叶,似山茱萸叶而长,尖艄润泽。嫩叶煠,浸淘过可食。故内则云:堇、荁、枌、榆、免、薧,滫瀡以滑之。三月采榆钱可作羹,亦可收至冬酿酒。瀹过晒干可为酱,即榆仁酱也。崔寔月令谓之蕃蔄,音牟偷者是也。山榆之荚名芜荑,与此相近,但味稍苦耳。诸榆性皆扇地,故其下五谷不植。古人春取榆火。今人采其白皮为榆面,水调和香剂,粘滑胜于胶漆。〔承曰〕榆皮湿捣如糊,用粘瓦石极有力。汴洛人以石为碓嘴,用此胶之。

白皮

【气味】 甘,平,滑利,无毒。

【主治】 大小便不通,利水道,除邪气。久服。断谷轻身不饥。其实尤良。本经。疗肠胃邪热气,消肿,治小儿头疮痂疕。别录。通经脉。捣涎,傅癣疮。大明。滑胎,利五淋,治齁喘,疗不眠。甄权。生皮捣,和三年醋滓,封暴患赤肿,女人妒乳肿,日六七易,效。孟诜。利窍,渗湿热,行津液,消痈肿。时珍。

【发明】 〔诜曰〕高昌人多捣白皮为末,和菜菹食甚美,令人能食。仙家长服,服丹石人亦服之。取利关节故也。〔时珍曰〕榆皮、榆叶,性皆滑利下降,手足太阳、手阳明经药也。故人小便不通,五淋肿满,喘嗽不眠,经脉胎

榆

产诸证宜之。本草十剂云：滑可去着，冬葵子、榆白皮之属。盖亦取其利窍渗湿热，消留着有形之物尔，气盛而壅者宜之。若胃寒而虚者，久服渗利，恐泄真气，本经所谓"久服轻身不饥"，苏颂所谓"榆粉多食不损人"者，恐非确论也。

【附方】 旧九，新九。**断谷不饥**榆皮、檀皮为末，日服数合。救荒本草。**齁喘不止**榆白皮阴干焙为末。每日旦夜用水五合，末二钱，煎如胶，服。食疗本草。**久嗽欲死**许明则有效方用厚榆皮削如指大，长尺余，纳喉中频出入，当吐脓血而愈。古今录验。**虚劳白浊**榆白皮二升，水二斗，煮取五升，分五服。千金方。**小便气淋**榆枝、石燕子煎水，日服。普济方。**五淋涩痛**榆白皮阴干焙研。每以二钱，水五合，煎如胶，日二服。普济方。**渴而尿多**非淋也。用榆皮二片，去黑皮，以水一斗，煮取五升，一服三合，日三服。外台秘要。**身体暴肿**榆皮捣末，同米作粥食之。小便良。备急方。**临月易产**榆皮焙为末。临月，日三服方寸匕，令产极易。陈承本草别说。**堕胎下血**不止。榆白皮、当归焙各半两，入生姜，水煎服之。普济方。**胎死腹中**或母病欲下胎。榆白皮煮汁，服二升。子母秘录。**身首生疮**榆白皮末，油和涂之，虫当出。子母秘录。**火灼烂疮**榆白皮嚼涂之。千金髓。**五色丹毒**俗名游肿，犯者多死，不可轻视。以榆白皮末，鸡子白和，涂之。千金。**小儿虫疮**榆皮末和猪脂涂绵上，覆之。虫出立瘥。千金方。**痈疽发背**榆根白皮切，清水洗，捣极烂，和香油傅之，留头出气。燥则以苦茶频润，不粘更换新者。将愈，以桑叶嚼烂，随大小贴之，口合乃止。神效。救急方。**小儿瘰疬**榆白皮生捣如泥，封之。频易。必效。**小儿秃疮**醋和榆白皮末涂之，虫当出。产乳方。

叶

【气味】 同上。

【主治】 嫩叶作羹及煠食，消水肿，利小便，下石淋，压丹石。藏器。〔时珍曰〕暴干为末，淡盐水拌，或炙或晒干，拌菜食之，亦辛滑下水气。煎汁，洗酒齇鼻。同酸枣仁等分蜜丸，日服，治胆热虚劳不眠。时珍。

花

【主治】 小儿痫，小便不利，伤热。别录。

荚仁

【气味】 微辛，平，无毒。

【主治】 作糜羹食，令人多睡。弘景。主妇人带下，和牛肉作羹食。藏器。

子酱：似芜荑，能助肺，杀诸虫，下气，令人能食，消心腹间恶气，卒心痛，涂诸疮癣，以陈者良。孟诜。

榆耳见木耳。

梀榆《拾遗》

【集解】〔藏器曰〕梀榆生山中。状如榆，其皮有滑汁，秋生荚，如大榆。〔时珍曰〕大榆二月生荚，梀榆八月生荚，可分别。

皮

【气味】 甘，寒，无毒。

【主治】 下热淋，利水道，令人睡。藏器。治小儿解颅。时珍。

芜荑《别录》中品

【释名】 莁荑尔雅无姑本经蕨瑭音殿唐。木名梗音偏。〔时珍曰〕按说文云：梗，山枌榆也。有刺，实为芜荑。尔雅云：无姑，其实荑。又云：芜荑，荼蘼。则此物乃莁树之荑，故名也。〔恭曰〕蕨瑭及荼蘼二字之误。

【集解】〔别录曰〕芜荑生晋山川谷。三月采实，阴干。〔弘景曰〕今惟出高丽，状如榆荚，气臭如犾，彼人皆以作酱食之。性杀虫，置物中亦辟蛀，但患其臭。〔恭曰〕今延州、同州者甚好。〔志曰〕河东、河西处处有之。〔颂曰〕近道亦有之，以太原者良。大抵榆类而差小，其实亦早成，此榆乃大，气臭。郭璞尔雅注云：无姑，姑榆也。生山中，叶圆而厚，剥取皮合渍之，其味辛香，所谓芜荑也。采实阴干用。今人又多取作屑，以五味，惟陈者良。人收藏之多以盐渍，则失气味，但宜食品，不堪入药。〔珣曰〕按广州记云：生大秦国，是波斯芜荑也。〔藏器曰〕芜荑气膻者良，乃山榆仁也。〔时珍曰〕芜荑有大小两种：小者即榆荚也，揉取仁，酝为酱，味尤辛。人多以外物相和，不可不择去之。入药皆用大芜荑，别有种。

【气味】 辛，平，无毒。〔权曰〕苦，平。〔珣曰〕辛，温。〔诜曰〕作酱甚香美，功尤胜于榆仁。可少食之，过多发热，为辛故也。秋月食之，尤宜人。

【主治】 五内邪气，散皮肤骨节中淫淫温行毒，去三虫，化食。本经。逐寸白，散肠中嗢嗢喘息。别录。主积冷气，心腹癥痛，除肌肤节中风淫淫如虫行。

蜀本。**五脏皮肤肢节邪气。长食，治五痔，杀中恶虫毒，诸病不生。**孟诜。**治肠风痔瘘，恶疮疥癣。**大明。**杀虫止痛，治妇人子宫风虚，孩子疳泻冷痢。得诃子、豆蔻良。**李珣。**和猪脂捣，涂热疮。和蜜，治湿癣。和沙牛酪或马酪，治一切疮。**张鼎。

【附方】旧三，新七。**脾胃有虫**食即作痛，面黄无色。以石州芜荑仁二两，和面炒黄色为末。非时米饮服二钱匕。千金方。**制杀诸虫**生芜荑、生槟榔各四两，为末，蒸饼丸梧子大。每服二十丸，白汤下。本事方。**疳热有虫**瘦悴，久服充肥。用榆仁一两，黄连一两，为末，猪胆汁七枚和入碗内，饭上蒸之，一日蒸一次，九蒸乃入麝香半钱，汤浸蒸饼和丸绿豆大。每服五七丸至一二十丸，米饮下。钱氏小儿直诀。**小儿虫痫**胃寒虫上诸证，危恶与痫相似。用白芜荑、干漆烧存性等分，为末。米饮调服一字至一钱。杜壬方。**结阴下血**芜荑一两捣烂，纸压去油，为末，以雄猪胆汁丸梧子大。每服九丸，甘草汤下，日五服。三日断根。普济方。**脾胃气泄**久患不止，芜荑五两捣末，饭丸梧子大。每日空心、午饭前，陈米饮下三十丸。久服，去三尸，益神驻颜。此方得之章镣，曾用得力。王绍颜续传信方。**膀胱气急**宜下气。用芜荑捣和食盐末等分，以绵裹如枣大，纳下部，或下恶汁，并下气佳。外台秘要。**婴孩惊喑**风后失音不能言。肥儿丸：用芜荑炒、神曲炒、麦蘗炒、黄连炒各一钱，为末，猪胆汁打糊丸黍米大。每服十丸，木通汤下，黄连能去心窍恶血。全幼心鉴。**虫牙作痛**以芜荑仁安蛀孔中及缝中，甚效。危氏得效方。**腹中鳖瘕**平时嗜酒，血入于酒则为酒鳖；平时多气，血凝于气则为气鳖；虚劳痼冷，败血杂痰，则为血鳖。摇头掉尾，如虫之行，上侵人咽，下蚀人肛，或附胁背，或隐胸腹，大则如鳖，小或如钱。治法惟用芜荑炒煎服之。兼用暖胃益血理中之类，乃可杀之。若徒事雷丸、锡灰之类，无益也。仁斋直指方。

苏方木《唐本草》

【释名】**苏木**。〔时珍曰〕海岛有苏方国，其地产此木，故名。今人省呼为苏木尔。

【集解】〔恭曰〕苏方木自南海，昆仑来，而交州、爱州亦有之。树似庵罗，叶若榆叶而无涩，抽条长丈许，花黄，子青熟黑。其木，人用染绛色。〔珣曰〕按徐表南州记云：生海畔。叶似绛，木若女贞。〔时珍曰〕按嵇含南方草木状云：苏方树类槐，黄花黑子，出九真。煎汁忌铁器，则色黯。其木蠹之粪名曰紫纳，亦可用。暹罗国人贱用如薪。

【修治】〔斅曰〕凡使去上粗皮并节。若得中心文横如紫角者，号曰木中尊，其力倍常百等。须细剉重捣，拌细梅树枝蒸之，从巳至申，阴干用。

【气味】**甘、咸，平，无毒。**〔杲曰〕甘、咸，凉。可升可降，阳中阴也。〔好古曰〕味甘而微酸、辛，其性平。

【主治】**破血。产后血胀闷欲死者，水煮五两，取浓汁服。**唐本。**妇人血气心腹痛，月候不调及蓐劳，排脓止痛，消痈肿扑损瘀血，女人失音血噤，赤白痢，并后分急痛。**大明。**虚劳血癖气壅滞，产后恶露不安，心腹搅痛，及经络不通，男女中风，口噤不语。并宜细研乳头香末方寸匕，以酒煎苏方木，调服。立吐恶物瘥。**海药。**霍乱呕逆，及人常呕吐，用水煎服。**藏器。**破疮疡死血，产后败血。**李杲。

【发明】〔元素曰〕苏木性凉，味微辛。发散表里风气，宜与防风同用。又能破死血，产后血肿胀满欲死者宜之。〔时珍曰〕苏方木乃三阴经血分药。少用则和血，多用则破血。

【附方】旧一，新五。**产后血运**苏方木三两，水五升，煎取二升，分服。肘后方。**产后气喘面黑欲死，**乃血入肺也。用苏木二两，水两碗，煮一碗，入人参末一两服。随时加减，神效不可言。胡氏方。**破伤风病**苏方木为散三钱，酒服立效。名独圣散。普济方。**脚气肿痛**苏方木、鹭鸶藤等分，细剉，入淀粉少许，水二斗，煎一斗五升，先熏后洗。普济方。**偏坠肿痛**苏方木二两，好酒一壶煮熟，频饮立好。集简方。**金疮接指**凡指断及刀斧伤。用真苏木末敷之，外以蚕茧包缚完固，数日如故。摄生方。

乌木《纲目》

【释名】**乌樠木**樠音漫。**乌文木。**〔时珍曰〕木名文木，南人呼方如樠，故也。

【集解】〔时珍曰〕乌木出海南、云南、南番。叶似棕榈。其木漆黑，体重坚致，可为箸及器物。有间道者，嫩木也。南人多以系木染色伪之。南方草物状云：文木树高七八丈，其色正黑，如水牛角，作马鞭，曰南有之。古今注云：乌文木出波斯，舶上将来，乌文烂然。温、括、婺等州亦出之。皆此物也。

【气味】 甘、咸,平,无毒。

【主治】 解毒,又主霍乱吐利,取屑研末,温酒服。时珍。

桦木宋《开宝》

【释名】 檴。〔藏器曰〕晋·中书令王珉,伤寒身验方中作檴字。〔时珍曰〕画工以皮烧烟熏纸,作古画字,故名檴。俗省作桦字也。

【集解】〔藏器曰〕桦木似山桃,皮堪为烛。〔宗奭曰〕皮上有紫黑花匀者,裹鞍、弓、镫。〔时珍曰〕桦木生辽东及临洮、河州、西北诸地。其木色黄,有小斑点红色,能收肥腻。其皮厚而轻虚软柔,皮匠家用衬靴里,及为刀靶之类,谓之暖皮。胡人尤重之。以皮卷蜡,可作烛点。

木皮

【气味】 苦,平,无毒。

【主治】 诸黄疸,浓煮汁饮之良。开宝。煮汁冷饮,主伤寒时行热毒疮,特良。即今豌豆疮也。藏器。烧灰合他药,治肺风毒。宗奭。治乳痈。时珍。

【附方】 旧一,新四。**乳痈初发**肿痛结硬欲破,一服即瘥。以北来真桦皮烧存性研,无灰酒温服方寸匕,即卧,觉即瘥也。沈存中灵苑方。**乳痈腐烂**靴内年久桦皮,烧灰。酒服一钱,日一服。唐瑶经验方。**肺风毒疮**遍身疮疥如疠,及瘾疹瘙痒,面上风刺,妇人粉刺,并用桦皮散主之。桦皮烧灰四两,枳壳去穰烧四两,荆芥穗二两,炙甘草半两,各为末,杏仁水煮过去皮尖,二两,研泥烂,研匀。每服二钱,食后温酒调下。疮疥甚者,日三服。和剂方。**小便热短**桦皮浓煮汁,饮。集简方。**染黑须发**檴皮一片,包侧柏一枝,烧烟熏香油碗内成烟,以手抹在须鬓上,即黑也。多能鄙事。

脂

【主治】 烧之,辟鬼邪。藏器。

缤木《拾遗》

【释名、集解】〔藏器曰〕生林泽山谷。木文侧戾,故曰缤木。

【气味】 甘,温,无毒。

【主治】 风血羸瘦,补腰脚,益阳道,宜浸酒饮。藏器。

桐木《拾遗》

【集解】〔藏器曰〕出安南及南海。用作床几，似紫檀而色赤，性坚好。〔时珍曰〕木性坚，紫红色。亦有花纹者，谓之花榈木，可作器皿、扇骨诸物。俗作花梨，误矣。

【气味】 辛，温，无毒。

【主治】 产后恶露冲心，癥瘕结气，赤白漏下，并剉煎服。李珣。**破血块，冷嗽，煮汁热服。为枕令人头痛，性热故也。**藏器。

棕榈宋《嘉祐》

【释名】 栟榈。〔时珍曰〕皮中毛缕如马之騣毛，故名。椶俗作棕。騣音间，鬣也。栟音并。

【集解】〔颂曰〕棕榈出岭南、西川，今江南亦有之。木高一二丈，无枝条。叶大而圆，有如车轮，萃于树杪。其下有皮重叠裹之，每皮一匝，为一节。二旬一采，皮转复生上。六七月生黄白花。八九月结实，作房如鱼子，黑色。九月、十月采其皮用。山海经云：石翠之山，其木多棕是也。〔藏器曰〕其皮作绳，入土千岁不烂。昔有人开冢得一索，已生根。岭南有桄榔、槟榔、椰子、冬叶、虎散、多罗等木，叶皆与栟榈相类。〔时珍曰〕棕榈，川、广甚多，今江南亦种之，最难长。初生叶如白及叶，高二三尺则木端数叶大如扇，上耸，四散歧裂，其茎三棱，四时不凋。其干正直无枝，近叶处有皮裹之，每长一层即为一节。干身赤黑，皆筋络，宜为钟杵，亦可旋于器物。其皮有丝毛，错纵如织，剥取缕解，可织衣、帽、褥、椅之属，大为时利。每岁必两三剥之，否则树死，或不长也。三月于木端茎中出数黄苞，苞中有细子成列，乃花之孕也，状如鱼腹孕子，谓之棕鱼，亦曰棕笋。渐长出苞，则成花穗，黄白色。结实累累，大如豆，生黄熟黑，甚坚实。或云：南方此木有两种：一种有皮丝，可作绳；一种小而无丝，惟叶可作帚。郑樵通志以为王彗者，非也。王彗乃落帚之名，即地肤子。别有蒲葵，叶与此相似而柔薄，可为扇、笠，许慎说文以为棕榈亦误矣。

笋及子花

【气味】 苦，涩，平，无毒。〔藏器曰〕有小毒，戟人喉，未可轻服。〔珣曰〕温，有大毒，不堪食。〔时珍曰〕棕鱼皆言有毒不可食，而广、蜀人蜜煮、醋浸，以供佛、寄远，苏东坡亦有食棕笋诗，乃制去其毒尔。

【主治】 **涩肠，止泻痢肠风，崩中带下，及养血。**藏器。

【附方】 新一。**大肠下血**棕笋煮熟，切片晒干为末，蜜汤或酒服一二钱。集简方。

皮

【气味】 同子。

【主治】 **止鼻衄吐血，破癥，治肠风赤白痢，崩中带下，**烧存性用。大明。**主金疮疥癣，生肌止血。**李珣。

【发明】〔宗奭曰〕棕皮烧黑，治妇人血露及吐血，须佐以他药。〔时珍曰〕棕灰性涩，若失血去多，瘀滞已尽者，用之切当，所谓涩可去脱也。与乱发同用更良。年久败棕入药尤妙。

【附方】 新六。**鼻血不止**棕榈灰，随左右吹之。黎居士方。**血崩不止**棕榈皮烧存性，空心淡酒服三钱。一方加煅白矾等分。妇人良方。**血淋不止**棕榈皮半烧半炒为末，每服二钱，甚效。卫生家宝方。**下血不止**棕榈皮半斤，栝楼一个，烧灰。每服二钱，米饮调下。百一选方。**水谷痢下**棕榈皮烧研，水服方寸匕。近效方。**小便不通**棕皮毛烧存性，以水、酒服二钱即通利，累试甚验。摄生方。

橹木橹，良刃切《拾遗》

【释名】 **橝木**音潭。

【集解】〔藏器曰〕橹木生江南深山大树。树有数种，取叶厚大白花者入药，自余灰入染家用。〔时珍曰〕此木最硬，梓人谓之橹筋木是也。木入染绛用，叶亦可酿酒。

木灰

【气味】 甘，温，小毒。

【主治】 **卒心腹癥瘕，坚满痃癖。**淋汁八升，酿米一斗，待酒熟，每温饮半合，渐增至一二盏，即愈。藏器。出肘后。

柯树《拾遗》

【释名】 **木奴。**

【集解】〔珣曰〕按广志云：生广南山谷。波斯家用木为船舫者也。

白皮

【气味】 辛,平,有小毒。

【主治】 大腹水病。采皮煮汁去滓。煎令可,丸如梧子大。平旦空心饮下三丸,须臾又一丸,气、水并从小便出也。藏器。

乌桕木《唐本草》

【释名】 鸦臼。〔时珍曰〕乌桕,乌喜食其子,因以名之。陆龟蒙诗云:行歇每依鸦臼影,挑频时见鼠姑心。是矣。鼠姑,牡丹也。或云:其木老则根下黑烂成臼,故得此名。郑樵通志言乌桕即柜柳者,非矣。

【集解】〔恭曰〕生山南平泽。树高数仞,叶似梨、杏。五月开细花,黄白色。子黑色。〔藏器曰〕叶可染皂。子可压油,然灯极明。〔宗奭曰〕叶如小杏叶,但微薄而绿色差淡。子八九月熟。初青后黑,分为三瓣。〔时珍曰〕南方平泽甚多。今江西人种植,采子蒸煮,取脂浇烛货之。子上皮脂,胜于仁也。

根白皮

【气味】 苦,微温,有毒。〔大明曰〕性凉,慢火炙干黄乃用。

【主治】 暴水,癥结积聚。唐本。疗头风,通大小便。大明。解蛇毒。震亨。

【发明】〔时珍曰〕乌桕根性沉而降,阴中之阴,利水通肠,功胜大戟。一野人病肿满气壮,令掘此根捣烂,水煎服一碗,连行数行而病平。气虚人不可用之。此方出太平圣惠方,言其功神圣,但不可多服尔。诚然。

【附方】 旧一,新九。**小便不通**乌桕根皮煎汤,饮之。肘后方。**大便不通**乌桕木根方长一寸,劈破,水煎半盏,服之立通。不用多吃,其功神圣,兼能取水。斗门方。**二便关格**二三日则杀人。乌桕东南根白皮,干为末,热水服二钱。先以芒消二两,煎汤服,取吐甚效。肘后方。**水气虚肿**小便涩。乌桕皮,槟榔、木通一两,为末。每服二钱,米饮下。圣惠方。**脚气湿疮**极痒有虫。乌桕根为末傅之。少时有涎出良。摘玄方。**尸注中恶**心腹痛刺,沉默错乱。用乌桕根皮煎浓汁一合,调朱砂末一钱,服之。肘后方无朱砂。永类方。**暗疔昏狂**疮头凸红。柏树根经行路者,取二尺许,去皮捣烂,井华水调一盏服。待泻过,以三角银杏仁浸油,捣盦患处。圣济总录。**婴儿胎疮**满头。用水边乌桕树根晒研,入雄黄末少许,生油调搽。经验良方。**鼠莽砒毒**乌桕根半两,擂水服之。医方大成。**盐卤痰**

喘柏树皮去粗捣汁，和飞面作饼烙熟。早辰与儿吃三四个，待吐下盐涎乃佳。如不行，热茶催之。摘玄方。

叶

【气味】 同根。

【主治】 **食牛马六畜肉，生疔肿欲死者。捣自然汁一二碗，顿服得大利，去毒即愈。未利再服。冬用根。**时珍。

柏油

【气味】 **甘，凉，无毒。**

【主治】 **涂头，变白为黑。服一合，令人下利，去阴下水气。炒子作汤亦可。**藏器。**涂一切肿毒疮疥。**时珍。

【附方】 新二。**脓泡疥疮**柏油二两，水银二钱，樟脑五钱，同研，频入唾津，不见星乃止。以温汤洗净疮，以药填入。唐瑶经验方。**小儿虫疮**用旧绢作衣，化柏油涂之，与儿穿着。次日虫皆出油上，取下爁之有声是也。别以油衣与穿，以虫尽为度。濒湖集简方。

巴豆《本经》下品

【释名】 **巴菽**本经**刚子**炮炙**老阳子。**〔时珍曰〕此物出巴蜀，而形如菽豆，故以名之。宋本草一名巴椒，乃菽字传讹也。雷敩炮炙论又分紧小色黄者为巴，有三棱色黑者为豆，小而两头尖者为刚子。云巴与豆可用，刚子不可用，杀人。其说殊乖。盖紧小者是雌，有棱及两头尖者是雄。雄者峻利，雌者稍缓也。用之得宜，皆有功力；用之失宜，参、术亦能为害，况巴豆乎？

【集解】 〔别录曰〕巴豆生巴郡川谷。八月采，阴干用之，去心、皮。〔颂曰〕今嘉州、眉州、戎州皆有之。木高一二丈。叶如樱桃而厚大，初生青色，后渐黄赤，至十二月叶渐凋，二月复渐生，四月旧叶落尽，新叶齐生，即花发成穗，微黄色。五六月结实作房，生青，至八月熟而黄，类白豆蔻，渐渐自落，乃收之。一房有二瓣，一瓣一子，或三子。子仍有壳，用之去壳。戎州出者，壳上有纵文，隐起如线，一道至两三道。彼土人呼为金线巴豆，最为上等，他处亦稀有。〔时珍曰〕巴豆房似大风子壳而脆薄，子及仁皆似海松子。所云似白豆蔻者，殊不类。

【修治】 〔弘景曰〕巴豆最能泻人，新者佳，用之去心、皮，熬令黄黑，捣如膏，乃和丸散。〔敩曰〕凡用巴与豆敲碎，以麻油并酒等煮干研膏用。每一两，用油、酒各七合。〔大明曰〕凡入丸散，炒用不如去心、膜，换水煮五度，各一沸也。〔时珍曰〕巴豆有用仁者，用壳者，用油者，有生用者，麸炒者，醋煮者，烧存性者，有研烂以纸包压去油者，谓之巴豆霜。

【气味】 辛，温，有毒。〔别录曰〕生温熟寒，有大毒。〔普曰〕神农、岐伯、桐君：辛，有毒。黄帝：甘，有毒。李当之：热。〔元素曰〕性热味苦，气薄味厚，体重而沉降，阴也。〔杲曰〕性热味辛，有大毒，浮也，阳中阳也。〔时珍曰〕巴豆气热味辛，生猛熟缓，能吐能下，能止能行，是可升可降药也。别录言其熟则性寒，张氏言其降，李氏言其浮，皆泥于一偏矣。盖此物不去膜则伤胃，不去心则作呕，以沉香水浸则能升能降，与大黄同用泻人反缓，为其性相畏也。王充论衡云：万物含太阳火气而生者，皆有毒。故巴豆辛热有毒。〔之才曰〕芫花为之使。畏大黄、黄连、芦笋、菰笋、藜芦、酱、豉、冷水，得火良，恶蘘草，与牵牛相反。中其毒者，用冷水、黄连汁、大豆汁解之。

【主治】 伤寒温疟寒热，破癥瘕结聚坚积，留饮痰癖，大腹，荡涤五脏六腑，开通闭塞，利水谷道，去恶肉，除鬼毒蛊疰邪物，杀虫鱼。本经。疗女子月闭烂胎，金疮脓血，不利丈夫，杀斑蝥蛇虺毒。可练饵之，益血脉，令人色好，变化与鬼神通。别录。治十种水肿，痿痹，落胎。药性。通宣一切病，泄壅滞，除风补劳，健脾开胃，消痰破血，排脓消肿毒，杀腹脏虫，治恶疮息肉，及疥癞疔肿。日华。导气消积，去脏腑停寒，治生冷硬物所伤。元素。治泻痢惊痫，心腹痛疝气，风喝耳聋，喉痹牙痛，通利关窍。时珍。

【发明】 〔元素曰〕巴豆乃斩关夺门之将，不可轻用。〔震亨曰〕巴豆去胃中寒积。无寒积者勿用。〔元素曰〕世以巴豆药治酒病膈气，以其辛热能开肠胃郁结也。但郁结虽开，而亡血液，损其真阴。〔从正曰〕伤寒风湿，小儿疮痘，妇人产后，用之下膈，不死亦危。奈何庸人畏大黄而不畏巴豆，以其性热而剂小耳。岂知以蜡匮之，犹能下后使人津液枯竭，胸热口燥，耗却天真，留毒不去，他病转生。故下药宜以为禁。〔藏器曰〕巴豆主癥瘕痃气，痞满积聚，冷气血块，宿食不消，痰饮吐水，取青黑大者，每日空腹服一枚，去壳勿令白膜破，乃作两片并四边不得有损缺，吞之，以饮压令下。少顷腹内热如火，利出恶物。虽利而不虚，若久服亦不利人。白膜破者不用。〔好古曰〕若急治为水谷道路之剂，去皮、心、膜、油，生用。若缓治为消坚磨积之剂，炒去烟令紫黑用，可以通肠，可以止泻，世所不知也。张仲景治百病客忤备急丸用之。〔时珍曰〕巴豆峻用则有戡乱劫病

巴豆

1505

之功，微用亦有抚缓调中之妙。譬之萧、曹、绛、灌，乃勇猛武夫，而用之为相，亦能辅治太平。王海藏言其可以通肠，可以止泻，此发千古之秘也。一老妇年六十余，病溏泄已五年，肉食、油物、生冷犯之即作痛。服调脾、升提、止涩诸药，入腹则泄反甚。延余诊之，脉沉而滑，此乃脾胃久伤，冷积凝滞所致。王太仆所谓大寒凝内，久利溏泄，愈而复发，绵历岁年者。法当以热下之，则寒去利止。遂用蜡匮巴豆丸药五十丸与服，二日大便不通亦不利，其泄遂愈。自是每用治泄痢积滞诸病，皆不泻而病愈者近百人。妙在配合得宜，药病相对耳。苟用所不当用，则犯轻用损阴之戒矣。

【正误】〔弘景曰〕道家亦有炼饵法，服之云可神仙。人吞一枚便死，而鼠食之三年重三十斤，物性乃有相耐如此。〔时珍曰〕汉时方士言巴豆炼饵，令人色好神仙，名医别录采入本草。张华博物志言鼠食巴豆重三十斤。一谬一诬，陶氏信为实语，误矣。又言人吞一枚即死，亦近过情，今并正之。

【附方】旧十三，新二十六。**一切积滞**巴豆一两，蛤粉二两，黄檗三两，为末，水丸绿豆大。每水下五丸。医学切问。**寒澼宿食**不消，大便闭塞。巴豆仁一升，清酒五升，煮三日三夜，研熟，合酒微火煎令可丸如豌豆大。每服一丸，水下。欲吐者，二丸。千金方。**水蛊大腹**动摇水声，皮肤色黑。巴豆九十枚，去心、皮，熬黄，杏仁六十枚，去皮、尖，熬黄，捣丸小豆大。水下一丸，以利为度。勿饮酒。张文仲备急方。**飞尸鬼击**中恶，心痛腹胀，大便不通。走马汤：用巴豆二枚，去皮、心，熬黄，杏仁二枚，以绵包椎碎，热汤一合，捻取白汁服之，当下而愈。量老小用之。外台。**食疟积疟**巴豆去皮心二钱，皂荚去皮子六钱，捣丸绿豆大。一服一丸，冷汤下。肘后方。**积滞泄痢**腹痛里急。杏仁去皮尖、巴豆去皮心各四十九个，同烧存性，研泥，熔蜡和，丸绿豆大。每服二三丸，煎大黄汤下，间日一服。一加百草霜三钱。刘守真宣明方。**气痢赤白**巴豆一两去皮心，熬研，以熟猪肝丸绿豆大。空心米饮下三四丸，量人用。此乃郑獬侍御所传方也。经验方。**泻血不止**巴豆一个去皮，以鸡子开一孔纳入，纸封煨熟，去豆食之，其病即止。虚人分作二服，决效。普济方。**小儿下痢**赤白。用巴豆煨熟，去油，一钱，百草霜二钱，研末，飞罗面煮糊，丸黍米大，量人用之。赤用甘草汤，白用米汤，赤白用姜汤下。全幼心鉴。**夏月水泻**不止。巴豆一粒，针头烧存性，化蜡和作一丸。倒流水下。危氏得效方。**小儿吐泻**巴豆一个，针穿灯上烧过，黄蜡一豆大，灯上烧，滴入水中，同杵丸黍米大。每用五七丸，莲子、灯心汤下。同上。**伏暑霍乱**伤冷，吐利烦渴。水浸丹：用巴豆二十五个，去皮心及油，黄丹炒研一两二钱半，化黄蜡和，丸绿豆大。每服五七丸，水浸少顷，别以新汲水吞下。和剂方。**干霍乱病**心腹胀痛，不吐不利，欲死。巴豆一枚，去皮心，热水研服，得吐、利即定也。**二便不通**巴豆连油、黄连各半两，捣作饼子。先滴葱、盐汁在脐内，安饼于上，灸二七壮，取利为度。杨氏家藏。**寒痰气喘**青橘皮一片，展开入刚子一个，麻扎定，火上烧存性，研末。姜汁和酒一钟，呷服。天台李翰林用此治莫秀才，到口便止，神方也。张果医说。**风湿痰病**人坐密室中，左用滚水一盆，右用炭火一盆，前置一桌，书一册。先将无油新巴豆四十九粒研如泥，纸压去油，分作三饼。如病在左，令病人将右手仰置书上，安药于掌心，以碗安药上，倾热水入碗内。水凉即换，良久汗出，立见神效。病在右安左掌心。一云随左右安之。保寿堂经验方。**阴毒伤寒**心结，按之极痛，大小便闭，但出气稍暖者。急取巴豆十粒研，入面一钱，捻作饼，安脐内，以小艾炷灸五壮，气达即通。此太师陈北山方也。仁斋直指方。**解中药毒**巴豆去皮不去油、马牙消等分，研丸。冷水服一弹丸。广利方。**喉痹垂死**止有余气者。巴豆去皮，线穿，内入喉中，牵出即苏。千金。**缠喉风痹**巴豆两粒，纸卷作角，切断两头，以针穿孔内，入喉中，气透即通。胜金方。**伤寒舌出**巴豆一粒，去油取霜，以纸捻卷，内入鼻中。舌即收上。普济方。**舌上出血**如簪孔。巴豆一枚，乱发鸡子大，烧研，酒服。圣惠。**中风口㖞**巴豆七枚去皮研，左㖞涂右手心，右㖞涂左手心，仍以暖水一盏安药上。须臾即正洗去。圣惠方。**小儿口疮**不能食乳。刚子一枚连油研，入黄丹少许，剃去囟上发，贴之。四边起粟泡，便用温水洗去，乃以菖蒲汤再洗，即不成疮，神效。瑞竹堂方。**风虫牙痛**圣惠用巴豆一粒，煨黄去壳，蒜一瓣，切一头，剜去中心，入豆在内盖定，绵裹，随左右塞耳中。经验方用巴豆一粒研，绵裹咬之。又方：针刺巴豆，灯上烧令烟出，熏痛处。三五次神效。**天丝入咽**凡露地饮食，有飞丝入上，食之令人咽喉生疮。急以白矾、巴豆烧灰，吹入即愈。琐碎录。**耳卒聋闭**巴豆一粒蜡裹，针刺孔通气，塞之取效。经验。**风瘙隐疹**心下迷闷。巴豆五十粒去皮，水七升，煮一升，以帛染拭之，随手愈。千金翼。**疥疮搔痒**巴豆十粒，炮黄去皮心，右顺手研，入酥少许，腻粉少许，抓破点上，不得近目并外肾上。如熏目著肾，则以黄丹涂之，甚妙。千金方。**荷钱癣疮**巴豆仁三个，连油杵泥，以生绢包擦，日一二次，三日痊好。碑以正经验方。**一切恶疮**巴豆三十粒，麻油煎黑，去豆，以油调硫黄、轻粉末，频涂取效。普济。**痈疽恶肉**乌金膏：解一切疮毒，及腐化瘀肉，最能推陈致新。巴豆仁炒焦，研膏，点痛处则解毒，涂瘀肉上则自化。加乳香少许亦可。若毒深不能收敛者，宜作捻纴之，不致成疮。外科理例。**疣痣**

巴豆

1507

黑子巴豆一钱,石灰炒过,人言一钱,糯米五分炒,研点之。怪症方。**箭镞入肉**不可拔出者。用新巴豆仁略熬,与蜣螂同研涂之,斯须痛定,微痒忍之,待极痒不可忍,便撼拔动之,取出,速以生肌膏傅之而痊。亦治疮肿。夏侯郸在润州得此方,后至洪州,旅舍主人妻病背疮,呻吟不已,郸用此方试之,即痛止也。经验方。**小儿痰喘**巴豆一粒杵烂,绵裹塞鼻,男左女右,痰即自下。龚氏医鉴。**牛疫动头**巴豆二粒研,生麻油三两,浆水半升,和灌之。贾相公牛经。

油

【主治】 中风痰厥气厥,中恶喉痹,一切急病,咽喉不通,牙关紧闭。以研烂巴豆绵纸包,压取油作捻点灯,吹灭熏鼻中,或用热烟刺入喉内,即时出涎或恶血便苏。又舌上无故出血,以熏舌之上下,自止。时珍。

壳

【主治】 消积滞,治泻痢。时珍。

【附方】 新二。**一切泻痢**脉浮洪者,多日难已;脉微小者,服之立止。名胜金膏。巴豆皮、楮叶同烧存性研,化蜡丸绿豆大。每甘草汤下五丸。刘河间宣明方。**痢频脱肛**黑色坚硬。用巴豆壳烧灰,芭蕉自然汁煮,入朴消少许,洗软,用真麻油点火滴于上,以枯矾、龙骨少许为末,掺肛头上,以芭蕉叶托入。危氏得效方。

树根

【主治】 痈疽发背,脑疽鬓疽大患。掘取洗捣,敷患处,留头,妙不可言,收根阴干,临时水捣亦可。时珍。出杨诚经验方。

大风子《补遗》

【释名】〔时珍曰〕能治大风疾,故名。

【集解】〔时珍曰〕大风子,今海南诸国皆有之。按周达观真腊记云:大风乃大树之子,状如椰子而圆。其中有核数十枚,大如雷丸子。中有仁白色,久则黄而油,不堪入药。

仁

【修治】〔时珍曰〕取大风子油法:用子三斤,去壳及黄油者,研极烂,瓷器盛之,封口入滚汤中,盖锅密封,勿令透气,文武火煎至黑色如膏,名大风油,可以和药。

【气味】 辛,热,有毒。

【主治】 风癣疥癞,杨梅诸疮,攻毒杀虫。时珍。

【发明】〔震亨曰〕粗工治大风病,佐以大风油。殊不知此物性热,有燥痰之功而伤血,至有病将愈而先失明者。〔时珍曰〕大风油治疮,有杀虫劫毒之功,盖不可多服。用之外涂,其功不可没也。

【附方】 新五。**大风诸癞**大风子油一两,苦参末三两,入少酒,糊丸梧子大。每服五十丸,空心温酒下。仍以苦参汤洗之。普济方。**大风疮裂**大风子烧存性,和麻油、轻粉研涂。仍以壳煎汤洗之。岭南卫生方。**杨梅恶疮**方同上。**风刺赤鼻**大风子仁、木鳖子仁、轻粉、硫黄为末,夜夜唾调涂之。**手背皲裂**大风子捣泥,涂之。寿域。

海红豆《海药》

【释名、集解】〔珣曰〕按徐表南州记云:生南海人家园圃中。大树而生,叶圆有荚。近时蜀中种之亦成。〔时珍曰〕树高二三丈,叶似梨叶而圆。按宋祁益部方物图云:红豆叶如冬青而圆泽,春开花白色,结荚枝间。其子累累如缀珠,若大红豆而扁,皮红肉白,以似得名,蜀人用为果钉。

豆

【气味】 微寒,有小毒。

【主治】 人黑皮鼾黯花癣,头面游风。宜人面药及澡豆。李珣。

相思子《纲目》

【释名】 红豆。〔时珍曰〕按古今诗话云:相思子圆而红。故老言:昔有人殁于边,其妻思之,哭于树下而卒,因以名之。此与韩凭冢上相思树不同,彼乃连理梓木也。或云即海红豆之类,未审的否?

【集解】〔时珍曰〕相思子生岭南。树高丈余,白色。其叶似槐,其花似皂荚,其荚似扁豆。其子大如小豆,半截红色,半截黑色,彼人以嵌首饰。段公路北户录言有蔓生,用子收龙脑香相宜,令香不耗也。

【气味】 苦,平,有小毒,吐人。

【主治】 通九窍,去心腹邪气,止热闷头痛,风痰瘴疟,杀腹脏及皮肤内一切虫，除蛊毒。取二七枚研服，即当吐出。时珍。

【附方】 新三。**瘴疟寒热**相思子十四枚，水研服，取吐立瘥。千金。**猫鬼野道**眼见猫鬼，及耳有所闻。用相思子、蓖麻子、巴豆各一枚，朱砂末、蜡各四铢，合捣，丸如麻子大，服之。即以灰围患人，面前着一斗灰火，吐药入火中，沸即画十字于火上，其猫鬼者死也。千金方。**解中蛊毒**必效方用未钻相思子十四枚，杵碎为末。温水半盏，和服。欲吐抑之勿吐，少顷当大吐。非常轻者，但服七枚，神效。外台秘要。

猪腰子《纲目》

【集解】〔时珍曰〕猪腰子生柳州。蔓生结荚，内子大若猪之内肾，状酷似之，长三四寸，色紫而肉坚。彼人以充土宜，馈送中土。

【气味】 甘、微辛，无毒。

【主治】 一切疮毒及毒箭伤。研细，酒服一二钱，并涂之。时珍。

石瓜《纲目》

【集解】〔时珍曰〕石瓜出四川峨眉山中及芒部地方。其树修干，树端挺叶，肥滑如冬青，状似桑。其花浅黄色。结实如缀，长而不圆，壳裂则子见，其形似瓜，其坚如石，煮液黄色。

【气味】 苦，平，微毒。

【主治】 心痛。煎汁，洗风痹。时珍。

本草纲目木部目录第三十六卷

木之三灌木类五十一种

桑本经　柘嘉祐　奴柘拾遗　楮别录　枳本经　即枳实枳壳　枸橘纲目　卮子本经　木戟附　酸枣本经　白棘本经　蕤核本经　山茱萸本经　胡颓子拾遗　即卢都子　金樱子蜀本　郁李本经　鼠李本经　即牛李子　女贞本经　冬青纲目　枸骨纲目　卫矛本经　山矾纲目　梫木拾遗　南烛开宝　五加本经　枸杞 地骨皮本经　溲疏本经　杨栌唐本　石南本经　牡荆别录　蔓荆本经　栾荆唐本　石荆拾遗　紫荆开宝　木槿日华　扶桑纲目　木芙蓉纲目　山茶纲目　蜡梅纲目　伏牛花开宝　密蒙花开宝　木绵纲目　柞木嘉祐　黄杨木纲目　不凋木拾遗　卖子木唐本　木天蓼唐本　放杖木拾遗　接骨木唐本　灵寿木拾遗　樀木拾遗　木麻拾遗　大空唐本

上附方旧八十七，新二百零七

本草纲目木部第三十六卷

木之三 | 灌木类五十一种

桑《本经》中品

【释名】 **子名椹。**〔时珍曰〕徐锴说文解字云：叒音若，东方自然神木之名，其字象形。桑乃蚕所食叶之神木，故加木于叒下而别之。典术云：桑乃箕星之精。

【集解】〔颂曰〕方书称桑之功最神，在人资用尤多。尔雅云：桑辨有葚者栀。又云：女桑，桋桑。槧桑，山桑。郭璞云：辨，半也。葚与椹同。一半有椹，一半无椹，名栀。俗间呼桑之小而条长者，皆为女桑。其山桑似桑，材中弓弩；槧桑丝中琴瑟，皆材之美者也。他木鲜及之。〔时珍曰〕桑有数种：有白桑，叶大如掌而厚；鸡桑，叶花而薄；子桑，先椹而后叶；山桑，叶尖而长。以子种者，不若压条而分者。桑生黄衣，谓之金桑。其木必将槁矣。种树书云：桑以构接则桑大。桑根下埋龟甲，则茂盛不蛀。

△桑根白皮

【修治】〔别录曰〕采无时。出土上者杀人。〔弘景曰〕东行桑根乃易得，而江边多出土，不可轻信。〔时珍曰〕古本草言桑根见地上者名马领，有毒杀人。旁行出土者名伏蛇，亦有毒而治心痛。故吴淑事类赋云：伏蛇疗疾，马领杀人。〔敩曰〕凡使，采十年以上向东畔嫩根，铜刀刮去青黄薄皮一重，取里白皮切。焙干用。其皮中涎勿去之，药力俱在其上也。忌铁及铅。或云：木之白皮亦可用。煮汁染褐色，久不落。

【气味】 **甘，寒，无毒。**〔权曰〕平。〔大明曰〕温。〔元素曰〕苦、酸。〔杲曰〕甘、辛，寒。可升可降，阳中阴也。〔好古曰〕甘厚而辛薄，入手太阴经。〔之才曰〕续断、桂心、麻子为之使。

【主治】 **伤中，五劳六极，羸瘦，崩中绝脉，补虚益气。**本经。**去肺中水气，唾血热渴，水肿腹满胪胀，利水道，去寸白，可以缝金疮。**别录。**治肺气喘满，虚劳客热头痛，内补不足。**甄权。**煮汁饮，利五脏。入散用，下一切风气水气。**孟诜。**调中下气，消痰止渴，开胃下食，杀腹脏虫，止霍乱吐泻。研汁，治小儿天吊惊痫客忤。及傅鹅口疮，大验。**大明。**泻肺，利大小肠，降气散血。**时珍。

本草纲目木部第三十六卷 一 木之三 灌木类五十一种

【发明】〔杲曰〕桑白皮，甘以固元气之不足而补虚，辛以泻肺气之有余而止嗽。又云：桑白皮泻肺，然性不纯良，不宜多用。〔时珍曰〕桑白皮长于利小水，乃实则泻其子也。故肺中有水气及肺火有余者宜之。十剂云：燥可去湿，桑白皮、赤小豆之属是矣。宋医钱乙治肺气热盛，咳嗽而后喘，面肿身热，泻白散：用桑白皮炒一两，地骨皮焙一两，甘草炒半两。每服一二钱，入粳米百粒，水煎，食后温服。桑白皮、地骨皮皆能泻火从小便去，甘草泻火而缓中，粳米清肺而养血。此乃泻肺诸方之准绳也。元医罗天益言其泻肺中伏火而补正气。泻邪所以补正也。若肺虚而小便利者，不宜用之。〔颂曰〕桑白皮作线缝金疮肠出，更以热鸡血涂之。唐·安金藏剖腹，用此法而愈。

【附方】旧八，新六。**咳嗽吐血**甚者殷鲜。桑根白皮一斤，米泔浸三宿，刮去黄皮，剉细，入糯米四两，焙干为末。每服一钱，米饮下。经验方。**消渴尿多**入地三尺桑根，剥取白皮炙黄黑，剉，以水煮浓汁，随意饮之。亦可入少米。勿用盐。肘后方。**产后下血**炙桑白皮，煮水饮之。肘后方。**血露不绝**锯截桑根，取屑五指撮，以醇酒服之。日三服。肘后方。**坠马拗损**桑根白皮五斤，为末。水一升煎膏，傅之便止。已后亦无宿血，终不发动。经验后方。**金刃伤疮**新桑白皮烧灰，和马粪涂疮上，数易之。亦可煮汁服之。广利方。**杂物眯眼**新桑根皮洗净，捶烂入眼，拨之自出。圣惠方。**发鬓堕落**桑白皮剉二升。以水淹浸，煮五六沸，去滓，频频洗沐，自不落也。圣惠方。**发槁不泽**桑根白皮、柏叶各一斤，煎汁沐之即润。圣惠方。**小儿重舌**桑根白皮煮汁，涂乳上饮之。子母秘录。**小儿流涎**脾热也。胸膈有痰。新桑根白皮捣自然汁涂之，甚效。干者煎水。圣惠方。**小儿天吊**惊痫客忤。家桑东行根取研汁服。圣惠方。**小儿火丹**桑根白皮煮汁浴之。或为末，羊膏和涂之。千金方。**石痈坚硬**不作脓者，蜀桑白皮阴干为末，烊胶和酒调傅，以软为度。千金方。

皮中白汁

【主治】小儿口疮白漫，拭净涂之便愈。又涂金刃所伤燥痛，须臾血止，仍以白皮裹之。甚良。苏颂。涂蛇、蜈蚣、蜘蛛伤，有验。取枝烧沥，治大风疮疥，生眉、发。时珍。

【附方】旧一，新三。**小儿鹅口**桑皮汁，和胡粉涂之。子母秘录。**小儿唇肿**桑木汁涂之。即愈。圣惠方。**解百毒气**桑白汁一合服之，须臾吐利自出。肘后方。**破伤中风**桑沥、好酒，对和温服，以醉为度。醒服消风散。摘玄方。

** 桑椹一名文武实。

【主治】单食，止消渴。苏恭。利五脏关节，通血气，久服不饥，安魂镇神，

桑

令人聪明，变白不老。多收暴干为末。蜜丸日服。藏器。**捣汁饮，解中酒毒。酿酒服，利水气消肿。**时珍。

【发明】〔宗奭曰〕本经言桑甚详，然独遗乌椹，桑之精英尽在于此。采摘微研，以布滤汁，石器熬成稀膏，量多少入蜜熬稠，贮瓷器中。每抄一二钱，食后、夜卧，以沸汤点服。治服金石发热口渴，生精神，及小肠热，其性微凉故也。仙方日干为末，蜜和为丸，酒服亦良。〔时珍曰〕椹有乌、白二种。杨氏产乳云，孩子不得与桑椹，令儿心寒，而陆玑诗疏云，鸠食桑椹多则醉伤其性，何耶？四民月令云：四月宜饮桑椹酒，能理百种风热，其法用椹汁三斗，重汤煮至一斗半，入白蜜二合，酥油一两，生姜一合，煮令得所，瓶收。每服一合，和酒饮之。亦可以汁熬烧酒，藏之经年，味力愈佳。史言魏武帝军乏食，得干椹以济饥。金末大荒，民皆食椹，获活者不可胜计，则椹之干湿皆可救荒，平时不可不收采也。

【附方】旧一，新六。**水肿胀满**水不下则满溢。水下则虚竭还胀，十无一活，宜用桑椹酒治之。桑心皮切，以水二斗，煮汁一斗，入桑椹再煮，取五升，以糯饭五升，酿酒饮。普济方。**瘰疬结核**文武膏：用文武实即桑椹子二斗，黑熟者，以布取汁，银、石器熬成膏。每白汤调服一匙，日三服。保命集。**诸骨哽咽**红椹子细嚼，先咽汁，后咽滓，新水送下。干者亦可。圣惠方。**小儿赤秃**桑椹取汁，频服。千金方。**小儿白秃**黑葚入罂中曝三七日，化为水，洗之，三七日神效。圣济录。**拔白变黑**黑葚一斤，蝌蚪一斤，瓶盛封闭，悬屋东头一百日，尽化为黑泥，以染白发如漆。陈藏器本草。**发白不生**黑熟桑椹，水浸日晒，搽涂，令黑而复生也。千金方。**阴证腹痛**桑椹绢包风干，过伏天，为末。每服三钱，热酒下。取汗。集简方。

**叶

【气味】苦、甘，寒，有小毒。〔大明曰〕家桑叶：暖，无毒。

【主治】**除寒热，出汗。**本经。**汁：解蜈蚣毒。**别录。**煎浓汁服，能除脚气水肿，利大小肠。**苏恭。**炙熟煎饮，代茶止渴。**孟诜。**煎饮。利五脏，通关节，下气。嫩叶煎酒服，治一切风。蒸熟捣，罯风痛出汗，并扑损瘀血。捣烂，涂蛇、虫伤。**大明。**研汁，治金疮及小儿吻疮。煎汁服，止霍乱腹痛吐下，亦可以干叶煮之。鸡桑叶：煮汁熬膏服，去老风及宿血。**藏器。**治劳热咳嗽，明目长发。**时珍。

【发明】〔颂曰〕桑叶可常服。神仙服食方：以四月桑茂盛时采叶，又十月霜后三分，二分已落时，一分在者，名神仙叶，即采取，与前叶同阴干捣末，丸、散任服。或煎水代茶饮之。又霜后叶煮汤，淋渫手足，去风痹殊胜。又微炙和桑衣煎服。治痢及金疮诸损伤，止血。〔震亨曰〕经霜桑叶研末，米饮服，止盗汗。〔时珍曰〕桑叶乃手、足阳明之药，汁煎代茗，能止消渴。

【附方】旧二，新十一。**青盲洗法**昔武胜军宋促孚患此二十年，用此法，二年目明如故。新研青桑叶阴干，逐月按日就地上烧存性，每以一合，于瓷器内煎减二分，倾出澄清，温热洗目，至百度，屡试有验，正月初八。二月初八，三月初六，四月初四，五月初六，六月初二，七月初七，八月二十，九月十二，十月十三，十一月初二，十二月三十。普济方。**风眼下泪**腊月不落桑叶煎汤，日日温洗。或入芒硝。集简方。**赤眼涩痛**桑叶为末，纸卷烧烟熏鼻取效，海上方也。普济方。**头发不长**桑叶、麻叶煮泔水沐之。七次可长数尺。千金。**吐血不止**晚桑叶焙研。凉茶服三钱。只一服止。后用补肝肺药。圣济总录。**小儿渴疾**桑叶不拘多少，逐片染生蜜，绵系蒂上，绷，阴干细切，煎汁日饮代茶。胜金方。**霍乱转筋**入腹烦闷。桑叶一握，煎饮，一二服立定。圣惠方。**大肠脱肛**黄皮桑树叶三升，水煎过。带温罨纳之。仁斋直指方。**肺毒风疮**状如大风。绿云散：用好桑叶净洗，蒸熟一宿，日干为末。水调二钱匕服。经验方。**痈口不敛**经霜黄桑叶为末。傅之。直指方。**穿掌肿毒**新桑叶研烂，盦之即愈。通玄论。**汤火伤疮**经霜桑叶烧存性，为末。油和傅之。三日愈。医学正传。**手足麻木**不知痛痒。霜降后桑叶煎汤，频洗。救急方。

△枝

【气味】苦，平。

【主治】遍体风痒干燥，水气脚气风气，四肢拘挛，上气眼运，肺气咳嗽，消食利小便，久服轻身，聪明耳目，令人光泽。疗口干及痈疽后渴，用嫩条细切一升，熬香煎饮，亦无禁忌。久服，终身不患偏风。苏颂。出近效方，名桑枝煎。一法：用花桑枝寸剉，炒香，瓦器煮减一半，再入银器。重汤熬减一半。或入少蜜亦可。

【发明】〔颂曰〕桑枝不冷不热，可以常服。抱朴子言：仙经云，一切仙药，不得桑煎不服。〔时珍曰〕煎药用桑者，取其能利关节，除风寒湿痹诸痛也。观灵枢经治寒痹内热，用桂酒法，以桑炭炙布巾，熨痹处；治口僻用马膏法，以桑钩钩其口，及坐桑灰上，皆取此意也。又痈疽发背不起发，或瘀肉不腐溃，及阴疮、瘰疬、流注、臁疮、顽疮、恶疮久不愈者，用桑木灸法，未溃则拔毒止痛，已溃则补接阳气，亦取桑通关节，去风寒，火性畅达，出郁毒之意。其法以干桑木劈成细片，扎作小把，然火吹息，灸患处。每吹灸片时，以瘀肉腐动为度。内服补托药，诚良方也。又按赵溍养疴漫笔云：越州一学录少年苦嗽，百药不效。或令用南向

桑

柔桑条一束。每条寸折纳锅中，以水五碗，煎至一碗，盛瓦器中，渴即饮之。服一月而愈。此亦桑枝煎变法尔。

【附方】 旧一，新五。**服食变白**久服通血气，利五脏。鸡桑嫩枝，阴干为末。蜜和作丸。每日酒服六十丸。圣惠方。**水气脚气**桑条二两炒香，以水一升，煎二合，每日空心服之，亦无禁忌。圣济总录。**风热臂痛**桑枝一小升切炒，水三升，煎二升，一日服尽。许叔微云：常病臂痛，诸药不效，服此数剂寻愈。观本草切用及图经言其不冷不热，可以常服；抱朴子言一切仙药，不得桑枝煎不服，可知矣。本事方。**解中蛊毒**令人腹内坚痛，面黄青色，淋露骨立，病变不常，桑木心剉一斛，着釜中，以水淹三斗，煮取二斗澄清，微火煎得五升，空心服五合，则吐蛊毒出也。肘后方。**刺伤手足**犯露水肿痛，多杀人。以桑枝三条，燶火炮热断之。以头熨疮上令热，冷即易之。尽二条则疮自烂。仍取韭白或薤白傅上。急以帛裹之。有肿更作。千金方。**紫白癜风**桑枝十斤，益母草三斤，水五斗，漫煮至五斤，去滓再煎成膏，每卧时温酒调服半合，以愈为度。圣惠方。

桑柴灰

【气味】 辛，寒，有小毒。〔诜曰〕淋汁入炼五金家用，可结汞、伏硫�硇。

【主治】 蒸淋取汁为煎，与冬灰等分，同灭痣疣黑子，蚀恶肉。煮小豆食，大下水胀。傅金疮，止血生肌。苏恭。桑霜：治噎食积块。时珍。

【附方】 旧六，新六。**目赤肿痛**桑灰一两，黄连半两，为末。每以一钱泡汤，澄清洗之。圣济总录。**洗青盲眼**正月八，二月八，三月六，四月四，五月五，六月二，七月七，八月二十，九月十二，十月十七，十一月二十六，十二月三十日，每遇上件神日，用桑柴灰一合，煎汤沃之。于瓷器中，澄取极清，稍热洗之。如冷即重汤顿温。不住手洗。久久视物如鹰鹘也。一法以桑灰、童子小便和作丸。每用一丸，泡汤澄洗。龙木论。**尸注鬼注**其病变动，乃有三十六种至九十九种，使人寒热淋沥，恍惚默默，不的知所苦，累年积月，以至于死。复传亲人。宜急治之。用桑树白皮曝干，烧灰二斗，着甑中蒸透，以釜中汤三四斗，淋之又淋，凡三度极浓。澄清止取二斗，以渍赤小豆二斗一宿，曝干复渍，灰汁尽乃止。以豆蒸熟，或羊肉或鹿肉作羹，进此豆饭，初食一升至二升，取饱。微者三四斗愈。极者七八斗愈。病去时。体中自觉疼痒淫淫。若根本不尽，再为之。神效方也。肘后方。**腹中癥瘕**方见介部鳖下。**身面水肿**坐卧不得。取东引花桑枝，烧灰淋汁，煮赤小豆。每饥即饱食之，不得吃汤饮。梅师方。**面上痣疵**寒食前后，取桑条烧灰淋汁，入石灰熬膏，以自己唾调点之，自落也。皆效方。**白癜驳风**桑柴灰二斗,甑内蒸之,取釜内热汤洗。不过五六度瘥。圣惠方。**大风恶疾**眉发脱落,以桑柴灰汤淋取汁,洗头面,以大豆水研浆,解释灰味,弥佳。次用熟水,入绿豆面灌之。三日一洗头,一日一洗面。不过十度良。圣惠方。**狐尿刺人**肿痛欲死。热桑灰汁渍之。冷即易。肘后方。**金疮作痛**桑柴灰筛细,傅之。梅师方。**疮伤风水**肿痛入腹则杀人。以桑灰淋汁渍之,冷复易。梅师方。**头风白屑**桑灰淋汁沐之,神良。圣惠方。

桑耳　桑黄见菜部木耳。

桑花见草部苔类。

桑寄生见后寓木类。

桑柴火见火部。

桑螵蛸见虫部。

桑蠹见虫部。

柘宋《嘉祐》

【释名】〔时珍曰〕按陆佃埤雅云:柘宜山石,柞宜山阜。柘之从石,其取此义欤?

【集解】〔宗奭曰〕柘木里有纹,亦可旋为器。其叶可饲蚕,曰柘蚕,然叶硬不及桑叶。入药以无刺者良。〔时珍曰〕处处山中有之。喜丛生,干疏而直,叶丰而厚,团而有尖。其叶饲蚕,取丝作琴瑟,清响胜常。尔雅所谓棘茧,即此蚕也。考工记云:弓人取材以柘为上。其实状如桑子,而圆粒如椒,名佳子。佳音锥。其木染黄赤色,谓之柘黄,天子所服。相感志云:柘木以酒醋调矿灰涂之,一宿则作间道乌木文。物性相伏也。

木白皮　东行根白皮

【气味】甘,温,无毒。

【主治】妇人崩中血结,疟疾。大明。煮汁酿酒服,主风虚耳聋,补劳损虚赢,腰肾冷,梦与人交接泄精者。藏器。

【发明】〔时珍曰〕柘能通肾气,故圣惠方治耳鸣耳聋一二十年者,有柘根酒,用柘根二十斤,菖蒲五斗,各以水一石,煮取汁五斗。故铁二十斤煅赤,以水五斗浸取清。合水一石五斗,用米二石,曲二斗,如常酿酒成。用真磁石三斤为末,浸酒中三宿,日夜饮之。取小醉而眠。闻人声乃止。

【附方】新二。**飞丝入目**柘浆点之。以绵蘸水拭去。医学纲目。**洗目令**

柘

明栌木煎汤，按日温洗。自寅至亥乃止，无不效者。正月初二，二月初二，三月不洗。四月初五，五月十五，六月十一，七月初七。八月初二，九月初二，十月十九，十一月不洗，十二月十四日，徐神翁方也。海上方。**小儿鹅口重舌。**栌根五斤剉，水五升，煮二升，去滓，煎取五合，频涂之。无根，弓材亦可。千金方。

奴柘《拾遗》

【集解】〔藏器曰〕生江南山野。似柘，节有刺，冬不凋。〔时珍曰〕此树似柘而小，有刺。叶亦如柞叶而小，可饲蚕。

　刺

【气味】 苦，小温，无毒。

【主治】 老妇血瘕，男子疝癖闷痞。取刺和三棱草、马鞭草作煎，如稠糖。病在心，食后；在脐，空心服。当下恶物。藏器。

楮《别录》上品

【释名】 穀音媾。亦作构。**穀桑。**〔颂曰〕陆玑诗疏云：构，幽州谓之穀桑，或曰楮桑。荆扬、交广谓之穀。〔时珍曰〕楮本作柠，其皮可绩为纻故也。楚人呼乳为穀，其木中白汁如乳，故以名之。陆佃埤雅作穀米之穀，训为善者，误矣。或以楮、构为二物者，亦误矣。详下文。

【集解】〔别录曰〕楮实生少室山，所在有之。八月、九月采实日干，四十日成。〔弘景曰〕此即今构树也。南人呼穀纸亦为楮纸。武陵人作穀皮衣。甚坚好。〔恭曰〕此有二种：一种皮有斑花文，谓之斑穀，今人用皮为冠者；一种皮白无花，枝叶大相类。但取其叶似葡萄叶作瓣而有子者为佳。其实初夏生，大如弹丸，青绿色，至六七月渐深红色，乃成熟。八九月采，水浸去皮、穰，取中子。段成式酉阳杂俎云：谷田久废必生构。叶有瓣曰楮，无曰构。陆氏诗疏云：江南人绩其皮以为布。又捣以为纸，长数丈，光泽甚好。又食其嫩芽，以当菜茹。今楮纸用之最博，楮布不见有之。医方但贵楮实，余亦稀用。〔大明曰〕皮斑者是楮，皮白者是穀。〔时珍曰〕按许慎说文言楮、穀乃一种也。不必分别，惟辨雌雄耳。雄者皮斑而叶无桠叉，三月开花成长穗，如柳花状，不结实，歉年人采花食之。雌者皮白而叶有桠叉，亦开碎花。结实如杨梅，半熟时水澡去子，蜜煎作果食。二种树并易生，叶多涩毛。南人剥皮捣煮造纸，亦缉练为布，不坚易朽。裴渊广州记言：蛮夷取穀皮熟捶为揭里屬布，以拟毡，甚暖也。其木腐后生菌耳，味甚佳好。

楮实亦名**穀实**别录**楮桃**纲目。

【修治】〔敩曰〕采得后，水浸三日，搅旋投水，浮者去之。晒干。以酒浸一伏时了，蒸之。从巳至亥，焙干用。经验方煎法：六月六日，取穀子五升，以水一斗，煮取五升，去滓，微火煎如饧用。

【气味】 甘，寒，无毒。

【主治】 阴痿水肿，益气充肌明目。久服，不饥不老，轻身。别录。**壮筋骨，助阳气，补虚劳，健腰膝，益颜色**。大明。

【发明】〔弘景曰〕仙方采捣取汁和丹用，亦干服，使人通神见鬼。〔颂曰〕仙方单服，其实正赤时，收子阴干，筛末，水服二钱匕，益久乃佳。抱朴子云：楮木实赤者服之，老者成少。令人彻视见鬼神。道士梁须年七十，服之更少壮，到百四十岁，能行及走马。〔时珍曰〕别录载楮实功用大补益，而修真秘旨书言久服令人成骨软之痿。济生秘览治骨鲠，用楮实煎汤服之。岂非软骨之徵乎？按南唐书云：烈祖食饴喉中噎，国医莫能愈。吴廷绍独请进楮实汤，一服疾失去。群医他日取用皆不验。扣廷绍。答云：噎因甘起，故以此治之。愚谓此乃治骨鲠软坚之义尔。群医用药治他噎，故不验也。

【附方】 新六。**水气蛊胀**楮实子丸，以洁净府。用楮实子一斗，水二斗，熬成膏，茯苓三两，白丁香一两半，为末，以膏和丸梧子大。从少至多，服至小便清利，胀减为度。后服治中汤养之。忌甘苦峻补及发动之物。洁古活法机要。**肝热生翳**楮实子研细，食后蜜汤服一钱，日再服。直指方。**喉痹喉风**五月五日，或六月六日、七月七日，采楮桃阴干。每用一个为末。井华水服之。重者以两个。集简方。**身面石疽**状如痤疖而皮厚。穀子捣，傅之。外台秘要。**金疮出血**穀子捣，傅之。外台秘要。**目昏难视**楮桃、荆芥穗各五百枚，为末，炼蜜丸弹子大。食后嚼一丸，薄荷汤送下，一日三服。卫生易简方。

叶

【气味】 甘，凉，无毒。

【主治】 小儿身热，食不生肌。可作浴汤。又主恶疮生肉。别录。治刺风身痒。大明。治鼻衄数升不断者，捣汁三升，再三服之，良久即止。嫩芽茹之。去四肢风痹，赤白下痢。苏颂。**炒研搜面作馎饦食之。主水痢**。甄权。**利小便，去风湿肿胀，白浊疝气瘿疮**。时珍。

【附方】 旧五，新十二。**水谷下痢**见果部橡实下。**老少瘴痢**日夜百余度者。

楮

1519

取干楮叶三两熬，捣为末，每服方寸匕，乌梅汤下。日再服。取羊肉裹末，纳肛中，利出即止。杨炎南行方。**小儿下痢**赤白，作渴，得水呕逆者。构叶炙香，以饮浆半升浸至水绿，去叶，以木瓜一个切，纳汁中，煮二三沸，细细饮之。子母秘录。**脱肛不收**五花构叶阴干为末。每服二钱，米饮调下。兼涂肠头。圣惠方。**小便白浊**构叶为末，蒸饼丸梧子大。每服三十丸，白汤下。经验良方。**通身水肿**楮枝叶煎汁如饧，空腹服一匕，日三服。圣惠方。**虚肥面肿**积年气上如水病，但脚不肿，用榖楮叶八两，以水一斗，煮取六升，去滓，纳米煮粥，常食勿绝。外台秘要。**卒风不语**榖枝叶剉细，酒煮沫出，随多少，日匕饮之。肘后方。**人耽睡卧**花榖叶晒，研末。汤服一二钱，取瘥止。杨尧辅方。**吐血鼻血**楮叶捣汁一二升，旋旋温饮之。圣惠方。**一切眼翳**三月收榖木软叶，晒干为末，入麝香少许，每以黍米大注眦内，其翳自落。圣惠方。**木肾疝气**楮叶、雄黄等分，为末，酒糊丸梧子大。每盐酒下五十丸。医学集成。**疝气入囊**五月五日采榖树叶，阴干为末。每服一二匙，空心温酒下。简便方。**癣疮湿痒**楮叶捣傅。圣惠方。**痔瘘肿痛**楮叶半斤，捣烂封之。集简方。**蝮蛇螫伤**楮叶、麻叶合捣，取汁渍之。千金方。**鱼骨哽咽**楮叶捣汁啜之。十便良方。

枝茎

【主治】 隐疹痒，煮汤洗浴。别录。捣浓汁饮半升，治小便不通。时珍。

【附方】 旧一，新一。**头风白屑**楮木作枕，六十日一易新者。外台秘要。**暴赤眼痛**磣涩者，嫩楮枝去叶放地，发烧，以碗覆之。一日取灰泡汤，澄清温洗。圣惠方。

树白皮

【气味】 甘，平，无毒。

【主治】 逐水，利小便。别录。治水肿气满。甄权。喉痹。吴普。煮汁酿酒饮，治水肿入腹，短气咳嗽。为散服，治下血血崩。时珍。

【附方】 旧一，新六。**肠风下血**秋采楮皮阴干为末。酒服三钱，或入麝香少许，日二。普济方。**血痢血崩**楮树皮、荆芥等分，为末。冷醋调服一钱，血崩以煎匕服，神效不可具述。危氏得效方。**男妇肿疾**不拘久近。暴风入腹。妇人新产上圊。风入脏内，腹中如马鞭，短气。楮皮枝叶一大束，切，煮汁酿酒，不断饮之。不过三四日即退，可常服之。千金方。**风水肿浮**一身尽浮。楮皮散：用楮白皮、猪苓、木通各二钱，桑白皮三钱，陈橘皮一钱，生姜三片，水二钟煎服。日一剂。圣济总录。**膀胱石水**四肢瘦削，小腹胀满，构根白皮、桑根白皮各二升，白术四两，黑大豆五升，流水一斗，煮四升，入清酒二升，再煮至三升，日再一匕服之。集验方。**目中翳膜**楮白皮暴干,作一绳子如钗股大,烧灰细研。每点少许,日三五次,瘥乃止。崔氏方。**鱼骨哽咽**楮树嫩皮捣烂为丸。水下二三十丸。卫生易简方。

皮间白汁

【释名】 **构胶**纲目**五金胶漆**。〔大明曰〕能合朱砂为团,故名五金胶漆。〔时珍曰〕构汁最粘。今人用粘金薄。古法粘经书,以楮树汁和白及、飞面调糊,接纸永不脱解,过于胶漆。

【气味】 **甘,平,无毒**。

【主治】 **疗癣**。别录。**傅蛇、虫、蜂、蝎、犬咬**。大明。

【附方】 旧一。**天行病后胀满**两胁刺胀,脐下如水肿,以构树枝汁,随意服之。小便利即消。外台秘要。

楮皮纸见服器部纸。

楮耳见菜部木耳。

枳《本经》中品

校正:并入开宝枳壳。

【释名】 **子名枳实**本经**枳壳**宋开宝。〔宗奭曰〕枳实、枳壳一物也。小则其性酷而速,大则其性详而缓。故张仲景治伤寒仓卒之病,承气汤中用枳实,皆取其疏通、决泄、破结实之义。他方但导败风壅之气,可常服者,故用枳壳,其义如此。〔恭曰〕既称枳实,须合核瓤,今殊不然。〔时珍曰〕枳乃木名。从枳,谐声也。实乃其子,故曰枳实。后人因小者性速,又呼老者为枳壳。生则皮厚而实,熟则壳薄而虚。正如青橘皮、陈橘皮之义。宋人复出枳壳一条,非矣。寇氏以为破结实而名,亦未必然。

【集解】〔别录曰〕枳实生河内川泽,九月、十月采,阴干。〔志曰〕枳壳生商州川谷。九月、十月采,阴干。〔藏器曰〕本经枳实用九月、十月,不如七月、八月,既厚且辛。旧云江南为橘,江北为枳。周礼亦云:橘逾淮而北,为枳。今江南枳、橘俱有,江北有枳无橘。此自别种,非关变易也。〔颂曰〕今洛西、江湖州郡皆有之,以商州者为佳。木如橘而小,高五七尺。叶如橙,多刺。春生白花,至秋成实。七月、八月采者为实,九月、十月采者为壳。今医家以皮厚而小者为枳实,完大者为枳壳,皆以翻肚如盆口状、陈久者为胜。近道所出者,俗呼臭橘,不堪用。

【修治】〔弘景曰〕枳实采,破令干,除核,微炙令干用。以陈者为良,俗方

枳

多用,道家不须。〔敦曰〕枳实、枳壳性效不同。若使枳壳,取辛苦腥并有隙油者,要尘久年深者为佳。并去穰核,以小麦麸炒至麸焦,去麸用。

△枳实

【气味】 苦,寒,无毒。〔别录曰〕酸,微寒。〔普曰〕神农:苦。雷公:酸,无毒。李当之:大寒。〔权曰〕辛、苦。〔元素曰〕性寒味苦,气厚味薄,浮而升微降,阴中阳也。〔杲曰〕沉也。阴也。

【主治】 大风在皮肤中,如麻豆苦痒,除寒热结,止痢,长肌肉,利五脏,益气轻身。本经。除胸胁痰癖,逐停水,破结实,消胀满,心下急痞痛逆气,胁风痛,安胃气,止溏泄,明目。别录。解伤寒结胸,主上气喘咳,肾内伤冷,阴痿而有气,加而用之。甄权。消食,散败血,破积坚,去胃中湿热。元素。

【发明】〔震亨曰〕枳实泻痰,能冲墙倒壁,滑窍破气之药也。〔元素曰〕心下痞及宿食不消,并宜枳实、黄连。〔杲曰〕以蜜炙用,则破水积以泄气,除内热。洁古用去脾经积血。脾无积血,则心下不痞也。〔好古曰〕益气则佐之以人参、白术、干姜,破气则佐之以大黄、牵牛、芒消,此本经所以言益气而复言消痞也。非白术不能去湿,非枳实不能除痞。故洁古制枳术丸方,以调胃脾;张仲景治心下坚大如盘,水饮所作,枳实白术汤,用枳实七枚,术三两,水一斗,煎三升,分三服。腹中软,即消也。余见枳壳下。

【附方】 旧九,新四。**卒胸痹痛**枳实捣末。汤服方寸匕,日三夜一。肘后方。**胸痹结胸**胸痹,心下痞坚,留气结胸,胁下逆气抢心,枳实薤白汤主之。陈枳实四枚,厚朴四两,薤白半斤,栝楼一枚,桂一两,以水五升,先煎枳、朴,取二升,去滓,纳余药,煎三二沸,分温三服,当愈。张仲景金匮要略。**伤寒胸痛**伤寒后,卒胸膈闭痛。枳实麸炒为末。米饮服二钱,日二服。严子礼济生方。**产后腹痛**枳实麸炒、芍药酒炒各二钱,水一盏煎服。亦可为末服。圣惠方。**奔豚气痛**枳实炙为末。饮下方寸匕,日三、夜一。外台秘要。**妇人阴肿**坚痛。枳实半斤碎炒,帛裹熨之,冷即易。子母秘录。**大便不通**枳实、皂荚等分,为末,饭丸,米饮下。危氏得效方。**积痢脱肛**枳实石上磨平,蜜炙黄,更互熨之,缩乃止。千金方。**小儿久痢**水谷不调。枳实捣末,饮服一二钱。广利方。**肠风下血**枳实半斤麸炒,黄芪半斤,为末。米饮非时服二钱匕。糊丸亦可。经验方。**小儿五痔**不以年月。枳实为末,炼蜜丸梧子大。空心饮下三十丸。集验方。**小儿头疮**枳实烧灰,猪脂调涂。圣惠方。**皮肤风疹**枳实醋浸,火炙熨之即消。外台秘要。

△枳壳

【气味】 苦、酸,微寒,无毒。〔权曰〕苦,辛。〔元素曰〕气味升降,与枳实同。〔杲曰〕沉也,阴也。

【主治】 风痹淋痹,通利关节,劳气咳嗽,背膊闷倦,散留结胸膈痰滞,逐水,消胀满大肠风,安胃,止风痛。开宝。遍身风疹,肌中如麻豆恶疮,肠风痔疾,心腹结气,两胁胀虚,关膈壅塞。甄权。健脾开胃,调五脏,下气,止呕逆,消痰,治反胃霍乱泻痢,消食,破癥结痃癖五膈气,及肺气水肿,利大小肠,除风明目。炙热,熨痔肿。大明。泄肺气,除胸痞。元素。治里急后重。时珍。

【发明】〔元素曰〕枳壳破气,胜湿化痰,泄肺走大肠,多用损胸中至高之气,止可二三服而已。禀受素壮而气刺痛者,看在何部经分,以别经药导之。〔杲曰〕气血弱者不可服,以其损气也。〔好古曰〕枳壳主高,枳实主下;高者主气,下者主血。故壳主胸膈皮毛之病,实主心腹脾胃之病,大同小异。朱肱活人书言,治痞宜先用桔梗枳壳汤,非用此治心下痞也。果知误下,气将陷而成痞,故先用此,使不致于痞也。若已成痞而用此,则失之晚矣。不惟不能消痞,反损胸中之气,先之一字有谓也。〔时珍曰〕枳实、枳壳气味功用俱同,上世亦无分别。魏、晋以来,始分实、壳之用。洁古张氏、东垣李氏又分治高治下之说,大抵其功皆能利气。气下则痰喘止,气行则痞胀消,气通则痛刺止,气利则后重除。故以枳实利胸膈,枳壳利肠胃。然张仲景治胸痹痞满,以枳实为要药;诸方治下血痔痢、大肠秘塞、里急后重,又以枳壳为通用,则枳实不独治下,而壳不独治高也。盖自飞门至魄门,皆肺主之,三焦相通,一气而已。则二物分之可也。不分亦无伤,杜壬方载湖阳公主苦难产,有方士进瘦胎饮方。用枳壳四两,甘草二两,为末。每服一钱,白汤点服。自五月后一日一服,至临月,不惟易产,仍无胎中恶病也。张洁古活法机要改以枳术丸日服。令胎瘦易生,谓之束胎丸。而寇宗奭衍义言,胎壮则子有力易生,令服枳壳药反致无力,兼子亦气弱难养,所谓缩胎易产者,大不然也。以理思之,寇氏之说似觉为优。或胎前气盛壅滞者宜用之,所谓八九月胎,必用枳壳、苏梗以顺气,胎前无滞,则产后无虚也。若气禀弱者,即大非所宜矣。〔震亨曰〕难产多见于郁闷安逸之人,富贵奉养之家。古方瘦胎饮,为湖阳公主作也。予妹苦于难产,其形肥而好坐,予思此与公主正相反也。彼奉养之人,其气必实,故耗其气使平则易产。今形肥则气虚,久坐则气不运,当补其母之气。以紫苏饮加补气药,十数帖服之,遂快产。

【附方】 旧三,新十五。伤寒呃噫枳壳半两,木香一钱,为末。每白汤服一钱,未知再服。本事方。老幼腹胀血气凝滞,用此宽肠顺气,名四炒丸。商州

枳

枳壳厚而绿背者，去穰，四两，分作四分：一两用苍术一两同炒，一两用萝卜子一两同炒，一两用干漆一两同炒，一两用茴香一两同炒黄。去四味，只取枳壳为末。以四味煎汁煮面糊，和丸梧子大。每食后，米饮下五十丸。王氏易简方。**消积顺气**治五积六聚，不拘男妇老小，但是气积，并皆治之。乃仙传方也。枳壳三斤去穰，每个入巴豆仁一个，合定扎煮，慢火水煮一日。汤减再加热汤，勿用冷水。待时足汁尽，去巴豆，切片晒干勿炒，为末。醋煮面糊丸梧子大。每服三四十丸，随病汤使。邵真人经验方。**顺气止痢**枳壳炒二两四钱。甘草六钱，为末。每沸汤服二钱。婴童百问。**疏导脚气**即上方。用木瓜汤服。直指方。**小儿秘涩**枳壳煨去穰、甘草各一钱，以水煎服。全幼心鉴。**肠风下血**不拘远年近日。博济方用枳壳烧黑存性五钱，羊胫炭为末三钱，五更空心米饮服。如人行五里，再一服，当日见效。简便方用枳壳一两，黄连五钱，水一钟，煎半钟，空心服。**痔疮肿痛**必效方用枳壳煨熟熨之，七枚立定。本事方用枳壳末入瓶中，水煎百沸，先熏后洗。**怀胎腹痛**枳壳三两麸炒，黄芩一两，每服五钱，水一盏半，煎一盏服。若胀满身重，加白术一两。活法机要。**产后肠出**不收。枳壳煎汤浸之。良久即入也。袖珍方。**小儿惊风**不惊丸：治小儿因惊气吐逆作搐。痰涎壅塞，手足掣疭，眼睛斜视。枳壳去穰麸炒、淡豆豉等分，为末。每服一字，甚者半钱。急惊，薄荷自然汁下。慢惊，荆芥汤入酒三五点下。日三服。陈文中小儿方。**牙齿疼痛**枳壳浸酒含漱。圣惠方。**风疹作痒**枳壳三两，麸炒为末。每服二钱，水一盏，煎六分，去滓温服。仍以汁涂。经验方。**小儿软疖**大枳壳一个去白，磨口平，以面糊抹边合疖上。自出脓血尽，更无痕也。危氏得效方。**利气明目**枳壳麸炒一两为末，点汤代茶。普济方。**下早成痞**伤寒阴证，下早成痞，心下满而不痛，按之虚软。枳壳、槟榔等分，为末。每服三钱，黄连汤调下。宣明方。**胁骨疼痛**因惊伤肝者，枳壳一两麸炒，桂枝生半两，为细末。每服二钱。姜枣汤下。本事方。

　　枳茹树皮也。或云：枳壳上刮下皮也。

　　【主治】　中风身直，不得屈伸反复，及口僻眼斜。刮皮一升，酒三升，渍一宿，每温服五合，酒尽再作。苏颂。**树茎及皮**：主水胀暴风，骨节疼急。弘景。

　　根皮

　　【主治】　浸酒，漱齿痛。甄权。煮汁服，治大便下血。末服，治野鸡病有血。藏器。

　　嫩叶

　　【主治】　煎汤代茶，去风。时珍。出茶谱。

枸橘《纲目》

【释名】 臭橘。

【集解】〔时珍曰〕枸橘处处有之，树、叶并与橘同，但干多刺。三月开白花，青蕊不香。结实大如弹丸，形如枳实而壳薄，不香。人家多收种为藩蓠，亦或收小实，伪充枳实及青橘皮售之，不可不辨。

叶

【气味】 辛，温，无毒。

【主治】 下痢脓血后重，同萆薢等分炒存性研，每茶调二钱服。又治喉瘘，消肿导毒。时珍。

【附方】 新一。**咽喉怪证**咽喉生疮，层层如叠，不痛，日久有窍出臭气，废饮食。用臭橘叶煎汤连服。必愈。夏子益奇病方。

刺

【主治】 风虫牙痛，每以一合煎汁含之。时珍。

橘核

【主治】 肠风下血不止。同樗根白皮等分炒研，每服一钱，皂荚子煎汤调服。时珍。

【附方】 新一。**白疹瘙痒**遍身者。小枸橘细切，麦麸炒黄为末。每服二钱，酒浸少时，饮酒，初以枸橘煎汤洗患处。救急方。

树皮

【主治】 中风强直，不得屈伸。细切一升，酒二升，浸一宿。每日温服半升。酒尽再作。时珍。

卮子《本经》中品

【释名】 **木丹**本经**越桃**别录**鲜支**纲目**花名薝蔔**。〔时珍曰〕卮，酒器也。卮子象之，故名。俗作栀。司马相如赋云：鲜支黄烁。注云：鲜支即支子也。佛书称其花为薝蔔，谢灵运谓之林兰，曾端伯呼为禅友。或曰：薝蔔金色，非栀子也。

【集解】〔别录曰〕栀子生南阳川谷。九月采实，暴干。〔弘景曰〕处处有之。亦两三种小异，以七棱者为良。经霜乃取，入染家用，于药甚稀。〔颂曰〕今南方及西蜀州郡皆有之。木高七八尺。叶似李而厚硬，又似樗蒲子。二三月生白花，花皆六出。甚芬香，俗说即西域薝蔔也。夏秋结实如诃子状，生青熟黄，中仁深红。南人竞种以售利。史记·货殖传云：栀、茜千石，与千户侯等。言获利博也。入药用山栀子，方书所谓越桃也，皮薄而圆小，刻房七棱至九棱者为佳。其大而长者，雷敩炮炙论谓之伏尸栀子，入药无力。〔时珍曰〕栀子叶如兔耳，厚而深绿，春荣秋瘁。入夏开花，大如酒杯，白瓣黄蕊，随即结实，薄皮细子有须，霜后收之。蜀中有红栀子，花烂红色，其实染物则赭红色。

【修治】〔敩曰〕凡使须要如雀脑，并须长有九路赤色者为上。先去皮须取仁，以甘草水浸一宿，漉出焙干，捣筛为末用。〔震亨曰〕治上焦、中焦连壳用，下焦去壳，洗去黄浆，炒用。治血病，炒黑用。〔好古曰〕去心胸中热，用仁；去肌表热，用皮。

【气味】 苦，寒，无毒。〔别录曰〕大寒。〔元素曰〕气薄味厚，轻清上行，气浮而味降，阳中阴也。〔杲曰〕沉也，阴也。入手太阴肺经血分。丹书：栀子柔金。

【主治】 五内邪气，胃中热气，面赤酒疱齄鼻，白癞赤癞疮疡。本经。疗目赤热痛，胸心大小肠大热，心中烦闷。别录。去热毒风，除时疾热，解五种黄病，利五淋，通小便，解消渴，明目。主中恶，杀䗪虫毒。甄权。解玉支毒。弘景。羊踯躅也。主喑哑，紫癜风。孟诜。治心烦懊憹不得眠，脐下血滞而小便不利。元素。泻三焦火，清胃脘血，治热厥心痛，解热郁，行结气。震亨。治吐血衄血，血痢下血血淋，损伤瘀血，及伤寒劳复，热厥头痛，疝气，汤火伤。时珍。

【发明】〔元素曰〕栀子轻飘而象肺，色赤而象火，故能泻肺中之火。其用有四：心经客热，一也；除烦躁，二也；去上焦虚热，三也；治风，四也。〔震亨曰〕栀子泻三焦之火，及痞块中火邪，最清胃脘之血。其性屈曲下行，能降火从小便中泄去。凡心痛稍久，不宜温散，反助火邪。故古方多用栀子以导热药，则邪易伏而病易退。〔好古曰〕本草不言栀子能吐，仲景用为吐药。栀子本非吐药，为邪气在上，拒而不纳，食令上吐，则邪因以出，所谓其高者因而越之也。或用为利小便药，实非利小便，乃清肺也。肺清则化行，而膀胱津液之府，得此气化而出也。本草言治大小肠热，乃辛与庚合，又与丙合，又能泄戊，先入中州故也。仲景治烦躁用栀子豉汤，烦者气也，躁者血也。气主肺，血主肾，故用栀子以治肺烦，香豉以治肾躁。〔杲曰〕仲景以栀子色赤味苦，入心而治烦；香豉色黑味咸，入肾而治躁。〔宗奭曰〕仲景治伤寒发汗吐下后，虚烦不得眠；若剧者，必反覆颠倒，心中懊憹，栀子豉汤治之。因其虚，故不用大黄，有寒毒故也。栀子虽寒而无毒，治胃中热气，既亡血亡津液，腑脏无润养，内生虚热，非此物不可去也。又治心经留热，小便赤涩，用去皮栀子火煨、大黄、连翘、炙甘草等分末之，水煎三钱服，无不利也。〔颂曰〕张仲景及古今名医治发黄，皆用栀子、茵陈、甘草、香豉四物作汤饮。又治大病后劳复，皆用栀子、鼠矢等汤，利小便而愈。其方极多，不可悉载。

【附方】旧十，新十七。**鼻中衄血**山栀子烧灰吹之。屡用有效。黎居士易简方。**小便不通**栀子仁十四个，独头蒜一个，沧盐少许，捣贴脐及囊，良久即通。普济方。**血淋涩痛**生山栀子末、滑石等分，葱汤下。经验良方。**下利鲜血**栀子烧灰。水服一钱匕。食疗本草。**酒毒下血**老山栀子仁焙研，每新汲水服一钱匕。圣惠方。**热毒血痢**栀子十四枚，去皮捣末，蜜丸梧子大。每服三丸，日三服，大效。亦可水煎服。肘后方。**临产下痢**栀子烧研，空心热酒服一匙，甚者不过五服。胜金方。**妇人胎肿**属湿热。山栀子一合炒研。每服二三钱，米饮下。丸服亦可。丹溪方。**热水肿疾**山栀子仁炒研，米饮服三钱。若上焦热者，连壳用。丹溪纂要。**霍乱转筋**心腹胀满，未得吐下。栀子二七枚烧研，熟酒服之立愈。肘后方。**冷热腹痛**疗刺，不思饮食。山栀子、川乌头等分，生研为末，酒糊丸如梧子大。每服十五丸，生姜汤下。小腹痛，茴香汤下。博济方。**胃脘火痛**大山栀子七枚或九枚炒焦，水一盏，煎七分，入生姜汁饮之，立止。复发者，必不效。用玄明粉一钱服，立止。丹溪纂要。**五脏诸气**益少阴血。用栀子炒黑研末，生姜同煎，饮之甚捷。丹溪纂要。**五尸注病**冲发心胁刺痛，缠绵无时，栀子三七枚烧末，水服。肘后方。**热病食复**及交接后发动欲死，不能语。栀子三十枚，水三升，煎一升服，令微汗。梅师方。**小儿狂躁**蓄热在下，身热狂躁，昏迷不食。栀子仁七枚，豆豉五钱，水一盏，煎七分，服之。或吐或不吐，立效。阎孝忠集效方。**盘肠钓气**越桃仁半两，草乌头少许，同炒过。去草乌，入白芷一钱，为末。每服半钱，茴香葱白酒下。普济方。**赤眼肠秘**山栀子七个，钻孔煨熟，水一升，煎半升，去滓，入大黄末三钱，温服，普济方。**吃饭直出**栀子二十个，微炒去皮，水煎服。怪证奇方。**风痰头痛**不可忍。栀子末和蜜，浓傅舌上，吐即止。兵部手集。**鼻上酒齄**栀子炒研，黄蜡和丸弹子大。每服一丸，嚼细茶下。日二服。忌酒、麸、煎炙。许学士本事方。**火焰丹毒**栀子捣，和水涂之。梅师方。**火疮未起**栀子仁烧研，麻油和，封之。已成疮，烧白糖灰粉之。千金方。**眉中练癣**栀子烧研，和油傅之。保幼大全。**折伤肿痛**栀子、白面同捣，涂之甚效。集简方。**猘犬咬伤**栀子皮烧研、石硫黄等分，为末。傅之。日三。梅师方。**汤烫火烧**栀子末和鸡子清，浓扫之。救急方。

花

【主治】**悦颜色**。千金翼面膏用之。时珍。

【附录】**木戟** 〔藏器曰〕生山中，叶如栀子。味辛温，无毒。主痃癖气在脏腑。

酸枣《本经》上品

【释名】**樲**尔雅**山枣**。

【集解】〔别录曰〕酸枣生河东川泽。八月采实，阴干，四十日成。〔弘景曰〕今出东山间，云即山枣树。子似武昌枣而味极酸，东人啖之以醒睡，与经文疗不得眠正相反。〔恭曰〕此即樲枣也。树大如大枣，实无常形，但大枣中味酸者是。今医以棘实为酸枣，大误矣。〔藏器曰〕酸枣既是大枣中之酸，此即是真枣，何复名酸？既名酸，又云小。今枣中酸者未必即小，小者未必即酸。惟嵩阳子云：余家于滑台。今酸枣县，即滑之属邑也。其树高数丈，径围一二尺，木理极细，坚而且重，可为车轴及匙、箸等。其树皮亦细而硬，文似蛇鳞。其枣圆小而味酸，其核微圆而仁稍长，色赤如丹。此医之所重，居人不易得。今市人卖者，皆棘子也。又云：山枣树如棘，其子如生枣，其核如骨，其肉酸滑好食，山人以当果。〔颂曰〕今近汴洛及西北州郡皆有之。野生多在坡坂及城垒间，似枣木而皮细，其木心赤色，茎叶俱青，花似枣花。八月结实，紫红色，似枣而圆小味酸。当月采实，取核中仁。孟子曰"养其樲棘"是也。嵩阳子言酸枣县所出为真。今之货者皆是棘实，用者尤宜详辨。〔志曰〕酸枣即棘实，更非他物。若云是大枣味酸者，全非也。酸枣小而圆，其核中仁微扁；其大枣仁大而长，不相类也。〔宗奭曰〕天下皆有之，但以土产宜与不宜尔。嵩阳子言酸枣木高大，今货者皆棘子，此说未尽。盖不知小则为棘，大则为酸枣。平地则易长，居崖堑则难生。故棘多生崖堑上，久不憔则成干，人方呼为酸枣，更不言棘，其实一本也。此物才及三尺，便开花结子。但科小者气味薄，木大者气味厚。今陕西临潼山野所出亦好，乃土地所宜也。后有白棘条。乃酸枣未长大时枝上棘也。及至长成，其实大，其刺亦少。故枣取大木，刺取小科，不必强分别焉。

酸枣

【气味】**酸，平，无毒**。〔宗奭曰〕微热。〔时珍曰〕仁：味甘，气平。〔敩曰〕用仁，以叶拌蒸半日，去皮、尖。〔之才曰〕恶防己。

【主治】心腹寒热，邪结气聚，四肢酸痛湿痹。久服，安五脏，轻身延年。本经。烦心不得眠，脐上下痛，血转久泄，虚汗烦渴，补中，益肝气，坚筋骨，助阴气，能令人肥健。别录。筋骨风，炒仁研汤服。甄权。

【发明】〔恭曰〕本经用实疗不得眠，不言用仁，今方皆用仁。补中益肝，坚筋骨，助阴气，皆酸枣仁之功也。〔宗奭曰〕酸枣，经不言用仁，而今天下皆用之。〔志曰〕按五代史后唐刊石药验云：酸枣仁，睡多生使，不得睡炒熟。陶云食之醒睡，而经云疗不得眠。盖其子肉味酸，食之使不思睡；核中仁服之，疗不得眠。正如麻黄发汗，根节止汗也。〔时珍曰〕酸枣实味酸性收，故主肝病，寒热结气，酸痹久泄，脐下满痛之证。其仁甘而润，故熟用疗胆虚不得眠、烦渴虚汗之证。生用疗胆热好眠，皆足厥阴、少阳药也。今人专以为心家药，殊昧此理。

【附方】旧五，新二，**胆风沉睡**胆风毒气，虚实不调，昏沉多睡，用酸枣仁一两，生用，金挺蜡茶二两，以生姜汁涂，炙微焦，为散。每服二钱，水七分，煎六分，温服。简要济众方。**胆虚不眠**心多惊悸。用酸枣仁一两炒香，捣为散。每服二钱，竹叶汤调下。和剂局方：加人参一两，辰砂半两，乳香二钱半，炼蜜丸服。**振悸不眠**胡洽方酸枣仁汤：用酸枣仁二升，茯苓、白术、人参、甘草各二两，生姜六两，水八升，煮三升，分服。图经。**虚烦不眠**深师方酸枣仁汤：用酸枣仁二升，蝭母、干姜、茯苓、芎䓖各二两，甘草炙一两，以水一斗，先煮枣仁，减三升，乃同煮取三升，分服。图经本草。**骨蒸不眠**心烦。用酸枣仁一两，水二盏研绞取汁，下粳米二合煮粥，候熟，下地黄汁一合再煮，匀食。太平圣惠方。**睡中汗出**酸枣仁、人参、茯苓等分，为末。每服一钱，米饮下。简便方。**刺入肉中**酸枣核烧末，水服，立出。外台秘要。

白棘《本经》中品

校正：并入别录棘刺花。

【释名】**棘刺**别录**棘针**别录**赤龙爪**纲目**花名刺原**别录**薪蒬**别录**马朐**音劬。〔时珍曰〕独生而高者为枣，列生而低者为棘。故重束为棗，平束为棘，二物观名即可辨矣。束即刺字。薪蒬与大蓟同名，非一物也。

【集解】〔别录曰〕白棘生雍州川谷，棘刺花生道旁，冬至后一百二十日采之，四月采实。〔当之曰〕白棘是酸枣树针。今人用天门冬苗代之，非真也。〔恭曰〕棘有赤、白二种，白棘茎白如粉。子、叶与赤棘同，棘中时复有之，亦为

白
棘

难得。其刺当用白者为佳。然刺有钩、直二种：直者宜入补益，钩者宜疗疮肿。花即其花，更无别物。天门冬一名颠棘，商人以代棘针，非矣。〔保升曰〕棘有赤、白二种。切韵云：棘，小枣也。田野间皆有之，丛高三二尺，花、叶、茎、实俱似枣也。〔宗奭曰〕本文白棘一名棘针、棘刺，如此分明。诸家强生疑惑，今不取之。白棘乃是肥盛紫色，枝自有皱薄白膜先剥起者，故白棘取白之义，不过如此。

白棘

【气味】 辛，寒，无毒。

【主治】 心腹痛，痈肿溃脓，止痛。决刺结。本经。疗丈夫虚损，阴痿精自出，补肾气，益精髓。枣针：疗腰痛。喉痹不通。别录。

【附方】 旧五，新七。**小便尿血**棘刺三升，水五升，煮二升，分三服。外台秘要。**腹胁刺痛**因肾脏虚冷，不可忍者。棘针钩子一合焙，槟榔二钱半，水一盏，煎五分，入好酒半盏，更煎三五沸，分二服。圣惠方。**头风疼痛**倒钩棘针四十九个，烧存性，丁香一个，麝香一皂子，为末。随左右嗜鼻。圣惠方。**眼睫拳毛**赤龙爪倒钩棘也一百二十个，地龙二条，木贼一百二十节，木鳖子仁二个，炒，为末。摘去睫毛，每日以此嗜鼻三五次。普济方。**龋齿腐朽**棘针二百枚，即枣树刺朽落地者，水三升，煮一升，含漱。或烧沥，日涂之。后傅雄黄末，即愈。外台秘要。**小儿喉痹**棘针烧灰，水服半钱。圣惠方。**小儿口噤惊风不乳**。白棘烧末，水服一钱。圣惠方。**小儿丹毒**水煮棘根汁，洗之。千金方。**痈疽痔漏**方同上。**疗疮恶肿**棘针倒钩烂者三枚，丁香七枚，同入瓶烧存性，以月内孩子粪和涂，日三上之。又方：曲头棘刺三百枚，陈橘皮二两，水五升，煎一升半，分服。圣惠方。**诸肿有脓**棘针烧灰，水服一钱，一夜头出。千金方。**小儿诸疳**棘针、瓜蒂等分，为末。吹入鼻中，日三次。圣惠方。

枝

【主治】 烧油涂发，解垢腻。宗奭。

棘刺花别录

【气味】 苦，平，无毒。

【主治】 金疮内漏。别录。

实

【主治】 心腹痿痹，除热，利小便。别录。

叶

【主治】 胫膁疮，捣傅之。亦可晒研，麻油调傅。时珍。

蕤核蕤，儒谁切《本经》上品

【释名】 白桵音蕤。〔时珍曰〕尔雅：桵，白桵，即此也。其花实蕤蕤下垂，故谓之桵，后人作蕤。柞木亦名桵而物异。

【集解】〔别录曰〕蕤核生函谷川谷及巴西。〔弘景曰〕今出彭城。大如乌豆，形圆而扁，有文理，状似胡桃核。今人皆合壳用，此应破取仁秤之。〔保升曰〕今出雍州。树生，叶细似枸杞而狭长，花白。子附茎生，紫赤色，大如五味子。茎多细刺。五月、六月熟。采实日干。〔颂曰〕今河东并州亦有之。木高五七尺，茎间有刺。〔时珍曰〕郭璞云：白桵，小木也。丛生有刺，实如耳珰，紫赤可食。即此也。

仁

【修治】〔敩曰〕凡使蕤核仁，以汤浸去皮、尖，擘作两片。每四两，用芒硝一两，木通草七两，同水煮一伏时，取仁研膏入药。

【气味】 甘，温，无毒。〔别录曰〕微寒。〔普曰〕神农、雷公：甘，无毒。生平地，八月采之。

【主治】 心腹邪热结气，明目，目赤痛伤泪出，目肿眦烂。久服，轻身益气不饥。本经。强志，明耳目。吴普。破心下结痰痞气，鼽鼻。别录。治鼻衄。甄权。生治足睡，熟治不眠。藏器。

【发明】〔弘景曰〕医方惟以疗眼，仙经以合守中丸也。〔颂曰〕按刘禹锡传信方所著治眼法最奇。云：眼风痒，或生翳，或赤眦，一切皆主之。宣州黄连末、蕤核仁去皮研膏，等分和匀，取无虫干枣二枚，割下头，去核，以二物填满，却以割下头合定，用少薄绵裹之，以大茶碗盛，于银器中，文武火煎取一鸡子大，以绵滤罐收，点眼万万不失。前后试验数十人皆应，今医家亦多用得效也。

【附方】 新七。春雪膏治肝虚，风热上攻，眼目昏暗，痒痛隐涩，赤肿羞明，不能远视，迎风有泪，多见黑花，用蕤仁去皮，压去油，二两，脑子二钱半，研匀，生蜜六钱和收，点眼。和剂局方。百点膏治一切眼疾。蕤仁去油三钱，甘草、防风各六钱，黄连五钱，以三味熬取浓汁，次下蕤仁膏，日点。孙氏集效方。拨云膏取下翳膜。蕤仁去油五分，青盐一分，猪胰子五钱，共捣二千下如泥，罐收，点之。又方：蕤仁一两去油，入白蓬砂一钱，麝香二分，研匀收之。去翳，妙不可言。飞血眼蕤仁一两，去皮，细辛半两，苦竹叶三握洗，水二升，煎一升，滤汁，频温洗之。圣济总录。赤烂眼近效方用蕤仁四十九个去皮，胡粉煅如金色一鸡子大,研匀,入酥一杏仁许,龙脑三豆许,研匀,油纸裹收。每以麻子许,涂大小眦上,频用取效。经验良方用蕤仁、杏仁各一两,去皮研匀,入腻粉少许,为丸。每用热汤化洗。

山茱萸 《本经》中品

【释名】 蜀酸枣本经肉枣纲目魅实别录鸡足吴普鼠矢吴普。〔宗奭曰〕山茱萸与吴茱萸甚不相类,治疗大不同,未审何缘命此名也?〔时珍曰〕本经一名蜀酸枣,今人呼为肉枣,皆象形也。

【集解】〔别录曰〕山茱萸生汉中山谷及琅琊、冤句、东海承县。九月、十月采实,阴干。〔颂曰〕叶如梅,有刺。二月开花如杏。四月实如酸枣,赤色。五月采实。〔弘景曰〕出近道诸山中大树。子初熟未干,赤色,如胡颓子,亦可啖;既干,皮甚薄,当合核用也。〔颂曰〕今海州、兖州亦有之。木高丈余,叶似榆,花白色,雷敩炮炙论言一种雀儿苏,真相似,只是核八棱,不入药用。〔时珍曰〕雀儿苏,即胡颓子也。

实

【修治】〔敩曰〕凡使以酒润,去核取皮,一斤只取四两已来,缓火熬干方用。能壮元气,秘精。其核能滑精,不可服。

【气味】 酸,平,无毒。〔别录曰〕微温。〔普曰〕神农、黄帝、雷公、扁鹊:酸,无毒。岐伯:辛。〔权曰〕咸、辛,大热。〔好古曰〕阳中之阴。入足厥阴、少阴经气分。〔之才曰〕蓼实为之使。恶桔梗、防风、防己。

【主治】 心下邪气寒热,温中,逐寒湿痹,去三虫。久服轻身。本经。肠胃风邪,寒热疝瘕,头风风气去来,鼻塞目黄,耳聋面疱,下气出汗,强阴益精,安五脏,通九窍,止小便利。久服,明目强力长年。别录。治脑骨痛,疗耳鸣,补肾气,兴阳道,坚阴茎,添精髓,止老人尿不节,治面上疮,能发汗,止月水不定。甄权。暖腰膝,助水脏,除一切风,逐一切气,破癥结,治酒齄。大明。温肝。元素。

【发明】〔好古曰〕滑则气脱,涩剂所以收之。山茱萸止小便利,秘精气,取其味酸涩以收滑也。仲景八味丸用之为君,其性味可知矣。

【附方】 新一。草还丹益元阳,补元气,固元精,壮元神,乃延年续嗣之至药也。山茱萸酒浸取肉一斤,破故纸酒浸焙干半斤,当归四两,麝香一钱,为末,炼蜜丸梧子大。每服八十一丸,临卧盐酒下。吴旻扶寿方。

胡颓子《拾遗》

【释名】 **蒲颓子**纲目**卢都子**纲目**雀儿酥**炮炙**半含春**纲目**黄婆奶**。〔时珍曰〕陶弘景注山茱萸及樱桃,皆言似胡颓子凌冬不凋,亦应益人,陈藏器又于山茱萸下详著之,别无识者。今考访之,即雷敩炮炙论所谓雀儿酥也。雀儿喜食之。越人呼为蒲颓子。南人呼为卢都子。吴人呼为半含春,言早熟也。襄汉人呼为黄婆奶,象乳头也。刘绩霏雪录言安南有小果,红色,名卢都子,则卢都乃蛮语也。

【集解】〔藏器曰〕胡颓子生平林间,树高丈余,冬不凋,叶阴白,冬花,春熟最早,小儿食之当果。又有一种大相似,冬凋春实夏熟,人呼为木半夏,无别功效。〔时珍曰〕胡颓即卢都子也。其树高六七尺,其枝柔软如蔓,其叶微似棠梨,长狭而尖,面青背白,俱有细点如星,老则星起如麸,经冬不凋。春前生花朵如丁香,蒂极细,倒垂,正月乃敷白花。结实小长,俨如山茱萸,上亦有细星斑点,生青熟红,立夏前采食,酸涩,核亦如山茱萸,但有八棱,软而不坚。核内白绵如丝,中有小仁。其木半夏,树、叶、花、实及星斑气味,并与卢都同;但枝强硬,叶微团而有尖,其实圆如樱桃而不长为异耳。立夏后始熟,故吴楚人呼为四月子,亦曰野樱桃,其核亦八棱,大抵是一类二种也。

子

【气味】 **酸,平,无毒。**〔弘景曰〕寒热病不可用。

【主治】 **止水痢。**藏器。

根

【气味】 同子。

【主治】 **煎汤,洗恶疮疥并犬马病疮。**藏器。**吐血不止,煎水饮之;喉痹痛塞,煎酒灌之,皆效。**时珍。

叶

【气味】 同子。

【主治】 **肺虚短气喘咳剧者,取叶焙研,米饮服二钱,**时珍。

【发明】〔时珍曰〕蒲颓叶治喘咳方,出中藏经,云甚者亦效如神。云有人患喘三十年,服之顿愈。甚者服药后,胸上生小隐疹作痒,则瘥也。虚甚,加人参等分,名清肺散。大抵皆取其酸涩,收敛肺气耗散之功耳。

金樱子《蜀本草》

【释名】 **刺梨子**开宝**山石榴**纲目**山鸡头子**。〔时珍曰〕金樱当作金罂，谓其子形如黄罂也。石榴、鸡头皆象形。又杜鹃花、小檗并名山石榴，非一物也。〔敩曰〕林檎、向里子亦曰金樱子，与此同名而异物。

【集解】〔韩保升曰〕金樱子在处有之。花白，子形似榅桲而小，色黄有刺，方术多用之。〔颂曰〕今南中州郡多有，而以江西、剑南、岭外者为胜。丛生郊野中，大类蔷薇，有刺，四月开白花。夏秋结实，亦有刺，黄赤色，形似小石榴，十一月、十二月采。江南、蜀中人熬作煎，酒服，云补治有殊效。宜州所供，云本草谓之营实。今校之，与营实殊别也。〔时珍曰〕山林间甚多。花最白腻，其实大如指头，状如石榴而长。其核细碎而有白毛，如营实之核而味甚涩。

子

【气味】 **酸，涩，平，无毒。**

【主治】 **脾泄下痢，止小便利，涩精气。久服，令人耐寒轻身。**蜀本。

【发明】〔颂曰〕洪州、昌州皆煮其子作煎，寄馈人。服食家用煎和鸡头实粉为丸服，名水陆丹，益气补真最佳。〔慎微曰〕沈存中笔谈云：金樱子止遗泄，取其温且涩也。世人待红熟时取汁熬膏，味甘，全断涩味，都全失本性，大误也。惟当取半黄者，干捣末用之。〔宗奭曰〕九月、十月霜熟时采用。不尔，反令人利，〔震亨曰〕经络隧道，以通畅为平和。而昧者取涩性为快，熬金樱为煎食之。自不作靖，咎将谁执？〔时珍曰〕无故而服之，以取快欲则不可。若精气不固者服之，何咎之有。

【附方】 旧一，新二。**金樱子煎**霜后用竹夹子摘取，入木臼中杵去刺，擘去核。以水淘洗过，捣烂。入大锅，水煎，不得绝火。煎减半，滤过，仍煎似稀饧。每服一匙，用暖酒一盏调服。活血驻颜，其功不可备述。孙真人食忌。**补血益精**金樱子即山石榴，去刺及子，焙，四两，缩砂二两，为末。炼蜜和丸梧子大。每服五十丸，空心温酒服。奇效良方。**久痢不止**严紧绝妙方：罂粟壳醋炒、金樱花、叶及子等分，为末。蜜丸芡子大。每服五七丸，陈皮汤化下。普济方。

花

【气味】 **同子。**

【主治】 **止冷热痢，杀寸白虫，和铁粉研匀，拔白发涂之，即生黑者。亦可染须。**大明。

叶

【主治】 痈肿,嫩叶研烂,入少盐涂之,留头泄气。又金疮出血,五月五日采。同桑叶、苎叶等分,阴干研末傅之,血止口合,名军中一捻金。时珍。

东行根

【气味】 同子。

【主治】 寸白虫,剉二两,入糯米三十粒,水二升,煎五合,空心服,须臾泻下,神验。其皮炒用,止泻血及崩中带下。大明。止滑痢,煎醋服,化骨鲠。时珍。

郁李《本经》下品

【释名】 薁李诗疏郁李、车下李别录爵李本经雀梅诗疏棠棣。〔时珍曰〕郁,山海经作栯,馥郁也。花、实俱香,故以名之。陆玑诗疏作奥字,非也。尔雅棠棣即此。或以为唐棣,误矣。唐棣乃扶栘,白杨之类也。

【集解】〔别录曰〕郁李生高山川谷及丘陵上。五月、六月采根。〔弘景曰〕山野处处有之。子熟赤色,亦可啖。〔保升曰〕树高五六尺,叶、花及树并似大李;惟子小若樱桃,甘酸而香,有少涩味也。〔禹锡曰〕按郭璞云:棠棣生山中,子如樱桃,可食。诗·小雅云:常棣之华,鄂不韡韡。陆玑注云:白棣树也,如李而小,正白,今官园种之。一名薁李。又有赤棣树,亦似白棣,叶如刺榆叶而微圆,子正赤如郁李而小,五月始熟,关西、天水、陇西多有之。〔宗奭曰〕郁李子如御李子,红熟堪啖,微涩,亦可蜜煎,陕西甚多。〔时珍曰〕其花粉红色,实如小李。〔颂曰〕今汴洛人家园圃植一种,枝茎作长条,花极繁密而多叶者,亦谓之郁李,不堪入药。

**核仁

【修治】〔敩曰〕先以汤浸,去皮、尖,用生蜜浸一宿,漉出阴干,研如膏用之。

【气味】 酸,平,无毒。〔权曰〕苦、辛、〔元素曰〕辛、苦,阴中之阳,脾经气分药也。

【主治】 大腹水肿,面目四肢浮肿,利小便水道。本经。肠中结气,关格不通。甄权。泄五脏,膀胱急痛,宣腰胯冷脓,消宿食下气。大明。破癖气,下四肢水,酒服四十九粒,能泻结气。孟诜。破血润燥。元素。专治大肠气滞,燥涩不通。李杲。研和龙脑,点赤眼。宗奭。

【发明】〔时珍曰〕郁李仁甘苦润，其性降，故能下气利水。按宋史·钱乙传云：一乳妇因悸而病，既愈，目张不得瞑。乙曰：煮郁李酒饮之使醉，即愈。所以然者，目系内连肝胆，恐则气结，胆横不下。郁李能去结，随酒入胆，结去胆下，则目能瞑矣。此盖得肯綮之妙者也。〔颂曰〕必效方：疗癖。取车下李仁，汤润去皮及并仁者，与干面相拌，捣如饼。若干，入水少许，作面饼，大小一如病人掌。为二饼，微炙使黄，勿令至熟。空腹食一饼，当快利。如不利，更食一饼，或饮热米汤，以利为度。利不止，以醋饭止之。利后当虚。若病未尽，一二日量力更进一服，以病尽为限。不得食酪及牛、马肉等。累试神验，但须量病轻重，以意加减，小儿亦可用。

【附方】旧四，新二。**小儿多热**熟汤研郁李仁如杏酪，一日服二合。姚和众至宝方。**小儿闭结**褓褓小儿。大小便不通，并惊热痰实，欲得溏动者。大黄酒浸炒、郁李仁去皮研各一钱，滑石末一两，捣和丸黍米大。二岁小儿三丸，量人加减，白汤下。钱乙直诀。**肿满气急**不得卧。用郁李仁一大合捣末，和面作饼。吃入口即大便通，泄气便愈。杨氏产乳。**脚气浮肿**心腹满，大小便不通，气急喘息者。郁李仁十二分捣烂，水研绞汁，苡薏捣如粟大，三合，同煮粥食之。韦宙独行方。**卒心痛刺**郁李仁三七枚嚼烂，以新汲水或温汤下。须臾痛止，却呷薄荷盐汤。姚和众至宝方。**皮肤血汗**郁李仁去皮研一钱，鹅梨捣汁调下。圣济总录。

根

【气味】酸，凉，无毒。

【主治】齿龈肿，龋齿，坚齿。本经。去白虫。别录。治风虫牙痛，浓煎含漱。治小儿身热，作汤浴之。大明。宣结气，破积聚。甄权。

鼠李《本经》下品

【释名】楮李钱氏鼠梓别录山李子图经牛李别录皂李苏恭赵李苏恭牛皂子纲目乌槎子纲目乌巢子图经椑音卑。〔时珍曰〕鼠李方音为亦作楮李，未详名义。可以染绿，故俗称皂李及乌巢。巢、槎、赵，皆皂子之音讹也。一种苦楸，亦名鼠梓，与此不同。见梓下。

【集解】〔别录曰〕鼠李生田野，采无时。〔颂曰〕即乌巢子也。今蜀川多有之，枝叶如李，其实若五味子，色譬黑，其汁紫色，熟时采，日干用。皮采无时。〔宗奭曰〕即牛李也。木高七八尺，叶如李，但狭而不泽。子于条上四边生，生时青，熟则紫黑色。至秋叶落，子尚在枝。是处皆有，今关陕及湖南、江南北甚多。

〔时珍曰〕生道路边。其实附枝如穗。人采其嫩者,取汁刷染绿色。

子

【气味】 苦,凉,微毒。

【主治】 **寒热瘰疬疮**。本经。**水肿腹胀满**。大明。**下血及碎肉,除疝瘕积冷,九蒸酒渍,服三合,日再服。又捣傅牛马六畜疮中生虫**。苏恭。**痘疮黑陷及疥癣有虫**。时珍。

【发明】〔时珍曰〕牛李治痘疮黑陷及出不快,或触秽气黑陷。古昔无知之者,惟钱乙小儿直诀必胜膏用之。云牛李子即鼠李子,九月后采黑熟者,入砂盆擂烂,生绢捩汁,用银、石器熬成膏,瓷瓶收贮,常令透风。每服一皂子大,煎桃胶汤化下。如人行二十里,再进一服,其疮自然红活。入麝香少许尤妙。如无生者,以干者为末,水熬成膏。又九籥卫生方亦云:痘疮黑陷者,用牛李子一两炒研,桃胶半两。每服一钱,水七分,煎四分,温服。

【附方】 新二。**诸疮寒热毒痹,及六畜虫疮。**鼠李生捣傅之。圣惠方。**齿䘌肿痛**牛李煮汁,空腹饮一盏,仍频含漱。圣济录。

皮

【气味】 苦,微寒,无毒。〔恭曰〕皮、子俱有小毒。忌铁。

【主治】 **身皮热毒**。别录。**风痹**。大明。**诸疮寒热**。苏恭。**口疮齼齿,及疳虫蚀人脊骨者,煮浓汁灌之,神良**。孟诜。

【发明】〔颂曰〕刘禹锡传信方:治大人口中疳疮、发背,万不失一。用山李子根一名牛李子、蔷薇根野外者,各细切五升,水五大斗,煎半日,汁浓,即于银、铜器中盛之,重汤煎至一二升,待稠,瓷瓶收贮。每少少含咽,必瘥。忌酱、醋、油腻、热面及肉。如发背,以帛涂贴之,神效。襄州军事柳岸妻窦氏,患口疳十五年,齿尽落断,不可近,用此而愈。

女贞《本经》上品

【释名】 **贞木**山海经**冬青**纲目**蜡树**。〔时珍曰〕此木凌冬青翠,有贞守之操,故以贞女状之。琴操载鲁有处女见女贞木而作歌者,即此也。苏彦颂序云:女贞之木,一名冬青。负霜葱翠,振柯凌风。故清士钦其质,而贞女慕其名。是矣。别有冬青与此同名。今方书所用冬青,皆此女贞也。近时以放蜡虫,故俗呼为蜡树。

【集解】〔别录曰〕女贞实生武陵川谷。立冬采。〔弘景曰〕诸处时有。叶茂盛，凌冬不凋，皮青肉白，与秦皮为表里。其树以冬生可爱，仙方亦服食之。俗方不复用，人无识者。〔恭曰〕女贞叶似冬青树及枸骨。其实九月熟，黑似牛李子。陶言与秦皮为表里，误矣。秦皮叶细冬枯，女贞叶大冬茂，殊非类也。〔颂曰〕女贞处处有之。山海经云泰山多贞木是也。其叶似枸骨及冬青木，凌冬不凋。五月开细花，青白色。九月实成，似牛李子。或云即今冬青树也。而冬青木理肌白，文如象齿，实亦治病。岭南一种女贞，花极繁茂而深红色，与此殊异，不闻入药。〔时珍曰〕女贞、冬青、枸骨，三树也。女贞即今俗呼蜡树者，冬青即今俗呼冻青树者，枸骨即今俗呼猫儿刺者。东人因女贞茂盛，亦呼为冬青，与冬青同名异物，盖一类二种尔。二种皆因子自生，最易长。其叶厚而柔长，绿色，面青背淡。女贞叶长者四五寸，子黑色；冻青叶微团，子红色，为异。其花皆繁，子并累累满树，冬月鹳鸽喜食之，木肌皆白腻。今人不知女贞，但呼为蜡树。立夏前后取蜡虫之种子，裹置枝上。半月其虫化出，延缘枝上，造成白蜡，民间大获其利。详见虫部白蜡下。枸骨详本条。

△实

【气味】 苦，平，无毒。〔时珍曰〕温。

【主治】 补中，安五脏，养精神，除百病。久服，肥健轻身不老。本经。**强阴，健腰膝，变白发，明目。**时珍。

【发明】〔时珍曰〕女贞实乃上品无毒妙药，而古方罕知用者，何哉？典术云：女贞木乃少阴之精，故冬不落叶。观此，则其益肾之功，尤可推矣。世传女贞丹方云：女贞实即冬青树子，去梗叶，酒浸一日夜，布袋擦去皮，晒干为末。待旱莲草出多，取数石捣汁熬浓，和丸梧子大。每夜酒送百丸。不旬日间，膂力加倍，老者即不夜起。又能变白发为黑色，强腰膝，起阴气。

【附方】 新二。**虚损百病**久服发白再黑，返老还童。用女贞实，十月上巳日收，阴干，用时以酒浸一日，蒸透晒干，一斤四两，旱莲草五月收，阴干，十两，为末；桑椹子三月收，阴干，十两，为末，炼蜜丸如梧子大。每服七八十丸，淡盐汤下。若四月收桑椹捣汁和药，七月收旱莲捣汁和药，即不用蜜矣。简便方。**风热赤眼**冬青子不以多少，捣汁熬膏，净瓶收固，埋地中七日。每用点眼。济急仙方。

叶

【气味】 微苦，平，无毒。

【主治】 除风散血，消肿定痛，治头目昏痛。诸恶疮肿，胕疮溃烂久者，以水煮乘热贴之，频频换易，米醋煮亦可。口舌生疮，舌肿胀出，捣汁含浸吐涎。

时珍。

【附方】 新三。**风热赤眼**普济方用冬青叶五斗捣汁，浸新砖数片，五日掘坑，架砖于内盖之，日久生霜，刮下，入脑子少许，点之。简便方用雅州黄连二两，冬青叶四两，水浸三日夜，熬成膏收，点眼。**一切眼疾**冬青叶研烂，入朴消贴之。海上方也。普济方。

冬青《纲目》

校正：原附女贞下，今分出。

【释名】 **冻青**。〔藏器曰〕冬月青翠，故名冬青。江东人呼为冻青。

【集解】〔藏器曰〕冬青木肌白，有文作象齿笏。其叶堪染绯。李邕云：冬青出五台山，叶似椿，子赤如郁李，微酸性热。与此小异，当是两种冬青。〔时珍曰〕冻青亦女贞别种也，山中时有之。但以叶微团而子赤者为冻青，叶长而子黑者为女贞。按救荒本草云：冻青树高丈许，树似枸骨子树而极茂盛。又叶似枦子树叶而小，亦似椿叶微窄而头颇圆，不尖。五月开细白花，结子如豆大，红色。其嫩芽炸熟，水浸去苦味，淘洗，五味调之可食。

子及木皮

【气味】 **甘、苦，凉，无毒。**

【主治】 **浸酒，去风虚，补益肌肤。皮之功同。**藏器。

【附方】 新一。**痔疮**冬至日取冻青树子，盐酒浸一夜，九蒸九晒，瓶收。每日空心酒吞七十粒，卧时再服。集简方。

叶

【主治】 **烧灰，入面膏，治皯瘍，灭瘢痕，殊效。**苏颂。

枸骨《纲目》

校正：原附女贞下，今分出。

【释名】 **猫儿刺**。〔藏器曰〕此木肌白，如狗之骨。〔时珍曰〕叶有五刺，如猫之形，故名。又卫矛亦名枸骨，与此同名。

【集解】〔藏器曰〕枸骨树如杜仲。诗云"南山有枸"是也。陆玑诗疏云：山木也。其状如枦，木理白滑，可为函板。有木蛊在叶中，卷之如子，羽化为蛊。〔颂曰〕多生江浙间。南人取以旋盒器甚佳。〔时珍曰〕狗骨树如女贞，肌理甚白。

叶长二三寸,青翠而厚硬,有五刺角,四时不凋。五月开细白花。结实如女贞及菝葜子,九月熟时,绯红色,皮薄味甘,核有四瓣。人采其木皮煎膏,以粘鸟雀,谓之粘黐。

木皮

【气味】 微苦,凉,无毒。

【主治】 浸酒,补腰脚令健。藏器。

枝叶

【气味】 同皮。

【主治】 烧灰淋汁或煎膏,涂白风。藏器。

卫矛《本经》中品

【释名】 鬼箭别录神箭。〔时珍曰〕刘熙释名言齐人谓箭羽为卫。此物干有直羽、如箭羽、矛刃自卫之状,故名。张揖广雅谓之神箭,寇宗奭衍义言人家多燔之遣祟,则三名又或取此义也。

【集解】〔别录曰〕卫矛生霍山山谷。八月采,阴干。〔普曰〕叶如桃,箭如羽,正月、二月、七月采,阴干。或生田野。〔弘景曰〕山野处处有之。削取皮、羽入药,为用甚稀。〔颂曰〕今江淮州郡亦或有之。三月以后生茎,茎长四五尺许。其干有三羽,状如箭翎羽。叶似山茶,青色。八月、十一月、十二月采条茎,阴干。其木亦名狗骨。〔宗奭曰〕所在山谷皆有,平陆未尝见也。叶绝少。其茎黄褐色,若檗皮,三面如锋刃。人家多燔之遣祟,方药少用。〔时珍曰〕鬼箭生山石间,小株成丛。春长嫩条,条上四面有羽如箭羽,视之若三羽尔。青叶状似野茶,对生,味酸涩。三四月开碎花,黄绿色。结实大如冬青子。山人不识,惟樵采之。〔敩曰〕凡使勿用石茆,根头真相似,只是上叶不同,味各别耳。

【修治】〔敩曰〕采得只使箭头用,拭去赤毛,以酥拌缓炒,每一两,用酥二钱半。

【气味】 甘,寒,无毒。〔普曰〕神农、黄帝:苦,无毒。〔大明曰〕甘,涩。〔权曰〕有小毒。

【主治】 女子崩中下血,腹满汗出,除邪,杀鬼毒蛊疰。本经。中恶腹痛,去白虫,消皮肤风毒肿,令阴中解。别录。疗妇人血气,大效。苏恭。破陈血,能落胎,主百邪鬼魅。甄权。通月经,破癥结,止血崩带下,杀腹脏虫及产后血咬腹痛。大明。

【发明】〔颂曰〕古方崔氏疗恶疰在心，痛不可忍，有鬼箭羽汤。姚僧坦集验方，疗卒暴心痛，或中恶气毒痛，大黄汤亦用之，并大方也。见外台秘要、千金诸书中。〔时珍曰〕凡妇人产后血运血结，血聚于胸中，或偏于少腹，或连于胁肋者。四物汤四两，倍当归，加鬼箭、红花、玄胡索各一两，为末，煎服。

【附方】 新二。**产后败血**儿枕块硬，疼痛发歇，及新产乘虚，风寒内搏，恶露不快，脐腹坚胀。当归散：用当归炒、鬼箭去中心木、红蓝花各一两。每服三钱，酒一大盏，煎七分，食前温服。和剂局方。**鬼疟日发**鬼箭羽、鲮鲤甲烧灰各二钱半，为末。每以一字，发时嗜鼻。又法：鬼箭羽末一分，砒霜一钱，五灵脂一两，为末。发时冷水服一钱。并圣济总录。

山矾 《纲目》

【释名】 **芸香**音云。**椗花**音定。**柘花**柘音郑。**场花**音畅。**春桂**俗**七里香**。〔时珍曰〕芸，盛多也。老子曰"万物芸芸"是也。此物山野丛生甚多，而花繁香馥，故名。按周必大云：柘音阵，出南史。荆俗讹柘为郑，呼为郑矾，而江南又讹郑为场也。黄庭坚云：江南野中椗花极多。野人采叶烧灰，以染紫为黝，不借矾而成。子因以易其名为山矾。

【集解】〔时珍曰〕山矾生江、淮、湖、蜀野中树者，大者株高丈许。其叶似栀子，叶生不对节，光泽坚强，略有齿，凌冬不凋。三月开花繁白，如雪六出，黄蕊甚芬香。结子大如椒，青黑色，熟则黄色，可食。其叶味涩，人取以染黄及收豆腐，或杂入茗中。按沈括笔谈云：古人藏书辟蠹用芸香，谓之芸草，即今之七里香也。叶类豌豆，作小丛生，啜嗅之极芬香。秋间叶上微白如粉污，辟蠹殊验。又按苍颉解诂云：芸香似邪蒿，可食，辟纸蠹。许慎说文云：芸，似苜蓿。成公绥芸香赋云：茎类秋竹，枝象青松。郭义恭广志有芸香胶。杜阳编云：芸香，草也，出于阗国。其香洁白如玉，入土不朽。元载造芸晖堂，以此为屑涂壁也。据此数说，则芸香非一种。沈氏指为七里香者，不知何据？所云叶类豌豆，啜嗅芬香，秋间有粉者，亦与今之七里香不相类，状颇似乌药叶，恐沈氏亦自臆度尔。曾端伯以七里香为玉蕊花，未知的否。

叶

【气味】 酸，涩、微甘，无毒。

【主治】 久痢，止渴，杀蚤、蠹。用三十片，同老姜三片，浸水蒸热，洗烂弦风眼。时珍。

棪木《拾遗》

【集解】〔藏器曰〕棪木生江东林箐间。树如石榴，叶细，高丈余。四月开花，白如雪。〔时珍曰〕此木今无识者，其状颇近山矾，恐古今称谓不同尔，姑附其后。

【气味】 苦，平，无毒。

【主治】 破产后血，煮汁服之。其叶煎汁洗疮癣，捣研封蛇伤。藏器。

南烛宋《开宝》

【释名】 南天烛图经南烛草木隐诀男续同上染菽同上猴菽草同上草木之王同上惟那木同上牛筋拾遗乌饭草日华墨饭草纲目杨桐纲目赤者名文烛。〔时珍曰〕南烛诸名，多不可解。〔藏器曰〕取汁渍米作乌饭，食之健如牛筋，故曰牛筋。

【集解】〔藏器曰〕南烛生高山，经冬不凋。〔颂曰〕今惟江东州郡有之。株高三五尺。叶类苦楝而小，凌冬不凋。冬生红子作穗。人家多植庭除间，俗谓之南天烛。不拘时采枝叶用。陶隐居登真隐诀载太极真人青精干石㽲饭法云：其种是木而似草，故号南烛草木。一名男续，一名猴药，一名后卓，一名惟那木，一名草木之王，凡有八名，各从其邦域所称，而正号是南烛也。生嵩高少室、抱犊、鸡头山，江左吴越至多。土人名曰猴菽，或曰染菽，粗与真名相仿佛也。此木至难长，初生三四年，状若菘菜之属，亦颇似栀子，二三十年乃成大株，故曰木而似草也。其子如茱萸，九月熟，酸美可食。叶不相对，似茗而圆厚，味小酢，冬夏常青。枝茎微紫，大者亦高四五丈，而甚肥脆，易摧折也。作饭之法，见谷部青精干石㽲饭下。〔时珍曰〕南烛，吴楚山中甚多。叶似山矾，光滑而味酸涩。三月开小白花。结实如朴树子成簇，生青，九月熟则紫色，内有细子，其味甘酸，小儿食之。按古今诗话云：即杨桐也。叶似冬青而小，临水生者尤茂。寒食采其叶，渍水染饭，色青而光，能资阳气。又沈括笔谈云：南烛草木，本草及传记所说多端，人少识者。北人多误以乌臼为之，全非矣。今人所谓南天烛是矣。茎如蒴藋有节，高三四尺，庐山有盈丈者。南方至多。叶微似楝而小，秋则实赤如丹。

枝叶
【气味】 苦，平，无毒。〔时珍曰〕酸、涩。

【主治】 止泄除睡，强筋益气力。久服，轻身长年，令人不饥，变白却老。藏器。

【发明】〔颂曰〕孙思邈千金月令方：南烛煎：益髭发及容颜，兼补暖。三月三日采叶并蕊子，入大净瓶中，干盛，以童子小便浸满瓶，固济其口，置闲处，经一周年取开。每用一匙温酒调服，一日二次，极有效验。上元宝经曰：服草木之王，气与神通；子食青烛之精，命不复殒。

【附方】 旧二。**一切风疾**久服轻身明目，黑发驻颜。用南烛树，春夏取枝叶，秋冬取根皮，细到五斤，水五斗，慢火煎取二斗，去滓，净锅慢火煎如稀饧，瓷瓶盛之。每温酒服一匙，日三服。一方入童子小便同煎。圣惠方。**误吞铜铁**不下。用南烛根烧研，熟水调服一钱，即下。圣惠方。

子
【气味】 酸、甘，平，无毒。
【主治】 强筋骨，益气力，固精驻颜。时珍。
青精饭见谷部。

五加《本经》上品

【释名】 **五佳**纲目**五花**炮炙论**文章草**纲目**白刺**纲目**追风使**图经**木骨**图经**金盐**仙经**豺漆**本经**豺节**别录。〔时珍曰〕此药以五叶交加者良，故名五加，又名五花。杨慎丹铅录作五佳，云一枝五叶者佳故也。蜀人呼为白刺。谯周巴蜀异物志名文章草。有赞云：文章作酒，能成其味。以金买草，不言其贵。是矣。本草豺漆、豺节之名，不知取何义也。〔颂曰〕蕲州人呼为木骨，吴中俗名追风使。

【集解】〔别录曰〕五加皮五叶者良，生汉中及冤句。五月、七月采茎，十月采根，阴干。〔弘景曰〕近道处处有之，东间弥多。四叶者亦好。〔颂曰〕今江淮、湖南州郡皆有之。春生苗，茎、叶俱青，作丛。赤茎又似藤葛，高三五尺，上有黑刺。叶生五枚作簇者良。四叶、三叶者最多，为次。每一叶下生一刺。三四月开白花，结青子，至六月渐黑色。根若荆根，皮黄黑，肉白色，骨硬。一说今有数种：汴京、北地者，大片类秦皮、黄檗辈，平直如板而色白，绝无气味，疗风痛颇效，余无所用。吴中乃剥野椿根皮为五加，柔韧而无味，殊为乖失。今江淮所生者，根类地骨皮，轻脆芬香。其苗茎有刺类蔷薇，长者至丈余。叶五出，香气如橄榄。春时结实，如豆粒而扁，青色，得霜乃紫黑。俗但名为追风使，以渍酒疗风，乃不知其为真五加皮也。今江淮、吴中往往以为藩蓠，正似蔷薇、金樱辈，而北间多不知用此种。〔敩曰〕五加皮树本是白楸树。其上有叶如蒲叶，三花者是雄，五花者是雌。阳人使阴，阴人使阳，剥皮阴干。〔机曰〕生南地者类草，故小；生北地者类木，故大。〔时珍曰〕春月于旧枝上抽条叶，山人采为蔬茹。正如枸杞生北方沙地者皆木类，南方坚地者如草类也。唐时惟取峡州者充贡。雷氏言叶如蒲者，非也。

根皮同茎。

【气味】 **辛，温，无毒。**〔之才曰〕远志为之使。恶玄参、蛇皮。

【主治】 **心腹疝气腹痛，益气疗躄，小儿三岁不能行，疽疮阴蚀。**本经。**男子阴痿，囊下湿，小便余沥，女人阴痒及腰脊痛，两脚疼痹风弱，五缓虚羸，补中益精，坚筋骨，强志意。久服，轻身耐老。**别录。**破逐恶风血，四肢不遂，贼风伤人，软脚腰腰，主多年瘀血在皮肌，治痹湿内不足。**甄权。**明目下气，治中风骨节挛急，补五劳七伤。**大明。**酿酒饮，治风痹四肢挛急。**苏颂。**作末浸酒饮，治目僻眼瞤。**雷敩。**叶：作蔬食，去皮肤风湿。**大明。

【发明】〔弘景曰〕煮根茎酿酒饮，益人。道家用此作灰煮石，与地榆并有秘法。〔慎微曰〕东华真人煮石经云：昔有西域真人王屋山人王常云：何以得长久？何不食石蓄金盐？母何以得长寿，何不食石用玉豉。玉豉，地榆也；金盐，五加也。皆是煮石而饵得长生之药也。昔孟绰子、董士固相与言云：宁得一把五加，不用金玉满车。宁得一斤地榆，不用明月宝珠。又昔鲁定公母服五加酒，以致不死，尸解而去。张子声、杨建始、王叔才、于世彦等，皆服此酒而房室不绝，得寿三百年。亦可为散以代汤茶。王君云：五加者，五车星之精也。水应五湖，人应五德，位应五方，物应五车。故青精入茎，则有东方之液；白气入节，则有西方之津；赤气入华，则有南方之光；玄精入根，则有北方之饴；黄烟入皮，则有戊己之灵。五神镇生，相转育成。饵之者真仙，服之者反婴。〔时珍曰〕五加治风湿痿痹，壮筋骨，其功良深。仙家所述，虽若过情，盖奖辞多溢，亦常理尔。造酒之方：用五加根皮洗净，去骨、茎、叶，亦可以水煎汁，和曲酿米酒成，时时饮之。亦可煮酒饮。加远志为使更良。一方：加木瓜煮酒服。谈野翁试验方云：神仙煮酒法，用五加皮、地榆刮去粗皮各一斤，袋盛，入无灰好酒二斗中，大坛封固，安大锅内，文武火煮之。坛上安米一合，米熟为度。取出火毒，以渣晒干为丸。每旦服五十丸，药酒送下，临卧再服。能去风湿，壮筋骨，顺气化痰，添精补髓。久服延年益老，功难尽述。王纶医论云：风病饮酒能生痰火，惟五加一味浸酒，日饮数杯，最有益。诸浸酒药，惟五加与酒相合，且味美也。

【附方】 旧二，新六。**虚劳不足**五加皮、枸杞根白皮各一斗，水一石五斗，煮汁七斗，分取四斗，浸曲一斗，以三斗拌饭，如常酿酒法，待熟任饮。千金方。**男妇脚气**骨节皮肤肿湿疼痛，服此进饮食，健气力，不忘事，名五加皮丸。五加皮四两，酒浸，远志去心四两，酒浸，并春秋三日，夏二日，冬四日，日干为末，以浸酒为糊，丸梧子大。每服四五十丸，空心温酒下。药酒坏，别用酒为糊。萨谦斋瑞竹堂方。**小儿行迟**三岁不能行者，用此便走。五加皮五钱，牛膝、木瓜二钱半，为末。每服五分，米饮入酒二三点调服。全幼心鉴。**妇人血劳**憔悴困倦，喘满虚烦，噏噏少气，发热多汗，口干舌涩，不思饮食，名血风劳。油煎散：用五加皮、牡丹皮、赤芍药、当归各一两，为末。每用一钱，水一盏，用青钱一文，蘸油入药，煎七分，温服。常服能肥妇人。太平惠民和剂局方。**五劳七伤**五月五日采五加茎，七月七日采叶，九月九日取根，治下筛。每酒服方寸匕，日三服。久服去风劳。千金。**目中息肉**五加皮不闻水声者，捣末一升，和酒二升，浸七日。一日服二次，禁醋。二七日遍身生疮，是毒出。不出，以生熟汤浴之，取疮愈。千金方。**服石毒发**或热噤，向冷地卧。五加皮二两，水四升，煮二升半，发时便服。外台秘要。**火牡丹毒**两脚起，赤如火烧。五加根、叶烧灰五两，取煅铁家槽中水和，涂之。杨氏产乳。

枸杞　地骨皮《本经》上品

【释名】　**枸檵**尔雅音计。别录作枸忌。**枸棘**衍义**苦杞**诗疏**甜菜**图经**天精**抱朴**地骨**本经**地节**本经**地仙**日华**却老**别录**羊乳**别录**仙人杖**别录**西王母杖**。〔时珍曰〕枸、杞二树名。此物棘如枸之刺，茎如杞之条，故兼名之。道书言千载枸杞，其形如犬，故得枸名，未审然否。〔颂曰〕仙人杖有三种：一是枸杞；一是菜类，叶似苦苣；一是枯死竹竿之黑者也。

【集解】〔别录曰〕枸杞生常山平泽，及诸丘陵阪岸。〔颂曰〕今处处有之。春生苗，叶如石榴叶而软薄堪食，俗呼为甜菜。其茎干高三五尺，作丛。六月、七月生小红紫花。随便结红实，形微长如枣核。其根名地骨。诗·小雅云：集于苞杞。陆玑诗疏云：一名苦杞。春生，作羹茹微苦。其茎似莓。其子秋熟，正赤。茎、叶及子服之，轻身益气。今人相传谓枸杞与枸棘二种相类。其实形长而枝无刺者，真枸杞也。圆而有刺者，枸棘也，不堪入药。马志注溲疏条云：溲疏有刺，枸杞无刺，以此为别，溲疏亦有巨骨之名，如枸杞之名地骨，当亦相类，用之宜辨。或云：溲疏以高大者为别，是不然也。今枸杞极有高大者，入药尤神良。〔宗奭曰〕枸杞、枸棘，徒劳分别。凡杞未有无刺者，虽大至于成架，尚亦有刺。但此物小则刺多，大则刺少，正如酸枣与棘，其实一物也。〔时珍曰〕古者枸杞、地骨取常山者为上，其他丘陵阪岸者皆可用。后世惟取陕西者良，而又以甘州者为绝品。今陕之兰州、灵州、九原以西枸杞，并是大树，其叶厚根粗。河西及甘州者，其子圆如樱桃，暴干紧小少核，干亦红润甘美，味如葡萄，可作果食，异于他处者。沈存中笔谈亦言：陕西极边生者高丈余，大可作柱。叶长数寸，无刺。根皮如厚朴。则入药大抵以河西者为上也。种树书言：收子及掘根种于肥壤中，待苗生，剪为蔬食，甚佳。

【气味】 **枸杞：苦，寒，无毒。**〔别录曰〕根：大寒。子：微寒，无毒。冬采根，春、夏采叶，秋采茎、实。〔权曰〕枸杞：甘，平。子、叶同。〔宗奭曰〕枸杞当用梗皮，地骨当用根皮，子当用红实。其皮寒，根大寒，子微寒。今人多用其子为补肾药，是未曾考竟经意。当量其虚实冷热用之。〔时珍曰〕今考本经止云枸杞，不指是根、茎、叶、子。别录乃增根大寒、子微寒字，似以枸杞为苗；甄氏药性论乃云枸杞甘、平，子、叶皆同，似以枸杞为根；寇氏衍义又以枸杞为梗皮，皆是臆说。按陶弘景言枸杞根实为服食家用。西河女子服枸杞法，根、茎、叶、花、实俱采用。则本经所列气味主治，盖通根、苗、花、实而言，初无分别也。后世以枸杞子为滋补药，地骨皮为退热药，始歧而二之。窃谓枸杞苗叶苦甘而气凉，根味甘淡气寒，子味甘气平。气味既殊，则功用当别。此后人发前人未到之处者也。

【主治】 **枸杞：主五内邪气，热中消渴，周痹风湿。久服，坚筋骨，轻身不老，耐寒暑。** 本经。**下胸胁气，客热头痛，补内伤大劳嘘吸，强阴，利大小肠。** 别录。**补精气诸不足，易颜色，变白，明目安神，令人长寿。** 甄权。

【发明】〔时珍曰〕此乃通指枸杞根、苗、花、实并用之功也。其单用之功，今列于下。

苗

【气味】 **苦，寒。**〔权曰〕甘，平，〔时珍曰〕甘，凉。伏砒、砂。

【主治】 **除烦益志，补五劳七伤，壮心气，去皮肤骨节间风，消热毒，散疮肿。** 大明。**和羊肉作羹，益人，除风明目。作饮代茶，止渴，消热烦，益阳事，解面毒，与乳酪相恶。汁注目中，去风障赤膜昏痛。** 甄权。**去上焦心肺客热。** 时珍。

地骨皮

【修治】〔敩曰〕凡使根，掘得以东流水浸，刷去土，捶去心，以熟甘草汤浸一宿，焙干用。

【气味】 苦，寒。〔别录曰〕大寒。〔权曰〕甘，平。〔时珍曰〕甘，淡，寒。〔杲曰〕苦，平，寒。升也，阴也。〔好古曰〕入足少阴、手少阳经。制硫黄、丹砂。

【主治】 细剉，拌面煮熟，吞之，去肾家风，益精气。甄权。去骨热消渴。孟诜。解骨蒸肌热消渴，风湿痹，坚筋骨，凉血。元素。治在表无定之风邪，传尸有汗之骨蒸。李杲。泻肾火，降肺中伏火，去胞中火。退热，补正气。好古。治上膈吐血。煎汤嗽口，止齿血，治骨槽风。吴瑞。治金疮神验。陈承。去下焦肝肾虚热。时珍。

枸杞子

【修治】〔时珍曰〕凡用拣净枝梗，取鲜明者洗净，酒润一夜，捣烂入药。

【气味】 苦，寒。〔权曰〕甘，平。

【主治】 坚筋骨，耐老，除风，去虚劳。补精气。孟诜。主心病嗌干心痛，渴而引饮，肾病消中。好古。滋肾润肺。榨油点灯，明目。时珍。

【发明】〔弘景曰〕枸杞叶作羹，小苦。俗谚云：去家千里，勿食萝摩、枸杞。此言二物补益精气，强盛阴道也。枸杞根实为服食家用，其说甚美，名为仙人之杖，远有旨乎？〔颂曰〕茎、叶及子，服之轻身益气。淮南枕中记载西河女子服枸杞法：正月上寅采根，二月上卯治服之；三月上辰采茎，四月上巳治服之；五月上午采其叶，六月上未治服之；七月上申采花，八月上酉治服之；九月上戌采子，十月上亥治服之；十一月上子采根，十二月上丑治服之。又有花、实、根、茎、叶作煎，或单榨子汁煎膏服之者，其功并同。世传蓬莱县南丘村多枸杞，高者一二丈，其根盘结甚固。其乡人多寿考，亦饮食其水土之气使然。又润州开元寺大井旁生枸杞，岁久，土人目为枸杞井，云饮其水甚益人也。〔敩曰〕其根似物形状者为上。〔时珍曰〕按刘禹锡枸杞井诗云：僧房药树依寒井，井有清泉药有灵。翠黛叶生笼石甃，殷红子熟照铜瓶。枝繁本是仙人杖，根老能成瑞犬形。上品功能甘露味，还知一勺可延龄。又续仙传云：朱孺子见溪侧二花犬，逐入于枸杞丛下。掘之得根，形如二犬。烹而食之，忽觉身轻。周密浩然斋日抄云：宋徽宗时，顺州筑城，得枸杞于土中，其形如獒状，驰献阙下，乃仙家所谓千岁枸杞，其形如犬者。据前数说，则枸杞之滋益不独子，而根亦不止于退热而已。但根、苗、子之气味稍殊，而主治亦未必无别。盖其苗乃天精，苦甘而凉，上焦心肺客热者宜之；根乃地骨，甘淡而寒，下焦肝肾虚热者宜之。此皆三焦气分之药，所谓热淫于内，泻以甘寒也。至于子则甘平而润，性滋而补，不能退热，止能补肾润肺，生精益气。此乃平补之药，所谓精不足者，补之以味也。分而用之，则各有所主；

兼而用之，则一举两得。世人但知用黄芩、黄连，苦寒以治上焦之火；黄檗、知母，苦寒以治下焦阴火。谓之补阴降火，久服致伤元气。而不知枸杞、地骨甘寒平补，使精气充而邪火自退之妙，惜哉！予尝以青蒿佐地骨退热，屡有殊功，人所未喻者。兵部尚书刘松石，讳天和，麻城人。所集保寿堂方载地仙丹云：昔有异人赤脚张，传此方于猗氏县一老人，服之寿百余，行走如飞，发白反黑，齿落更生，阳事强健。此药性平，常服能除邪热，明目轻身。春采枸杞叶，名天精草；夏采花，名长生草；秋采子，名枸杞子；冬采根，名地骨皮，并阴干，用无灰酒浸一夜，晒露四十九昼夜，取日精月华气，待干为末，炼蜜丸如弹子大。每早晚各用一丸细嚼，以隔夜百沸汤下。此药采无刺味甜者，其有刺者服之无益。

【附方】旧十，新十九。**枸杞煎**治虚劳，退虚热，轻身益气，令一切痈疽永不发。用枸杞三十斤，春夏用茎、叶，秋冬用根、实，以水一石，煮取五斗，以滓再煮取五斗，澄清去滓，再煎取二斗，入锅煎如饧收之。每早酒服一合。千金方。**金髓煎**枸杞子逐日摘红熟者，不拘多少，以无灰酒浸之，蜡纸封固，勿令泄气。两月足，取入沙盆中擂烂，滤取汁，同浸酒入银锅内，慢火熬之。不住手搅，恐粘住不匀。候成膏如饧，净瓶密收。每早温酒服二大匙，夜卧再服。百日身轻气壮，积年不辍，可以羽化也。经验方。**枸杞酒**外台秘要云：补虚，去劳热，长肌肉，益颜色，肥健人，治肝虚冲感下泪。用生枸杞子五升捣破，绢袋盛，浸好酒二斗中，密封勿泄气，二七日。服之任性，勿醉。经验方枸杞酒：变白，耐老轻身。用枸杞子二升，十月壬癸日，面东采之，以好酒二升，瓷瓶内浸三七日。乃添生地黄汁三升，搅匀密封。至立春前三十日，开瓶。每空心暖饮一盏，至立春后髭发却黑。勿食芜荑、葱、蒜。**四神丸**治肾经虚损，眼目昏花，或云翳遮睛。甘州枸杞子一升，好酒润透。分作四分：四两用蜀椒一两炒，四两用小茴香一两炒，四两用脂麻一两炒，四两用川楝肉一两炒，拣出枸杞，加熟地黄、白术、白茯苓各一两，为末，炼蜜丸，日服。瑞竹堂方。**肝虚下泪**枸杞子二升，绢袋盛，浸一斗酒中，密封三七日，饮之。龙木论。**目赤生翳**枸杞子捣汁，日点三五次，神验。肘后方。**面黯皯疱**枸杞子十斤，生地黄三斤，为末。每服方寸匕，温酒下，日三服。久见童颜。圣惠方。**注夏虚病**枸杞子、五味子研细，滚水泡，封三日，代茶饮效。摄生方。**地骨酒**壮筋骨，补精髓，延年耐老。枸杞根、生地黄、甘菊花各一斤，捣碎，以水一石，煮取汁五斗，炊糯米五斗，细曲拌匀，入瓮如常封酿。待熟澄清，日饮三盏。圣济总录。**虚劳客热**枸杞根为末，白汤调服。有痼疾人勿服。千金方。**骨蒸烦热**及一切虚劳烦热，大病后烦热，并用地仙散：地骨皮二两，防风一两，甘草炙半两。每用五钱，生姜五片，水煎服。济生方。**热劳如燎**

地骨皮二两,柴胡一两,为末。每服二钱,麦门冬汤下。圣济总录。**虚劳苦渴**骨节烦热,或寒。用枸杞根白皮切五升,麦门冬三升,小麦二升,水二斗,煮至麦熟,去滓。每服一升,口渴即饮。千金方。**肾虚腰痛**枸杞根、杜仲、草薢各一斤,好酒三斗渍之,罂中密封,锅中煮一日。饮之任意。千金方。**吐血不止**枸杞根、子、皮为散,水煎。日日饮之。圣济总录。**小便出血**新地骨皮洗净,捣自然汁,无汁则以水煎汁。每服一盏,入酒少许,食前温服。简便方。**带下脉数**枸杞根一斤,生地黄五斤,酒一斗,煮五升。日日服之。千金方。**天行赤目**暴肿。地骨皮三斤,水三斗,煮三升,去滓,入盐一两,取二升。频频洗点。陇上谢道人天竺经。**风虫牙痛**枸杞根白皮,煎醋漱之,虫即出。亦可煎水饮。肘后方。**口舌糜烂**地骨皮汤:治膀胱移热于小肠,上为口糜,生疮溃烂,心胃壅热,水谷不下。用柴胡、地骨皮各三钱,水煎服之。东垣兰室秘藏。**小儿耳疳**生于耳后,肾疳也。地骨皮一味,煎汤洗之。仍以香油调末搽之。高文虎蓼州闲录。**气瘘疳疮**多年不愈者。应效散又名托里散:用地骨皮冬月者,为末。每用纸捻蘸入疮内。频用,自然生肉。更以米饮服二钱,一日三服。外科精义。**男子下疳**先以浆水洗之,后搽地骨皮末。生肌止痛。卫生宝鉴。**妇人阴肿**或生疮。枸杞根煎水,频洗。永类方。**十三种疗**春三月上建日采叶,名天精;夏三月上建日采枝,名枸杞;秋三月上建日采子,名却老;冬三月上建日采根,名地骨,并暴干为末。如不得依法采,但得一种亦可。用绯缯一片裹药。牛黄一梧子大,及钩棘针三七枚,赤小豆七粒,为末。先于缯上铺乱发一鸡子大,乃铺牛黄等末,卷作团,以发束定,熨斗中炒令沸,沸定,刮捣为末。以一方寸匕,合前枸杞末二匕,空心酒服二钱半,日再服。千金方。**痈疽恶疮**脓血不止。地骨皮不拘多少,洗净,刮去粗皮,取细白穰。以粗皮同骨煎汤洗,令脓血尽。以细穰贴之,立效。有一朝士,腹胁间病疽经岁。或以地骨皮煎汤淋洗,出血一二升。家人惧,欲止之。病者曰:疽似少快。更淋之,用五升许,血渐淡乃止。以细穰贴之,次日结痂愈。唐慎微本草。**瘭疽出汗**着手、足、肩、背,累累如赤豆。用枸杞根、葵根叶煮汁,煎如饴。随意服之。千金方。**足趾鸡眼**作痛作疮。地骨皮同红花研细傅之,次日即愈。闺阁事宜。**火赫毒疮**此患急防毒气入心腹。枸杞叶捣汁服,立瘥。肘后方。**目涩有翳**枸杞叶二两,车前叶二两,挼汁,以桑叶裹,悬阴地一夜。取汁点之,不过三五度。十便良方。**五劳七伤**庶事衰弱。枸杞叶半斤切,粳米二合,豉汁和,煮作粥。日日食之良。经验方。**澡浴除病**正月一日,二月二日,三月三日,四月四日,以至十二月十二日,皆用枸杞叶煎汤洗澡。令人光泽,百病不生。洞天保生录。

溲疏《本经》下品

【释名】 巨骨别录。

【集解】〔别录曰〕溲疏生熊耳川谷，及田野故丘墟地。四月采。〔当之曰〕溲疏一名杨栌，一名牡荆，一名空疏。皮白中空，时时有节。子似枸杞子，冬月熟，赤色，味甘苦。末代乃无识者。此非人篱垣之杨栌也。〔恭曰〕溲疏形似空疏，树高丈许，白皮。其子八九月熟，赤色，似枸杞，必两两相对，味苦，与空疏不同。空疏即杨栌，其子为荚，不似溲疏。〔志曰〕溲疏、枸杞虽则相似，然溲疏有刺，枸杞无刺，以此为别。〔颂曰〕溲疏亦有巨骨之名，如枸杞之名地骨，当亦相类。方书鲜用，宜细辨之。〔机曰〕按李当之但言溲疏子似枸杞子，不曾言树似。马志因其子相似，遂谓树亦相似，以有刺、无刺为别。苏颂又因巨骨、地骨之名，疑其相类。殊不知枸杞未尝无刺，但小则刺多，大则刺少耳。本草中异物同名甚多，况一骨字之同耶？以此为言，尤见穿凿。〔时珍曰〕汪机所断似矣，而自亦不能的指为何物也。

【气味】 辛，寒，无毒。〔别录曰〕苦，微寒。〔之才曰〕漏卢为之使。

【主治】 皮肤中热，除邪气，止遗溺，利水道。本经。除胃中热，下气，可作浴汤。别录。〔时珍曰〕按孙真人千金方，治妇人下焦三十六疾，承泽丸中用之。

杨栌《唐本草》

【集解】〔恭曰〕杨栌一名空疏，所在皆有，生篱垣间，其子为荚。

叶

【气味】 苦，寒，有毒。

【主治】 疽瘘恶疮，水煮汁洗之，立瘥。唐本。

木耳见菜部。

石南《本经》下品

【释名】 风药。〔时珍曰〕生于石间向阳之处，故名石南。桂阳呼为风药，充茗及浸酒饮能愈头风，故名。按范石湖集云：修江出栾茶，治头风。今南人无所谓栾茶者，岂即此物耶？

【集解】〔别录曰〕石南生华阴山谷，三月、四月采叶，八月采实，阴干。〔弘景曰〕今东间皆有之，叶如枇杷叶，方用亦稀。〔恭曰〕叶似蒳草，凌冬不凋。关中者叶细为好。江山以南者，叶长大如枇杷叶，无气味，殊不任用。〔保升曰〕终南斜谷有石处甚饶。今市人以石韦为之，误矣。〔颂曰〕今南北皆有之。生于石上，株极有高大者。江湖间出者，叶如枇杷，上有小刺，凌冬不凋。春生白花成簇。秋结细红实。关陇间出者，叶似莽草，青黄色，背有紫点，雨多则并生，长及二三寸。根横，细紫色。无花实，叶至茂密。南北人多移植亭院间，阴翳可爱，不透日气。入药以关中叶细者为良。魏王花木志云：南方石南树野生。二月开花，连着实。实如燕覆子，八月熟。民采取核，和鱼羹尤美。今无用者。〔宗奭曰〕石南叶似枇杷叶之小者，而背无毛，光而不皱。正二月间开花。冬有二叶为花苞，苞既开，中有十五余花，大小如椿花，甚细碎。每一苞约弹许大，成一球。一花六叶，一朵有七八球，淡白绿色，叶末微淡赤色。花既开，蕊满花，但见蕊不见花。花才罢，去年绿叶尽脱落，渐生新叶。京洛、河北、河东、山东颇少，人故少用。湖南北、江西、二浙甚多，故人多用。

叶

【气味】辛、苦，平，有毒。〔之才曰〕五加皮为使。恶小蓟。

【主治】养肾气，内伤阴衰，利筋骨皮毛。本经。疗脚弱五脏邪气，除热。女子不可久服，令思男。别录。能添肾气，治软脚烦闷疼，杀虫，逐诸风。甄权。浸酒饮，治头风。时珍。

【发明】〔恭曰〕石南叶为疗风邪丸散之要，今医家不复用其实矣。〔权曰〕虽能养肾，亦令人阴痿。〔时珍曰〕古方为治风痹肾弱要药。今人绝不知用，识者亦少，盖由甄氏药性论有令阴痿之说也。殊不知服此药者，能令肾强，嗜欲人之藉此放恣，以致痿弱。归咎于药，良可慨也。毛文锡茶谱云：湘人四月采杨桐草，捣汁浸米蒸，作为饭食；必采石南芽为茶饮，乃去风也。暑月尤宜。杨桐即南烛也。

【附方】新三。鼠瘘不合石南、生地黄、茯苓、黄连、雌黄等分，为散。日再傅之。肘后方。小儿通睛小儿误跌，或打着头脑受惊，肝系受风，致瞳人不正，观东则见西，观西则见东。宜石南散，吹鼻通顶。石南一两，藜芦三分，瓜丁五七个，为末。每吹少许入鼻，一日三度。内服牛黄平肝药。普济方。乳石发动烦热。石南叶为末。新汲水服一钱。圣惠方。

实一名鬼目。

【主治】杀虫毒，破积聚，逐风痹。本经。

石
南

1551

牡荆《别录》上品

校正：并入别录有名未用荆茎。

【释名】 黄荆图经小荆本经楚。〔弘景曰〕既是牡荆，不应有子。小荆应是牡荆。牡荆子大于蔓荆子，而反呼小荆，恐以树形为言。不知蔓荆树亦高大也。〔恭曰〕牡荆作树，不为蔓生，故称为牡，非无实之谓也。蔓荆子大，牡荆子小，故呼小荆。〔时珍曰〕古者刑杖以荆，故字从刑。其生成丛而疏爽，故又谓之楚，从林从疋，疋即疏字也，济楚之义取此。荆楚之地，因多产此而名也。

【集解】〔别录曰〕牡荆实生河间、南阳、冤句山谷，或平寿、都乡高岸上及田野中。八月、九月采实，阴干。〔弘景曰〕论蔓荆即应是今作杖棰之荆。其子殊细，正如小麻子，色青黄。牡荆乃出北方，如乌豆大，正圆黑。仙术多用牡荆，今人都无识者。李当之药录言：溲疏一名杨栌，一名牡荆，理白中虚，断植即生。按今溲疏主疗与牡荆都不同，形类乖异。而仙方用牡荆，云能通神见鬼，非惟其实，枝叶并好。又云：荆树必枝叶相对者是牡荆，不对者即非牡荆也。并莫详虚实，更须博访。〔恭曰〕牡荆即作棰杖者，所在皆有之。实细黄色，茎劲作树生。汉书·郊祀志以牡荆茎为幡竿，则明知非蔓荆也。有青、赤二种，以青者为佳。今人相承多以牡荆为蔓荆，此极误也。〔颂曰〕牡荆，今眉州、蜀州及近汴京亦有之，俗名黄荆是也。枝茎坚劲，作科不作蔓，叶如蓖麻，更疏瘦。花红作穗。实细而黄，如麻子大。或云即小荆也。按陶隐居登真隐诀云：荆木之叶、华，通神见鬼精。注云：荆有三种。荆木即今作棰杖者，叶香，亦有花、子，子不入药。方术则用牡荆，其子入药，北人无识其木者。天监三年，天子将合神仙饭。奉敕论牡荆曰：荆，花白多子，子粗者，历历疏生，不过三两茎，多不能圆，或扁或异，或多似竹节。叶与余荆不殊。蜂多采牡荆，牡荆汁冷而甜。余荆被烧，则烟火气苦。牡荆体慢质实，烟火不入其中，主治心风第一。于时远近寻觅，遂不值也。〔保升曰〕陶氏不惟不别蔓荆，亦不识牡荆。蔓荆蔓生，牡荆树生，理自明矣。〔时珍曰〕牡荆处处山野多有，樵采为薪。年久不樵者，其树大如碗也。其木心方，其枝对生，一枝五叶或七叶。叶如榆叶，长而尖，有锯齿。五月杪间开花成穗，红紫色。其子大如胡荽子，而有白膜皮裹之。苏颂云叶似蓖麻者，误矣。有青、赤二种：青者为荆，赤者为楛。嫩条皆可为筥囤。古者贫妇以荆为钗，即此二木也。按裴渊广州记云：荆有三种，金荆可作枕，紫荆可作床，白荆可作屦。与他处牡荆、蔓荆全异。宁浦有牡荆，指病自愈。节不相当者，月晕时刻之，与病人身齐等,置床下,病虽危亦无害也。杜宝拾遗录云:南方林邑诸地,在海中。山中多金荆,大者十围,盘屈瘤蹙,文如美锦,色如真金。工人用之,贵如沉、檀。此皆荆之别类也。春秋运斗枢云:玉衡星散而为荆。

实

【气味】 苦,温,无毒。〔时珍曰〕辛,温。〔之才曰〕防己为之使,畏石膏。

【主治】 除骨间寒热,通利胃气,止咳逆,下气。别录。得柏实、青葙、术,疗风。之才。炒焦为末,饮服,治心痛及妇人白带。震亨。用半升炒熟,入酒一盏,煎一沸,热服,治小肠疝气甚效。浸酒饮,治耳聋。时珍。

【附方】 新一。湿痰白浊牡荆子炒为末。每酒服二钱。集简方。

叶

【气味】 苦,寒,无毒。

【主治】 久痢,霍乱转筋,血淋,下部疮,湿蜃薄脚,主脚气肿满。别录。

【发明】 崔元亮海上集验方治腰脚风湿痛蒸法:用荆叶不限多少,蒸,置大瓮中,其下着火温之。以病人置叶中,须臾当汗出。蒸时常旋旋吃饭,稍倦即止。便以被盖避风,仍进葱豉酒及豆酒亦可,以瘥为度。〔时珍曰〕蒸法虽妙,止宜施之野人。李仲南永类方云:治脚气诸病,用荆茎于坛中烧烟,熏涌泉穴及痛处,使汗出则愈。此法贵贱皆可用者。又谈野翁试验方:治毒蛇、望板归螫伤,满身洪肿发泡。用黄荆嫩头捣汁涂泡上,渣盒咬处,即消。此法乃出于葛洪肘后方治诸蛇,以荆叶捣烂袋盛,薄于肿上者也。物类相感志云:荆叶逼蚊。

【附方】 旧一,新一。九窍出血荆叶捣汁,酒和,服二合。千金方。小便尿血荆叶汁,酒服二合。千金方。

根

【气味】 甘、苦,平,无毒。〔时珍曰〕苦、微辛。

【主治】 水煮服,治心风头风,肢体诸风,解肌发汗。别录。

【发明】 〔时珍曰〕牡荆苦能降,辛温能散;降则化痰,散则祛风,故风痰之病宜之。其解肌发汗之功,世无知者。按王氏奇方云:一人病风数年。予以七叶黄荆根皮、五加根皮、接骨草等分,煎汤日服,遂愈。盖得此意也。

荆茎 〔别录有名未用云〕八月、十月采,阴干。〔藏器曰〕即今荆杖也。煮汁堪染。

【主治】 灼烂。别录。治灼疮发热疮,有效。藏器。同荆芥、荜拨煎水,漱风牙痛。时珍。

【附方】 新一。青盲内障春初取黄荆嫩头,九蒸九暴,半斤,用乌鸡一只,以米饲五日，安净板上，饲以大麻子，二三日，收粪干，入瓶内熬黄，和荆头为末，炼蜜丸梧子大。每服十五丸至二十丸，陈米饮下，日二。圣济总录。

荆沥

【修治】〔时珍曰〕取法：用新采荆茎，截尺五长，架于两砖上，中间烧火炙之，两头以器承取，热服，或入药中。又法：截三四寸长，束入瓶中，仍以一瓶合住固，外以糠火煨烧，其汁沥入下瓶中，亦妙。

【气味】甘，平，无毒。

【主治】饮之，去心闷烦热，头风旋运目眩，心头漾漾欲吐，卒失音，小儿心热惊痫，止消渴，除痰唾，令人不睡。藏器。除风热，开经络，导痰涎，行血气，解热痢。时珍。

【发明】〔时珍曰〕荆沥气平味甘，化痰去风为妙药。故孙思邈千金翼云：凡患风人多热，常宜以竹沥、荆沥、姜汁各五合，和匀热服，以瘥为度。陶弘景亦云：牡荆汁治心风为第一。延年秘录云：热多用竹沥，寒多用荆沥。〔震亨曰〕二汁同功，并以姜汁助送，则不凝滞。但气虚不能食者，用竹沥；气实能食者，用荆沥。

【附方】旧六，新一。**中风口噤**荆沥，每服一升。范汪方。**头风头痛**荆沥，日日服之。集验方。**喉痹疮肿**荆沥细细咽之。或以荆一握，水煎服之。千金翼。**目中卒痛**烧荆木，取黄汁点之。肘后方。**心虚惊悸**赢瘦者。荆沥二升，火煎至一升六合，分作四服，日三夜一。小品方。**赤白下痢**五六年者。荆沥。每日服五合。外台秘要。**湿病疮癣**荆木烧取汁，日涂之。深师方。

蔓荆《本经》上品

【释名】〔恭曰〕蔓荆苗蔓生，故名。

【集解】〔恭曰〕蔓荆生水滨。苗茎蔓延长丈余。春因旧枝而生小叶，五月叶成，似杏叶。六月有花，红白色，黄蕊。九月有实，黑斑，大如梧子而虚轻。冬则叶凋，今人误以小荆为蔓荆，遂将蔓荆为牡荆也。〔大明曰〕海盐亦有之。大如豌豆，蒂有轻软小盖子，六、七、八月采之。〔颂曰〕近汴京及秦、陇、明、越州多有之。苗茎高四五尺，对节生枝。叶类小楝，至夏盛茂。有花作穗淡红色，蕊黄白色，花下有青萼。至秋结子。旧说蔓生，而今所有并非蔓也。〔宗奭曰〕诸家所解，蔓荆、牡荆纷纭不一。经既言蔓荆明是蔓生，即非高木也；既言牡荆，则自木上生,又何疑焉?〔时珍曰〕其枝小弱如蔓,故曰蔓生。

实

【修治】〔敩曰〕凡使,去蒂子下白膜一重,用酒浸一伏时,蒸之从巳至未,熬干用。〔时珍曰〕寻常只去膜,打碎用之。

【气味】 苦,微寒,无毒。〔别录曰〕辛,平、温。〔元素曰〕味辛温,气清,阳中之阴,入太阳经。胃虚人不可服,恐生痰疾。〔之才曰〕恶乌头、石膏。

【主治】 筋骨间寒热,湿痹拘挛,明目坚齿,利九窍,去白虫。久服,轻身耐老。小荆实亦等。本经。风头痛,脑鸣,目泪出,益气。令人光泽脂致。别录。治贼风,长髭发。甄权。利关节,治痫疾,赤眼。大明。太阳头痛,头沉昏闷,除昏暗,散风邪,凉诸经血,止目睛内痛。元素。搜肝风。好古。

【发明】〔恭曰〕小荆实即牡荆子,其功与蔓荆同,故曰亦等也。〔时珍曰〕蔓荆气清味辛,体轻而浮,上行而散。故所主者,皆头面风虚之证。

【附方】 新三。**令发长黑**蔓荆子、熊脂等分,醋调涂之。圣惠方。**头风作痛**蔓荆子一升,为末,绢袋盛,浸一斗酒中七日,温饮,日三次。千金方。**乳痈初起**蔓荆子炒,为末。酒服方寸匕,渣傅之。危氏得效方。

栾荆《唐本草》

【释名】 顽荆图经。

【集解】〔恭曰〕栾荆茎、叶都似石南,干亦反卷,经冬不死,叶上有细黑点者,真也。今雍州所用者是。而洛州乃用石荆当之,非也。俗方大用,而本草不载,亦无别名。但有栾华,功用又别,非此物花也。〔颂曰〕栾荆今生东海及淄州、汾州。所生者皆枝茎白,叶小圆而青色,颇似榆叶而长,冬夏不凋。六月开花,花有紫、白二种。子似大麻。四月采苗叶,八月采子。〔宗奭曰〕栾荆即牡荆也,子青色如茱萸,不合更立此条。苏恭又称石荆当之,转见穿凿。〔时珍曰〕按许慎说文云:栾,似木兰。木兰叶似桂,与苏恭所说叶似石南者相近。苏颂所图者即今牡荆,与唐本草者不合。栾荆是苏恭收入本草,不应自误。盖后人不识,遂以牡荆充之,寇氏亦指为牡荆耳。

子

【气味】 辛、苦,温,有小毒。〔权曰〕甘、辛,微热,无毒。决明为之使。恶石膏。

【主治】 大风,头面手足诸风,癫痫狂痉,湿痹寒冷疼痛。唐本。四肢不遂，通血脉，明目，益精光。甄权。**合柏油同熬，涂人畜疮疥。**苏颂。

石荆《拾遗》

【集解】〔藏器曰〕石荆似荆而小，生水旁，广济方一名水荆是也。苏颂言洛人以当栾荆者，非也。

【主治】 **烧灰淋汁浴头，生发令长。**藏器。

紫荆宋《开宝》

校正：并入拾遗紫珠。

【释名】 **紫珠**拾遗**皮名肉红**纲目**内消。**〔时珍曰〕其木似黄荆而色紫，故名。其皮色红而消肿，故疡科呼为肉红，又曰内消，与何首乌同名。

【集解】〔颂曰〕紫荆处处有之，人多种于庭院间。木似黄荆，叶小无桠，花深紫可爱。〔藏器曰〕即田氏之荆也。至秋子熟，正紫，圆如小珠，名紫珠。江东林泽间尤多。〔宗奭曰〕春开紫花甚细碎，共作朵生，出无常处，或生于木身之上，或附根上枝下，直出花。花罢叶出，光紧微圆。园圃多植之。〔时珍曰〕高树柔条，其花甚繁，岁二三次。其皮入药，以川中厚而紫色味苦如胆者为胜。

木并皮

【气味】 **苦，平，无毒。**〔藏器曰〕苦，寒。〔大明曰〕皮、梗及花，气味功用并同。

【主治】 **破宿血，下五淋，浓煮汁服。**开宝。**通小肠。**大明。**解诸毒物，痈疽喉痹，飞尸蛊毒，肿下瘘，蛇、虺、虫、蚕、狂犬毒，并煮汁服。亦以汁洗疮肿，除血长肤。**藏器。**活血行气，消肿解毒，治妇人血气疼痛，经水凝涩。**时珍。

【发明】〔时珍曰〕紫荆气寒味苦，色紫性降，入手、足厥阴血分。寒胜热，苦走骨，紫入营，故能活血消肿，利小便而解毒。杨清叟仙传方有冲和膏，以紫荆为君，盖亦得此意也。其方治一切痈疽发背流注诸肿毒，冷热不明者。紫荆皮炒三两，独活去节炒三两，赤芍药炒二两，生白芷一两，木蜡炒一两，为末。用葱汤调，热敷。血得热则行，葱能散气也。疮不甚热者，酒调之。痛甚者，加乳香。筋不伸者，亦加乳香。大抵痈疽流注，皆是气血凝滞所成。遇温则散，遇凉则凝。此方温平。紫荆皮乃木之精，破血消肿，独活乃土之精，止风动血，引拔骨中毒,去痹湿气。芍药乃火之精,生血止痛。木蜡乃水之精,消肿散血,同独活能破石肿坚硬。白芷乃金之精,去风生肌止痛。盖血生则不死,血动则流通,肌生则不烂,痛止则不焮,风去则血自散,气破则硬可消,毒自除。五者交治,病安有不愈者乎?

【附方】 新九。**妇人血气**紫荆皮为末,醋糊丸樱桃大。每酒化服一丸。熊氏补遗。**鹤膝风挛**紫荆皮三钱,老酒煎服,日二次。直指方。**伤眼青肿**紫荆皮,小便浸七日,晒研,用生地黄汁、姜汁调傅。不肿用葱汁。永类方。**猘犬咬伤**紫荆皮末,沙糖调涂,留口退肿,口中仍嚼咽杏仁去毒。仙传外科。**鼻中疳疮**紫荆花阴干为末,贴之。卫生易简方。**发背初生**一切痈疽皆治。单用紫荆皮为末,酒调箍住,自然撮小不开。内服柞木饮子。乃救贫良剂也。仙传外科。**痈疽未成**用白芷、紫荆皮等分为末,酒调服。外用紫荆皮、木蜡、赤芍药等分为末,酒调作箍药。同上。**痔疮肿痛**紫荆皮五钱,新水食前煎服。直指方。**产后诸淋**紫荆皮五钱,半酒半水煎,温服。熊氏补遗。

木槿《日华》

【释名】 **椴**音徒乱切**櫬**音衬**蕣**音舜**日及**纲目**朝开暮落花**纲目**藩篱草**纲目**花奴、玉蒸。〔时珍曰〕此花朝开暮落,故名日及。曰槿曰蕣,犹仅荣一瞬之义也。尔雅云:椴,木槿。櫬,木槿。郭注云:别二名也。或云:白曰椴,赤曰櫬。齐鲁谓之玉蒸,言其美而多也。诗云"颜如舜华"即此。

【集解】 〔宗奭曰〕木槿花如小葵,淡红色,五叶成一花,朝开暮敛。湖南北人家多种植为篱障。花与枝两用。〔时珍曰〕槿,小木也。可种可插,其木如李。其叶末尖而有桠齿。其花小而艳,或白或粉红,有单叶、千叶者。五月始开,故逸书月令云"仲夏之月木槿荣"是也。结实轻虚,大如指头,秋深自裂,其中子如榆荚、泡桐、马兜铃之仁,种之易生。嫩叶可茹,作饮代茶。今疡医用皮治疮癣,多取川中来者,厚而色红。

皮并根

【气味】 甘,平,滑,无毒。〔大明曰〕凉。

【主治】 **止肠风泻血,痢后热渴,作饮服之,令人得睡,并炒用。**藏器。**治赤白带下,肿痛疥癣,洗目令明,润燥活血。**时珍。

【发明】 〔时珍曰〕木槿皮及花,并滑如葵花,故能润燥。色如紫荆,故能活血。川中来者,气厚力优,故尤有效。

【附方】 新六。**赤白带下**槿根皮二两，切，以白酒一碗半，煎一碗，空心服之。白带用红酒甚妙。纂要奇方。**头面钱癣**槿树皮为末，醋调，重汤顿如胶，内傅之。王仲勉经效方。**牛皮风癣**川槿皮一两，大风子仁十五个，半夏五钱，剉，河水、井水各一碗，浸露七宿，入轻粉一钱，入水中，秃笔扫涂，覆以青衣，数日有臭涎出妙。忌浴澡。夏月用尤妙。扶寿方。**癣疮有虫**川槿皮煎，入肥皂浸水，频频擦之。或以槿皮浸汁磨雄黄，尤妙。简便方。**痔疮肿痛**藩蓠草根煎汤，先熏后洗。直指方。**大肠脱肛**槿皮或叶煎汤熏洗，后以白矾、五倍末傅之。救急方。

花

【气味】 同皮。

【主治】 肠风泻血，赤白痢，并焙入药。作汤代茶，治风。大明。**消疮肿，利小便，除湿热。**时珍。

【附方】 新三。**下痢噤口**红木槿花去蒂，阴干为末。先煎面饼二个，蘸末食之。赵宜真济急方。**风痰拥逆**木槿花晒干焙研。每服一二匙，空心沸汤下。白花尤良。简便方。**反胃吐食**千叶白槿花，阴干为末，陈糯米汤调送三五口。不转再服。袖珍方。

子

【气味】 同皮。

【主治】 偏正头风，烧烟熏患处。又治黄水脓疮，烧存性，猪骨髓调涂之。时珍。

扶桑《纲目》

【释名】 **佛桑**霏雪录**朱槿**草木状**赤槿**同**日及**。〔时珍曰〕东海日出处有扶桑树。此花光艳照日，其叶似桑，因以比之。后人讹为佛桑。乃木槿别种，故日及诸名亦与之同。

【集解】〔时珍曰〕扶桑产南方，乃木槿别种。二枝柯柔弱，叶深绿，微涩如桑。其花有红、黄、白三色，红者尤贵，呼为朱槿。嵇含草木状云：朱槿一名赤槿，一名日及，出南凉郡。花、茎、叶皆如桑。其叶光而厚。木高四五尺，而枝叶婆娑。其花深红色，五出，大如蜀葵，重敷柔泽。有蕊一条，长如花叶，上缀金屑，日光所烁，疑若焰生。一丛之上，日开数百朵，朝开暮落。自一月始，至中冬乃歇。插枝即活。

叶及花

【气味】 甘，平，无毒。

【主治】 痈疽腮肿，取叶或花，同白芙蓉叶、牛旁叶、白蜜研膏傅之，即散。时珍。

木芙蓉《纲目》

校正：并入图经地芙蓉。

【释名】 地芙蓉图经木莲纲目华木纲目柎木音化拒霜。〔时珍曰〕此花艳如荷花，故有芙蓉、木莲之名。八九月始开，故名拒霜。俗呼为柎皮树。相如赋谓之华木。注云：皮可为索也。苏东坡诗云：唤作拒霜犹未称，看来却是最宜霜。苏颂图经本草有地芙蓉，云出鼎州，九月采叶，治疮肿，盖即此物也。

【集解】〔时珍曰〕木芙蓉处处有之，插条即生，小木也。其干丛生如荆，高者丈许。其叶大如桐，有五尖及七尖者，冬凋夏茂。秋半始着花，花类牡丹、芍药，有红者、白者、黄者、千叶者，最耐寒而不落。不结实。山人取其皮为索。川、广有添色拒霜花，初开白色，次日稍红，又明日则深红，先后相间如数色。霜时采花，霜后采叶，阴干入药。

叶并花

【气味】 微辛，平，无毒。

【主治】 清肺凉血，散热解毒，治一切大小痈疽肿毒恶疮，消肿排脓止痛。时珍。

【发明】〔时珍曰〕芙蓉花并叶，气平而不寒不热，味微辛而性滑涎粘，其治痈肿之功，殊有神效。近时疡医秘其名为清凉膏、清露散、铁箍散，皆此物也。其方治一切痈疽发背，乳痈恶疮，不拘已成未成，已穿未穿。并用芙蓉叶，或根皮，或花，或生研，或干研末，以蜜调涂于肿处四围，中间留头，干则频换。初起者，即觉清凉，痛止肿消。已成者，即脓聚毒出。已穿者，即脓出易敛。妙不可言。或加生赤小豆末，尤妙。

【附方】 新十。**久咳羸弱**九尖拒霜叶为末，以鱼酢蘸食，屡效。危氏得效方。**赤眼肿痛**芙蓉叶末，水和，贴太阳穴。名清凉膏。鸿飞集。**经血不止**拒霜花、莲蓬壳等分，为末。每用米饮下二钱。妇人良方。**偏坠作痛**芙蓉叶、黄檗各三钱，为末。以木鳖子仁一个磨醋，调涂阴囊，其痛自止。简便方。**杖疮肿痛**芙蓉花叶研末，入皂角末少许，鸡子清调，涂之。方广附余。**痈疽肿毒**重阳前取芙蓉叶研末，端午前取苍耳烧存性研末，等分，蜜水调，涂四围，其毒自不走散。名铁井阑。简便方。**疔疮恶肿**九月九日采芙蓉叶阴干为末，每以井水调贴。次日用蚰蜒螺一个，捣涂之。普济方。**头上癞疮**芙蓉根皮为末，香油调傅。先以松毛、柳枝煎汤洗之。傅滋医学集成。**汤火灼疮**油调芙蓉末，傅之。奇效方。**灸疮不愈**芙蓉花研末，傅之。奇效方。**一切疮肿**木芙蓉叶、菊花叶同煎水，频熏洗之。多能鄙事。

山茶《纲目》

【释名】〔时珍曰〕其叶类茗，又可作饮，故得茶名。

【集解】〔时珍曰〕山茶产南方。树生，高者丈许，枝干交加。叶颇似茶叶，而厚硬有棱，中阔头尖，面绿背淡。深冬开花，红瓣黄蕊。格古论云：花有数种，宝珠者，花簇如珠，最胜。海榴茶花蒂青，石榴茶中有碎花，踯躅茶花如杜鹃花，宫粉茶、串珠茶皆粉红色。又有一捻红、千叶红、千叶白等名，不可胜数，叶各小异。或云亦有黄色者。虞衡志云：广中有南山茶，花大倍中州者，色微淡，叶薄有毛。结实如梨，大如拳，中有数核，如肥皂子大。周定王救荒本草云：山茶嫩叶煠熟水淘可食，亦可蒸晒作饮。

花

【气味】缺

【主治】**吐血衄血，肠风下血，并用红者为末，入童溺、姜汁及酒调服，可代郁金**。震亨。**汤火伤灼，研末，麻油调涂**。时珍。

子

【主治】**妇人发庭，研末掺之**。时珍。摘玄方。

蜡梅《纲目》

【释名】黄梅花。〔时珍曰〕此物本非梅类，因其与梅同时，香又相近，色似蜜蜡，故得此名。

【集解】〔时珍曰〕蜡梅小树，丛枝尖叶。种凡三种：以子种出不经接者，腊月开小花而香淡，名狗蝇梅；经接而花疏，开时含口者，名磬口梅；花蜜而香浓，色深黄如紫檀者，名檀香梅，最佳。结实如垂铃，尖长寸余，子在其中。其树皮浸水磨墨，有光采。

花

【气味】 辛,温,无毒。

【主治】 解暑生津。时珍。

伏牛花宋《开宝》

校正:并入图经虎刺。

【释名】 隔虎刺花未详。

【集解】 〔颂曰〕伏牛花生蜀地,所在皆有,今惟益州蜀地有之,多生川泽中。叶青细,似黄檗叶而不光,茎亦有刺,开花淡黄色作穗,似杏花而小。三月采,阴干。又睦州所上虎刺,云凌冬不凋。彼人无时采根、叶,治风肿疾。

花

【气味】 苦、甘,平,无毒。

【主治】 久风湿痹,四肢拘挛,骨肉疼痛。作汤,治风眩头痛,五痔下血。开宝。

【发明】 〔时珍曰〕伏牛花治风湿有名,而用者颇少。杨子建护命方有伏牛花散,治男女一切头风,发作有时,甚则大腑热秘。用伏牛花、山茵陈、桑寄生、白牵牛、川芎䓖、白僵蚕、蝎梢各二钱,荆芥穗四钱,为末。每服二钱,水煎一沸,连滓服。

根 叶 枝

【主治】 一切肿痛风疾,细剉焙研,每服一钱匕,用温酒调下。颂。

密蒙花宋《开宝》

校正:慎微曰:自草部移入木部。

【释名】 水锦花炮炙论。〔时珍曰〕其花繁密蒙茸如簇锦,故名。

【集解】 〔颂曰〕密蒙花,蜀中州郡皆有之。树高丈余。叶似冬青叶而厚,背白有细毛,又似橘叶。花微紫色。二月、三月采花,暴干用。〔宗奭曰〕利州甚多。叶冬不凋,亦不似冬青,柔而不光洁,不深绿。其花细碎,数十房成一朵,冬生春开。

花

【修治】〔敩曰〕凡使拣净,酒浸一宿,漉出候干,拌蜜令润,蒸之从卯至酉,日干再拌蒸,如此三度,日干用。每一两用酒八两,蜜半两。

【气味】 甘,平、微寒,无毒。

【主治】 青盲肤翳,赤肿多眵泪,消目中赤脉,小儿麸豆及疳气攻眼。开宝。羞明怕日。刘守真。入肝经气、血分,润肝燥。好古。

【附方】 新一。目中障翳密蒙花、黄檗根各一两,为末,水丸梧子大。每卧时汤服十丸至十五丸。圣济录。

木绵《纲目》

【释名】 古贝纲目古终。〔时珍曰〕木绵有二种:似木者名古贝,似草者名古终。或作吉贝者,乃古贝之讹也。梵书谓之睒婆,又曰迦罗婆劫。

【集解】〔时珍曰〕木绵有草、木二种。交广木绵,树大如抱。其枝似桐。其叶大,如胡桃叶。入秋开花,红如山茶花,黄蕊,花片极厚,为房甚繁,逼侧相比。结实大如拳,实中有白绵,绵中有子。今人谓之斑枝花,讹为攀枝花。李延寿南史所谓林邑诸国出古贝花,中如鹅毳,抽其绪,纺为布;张勃吴录所谓交州、永昌木绵树高过屋,有十余年不换者,实大如杯,花中绵软白,可为缦絮及毛布者,皆指似木之木绵也。江南、淮北所种木绵,四月下种,茎弱如蔓。高者四五尺,叶有三尖如枫叶,入秋开花黄色,如葵花而小。亦有红紫者,结实大如桃,中有白绵,绵中有子,大如梧子。亦有紫绵者,八月采棳,谓之绵花。李延寿南史所谓高昌国有草,实如茧,中丝为细纩,名曰白叠,取以为帛,甚软白;沈杯远南越志所谓桂州出古终藤,结实如鹅毳,核如珠珣,治出其核,纺如丝绵,染为斑布者,皆指似草之木绵也。此种出南番,宋末始入江南,今则遍及江北与中州矣。不蚕而绵,不麻而布,利被天下,其益大哉。又南越志言:南诏诸蛮不养蚕,惟收娑罗木子中白絮,纫为丝,织为幅,名娑罗笼段。祝穆方舆志言:平缅出娑罗树,大者高三五丈,结子有绵,纫绵织为白毡罗绵。此亦斑枝花之类,各方称呼不同耳。

白绵及布

【气味】 甘,温,无毒。

【主治】 血崩金疮,烧灰用。时珍。

子油用两瓶合烧取沥。

【气味】 辛,热,微毒。

【主治】 恶疮疥癣。燃灯,损目。时珍。

柞木 宋《嘉祐》

【释名】 凿子木。〔时珍曰〕此木坚韧,可为凿柄,故俗名凿子木。方书皆作柞木,盖昧此义也。柞乃橡栎之名,非此木也。

【集解】〔藏器曰〕柞木生南方,细叶,今之作梳者是也。〔时珍曰〕此木处处山中有之,高者丈余。叶小而有细齿,光滑而韧。其木及叶丫皆有针刺,经冬不凋。五月开碎白花,不结子。其木心理皆白色。

木皮

【气味】 苦,平,无毒。〔时珍曰〕酸,涩。

【主治】 黄疸病,烧末,水服方寸匕,日三。藏器。治鼠瘘难产,催生利窍。时珍。

【附方】 新二。鼠瘘柞木皮五升,水一斗,煮汁二升服,当有宿肉出而愈。乃张子仁方也。外台秘要。妇人难产催生柞木饮:不拘横生倒产,胎死腹中,用此屡效,乃上蔡张不愚方也。用大柞木枝一尺,洗净,大甘草五寸,并寸折。以新汲水三升半,同入新沙瓶内,以纸三重紧封,文武火煎至一升半。待腰腹重痛,欲坐草时,温饮一小盏,便觉下开豁。如渴,又饮一盏,至三四盏,下重便生,更无诸苦。切不可坐草太早,及坐婆乱为也。昝殷产宝。

叶

【主治】 肿毒痈疽。时珍。

【附方】 新一。柞木饮治诸般痈肿发背。用干柞木叶,干荷叶中心蒂、干萱草根、甘草节、地榆各四两,细剉。每用半两,水二碗,煎一碗,早晚各一服。已成者其脓血自渐干涸,未成者其毒自消散也。忌一切饮食毒物。许学士普济本事方。

黄杨木《纲目》

【集解】〔时珍曰〕黄杨生诸山野中,人家多栽种之。枝叶攒簇上耸,叶似初生槐芽而青厚,不花不实,四时不凋。其性难长,俗说岁长一寸,遇闰则退。今试之,但闰年不长耳。其木坚腻,作梳剜印最良。按段成式酉阳杂俎云:世重黄杨,以其无火也。用水试之,沉则无火。凡取此木,必以阴晦,夜无一星,伐之则不裂。

叶

【气味】 苦,平,无毒。

【主治】 妇人难产,入达生散中用。又主暑月生疖,捣烂涂之。时珍。

不凋木《拾遗》

【集解】〔藏器曰〕生太白山岩谷。树高二三尺,叶似槐,茎赤有毛如棠梨,四时不凋。

【气味】 苦,温,无毒。

【主治】 调中补衰,治腰脚,去风气,却老变白。藏器。

卖子木《唐本草》

【释名】 买子木。

【集解】〔恭曰〕卖子木出岭南、邛州山谷中。其叶似柿。〔颂曰〕今惟川西、渠州岁贡,作买子木。木高五七尺,径寸许。春生嫩枝条,叶尖,长一二寸,俱青绿色,枝梢淡紫色。四五月开碎花,百十枝围攒作大朵,焦红色。随花便生子如椒目,在花瓣中黑而光洁,每株花栽三五大朵尔。五月采其枝叶用。〔时珍曰〕宋史渠州贡买子木并子,则子亦当与枝叶同功,而本草缺载,无从考访。

木

【修治】〔斅曰〕凡采得粗捣,每一两用酥五钱,同炒干入药。

【气味】 甘、微咸,平,无毒。

【主治】 折伤血内溜,续绝补骨髓,止痛安胎。唐本。

木天蓼《唐本草》

校正:并入拾遗小天蓼。

【释名】〔时珍曰〕其树高而味辛如蓼,故名。又马蓼亦名天蓼而物异。

【集解】〔恭曰〕木天蓼所在皆有,生山谷中。今安州、申州作藤蔓,叶似柘,花白,子如枣许,无定形。中瓤似茄子,味辛,嗷之以当姜、蓼。〔藏器曰〕木蓼,今时所用出山南凤州。树高如冬青,不凋。不当以藤天蓼为注,既云木蓼,岂是藤生?自有藤蓼耳。藤蓼生江南、淮南山中,藤着树生,叶如梨,光而薄,子如枣，即苏恭以为木天蓼者。又有小天蓼，生天目山、四明山，树如栀子，冬月不凋，野兽食之。是有三天蓼，俱能逐风，而小者为胜。〔颂曰〕木天蓼今出信阳。木高二三丈。三月、四月开花似柘花。五月采子，子作球形似枲麻，子可藏作果食。苏恭所说自是藤天蓼也。〔时珍曰〕天蓼虽有三种，而功用仿佛，盖一类也。其子可为烛，其芽可食。故陆玑云：木蓼为烛，明如胡麻。薛田咏蜀诗有"地丁叶嫩和岚采，天蓼芽新入粉煎"之句。

枝叶

【气味】 辛，温，有小毒。

【主治】 癥结积聚，风劳虚冷，细切酿酒饮。唐本。

【附方】 旧一，新二。**天蓼酒**治风，立有奇效。木天蓼一斤，去皮细剉，以生绢盛，入好酒三斗浸之，春夏一七，秋冬二七日。每空心、日午、下晚各温一盏饮。若常服，只饮一次。老幼临时加减。圣惠方。**气痢不止**寒食一百五日，采木蓼暴干。用时为末，粥饮服一钱。圣惠方。**大风白癞**天蓼刮去粗皮剉四两，水一斗，煎汁一升，煮糯米作粥，空心食之。病在上吐出，在中汗出，在下泄出。避风。又方：天蓼三斤，天麻一斤半，生剉，以水三斗五升，煎一斗，去滓，石器慢煎如饧。每服半匙，荆芥、薄荷酒下，日二夜一，一月见效。圣惠方。

小天蓼

【气味】 甘，温，无毒。

【主治】 一切风虚羸冷，手足疼痹，无论老幼轻重，浸酒及煮汁服之。十许日，觉皮肤间风出如虫行。藏器。

【发明】 〔藏器曰〕木天蓼出深山中，人云久服损寿，以其逐风损气故也。藤天蓼、小天蓼三者，俱能逐风。其中优劣，小者为胜。

子

【气味】 苦，辛，微热，无毒。

【主治】 贼风口面㖞斜，冷痃癖气块，女子虚劳。甄权。

根

【主治】 风虫牙痛，捣丸塞之，连易四五次，除根。勿咽汁。时珍。出普济。

放杖木《拾遗》

【释名、集解】 〔藏器曰〕生温、括、睦、婺诸州山中。树如木天蓼。老人服

放
杖
木

之，一月放杖，故以为名。

【气味】 甘，温，无毒。

【主治】 一切风血，理腰脚，轻身变白不老，浸酒服之。藏器。

接骨木《唐本草》

【释名】 续骨木纲目木蒴藋。〔颂曰〕接骨以功而名。花、叶都类蒴藋、陆英、水芹辈，故一名木蒴藋。

【集解】〔恭曰〕所在皆有之。叶如陆英，花亦相似。但作树高一二丈许，木体轻虚无心。斫枝扦之便生，人家亦种之。

【气味】 甘、苦，平，无毒。〔藏器曰〕捣汁亦吐人，有小毒。

【主治】 折伤，续筋骨，除风痹龋齿，可作浴汤。唐本。根皮：主痰饮，下水肿及痰疟，煮汁服之。当利下及吐出。不可多服。藏器。打伤瘀血及产妇恶血，一切血不行，或不止，并煮汁服。时珍。出千金。

【附方】 旧一，新一。折伤筋骨接骨木半两，乳香半钱，芍药、当归、芎䓖、自然铜各一两，为末。化黄蜡四两，投药搅匀，众手丸如芡子大。若止伤损，酒化一丸。若碎折筋骨，先用此傅帖，乃服。卫生易简。产后血运五心烦热，气力欲绝，及寒热不禁。以接骨木破如箅子一握，用水一升，煎取半升，分服。或小便频数，恶血不止，服之即瘥。此木煮之三次，其力一般。乃起死妙方。产书。

叶

【主治】 痰疟，大人七叶，小儿三叶，生捣汁服，取吐。藏器。

灵寿木《拾遗》

【释名】 扶老杖孟康椐。

【集解】〔藏器曰〕生剑南山谷，圆长皮紫。汉书：孔光年老，赐灵寿杖。颜师古注云：木似竹有节，长不过八九尺，围三四寸，自然有合杖制，不须削理。作杖，令人延年益寿。〔时珍曰〕陆氏诗疏云：椐即榉也。节中肿，似扶老，即今灵寿也。人以作杖及马鞭。弘农郡北山有之。

根皮

【气味】 苦，平。

【主治】 止水。藏器。

檧木音葱《拾遗》

【集解】〔藏器曰〕生江南山谷。高丈余,直上无枝,茎上有刺。山人折取头茹食,谓之吻头。〔时珍曰〕今山中亦有之。树顶丛生叶,山人采食。谓之鹊不踏,以其多刺而无枝故也。

白皮
【气味】 辛,平,有小毒。

【主治】 水瘕,煮汁服一盏,当下水。如病已困,取根捣碎,坐之取气,水自下。又能烂人牙齿,有虫者取片许内孔中,当自烂落。藏器。

木麻《拾遗》

【集解】〔藏器曰〕生江南山谷林泽。叶似胡麻相对,山人取以酿酒饮。

【气味】 甘,温,无毒。

【主治】 老血,妇人月闭,风气羸瘦癥瘕。久服,令人有子。藏器。

大空《唐本草》

【集解】〔恭曰〕大空生襄州,所在山谷中亦有之。秦陇人名独空。作小树,抽条高六七尺。叶似楮,小圆厚。根皮赤色。〔时珍曰〕小树大叶,似桐叶而不尖,深绿而皱文。根皮虚软,山人采,杀虱极妙。捣叶筛蔬圃中,杀虫。

根皮
【气味】 苦,平,有小毒。

【主治】 杀三虫。作末和油涂发,虮虱皆死。藏器。

本草纲目木部目录第三十七卷

木之四寓木类一十二种

茯苓本经　琥珀别录　璺嘉祐　猪苓本经　雷丸本经　桑上寄生本经　松萝本经　枫柳唐本　桃寄生纲目　柳寄生纲目　占斯别录　石刺木拾遗

上附方旧十五，新四十

木之五苞木类四种

竹本经　竹黄开宝　仙人杖嘉祐　鬼齿拾遗

上附方旧十七，新二十

木之六杂木类七种　附录一十九种

淮木本经　城东腐木别录　东家鸡栖木拾遗　古厕木拾遗厕筹附　古榇板拾遗　震烧木拾遗　河边木拾遗

上附方新一

〔附录〕别录八种，海药二种，拾遗九种。

新雉木　合新木　俳蒲木　遂阳木　学木核　枸核　木核荻皮　栅木皮　乾陀木　马疡木　角落木　芙树　白马骨　慈母　黄屑　那耆悉　帝休　大木皮

1568

本草纲目木部第三十七卷

木之四 ｜ 寓木类一十二种

茯苓《本经》上品

【释名】 **伏灵**纲目**伏菟**本经**松腴** **不死面**记事珠**抱根者名伏神**别录。〔宗奭曰〕多年樵斫之松根之气味，抑郁未绝，精英未沦。其精气盛者，发泄于外，结为茯苓。故不抱根，离其本体，有零之义也。津气不盛，止能附结本根，既不离本，故曰伏神。〔时珍曰〕茯苓，史记·龟策传作伏灵。盖松之神灵之气，伏结而成，故谓之伏灵、伏神也。仙经言伏灵大如拳者，佩之令百鬼消灭，则神灵之气，亦可徵矣。俗作苓者，传写之讹尔。下有伏灵，上有兔丝，故又名伏兔。或云"其形如兔故名"，亦通。

【集解】〔别录曰〕茯苓、茯神生太山山谷大松下。二月、八月采，阴干。〔弘景曰〕今出郁州。大者如三四升器，外皮黑而细皱，内坚白，形如鸟、兽、龟、鳖者良。虚赤者不佳。性无朽蛀，埋地中三十年，犹色理无异也。〔恭曰〕今太山亦有茯苓，实而理小，不复采用。第一出华山，形极粗大。雍州南山亦有，不如华山。〔保升曰〕所在大松处皆有，惟华山最多。生枯松树下，形块无定，以似龟、鸟形者为佳。〔禹锡曰〕范子计然言：茯苓出嵩山及三辅。淮南子言：千年之松，下有茯苓，上有兔丝。典术言：松脂入地，千岁为茯苓，望松树赤者有之。广志言：茯神乃松汁所作，胜于茯苓。或云即茯苓贯着松根者。生朱提、濮阳县。〔颂曰〕今太、华、嵩山皆有之。出大松下，附根而生，无苗、叶、花、实，作块如拳在土底，大者至数斤，有赤、白二种。或云松脂变成，或云假松气而生。今东人见山中古松久为人斩伐，其枯折槎枿，枝叶不复上生者，谓之茯苓拨。即于四面丈余地内，以铁头锥刺地。如有茯苓，则锥固不可拔，乃掘取之。其拨大者，茯苓亦大。皆自作块，不附着根。其包根而轻虚者为茯神，则假气生者，其说胜矣。龟策传云：茯苓在兔丝之下，状如飞鸟之形。新雨已霁，天静无风，以火夜烧兔丝去之，即篝烛此地罩之，火灭即记其处。明乃掘取，入地四尺或七尺得矣。此类今不闻有之。〔宗奭曰〕上有兔丝之说，甚为轻信。〔时珍曰〕下有茯苓，则上有灵气如丝之状，山人亦时见之，非兔丝子之兔丝也。注淮南子者，以兔丝子及女萝为说，误矣。茯苓有大如斗者，有坚如石者，绝胜。其轻虚者不佳，盖年浅未坚故尔。刘宋·王微茯苓赞云：皓苓下居，彤丝上荟。中状鸡凫，其容龟蔡。神侔少司，保延幼艾。终志不移，柔红可佩。观此彤丝，即兔丝之证矣。寇氏未解此义。

【修治】〔敩曰〕凡用，去皮心，捣细，于水盆中搅浊，浮者滤去之。此是茯苓赤筋，若误服饵，令人瞳子并黑睛点小，兼盲目。〔弘景曰〕作丸散者，先煮二三沸乃切，暴干用。

【气味】甘，平，无毒。〔元素曰〕性温，味甘而淡，气味俱薄，浮而升，阳也。〔之才曰〕马间为之使。得甘草、防风、芍药、紫石英、麦门冬，共疗五脏。恶白敛，畏牡蒙、地榆、雄黄、秦艽、龟甲，忌米醋及酸物。〔弘景曰〕药无马间，或是马茎也。〔恭曰〕李氏本草：马刀为茯苓使，间字草书似刀字，传讹尔。〔志曰〕二注恐皆非也。当是马蔺字。

【主治】**胸胁逆气，忧恚惊邪恐悸，心下结痛，寒热烦满咳逆，口焦舌干，利小便。久服，安魂养神，不饥延年。**本经。**止消渴好睡，大腹淋沥，膈中痰水，水肿淋结，开胸腑，调脏气，伐肾邪，长阴，益气力，保神气。**别录。**开胃止呕逆，善安心神，主肺痿痰壅，心腹胀满，小儿惊痫，女人热淋。**甄权。**补五劳七伤，开心益志，止健忘，暖腰膝，安胎。**大明。**止渴，利小便，除湿益燥，和中益气，利腰脐间血。**元素。**逐水缓脾，生津导气，平火止泄，除虚热，开腠理。**李杲。**泻膀胱，益脾胃，治肾积奔豚。**好古。

赤茯苓

【主治】**破结气。**甄权。**泻心、小肠、膀胱湿热，利窍行水。**时珍。

茯苓皮

【主治】**水肿肤胀，开水道，开腠理。**时珍。

【发明】〔弘景曰〕茯苓白色者补，赤色者利。俗用甚多，仙方服食亦为至要。云其通神而致灵，和魂而炼魄，利窍而益肌，厚肠而开心，调营而理卫，上品仙药也。善能断谷不饥。〔宗奭曰〕茯苓行水之功多，益心脾不可缺也。〔元素曰〕茯苓赤泻白补，上古无此说。气味俱薄，性浮而升。其用有五：利小便也，开腠理也，生津液也，除虚热也，止泻也。如小便利或数者，多服则损人目。汗多人服之，亦损元气，夭人寿，为其淡而渗也。又云：淡为天之阳，阳当上行，何以利水而泻下？气薄者阳中之阴，所以茯苓利水泻下。不离阳之体，故入手太阳。〔杲曰〕白者入壬癸，赤者入丙丁。味甘而淡，降也，阳中阴也。其用有六：利窍而除湿，益气而和中，治惊悸，生津液，小便多者能止，小便结者能通。又云：湿淫所胜，小便不利。淡以利窍，甘以助阳。温平能益脾逐水，乃除湿之圣药也。〔好古曰〕白者入手太阴、足太阳、少阳经气分，赤者入足太阴、手少阴、太阳经气分。伐肾邪。小便多，能止之；小便涩，能利之。与车前子相似，虽利小便而不走气。酒浸与光明朱砂同用，能秘童元。味甘而平，如何是利小便耶？〔震亨曰〕茯苓得松之余气而成，属金，仲景利小便多用之，此暴新病之要药也。若阴虚者，恐未为宜。此物有行水之功，久服损人。八味丸用之者，亦不过接引他药归就肾经，去胞中久陈积垢，为搬运之功耳。〔时珍曰〕茯苓，本草又言利小便，伐肾邪。至李东垣、王海藏，乃言小便多者能止，涩者能通，同朱砂能秘真元。而朱丹溪又言阴虚者不宜用，义似相反，何哉？茯苓气味淡而渗，其性上行，生津液，开腠理，滋水之源而下降，利小便。故张洁古谓其属阳，浮而升，言其性也；东垣谓其为阳中之阴，降而下，言其功也。素问云：饮食入胃，游溢精气，上输于肺，通调水道，下输膀胱。观此，则知淡渗之药，俱皆上行而后下降，非直下行也。小便多，其源亦异。素问云：肺气盛则小便数而欠；虚则欠欬，小便遗数。心虚则少气遗溺。下焦虚则遗溺。胞移热于膀胱则遗溺。膀胱不利为癃，不约为遗。厥阴病则遗溺闭癃。所谓肺气盛者，实热也。其人必气壮脉强。宜用茯苓甘淡以渗其热，故曰小便多者能止也。若夫肺虚、心虚、胞热、厥阴病者，皆虚热也。其人必上热下寒，脉虚而弱。法当用升阳之药，以升水降火。膀胱不约、下焦虚者，乃火投于水，水泉不藏，脱阳之证。其人必肢冷脉迟。法当用温热之药，峻补其下，交济坎离。二证皆非茯苓辈淡渗之药所可治，故曰阴虚者不宜用也。仙家虽有服食之法，亦当因人而用焉。

茯神

【气味】 甘，平，无毒。

【主治】 辟不祥，疗风眩风虚，五劳口干，止惊悸、多恚怒、善忘，开心益智，安魂魄，养精神。别录。补劳乏，主心下急痛坚满。人虚而小肠不利者，加而用之。甄权。

神木即伏神心内木也。又名黄松节。

【主治】 偏风，口面喎斜，毒风，筋挛不语，心神惊掣，虚而健忘。甄权。治脚气痹痛，诸筋牵缩。时珍。

【发明】〔弘景曰〕仙方止云茯苓而无茯神，为疗既同，用应无嫌。〔时珍曰〕神农本草止言茯苓，名医别录始添茯神，而主治皆同。后人治心病必用茯神。故洁古张氏云：风眩心虚，非茯神不能除。然茯苓未尝不治心病也。陶弘景始言茯苓赤泻白补。李杲复分赤入丙丁，白入壬癸。此其发前人之秘者。时珍则谓茯苓、茯神，只当云赤入血分，白入气分，各从其类，如牡丹、芍药之义，不当以丙丁、壬癸分也。若以丙丁、壬癸分，则白茯神不能治心病，赤茯苓不能入膀胱矣。张元素不分赤白之说，于理欠通。圣济录松节散：用茯神心中木一两，乳香一钱，石器炒，研为末。每服二钱，木瓜酒下。治风寒冷湿搏于筋骨，足筋挛痛，行步艰难，但是诸筋挛缩疼痛并主之。

【附方】旧五，新二十六。**服茯苓法**〔颂曰〕仙方多单饵茯苓。其法：取白茯苓五斤，去黑皮，捣筛，以熟绢囊盛，于二斗米下蒸之。米熟即止，暴干又蒸，如此三遍。乃取牛乳二斗和合，着铜器中，微火煮如膏，收之。每食以竹刀割，随性饱食，辟谷不饥也。如欲食谷，先煮葵汁饮之。又茯苓酥法：白茯苓三十斤，山之阳者甘美，山之阴者味苦，去皮薄切，暴干蒸之。以汤淋去苦味，淋之不止，其汁当甜。乃暴干筛末，用酒三石、蜜三升相和，置大瓮中，搅之百匝，密封勿泄气。冬五十日，夏二十五日，酥自浮出酒上。掠取，其味极甘美。作掌大块，空室中阴干，色赤如枣。饥时食一枚，酒送之，终日不食，名神仙度世之法。又服食法：以茯苓合白菊花，或合桂心，或合术，为散、丸自任。皆可常服，补益殊胜。儒门事亲方用茯苓四两，头白面二两，水调作饼，以黄蜡三两煎熟。饱食一顿，便绝食辟谷。至三日觉难受，以后气力渐生也。经验后方：服法用华山挺子茯苓，削如枣大方块，安新瓮内，好酒浸之，纸封一重，百日乃开，其色当如饧糖。可日食一块，至百日肌体润泽，一年可夜视物，久久肠化为筋，延年耐老，面若童颜。嵩高记用茯苓、松脂各二斤，淳酒浸之，和以白蜜。日三服之，久久通灵。又法：白茯苓去皮，酒浸十五日，漉出为散。每服三钱，水调下，日三服。孙真人枕中记云：茯苓久服，百日病除，二百日昼夜不眠，二年役使鬼神，四年后玉女来侍。葛洪抱朴子云：任子季服茯苓十八年，玉女从之，能隐能彰，不食谷，灸瘢灭，面体玉泽。又黄初起服茯苓五万日，能坐在立亡，日中无影。**交感丸方**见草部莎根下。**吴仙丹方**见果部吴茱萸下。**胸胁气逆胀满**。茯苓一两，人参半两。每服三钱，水煎服，日三。圣济总录。**养心安神**朱雀丸：治心神不定，恍惚健忘不乐，火不下降，水不上升，时复振跳。常服，消阴养火，全心气。茯神二两，去皮，沉香半两，为末，炼蜜丸小豆大。每服三十丸，食后参汤下。百一选方。**血虚心汗**别处无汗，独心孔有汗，思虑多则汗亦多，宜养心血，以艾汤调茯苓末，日服一钱。证治要诀。**心虚梦泄**或白浊。白茯苓末二钱，米汤调下，日二服。苏东坡方也。直指方。**虚滑遗精**白茯苓二两，缩砂仁一两，为末，入盐二钱。精羊肉批片，掺药炙食，以酒送下。普济方。**漏精白浊**方见菜部薯蓣下。**浊遗带下**威喜丸：治丈夫元阳虚惫，精气不固，小便下浊，余沥常流，梦寐多惊，频频遗泄，妇人白淫白带并治之。白茯苓去皮四两作匮，以猪苓四钱半，入内煮二十余沸，取出日干，择去猪苓，为末，化黄蜡搜和，丸弹子大。每嚼一丸，空心津下，以小便清为度。忌米醋。李时珍曰：抱朴子言茯苓千万岁，其上生小木，状似莲花，名曰木威喜芝。夜视有光，烧之不焦，带之辟兵，服之长生。和剂局方威喜丸之名，盖取诸此。**小便频多**白茯苓去皮、干山药去皮，以白矾水瀹过，焙，等分为末。每米饮服二钱。儒门事亲方。**小便不禁**茯苓丸：治心肾俱虚，神志不守，小便淋沥不禁。用白茯苓、赤茯苓等分，为末。以新汲水挼洗去筋，控干，以酒煮地黄汁捣膏搜和，丸弹子大。每嚼一丸，空心盐酒下。三因方。**小便淋浊**由心肾气虚，神志不守，或梦遗白浊。赤、白茯苓等分，为末，新汲水飞去沫，控干。以地黄汁同捣，酒熬作膏，和丸弹子大。空心盐汤嚼下一丸。三因方。**下虚消渴**上盛下虚，心火炎烁，肾水枯涸，不能交济而成渴证。白茯苓一斤，黄连一斤，为末，熬天花粉作糊，丸梧子大。每温汤下五十丸。德生堂经验方。**下部诸疾**龙液膏：用坚实白茯苓去皮焙研，取清溪流水浸去筋膜，复焙，入瓷罐内，以好蜜和匀，入铜釜内，重汤桑柴火煮一日，取出收之。每空心白汤下二三匙，解烦郁燥渴。一切下部疾，皆可除。积善堂方。**飧泄滑痢**不止。白茯苓一两，木香煨半两，为末。紫苏木瓜汤下二钱。百一选方。**妊娠水肿**小便不利，恶寒。赤茯苓去皮、葵子各半两，为末。每服二钱，新汲水下。禹讲师方。**卒然耳聋**黄蜡不拘多少，和茯苓末细嚼，茶汤下。普济方。**面䵟雀斑**白茯苓末，蜜和，夜夜傅之，二七日愈。姚僧坦集验方。**猪鸡骨哽**五月五日，采楮子晒干、白茯苓等分，为末。每服二钱，乳香汤下。一方不用楮子，以所哽骨煎汤下。经验良方。**痔漏神方**赤、白茯苓去皮、没药各二两，破故纸四两，石臼捣成一块。春、秋酒浸三日，夏二日，冬五日。取出木笼蒸熟，晒干为末，酒糊丸梧子大。每酒服二十丸，渐加至五十丸。董炳集验方。**血余怪病**手十指节断坏，惟有筋连，无节肉，虫出如灯心，长数尺。遍身绿毛卷，名曰血余。以茯苓、胡黄连煎汤，饮之愈。夏子益奇疾方。**水肿尿涩**茯苓皮、椒目等分，煎汤，日饮取效。普济方。

琥珀《别录》上品

【释名】 江珠。〔时珍曰〕虎死则精魄入地化为石，此物状似之，故谓之虎

琥珀

1573

魄。俗文从玉,以其类玉也。梵书谓之阿湿摩揭婆。

【集解】〔别录曰〕琥珀生永昌。〔弘景曰〕旧说松脂沦入地千年所化。今烧之亦作松气。亦有中有一蜂,形色如生者。博物志乃云"烧蜂巢所作",恐非实也。此或蜂为松脂所沾,因坠地沦没尔。亦有煮鰕鸡子及青鱼魫作者,并非真。惟以手心摩热拾芥为真。今并从外国来,而出茯苓处并无,不知出琥珀处复有茯苓否也?〔珣曰〕琥珀是海松木中津液,初若桃胶,后乃凝结。复有南珀,不及舶上来者。〔保升曰〕枫脂入地千年变为琥珀,不独松脂变也。大抵木脂入地千年皆化,但不及枫、松有脂而多经年岁尔。蜂巢既烧,安有蜂形尚在其间?〔宗奭曰〕今西戎亦有,其色差淡而明澈。南方者色深而重浊,彼土人多碾为物形。若谓千年茯苓所化,则其沾着蜂、蚁宛然具在,极不然也。地理志云:海南林邑多出琥珀,松脂沦入地所化。有琥珀则旁无草木。入土浅者五尺,深者八九尺。大者如斛,削去皮乃成。此说为胜。但土地有所宜、不宜,故有能化、不化。烧蜂之说,不知何据。〔承曰〕诸家所说茯苓、琥珀,虽有小异同,皆云松脂所化。但茯苓、茯神,乃大松摧折或斫伐,而根瘤不朽,津液下流而结成,故治心肾,通津液也。若琥珀乃是松树枝节荣盛时,为炎日所灼,流脂出树身外,日渐厚大,因堕土中,津润岁久,为土所渗泄,而光莹之体独存。今可拾芥,尚有粘性。故其虫蚁之类,乃未入土时所粘者。二物皆自松出,而所禀各异。茯苓生于阴而成于阳,琥珀生于阳而成于阴,故皆治营安心而利水也。〔敩曰〕凡用须分红松脂、石珀、水珀、花珀、物象珀、瑿珀、琥珀。其红松脂如琥珀,只是浊,太脆,文横。水珀多无红,色如浅黄,多皱文。石珀如石重,色黄不堪用。花珀文似新马尾松心文,一路赤,一路黄。物象珀其内自有物命,入用神妙。瑿珀是众珀之长。琥珀如血色,以布拭热,吸得芥子者,真也。〔时珍曰〕琥珀拾芥,乃草芥,即禾草芥也。雷氏言拾芥子,误矣。唐书载西域康干河松木,入水一二年化为石,正与松、枫诸木沈入土化珀,同一理也。今金齿、丽江亦有之。其茯苓千年化琥珀之说,亦误传也。按曹昭格古论云:琥珀出西番、南番,乃枫木津液多年所化。色黄而明莹者名蜡珀,色若松香红而且黄者名明珀,有香者名香珀,出高丽、倭国者色深红。有蜂、蚁、松枝者尤好。

【修治】〔敩曰〕入药,用水调侧柏子末,安瓷锅中,置琥珀于内煮之,从巳至申,当有异光,捣粉筛用。

【气味】**甘,平,无毒。**

【主治】**安五脏,定魂魄,杀精魅邪鬼,消瘀血,通五淋。**别录。**壮心,明目**

磨翳，止心痛癫邪，疗蛊毒，破结瘕，治产后血枕痛。大明。**止血生肌，合金疮。**藏器。**清肺，利小肠。**元素。

【发明】〔震亨曰〕古方用为利小便，以燥脾土有功，脾能运化，肺气下降，故小便可通。若血少不利者，反致其燥急之苦。〔弘景曰〕俗中多带之辟恶。刮屑服，疗瘀血至验。仙经无正用。〔藏器曰〕和大黄、鳖甲作散，酒下方寸匕，下恶血、妇人腹内血，尽即止。宋高祖时，宁州贡琥珀枕，碎以赐军士，傅金疮。

【附方】旧四，新五。**琥珀散**止血生肌，镇心明目，破癥瘕气块，产后血运闷绝，儿枕痛，并宜饵此方。琥珀一两，鳖甲一两，京三棱一两，延胡索半两，没药半两，大黄六铢，熬捣为散。空心酒服三钱匕，日再服。神验莫及。产后即减大黄。海药本草。**小儿胎惊**琥珀、防风各一钱，朱砂半钱，为末。猪乳调一字，入口中，最妙。直指方。**小儿胎痫**琥珀、朱砂各少许，全蝎一枚，为末。麦门冬汤调一字服。直指方。**小便转胞**真琥珀一两，为末。用水四升，葱白十茎，煮汁三升，入珀末二钱，温服。沙石诸淋，三服皆效。圣惠方。**小便淋沥**琥珀为末二钱，麝香少许，白汤服之，或萱草煎汤服。老人、虚人以人参汤下。亦可蜜丸，以赤茯苓汤下。普济方。**小便尿血**琥珀为末。每服二钱，灯心汤下。直指方。**从高坠下**有瘀血在内。刮琥珀屑，酒服方寸匕。或入蒲黄三二匕，日服四五次。外台秘要。**金疮闷绝**不识人。琥珀研粉，童子小便调一钱。三服瘥。鬼遗方。**鱼骨哽咽**六七日不出。用琥珀珠一串，推入哽所，牵引之即出。外台秘要。

瑿音黟。宋《嘉祐》

【释名】**瑿珀。**〔曰〕瑿是众珀之长，故号瑿珀。〔时珍曰〕亦作黳。其色黳黑，故名。

【集解】〔恭曰〕古来相传松脂千年为茯苓，又千年为琥珀，又千年为瑿。二物烧之，皆有松气，状似玄玉而轻。出西戎，而有茯苓处无此物。今西州南三百里碛中得者，大则方尺，黑润而轻，烧之腥臭。高昌人名为木瑿，谓玄玉为石瑿。洪州土石间得者，烧作松气，功同琥珀，见风拆破，不堪为器。恐此二种及琥珀，或非松脂所为也。〔慎微曰〕梁公子传：杰公云：交河之间平碛中，掘深一丈，下有瑿珀，黑逾纯漆，或大如车轮。末服，攻妇人小肠癥瘕诸疾。〔时珍曰〕瑿即琥珀之黑色者，或因土色熏染，或是一种木沈结成，未必是千年琥珀复化也。玉策经言：松脂千年作茯苓，茯苓千年作琥珀，琥珀千年作石胆，石胆千年作威喜。大抵皆是神异之说，未可深凭。雷敩琥珀下所说诸珀可据。

【气味】 甘，平，无毒。

【主治】 补心安神，破血生肌，治妇人癥瘕。唐本。小儿带之辟恶，磨滴目翳赤障。藏器。

猪苓《本经》中品

【释名】 豭猪屎本经豕橐庄子地乌桃图经。〔弘景曰〕其块黑似猪屎，故以名之。司马彪注庄子云：豕橐一名苓，其根似猪矢是也。〔时珍曰〕马屎曰通，猪屎曰零，即苓字，其块零落而下故也。

【集解】 〔别录曰〕猪苓生衡山山谷，及济阴冤句。二月、八月采，阴干。〔弘景曰〕是枫树苓，其皮黑色，肉白而实者佳，削去皮用。〔颂曰〕今蜀州、眉州亦有之。生土底，不必枫根下始有也。〔时珍曰〕猪苓亦是木之余气所结，如松之余气结茯苓之义。他木皆有，枫木为多耳。

【修治】 〔敩曰〕采得，铜刀削去粗皮，薄切，以东流水浸一夜。至明漉出，细切，以升麻叶对蒸一日，去叶，晒干用。〔时珍曰〕猪苓取其行湿，生用更佳。

【气味】 甘，平，无毒。〔普曰〕神农：甘。雷公：苦，无毒。〔权曰〕微热。〔元素曰〕气平味甘，气味俱薄，升而微降，与茯苓同。〔杲曰〕淡甘平，降也，阳中阴也。〔好古曰〕甘重于苦，阳也。入足太阳、足少阴经。

【主治】 痎疟，解毒蛊疰不祥，利水道。久服，轻身耐老。本经。解伤寒温疫大热，发汗，主肿胀满腹急痛。甄权。治渴除湿，去心中懊憹。元素。泻膀胱。好古。开腠理，治淋肿脚气，白浊带下，妊娠子淋胎肿，小便不利。时珍。

【发明】 〔颂曰〕张仲景治消渴脉浮、小便不利、微热者，猪苓散发其汗。病欲饮水而复吐，名为水逆，冬时寒嗽如疟状者，亦与猪苓散，此即五苓散也。猪苓、茯苓、术各三两，泽泻五分，桂二分，细捣筛，水服方寸匕，日三。多饮暖水，汗出即愈。利水道诸汤剂，无若此快，今人皆用之。〔杲曰〕苦以泄滞，甘以助阳，淡以利窍，故能除湿利小便。〔宗奭曰〕猪苓引水之功多，久服必损肾气，昏人目。久服者，宜详审之。〔元素曰〕猪苓淡渗，大燥亡津液，无湿证者勿服之。〔时珍曰〕猪苓淡渗,气升而又能降。故能开腠理,利小便,与茯苓同功。但入补药不如茯苓也。

【附方】 旧五,新二。**伤寒口渴**邪在脏也,猪苓汤主之。猪苓、茯苓、泽泻、滑石、阿胶各一两,以水四升,煮取二升。每服七合,日三服。呕而思水者,亦主之。张仲景方。**小儿秘结**猪苓一两,以水少许,煮鸡屎白一钱,调服,立通。外台秘要。**通身肿满**小便不利。猪苓五两,为末。熟水服方寸匕,日三服。杨氏产乳。**妊娠肿渴**从脚至腹,小便不利,微渴引饮。方同上法。子母秘录。**妊娠子淋**方同上法,日三夜二,以通为度。小品方。**壮年遗溺**方见草部半夏下。**消渴白浊**方见半夏。

雷丸《本经》下品

【释名】 **雷实**别录**雷矢**同上**竹苓**。〔时珍曰〕雷斧、雷楔,皆霹雳击物精气所化。此物生土中,无苗叶而杀虫逐邪,犹雷之丸也。竹之余气所结,故曰竹苓。苓亦屎也,古者屎、苓字通用。

【集解】 〔别录曰〕雷丸生石城山谷及汉中土中。八月采根,暴干。〔弘景曰〕今出建平、宜都间。累累相连如丸。〔恭曰〕雷丸,竹之苓也。无有苗蔓,皆零,无相连者。今出房州、金州。〔时珍曰〕雷丸大小如栗,状如猪苓而圆,皮黑肉白,甚坚实。

【修治】 〔敩曰〕凡使,用甘草水浸一夜,铜刀刮去黑皮,破作四五片。以甘草水再浸一宿,蒸之,从巳至未,日干。酒拌再蒸,日干用。〔大明曰〕入药炮用。

【气味】 **苦,寒,有小毒。**〔别录曰〕咸,微寒,有小毒。赤者杀人,白者善。〔普曰〕神农:苦。黄帝、岐伯、桐君:甘,有毒。扁鹊:甘,无毒。李当之:大寒。〔权曰〕苦:有小毒。〔时珍曰〕甘,微苦,平。〔之才曰〕荔实、厚朴、蓄根、芫花为之使,恶葛根。

【主治】 **杀三虫,逐毒气胃中热。利丈夫,不利女子。**本经。**作摩膏,除小儿百病,逐邪气恶风汗出,除皮中热结积蛊毒,白虫寸白自出不止。久服,令人阴痿。**别录。**逐风,主癫痫狂走。**甄权。

【发明】 〔弘景曰〕本经云利丈夫,别录曰久服阴痿,于事相反。〔志曰〕经言利丈夫不利女子,乃疏利男子元气,不疏利女子脏气,故曰久服令人阴痿也。〔时珍曰〕按范正敏遁斋闲览云:杨勔中年得异疾,每发语,腹中有小声应之,久渐声大。有道士见之，曰：此应声虫也。但读本草，取不应者治之。读至雷丸，不应。遂顿服数粒而愈。

【附方】 旧一，新二。**小儿出汗**有热。雷丸四两，粉半斤，为末扑之。千金方。**下寸白虫**雷丸，水浸去皮，切焙为末。五更初，食炙肉少许，以稀粥饮服一钱匕。须上半月服，虫乃下。经验方。**筋肉化虫**方见石部雄黄下。

桑上寄生《本经》上品

【释名】 **寄屑**本经**寓木**本经**宛童**本经**茑**鸟、吊二音。〔时珍曰〕此物寄寓他木而生，如鸟立于上，故曰寄生、寓木、茑木。俗呼为寄生草。东方朔传云：在树为寄生，在地为蔂薂。

【集解】〔别录曰〕桑上寄生，生弘农川谷桑树上。三月三日采茎叶，阴干。〔弘景曰〕寄生松上、杨上、枫上皆有，形类是一般，但根津所因处为异，则各随其树名之。生树枝间，根在枝节之内。叶圆青赤，厚泽易折。旁自生枝节。冬夏生，四月花白。五月实赤，大如小豆。处处皆有，以出彭城者为胜。俗呼为续断用之，而本经续断别在上品，主疗不同，市人混杂无识者。〔恭曰〕此多生枫、槲、榉柳、水杨等树上。叶无阴阳，如细柳叶而厚脆。茎粗短。子黄色，大如小枣。惟虢州有桑上者，子汁甚粘，核大似小豆，九月始熟，黄色。陶言五月实赤，大如小豆，盖未见也。江南人相承用其茎为续断，殊不相关。〔保升曰〕诸树多有寄生，茎、叶并相似，云是乌鸟食一物子，粪落树上，感气而生。叶如橘而厚软，茎如槐而肥脆。处处虽有，须桑上者佳。然非自采，即难以别。可断茎视之，色深黄者为验。又图经云：叶似龙胆而厚阔。茎短似鸡脚，作树形。三月、四月花，黄白色。六月、七月结子，黄绿色，如小豆，以汁稠粘者良也。〔大明曰〕人多收榉树上者为桑寄生，桑上极少，纵有，形与榉上者亦不同。次即枫树上者，力与榉树上者相同，黄色。七月、八月采。〔宗奭曰〕桑寄生皆言处处有之。从官南北，处处难得。岂岁岁斫践之，苦不能生耶？抑方宜不同耶？若以为鸟食物子落枝节间感气而生，则麦当生麦，谷当生谷，不当生此一物也。自是感造化之气，别是一物。古人惟取桑上者，是假其气尔。第以难得真者，真者下咽，必验如神。向有求此于吴中诸邑者。予遍搜不可得，遂以实告之。邻邑以他木寄生送上，服之逾月而死，可不慎哉？〔震亨曰〕桑寄生药之要品，而人不谙其的，惜哉。近海州邑及海外之境，其地暖而不蚕，桑无采捋之苦，气厚意浓，自然生出也。何尝节间可容他子耶？〔时珍曰〕寄生高者二三尺。其叶圆

本草纲目木部第三十七卷 一 木之四 寓木类一十二种

而微尖,厚而柔,面青而光泽,背淡紫而有茸。人言川蜀桑多,时有生者。他处鲜得。须自采或连桑采者乃可用。世俗多以杂树上者充之,气性不同,恐反有害也。按郑樵通志云:寄生有两种:一种大者,叶如石榴叶;一种小者,叶如麻黄叶。其子皆相似。大者曰蔦,小者曰女萝。今观蜀本韩氏所说亦是两种,与郑说同。

【修治】〔敩曰〕采得,铜刀和根、枝、茎、叶细剉,阴干用。勿见火。

【气味】 **苦,平,无毒。**〔别录曰〕甘,无毒。

【主治】 **腰痛,小儿背强,痈肿,充肌肤,坚发齿,长须眉,安胎。** 本经。**去女子崩中内伤不足,产后余疾,下乳汁,主金疮,去痹。** 别录。**助筋骨,益血脉。** 大明。**主怀妊漏血不止,令胎牢固。** 甄权。

实

【气味】 **甘,平,无毒。**

【主治】 **明目,轻身,通神。** 本经。

【附方】 新四。**膈气**生桑寄生捣汁一盏,服之。集简方。**胎动腹痛**桑寄生一两半,阿胶炒半两,艾叶半两,水一盏半,煎一盏,去滓温服。或去艾叶。圣惠方。**毒痢脓血**六脉微小,并无寒热。宜以桑寄生二两,防风、大芎二钱半,炙甘草三铢,为末。每服二钱,水一盏,煎八分,和滓服。杨子建护命方。**下血后虚**下血止后,但觉丹田元气虚乏,腰膝沉重少力。桑寄生为末。每服一钱,非时白汤点服。杨子建护命方。

松萝 《本经》中品

【释名】 **女萝**别录**松上寄生。**〔时珍曰〕名义未详。

【集解】〔别录曰〕松萝生熊耳山谷松树上。五月采。阴干。〔弘景曰〕东山甚多。生杂树上,而以松上者为真。诗云:蔦与女萝,施于松上。蔦是寄生,以桑上者为真,不用松上者,互有异同尔。〔时珍曰〕按毛苌诗注云:女萝,兔丝也。吴普本草:兔丝一名松萝。陶弘景谓蔦是桑上寄生,松萝是松上寄生。陆佃埤雅言:蔦是松、柏上寄生,女萝是松上浮蔓。又言:在木为女萝,在草为兔丝。郑樵通志言:寄生有二种,大曰蔦,小曰女萝。陆玑诗疏言:兔丝蔓生草上,黄赤如金,非松萝也。松萝蔓延松上生枝正青,与兔丝殊异。罗愿尔雅云:女萝色青而细长,无杂蔓。故山鬼云"被薜荔兮带女萝",谓青长如带也。兔丝黄赤不相类。

然二者附物而生，有时相结。故古乐府云：南山幂幂兔丝花，北陵青青女萝树。由来花叶同一心，今日枝条分两处。唐乐府云：兔丝故无情，随风任颠倒。谁使女萝枝，而来强萦抱。两草犹一心，人心不如草。据此诸说，则女萝之为松上蔓，当以二陆、罗氏之说为的。其曰兔丝者，误矣。

【气味】 苦、甘，平，无毒。

【主治】 嗔怒邪气，止虚汗头风，女子阴寒肿痛。本经。疗痰热温疟，可为吐汤，利水道。别录。治寒热，胸中客痰涎，去头疮、项上瘤瘿，令人得眠。甄权。

【发明】〔时珍曰〕松萝能平肝邪，去寒热。同瓜蒂诸药则能吐痰，非松萝能吐人也。葛洪肘后方治胸中有痰，头痛不欲食，气壮者。用松萝、杜蘅各三两，瓜蒂三十枚，酒一升二合渍再宿。旦饮一合，取吐。不吐，晚再服一合。孙思邈千金方治胸膈痰积热，断膈汤：用松萝、甘草各一两，恒山三两，瓜蒂二十一枚，水、酒各一升半，煮取一升。分三服，取吐。

枫柳《唐本草》

【集解】〔恭曰〕枫柳出原州。叶似槐，茎赤根黄。子六月熟，绿色而细。剥取茎皮用。〔时珍曰〕苏恭言枫柳有毒，出原州。陈藏器驳之，以为枫柳皮即今枫树皮，性涩能止水痢。按斗门方言即今枫树上寄生，其叶亦可制粉霜，此说是也。若是枫树，则处处甚多，何必专出原州耶？陈说误矣。枫皮见前枫香脂下。

皮
【气味】 辛，大热，有毒。

【主治】 风，龋齿痛。唐本。积年痛风不可忍，久治无效者。细剉焙，不限多少，入脑、麝浸酒常服，以醉为度。斗门方。

桃寄生《纲目》

【气味】 苦，辛，无毒。

【主治】 小儿中蛊毒，腹内坚痛，面目青黄，淋露骨立。取二两为末，如茶点服，日四五服。时珍。圣惠方。

柳寄生《纲目》

【集解】〔时珍曰〕此即寄生之生柳上者。

【气味】 苦,平,无毒。

【主治】 膈气刺痛,捣汁服一杯。时珍。

占斯《别录》下品

【释名】 炭皮别录良无极纲目。〔时珍曰〕占斯,范汪方谓之良无极,刘涓子鬼遗方谓之木占斯,盛称其功,而别录一名炭皮,殊不可晓。

【集解】〔别录曰〕占斯生太山山谷。采无时。〔弘景曰〕李当之云:是樟树上寄生,树大衔枝在肌肉。今人皆以胡桃皮为之,非是真也。按桐君采药录云:生上洛。是木皮,状如厚朴,色似桂白,其理一纵一横。今市人皆削,乃似厚朴,而无正纵横理。不知此复是何物,莫测真假也。

【气味】 苦,温,无毒。〔权曰〕辛,平,无毒。茱萸为之使。

【主治】 邪气湿痹,寒热疽疮,除水坚积血症,月闭无子。小儿躄不能行,诸恶疮痈肿,止腹痛,令女人有子。别录。主脾热,洗手足水烂伤。甄权。解狼毒毒。藏器。

【附方】 新一。木占斯散治发背肠痈疽痔,妇人乳痈,诸产癥瘕,无有不疗。服之肿去痛止脓消,已溃者便早愈也。木占斯、甘草炙、厚朴炙、细辛、栝楼、防风、干姜、人参、桔梗、败酱各一两,为散。酒服方寸匕,昼七夜四,以多为善。此药入咽,当觉流入疮中,令化为水也。痈疽灸不发败坏者,尤可服之。内痈在上者,当吐脓血;在下者,当下脓血。其疮未坏及长服者,去败酱。一方加桂心。刘涓子鬼遗方。

石刺木《拾遗》

【集解】〔藏器曰〕石刺木乃木上寄生也。生南方林筤间。其树江西人呼靳刺,亦种为篱院,树似棘而大,枝上有逆钩。

根皮

【气味】 苦,平,无毒。

【主治】 破血，产后余血结瘕，煮汁服，神验不可言。藏器。

木之五 ｜ 苞木类四种

竹《本经》中品

【释名】〔时珍曰〕竹字象形。许慎说文云："竹，冬生艸也。"故字从倒艸。戴凯之竹谱云：植物之中，有名曰竹。不刚不柔，非草非木。小异实虚，大同节目。

【集解】〔弘景曰〕竹类甚多，入药用箽竹，次用淡、苦竹。又一种薄壳者，名甘竹，叶最胜。又有实中竹、箽竹，并以笋为佳，于药无用。〔颂曰〕竹处处有之。其类甚多，而入药惟用箽竹、淡竹、苦竹三种，人多不能尽别。按竹谱：箽竹坚而促节，体圆而质劲，皮白如霜，大者宜刺船，细者可为笛。苦竹有白有紫。甘竹似箽而茂，即淡竹也。然今之刺船者，多用桂竹。作笛自有一种，亦不名箽竹。苦竹亦有二种：一出江西、闽中，本极粗大，笋味殊苦，不可啖；一出江浙，肉厚而叶长阔，笋微有苦味，俗呼甜苦笋是也。今南人入药烧沥，惟用淡竹一品，肉薄，节间有粉者。〔时珍曰〕竹惟江河之南甚多，故曰九河鲜有，五岭实繁。大抵皆土中苞笋，各以时而出，旬日落籜而成竹也。茎有节，节有枝；枝有节，节有叶。叶必三之，枝必两之。根下之枝，一为雄，二为雌，雌者生笋。其根鞭喜行东南，而宜死猫，畏皂刺、油麻。以五月十三日为醉日。六十年一花，花结实，其竹则枯。竹枯曰䉬，竹实曰䕠，小曰筱，大曰篠荡。其中皆虚，而有实心竹出滇广；其外皆圆，而有方竹出川蜀。其节或暴或无，或促或疏。暴节竹出蜀中，高节螺砢，即筇竹也。无节竹出溱州，空心直上，即通竹也。箽竹一尺数节，出荆南。笛竹一节尺余，出吴楚。筼筜竹一节近丈，出南广。其干或长或短，或巨或细。交广由吾竹长三四丈，其肉薄，可作屋柱。䈽竹大至数围，其肉厚，可为梁栋。永昌汉竹可为桶斛，筶竹可为舟船。严州越王竹高止尺余。辰州龙孙竹细仅如针，高不盈尺。其叶或细或大。凤尾竹叶细三分，龙公竹叶若芭蕉，百叶竹一枝百叶。其性或柔或劲，或滑或涩。涩者可以错甲，谓之䉛笏。滑者可以为席，谓之桃枝。劲者可为戈刀箭矢，谓之矛竹、箭竹、筋竹、石麻。柔者可为绳索，谓之蔓竹、弓竹、苦竹、把发。其色有青有黄，有白有赤，有乌有紫。有斑斑者驳文点染，紫者黯色黝然，乌者黑而害母，赤者厚而直，白者薄而曲，黄者如金,青者如玉。其别种有棘竹,一名笆竹,芒棘森然,大者围二尺,可御盗贼。棕竹一名实竹,其叶似棕,可为柱杖。慈竹一名义竹,丛生不散,人栽为玩。广人以筋竹丝为竹布,甚脆。

箽竹叶

【气味】 苦,平,无毒。〔别录曰〕大寒。

【主治】 咳逆上气,溢筋,急恶疡,杀小虫。本经。除烦热风痉,喉痹呕吐。别录。煎汤,熨霍乱转筋。时珍。

**淡竹叶

【气味】 辛,平、大寒,无毒。〔权曰〕甘,寒。

【主治】 胸中痰热,咳逆上气。别录。吐血,热毒风,止消渴,压丹石毒。甄权。消痰,治热狂烦闷,中风失音不语,壮热头痛头风,止惊悸,温疫迷闷,妊妇头旋倒地,小儿惊痫天吊。大明。喉痹,鬼疰恶气,烦热,杀小虫。孟诜。凉心经,益元气,除热缓脾。元素。煎浓汁,漱齿中出血,洗脱肛不收。时珍。

苦竹叶

【气味】 苦,冷,无毒。

【主治】 口疮目痛,明目利九窍。别录。治不睡,止消渴,解酒毒,除烦热,发汗,疗中风暗哑。大明。杀虫。烧末,和猪胆,涂小儿头疮耳疮疥癣;和鸡子白,涂一切恶疮,频用取效。时珍。

【发明】 〔弘景曰〕甘竹叶最胜。〔诜曰〕竹叶,箽、苦、淡、甘之外,余皆不堪入药,不宜人。淡竹为上,甘竹次之。〔宗奭曰〕诸竹笋性皆寒,故知其叶一致也。张仲景竹叶汤,惟用淡竹。〔元素曰〕竹叶苦平,阴中微阳。〔杲曰〕竹叶辛苦寒,可升可降,阳中阴也。其用有二:除新久风邪之烦热,止喘促气胜之上冲。

【附方】 新二。**上气发热**因奔趁走马后,饮冷水所致者。竹叶三斤,橘皮三两,水一斗煮五升,细服。三日一剂。肘后方。**时行发黄**竹叶五升,切,小麦七升,石膏三两,水一斗半,煮取七升,细服,尽剂愈。肘后方。

箽竹根

【主治】 作汤,益气止渴,补虚下气。本经。消毒。别录。

淡竹根

【主治】 除烦热,解丹石发热渴,煮汁服。藏器。消痰去风热,惊悸迷闷,小儿惊痫。大明。同叶煎汤,洗妇人子宫下脱。时珍。

苦竹根

【主治】 下心肺五脏热毒气。剉一斤,水五升,煮汁一升,分三服。孟诜。

竹

甘竹根

【主治】 煮汁服，安胎，止产后烦热。时珍。

【附方】 新一。产后烦热逆气。用甘竹根切一斗五升，煮取七升，去滓，入小麦二升，大枣二十枚，煮三四沸，入甘草一两，麦门冬一升，再煎至二升。每服五合。妇人良方。

△**淡竹茹**

【气味】 甘，微寒，无毒。

【主治】 呕哕，温气寒热，吐血崩中。别录。止肺痿唾血鼻衄，治五痔。甄权。噎膈。孟诜。伤寒劳复，小儿热痫，妇人胎动。时珍。

苦竹茹

【主治】 下热壅。孟诜。水煎服，止尿血。时珍。

筀竹茹

【主治】 劳热。大明。

【附方】 旧五，新五。伤寒劳复伤寒后交接劳复，卵肿腹痛。竹皮一升，水三升，煮五沸，服汁。朱肱南阳活人书。妇人劳复病初愈，有所劳动，致热气冲胸，手足搐搦拘急，如中风状。淡竹青茹半斤，栝楼二两，水二升，煎一升，分二服。活人书。产后烦热内虚短气。甘竹茹汤：用甘竹茹一升，人参、茯苓、甘草各二两，黄芩二两，水六升，煎二升，分服，日三服。妇人良方。妇人损胎孕八九月，或坠伤，牛马惊伤，心痛。作青竹茹五两，酒一升，煎五合服。子母秘录。月水不断青竹茹微炙，为末。每服三钱，水一盏，煎服。普济方。小儿热痫口噤体热。竹青茹三两，醋三升，煎一升，服一合。子母秘录。齿血不止生竹皮，醋浸，令人含之，嚓其背上三过。以茗汁漱之。千金方。牙齿宣露黄竹叶、当归尾，研末，煎汤。入盐含漱。永类方。饮酒头痛竹茹二两，水五升，煮三升，纳鸡子三枚，煮三沸，食之。千金方。伤损内痛兵杖所加，木石所迮，血在胸、背、胁中刺痛。用青竹茹、乱发各一团，炭火炙焦，为末。酒一升，煮三沸，服之。三服愈。千金方。

淡竹沥

【修治】 〔机曰〕将竹截作二尺长，劈开。以砖两片对立，架竹于上。以火炙出其沥，以盘承取。〔时珍曰〕一法：以竹截长五六寸，以瓶盛，倒悬，下用一器承之，周围以炭火逼之，其油沥于器下也。

【气味】 甘，大寒，无毒。〔时珍曰〕姜汁为之使。

【主治】 暴中风风痹，胸中大热，止烦闷，消渴，劳复。别录。中风失音不语，养血清痰，风痰虚痰在胸膈，使人癫狂，痰在经络四肢及皮里膜外，非此不达不行。震亨。治子冒风痉，解射罔毒。时珍。

筀竹沥

【主治】 风痉。别录。

苦竹沥

【主治】 口疮目痛，明目，利九窍。别录。同功淡竹。大明。治齿疼。时珍。

慈竹沥

【主治】 疗热风，和粥饮服。孟诜。

【发明】〔弘景曰〕凡取竹沥，惟用淡、苦、筀竹者。〔雷曰〕久渴心烦，宜投竹沥。〔震亨曰〕竹沥滑痰，非助以姜汁不能行。诸方治胎产金疮口噤，与血虚自汗，消渴小便多，皆是阴虚之病，无不用之。产后不碍虚，胎前不损子。本草言其大寒，似与石膏、黄芩同类。而世俗因大寒二字，弃而不用。经云：阴虚则发热。竹沥味甘性缓，能除阴虚之有大热者。寒而能补，与薯蓣寒补义同。大寒言其功，非独言其气也。世人食笋，自幼至老，未有因其寒而病者。沥即笋之液也。又假于火而成，何寒如此之甚耶？但能食者用荆沥，不能食者用竹沥。〔时珍曰〕竹沥性寒而滑，大抵因风火燥热而有痰者宜之。若寒湿胃虚肠滑之人服之，则反伤肠胃。笋性滑利，多食泻人，僧家谓之刮肠篦，即此义也。丹溪朱氏谓大寒言其功不言其气，殊悖于理。谓大寒为气，何害于功。淮南子云：槁竹有火，不钻不然。今苗僚人以干竹片相戛取火，则竹性虽寒，亦未必大寒也。神仙传云：离娄公服竹汁饵桂，得长生。盖竹汁性寒，以桂济之，亦与用姜汁佐竹沥之意相同。淡竹今人呼为水竹，有大小二种，此竹汁多而甘。沈存中言苦竹之外皆为淡竹，误矣。

【附方】 旧十二，新九。**中风口噤**竹沥、姜汁等分，日日饮之。千金方。**小儿口噤体热**。用竹沥二合，暖饮，分三四服。兵部手集。**产后中风口噤**，身直面青，手足反张。竹沥饮一二升，即苏。梅师方。**破伤中风**凡闪脱折骨诸疮，慎不可当风用扇，中风则发痉，口噤项急，杀人。急饮竹沥二三升。忌冷饮食及酒。竹沥卒难得，可合十许束并烧取之。外台秘要。**金疮中风**口噤欲死。竹沥半升，微微暖服。广利方。**大人喉风**筀竹油频饮之。集简方。**小儿重舌**竹沥渍黄檗，时时点之。简便方。**小儿伤寒**淡竹沥、葛根汁各六合，细细与服。千金方。**小儿狂语**夜后便发。竹沥夜服二合。姚和众至宝方。**妇人胎动**妊娠因夫所动，困绝。以竹沥饮一升，立愈。产宝。**孕妇子烦**竹沥，频频饮之。梅师方：茯苓二两，竹

竹

沥一升，水四升，煎二升，分三服。不瘥，更作之。**时气烦躁**五六日不解。青竹沥半盏，煎热，数数饮之，厚覆取汗。千金方。**消渴尿多**竹沥恣饮，数日愈。肘后方。**咳嗽肺痿**大人小儿咳逆短气，胸中吸吸，咳出涕唾，嗽出臭脓。用淡竹沥一合，服之，日三五次，以愈为度。李绛兵部手集。**产后虚汗**淡竹沥三合，暖服，须臾再服。昝殷产宝。**小儿吻疮**竹沥和黄连、黄檗、黄丹傅之。全幼心鉴。**小儿赤目**淡竹沥点之。或入人乳。古今录验。**赤目眦痛**不得开者，肝经实热所致，或生障翳。用苦竹沥五合，黄连二分，绵裹浸一宿。频点之，令热泪出。梅师方。**卒牙齿痛**苦竹烧一头，其一头汁出，热揩之。姚僧坦集验方。**丹石毒发**头眩耳鸣，恐惧不安。淡竹沥频服二三升。古今录验。

竹笋见菜部。

慈竹箨

【主治】 小儿头身恶疮，烧散和油涂之。或入轻粉少许。时珍。

竹实

【主治】 通神明，轻身益气。本经。

【发明】 〔别录曰〕竹实出益州。〔弘景曰〕竹实出蓝田。江东乃有花而无实，顷来斑斑有实，状如小麦，可为饭食。〔承曰〕旧有竹实，鸾凤所食。今近道竹间，时见开花小白如枣花，亦结实如小麦子，无气味而涩。江浙人号为竹米，以为荒年之兆，其竹即死，必非鸾凤所食者。近有余干人言：竹实大如鸡子，竹叶层层包裹，味甘胜蜜，食之令人心膈清凉，生深竹林茂盛蒙密处。顷因得之，但日久汁枯干而味尚存尔。乃知鸾凤所食，非常物也。〔时珍曰〕按陈藏器本草云：竹肉一名竹实，生苦竹枝上，大如鸡子，似肉脔，有大毒。须以灰汁煮二度，炼讫，乃依常菜茹食。炼不熟，则戟人喉出血，手爪尽脱也。此说与陈承所说竹实相似，恐即一物，但苦竹上者有毒尔。与竹米之竹实不同。

山白竹即山间小白竹也。

【主治】 烧灰，入腐烂痈疽药。时珍。

爆竹

【主治】 辟妖气山魈。〔慎微曰〕李畋该闻集云：仲叟者，家为山魈所祟，掷石开户。畋令旦夜于庭中爆竹数十竿，若除夕然。其祟遂止。

竹黄 宋《开宝》

【释名】 **竹膏**。〔志曰〕天竺黄生天竺国。今诸竹内往往得之。人多烧诸骨及葛粉等杂之。〔大明曰〕此是南海边竹内尘沙结成者。〔宗奭曰〕此是竹内所生，如黄土着竹成片者。〔时珍曰〕按吴僧赞宁云：竹黄生南海镛竹中。此竹极大，又名天竹。其内有黄，可以疗疾。本草作天竺者，非矣。箽竹亦有黄。此说得之。

【气味】 **甘，寒，无毒**。〔大明曰〕平。伏粉霜。

【主治】 **小儿惊风天吊，去诸风热，镇心明目，疗金疮，滋养五脏**。开宝。**治中风痰壅卒失音不语，小儿客忤痫疾**。大明。**制药毒发热**。保升。

【发明】 〔宗奭曰〕天竹黄凉心经，去风热。作小儿药尤宜，和缓故也。〔时珍曰〕竹黄出于大竹之津气结成，其气味功用与竹沥同，而无寒滑之害。

【附方】 新一。**小儿惊热**天竹黄二钱，雄黄、牵牛末各一钱，研匀，面糊丸粟米大。每服三五丸，薄荷汤下。钱乙方。

仙人杖宋《嘉祐》

【集解】 〔藏器曰〕此是笋欲成竹时立死者，色黑如漆，五六月收之。苦竹、桂竹多生此。别有仙人杖草，见草部。又枸杞亦名仙人杖，与此同名。

【气味】 **咸，平，无毒**。〔大明曰〕冷。

【主治】 **哕气呕逆，小儿吐乳，大人吐食反胃，辟痁，并水煮服之**。藏器。**小儿惊痫及夜啼，置身伴睡良。又烧为末，水服方寸匕，主痔病。忌牛肉**。大明。**煮汁服，下鱼骨鲠**。时珍。

鬼齿《拾遗》

【释名】 **鬼针**。〔藏器曰〕此腐竹根先入地者。为其贼恶，故隐其名。草部亦有鬼针。

【气味】 **苦，平，无毒**。

【主治】 **中恶注忤，心腹痛，煮汁服之**。藏器。**煮汁服，下骨鲠。烧存性，入轻粉少许，油调，涂小儿头疮**。时珍。

【附方】 新二。**鱼骨鲠咽**篱脚朽竹，去泥研末，蜜丸芡子大。绵囊含之，其骨自消也。王璆百一选方。**小便尿血**篱下竹根，入土多年者，不拘多少，洗净煎汤，并服数碗，立止。救急良方。

木之六 | 杂木类七种，附录十九种

淮木《本经》下品

校正： 并入别录有名未用城里赤柱。

【释名】 百岁城中木本经城里赤柱。〔别录曰〕淮木生晋阳平泽。又云：城里赤柱生晋平阳。〔时珍曰〕按吴普本草：淮木生晋平阳、河东平泽，与别录城里赤柱出处及主治相同，乃一物也。即古城中之木，晋人用之，故云生晋平阳及河东。今并为一，但淮木字恐有差讹耳。

【气味】 苦，平，无毒。〔别录曰〕辛。〔普曰〕神农、雷公：无毒。

【主治】 久咳上气，伤中虚羸。女子阴蚀漏下，赤白沃。本经。城里赤柱：疗妇人漏血，白沃阴蚀，湿痹邪气，补中益气。并别录。煮汤服，主难产。杜正伦。

城东腐木《别录》有名未用

校正： 并入拾遗腐木、地主二条。

【释名】 地主。〔藏器曰〕城东腐木，即城东古木在土中腐烂者，一名地主。城东者，犹东墙土之义也。杜正伦方：用古城柱木煮汤服，治难产。即其类也。

【气味】 咸，温，无毒。〔藏器曰〕平。

【主治】 心腹痛，止泄、便脓血。别录。主鬼气心痛，酒煮一合服。蜈蚣咬者，取腐木渍汁涂之，亦可研末和醋傅之。藏器。凡手足掣痛，不仁不随者，朽木煮汤，热渍痛处，甚良。时珍。

东家鸡栖木《拾遗》

【释名】 〔时珍曰〕酉阳杂俎作东门鸡栖木。

【主治】 无毒。主失音不语，烧灰，水服，尽一升效。藏器。

古厕木《拾遗》

【主治】 鬼魅传尸温疫，魍魉神祟，以太岁所在日时，当户烧熏。又熏杖疮，令冷风不入。藏器。

【附录】 厕筹　主难产及霍乱身冷转筋，中恶鬼气，并于床下烧取热气彻上。此物虽微，其功可录。藏器。

古榇板《拾遗》

【集解】〔藏器曰〕此古冢中棺木也。弥古者佳，杉材最良。千岁者通神，宜作琴底。尔雅注云：杉木作棺，埋之不腐。

【主治】 无毒。主鬼气注忤中恶，心腹痛，背急气喘，恶梦悸，常为鬼神所祟挠者。水及酒，和东引桃枝煎服，当得吐下。藏器。

【附方】 新一。小儿夜啼死人朽棺木，烧明照之，即止。圣惠方。

震烧木《拾遗》

【释名】 霹雳木。〔时珍曰〕此雷所击之木也。方士取刻符印，以召鬼神。周日用注博物志云：用击鸟影，其鸟必自堕也。

【主治】 火惊失心，煮汁服之。又挂门户，大厌火灾。藏器。

河边木《拾遗》

【主治】 令人饮酒不醉。五月五日，取七寸投酒中二遍，饮之，必能饮也。藏器。

附录诸木一十九种

新雉木　〔别录曰〕味苦，香，温，无毒。主风眩痛，可作沐药。七月采，阴干。实如桃。

合新木　〔别录曰〕味辛，平，无毒。解心烦，止疮痛。生辽东。

俳蒲木　〔别录曰〕味甘，平，无毒。主少气，止烦。生陵谷。叶如奈。实赤，三核。

遂阳木　〔别录曰〕味甘，无毒。主益气。生山中。如白杨叶。三月实，十月熟赤可食。

学木核　〔别录曰〕味甘，寒，无毒。主胁下留饮，胃气不平，除热。如蕤核。五月采，阴干。

枸音苟核 〔别录曰〕味苦。疗水，身面痈肿。五月采。

木核 〔别录曰〕疗肠澼。花：疗不足。子：疗伤中。根：疗心腹逆气，止渴。十月采。

荻皮 〔别录曰〕味苦。止消渴白虫，益气。生江南。如松叶，有别刺。实赤黄。十月采。

栅木皮 〔珣曰〕味苦，温，无毒。主霍乱吐泻，小儿吐乳，暖胃正气，并宜水煎服。按广志云：生广南山野。其树如桑。

乾陀木皮 〔珣曰〕按西域记云：生西国。彼人用染僧褐，故名。乾陀，褐色也。树大皮厚，叶如樱桃。安南亦有。温，平，无毒。主癥瘕气块，温腹暖胃，止呕逆，并良。破宿血，妇人血闭，腹内血块，酒煎服之。

马疡木根皮 〔藏器曰〕有小毒。主恶疮，疥癣有虫。为末，和油涂之。出江南山谷。树如栎也。

角落木皮 〔藏器曰〕味苦，温，无毒。主赤白痢，煮汁服之。生江西山谷。似茱萸独茎也。

芙树 〔藏器曰〕有大毒。主风痹偏枯，筋骨挛缩瘫缓，皮肤不仁疼冷等。取枝叶捣碎，大甑蒸热，铺床上卧之，冷更易。骨节间风尽出，当得大汗。用补药及羹粥食之。慎风冷劳复。生江南深山。叶长厚，冬月不凋。山人识之。

白马骨 〔藏器曰〕无毒。主恶疮。和黄连、细辛、白调、牛膝、鸡桑皮、黄荆等，烧末淋汁。取治瘰疬恶疮，蚀息肉。白癜风，揩破涂之。又单取茎叶煮汁服，止水痢。生江东。似石榴而短小，对节。

慈母枝叶 〔藏器曰〕炙香作饭，下气止渴，令人不睡。主小儿痰痞。生山林间。叶如樱桃而小，树高丈余。山人并识之。

黄屑 〔藏器曰〕味苦，寒，无毒。主心腹痛，霍乱破血，酒煎服之。酒疸目黄，及野鸡病，热痢下血，并水煮服之。从西南来者，并作屑，染黄用之。树如檀。

那耆悉 〔藏器曰〕味苦，寒，无毒。主结热热黄，大小便涩赤，丹毒诸热，明目。取汁洗目，主赤烂热障。生西南诸国。一名龙花。

帝休 〔藏器曰〕主带之愁自销。生少室山、嵩高山。山海经云：少室山有木名帝休，其枝五衢，黄花黑实，服之不愁。今嵩山应有此木，人未识，固宜求之，亦如萱草之忘忧也。

大木皮 〔颂曰〕生施州。四时有叶无花，树之大小定。其皮味苦，涩，性温，无毒。采无时。土人与苦桃皮、樱桃皮，三皮刮洗净，焙干，等分捣罗，酒服一钱，治一切热毒气。服食无忌。

本草纲目服器部目录第三十八卷

李时珍曰：敝帷敝盖，圣人不遗；木屑竹头，贤者注意，无弃物也。中流之壶拯溺，雪窖之毡救危，无微贱也。服帛器物，虽属尾琐，而仓猝值用，亦奏奇功，岂可藐视而漫不经神耶？旧本散见草、木、玉石、虫鱼、人部。今集其可备医用者，凡七十九种，为服器部。分为二部：曰服帛，曰器物。草部十六种，木部十九种，玉石部二种，虫鱼部五种，人部一种，共四十三种。

名医别录三种梁·陶弘景注　**唐本草三种**唐·苏恭　**本草拾遗三十五种**唐·陈藏器　**药性本草一种**唐·甄权　**开宝本草一种**宋·马志　**嘉祐本草一种**宋·掌禹锡　**本草纲目三十五种**明·李时珍

〔**附注**〕魏·吴普本草　唐·李珣海药　蜀·韩保升重注　宋·苏颂图经　宋·唐慎微证类　寇宗奭衍义　元·朱震亨补遗

服器之一服帛类二十五种

锦拾遗　**绢**纲目　**帛**拾遗　**布**拾遗　**绵**拾遗　**裈裆**拾遗月经衣附　**汗衫**纲目　**孝子衫**拾遗　**病人衣**纲目　**衣带**拾遗**头巾**纲目　**幞头**纲目　**皮巾子**纲目　**皮腰袋**纲目　**缴脚布**拾遗**败天公**拾遗　**即笠**　**故蓑衣**拾遗　**毡屉**纲目　**皮靴**纲目　**麻鞋**唐本　**草鞋**拾遗　**履屉鼻绳**唐本　**自经死绳**拾遗　**灵床鞋**拾遗**死人枕席**拾遗

上附方旧七，新六十三

服器之二器物类五十四种

纸纲目　青纸纲目　印纸拾遗　桐油伞纸纲目　历日纲目
钟馗纲目　桃符药性　桃橛拾遗　救月杖拾遗　拨火杖拾遗
吹火筒纲目　凿柄木拾遗　铁椎柄拾遗　铳楔纲目　刀鞘拾遗
马鞭纲目　箭笥及镞拾遗　弓弩弦别录　纺车弦纲目　梭头拾
遗　连枷关纲目　楤担尖纲目　梳篦拾遗　针线袋拾遗　蒲扇
拾遗　蒲席别录　簟纲目　帘箔嘉祐　漆器纲目　研朱石槌拾
遗　灯盏纲目　灯盏油纲目　车脂开宝　败船茹别录　故木砧
拾遗　杓拾遗　筋拾遗　甑唐本　锅盖纲目　饭箩拾遗　蒸笼
纲目　炊单布纲目　故炊帚拾遗　弊帚纲目　簸箕舌纲目　竹
篮拾遗　鱼笱纲目　鱼网拾遗　草麻绳索纲目　马绊绳纲目
缚猪绳纲目　牛拳纲目　厕筹拾遗　尿桶纲目

上附方旧十六，新六十六

本草纲目服器部第三十八卷

服器之一　|　服帛类二十五种

锦《拾遗》

【释名】〔时珍曰〕锦以五色丝织成文章,故字从帛从金,谐声,且贵之也。禹贡·兖州"厥篚织文"是也。

【主治】故锦:煮汁服,疗蛊毒。烧灰,傅小儿口中热疮。藏器。烧灰,主失血、下血、血崩,金疮出血,小儿脐疮湿肿。时珍。

【附方】新二。吐血不止红锦三寸烧灰,水服。圣惠方。上气喘急故锦一寸烧灰,茶服神效。普济方。

绢《纲目》

【释名】〔时珍曰〕绢,疏帛也。生曰绢,熟曰练。入药用黄丝绢,乃蚕吐黄丝所织,非染色也。

【主治】黄丝绢:煮汁服,止消渴,产妇胕损,洗痘疮溃烂。烧灰,止血痢、下血、吐血、血崩。时珍。

绯绢:烧灰,入疟药。时珍。

【附方】新二。妇人血崩黄绢灰五分,棕榈灰一钱,贯众灰、京墨灰、荷叶灰各五分,水、酒调服,即止。集简方。产妇胕损小便淋沥不断,黄丝绢三尺,以炭灰淋汁,煮至极烂,清水洗净。入黄蜡半两,蜜一两,茅根二钱,马勃末二钱。水一升,煎一盏,空心顿服。服时勿作声,作声即不效。名固胕散。又方:产时伤胕,终日不小便,只淋湿不断,用生丝黄绢一尺,白牡丹根皮末、白及末各一钱,水二碗,煮至绢烂如饧,服之。不宜作声。妇人良方。

帛《拾遗》

【释名】〔时珍曰〕素丝所织,长狭如巾,故字从白巾。厚者曰缯,双丝者曰缣。后人以染丝造之,有五色帛。

【主治】 绯帛：烧研，傅初生儿脐未落时肿痛，又疗恶疮疔肿，诸疮有根者，入膏用为上。仍以掌大一片，同露蜂房、棘刺钩、烂草节、乱发等分烧研，空腹服方寸匕。藏器。主坠马及一切筋骨损。好古。烧研，疗血崩，金疮出血，白驳风。时珍。

五色帛：主盗汗，拭干讫，弃道头。藏器。

【附方】 新一。肥脉瘜疹曹姓帛拭之愈。千金方。

布 《拾遗》

【释名】〔时珍曰〕布有麻布、丝布、木绵布。字从手从巾，会意也。

【主治】 新麻布：能逐瘀血，妇人血闭腹痛、产后血痛。以数重包白盐一合，煅研，温酒服之。旧麻布：同旱莲草等分，瓶内泥固煅研。日用揩齿，能固牙乌须。时珍。

白布：治口唇紧小，不能开合饮食。不治杀人。作大炷安刀斧上，烧令汗出，拭涂之，日三五度。仍以青布烧灰，酒服。时珍。

青布：解诸物毒，天行烦毒，小儿寒热丹毒，并水渍取汁饮之。浸汁和生姜汁服，止霍乱。烧灰，傅恶疮经年不瘥者，及灸疮止血，令不伤风水。烧烟，熏嗽，杀虫，熏虎狼咬疮，能出水毒。入诸膏药，疗疔肿、狐尿等恶疮。藏器。烧灰酒服，主唇裂生疮口臭。仍和脂涂之，与蓝靛同功。时珍。

【附方】 旧二，新六。**恶疮防水**青布和蜡烧烟筒中熏之，入水不烂。陈藏器本草。**疮伤风水**青布烧烟于器中，以器口熏疮。得恶汁出，则痛痒瘥。陈藏器本草。**臁疮溃烂**陈艾五钱，雄黄二钱，青布卷作大炷，点火熏之。热水流数次愈。邓笔峰杂兴方。**交接违礼**女人血出不止。青布同发烧灰，纳之。僧坦集验方。**霍乱转筋**入腹，无可奈何者。以酢煮青布，搭之。冷则易。千金方。**伤寒阳毒**狂乱甚者。青布一尺，浸冷水，帖其胸前。活人书。**目痛碜涩**不得瞑。用青布炙热，以时熨之。仍蒸大豆作枕。圣惠。**病后目赤**有方同上。千金方用冷水渍青布掩之，数易。

绵 《拾遗》

【集解】〔时珍曰〕古之绵絮，乃茧丝缠延，不可纺织者。今之绵絮，则多木绵也。入药仍用丝绵。

【主治】 新绵：烧灰，治五野鸡病，每服酒二钱。衣中故绵絮：主下血，及金疮出血不止，以一握煮汁服。藏器。绵灰：主吐血衄血，下血崩中，赤白带下，疳疮脐疮，聤耳。时珍。

【附方】 新十。霍乱转筋腹痛。以苦酒煮絮裹之。圣惠方。吐血咯血新绵一两，烧灰，白胶切片炙黄一两，每服一钱，米饮下，普济方。吐血衄血好绵烧灰，打面糊，入清酒调服之。普济方。肠风泻血破絮烧灰、枳壳麸炒等分，麝香少许，为末。每服一钱，米饮下。圣惠方。血崩不止好绵及妇人头发共烧存性，百草霜等分，为末。每服三钱，温酒下。或加棕灰。东垣方：用白绵子、莲花心、当归、茅花、红花各一两，以白纸裹定，黄泥固济，烧存性，为末。每服一钱，入麝香少许，食前好酒服。乾坤秘韫用旧绵絮去灰土一斤，新蚕丝一斤，陈莲房十个，旧炊箅一枚，各烧存性。各取一钱，空心热酒下，日三服。不过五日愈。气结淋病不通。用好绵四两，烧灰，麝香半分。每服二钱，温葱酒连进三服。圣惠方。脐疮不干绵子烧灰，傅之。傅氏活婴方。聤耳出汁故绵烧灰，绵裹塞之。圣惠方。

裈裆《拾遗》

【释名】 裤纲目犊鼻纲目触衣纲目小衣。〔时珍曰〕裤亦作裈，亵衣也。以浑复为之，故曰裈。其当隐处者为裆，缝合者为裤，短者为犊鼻。犊鼻，穴名也，在膝下。

【主治】 洗裤汁，解毒箭并女劳复。别录。阴阳易病，烧灰服之。并取所交女人衣裳覆之。藏器。主女劳疸，及中恶鬼忤。时珍。

【发明】〔时珍曰〕按张仲景云：阴阳易病，身体重，少气，腹里急，或引阴中拘急，热上冲胸，头重不欲举，眼中生花，膝胫拘急者，烧裩散主之。取中裩近隐处烧灰，水服方寸匕，日三服。小便即利，阴头微肿则愈。男用女，女用男。成无己解云：此以导阴气也。童女者尤良。

【附方】 新四。金疮伤重被惊者。以女人中衣旧者，炙裆熨之。李筌太白经注。胞衣不下以本妇裩覆井上。或以所着衣笼灶上。千金方。房劳黄病体重不眠，眼赤如朱，心下块起若瘕，十死一生。宜烙舌下，灸心俞、关元二七壮。以妇人内衣烧灰，酒服二钱。三十六黄方。中鬼昏厥四肢拳冷，口鼻出血。用久污溺衣烧灰。每服二钱，沸汤下。男用女，女用男。赵原阳真人济急方。

【附录】 月经衣　见人部天癸下。

汗衫《纲目》

【释名】 中单纲目裲裆　羞袒。〔时珍曰〕古者短襦为衫,今谓长衣亦曰衫矣。王睿炙轂子云:汉王与项羽战,汗透中单,改名汗衫。刘熙释名云:汗衣,诗谓之泽衣,或曰鄙袒,或曰羞袒。用六尺裁,足覆胸背。言羞鄙于袒,故衣此尔。又前当胸,后当背,故曰裲裆。

【主治】 卒中忤恶鬼气,卒倒不知人,逆冷,口鼻出清血,或胸胁腹内绞急切痛,如鬼击之状,不可按摩,或吐血衄血。用久垢汗衫烧灰,百沸汤或酒服二钱。男用女,女用男。中衬衣亦可。时珍。

【附方】 新一。小儿夜啼用本儿初穿毛衫儿,放瓶内,自不哭也。生生编。

孝子衫《拾遗》

【释名】 〔时珍曰〕枲麻布所为者。

【主治】 面野,烧灰傅之。藏器。

帽:主鼻上主疮,私窃拭之,勿令人知。时珍。

病人衣《纲目》

【主治】 天行疫瘟。取初病人衣服,于甑上蒸过,则一家不染。时珍。

衣带《拾遗》

【主治】 妇人难产及日月未至而产。临时取夫衣带五寸,烧为末,酒服之。裈带最佳。藏器。疗小儿下痢客忤,妊妇下痢难产。时珍。

【附方】 新五。小儿客忤卒中者。烧母衣带三寸,并发灰少许,乳汁灌之。外台秘要。小儿下痢腹大且坚。用多垢故衣带切一升,水五升,煮一升,分三服。千金方。妊娠下痢中衣带三寸烧研,水服。千金。金疮犯内血出不止。取所交妇人中衣带三寸烧末,水服。千金方。令病不复取女中下裳带一尺烧研,米饮服,即免劳复。肘后方。

头巾《纲目》

【释名】〔时珍曰〕古以尺布裹头为巾。后世以纱、罗、布、葛缝合,方者曰巾,圆者曰帽,加以漆制曰冠。又束发之帛曰帞,覆发之巾曰帻,罩发之络曰网巾,近制也。

【主治】 **故头巾:治天行劳复后渴。取多腻者浸汁,暖服一升。**时珍。千金方。

【附方】 新四。**霍乱吐利**偷本人头缯,以百沸汤泡汁,服一呷,勿令知之。集玄方。**卒忽心痛**三年头帞,沸汤淋汁饮之。以碗覆帞于闲地。周时即愈。圣惠方。**恶气心痛**破网巾烧灰一钱,猫屎烧灰五分,温酒服。马氏方。**下蚀疳疮**破丝网烧存性、孩儿茶各等分,研末。以浓茶洗净,抹之,三五次效。忌生冷、房事、发物。集简方。

幞头《纲目》

【释名】〔时珍曰〕幞头,朝服也。北周武帝始用漆纱制之,至唐又有纱帽之制,逮今用之。

【主治】 **烧烟,熏产后血运。烧灰水服,治血崩及妇人交肠病。**时珍。

【发明】〔时珍曰〕按陈总领方,治暴崩下血,琥珀散用漆纱帽灰,云取阳气冲上之义。又夏子益奇疾方云:妇人因生产,阴阳易位,前阴出粪,名曰交肠病。取旧幞头烧灰,酒服。仍间服五苓散分利之。如无幞头,凡旧漆纱帽皆可代之。此皆取漆能行败血之义耳。

皮巾子《纲目》

【主治】 **下血及大风疠疮。烧灰入药。**时珍。

【附方】 新一。**积年肠风泻血**,百药不瘥。败皮巾子烧灰、白矾烧各一两,人指甲烧焦、麝香各一分,干姜炮三两,为末。每服一钱,米饮下。圣惠方。

皮腰袋《纲目》

【主治】 **大风疠疮。烧灰入药。**时珍。

缴脚布《拾遗》

【释名】〔时珍曰〕即裹脚布也。李斯书云"天下之士裹足不入秦",是矣。古名行縢。

【气味】 无毒。主天行劳复,马骏风黑汗出者,洗汁服之。多垢者佳。藏器。妇人欲回乳,用男子裹足布勒住,经宿即止。时珍。

败天公《别录》下品

【释名】 笠。〔弘景曰〕此乃人所戴竹笠之败者。取竹烧灰用。〔时珍曰〕笠乃贱者御雨之具。以竹为胎,以箬叶夹之。穹天论云:天形如笠,而冒地之表,则天公之名,盖取于此。近代又以牛马尾、棕毛、皂罗漆制以蔽日者,亦名笠子,乃古所谓襜襫子者也。

【主治】 平。主鬼疰精魅,烧灰酒服。别录。

故蓑衣《拾遗》

【释名】 袯襫音泼适。〔时珍曰〕蓑草结衣,御雨之具。管子云:农夫首戴茅蒲,身服袯襫。即此也。

【主治】 蠼螋溺疮,取故蓑衣结烧灰,油和傅之。藏器。

毡屉音替《纲目》

【释名】 屉音替。屧音燮。〔时珍曰〕凡履中荐,袜下毡,皆曰屉,可以代替也。

【主治】 瘰疬。烧灰五匕,酒一升和,平旦向日服,取吐良。思邈。

【附方】 新三。痔疮初起痒痛不止。用毡袜烘热熨之。冷又易。集玄方。一切心痛毡袜后跟一对,烧灰酒服。男用女,女用男。寿域方。断酒不饮以酒渍毡屉一宿,平旦饮,得吐即止也。千金方。

皮鞾《纲目》

【释名】 靴。〔时珍曰〕靴,皮履也,所以华足,故字从革、华。刘熙释名云:

鞾,跨也。便于跨马也。本胡服。赵武灵王好着短勒鞾,后世乃作长勒鞾,入药当用牛皮者。

【主治】 癣疮,取旧鞾底烧灰,同皂矾末掺之。先以葱椒汤洗净。时珍。

【附方】 新五。**牛皮癣疮**旧皮鞋底烧灰,入轻粉少许,麻油调抹。直指方。**小儿头疮**圣惠方用皮鞋底洗净煮烂,洗讫傅之。又:旧皮鞋面烧灰,入轻粉少许,生油调傅。**瘰疬已溃**牛皮油鞾底烧灰,麻油调傅之。集玄方。**身项粉瘤**旧皮鞋底洗净,煮烂成冻子,常食之。瘤自破如豆腐,极臭。直指方。**肠风下血**皮鞋底、蚕茧蜕、核桃壳、红鸡冠花等分,烧灰。每酒服一钱。圣惠方。

麻鞋《唐本草》

【释名】 履纲目屝音费。靸音先立切。〔时珍曰〕鞋,古作鞵,即履也。古者以草为屦,以帛为履。周人以麻为鞋。刘熙释名云:鞋者解也。缩其上,易舒解也。履者礼也,饰足为礼也。靸者袭也,履头深袭覆足也。皮底曰屝,屝者皮也。木底曰舄,干腊不畏湿也。入药当用黄麻、苎麻结者。

【主治】 旧底洗净煮汁服,止霍乱吐下不止,及食牛马肉毒,腹胀吐利不止,又解紫石英发毒。苏恭。煮汁服,止消渴。时珍。

【附方】 旧五,新七。**霍乱转筋**故麻鞋底烧赤,投酒中,煮取汁服。陈藏器本草。**疟疾不止**故鞋底去两头烧灰,井华水服之。千金方。**鼻塞不通**麻鞋烧灰吹之,立通。经验方。**鼻中衄血**鞋鞶烧灰吹之,立效。贞元广利方。**小便遗床**麻鞋尖头二七枚,烧灰,岁朝井华水服之。近效方。**大肠脱肛**炙麻鞋底,频按入。仍以故麻鞋底、鳖头各一枚,烧研傅之,按入,即不出也。千金方。**子死腹中**取本妇鞋底炙热,熨腹上下,二七次即下。集玄方。**胎衣不下**方同上。**夜卧禁魇**凡卧时,以鞋一仰一覆,则无魇及恶梦。起居杂忌。**折伤接骨**市上乞儿破鞋一支烧灰、白面等分,好醋调成糊,敷患处,以绢束之,杉片夹定。须臾痛止,骨节有声,为效。杨诚经验方。**白驳癜风**麻鞋底烧灰,擦之。圣惠。**蜈蚣伤螫**麻履底炙热揩之,即安。外台秘要。

草鞋《拾遗》

【释名】 草屦纲目屩音跷不借纲目千里马。〔时珍曰〕世本言黄帝之臣始作屦，即今草鞋也。刘熙释名云：屦者拘也，所以拘足也。屩者跷也，着之跷便也。不借者，贱而易得，不假借人也。

【主治】　**破草鞋**，和人乱发烧灰，醋调，**傅小儿热毒游肿**。藏器。**催生，治霍乱**。时珍。

【附方】　新五。**产妇催生**路旁破草鞋一支，洗净烧灰，酒服二钱。如得左足生男，右足生女，覆者儿死，侧者有惊，自然之理也。胎产方。**霍乱吐泻**出路在家应急方：用路旁破草鞋，去两头，洗三四次，水煎汤一碗，滚服之，即愈。事海文山。**浑身骨痛**破草鞋烧灰，香油和，贴痛处，即止。救急方。**行路足肿**被石垫伤者。草鞋浸尿缸内半日，以砖一块烧红，置鞋于上，将足踏之，令热气入皮里即消。救急方。**臁疮溃烂**海上方：诗云：左脚草鞋将棒挑，水中洗净火中烧。细研为末加轻粉，洗以盐汤傅即消。

屐屧鼻绳《唐本草》

【释名】　**木屐**。〔时珍曰〕屐乃木履之下有齿者，其施铁者曰僷，音局。刘熙释名云：屐者支也，支以踏泥也。〔志曰〕别本注云：履屧，江南以桐木为底，用蒲为鞋，麻穿其鼻，江北不识也。久着断烂者，乃堪入药。

【主治】　**哽咽心痛，胸满，烧灰水服**。唐本。

【附方】　新七。**妇人难产**路旁破草鞋鼻子，烧灰，酒服。集玄方。**睡中尿床**麻鞋纲带及鼻根等，惟不用底，七两，以水七升，煮二升，分再服。外台秘要。**尸咽痛痒**声音不出。履鼻绳烧灰，水服之。葛洪肘后方。**燕口吻疮**木履尾，煻火中煨热，取拄两吻，各二七遍。千金方。**小儿头疮**草鞋鼻子烧灰，香油调，傅之。圣济录。**手足病疮**故履系烧灰，傅之。千金方。**狐尿刺疮**麻鞋纲绳如枣大，妇人内衣有血者手大一片，钩头棘针二七枚，并烧研。以猪脂调傅，当有虫出。陈藏器本草。

自经死绳《拾遗》

【主治】　**卒发狂颠，烧末，水服三指撮**。陈蒲煮汁服亦佳。藏器。

【发明】　〔时珍曰〕按张耒明道志云：蕲水一富家子，游倡宅，惊走仆于刑人尸上，大骇发狂。明医庞安常取绞死囚绳烧灰，和药与服，遂愈。观此则古书所载冷僻之物，无不可用者，在遇圆机之士耳。

灵床下鞋《拾遗》

【主治】 脚气。藏器。（主治原缺，今补。）

死人枕席《拾遗》

【主治】 尸疰、石蛔。又治疣目，以枕及席拭之二七遍令烂，去疣。藏器。疗自汗盗汗，死人席缘烧灰，煮汁浴身，自愈。时珍。圣惠方。

【发明】〔藏器曰〕有妪人患冷滞，积年不瘥。宋·徐嗣伯诊之，曰：此尸疰也。当以死人枕煮服之，乃愈。于是往古冢中取枕，枕已一边腐缺。妪服之，即瘥。张景声十五岁，患腹胀面黄，众药不能治，以问嗣伯。嗣伯曰：此石蛔尔，极难疗，当取死人枕煮服之。得大蛔虫，头坚如石者五六升，病即瘥。沈僧翼患眼痛，又多见鬼物。嗣伯曰：邪气入肝，可觅死人枕煮服之，竟可埋枕于故处。如其言，又愈。王晏问曰：三病不同，皆用死人枕而俱瘥，何也？答曰：尸疰者，鬼气也，伏而未起，故令人沉滞。得死人枕治之，魂气飞越，不附体，故尸疰自瘥。石蛔者，医疗既僻，蛔虫转坚，世间药不能遣，须以鬼物驱之，然后乃散，故用死人枕煮服之。邪气入肝，则使人眼痛而见魉魉，须邪物以钩之，故用死人枕之气。因不去之，故令埋于故处也。〔时珍曰〕按谢士泰删繁方：治尸疰，或见尸，或闻哭声者。取死人席，斩棺内余弃路上者一虎口，长三寸，水三升，煮一升服，立效。此即用死人枕之意也，故附之。

服器之二 ｜ 器物类五十四种

纸《纲目》

【释名】〔时珍曰〕古者编竹炙青书字，谓之汗青，故简策字皆从竹。至秦汉间以缯帛书事，谓之幡纸，故纸字从糸，或从巾也。从氏，谐声也。刘熙释名云：纸者砥也，其平如砥也。东汉和帝时，耒阳蔡伦始采树皮、故帛、鱼网、麻缯，煮烂造纸，天下乃通用之。苏易简纸谱云：蜀人以麻，闽人以嫩竹，北人以桑皮，剡溪以藤，海人以苔，浙人以麦䅟、稻秆，吴人以茧，楚人以楮，为纸。又云：凡

灵床下鞋　死人枕席　纸

烧药,以墨涂纸裹药,最能拒火。药品中有闪刀纸,乃折纸之际,一角叠在纸中,匠人不知漏裁者,医人取入药用。今方中未见用此,何欤?

【气味】 诸纸:甘,平,无毒。

【主治】 楮纸:烧灰,止吐血、衄血、血崩,金疮出血。时珍。

竹纸:包犬毛烧末,酒服,止疟。圣惠。

藤纸:烧灰,傅破伤出血,及大人小儿内热,衄血不止,用故藤纸瓶中烧存性二钱,入麝香少许,酒服。仍以纸捻包麝香,烧烟熏鼻。时珍。

草纸:作捻,纤痈疽,最拔脓。蘸油燃灯,照诸恶疮浸淫湿烂者,出黄水,数次取效。时珍。

麻纸:止诸失血,烧灰用。时珍。

纸钱:主痈疽将溃,以筒烧之,乘热吸患处。其灰止血。其烟久嗅,损人肺气。时珍。

【附方】 新八。**吐血不止**白薄纸五张烧灰,水服。效不可言。普济方。**衄血不止**屏风上故纸烧灰,酒服一钱,即止。普济方。**皮肤血溅**出者,以煮酒坛上纸,扯碎如杨花,摊在出血处,按之即止。王璆百一选方。**血痢不止**白纸三张,裹盐一匙,烧赤研末。分三服,米饮下。圣惠方。**月经不绝**来无时者。案纸三十张烧灰,清酒半升和服,顿定。冬月用暖酒服之。刘禹锡传信方。**产后血运**上方服之立验。已毙经一日者,去板齿灌之,亦活。**诸虫入耳**以纸塞耳鼻,留虫入之耳不塞,闭口勿言,少顷虫当出也。集玄方。**老小尿床**白纸一张铺席下,待遗于上,取纸晒烧,酒服。集简方。

青纸《纲目》

【主治】 妒精疮,以唾粘贴,数日即愈,且护痛也。弥久者良。上有青黛,杀虫解毒。时珍。

印纸《拾遗》

【主治】 妇人断产无子,剪有印处烧灰,水服一钱匕效。藏器。

桐油伞纸《纲目》

【主治】 蛀干阴疮。烧灰,出火毒一夜,傅之,便结痂。时珍。

【附方】 新一。**疗疮发汗**千年石灰炒十分,旧黑伞纸烧灰一分。每用一小匙,先以齑水些少,次倾香油些少,入末搅匀。沸汤一盏,调下。厚被盖之,一时大汗出也。医方捷径。

历日《纲目》

【集解】〔时珍曰〕太昊始作历日,是有书。礼记:十二月天子颁朔于诸侯。

【主治】 **邪疟。用隔年全历,端午午时烧灰,糊丸梧子大,发日早用无根水,下五十丸。**卫生易简方。

钟馗《纲目》

【集解】〔时珍曰〕逸史云:唐高祖时,钟馗应举不第,触阶而死,后明皇梦有小鬼盗玉笛,一大鬼破帽蓝袍捉鬼啖之。上问之。对曰:臣终南山进士钟馗也。蒙赐袍带之葬,誓除天下虚耗之鬼。乃命吴道子图象,传之天下。时珍谨按尔雅云:钟馗,菌名也。考工记注云:终葵,椎名也,菌似椎形,椎似菌形,故得同称。俗画神执一椎击鬼,故亦名钟馗。好事者因作钟馗传,言是未第进士,能啖鬼。遂成故事,不知其讹矣。

【主治】 **辟邪止疟。**时珍。

【附方】 新二。**妇人难产**钟馗左脚烧灰,水服。杨起简便方。**鬼疟来去**画钟馗纸烧灰二钱,阿魏、砒霜、丹砂各一皂子大,为末。寒食面和,丸小豆大。每服一丸,发时冷水下。正月十五日、五月初五日修合。圣济录。

桃符《药性》

【集解】〔时珍曰〕风俗通云:东海度朔山有大桃,蟠屈千里。其北有鬼门,二神守之,曰神荼、郁垒,主领众鬼。黄帝因立桃板于门,画二神以御凶鬼。典术云:桃乃西方之木,五木之精,仙木也。味辛气恶,故能厌伏邪气,制百鬼。今人门上用桃符辟邪,以此也。

【主治】 **中恶,精魅邪气,煮汁服。**甄权。

【发明】〔时珍曰〕钱乙小儿方有桃符圆,疏取积热及结胸,用巴豆霜、黄檗、大黄各一钱一字,轻粉、硇砂各半钱,为末,面糊丸粟米大。量大小,用桃符汤下，无则以桃枝代之。盖桃性快利大肠，兼取厌伏邪恶之义耳。

桃橛《拾遗》

【释名】 桃杙。〔时珍曰〕橛音厥，即杙也，人多削桃木钉于地上，以镇家宅。三载者尤良。许慎云：羿死于桃棓。棓，杖也。故鬼畏桃，而今人以桃梗作杙橛，以辟鬼也。礼记云：王吊则巫祝以桃茢前引，以辟不祥。茢者，桃枝作帚也。博物志云：桃根为印，可以召鬼。甄异传云：鬼但畏东南桃枝尔。观诸说，则桃之辟鬼祟痄忤，其来有由矣。

【主治】 卒心腹痛，鬼疰，破血，辟邪恶气，腹满，煮汁服之，与桃符同功。藏器。风虫牙痛，烧取汁，少少纳孔中，以蜡固之。时珍。

救月杖《拾遗》

【集解】 〔藏器曰〕即月食时，救月，击物木也。

【主治】 月蚀疮及月割耳，烧为灰，油和傅之。藏器。乃治蜃之神药。思邈。

拨火杖《拾遗》

【释名】 火槽头拾遗火柴头。〔时珍曰〕拨火之杖，烧残之柴，同一理。

【主治】 蝎螫，以横井上立愈。其上立炭，刮傅金疮，止血生肉。带之。辟邪恶鬼。带火纳水底，取得水银着出。藏器。止小儿惊忤夜啼。时珍。

【附方】 新一。客忤夜啼用本家厨下烧残火柴头一个，削平焦处。向上朱砂书云：拨火杖，拨火杖，天上五雷公，差来作神将。捉住夜啼鬼，打杀不要放。急急如律令。书毕，勿令人知，安立床前脚下，男左女右。峋嵝神书。

吹火筒《纲目》

【主治】 小儿阴被蚯蚓呵肿，令妇人以筒吹其肿处，即消。时珍。

凿柄木《拾遗》

【释名】 千椎草纲目

【主治】 难产。取入铁孔中木，烧末酒服。藏器。刺在肉中，烧末，酒服二方寸匕。思邈。

【发明】〔时珍曰〕女科有千椎草散：用凿柄承斧处打卷者，烧灰，淋汁饮，李魁甫言其有验，此亦取下往之义耳。

【附方】 新一。**反胃吐食**千槌花一枚烧研，酒服。卫生易简方。

铁椎柄《拾遗》

【主治】 **鬼打，及强鬼排突人中恶者，和桃奴、鬼箭等，作丸服之。**藏器。〔时珍曰〕务成子治瘟疾鬼病，萤火丸中亦用之。

铳楔《纲目》

【主治】 **难产，烧灰酒服，又辟忤恶邪气。**时珍。

刀鞘《拾遗》

【主治】 **鬼打卒得，取二三寸烧末，水服。腰刀者弥佳。**藏器。

马鞭《纲目》

【释名】 马策。〔时珍曰〕竹柄编革为之。故鞭从革便，策从竹束，会意。

【主治】 **马汗气入疮或马毛入疮，肿毒烦热，入腹杀人，烧鞭皮末，和膏傅之。又治狐尿刺疮肿痛，取鞭梢二寸，鼠屎二七枚，烧研，和膏傅之。**时珍。

箭笴及镞《拾遗》

【释名】〔时珍曰〕扬雄方言云：自关而东谓之矢，自关而西谓之箭，江淮之间谓之镞。刘熙释名云：矢又谓之镝。本曰足，末曰栝。体曰干，旁曰羽。

【主治】 **妇人产后腹中痒，密安所卧席下，勿令妇知。**藏器。**刺伤风水，刮箭下漆涂之。又主疔疮恶肿，刮箭笴茹作炷，灸二七壮。**时珍。

【附方】 新一。**妇人难产**外台秘要用箭干三寸,弓弦三寸,烧末,酒服,方出崔氏。小品方治难产,飞生丸用故箭羽。方见禽部鼯鼠下。

弓弩弦《别录》下品

【释名】〔时珍曰〕黄帝时始作弓,有臂者曰弩。以木为干,以丝为弦。

【气味】 平,无毒。〔权曰〕微寒。

【主治】 难产,胞衣不出。别录。**鼻衄及口鼻大衄不止,取折弓弦烧灰,同枯矾等分吹之,即止。**时珍。

【发明】〔弘景曰〕产难,取弓弩弦以缚腰,及烧弩牙纳酒中饮之,皆取发放快速之义。〔时珍曰〕弓弩弦催生,取其速离也。折弓弦止血,取其断绝也。礼云:男子生,以桑弧、蓬矢射天地四方。示男子之事也。巢元方论胎教云:妊娠三月,欲生男。宜操弓矢,乘牡马。孙思邈千金方云:妇人始觉有孕,取弓弩弦一枚,缝袋盛,带左臂上,则转女为男。房室经云:凡觉有娠,取弓弩弦缚妇人腰下,满百日解却。此乃紫宫玉女秘传方也。

【附方】 新四。**胎动上逼**弩弦系带之立下。医林集要。**胎滑易产**弓弩弦烧末,酒服二钱。续十全方。**胞衣不出**水煮弓弩弦,饮汁五合。或烧灰酒服。千金方。**耳中有物**不出。用弓弩弦长三寸,打散一头,涂好胶。挂着耳中,徐徐粘引出。圣惠方。

纺车弦《纲目》

【主治】 坐马痛,烧灰傅之。时珍。**凡人逃走,取其发于纬车上逆转之,则迷乱不知所适。**藏器。

梭头《拾遗》

【主治】 失音不语,病吃者,刺手心令痛即语。男左女右。藏器。

连枷关《纲目》

【主治】 转胞,小便不通。烧灰水服。时珍。千金方。

楤担尖《纲目》

【主治】 肠痈已成,取少许烧灰,酒服,当作孔出脓。思邈。

梳篦《拾遗》

【释名】 栉。〔时珍曰〕刘熙释名云:梳,其齿疏通也。篦,其齿细密相比也。栉,其齿连节也。赫连氏始作之。

【主治】 虱病,煮汁服之。及活虱入腹为病成癥瘕者。藏器。主小便淋沥,乳汁不通,霍乱转筋,噎塞。时珍。

【附方】 新八。啮虱成癥山野人好啮虱,在腹生长为虱癥。用败梳、败篦各一枚,各破作两分。以一分烧研,以一分用水五升,煮取一升,调服,即下出。千金方。霍乱转筋入腹痛。用败木梳一枚烧灰,酒服,永瘥。千金方。噎塞不通寡妇木梳一枚烧灰,煎锁匙汤调下二钱。生生编。小便淋痛多年木梳烧存性,空心冷水服。男用女,女用男。救急方。发哽咽中旧木梳烧灰,酒服之。集玄方。乳汁不行内服通乳药。外用木梳梳乳,周回百余遍,即通。儒门事亲方。猘犬咬伤故梳,韭根各二枚,水二升,煮一升,顿服。外台秘要。蜂虿叮螫油木梳炙热,熨之。救急方。

针线袋《拾遗》

【主治】 痔疮,用二十年者,取袋口烧灰,水服。又妇人产后肠中痒不可忍,密安所卧褥下,勿令知之。凡人在牢狱日,经赦得出,就于囚枷上,取线为囚缝衣,令人犯罪经恩也。藏器。

蒲扇《拾遗》

【释名】 箑。〔时珍曰〕上古以羽为扇,故字从羽。后人以竹及纸为箑,故字从竹。扬雄方言云:自关而东谓之箑,自关而西谓之扇。东人多以蒲为之,岭南以蒲葵为之。

【主治】 败蒲扇灰和粉,粉身止汗,弥败者佳。新造屋柱下四隅埋之,蚊永不入。藏器。烧灰酒服一钱，止盗汗，及妇人血崩，月水不断。时珍。

蒲席《别录》中品

【释名】 荐。〔弘景曰〕蒲席惟船家用之，状如蒲帆。人家所用席，皆是菅草，而荐多是蒲也。方家烧用。〔恭曰〕席、荐皆人所卧，以得人气为佳，不论荐、席也。青齐间人谓蒲荐为蒲席，亦曰蒲篷，音合，谓藁作者为荐。山南、江左机上织者为席，席下重厚者为荐。〔时珍曰〕席、荐皆以蒲及稻藁为之，有精粗之异。吴人以龙须草为席。

【主治】 败蒲席：平。主筋溢恶疮。别录。单用破血。从高坠下，损瘀在腹刺痛，取久卧者烧灰，酒服二钱。或以蒲黄、当归、大黄、赤芍药、朴消，煎汤调服，血当下。甄权。

编荐索：烧研，酒服二指撮，治霍乱转筋入腹。藏器。

寡妇荐：治小儿吐利霍乱，取二七茎煮汁服。藏器。

【附方】 旧三，新三。霍乱转筋垂死者。败蒲席一握切，浆水一盏煮汁，温服。圣惠方。小便不利蒲席灰七分，滑石二分，为散。饮服方寸匕，日三。金匮要略。妇人血奔旧败蒲席烧灰，酒服二钱。胜金方。五色丹游多致杀人。蒲席烧灰，和鸡子白，涂之良。千金方。痈疽不合破蒲席烧灰，腊月猪脂和，纳孔中。千金方。夜卧尿床本人荐草烧灰，水服，立瘥。千金方。

簟《纲目》

【释名】 簬簍 符笭 笋席。〔时珍曰〕簟可延展，故字从竹、覃。覃，延长也。

【主治】 蜘蛛尿、蠼螋尿疮，取旧者烧灰傅之。时珍。

【附方】 新一。小儿初生吐不止者。用簬簍少许，同人乳二合，盐二粟许，煎沸，入牛黄粟许，与服。此刘五娘方也。外台秘要。

帘箔宋《嘉祐》

【释名】〔时珍曰〕其形方廉而薄，故曰帘、曰箔，以竹及苇芒编成。其帛幕曰幨。〔藏器曰〕今东人多以芒草为箔，入药用弥久着烟者佳。

败芒箔

【主治】 无毒。主产妇血满腹胀痛,血渴,恶露不尽,月闭,下恶血,止好血,去鬼气疰痛癥结,酒煮服之。亦烧末,酒服。藏器。

箔经绳

【主治】 痈疽有脓不溃,烧研,和腊猪脂傅下畔,即溃,不须针灸。时珍。千金方。

厕屋户帘

【主治】 小儿霍乱,烧灰,饮服一钱。时珍。外台秘要。

漆器《纲目》

【主治】 产后血运,烧烟熏之即苏。又杀诸虫。时珍。

【附方】 新三。**血崩不止**漆器灰、棕灰各一钱,柏叶煎汤下。集简方。**白秃头疮**破朱红漆器,剥取漆朱烧灰,油调傅之。救急方。**蝎蛋螫伤**漆木碗合螫处,神验不传。古今录验方。

研朱石槌《拾遗》

【主治】 妒乳,煮热熨乳上,以二槌更互用之,数十遍,热彻取瘥。藏器。

灯盏《纲目》

【释名】 缸。

【主治】 上元盗取富家灯盏,置床下,令人有子。时珍。韵府。

灯盏油《纲目》

【释名】 灯窝油。

【气味】 辛,苦,有毒。

【主治】 一切急病,中风、喉痹,痰厥、用鹅翎扫入喉内,取吐即效。又涂一切恶疮疥癣。时珍。

【附方】 新二。**乳上生痈**脂麻炒焦捣烂,以灯盏内油脚调傅,即散。集玄方。**走马喉痹**诗云：急喉肿痹最堪忧，急取盛灯盏内油。甚者不过三五呷，此方原是至人留。

车脂宋《开宝》

校正：并入缸中膏。

【释名】 **车毂脂**纲目**轴脂**纲目**辖脂**纲目**缸膏**音公。〔时珍曰〕毂即轴也。辖即缸也。乃裹轴头之铁，频涂以油，则滑而不涩。史记齐人嘲淳于髡为炙毂輠即此，今云油滑是矣。

【气味】 辛，无毒。

【主治】 卒心痛，中恶气，以热酒服之。中风发狂，取膏如鸡子大，热醋搅消服。又主妇人妒乳、乳痈，取熬热涂之，并和热酒服。开宝。去鬼气，温酒烊热服。藏器。治霍乱、中蛊、妊娠诸腹痛，催生，定惊，除疟，消肿毒诸疮。时珍。

【附方】 旧七，新十。**中恶蛊毒**车缸脂如鸡子大，酒化服。千金方。**虾蟆蛊病**及蝌蚪蛊，心腹胀满痛，口干思水，不能食，闷乱大喘。用车辖脂半斤，渐渐服之，其蛊即出。圣惠方。**霍乱转筋**入腹痛。车毂中脂涂足心。千金方。**少小腹胀**车毂中脂和轮下土，如弹丸，吞之立愈。千金方。**妊妇腹痛**烧车缸脂末，纳酒中，随意饮。千金方。**妊妇热病**车辖脂随意酒服，大良。千金方。**妇人难产**三日不出。车轴脂吞大豆许二丸。千金方。**妇人逆产**车缸膏画儿脚底，即正。开宝本草。**产后阴脱**烧车缸头脂，纳酒中服。子母秘录。**小儿惊啼**车轴脂小豆许，纳口中及脐中良。千金方。**儿脐不合**车辖脂烧灰，傅之。外台秘要。**疟疾不止**不拘久近。车轴垢，水洗，下面和丸弹子大，作烧饼。未发时食一枚，发时又食一枚。圣惠方。**瘰疬已溃**车缸脂和梁上尘，傅之。外台秘要。**灸疮不瘥**车缸脂涂之，良。千金方。**聤耳脓血**绵裹车辖脂塞之。外台秘要。**诸虫入耳**车缸脂涂孔中，自出。梅师方。**针刺入肉**车脂摊纸上如钱大，贴上。二日一易，三五次即出。集玄方。

败船茹音如《别录》下品

【集解】〔弘景曰〕此是大艑艚，刮竹茹以补漏处者。〔时珍曰〕古人以竹茹。今人只以麻筋和油石灰为之。

【主治】 平。疗妇人崩中，吐血、痢血不止。别录。治金疮，刮败船茹灰傅之,功同牛胆石灰。苏颂。

【附方】 旧一,新二。**妇人遗尿**船故茹为末,酒服三钱。千金方。**月水不断**船茹一斤净洗,河水四升半,煮二升半,分二服。千金方。**妇人尿血**方同上。

故木砧《拾遗》

【释名】 百味拾遗栅几。

几上屑

【主治】 吻上馋疮,烧末傅之。藏器。

砧上垢

【主治】 卒心腹痛。又凡人病后食、劳复,取当时来参病人行止脚下土一钱许,男左女右,和垢及鼠头一,或鼠屎三七枚煮服,神效。藏器。干霍乱,不吐不利,烦胀欲死,或转筋入腹,取屑儿几垢一鸡子大,温酒调服,得吐即愈。又主唇疮、耳疮、虫牙。时珍。

【附方】 新二。**唇紧疮裂**屑几垢烧存性,傅之。千金方。**小儿耳疮**屑几上垢,傅之。千金方。

杓音妁《拾遗》

【释名】 〔时珍曰〕木曰杓,瓠曰瓢。杓者勺也,瓢者漂也。

【主治】 人身上结筋,打之三下,自散。藏器。

瓠瓢见菜部。

筯《拾遗》

【释名】 箸。〔时珍曰〕古箸以竹,故字从竹。近人兼用诸木及象牙为之矣。

【主治】 吻上燕口疮,取箸头烧灰傅之。又狂狗咬者,乞取百家箸,煎汁饮。藏器。咽喉痹塞,取漆箸烧烟,含咽烟气入腹,发咳即破。时珍。

甑《唐本草》

校正:并入拾遗瓦甑、故甑蔽。

【集解】〔时珍曰〕黄帝始作甑、釜。北人用瓦甑，南人用木甑，夷人用竹甑。术家云：凡甑鸣、釜鸣者，不得惊怖。但男作女拜，女作男拜，即止，亦无�%&咎。感应类从志云：瓦甑之契，投枭自止。注云：取故甑书"契"字，置墙上，有枭鸣时投之，自止也。

瓦甑

【主治】 魇寐不寤，取覆人面，疾打破之。藏器。

甑垢一名阴胶

【主治】 口舌生疮，刮傅之。时珍。

【发明】〔时珍曰〕雷氏炮炙论序云：知疮所在，口点阴胶。注云：取甑中气垢少许于口中，即知脏腑所起，直彻至患处，知痛所在，可医也。

甑带

【气味】 辛，温，无毒。

【主治】 煮汁服，除腹胀痛，脱肛，胃反，小便失禁、不通及淋，中恶尸注。烧灰，封金疮，止血，止痛，出刃。苏恭。主大小便不通，疟疾，妇人带下，小儿脐疮，重舌夜啼，癜风白驳。时珍。

【发明】〔志曰〕江南以蒲为甑带，取久用败烂者用之。取其久被蒸气，故能散气也。

【附方】 旧五，新六。**小便不通**以水四升，洗甑带取汁，煮葵子二升半，分三服。圣惠方。**大小便闭**甑带煮汁，和蒲灰末方寸匕服，日三次。千金方。**五色带下**甑带煮汁，温服一盏，日二服。千金方。**小儿下血**甑带灰涂乳上，饮之。外台秘要。**小儿夜啼**甑带悬户上，即止。子母秘录。**小儿重舌**甑带烧灰，傅舌下。圣惠方。**小儿鹅口**方同上。**小儿脐疮**甑带烧灰傅之。子母秘录。**五色丹毒**甑带烧灰，鸡子白和，涂之。卫生易简方。**沙芒眯目**甑带灰，水服一钱。外台秘要。**草石在咽**不出。方同上。

故甑蔽拾遗或作闭。

【主治】 无毒。主石淋，烧研，水服三指撮。又主盗汗。藏器。烧灰，水服三撮，治喉闭咽痛及食复，下死胎。时珍。

【发明】〔时珍曰〕甑蔽通气，理似优于甑带。雷氏炮炙论序云：弊箅淡卤。注云：常使旧甑中箅，能淡盐味。此物理之相感也。

【附方】 新二。**胎死腹中**及衣不下者。取炊蔽，户前烧末，水服即下。千金方。**骨疽出骨**愈而复发，骨从孔中出，宜疮上灸之。以乌雌鸡一只，去肉取骨，烧成炭，以三家甑蔽、三家砧木刮屑各一两，皆烧存性，和导疮中，碎骨当出尽而愈。千金方。

锅盖《纲目》

【主治】 牙疳、阴疳,取黑垢,同鸡腽胫黄皮灰、蚕茧灰、枯矾等分为末,米泔洗后频傅之。时珍。

饭箩《拾遗》

【释名】 筤。〔藏器曰〕以竹为之,南方人谓之筤。
【主治】 时行病后食、劳复,烧取方寸匕,水服。藏器。

蒸笼《拾遗》

【主治】 取年久竹片,同弊帚扎缚草、旧麻鞋底系及蛇蜕皮,烧灰,擦白癜风。时珍。圣惠方。

炊单布《纲目》

【主治】 坠马,及一切筋骨伤损,张仲景方中用之。时珍。
【发明】 〔时珍曰〕按王璆百一选方云:一人因开甑,热气蒸面,即浮肿眼闭。一医以意取久用炊布为末,随傅随消。盖此物受汤上之气多,故用此引出汤毒。亦犹盐水取咸味,以类相感也。

故炊帚《拾遗》

【主治】 人面生白驳,以月食夜,和诸药烧灰,苦酒调傅之。藏器。

弊帚《纲目》

【释名】 篲。〔时珍曰〕许慎说文云"帚从手持巾",以扫除也。竹帚曰篲。凡竹枝、荆苕、黍秫、菼蒲、芒草、落帚之类,皆可为帚也。

【主治】 白驳癞风，烧灰入药。时珍。

【附方】 新二。白驳风弊帚、弊帛、履底、甑带、脯腊、蝉蜕、蛇皮等分，以月食时合烧为末。酒服方寸匕，日三服。仍以醇醋和涂之。忌食发风物。此乃徐王方也。古今录验。身面疣目每月望子时，以秃帚扫疣目上，三七遍。圣惠方。

簸箕舌《纲目》

【释名】〔时珍曰〕簸扬之箕也。南人用竹，北人用杞柳为之。

【主治】 重舌出涎，烧研，酒服一钱。又主月水不断。时珍。千金、圣惠方。

【附方】 新一。催生簸箕淋水一盏，饮数口。集玄方。

竹篮《拾遗》

【释名】〔藏器曰〕竹器也。

【主治】 取耳烧灰，傅狗咬疮。藏器。

鱼笱《纲目》

【释名】〔时珍曰〕徐坚初学记云：取鱼之器曰笱，音苟；曰笛，音留；曰罟，音孤；曰篧，音罩；曰罞，音抄也。

【主治】 旧笱须：疗鱼骨哽，烧灰，粥饮服方寸匕。时珍。肘后方。

鱼网《拾遗》

【释名】 罟。〔时珍曰〕易云：庖牺氏结绳而为网罟，以田以渔，盖取诸离。

【主治】 鱼骨哽者，以网覆颈，或煮汁饮之，当自下。藏器。亦可烧灰，水服，或乳香汤服。甚者并进三服。时珍。

草麻绳索《纲目》

【释名】〔时珍曰〕小曰索，大曰绳。

【主治】 大腹水病，取三十枚去皮，研水三合，旦服，日中当吐下水汁。结囊若不尽，三日后再作。未尽更作。瘥后，禁水饮、咸物。时珍。

【附方】 新二。**断瘟不染**以绳度所住户中壁，屈绳结之，即不染也，肘后方。**消渴烦躁**取七家井索，近瓶口结处，烧灰。新汲水服二钱，不过三五服效。圣惠方。

马绊绳《纲目》

【主治】 煎水，洗小儿痫。苏恭。烧灰，掺鼻中疮。时珍。

缚猪绳《纲目》

【主治】 小儿惊啼，发歇不定，用腊月者烧灰，水服少许。藏器。

牛鼻拳音卷《纲目》

【释名】 〔时珍曰〕穿牛鼻绳木也。

【主治】 木拳：主小儿痫。草拳：烧研，傅小儿鼻下疮。别录。草拳灰：吹喉风有效。木拳：煮汁或烧灰酒服，治消渴。时珍。

【附方】 新二。**消喝饮水**牛鼻木二个，男用牝牛，女用牡牛者，洗剉，人参、甘草半两，大白梅一个，水四碗，煎三碗，热服甚妙。普济方。**冬月皲裂**牛鼻绳末，和五倍子末，填入薄纸，贴之。救急方。

厕筹《拾遗》

【主治】 难产，及霍乱身冷转筋，于床下烧取热气彻上，亦主中恶鬼气。此物最微，其功可录。藏器。

【附方】 新二。**小儿惊窜**两眼看地不上者，皂角烧灰，以童尿浸刮屎柴竹，用火烘干，为末，贴其囟门，即苏。王氏小儿方。**小儿齿迟**正旦，取尿坑中竹木刮涂之，即生。圣惠。

尿桶《纲目》

旧板

【主治】 霍乱吐利，煎水服。山村宜之。时珍。如宜方。

旧箍

【主治】 脚缝搔痒，或疮有窍，出血不止，烧灰傅之。年久者佳。时珍。

本草纲目虫部目录第三十九卷

　　李时珍曰：虫乃生物之微者，其类甚繁，故字从三虫会意。按考工记云：外骨、内骨、却行、仄行、连行、纡行、以脰鸣、注脰同鸣、旁鸣、翼鸣、腹鸣、胸鸣者，谓之小虫之属。其物虽微，不可与麟、凤、龟、龙为伍；然有羽、毛、鳞、介、倮之形，胎、卵、风、湿、化生之异，蠢动含灵，各具性气。录其功，明其毒，故圣人辨之。况蜩、蜜、蚁、蚳，可供馈食者，见于礼记；蜈、蚕、蟾、蝎，可供匕剂，载在方书。周官有庶氏除毒蛊，剪氏除蠹物，蝈氏去蛙黾，赤犮氏除墙壁狸虫（蠼螋之属），壶涿氏除水虫（狐蜮之属）。则圣人之于微琐，罔不致慎。学者可不究夫物理而察其良毒乎？于是集小虫之有功、有害者为虫部，凡一百零六种，分为三类：曰卵生，曰化生，曰湿生。旧本虫鱼部三品，共二百三十六种。今析出鳞、介二部，并入六种，移八种入禽兽、服器部，自有名未用移入六种，木部移入二种。

　　神农本草经二十九种梁·陶弘景注　**名医别录一十七种**梁·陶弘景注　**唐本草一种**唐·苏恭　**本草拾遗二十四种**唐·陈藏器　**海药本草一种**唐·李珣　**开宝本草二种**宋·马志　**图经本草二种**宋·苏颂　**日华本草一种**宋人大明　**证类本草二种**宋·唐慎微　**本草会编一种**明·汪机　**本草纲目二十六种**明·李时珍

〔附注〕

魏·李当之药录　吴普本草　宋·雷敩炮炙　齐·徐之才药对　唐·甄权药性　唐·孙思邈千金　唐·杨损之删繁　孟诜食疗　南唐·陈士良食性　蜀·韩保升重注　宋·掌禹锡补注　寇宗奭衍义　张元素珍珠囊　元·李杲法象　王好古汤液　朱震亨补遗　吴瑞日用　明·汪颖食物

虫之一卵生类上二十三种

蜂蜜本经　灵雀附　**蜜蜡**本经　**蜜蜂**本经　**土蜂**别录　**大黄蜂**别录　**露蜂房**本经　**竹蜂**拾遗　**赤翅蜂**拾遗　**独脚蜂**拾遗　**蠮螉**本经　即果蠃　雄黄虫附　**虫白蜡**会编　**紫铆**唐本　即紫梗　**五倍子**开宝　即百药煎　**螳螂**　**桑螵蛸**本经　**雀瓮**本经　即天浆子　**蚕**本经　**原蚕**别录　即晚蚕　**石蚕**本经　云师　雨虎附　**九香虫**纲目　**海蚕**海药　**雪蚕**纲目　**枸杞虫**拾遗　**莸香虫**纲目

上附方旧六十四，新二百零五

本草纲目虫部第三十九卷

虫之一 ｜ 卵生类上二十三种

蜂蜜《本经》上品

【释名】 蜂糖俗名生岩石者名石蜜本经石饴同上岩蜜。〔时珍曰〕蜜以密成,故谓之蜜。本经原作石蜜,盖以生岩石者为良耳,而诸家反致疑辩。今直题曰蜂蜜,正名也。

【正误】〔恭曰〕上蜜出氐、羌中最胜。今关中白蜜,甘美耐久,全胜江南者。陶以未见,故以南土为胜耳。今以水牛乳煎沙糖作者,亦名石蜜。此蜜既蜂作,宜去石字。〔宗奭曰〕嘉祐本草石蜜有二:一见虫鱼,一见果部。乳糖既曰石蜜,则虫部石蜜,不当言石矣。石字乃白字误耳,故今人尚言白沙蜜。盖新蜜稀而黄,陈蜜白而沙也。〔藏器曰〕岩蜜出南方岩岭间,入药最胜,石蜜宜改为岩字。苏恭是荆襄间人,地无崖险,不知石蜜之胜故也。〔时珍曰〕按本经云:石蜜生诸山石中,色白如膏者良。则是蜜取山石者为胜矣。苏恭不考山石字,因乳糖同名而欲去石字;寇氏不知真蜜有白沙而伪蜜稀黄,但以新久立说,并误矣。凡试蜜以烧红火箸插入,提出起气是真,起烟是伪。

【集解】〔别录曰〕石蜜生武都山谷、河源山谷及诸山石间。色白如膏者良。〔弘景曰〕石蜜即崖蜜也。在高山岩石间作之,色青,味小酸,食之心烦,其蜂黑色似虻,其木蜜悬树枝作之,色青白。土蜜在土中作之,色亦青白,味醶。人家及树空作者亦白,而浓厚味美。今出晋安檀崖者多土蜜,云最胜。出东阳临海诸处,及江南向西者多木蜜。出於潜、怀安诸县者多崖蜜。亦有树木及人家养者,诸蜜例多添杂及煎煮,不可入药。必须亲自看取,乃无杂耳。凡蜂作蜜,皆须人小便以酿诸花,乃得和熟,状似作饴须蘗也。〔藏器曰〕寻常蜜亦有木上作者,土中作者。北方地燥,多在土中;南方地湿,多在木中。各随土地所宜,其蜜一也。崖蜜别是一蜂,如陶所说出南方崖岭间,房悬崖上,或土窟中。人不可到,但以长竿刺令蜜出,以物承取,多者至三四石,味醶色绿,入药胜于凡蜜。张华博物志云:南方诸山,幽僻处出蜜蜡。蜜蜡所着,皆绝岩石壁,非攀缘所及。惟于山顶以篮舆悬下,遂得采取。蜂去余蜡在石,有鸟如雀,群来啄之殆尽,名曰灵雀,至春蜂归如旧,人亦占护其处,谓之蜜塞。此即石蜜也。〔颂曰〕

食蜜亦有两种：一在山林木上作房，一在人家作窠槛收养之，蜜皆浓厚味美。近世宣州有黄连蜜，色黄，味小苦，主目热。雍、洛间有梨花蜜，白如凝脂。亳州太清宫有桧花蜜，色小赤。柘城县有何首乌蜜，色更赤。并蜂采其花作之，各随花性之温凉也。〔宗奭曰〕山蜜多在石中木上，有经一二年者，气味醇厚。人家者，一岁二取，气味不足，故不及，且久收易酸也。〔时珍曰〕陈藏器所谓灵雀者，小鸟也。一名蜜母，黑色。正月则至岩石间寻求安处，群蜂随之也。南方有之。

【修治】〔敩曰〕凡炼蜜一斤，只得十二两半是数。若火少、火过，并用不得。〔时珍曰〕凡炼沙蜜，每斤入水四两，银石器内，以桑柴火慢炼，掠去浮沫，至滴水成珠不散乃用，谓之水火炼法。又法：以器盛，置重汤中煮一日，候滴水不散，取用亦佳，且不伤火也。

【气味】 甘，平，无毒。〔别录曰〕微温。〔颖曰〕诸蜜气味，当以花为主。冬、夏为上，秋次之，春则易变而酸。闽、广蜜极热，以南方少霜雪，诸花多热也。川蜜温，西蜜则凉矣。〔刘完素曰〕蜜成于蜂，蜂寒而蜜温，同质异性也。〔时珍曰〕蜂蜜生凉熟温，不冷不燥，得中和之气，故十二脏腑之病，罔不宜之。但多食亦生湿热虫䘌，小儿尤当戒之。王充论衡云：蜂虿禀太阳火气而生，故毒在尾。蜜为蜂液，食多则令人毒，不可不知。炼过则无毒矣。〔宗奭曰〕蜜虽无毒，多食亦生诸风也。〔朱震亨曰〕蜜喜入脾。西北高燥，故人食之有益；东南卑湿，多食则害生于脾也。〔思邈曰〕七月勿食生蜜，令人暴下霍乱。青赤酸者，食之心烦。不可与生葱、莴苣同食，令人利下。食蜜饱后，不可食鲊，令人暴亡。

【主治】 心腹邪气，诸惊痫痓，安五脏诸不足，益气补中，止痛解毒，除众病，和百药。久服，强志轻身，不饥不老，延年神仙。本经。养脾气，除心烦，饮食不下，止肠澼，肌中疼痛，口疮，明耳目。别录。牙齿疳䘌，唇口疮，目肤赤障，杀虫。藏器。治卒心痛及赤白痢，水作蜜浆，顿服一碗止；或以姜汁同蜜各一合，水和顿服。常服，面如花红。甄权。治心腹血刺痛，及赤白痢，同生地黄汁各一匙服，即下。孟诜。同薤白捣，涂汤火伤，即时痛止。宗奭。肘后用白蜜涂上，竹膜贴之，日三。和营卫，润脏腑，通三焦，调脾胃。时珍。

【发明】〔弘景曰〕石蜜道家丸饵，莫不须之。仙方亦单服食，云致长生不老也。〔时珍曰〕蜂采无毒之花，酿以小便而成蜜，所谓臭腐生神奇也。其入药之功有五：清热也，补中也，解毒也，润燥也，止痛也。生则性凉，故能清热；熟则性温，故能补中。甘而和平，故能解毒；柔而濡泽，故能润燥。缓可以去急，故能止心腹、肌肉、疮疡之痛；和可以致中，故能调和百药，而与甘草同功。张仲景治阳明结燥，大便不通，蜜煎导法，诚千古神方也。〔诜曰〕但凡觉有热，四肢不和，即服蜜浆一碗，甚良。又点目中热膜，以家养白蜜为上，木蜜次之，崖蜜更次之也。与姜汁熬炼，治癫甚效。

【附方】 旧十三，新六。**大便不通**张仲景伤寒论云：阳明病，自汗，小便反利，大便硬者，津液内竭也，蜜煎导之。用蜜二合，铜器中微火煎之，候凝如饴状，至可丸，乘热捻作挺，令头锐，大如指，长寸半许。候冷即硬，纳便道中，少顷即通也。一法：加皂角、细辛为末少许，尤速。**噎不下食**取崖蜜含，微微咽下。广利方。**产后口渴**用炼过蜜，不计多少，熟水调服，即止。产书。**难产横生**蜂蜜、真麻油各半碗，煎减半服，立下。海上方。**天行虏疮**比岁有病天行斑疮，头面及身，须臾周匝，状如火疮，皆戴白浆，随决随生。不即疗，数日必死。差后疮瘢黯色，一岁方灭，此恶毒之气。世人云：建武中，南阳击虏所得，仍呼为虏疮。诸医参详疗之，取好蜜通摩疮上，以蜜煎升麻数匕，拭之。肘后。**痘疹作痒**难忍，抓成疮及疱，欲落不落。百花膏：用上等石蜜，不拘多少，汤和，时时以翎刷之。其疮易落，自无瘢痕。全幼心鉴。**瘾疹瘙痒**白蜜不以多少，好酒调下，有效。**五色丹毒**蜜和干姜末傅之。肘后。**口中生疮**蜜浸大青叶含之。药性论。**阴头生疮**以蜜煎甘草涂之瘥。外台。**肛门生疮**肛门主肺，肺热即肛塞肿缩生疮。白蜜一升，猪胆汁一枚相和，微火煎令可丸，丸三寸长作挺，涂油纳下部，卧令后重，须臾通泄。梅师。**热油烧痛**以白蜜涂之。梅师。**疗肿恶毒**用生蜜与隔年葱研膏，先刺破涂之。如人行五里许，则疗出，后以热醋汤洗去。济急仙方。**大风癞疮**取白蜜一斤，生姜二斤捣取汁。先秤铜铛斤两，下姜汁于蜜中消之。又秤之，令知斤两。即下蜜于铛中，微火煎令姜汁尽，秤蜜斤两在，即药已成矣。患三十年癞者，平旦服枣许大一丸，一日三服，温酒下。忌生冷醋滑臭物。功用甚多，不能一一具之。食疗方。**面上䵟点**取白蜜和茯苓末涂之，七日便瘥也。孙真人食忌。**目生珠管**以生蜜涂目，仰卧半日，乃可洗之。日一次。肘后方。**误吞铜钱**炼蜜服二升，可出矣。葛氏方。**诸鱼骨鲠**以好蜜稍稍服之令下。葛氏。**拔白生黑**治年少发白。拔去白发，以白蜜涂毛孔中，即生黑发。不生，取梧桐子捣汁涂上，必生黑者。梅师方。

蜜蜡《本经》上品

【释名】〔弘景曰〕生于蜜中，故谓蜜蜡。〔时珍曰〕蠟，犹鬣也。蜂造蜜蠟而皆成蠹也。

【集解】〔别录曰〕蜡生武都山谷蜜房木石间。〔弘景曰〕蜂先以此为蜜跖，煎蜜亦得之。初时极香软。人更煮炼，或少加醋酒，便黄赤，以作烛色为好。今医家皆用白蜡，但取削之，于夏月暴百日许，自然白也。卒用之，烊内水中十余遍，亦白。〔宗奭曰〕新蜡色白，随久则黄。白蜡乃蜡之精英者也。〔时珍曰〕蜡乃蜜脾底也。取蜜后炼过，滤入水中，候凝取之；色黄者俗名黄蜡，煎炼极净白者为白蜡，非新则白而久则黄也。与今时所用虫造白蜡不同。

【气味】 甘，微温，无毒。〔之才曰〕恶芫花、齐蛤。

【主治】 蜜蜡：主下痢脓血，补中，续绝伤金疮，益气，不饥，耐老。本经。〔权曰〕和松脂、杏仁、枣肉、茯苓等分合成，食后服五十丸，便不饥。〔颂曰〕古人荒岁多食蜡以度饥，但合大枣咀嚼，即易烂也。**白蜡：疗人泄澼后重见白脓，补绝伤，利小儿。久服，轻身不饥。**别录。**孕妇胎动，下血不绝，欲死。以鸡子大，煎三五沸，投美酒半升服，立瘥。又主白发，镊去，消蜡点孔中，即生黑者。**甄权。

【发明】〔时珍曰〕蜜成于蜡，而万物之至味，莫甘于蜜，莫淡于蜡。得非厚于此，必薄于彼耶？蜜之气味俱厚，属乎阴也，故养脾；蜡之气味俱薄，属乎阳也，故养胃。厚者味甘，而性缓质柔，故润脏腑；薄者味淡，而性啬质坚，故止泄痢。张仲景治痢有调气饮，千金方治痢有胶蜡汤，其效甚捷，盖有见于此欤？又华佗治老少下痢，食入即吐。用白蜡方寸匕，鸡子黄一个，石蜜、苦酒、发灰、黄连末，各半鸡子壳。先煎蜜蜡、苦酒、鸡子四味令匀，乃纳连、发，熬至可丸乃止。二日服尽，神效无比也。此方用之，屡经效验，乃知本经主下痢脓血之言，深当膺服也。

【附方】 旧十八，新十五。**仲景调气饮**治赤白痢，小腹痛不可忍，下重，或面青手足俱变者。用黄蜡三钱，阿胶三钱，同熔化，入黄连末五钱搅匀，分三次热服，神妙。金匮。**千金胶蜡汤**治热痢，及妇人产后下痢。用蜡二棋子大，阿胶二钱，当归二钱半，黄连三钱，黄檗一钱，陈廪米半升，水三钟，煮米至一升，去米入药，煎至一钟，温服神效。千金方。**急心疼痛**用黄蜡灯上烧化，丸芡子大，百草霜为衣。井水下三丸。**肺虚咳嗽**立效丸：治肺虚膈热，咳嗽气急烦满，咽干燥渴，欲饮冷水，体倦肌瘦，发热减食，喉音嘶不出。黄蜡熔滤令净八两，再化作一百二十丸，以蛤粉四两为衣养药。每服一丸，胡桃半个，细嚼温水下，即卧，闭口不语，日二。普济方。**肝虚雀目**黄蜡不俱多少，熔汁取出，入蛤粉相和得所。每用刀子切下二钱，以猪肝二两批开，掺药在内，麻绳扎定。水一碗,同入铫子内煮熟,取出乘热蒸眼。至温,并肝食之,日二,以平安为度。其效如神。集验方。**头风掣疼**湖南押衙颜思退传方:用蜡二斤,盐半斤相和,于铫罗中熔令相入,捏作一兜鍪,势可合脑大小。搭头至额,其痛立止也。经验方。**脚上转筋**刘禹锡续传信方用蜡半斤销之,涂旧绢帛上,随患大小阔狭,乘热缠脚,须当脚心,便着袜裹之,冷即易。仍贴两手心。图经。**暴风身冷**暴风,通身冰冷如瘫缓者。用上方法,随所患大小阔狭摊贴,并裹手足心。**风毒惊悸**同上方法。**破伤风湿**如疟者。以黄蜡一块,热酒化开服,立效。与玉真散对用,尤妙。瑞竹堂方。**代指疼痛**以蜡、松胶相和,火炙笼指,即瘥。千金翼。**脚上冻疮**浓煎黄蜡涂之。姚和众。**狐尿刺人**肿痛。用热蜡着疮,并烟熏之,令汁出即愈。肘后方。**犬咬疮发**以蜡炙熔,灌入疮中。葛氏方。**蛇毒螫伤**以竹筒合疮上,熔蜡灌之,效。徐王方。**汤火伤疮**焮赤疼痛,毒腐成脓。用此拔热毒,止疼痛,敛疮口。用麻油四两,当归一两,煎焦去滓。入黄蜡一两,搅化放冷,摊帛贴之,神效。医林集要。**臁胫烂疮**用桃、柳、槐、椿、楝五枝,同荆芥煎汤,洗拭净。以生黄蜡摊油纸上,随疮大小贴十层,以帛拴定。三日一洗,除去一层不用,一月痊愈。医林集要。**妊娠胎漏**黄蜡一两,老酒一碗,熔化热服,顷刻即止。**呃逆不止**黄蜡烧烟熏,二三次即止。医方摘要。**霍乱吐利**蜡一弹丸,热酒一升化服,即止。肘后方。**诸般疮毒**臁疮、金疮、汤火等疮。用黄蜡一两,香油二两,黄丹半两,同化开,顿冷,瓶收。摊贴。王仲勉经验方。

蜜蜂《本经》上品

【释名】 **蜡蜂**纲目**蜜**。〔时珍曰〕蜂尾垂锋,故谓之蜂。蜂有礼范,故谓之蜜。礼记云:范则冠而蝉有缕。化书云:蜂有君臣之礼。是矣。

【集解】〔别录曰〕蜂子生武都山谷。〔颂曰〕今处处有之,即蜜蜂子也。在蜜脾中,如蚕蛹而白色。岭南人取头足未成者,油炒食之。〔时珍曰〕蜂子,即蜜蜂子未成时白蛹也。礼记有雀、鷃、蜩、范,皆以供食,则自古食之矣。其蜂有三种:一种在林木或土穴中作房,为野蜂;一种人家以器收养者,为家蜂,并小而微黄,蜜皆浓美;一种在山岩高峻处作房,即石蜜也,其蜂黑色似牛虻。三者皆群居有王。王大于众蜂,面色青苍。皆一日两衙,应潮上下。凡蜂之雄者尾锐,雌者尾歧,相交则黄退。嗅花则以须代鼻,采花则以股抱之。按王元之蜂记云:蜂王无毒。窠之始营,必造一台,大如桃李。王居台上,生子于中。王之子尽复为王,岁分其族而去。其分也,或铺如扇,或圆如罃,拥其王而去。王之所在,蜂不敢螫。若失其王，则众溃而死。其酿蜜如脾，谓之蜜脾。凡取其蜜不可多，多则蜂饥而不蕃；又不可少，少则蜂惰而不作。呜呼！王之无毒，似君德也。营巢如台，似建国也。子复为王，似分定也。拥王而行，似卫主也。王所不螫，似遵法也。王失则溃，守义节也。取惟得中，似什一而税也。山人贪其利，恐其分而刺其子，不仁甚矣。

蜂子

【气味】 **甘，平、微寒，无毒。**〔大明曰〕凉，有毒。食之者须以冬瓜、苦荬、生姜、紫苏制其毒。〔之才曰〕畏黄芩、芍药、牡蛎、白前。

【主治】 **头疯，除蛊毒，补虚羸伤中。久服令人光泽，好颜色，不老。**本经。〔弘景曰〕酒渍傅面，令人悦白。**轻身益气，治心腹痛，面目黄，大人小儿腹中五虫从口吐出者。**别录。**主丹毒风疹，腹内留热，利大小便涩，去浮血，下乳汁，妇人带下病。**藏器。**大风疠疾。**时珍。

【发明】 〔时珍曰〕蜂子，古人以充馔品，故本经、别录著其功效。而圣济总录治大风疾，兼用诸蜂子，盖亦足阳明、太阴之药也。

【附方】 新一。**大风疠疾**须眉堕落，皮肉已烂成疮者。用蜜蜂子、胡蜂子、黄蜂子并炒各一分，白花蛇、乌蛇并酒浸去皮骨炙干、全蝎去土炒、白姜蚕炒各一两，地龙去土炒半两，蝎虎全者炒、赤足蜈蚣全者炒各十五枚，丹砂一两，雄黄醋熬一分，龙脑半钱，右为末。每服一钱匕，温蜜汤调下，日三五服。总录。

土蜂 《别录》

校正：旧与蜜蜂子同条，今分出。

【释名】 **蜚零**本经**蟺蜂**音蝉。同上。**马蜂。**〔颂曰〕郭璞注尔雅云：今江东呼大蜂在地中作房者为土蜂，即马蜂也。荆、巴间呼为蟺蜂。

【集解】 〔别录曰〕土蜂生武都山谷。〔藏器曰〕土蜂穴居作房，赤黑色，最大，螫人至死，亦能酿蜜，其子亦大而白。〔颂曰〕土蜂子，江东人亦啖之。又有木蜂似土蜂，人亦食其子。然则蜜蜂、土蜂、木蜂、黄蜂子俱可食。大抵蜂类同科，其性效不相远矣。

蜂

【主治】 **烧末，油和，傅蜘蛛咬疮。**〔藏器曰〕此物能食蜘蛛，取其相伏也。

蜂子

【气味】 **甘，平，有毒。**〔大明曰〕同蜜蜂。畏亦同也。

【主治】 痈肿。本经。嗌痛。别录。利大小便，治妇人带下。日华。功同蜜蜂子。藏器。酒浸傅面，令人悦白。时珍。

【附方】 新一。面黑令白土蜂子未成头翅者，炒食，并以酒浸傅面。圣惠方。

房

【主治】 痈肿不消。为末，醋调涂之，干更易之。不入服食。药性。疗疔肿疮毒。时珍。

【附方】 新一。疗肿疮毒已笃者，二服即愈，轻者一服立效。用土蜂房一个，蛇蜕一条，黄泥固济，煅存性，为末。每服一钱，空心好酒下。少顷腹中大痛，痛止，其疮已化为黄水矣。普济方。

大黄蜂《别录》

校正：旧与蜜蜂同条，今分出。

【释名】 黑色者名胡蜂广雅壶蜂方言瓠瓝蜂音钩娄。玄瓝蜂。〔时珍曰〕凡物黑色者，谓之胡。其壶、瓝、瓠瓝，皆象形命名也。瓠瓝，苦瓝之名。楚辞云："玄蜂若壶"，是矣。大黄蜂色黄，瓠瓝蜂色黑，乃一类二种也。陶说为是。苏颂以为一种，非矣。然蜂蛹、蜂房，功用则一，故不必分条。

【集解】〔弘景曰〕大黄蜂子，乃人家屋上者及瓠瓝蜂也。〔颂曰〕大黄蜂子，在人家屋上作房及大木间即瓠瓝蜂之子也。岭南人取其子作馔食之。其蜂黄色，比蜜蜂更大。按岭表录异云：宣、歙人好食蜂儿。山林间大蜂结房，大者如巨钟，其房数百层。土人采时，着草衣蔽身，以捍其毒螫。复以烟火熏散蜂母，乃敢攀缘崖木断其蒂。一房蜂儿五六斗至一石。拣状如蚕蛹莹白者，以盐炒暴干，寄入京洛，以为方物。然房中蜂儿三分之一翅足已成，则不堪用。据此，则木上作房，盖瓠瓝之类。然今宣城蜂子，乃掘地取之，似土蜂也。郭璞注尔雅云：土蜂乃大蜂，在地中作房；木蜂似土蜂而小，江东人并食其子。然则二蜂皆可食久矣。大抵性味亦不相远也。

蜂子

【气味】 甘，凉，有小毒。〔大明曰〕（见蜜蜂下）。

【主治】 心腹胀满痛，干呕，轻身益气。别录。治雀卵斑，面疱。余功同蜜蜂子。时珍。

【附方】 新一。雀斑面疱七月七日取露蜂子，于漆碗中水酒浸过，滤汁，调胡粉傅之。普济方。

露蜂房《本经》中品

【释名】 蜂肠本经蜂勦勦与窠同。百穿并别录紫金沙。

【集解】〔别录曰〕露蜂房生牂牁山谷。七月七日采，阴干。〔弘景曰〕此蜂房多在树木中及地中。今曰露蜂房，当用人家屋间及树枝间苞裹者。乃远举牂牁，未解所以。〔恭曰〕此房悬在树上得风露者。其蜂黄黑色，长寸许，螫马、牛及人，乃至欲死。非人家屋下小小蜂房也。〔韩保升曰〕此树上大黄蜂窠也。所在皆有，大者如瓮，小者如桶。十一二月采之。〔宗奭曰〕露蜂房有二种：一种小而色淡黄，窠长六七寸至一尺，阔二三寸，如蜜脾下垂一边，多在丛木深林之中，谓之牛舌蜂；一种多在高木之上，或屋之下，外面围如三四斗许，或一二斗，中有窠如弧状，由此得名玄弧蜂，其色赤黄，大于诸蜂。今人皆兼用之。〔敩曰〕蜂房有四件：一名革蜂窠，大者一二丈围，在树上、内窠小隔六百二十六个，大者至一千二百四十个，其裹粘木蒂是七姑木汁，其盖是牛粪沫，其隔是叶蕊也；二名石蜂窠，只在人家屋上，大小如拳，色苍黑，内有青色蜂二十一个，或只十四个，其盖是石垢，其粘处是七姑木汁，其隔是竹蛀也；三名独蜂窠，大小如鹅卵大，皮厚苍黄色，是小蜂并蜂翅，盛向里只有一个蜂，大如小石燕子许，人马被螫着立亡也；四名是草蜂窠也。入药以革蜂窠为胜。〔时珍曰〕革蜂，乃山中大黄蜂也，其房有重重如楼台者。石蜂、草蜂，寻常所见蜂也。独蜂，俗名七里蜂者是矣，其毒最猛。

【修治】〔敩曰〕凡使革蜂窠，先以鸦豆枕等同拌蒸，从巳至未时，出鸦豆枕了，晒干用。〔大明曰〕入药并炙用。

【气味】 苦，平，有毒。〔别录曰〕咸。〔之才曰〕恶干姜、丹参、黄芩、芍药、牡蛎。

【主治】 惊痫瘈疭，寒热邪气，癫疾，鬼精蛊毒，肠痔。火熬之良。本经。疗蜂毒、毒肿。合乱发、蛇皮烧灰，以酒日服二方寸匕，治恶疽、附骨痈，根在脏腑，历节肿出，疗肿恶脉诸毒皆瘥。别录。疗上气赤白痢，遗尿失禁。烧灰酒服，主阴痿。水煮，洗狐尿刺疮。服汁，下乳石毒。苏恭。煎水，洗热病后毒气冲目。炙研，和猪脂，涂瘰疬成瘘。苏颂。煎水漱牙齿，止风虫疼痛。又洗乳痈、蜂叮、恶疮。大明。

【发明】〔时珍曰〕露蜂房，阳明药也。外科、齿科及他病用之者，亦皆取其以毒攻毒,兼杀虫之功耳。

【附方】旧十五,新十八。**小儿卒痫**大蜂房一枚,水三升,煮浓汁浴之,日三四次佳。千金方。**脐风湿肿**久不瘥者。蜂房烧末,傅之效。子母秘录。**手足风痹**黄蜂窠大者一个,小者三四个,烧灰,独头蒜一碗,百草霜一钱半,同捣傅上。一时取下,埋在阴处。忌生冷、荤腥。乾坤秘韫。**风气瘙痒**及瘾疹。蜂房炙、蝉蜕等分,为末。酒服一钱,日三服。梅师方用露蜂房煎汁二升,入芒硝傅之,日五次。**风热牙肿**连及头面。用露蜂房烧存性,研末,以酒少许调,噙漱之。十便良方。**风虫牙痛**露蜂房煎醋,热漱之。袖珍方用草蜂房一枚,盐实孔内烧过,研末擦之,盐汤漱去。或取一块咬之。秘方也。普济方用露蜂房一个,乳香三块,煎水漱之。又同细辛煎水漱之。又露蜂房、全蝎同研,擦之。圣惠用蜂房蒂,绵包咬之效。**喉痹肿痛**露蜂房灰、白姜蚕等分,为末。每乳香汤服半钱。食医心镜用蜂房烧灰。每以一钱吹入喉内。不拘大人、小儿。**重舌肿痛**蜂房炙研,酒和傅之,日三四次。圣惠方。**舌上出血**窍如针孔。用紫金沙即露蜂房顶上实处一两,贝母四钱,卢会三钱,为末,蜜和丸雷丸大。每用一丸,水一小盏,煎至五分,温服。吐血,温酒调服。云台方。**吐血衄血**方同上。**崩中漏下**五色,使人无子。蜂房末三指撮,温酒服之,大神效。张文仲方。**小儿下痢**赤白者。蜂房烧末,饮服五分。张杰子母秘录。**小儿咳嗽**蜂房二两,洗净烧研。每服一字,米饮下。胜金方。**二便不通**蜂房烧末,酒服二三钱,日二服。不拘大人、小儿。子母秘录。**阴痿不兴**蜂窠烧研,新汲井水服二钱,可御十女。岣嵝神书。**阴寒痿弱**蜂房灰,夜傅阴上,即热起。千金方。**阴毒腹痛**露蜂房三钱,烧存性,葱白五寸,同研为丸。男左女右,着手中,握阴卧之,汗出即愈。**寸白蛔虫**蜂窠烧存性,酒服一匙。虫即死出。生生编。**乳石热毒**壅闷,头痛口干,便溏赤少者。用蜂房煮汁五合服,乳石末从小便中下,大效。图经云用十二分炙,以水二升,煮八合,分服。**药毒上攻**如圣散:用蜂房、甘草等分,麸炒黄色,去麸为末。水二碗,煎八分,临卧顿服。明日取下恶物。经验方。**鼻外䶕瘤**脓水血出。蜂房炙研,酒服方寸匕,日三服。肘后方。**头上疮癣**蜂房研末,腊猪脂和,涂之效。圣惠。**软疖频作**露蜂房二枚,烧存性。以巴豆二十一粒,煎清油二三沸,去豆。用油调傅,甚效。唐氏得效方。**女人妒乳**乳痈汁不出,内结成肿,名妒乳。用蜂房烧灰,研。每服二钱,水一小盏,煎六分,去渣温服。济众方。**风瘘不合**露蜂房一枚,炙黄研末。每以一钱,腊猪脂和涂。肘后方。**下部漏痔**大露蜂房烧存性研,掺之。干则以真菜子油调。唐氏经验方。**蜂螫肿疼**蜂房为末,猪膏和傅。或煎水洗。千金方。

竹蜂《拾遗》

【释名】 留师郭璞作笛师。

【集解】〔藏器曰〕方言云：竹蜂，留师也。蜂如小指大，正黑色，啮竹而窠，蜜如稠糖，酸甜好食。〔时珍曰〕六帖云：竹蜜蜂出蜀中。于野竹上结窠，绀色，大如鸡子，长寸许，有蒂。窠有蜜，甘倍常蜜。即此也。按今人家一种黑蜂，大如指头，能穴竹木而居，腹中有蜜，小儿扑杀取食，亦此类也。又杜阳编言：外国鸾蜂大十余斤，其蜜碧色，服之成仙。此亦不经之言，未足深信。又有刺蜜、木蜜，生草木上，俱见果部本条。木蜜即枳椇。

留师蜜

【气味】 甘、酸，寒，无毒。

【主治】 牙齿蠚痛及口疮，并含之良。藏器。

赤翅蜂《拾遗》

【集解】〔藏器曰〕出岭南。状如土蜂，翅赤头黑，大如螃蟹，穿土为窠，食蜘蛛。蜘蛛遥知蜂来，皆狼狈藏隐。蜂以预知其处，食之无遗。〔时珍曰〕此毒蜂穿土作窠者。一种独蜂作窠于木，亦此类也。其窠大如鹅卵，皮厚苍黄色。只有一个蜂，大如小石燕子，人马被螫立亡也。又一种蛒蜂，出巴中，在褰鼻蛇穴内。其毒倍常，中人手足辄断，中心胸即坼裂，非方药可疗，惟禁术可制。故元稹诗云：巴蛇蟠窟穴，穴下有巢蜂。近树禽垂翅，依原兽绝踪。微遭断手足，厚毒破心胸。昔甚招魂句，那知眼自逢。此蜂之毒如此，附见于此。养生远害者，不可不知。

【主治】 有毒。疗蜘蛛咬，及疗肿疽病，烧黑和油涂之。或取蜂窠土，以酢和涂之，蜘蛛咬处，当得丝出。藏器。

独脚蜂《拾遗》

【集解】〔藏器曰〕出岭南。似小蜂黑色，一足连树根不得去，不能动摇，五月采之。又有独脚蚁，亦连树根下，能动摇，功用与蜂同。〔时珍曰〕岭南有树小儿、树蛱蝶，及此蜂、蚁，皆生于树，是亦气化，乃无情而生有情也。酉阳杂俎云：

岭南毒菌,夜有光,经雨则腐化为巨蜂,黑色,其喙若镖,长三分余,啮人甚毒。物类之变化不一有如此。

【主治】 疗肿痈疽,烧研和油涂之。藏器。

蠮螉音噎翁《本经》下品

【释名】 土蜂别录细腰蜂庄子果蠃诗经蒲芦尔雅。〔弘景曰〕此类甚多。虽名土蜂,不就土中作窟,谓挺土作房尒。〔时珍曰〕蠮螉,象其声也。

【集解】〔别录曰〕蠮螉生熊耳川谷及牂牁,或人屋间。〔弘景曰〕今一种蜂,黑色,腰甚细,衔泥于人屋及器物边作房,如并竹管者是也。其生子如粟米大,置中,乃捕取草上青蜘蛛十余枚,满中,仍塞口,以待其子大为粮也。其一种入芦管中者,亦取草上青虫。诗云:螟蛉有子,果蠃负之。言细腰之物无雌,皆取青虫教祝,便变成己子,斯为谬矣。造诗者未审,而夫子何为因其僻耶?岂圣人有缺,多皆类此。〔韩保升曰〕按诗疏云:螟蛉,桑虫也。果蠃,蒲芦也。言蒲芦负桑虫以成其子也。亦负他虫封之,数日则成蜂飞去。今有人候其封穴,坏而看之,见有卵如粟,在死虫之上,果如陶说。盖诗人知其大而不知其细也。此蜂所在有之,随处作窠,或只或双,不拘土石竹木间也。

【正误】〔李含光曰〕祝变成子,近有数见者,非虚言也。〔颂曰〕诗言螟蛉有子,果蠃负之。扬雄法言亦云:螟蛉之子殪,而逢果蠃,祝之曰:类我类我。久之变为蜂。陶氏、蜀本皆以为生子如粟,捕诸虫为粮。段成式亦云:书斋多蠮螉窠,祝声可听,开而视之,悉是小蜘蛛,以泥隔之,乃知不独负桑虫也。数说不同。然物类变化,固不可度。蚱蝉生于转丸,衣鱼生于瓜子之类,非一。桑虫、蜘蛛之变为蜂,不为异也。如陶所说卵如粟者,未必非祝虫而成之也。宋齐丘所谓蠮螉之虫,孕螟蛉之子,传其情,交其精,混其气,和其神,随物大小,俱得其真,蠢动无定情,万物无定形。斯言得之矣。〔宗奭曰〕诸家之说,终不敢舍诗之义。尝拆窠视之,果有子如粟米大,色白而微黄。所负青菜虫,却在子下,不与虫相着。陶说近之。〔时珍曰〕蠮螉之说各异。今通考诸说,并视验其卵,及蜂之双双往来,必是雌雄。当以陶氏、寇氏之说为正,李氏、苏氏之说为误。按解颐新语云:果蠃自有卵如粟,寄在虫身。其虫不死不生,久则渐枯,子大食之而出。正如蝇卵寄附于蚕身,久则卵化,穴茧而出也。列子言纯雄无雌,其名稚蜂,庄子言细腰者化,则自古已失之矣。罗愿尔雅翼云:陶说实当物理。但以此疑圣人,则不知诗之本旨矣。诗云:螟蛉有子,果蠃负之。教诲尔子,式谷似之。

盖言国君之民，为他人所取尔。说者不知似字，乃似续之似，误以为如似之似，遂附会其说尔。犹云鸥鹁鸥鹁，既取我子，亦可谓鹁，以众鸟为子乎？今屡破其房，见子与他虫同处，或子已去而虫存空壳，或虫成蛹而子尚小。盖虫终不坏，至其成蛹，子乃食之而出也。近时王浚川著雅述亦云：年年验之，皆如陶氏之说焉。

【气味】 辛，平，无毒。〔大明曰〕有毒。入药炒用。

【主治】 久聋，咳逆毒气，出刺出汗。本经。疗鼻窒。别录。治呕逆。生研，能罯竹木刺。大明。峋嵝书云：五月五日，取蠼螋阴干为末，用兵死人血丸，置衣领中，云令人畏伏。

土蜂窠见土部。

【附录】 **雄黄虫** 〔别录有名未用曰〕明目，辟兵不祥，益气力。状如蠼螋。

虫白蜡《会编》

【集解】〔机曰〕虫白蜡与蜜蜡之白者不同，乃小虫所作也。其虫食冬青树汁，久而化为白脂，粘敷树枝。人谓虫屎着树而然，非也。至秋刮取，以水煮熔，滤置冷水中，则凝聚成块矣。碎之，文理如白石膏而莹彻。人以和油浇烛，大胜蜜蜡也。〔时珍曰〕唐宋以前，浇烛、入药所用白蜡，皆蜜蜡也。此虫白蜡，则自元以来，人始知之，今则为日用物矣。四川、湖广、滇南、闽岭、吴越东南诸郡皆有之，以川、滇、衡、永产者为胜。蜡树枝叶状类冬青，四时不凋。五月开白花成丛，结实累累，大如蔓荆子，生青熟紫。冬青树子，则红色也。其虫大如虮虱，芒种后则延缘树枝，食汁吐涎，粘于嫩茎，化为白脂，乃结成蜡，状如凝霜。处暑后则剥取，谓之蜡渣。若过白露，即粘住难刮矣。其渣炼化滤净，或甑中蒸化，沥下器中，待凝成块，即为蜡也。其虫嫩时白色作蜡，及老则赤黑色，乃结苞于树枝。初若黍米大，入春渐长，大如鸡头子，紫赤色，累累抱枝，宛若树之结实也。盖虫将遗卵作房，正如雀瓮、螵蛸之类尔。俗呼为蜡种，亦曰蜡子。子内皆白卵，如细虮，一包数百。次年立夏日摘下，以箬叶包之，分系各树。芒种后苞拆卵化，虫乃延出叶底，复上树作蜡也。树下要洁净，防蚁食其虫。又有水蜡树，叶微似榆，亦可放虫生蜡。甜槠树亦可产蜡。

【气味】 甘，温，无毒。

【主治】 生肌止血定痛，补虚续筋接骨。震亨。入丸散服，杀瘵虫。时珍。

【发明】〔震亨曰〕白蜡属金，禀受收敛坚强之气，为外科要药。与合欢皮同入长肌肉膏中,用之神效,但未试其可服否也。〔时珍曰〕蜡树叶亦治疮肿,故白蜡为外科要药,正如桑螵蛸与桑木之气相通也。

【附方】 新一。**头上秃疮**蜡烛频涂,勿令日晒,久则自然生发。集玄方。

紫铆音矿《唐本草》

校正:原与骐麟竭同条,今自木部分入此。

【释名】 **赤胶**苏恭**紫梗**。〔时珍曰〕铆与矿同。此物色紫,状如矿石,破开乃红,故名。今南番连枝折取,谓之紫梗是矣。

【集解】〔恭曰〕紫铆紫色如胶。作赤麖皮及宝钿,用为假色,亦以胶宝物。云蚁于海畔树藤皮中为之。紫铆树名渴廩,骐麟竭树名渴留,正如蜂造蜜也。研取用之。吴录所谓赤胶是也。〔珣曰〕广州记云:紫铆生南海山谷。其树紫赤色,是木中津液结成,可作胡胭脂,余滓则玉作家用之。骐麟竭乃紫铆树之脂也。〔志曰〕按别本注言:紫铆、骐麟竭二物同条,功效全别。紫铆色赤而黑,其叶大如盘,铆从叶上出,骐麟竭色黄而赤,从木中出,如松脂也。〔颂曰〕按段成式酉阳杂俎云:紫铆树出真腊国,彼人呼为勒佉。亦出波斯国。木高丈许,枝叶郁茂,叶似橘柚,经冬不凋。三月开花,白色,不结子。天有雾露及雨沾濡,其枝条即出紫铆。波斯使者所说如此。而真腊使者言:是蚁运土上于树端作窠,蚁壤得雨露凝结而成紫铆。昆仑出者善,波斯次之。又交州地志亦云:本州岁贡紫铆,出于蚁壤。乃知与血竭俱出于木而非一物,明矣。今医家亦罕用,惟染家须之。〔宗奭曰〕紫铆状如糖霜,结于细枝上,累累然,紫黑色,研破则红。今人用造绵胭脂,迩来亦难得。〔时珍曰〕紫铆出南番。乃细虫如蚁、虱,缘树枝造成,正如今之冬青树上小虫造白蜡一般,故人多插枝造之。今吴人用造胭脂。按张勃吴录云:九真移风县,有土赤色如胶。人视土知其有蚁,因垦发,以木枝插其上,则蚁缘而上,生漆凝结,如螳螂螵蛸子之状。人折漆以染絮物,其色正赤,谓之蚁漆赤絮。此即紫铆也。血竭乃其树之脂膏,别见木部。

【气味】 **甘、咸,平,有小毒**。〔大明曰〕无毒。

【主治】 **五脏邪气,金疮带下,破积血,生肌止痛,与骐麟竭大同小异**。苏恭。**湿痒疮疥,宜入膏用**。李珣。**益阳精,去阴滞气**。太清伏炼法。

【附方】 新三。**齿缝出血**紫矿、乳香、麝香、白矾等分,为末,掺之。水漱。卫生易简方。**产后血运狂言失志**。用紫铆一两,为末。酒服二钱匕。徐氏家传方。**经水不止**日渐黄瘦。紫铆末,每服二钱,空心白汤下。杨氏家藏方。

五倍子《开宝》

校正: 自木部移入此。

【释名】 **文蛤**开宝**百虫仓**拾遗**法酿过名百药煎。**〔时珍曰〕五倍当作五棓,见山海经。其形似海中文蛤,故亦同名。百虫仓,会意也。百药煎,隐名也。

【集解】〔志曰〕五倍子在处有之。其子色青,大者如拳,而内多虫。〔颂曰〕以蜀中者为胜。生于肤木叶上,七月结实,无花。其木青黄色。其实青,至熟而黄。九月采子,曝干,染家用之。〔时珍曰〕五倍子,宋开宝本草收入草部,嘉祐本草移入木部,虽知生于肤木之上,而不知其乃虫所造也。肤木,即盐肤子木也。详见果部盐麸子下。此木生丛林处者,五六月有小虫如蚁,食其汁,老则遗种,结小球于叶间,正如蛄蛳之作雀瓮,蜡虫之作蜡子也。初起甚小,渐渐长坚,其大如拳,或小如菱,形状圆长不等。初时青绿,久则细黄,缀于枝叶,宛若结成。其壳坚脆,其中空虚,有细虫如蠛蠓。山人霜降前采取,蒸杀货之。否则,虫必穿坏,而壳薄且腐矣。皮工造为百药煎,以染皂色,大为时用。他树亦有此虫球,不入药用,木性殊也。

【气味】 酸,平,无毒。

【主治】 齿宣疳䘌,肺脏风毒流溢皮肤,作风湿癣,瘙痒脓水,五痔下血不止,小儿面鼻疳疮。开宝。肠虚泄痢,为末,熟汤服之。藏器。生津液,消酒毒,治中蛊毒、毒药。日华。口疮掺之,便可饮食。宗奭。敛肺降火,化痰饮,止咳嗽、消渴、盗汗、呕吐、失血、久痢、黄病、心腹痛、小儿夜啼,乌须发,治眼赤湿烂,消肿毒、喉痹,敛溃疮、金疮,收脱肛、子肠坠下。时珍。

【发明】〔震亨曰〕五倍子属金与水,嚼之善收顽痰,解热毒,佐他药尤良。黄昏咳嗽,乃火气浮入肺中,不宜用凉药,宜五倍、五味敛而降之。〔时珍曰〕盐麸子及木叶,皆酸咸寒凉,能除痰饮咳嗽,生津止渴,解热毒酒毒,治喉痹下血血痢诸病。五倍子乃虫食其津液结成者,故所主治与之同功。其味酸咸,能敛肺止血化痰,止渴收汗;其气寒,能散热毒疮肿;其性收,能除泄痢湿烂。

【附方】 旧二,新六十九。**虚劳遗浊**玉锁丹:治肾经虚损,心气不足,思虑太过,真阳不固,漩有余沥,小便白浊如膏,梦中频遗,骨节拘痛,面黧肌瘦,盗汗虚烦,食减乏力。此方性温不热,极有神效。用五倍子一斤,白茯苓四两,龙骨二两,为末,水糊丸梧子大。每服七十丸,食前用盐汤送下,日三服。和剂方。**寐中盗汗**五倍子末、荞麦面等分,水和作饼,煨熟。夜卧待饥时,干吃二三个,勿饮茶水，甚妙。集灵。**自汗盗汗**常出为自汗，睡中出为盗汗。用五倍子研末，津调填脐中，缚定，一夜即止也。同上。**心疼腹痛**五倍子生研末。每服一钱，铁杓内炒，起烟黑色者为度。以好酒一钟，倾入杓内，服之立止。邵真人经验方。**消渴饮水**五倍子为末，水服方寸匕，日三服。危氏得效。**小儿呕吐**不定。用五倍子二个，一生一熟，甘草一握，湿纸裹，煨过，同研为末。每服半钱，米泔调下，立瘥。经验后方。**小儿夜啼**五倍子末，津调，填于脐内。杨起简便方。**暑月水泄**五倍子末，饭丸黄豆大。每服二十丸，荷叶煎水下，即时见效。余居士选奇方。**热泻下痢**五倍子一两，枯矾五钱，为末，糊丸梧子大。每服五十丸，米汤送下。邓笔峰杂兴方。**泻痢不止**五倍子一两，半生半烧。为末，糊丸梧子大。每服三十丸。红痢，烧酒下；白痢，水酒下；水泄，米汤。集灵用五倍子末，每米饮服一钱。**滑痢不止**用五倍子醋炒七次，为末。米汤送下。**脾泄久痢**五倍子炒半斤，仓米炒一升，白丁香、细辛、木香各三钱，花椒五钱，为末。每服一钱，蜜汤下，日二服。忌生冷、鱼肉。集灵方。**赤痢不止**文蛤炒研末，水浸乌梅肉和丸梧子大。每服七十丸，乌梅汤下。**肠风下血**五倍子、白矾各半两，为末，顺流水丸梧子大。每服七丸，米下。忌酒。本事方。**脏毒下血**五倍子不拘多少，为末，大鲫鱼一枚，去肠胃鳞腮，填药令满，入瓶内煅存性，为末。每服一钱，温酒下。王璆百一选方。**粪后下血**不拘大人、小儿。五倍子末，艾汤服一钱。全幼心鉴。**肠风脏毒**下血不止。五倍子半生半烧，为末，陈米饭和丸如梧子大。每服二十丸，食前粥饮送下，日三服。圣惠方。**酒痢肠风**下血。见百药煎。**小儿下血**肠风脏毒。五倍子末，炼蜜丸小豆大。每米饮服二十丸。郑氏。**大肠痔疾**五倍子煎汤熏洗，或烧烟熏之，自然收缩。直指方。**脱肛不收**三因方用五倍子末三钱，入白矾一块，水一碗煎汤，洗之立效。简便用五倍子半斤，水煮极烂，盛坐桶上熏之。待温，以手轻托上。内服参、芪、升麻药。普济方用五倍子、百草霜等分，为末，醋熬成膏。鹅翎扫傅上，即入。**产后肠脱**五倍子末掺之。或以五倍子、白矾煎汤熏洗。妇人良方。**女人阴血**因交接伤动者。五倍子末掺之，良。熊氏。**孕妇漏胎**五倍子末，酒服二钱，神效。朱氏集验方。**风毒攻眼**肿痒涩痛不可忍者，或上下睑赤烂，或浮翳、瘀肉侵睛。神效驱风散用五倍子一两，蔓荆子一两半，为末。服二钱，水二盏，铜、石器内煎汁去滓，乘热洗。留滓再煎用。大能明目去涩。博济方。**小便尿血**五倍子末，盐梅捣和丸梧子大。每空心酒服五十丸。集简方。**风眼赤烂**集灵方用五倍子煅存性，为末。入飞过黄丹少许，傅之。日三上，甚良。普济方用五倍子研末傅之。名拜堂散。**烂弦风眼**五倍子、铜青、白墡土等分,为末。热汤泡开,闭目淋洗。冷即再热洗之。眼弦不可入汤。济急方。**眼中弩肉**方同上。**耳疮肿痛**五倍子末,冷水调涂。湿则干掺之。海上名方。**聤耳出脓**普济方用五倍子末吹之。经验:用五倍子焙干一两,全蝎烧存性三钱,为末。掺耳中。**鼻出衄血**五倍子末吹之。仍以末同新绵灰等分,米饮服二钱。**牙缝出血**不止者。五倍子烧存性,研末,傅之即止。卫生易简方。**牙齿动摇**及外物伤动欲落者。五倍子、干地龙炒等分,为末。先以姜揩过,然后傅之。御药院方。**牙龈肿痛**五倍子一两,瓦焙研末。每以半钱傅痛处,片时吐去涎。内服去风热药。杨子建护命方。**风牙肿痛**五倍子一钱,黄丹、花椒各五分,为末,掺之即止也。五倍末,冷水调,涂颊外,甚效。**唇紧作痛**五倍子、诃子等分,为末,傅之。端效方。**天行口疮**五倍子末掺之,吐涎即愈。庞氏伤寒论。**咽中悬痈**舌肿塞痛。五倍子末、白僵蚕末、甘草末等分,白梅肉捣和丸弹子大。噙咽,其痈自破也。朱氏经验方。**口舌生疮**儒门事亲赴筵散:用五倍子、密陀僧等分,为末。浆水漱过,干贴之。院方加晚蚕蛾。澹寮方用五倍子一两,滑石半两,黄柏蜜炙半两,为末。漱净掺之,便可饮食。**白口恶疮**状似木耳。不拘大人、小儿,并用五倍子、青黛等分,为末。以筒吹之。端效方。**走马牙疳**五倍子、青黛、枯矾、黄檗等分,为末。先以盐汤漱净,掺之,立效。便览。**牙龈疳臭**五倍子炒焦一两,枯矾、铜青各一钱,为末。先以米泔漱净,掺之。绝效方也。集简方。**疳蚀口鼻**五倍子烧存性,研末,掺之。普济方。**小儿口疳**白矾装入五倍子内,烧过同研,掺之。简便方。**下部疳疮**全幼心鉴用五倍子、枯矾等分,研末。先以齑水洗过,搽之。杏林摘要用五倍子、花椒去子炒各一钱,细辛焙三分,为末。先以葱汤洗净,搽之。一二日生肉也。**阴囊湿疮**出水不瘥。用五倍子、腊茶各五钱,腻粉少许,研末。先以葱椒汤洗过,香油调搽,以瘥为度。太平圣惠方。**鱼口疮毒**初起,未成脓者。用南五倍子炒黄研末,入百草霜等分,以腊醋调,涂于患处。一日一夜即消。杏林摘要。**一切诸疮**五倍子、黄檗等分,为末,傅之。普济方。**一切肿毒**五倍子炒紫黑色,蜜调,涂之。简便治一切肿毒,初起无头者。五倍子、大黄、黄檗等分,为末。新汲水调涂四围,日三五次。**一切癣疮**五倍子去虫、白矾烧过各等分,为末,搽之。干则油调。简便方。**癞头软疖**及诸热疮。用五倍子七个,研末,香油四两,熬至一半,布绞去渣,搽之。三四遍即可。勿以水洗之。普济方。**风癞湿烂**五倍子末,津调涂之。同上。**头疮热疮**风湿诸毒。用五倍子、白芷等分,研末。掺之,脓水即干。如干者,以清油调涂。卫生易简。**疮口不收**五倍焙,研末。以腊醋脚调,涂四围效。**一切金疮**五倍子、降真香等分,炒研末。傅之,皮肉自痊。名啄合山。拔萃方。**金疮出血**

不止者。五倍子末贴之。若闭气者,以五倍子末二钱,入龙骨末少许,汤服,立效。谈野翁方。**杖疮肿痛** 五倍子去穰,米醋浸一日,慢火炒黄,研末,干掺之。不破者,醋调涂之。卫生易简方。**手足皲裂** 五倍子末,同牛骨髓,填纳缝中,即安也。医方大成。**鸡骨哽咽** 五倍子末,掺入喉中,即化下。海上名方。**小儿脱肛** 五倍子为末。先以艾绒卷倍子末成筒,放便桶内,以瓦盛之。令病者坐于桶上,以火点着,使药烟熏入肛门,其肛自上。随后将白矾为末,复搽肛门,其肛自紧,再不复脱。**鱼口便毒** 五倍子不拘多少,以净瓦器盛之,用陈醋熬成膏,用绵布摊贴之。如干即换,三五次即愈。**偏坠气痛** 用五倍子一个,放食盐少许在内,以火纸包定,用水浸湿,放文武火灰内,煨存性,为末,酒调服。**染乌须发** 圣济总录用针砂八两,米醋浸五日,炒略红色,研末。五倍子、百药煎、没石子各二两,诃黎勒皮三两,研末各包。先以皂荚水洗髭须,用米醋打荞麦面糊,和针砂末傅上,荷叶包,过一夜,次日取去。以荞麦糊四味敷之,一日洗去即黑。杏林摘要用五倍子一斤,研末,铜锅炒之,勿令成块。如有烟起,即提下搅之。从容上火慢炒,直待色黑为度。以湿青布包扎,足踏成饼,收贮听用。每用时,以皂角水洗净须发。用五倍子一两,红铜末酒炒一钱六分,生白矾六分,诃子肉四分,没石子四分,硇砂一分,为末。乌梅、酸榴皮煎汤。调匀碗盛,重汤煮四五十沸,待如饴状。以眉掠刷于须发上,一时洗去,再上包住。次日洗去,以核桃油润之。半月一染,甚妙。**中河豚毒** 五倍子、白矾末等分,以水调下。出事林广记。

百药煎

【修治】〔时珍曰〕用五倍子为粗末。每一斤,以真茶一两煎浓汁,入酵糟四两,擂烂拌和,器盛置糠缸中罯之,待发起如发面状即成矣。捏作饼丸,晒干用。〔嘉谟曰〕入药者,五倍子鲜者十斤,舂细,用瓷缸盛,稻草盖,盦七日夜。取出再捣,入桔梗、甘草末各二两,又盦一七。仍捣仍盦,满七次,取出捏饼,晒干用。如无鲜者,用干者水渍为之。**又方**:五倍子一斤,生糯米一两,滚水浸过,细茶一两,上共研末,入罐内封固,六月要一七,取开配合用。**又方**:五倍子一斤,研末,酒曲半斤,细茶一把,研末。上用小蓼汁调匀,入钵中按紧,上以长稻草封固。另用箩一个,多着稻草,将药钵坐草中,上以稻草盖,置净处。过一七后,看药上长起长霜,药则已成矣。或捏作丸,或作饼,晒干才可收用。

【气味】 酸、咸、微甘,无毒。

【主治】 清肺化痰定嗽,解热生津止渴,收湿消酒,乌须发,止下血,久痢脱肛,牙齿宣蚀,面鼻疳蚀,口舌糜烂,风湿诸疮。时珍。

【发明】〔时珍曰〕百药煎，功与五倍子不异。但经酿造，其体轻虚，其性浮收，且味带余甘，治上焦心肺咳嗽痰饮、热渴诸病，含噙尤为相宜。

【附方】 新二十二。**敛肺劫嗽**百药煎、诃黎勒、荆芥穗等分为末，姜汁入蜜和丸芡子大。时时噙之。丹溪心法。**定嗽化痰**百药煎、片黄芩、橘红、甘草各等分，共为细末，蒸饼丸绿豆大。时时干咽数丸，佳。濒湖医案。**清气化痰**百药煎、细茶各一两，荆芥穗五钱，海螵蛸一钱，蜜丸芡子大。每服噙一丸，炒。笔峰杂兴。**染乌须发**川百药煎一两，针砂醋炒、荞麦面各半两。先洗须发，以荷叶熬醋调刷，荷叶包一夜，洗去即黑，炒。普济方。**沐发除腻**百药煎末，干搽发上，一夜篦之。同上。**揩牙乌须**川百药煎半两，玄胡索三钱，雄黄三钱，为末。先以姜擦去涎，用此揩牙，以津洗目。日日用之，甚佳。普济。**牙痛引头**方同上。**风热牙痛**百药煎泡汤噙漱。圣济总录。**牙龈疳蚀**百药煎、五倍子、青盐煅各一钱半，铜绿一钱，为末。日掺二三次，神效。普济方。**炼眉疮癣**小儿面湮疮，又名炼银疮，乃母受胎时，食酸辣邪物所致。用百药煎五钱，生白矾二钱，为末，油调搽之。外科精义。**脚肚生疮**初起如粟米大，搔之不已，成片包脚相交，黄水出，痒不可忍，久成痼疾。用百药煎末唾调，逐疮四围涂之，自外入内，先以贯众煎汤洗之，日一次。医林集要。**乳结硬痛**百药煎末。每服三钱，酒一盏，煎数沸，服之取效。经验方。**肠痈内痛**大枣连核烧存性、百药煎等分，为末。每服一钱，温酒服，日一，取效。直指方。**大肠便血**百药煎、荆芥穗烧存性等分为末，糊丸梧子大。每服五十丸，米饮下。圣惠方。**肠风下血**百药煎二两，半生用，半炒存性，为末，饭丸梧子大。每服五十丸，米饮下。名圣金丸。王璆百一选方。**大肠气痔**作痛下血。百药煎末，每服三钱，稀粥调服，日二次。集简。**肠风脏毒**下血者，用百药煎烧存性，乌梅连核烧过，白芷不见火为末，水糊丸如梧子大。每服七十丸，米饮下。济生。**酒痢下血**百药煎、五倍子、陈槐花等分，焙研末，酒糊梧子大。每服五十丸，米饮送下。本事方。**下痢脱肛**百药煎一块，陈白梅三个，木瓜一握，以水一碗，煎半碗。日二服。圣济总录。**男妇血淋**用真百药煎、车前子炒、黄连各三钱半，木香二钱，滑石一钱，为末。空心灯草汤服二钱，日二服。普济方。**消暑止渴**百药煎、腊茶等分为末，乌梅肉捣和丸芡子大。每含一丸。名水瓢丸。事林广记。

五倍子内虫

【主治】 赤眼烂弦。同炉甘石末乳细。点之。时珍。

螳螂　桑螵蛸《本经》上品

【释名】　蚚螂音当郎。刀螂纲目拒斧说文不过尔雅蚀疣音尤。其子房名螵蛸音飘绡。蜱蛸音皮。蟗蟭音焊焦。致神别录野狐鼻涕。〔颂曰〕尔雅云莫貉、蟷蠰、不过，蚚螂也。其子蜱蛸。郭璞云：江东呼为石螂。〔时珍曰〕螳螂，两臂如斧，当辙不避，故得当郎之名。俗呼为刀螂，兖人谓之拒斧，又呼不过也。代人谓之天马，因其首如骧马也。燕赵之间谓之蚀疣。疣即疣子，小肉赘也。今人病疣者，往往捕此食之，其来有自矣。其子房名螵蛸者，其状轻飘如绡也。村人每炙焦饲小儿，云止夜尿，则蟗蟭、致神之名，盖取诸此。酉阳杂俎谓之野狐鼻涕，象形也。又杨雄方言云：螳螂或谓之髦，或谓之羊羊。齐兖以东谓之敷常。螵蛸亦名夷冒。

【集解】　〔弘景曰〕螳螂俗呼石螂，逢树便产，以桑上者为好，是兼得桑皮之津气也。惟连枝断取者为真，伪者亦以胶着桑枝之上也。〔保升曰〕螵蛸在处有之，螳螂卵也。多在小桑树上，丛荆棘间。三四月中，一枝出小螳螂数百枚。〔时珍曰〕螳螂，骧首奋臂，修颈大腹，二手四足，善缘而捷，以须代鼻，喜食人发，能翳叶捕蝉。或云术家取翳作法，可以隐形。深秋乳子作房，粘着枝上，即螵蛸也。房长寸许，大如拇指，其内重重有隔房。每房有子如蛆卵，至芒种节后一齐出。故月令有云：仲夏螳螂生也。

【修治】　〔别录曰〕桑螵蛸生桑枝上，螳螂子也。二月三月采，蒸过火炙用。不尔，令人泄。〔斅曰〕凡使勿用杂树上生者，名螺螺。须觅桑树东畔枝上者。采得去核子，用沸浆水浸淘七次，锅中熬干用。别作修事，无效也。〔韩保升曰〕三四月采得，以热浆水浸一伏时，焙干，于柳木灰中炮黄用。

螳螂

【主治】　小儿急惊风搐搦，又出箭镞。生者能食疣目。时珍。

【发明】　〔时珍曰〕螳螂，古方不见用者，惟普济方治惊风，吹鼻定搐法中用之，盖亦蚕、蝎定搐之义。古方风药多用螵蛸，则螳螂治风，同一理也。又医林集要出箭镞亦用之。

【附方】　新二。惊风定搐中分散：用螳螂一个，蜥蜴一条，赤足蜈蚣一条，各中分之，随左右研末。记定男用左，女用右。每以一字吹鼻内，搐之。吹左即左定，吹右即右定也。普济。箭镞入肉不可拔者。用螳螂一个，巴豆半个，同研，傅伤处。微痒且忍，极痒乃撼拔之。以黄连、贯众汤洗拭，石灰傅之。

桑螵蛸

【气味】 咸、甘、平，无毒。〔之才曰〕得龙骨，疗泄精。畏旋覆花（戴椹）。

【主治】 伤中疝瘕阴痿，益精生子，女子血闭腰痛，通五淋，利小便水道。本经。疗男子虚损，五脏气微，梦寐失精遗溺。久服益气养神。别录。炮熟空心食之，止小便利。甄权。

【发明】 〔时珍曰〕桑螵蛸，肝、肾、命门药也，古方盛用之。〔权曰〕男子肾衰精自出，及虚而小便利者，加而用之。〔颂曰〕古方漏精及风药中，多用之。〔宗奭曰〕男女虚损，肾衰阴痿，梦中失精遗溺，白浊疝瘕，不可阙也。邻家一男子，小便日数十次，如稠米泔，心神恍惚，瘦瘁食减，得之女劳。令服桑螵蛸散药，未终一剂而愈。其药安神魂，定心志，治健忘，补心气，止小便数。用桑螵蛸、远志、龙骨、菖蒲、人参、茯神、当归、龟甲醋炙各一两，为末。卧时，人参汤调下二钱。如无桑上者，即用他树者，以炙桑白皮佐之。桑白皮行水，以接螵蛸就肾经也。

【附方】 旧三。新七。遗精白浊盗汗虚劳。桑螵蛸炙、白龙骨等分，为细末。每服二钱，空心用盐汤送下。外台。小便不通桑螵蛸炙黄三十枚，黄芩二两，水煎。分二服。圣惠。妇人胞转小便不通。用桑螵蛸炙为末，饮服方寸匕，日三。产书。妇人遗尿桑螵蛸酒炒为末，姜汤服二钱。千金翼。妊娠遗尿不禁。桑螵蛸十二枚，为末。分二服，米饮下。产乳书。产后遗尿或尿数。桑螵蛸炙半两，龙骨一两，为末。每米饮服二钱。徐氏胎产方。咽喉肿塞桑上螳螂窠一两，烧灰，马屁勃半两，研匀，蜜丸梧子大。煎犀角汤，每服三五丸。总病论。咽喉骨哽桑螵蛸醋煎，呷之。经验良方。底耳疼痛桑螵蛸一个，烧存性，麝香一字，研末。每用半字掺入，神效。有脓先缴净。经验方。小儿软疖桑螵蛸烧存性，研末，油调傅之。危氏方。

雀瓮《本经》下品

【释名】 雀儿饭瓮蜀本蛅蟖房别录 音髯斯。蚝虫窠音刺。躁舍本经天浆子图经棘刚子衍义 红姑娘纲目毛虫。〔藏器曰〕毛虫作茧，形如瓮，故名雀瓮。俗呼雀痈，声相近也。〔保升曰〕雀好食其瓮中子，故俗呼雀儿饭瓮。〔弘景曰〕蛅蟖背毛螫人，故名蚝，音刺，与蛓同。〔时珍曰〕俗呼毛虫，又名杨瘌子，因有螫毒也。此虫多生石榴树上，故名天浆。天浆乃甜榴之名也。〔宗奭曰〕多在棘枝上，故曰棘刚子。

【集解】〔别录曰〕雀瓮出汉中。生树枝间，蚝螂房也。八月采，蒸之。〔弘景曰〕蚝螂，蚝虫也。在石榴树上。其背毛螫人。生卵形如鸡子，大如巴豆。〔藏器曰〕蚝虫好在果树上，大小如蚕，身面背上有五色斑毛，有毒能刺螫人。欲老者，口中吐白汁，凝聚渐硬，正如雀卵。其虫以瓮为茧，在中成蛹，如蚕之在茧也。夏月羽化而出作蛾，放子于叶间如蚕子。陶言其生卵如鸡子，误矣。〔恭曰〕雀瓮在树间，似螵蛸虫。此物紫白裥斑，状似砗磲文可爱也。〔时珍曰〕蚝螂处处树上有之，牡丹上尤多。入药惟取榴棘上、房内有蛹者，正如螵蛸取桑上者。

【气味】 **甘，平，无毒。**〔日华曰〕有毒。

【主治】 **寒热结气，蛊毒鬼疰，小儿惊痫。**本经。〔颂曰〕今医家治小儿慢惊。用天浆子有虫者、白僵蚕、干蝎三物各三枚，微炒捣末。煎麻黄汤，调服一字，日三服，随儿大小加减，大有效也。〔藏器曰〕雀瓮打破取汁，与小儿饮，令无疾。小儿病撮口者，渐渐口撮不得饮乳。但先劙口傍见血，以瓮研汁涂之。或同鼠妇生捣涂之。今人产子时，凡诸物皆令开口不令闭者，盖厌禳之也。

【附方】 新五。**撮口噤风**用棘科上雀儿饭瓮子未开口者，取内物和乳汁研，灌之。又方：棘刚子五枚，赤足蜈蚣一条，烧存性，研匀，饭丸麻子大。每服三五丸，乳汁下。亦可末服一字。并圣惠。**小儿脐风**白龙膏用天浆子有虫者一枚，真僵蚕炒一枚，腻粉少许，研匀。以薄荷自然汁调，灌之。取下毒物神效。圣惠。**急慢惊风**口眼喎斜，搐搦痰盛。用天浆子房去皮生用三枚，干蝎生用七枚，朱砂一钱，研匀，饭丸粟大。每服二丸，荆芥汤送下。圣惠方。**乳蛾喉痹**用天浆子，即红姑娘，徐徐嚼咽。**小儿痫疾**棘枝上雀瓮，研，其间虫出，取汁灌之。圣惠方。

蚕《本经》中品

校正：拾遗乌烂蚕及茧卤汁，嘉祐蚕蜕，今并为一。

【释名】 **自死者名白僵蚕。**〔时珍曰〕蚕从朁，象其头身之形，从蚰，以其繁也。俗作蚕字者，非矣。蚕音腆，蚯蚓之名也。蚕病风死，其色自白，故曰白僵。死而不朽曰僵。再养者曰原蚕。蚕之屎曰沙，皮曰蜕，瓮曰茧，蛹曰蛹，音龟，蛾曰罗，卵曰蜕，蚕初出曰蚵，音苗，蚕纸曰连也。

【集解】〔时珍曰〕蚕，孕丝虫也。种类甚多，有大、小、白、乌、斑色之异。其虫属阳，喜燥恶湿，食而不饮，三眠三起，二十七日而老。自卵出而为蚵，自蚵蜕而为蚕，蚕而茧，茧而蛹，蛹而蛾，蛾而卵，卵而复蚵，亦有胎生者，与母同老，盖神虫也。南粤有三眠、四眠、两生、七出、八出者。其茧有黄、白二色。尔雅云：蠓，桑茧也。雔由，樗茧、棘茧、栾茧也。蚖，萧茧也。皆各因所食之叶命名，而蠓即今桑上野蚕也。今之柘蚕与桑蚕并育，即棘茧是也。南海横州有风茧，丝作钓缗。凡诸草木皆有蚘蠋之类，食叶吐丝，不如蚕丝可以衣被天下，故莫得并称。凡蚕类入药，俱用食桑者。

白僵蚕

【修治】〔别录曰〕生颖川平泽。四月取自死者。勿令中湿，有毒不可用。〔弘景曰〕人家养蚕时，有合箔皆僵者，即暴燥都不坏。今见小白似有盐度者为好。〔恭曰〕蚕自僵死，其色自白。云有盐度，误矣。〔颂曰〕所在养蚕处有之。不拘早晚，但用白色而条直、食桑叶者佳。用时去丝绵及子，炒过。〔宗奭曰〕蚕有两三番，惟头番僵蚕最佳，大而无蛆。〔敩曰〕凡使，先以糯米泔浸一日，待蚕桑涎出，如蜗涎浮水上，然后漉出，微火焙干，以布拭净黄肉、毛，并黑口甲了，捣筛如粉，入药。

【气味】 咸、辛，平，无毒。〔甄权曰〕微温，有小毒。恶桑螵蛸、桔梗、茯苓、茯神、萆薢。

【主治】 小儿惊痫夜啼，去三虫，灭黑黯，令人面色好，男子阴痒病。本经。女子崩中赤白，产后腹痛，灭诸疮瘢痕。为末，封疔肿，拔根极效。别录。治口噤发汗。同白鱼、鹰屎白等分，治疮灭痕。药性。以七枚为末，酒服，治中风失音，并一切风疰。小儿客忤，男子阴痒痛，女子带下。日华。焙研姜汁调灌，治中风、喉痹欲绝，下喉立愈。苏颂。散风痰结核瘰疬，头风，风虫齿痛，皮肤风疮，丹毒作痒，痰疟癥结，妇人乳汁不通，崩中下血，小儿疳蚀鳞体，一切金疮，疔肿风痔。时珍。

【发明】〔元素曰〕僵蚕性微温，味微辛，气味俱薄，轻浮而升，阳中之阳，故能去皮肤诸风如虫行。〔震亨曰〕僵蚕属火，兼土与金、木。老得金气，僵而不化。治喉痹者，取其清化之气，从治相火，散浊逆结滞之痰也。〔王贶曰〕凡咽喉肿痛及喉痹，用此下咽立愈，无不效也。大能救人。吴开内翰云：屡用得效。〔时珍曰〕僵蚕，蚕之病风者也。治风化痰，散结行经，所谓因其气相感，而以意使之者也。又人指甲软薄者，用此烧烟熏之则厚，亦是此义。盖厥阴、阳明之药，故又治诸血病、疟病、疳病也。

【附方】旧十五，新十九。一切风痰白僵蚕七个，直者，细研，姜汁调灌之。胜金方。小儿惊风白僵蚕、蝎梢等分，天雄尖、附子尖各一钱，微炮为末。每服一字，或半钱，以姜汤调灌之，甚效。寇氏衍义。风痰喘嗽夜不能卧。白僵蚕炒研、好茶末各一两,为末。每用五钱,卧时泡沸汤服。瑞竹堂方。**酒后咳嗽**白僵蚕焙研末,每茶服一钱。怪证奇方。**喉风喉痹**仁存开关散:用白僵蚕炒、白矾半生半烧等分,为末。每以一钱,用自然姜汁调灌,得吐顽疾立效。小儿加薄荷、生姜少许,同调。一方用白梅肉和丸,绵裹含之,咽汁也。朱氏集验用白僵蚕炒半两,生甘草一钱,为末。姜汁调服,涎出立愈。圣惠用白僵蚕三七枚,乳香一分,为末。每以一钱烧烟,熏入喉中,涎出即愈。**急喉风痹**王氏博济如圣散:用白僵蚕、天南星等分,生研为末。每服一字,姜汁调灌,涎出即愈。后以生姜炙过,含之。百一选方无南星。**撮口噤风**面黄赤,气喘,啼声不出。由胎气挟热,流毒心脾,故令舌强唇青,聚口发噤。用直僵蚕二枚,去嘴,略炒为末。蜜调傅唇中,甚效。圣惠方。**大头风 小儿惊风**并用大蒜七个,先烧红地,以蒜逐个于地上磨成膏,却以僵蚕一两,去头足,安蒜上,碗覆一夜,勿令泄气,只取蚕研末。每用嗜鼻,口内含水,有效。普济方。**偏正头风**并夹头风,连两太阳穴痛。圣惠方用白僵蚕为末,葱茶调服方寸匕。叶椿治头风:用白僵蚕、高良姜等分,为末。每服一钱,临卧时茶服,日二服。**卒然头痛**白僵蚕为末,每用熟水下二钱,立瘥。斗门方。**牙齿疼痛**白僵蚕直者、生姜同炒赤黄色,去姜为末。以皂角水调擦之,即止。普济。**风虫牙痛**白直僵蚕炒、蚕蜕纸烧等分为末,擦之。良久,以盐汤漱口。直指方。**疟疾不止**白僵蚕直者一个,切作七段,绵裹为丸,朱砂为衣,作一服。日未出时,面向东,用桃、李枝七寸煎汤,吞下。院方。**腹内龟病**普济方诗云:人间龟病不堪言,肚里生成硬似砖。自死僵蚕、白马尿,不过时刻软如绵。神效。**面上黑黯**白僵蚕末,水和搽之。圣惠方。**粉滓面䵟**令人面色好。用白僵蚕、黑牵牛,细研等分为末,如澡豆,日用之。斗门方。**瘾疹风疮**疼痛。白僵蚕焙研,酒服一钱,立瘥。圣惠。**野火丹毒**从背上两胁起者。僵蚕二七枚,和慎火草捣涂。杨氏产乳。**小儿鳞体**皮肤如蛇皮鳞甲之状,由气血否涩,亦曰胎垢,又曰蛇体。白僵蚕去嘴为末,煎汤浴之。一加蛇蜕。保幼大全。**小儿久疳**体虚不食。诸病后天柱骨倒,医者不识,谓之五软者,用白僵蚕直者,炒研。每服半钱,薄荷酒下。名金灵散。郑氏方。**小儿口疮**通白者。白僵蚕炒黄,拭去黄肉、毛,研末,蜜和傅之,立效。小儿宫气方。**风疳蚀疮**同上方。**项上瘰疬**白僵蚕为末。水服五分,日三服。十日瘥。外台。**风痔肿痛**发歇不定者,是也。白僵蚕二两,洗剉,炒黄为末,乌梅肉和丸梧桐子大。每姜蜜汤空心下五丸,妙。胜金方。**一切金疮**及刀斧伤。白僵蚕炒黄研末,傅之立愈。斗门。**乳汁不通**白僵蚕末二钱,酒服。少顷,以脂麻茶一盏投之,梳头数十遍,奶汁如泉也。经验方。**崩中下血**不止。用白僵蚕、衣中白鱼等分,为末。井华水服之,日二。千金。**重舌木舌**僵蚕为末吹之,吐痰甚妙。一方:僵蚕一钱,黄连蜜炒二钱,为末,掺之,涎出为妙。陆氏积德方。**肠风下血**僵蚕炒去嘴足、乌梅肉焙各一两,为末,米糊丸梧子大。每服百丸,食前白汤下,一日三服。笔峰杂兴方。

乌烂死蚕拾遗

【气味】 有小毒。〔藏器曰〕此在簇上乌臭者。

【主治】 蚀疮有根者,及外野鸡病,并傅之。白死者主白游疹,赤死者主赤游疹。藏器。

蚕蛹 〔瑞曰〕缲丝后蛹子。今人食之,呼小蜂儿。〔思邈曰〕猘犬啮者,终身忌食,发则难免。

【主治】 炒食,治风及劳瘦。研傅病疮恶疮。大明。为末饮服,治小儿疳瘦,长肌退热,除蛔虫。煎汁饮,止消渴。时珍。

【附方】 新一。**消渴烦乱**蚕蛹二两,以无灰酒一中盏,水一大盏,同煮一中盏,温服。圣惠方。

茧卤汁 〔藏器曰〕此是茧中蛹汁,非碱卤也。于茧瓮下收之。

【主治】 百虫入肉,蜃蚀瘑疥,及牛马虫疮。为汤浴小儿疮疥,杀虫。以竹筒盛之,浸山蜍、山蛭入肉,蚊子诸虫咬毒。亦可预带一筒,取一蛭入中,并持干海苔一片,亦辟诸蛭。藏器。

【发明】 〔藏器曰〕苏恭注蛭云:山人自有疗法,盖此法也。〔时珍曰〕山蛭见蛭条。山蜍,音余,蜘蛛也。啮人甚毒。

蚕茧已出蛾者。

【气味】 甘,温,无毒。

【主治】 烧灰酒服,治痈肿无头,次日即破。又疗诸疳疮,及下血血淋血崩。煮汁饮,止消渴反胃,除蛔虫。时珍。〔弘景曰〕茧瓮入术用。

【发明】 〔时珍曰〕蚕茧方书多用,而诸家本草并不言及,诚缺文也。近世用治痈疽代针,用一枚即出一头,二枚即出二头,神效无比。煮汤治消渴,古方甚称之。丹溪朱氏言此物属火,有阴之用,能泻膀胱中相火,引清气上朝于口,故能止渴也。缲丝汤及丝绵煮汁,功并相同。又黄丝绢能补脬,锦灰止血,并见服器部。

【附方】 新五。**痘疮疳蚀**脓水不绝。用出了蚕蛾茧,以生白矾末填满,煅枯为末,擦之甚效。陈文中小儿方。**口舌生疮**蚕茧五个,包蓬砂,瓦上焙焦为末,抹之。**大小便血**茧黄散:治肠风,大小便血,淋沥疼痛。用茧黄、蚕蜕纸并烧存性、晚蚕沙、白僵蚕并炒等分为末,入麝香少许。每服二钱,用米饮送下,日三服,甚效。圣惠方。**妇人血崩**方法同上。**反胃吐食**蚕茧十个煮汁,烹鸡子三枚食之,以无灰酒下,日二服,神效。或以缲丝汤煮粟米粥食之。普济方。

蚕蜕

【释名】 马明退嘉祐佛退。

【气味】 甘,平,无毒。

【主治】 血病,益妇人。嘉祐。妇人血风。宗奭。治目中翳障及疳疮。时珍。

蚕连

【主治】 吐血鼻洪,肠风泻血,崩中带下,赤白痢。傅疔肿疮。日华。治妇人血露。宗奭。牙宣牙痛,牙痛牙疳,头疮喉痹,风癫狂祟,蛊毒药毒,沙证腹痛,小便淋闷,妇人难产及吹乳疼痛。时珍。

【发明】〔禹锡曰〕蚕蜕,今医家多用初出蚕子壳在纸上者,东方诸医用老蚕眠起所蜕皮,功用相近,当以蜕皮为正。入药微炒用。〔宗奭曰〕蚕蜕,当用眠起时所蜕皮。蚕连烧灰亦可用。〔时珍曰〕马明退、蚕连纸,功用相同,亦如蝉蜕、蛇蜕之义,但古方多用蚕纸者,因其易得耳。

【附方】 旧四,新十五。**吐血不止**蚕蜕纸烧存性,蜜和丸如芡实大。含化咽津。集验。**牙宣牙痛**及口疮。并用蚕蜕纸烧灰,干傅之。集验。**风虫牙痛**蚕纸烧灰擦之。良久,盐汤漱口。直指方。**走马牙疳**集验用蚕蜕纸灰,入麝香少许,贴之。直指:加白僵蚕等分。**一切疳疮**马明退烧灰三钱,轻粉、乳香少许。先以温浆水洗净,傅之。儒门事亲。**小儿头疮**蚕蜕纸烧存性,入轻粉少许,麻油调傅。圣惠。**缠喉风疾**用蚕蜕纸烧存性,炼蜜和丸如芡实大。含化咽津。集验。**熏耳治聋**蚕蜕纸作捻,入麝香二钱,入笔筒烧烟熏之。三次即开。**癫狂邪祟**凡狂发欲走,或自高贵称神,或悲泣呻吟,此为邪祟。以蚕纸烧灰,酒、水任下方寸匕。亦治风癫。肘后方。**沙证壮热**江南有沙证,状如伤寒,头痛壮热呕恶,手足指末微厥,或腹痛闷乱,须臾杀人。先用蚕蜕纸剪碎,安于瓶中,以碟盖之,滚汤沃之,封固良久。乘热服,暖卧取汗。活人书。**中蛊药毒**虽面青脉绝,腹胀吐血者,服之即活。用蚕蜕纸烧存性,为末。新汲水服一钱。岭南卫生方。**中诸药毒**用蚕纸数张烧灰,冷水服。卫生易简方。**小便涩痛**不通。用蚕蜕纸烧存性,入麝香少许,米饮每服二钱。王氏博济方。**热淋如血**蚕种烧灰,入麝香少许,水服二钱,极效方也。卫生家宝。**崩中不止**蚕故纸一张,剪碎炒焦,槐子炒黄各等分,为末。酒服立愈。卫生易简方。**吹奶疼痛**马明退烧灰一钱五分,轻粉五分,麝香少许,酒服。儒门事亲。**妇人难产**蚕布袋一张,蛇蜕一条,入新瓦中,以盐泥固,煅为末。以榆白皮汤调服。集成方。**妇人断产**蚕子故纸一尺，烧为末，酒服。终身不产。千金。**痔漏下血**蚕纸半张，碗内烧灰，酒服自除。奚囊备急方。

缫丝汤

【主治】 止消渴，大验。时珍。

原蚕《别录》中品

【释名】 **晚蚕**日华**魏蚕**方言**夏蚕**广志**热蚕**。〔弘景曰〕原蚕是重养者，俗呼为魏蚕。〔宗奭曰〕原者，有原复敏速之义，此是第二番蚕也。〔时珍曰〕按郑玄注周礼云：原，再也。谓再养者。郭璞注方言云：魏，细也。秦晋人所呼。今转为二蚕是矣。永嘉记云：郡蚕自三月至十月有八辈。谓蚕种为蜕，再养为珍，珍子为爱。

【集解】〔颂曰〕原蚕东南州郡多养之。此是重养者，俗呼为晚蚕。北人不甚养之。周礼禁原蚕。郑康成注云：蚕生于火而藏于秋，与马同气。物莫能两大，禁原蚕为其害马也。然害马亦一事耳。淮南子云：原蚕一岁再收，非不利也。而王法禁之者，为其残桑是也。人既稀养，货者多是早蛾，不可用也。〔弘景曰〕僵蚕为末，涂马齿，即不能食草。以桑叶拭去，乃还食。此见蚕即马类也。〔时珍曰〕马与龙同气，故有龙马；而蚕又与马同气，故蚕有龙头、马头者。蜀人谓蚕之先为马头娘者以此。好事者因附会其说，以为马皮卷女，入桑化蚕，谬矣。北人重马，故禁之。南方无马，则有一岁至再、至三，及七出、八出者矣。然先王仁爱及物，盖不忍其一岁再致汤镬，且妨农事，亦不独专为害马、残桑而已。

雄原蚕蛾

【气味】 **咸，温，有小毒。**〔时珍曰〕按徐之才药对云：热，无毒。入药炒，去翅、足用。

【主治】 **益精气，强阴道，交接不倦，亦止精。**别录。**壮阳事，止泄精、尿血，暖水脏，治暴风、金疮、冻疮、汤火疮、灭瘢痕。**时珍。

【发明】〔宗奭曰〕蚕蛾用第二番，取其敏于生育也。〔时珍曰〕蚕蛾性淫，出茧即媾，至于枯槁乃已，故强阴益精用之。

【正误】〔颂曰〕今治小儿撮口及发噤者。用晚蚕蛾二枚，炙黄研末，蜜和涂唇内，便瘥。〔时珍曰〕此方出圣惠，乃是白僵蚕。苏氏引作蚕蛾，误矣。蚕蛾原无治惊之文，今正之。

【附方】 旧二，新八。**丈夫阴痿**未连蚕蛾二升，去头、翅、足，炒为末，蜜丸梧子大。每夜服一丸，可御十室。以菖蒲酒止之。千金方。**遗精白浊**晚蚕蛾焙干，去翅足，为末，饭丸绿豆大。每服四十丸，淡盐汤下。此丸常以火烘，否则易糜湿也。唐氏方。**血淋疼痛**晚蚕蛾为末，热酒服二钱。圣惠方。**小儿口疮**及风疳疮。宫气方用晚蚕蛾为末，贴之，妙。普济方治小儿口疮，及百日内口疮。入麝香少许，掺之。**止血生肌**蚕蛾散：治刀斧伤创，血出如箭。用晚蚕蛾炒为末，傅之即止，甚效。胜金方。**刀斧金疮**端午午时，取晚蚕蛾、石灰、茅花，捣成团，草盖令发热过，收贮。每用，刮下末掺之。**竹刺入肉**五月五日，取晚蚕蛾生投竹筒中，令自干死，为末。取少许，津和涂之。便民图纂。**蛇虺咬伤**生蚕蛾研，傅之。必效方。**玉枕生疮**生枕骨上如痛，破后如箭头。用原蚕蛾炒、石韦等分，为末。干贴取瘥。圣济总录。

原蚕沙　〔颂曰〕蚕沙、蚕蛾，皆用晚出者良。〔时珍曰〕蚕沙用晒干，淘净再晒，可久收不坏。

【气味】　甘、辛，温，无毒。〔时珍曰〕伏硇砂、焰消、粉霜。

【主治】　**肠鸣，热中消渴，风痹瘾疹。别录。炒黄，袋盛浸酒，去风缓，诸节不随，皮肤顽痹，腹内宿冷，冷血瘀血，腰脚冷疼。炒热袋盛，熨偏风，筋骨瘫缓，手足不随，腰脚软，皮肤顽痹。藏器。治消渴癥结，及妇人血崩，头风、风赤眼，去风除湿。时珍。**

【发明】　〔弘景曰〕蚕沙多入诸方，不但熨风而已。〔宗奭曰〕蚕屎饲牛，可以代谷。用三升醇酒，拌蚕沙五斗，甑蒸，于暖室中，铺油单上。令患风冷气痹及近感瘫风人，就以患处一边卧沙上，厚盖取汗。若虚人须防大热昏闷，令露头面。若未全愈，间日再作。〔时珍曰〕蚕属火，其性燥，燥能胜风去湿，故蚕沙主疗风湿之病。有人病风痹，用此熨法得效。按陈氏经验方一抹膏：治烂弦风眼。以真麻油浸蚕沙二三宿，研细，以篦子涂患处。不问新旧，隔宿即愈。表兄卢少樊患此，用之而愈，亲笔于册也。时珍家一婢，病此十余年，试用之，二三次顿瘳，其功亦在去风收湿也。又同桑柴灰淋汁，煮鳖肉作丸，治腹中癥结，见鳖条。李九华云：蚕沙煮酒，色味清美，又能疗疾。

【附方】　旧四，新六。**半身不遂**蚕沙二硕，以二袋盛之，蒸熟，更互熨患处。仍以羊肚，粳米煮粥，日食一枚，十日即止。千金方。**风瘙瘾疹**作痒成疮。用蚕沙一升，水五斗，煮取一斗二升，去滓，洗浴。避风。圣惠方。**头风白屑**作痒。蚕沙烧灰淋汁洗之。圣惠方。**眯目不出**蚕沙拣净，空心以新汲水吞下十枚。勿嚼破。圣惠。**消渴饮水**晚蚕沙，焙干为末。每用冷水下二钱，不过数服。斗门方。**妇人血崩**蚕沙为末，酒服三五钱。儒门事亲。**月经久闭**蚕沙四两，砂锅炒半

原蚕

1645

黄色,入无灰酒一壶,煮沸,澄去沙。每温服一盏,即通。**转女为男**妇人始觉有孕,用原蚕屎一枚,井华水服之,日三。千金。**跌扑伤损**扭闪出骨窍等证。蚕沙四两炒黄,绿豆粉四两炒黄,枯矾二两四钱,为末,醋调傅之,绢包缚定。换三四次即愈。忌产妇近之。邵真人经验良方。**男妇心痛**不可忍者。晚蚕沙一两,滚汤泡过,滤净,取清水服,即止。瑞竹堂方。

石蚕 《本经》下品

校正：并入有名未用石蠹虫。

【释名】 **沙虱**本经**石蠹虫**别录**石下新妇**拾遗。〔弘景曰〕沙虱乃东间水中细虫。人入水浴,着身略不可见,痛如针刺,挑亦得之。今此或名同而物异耳。〔时珍曰〕按吴普本草沙虱作沙蟫。

【集解】〔别录曰〕石蚕生江汉池泽。〔宗奭曰〕石蚕在处山河中多有之。附生水中石上,作丝茧如钗股,长寸许,以蔽其身。其色如泥,蚕在其中,故谓之石蚕,亦水中虫耳。方家用者绝稀。〔别录曰〕石蠹虫生石中。〔藏器曰〕石蠹虫一名石下新妇,今伊洛间水底石下有之。状如蚕,解放丝连缀小石如茧。春夏羽化作小蛾,水上飞。〔时珍曰〕本经石蚕,别录石蠹,今观陈、寇二说及主治功用,盖是一物无疑矣。又石类亦有石蚕,与此不同。

【正误】〔弘景曰〕李当之云：石蚕江左不识,谓为草根。其实类虫,形如老蚕,生附石上。伧人得而食之,味咸微辛。所言有理,但江汉非伧地。大都是生气物,如海中蛤、蛎辈,附石生不动,皆活物也。今欲用草根,黑色,多角节,亦似蚕。恐未是实,方家不用。〔恭曰〕石蚕形似蚕,细小有角节,青黑色,生江汉侧石穴中。岐、陇间亦有,北人多不用,采者遂绝耳。〔韩保升曰〕李谓是草根,陶谓是生气物,苏恭之说,半似草,半似虫,皆妄矣。此虫所在水石间有之,取为钩饵。马湖石间最多,彼人啖之,云咸、微辛。〔颂曰〕石蚕,陶、苏都无定论,蜀本之说为是。今川、广中多有之。其草根之似蚕者,亦名石蚕,出福州。今信州山石上,四时常有之,亦采入药。详见菜部草石蚕下。

【气味】 **咸,寒,有毒**。〔保升曰〕咸、微辛。〔吴普曰〕雷公：咸,无毒。

【主治】 **五癃,破石淋堕胎**。其肉：**解结气,利水道,除热**。本经。**石蠹虫：主石癃,小便不利**。别录。

【发明】〔宗奭曰〕石蚕谓之草者,谬也。经言肉解结气,注中更不辨定,何耶？〔时珍曰〕石蚕连皮壳用也，肉则去皮壳也。

【附录】 云师 雨虎 〔时珍曰〕按遁甲开山图云：霍山有云师、雨虎。荣氏注云：云师如蚕，长六寸，有毛似兔。雨虎如蚕长七八寸，似蛭。云雨则出在石上。肉甘，可炙食之。此亦石蚕之类也。

九香虫《纲目》

【释名】 黑兜虫。

【集解】〔时珍曰〕九香虫，产于贵州永宁卫赤水河中。大如小指头，状如水黾，身青黑色。至冬伏于石下，土人多取之，以充人事。至惊蛰后即飞出，不可用矣。

【气味】 咸，温，无毒。

【主治】 膈脘滞气，脾肾亏损，壮元阳。时珍。

【发明】〔时珍曰〕摄生方乌龙丸：治上证，久服益人，四川何卿总兵常服有效。其方：用九香虫一两，半生焙，车前子微炒、陈橘皮各四钱，白术焙五钱，杜仲酥炙八钱。上为末，炼蜜丸梧桐子大。每服一钱五分，以盐白汤或盐酒服，早晚各一服。此方妙在此虫。

海蚕《海药》

【集解】〔李珣曰〕按南州记云：海蚕生南海山石间。状如蚕，大如拇指。其沙甚白，如玉粉状。每有节，难得真者，彼人以水搜葛粉、石灰，以梳齿印成伪充之。纵服无益，反能损人，宜慎之。

沙

【气味】 咸，大温，无毒。

【主治】 虚劳冷气，诸风不遂。久服，补虚羸，令人光泽，轻身延年不老。李珣。

雪蚕《纲目》

【释名】 雪蛆。

【集解】〔时珍曰〕按叶子奇草木子云：雪蚕生阴山以北，及峨嵋山北，人谓之雪蛆。二山积雪，历世不消。其中生此，大如瓠，味极甘美。又王子年拾遗记云：员峤之山有冰蚕，长六七寸，黑色有鳞角。以霜雪覆之，则作茧，长一尺。抽五色丝织为文锦，入水不濡，投火不燎。尧时海人献之，其质轻暖柔滑。按此，亦雪蚕之类也。

【气味】 甘，寒，无毒。

【主治】 解内热渴疾。时珍。

枸杞虫《拾遗》

【释名】 蝎尔雅。

〔集解〕〔藏器曰〕此虫生枸杞上，食枸杞叶，状如蚕，作茧。为蛹时取之，曝干收用。〔时珍曰〕此尔雅所谓"蚝，乌蝎"也。其状如蚕，亦有五色者。老则作茧，化蛾孚子。诸草木上皆有之，亦各随所食草木之性。故广志云：藿蝎香，槐蝎臭。

【气味】 咸，温，无毒。

【主治】 益阳道，令人悦泽有子。炙黄和地黄末为丸，服之，大起阳益精。藏器。治肾家风虚。时珍。普济方。

茴香虫《纲目》

【集解】〔时珍曰〕生茴香枝叶中。状如尺蠖，青色。

【主治】 小肠疝气。时珍。

本草纲目虫部目录第四十卷

虫之二卵生类下二十二种

青蚨拾遗　庞降附　蛱蝶纲目　蜻蛉别录　即蜻蜓　樗鸡本经　即红娘子　枣猫纲目　斑蝥本经　芫青别录　葛上亭长别录　地胆本经　蜘蛛别录　草蜘蛛拾遗　壁钱拾遗　蠮螉拾遗　即土蜘蛛　蝎开宝　水蛭本经　蚁纲目　白蚁附　青腰虫拾遗　蛆纲目　蝇纲目　狗蝇纲目　壁虱附　牛虱纲目　人虱拾遗

上附方旧二十,新八十一

本草纲目虫部第四十卷

虫之二 | 卵生类下二十二种

青蚨《拾遗》

【释名】 **蚨蝉** **蚨蜗**音谋瓜。**蟪蜗**音敦隅。**蒲虻**音萌。**鱼父鱼伯。**

【集解】〔藏器曰〕青蚨生南海,状如蝉,其子着木。取以涂钱,皆归本处。搜神记云:南方有虫名蟪蜗,形大如蝉,辛美可食。子着草叶上如蚕种。取其子,则母飞来。虽潜取之,亦知其处。杀其母涂钱,以子涂贯,用钱去则自还。淮南子·万毕术云:青蚨还钱。高诱注云:青蚨一名鱼父、鱼伯。以其子母各等置瓮中,埋东行垣下。三日开之,即相从。以母血涂八十一钱,子血涂八十一钱。留子用母,留母用子,皆自还也。〔李珣曰〕按异物志言:蟪蜗生南海诸山。雄雌常处,不相舍。青金色。人采得以法末之,用涂钱,以货易于人,昼用夜归。又能秘精、缩小便,亦人间难得之物也。〔时珍曰〕按异物志云:青蚨形如蝉而长。其子如虾子,着草叶上。得其子则母飞来。煎食甚辛而美。岣嵝神书云:青蚨一名蒲虻,似小蝉,大如虻,青色有光。生于池泽,多集蒲叶上。春生子于蒲上,八八为行,或九九为行,如大蚕子而圆。取其母血及火炙子血涂钱,市物仍自还归,用之无穷,诚仙术也。其说俱仿佛。但藏器云子着木上,稍有不同。而许氏说文亦曰:青蚨,水虫也。盖水虫而产子于草木尔。

【气味】 **辛,温,无毒。**

【主治】 **补中,益阳道,去冷气,令人悦泽。**藏器。**秘精,缩小便。**药谱。

【附录】 **庞降** 〔时珍曰〕按刘恂岭表录异云:庞降,生于岭南,多在橄榄树上。形如蜩蝉,腹青而薄。其名自呼,但闻其声而鲜能得之。人以善价求为媚药。按此形状似蝉,可为媚药,与李珣海药青蚨雌雄不舍,秘精之说相符。恐亦青蚨之类,在木上者也。

蛱蝶《纲目》

【释名】 **蜓蝶**蜓音叶。**蝴蝶。**〔时珍曰〕蛱蝶轻薄,夹翅而飞,栩栩然也。蝶美于须,蛾美于眉,故又名蝴蝶,俗谓须为胡也。

【集解】〔时珍曰〕蝶，蛾类也。大曰蝶，小曰蛾。其种甚繁，皆四翅有粉，好嗅花香，以须代鼻，其交以鼻，交则粉退。古今注谓橘蠹化蝶，尔雅翼谓菜虫化蝶，列子谓乌足之叶化蝶，埤雅谓蔬菜化蝶，酉阳杂俎谓百合花化蝶，北户录谓树叶化蝶如丹青，野史谓彩裙化蝶，皆各据其所见者而言尔。盖不知蠹蠋诸虫，至老俱各蜕而为蝶、为蛾，如蚕之必羽化也。朽衣物亦必生虫而化。草木花叶之化者，乃气化、风化也。其色亦各随其虫所食花叶，乃所化之物色而然。杨慎丹铅录云：有草蝶、水蝶在水中。岭南异物志载：有人浮南海，见蛱蝶大如蒲帆，称肉得八十斤，啖之极肥美。

【气味】阙。

【主治】**小儿脱肛。阴干为末，唾调半钱涂手心，以瘥为度。**时珍。

【发明】〔时珍曰〕胡蝶古方无用者，惟普济方载此方治脱肛，亦不知用何等蝶也。

蜻蛉《别录》下品

【释名】**蜻虹**音丁。**蜻蝏**亦作蜓。**虹蛉**音馨。**负劳**尔雅**蜻**音忽。**诸乘**弘景**纱羊**纲目**赤者名赤卒**。〔时珍曰〕蜻、蜻，言其色青葱也。蛉、虹，言其状伶仃也，或云其尾如丁也。或云其尾好亭而挺，故曰蝏，曰蜓。俗名纱羊，言其翅如纱也。按崔豹古今注云：大而色青者曰蜻蜓；小而黄者，江东名胡黎，淮南名蜻蝏，鄱阳名江鸡；小而赤者，名曰赤卒，曰绛驹，曰赤衣使者，曰赤弁丈人；大而玄绀者，辽海名绀蟠，亦曰天鸡。陶氏谓胡黎为蜻蛉，未考此耳。

【集解】〔弘景曰〕蜻蛉有五六种，惟青色大眼，一名诸乘，俗呼为胡黎者入药，道家云：眼可化为青珠，其余黄细及黑者，不入药。〔保升曰〕所在有之。好飞水际，六足四翼。〔宗奭曰〕蜻蜓中一种最大，汴人呼为马大头者是也，身绿色。其雌者，腰间有碧色一遭。入药用雄者。此物生于水中，故多飞水上。其类眼皆大，陶氏独言蜻蜓眼大，何也？〔时珍曰〕蜻蛉大头露目，短颈长腰弹尾，翼薄如纱。食蚊虻，饮露水。造化权舆云：水蛆化蜻。罗愿云：水蛆化蜻蛉，蜻蛉仍交于水上，附物散卵，复为水蛆也。张华博物志亦言五月五日，埋蜻蛉头于户内，可化青珠，未知然否。古方惟用大而青者，近时房中术，亦有用红色者。崔豹云：辽海间有绀蟠虫，如蜻蛉而玄绀色，六七月群飞闇天。夷人食之，云海中青虾所化。云南志云：澜沧蒲蛮诸地，凡土蜂、蜻蛉、蚱蜢之类，无不食之也。

【气味】**微寒，无毒。**

【主治】 强阴，止精。别录。壮阳，暖水脏。日华。

樗鸡《本经》中品

【释名】 红娘子纲目灰花蛾。〔时珍曰〕其鸣以时，故得鸡名。广雅作樗鸠，广志作𪆰鸡，皆讹矣。其羽文彩，故俗呼红娘子、灰花蛾云。

【集解】〔别录曰〕生河内川谷樗树上。七月采，暴干。〔弘景曰〕今出梁州。形似寒螿而小。樗树似漆而臭，亦犹芫青、亭长在芫、葛上也。〔恭曰〕河内无此，今出岐州。此有二种：以五色具者为雄，入药良；其青黑质、白斑者是雌，不入药。〔宗奭曰〕汴洛诸界尤多。形类蚕蛾，但腹大，头足微黑，翅两重，外一重灰色，内一重深红，五色皆具。〔颂曰〕尔雅云：䚛，天鸡。郭璞注云：小虫也，黑身赤头，一名莎鸡，又曰樗鸡。然今之莎鸡生樗木上，六月中出飞，而振羽索索作声，人或蓄之樊中。但头方腹大，翅羽外青内红，而身不黑。头不赤，此殊不类郭说。樗上一种头翅皆赤者，乃如旧说，人呼为红娘子，然不名樗鸡，疑即是此，盖古人之称不同尔。〔时珍曰〕樗即臭椿也。此物初生，头方而扁，尖喙向下，六足重翼，黑色。及长则能飞，外翼灰黄有斑点，内翅五色相间。其居树上，布置成行。秋深生子在樗皮上。苏恭、寇宗奭之说得之。苏颂引郭璞以为莎鸡者，误矣。莎鸡居莎草间，蟋蟀之类，似蝗而斑，有翅数重，下翅正赤，六月飞而振羽有声。详见陆玑毛诗疏义。而罗愿尔雅翼以莎鸡为络纬，即俗名纺丝者。

【修治】〔时珍曰〕凡使去翅、足，以糯米或用面炒黄色，去米、面用。

【气味】 苦，平，有小毒，不可近目。别录。

【主治】 心腹邪气，阴痿，益精强志，生子好色，补中轻身。本经。腰痛下气，强阴多精。别录。通血闭，行瘀血。宗奭。主瘰疬，散目中结翳，辟邪气，疗瘛犬伤。时珍。

【发明】〔弘景曰〕方药稀用，为大麝香丸用之。〔时珍曰〕古方辟瘟杀鬼丸中用之。近世方中多用，盖厥阴经药，能行血活血也。普济方治目翳拨云膏中，与芫青、斑蝥同用，亦是活血散结之义也。

【附方】 新四。子宫虚寒杏林摘要云：妇人无子，由子宫虚寒，下元虚，月水不调，或闭或漏，或崩中带下，或产后败血未尽，内结不散。用红娘子六十枚，大黄、皂荚、葶苈各一两，巴豆一百二十枚，为末，枣肉为丸，如弹子大。以绵裹留系，用竹筒送入阴户。一时许发热渴，用熟汤一二盏解之。后发寒，静睡要安，三日方取出。每日空心以鸡子三枚，胡椒末二分，炒食，酒下以补之，久则子宫暖矣。**瘰疬结核**用红娘子十四枚，乳香、砒霜各一钱，硇砂一钱半，黄丹五分，为末，糯米粥和作饼，贴之。不过一月，其核自然脱下矣。卫生易简方。**风狗咬伤**不治即死。用红娘子二个、斑蝥五个，并去翅足，若四十岁各加一个，五十岁各加二个，青娘子三个，去翅足，四十岁加一个，五六十岁加二个，海马半个，续随子一分，乳香、沉香、桔梗各半分，酥油少许，为末。十岁者作四服，十五岁作三服，二十岁作二服，三十岁作一服。谈野翁方。**横痃便毒**鸡子一个开孔，入红娘子六个，纸包煨熟，去红娘子，食鸡子，以酒下。小便淋沥出浓血即愈。陆氏积德堂方。

枣猫 《纲目》

【集解】〔时珍曰〕枣猫，古方无考，近世方广丹溪心法附余，治小儿方用之。注云：生枣树上飞虫也。大如枣子，青灰色，两角。采得，阴干用之。

【气味】 缺。

【主治】 小儿脐风。〔时珍曰〕按方广云：小儿初生，以绵裹脐带，离脐五六寸扎定，咬断。以鹅翎筒送药一二分，入脐大孔，轻轻揉散。以艾炷灸脐头三壮。结住勿打动，候其自落，永无脐风之患，万不失一。脐硬者用之，软者无病，不必用也。其法用阴干枣猫儿研末三个，真珠槌研四十九粒，炒黄丹五分，白枯矾、蛤粉、血竭各五分，研匀，如上法用。脐有三孔，一大二小也。

斑蝥 《本经》下品

校正：陈藏器蟊蝥虫系重出，今并为一。

【释名】 斑猫本经蟊蝥虫拾遗龙蚝音刺。斑蚝。〔时珍曰〕斑言其色，蝥刺言其毒，如矛刺也。亦作蟊蝥，俗讹为斑猫，又讹斑蚝为斑尾也。吴普本草又名斑菌，曰䐈发，曰晏青。

【集解】〔别录曰〕斑猫生河东山谷。八月取，阴干。〔吴普曰〕生河内山谷，亦生水石。〔保升曰〕斑猫所在有之，七八月大豆叶上甲虫也。长五六分，黄黑斑文，乌腹尖喙。就叶上采取，阴干用。〔弘景曰〕此一虫五变，主疗皆相似。二三月在芫花上，即呼为芫青；四五月在王不留行草上，即呼为王不留行虫；六七月在葛花上，即呼为葛上亭长；八九月在豆花上，即呼为斑蝥；九月十月复还为地蛰，即呼为地胆，此是伪地胆耳，为疗犹同也。其斑蝥大如巴豆，甲上有黄黑斑点；芫青，青黑色；亭长，身黑头赤。〔敩曰〕芫青、斑蝥、亭长、赤头四件，样各不同，所居、所食、所效亦不同。芫青嘴尖，背上有一画黄，在芫花上食汁；斑蝥背上一画黄，一画黑，嘴尖处有一小赤点，在豆叶上食汁；亭长形黄黑，在葛叶上食汁；赤头身黑，额上有大红一点也。〔颂曰〕四虫皆是一类，但随时变耳。深师方云：四月、五月、六月为葛上亭长，七月为斑蝥，九月、十月为地胆。今医家知用芫青、斑蝥，而地胆、亭长少使，故不得详也。〔恭曰〕本草、古今诸方，并无王不留行虫。若陶氏所言，则四虫专在一处。今地胆出幽州，芫青出宁州，亭长出雍州，斑蝥所在皆有。四虫出四处，可一岁周游四州乎？芫青、斑蝥形段相似，地胆状貌大殊。且幽州地胆三月至十月采自草莱上。陶盖浪言尔。〔时珍曰〕按本经、别录，四虫采取时月，正与陶说相合。深师方用亭长，所注亦同。自是一类，随其所居、所出之时而命名尔，苏恭强辟，陶说亦自欠明。按太平御览引神农本草经云：春食芫花为芫青，夏食葛花为亭长，秋食豆花为斑蝥，冬入地中为地胆，黑头赤尾。其说甚明，而唐宋校正者反失收取，更致纷纭，何哉？陶氏之王不留行虫，雷氏之赤头，方药未有用者。要皆此类，固可理推。余见地胆。

【修治】〔敩曰〕凡斑蝥、芫青、亭长、地胆修事，并用糯米、小麻子相拌炒，至米黄黑色取出，去头、足、两翅，以血余裹，悬东墙角上一夜用之，则毒去也。〔大明曰〕入药须去翅、足，糯米炒熟，不可生用，即吐泻人。〔时珍曰〕一法用麸炒过，醋煮用之也。

【气味】 辛，寒，有毒。〔普曰〕神农：辛。岐伯：咸。扁鹊：甘，有大毒。马刀为之使，畏巴豆、丹参、空青，恶肤青、甘草、豆花。〔时珍曰〕斑猫、芫青、亭长、地胆之毒，靛汁、黄连、黑豆、葱、茶，皆能解之。

【主治】 寒热，鬼疰蛊毒，鼠瘘，疮疽，蚀死肌，破石癃。本经。血积，伤人肌。治疥癣，堕胎。别录。治瘰疬，通利水道。甄权。疗淋疾，傅恶疮瘘烂。日华。治疝瘕，解疗毒、猘犬毒、沙虱毒、蛊毒、轻粉毒。时珍。

【发明】〔宗奭曰〕妊娠人不可服之，为溃人肉。治淋方多用，极苦人，须斟酌之。〔时珍曰〕斑蝥，人获得之，尾后恶气射出，臭不可闻。故其入药亦专主走下窍，直至精溺之处，蚀下败物，痛不可当。葛氏云：凡用斑蝥，取其利小便，引药行气，以毒攻毒是矣。杨登甫云：瘰疬之毒，莫不有根，大抵以斑蝥、地胆为主。制度如法，能使其根从小便中出，或如粉片，或如血块，或如烂肉，皆其验也。但毒之行，小便必涩痛不可当，以木通、滑石、灯心辈导之。又葛洪肘后方云：席辩刺史传云，凡中蛊毒，用斑蝥虫四枚，去翅足，炙熟，桃皮五月初五日采取，去黑皮阴干，大戟去骨，各为末。如斑蝥一分，二味各用二分，合和枣核大，以米清服之，必吐出蛊。一服不瘥，十日更服。此蛊洪州最多，有老妪解疗之，一人获缣二十四，秘方不传。后有子孙犯法，黄华公若于则时为都督，因而得之也。

【附方】 旧六，新九。**内消瘰疬**不拘大人小儿。经验方用斑蝥一两，去翅、足，以粟一升同炒，米焦去米不用，入薄荷四两为末，乌鸡子清丸如绿豆大。空心腊茶下三丸，加至五丸，却每日减一丸，减至一丸后，每日五丸，以消为度。广利：治瘰疬经久不瘥。用斑蝥一枚，去翅足，微炙，以浆水一盏，空腹吞之。用蜜水亦可。重者，不过七枚瘥也。**瘘疮有虫**八月中多取斑蝥，以苦酒浸半日，晒干。每用五个，铜器炒熟为末，巴豆一粒，黄犬背上毛二七根炒研，朱砂五分，同和苦酒顿服，其虫当尽出也。**痛疽拔脓**痛疽不破，或破而肿硬无脓。斑蝥为末，以蒜捣膏，和水一豆许，贴之。少顷脓出，即去药。直指。**疗肿拔根**斑蝥一枚捻破，以针划疮上，作米字形样，封之，即出根也。外台。**血疝便毒**不拘已成、未成，随即消散。斑蝥三个，去翅足炒，滑石三钱，同研，分作三服。空心白汤下，日一服，毒从小便出。如痛，以车前、木通、泽泻、猪苓煎饮，名破毒饮，甚效。东垣方。**积年癣疮**外台用斑蝥半两，微炒为末，蜜调傅之。永类用斑蝥七个，醋浸，露一夜，搽之。**面上瘑瘤**大风，面上有紫瘑瘤未消。用干斑蝥末，以生油调傅。约半日，瘑瘤胀起。以软帛拭去药，以棘针挑破，近下，令水出干。不得剥其疮皮，及不可以药近口、眼。若是尖瘑瘤子，即勿用此，别用胆矾末合药以治之。圣济总录。**疣痣黑子**斑蝥三个，人言少许，以糯米五钱炒黄，去米，入蒜一个，捣烂点之。**风狗咬伤**卫生易简方云：此乃九死一生之病。急用斑蝥七枚，以糯米炒黄，去米为末，酒一盏，煎半盏。空心温服，取下小肉狗三四十枚为尽。如数少，数日再服。七次无狗形，永不再发也，累试累验。医方大成用大斑蝥三七枚，去头翅足，用糯米一勺，略炒过，去斑蝥。别以七枚如前炒，色变，复去之。别以七枚如前，至青烟为度，去蝥，只以米为粉。用冷水入清油少许，空心调服。须臾再进一服，以小便利下毒物为度。如不利，再进。利后肚疼，急用冷水调青靛服之，以解其毒，否则有伤。黄连水亦可解之。但不宜服一切热物也。**中沙虱毒**斑蝥二枚：一枚末服；一枚烧至烟尽，研末，傅疮中，立瘥。肘后。**塞耳治聋**斑蝥炒二枚，生巴豆去皮心二枚，杵丸枣核大，绵裹塞之。圣惠方。**妊娠胎死**斑蝥一枚，烧研水服，即下。广利方。

斑蝥

芫青《别录》下品

【释名】 **青娘子**。〔时珍曰〕居芫花上而色青,故名芫青。世俗讳之,呼为青娘子,以配红娘子也。

【集解】〔别录曰〕三月取,暴干。〔弘景曰〕二月、三月在芫花上,花时取之,青黑色。〔恭曰〕出宁州。〔颂曰〕处处有之。形似斑蝥,但色纯青绿,背上一道黄文,尖喙。三四月芫花发时乃生,多就芫花上采之,暴干。〔时珍曰〕但连芫花茎叶采置地上,一夕尽自出也。余见斑蝥。

【修治】 见斑蝥。

【气味】 **辛,微温,有毒。**〔时珍曰〕芫青之功同斑蝥,而毒尤猛,盖芫花有毒故也。畏、恶同斑蝥。

【主治】 **蛊毒、风疰、鬼疰,堕胎。** 别录。**治鼠瘘。** 弘景。**主疝气,利小水,消瘰疬,下痰结,治耳聋目翳,猘犬伤毒。余功同斑蝥。** 时珍。

【附方】 新三。**偏坠疼痛** 青娘子、红娘子各十枚,白面拌炒黄色,去前二物,熟汤调服,立效也。谈野翁方。**目中顽翳** 发背膏:用青娘子、红娘子、斑蝥各二个,去头足,面炒黄色,蓬砂一钱,蕤仁去油五个,为末。每点少许,日五六次,仍同春雪膏点之。膏见黄连下。普济方。**塞耳治聋** 芫青、巴豆仁、蓖麻仁各一枚,研,丸枣核大,绵包塞之。圣惠方。

葛上亭长《别录》下品

【释名】〔弘景曰〕此虫黑身赤头,如亭长之着玄衣赤帻,故名也。

【集解】〔别录曰〕七月取,暴干。〔弘景曰〕葛花开时取之。身黑头赤,腹中有卵,白如米粒。〔恭曰〕出雍州。〔保升曰〕处处有之。五六月葛叶上采之。形似芫青而苍黑色。〔敩曰〕亭长形黑黄,在葛上食蔓胶汁。又有赤头,身黑色,额上有大红一点,各有用处。〔时珍曰〕陶言黑身赤头,故名亭长;而雷氏别出赤头,不言出处,似谬。

【修治】 同斑蝥。

【气味】 **辛,微温,有毒。**恶、畏同斑蝥。

【主治】 **蛊毒鬼疰,破淋结积聚,堕胎。** 别录。**通血闭癥块鬼胎。余功同斑蝥。** 时珍。

【发明】〔颂曰〕深师疗淋用亭长之说最详。云：取葛上亭长折断腹，腹中有白子，如小米，三二分，安白板上，阴二三日收之。若有人患十年淋，服三枚；八九年以还，服二枚。服时以水如枣许着小杯中，爪甲研之，当扁扁见于水中。仰面吞之，勿令近牙齿间。药虽微小，下喉自觉至下焦淋所。有顷，药大作。烦急不可堪者，饮干麦饭汁，则药势止也。若无干麦饭，但水亦可耳。老、小服三分之一，当下淋疾如脓血连连尔。石去者，或如指头，或青或黄，不拘男女皆愈。若药不快，淋不下，以意节度，更增服之。此虫五六月为亭长，头赤身黑，七月为斑蝥，九月为地胆，随时变耳。

【附方】 新二。**经脉不通**妇人经脉不通，癥块胀满，腹有鬼胎。用葛上亭长五枚，以糙米和炒，去翅足，研末。分三服，空心甘草汤下。须臾觉脐腹急痛，以黑豆煎汤服之，当通。圣惠方。**肺风白癜**方见蝮蛇。

地胆《本经》下品

【释名】 **蚖青**本经**青蟊**携。〔弘景曰〕地胆是芫青所化，故亦名蚖青。用蚖字者，亦承误尔。〔时珍曰〕地胆者，居地中，其色如胆也。按太平御览引尔雅云：地胆、地要，青蟊也。又引吴普本草云：地胆一名杜龙，一名青虹。陶弘景以蟊字为蛙字，音乌娲切者，误矣。宋本因之，今俱厘政也。

【集解】〔经曰〕生汶山山谷。八月取之。〔弘景曰〕真地胆出梁州，状如大马蚁，有翼；伪者是斑蝥所化，状如大豆。大抵疗体略同，亦难得真耳。〔恭曰〕形如大马蚁者，今出邠州，三月至十月，草莱上采之，非地中也。状如大豆者，未见，陶亦浪证尔。〔保升曰〕二月、三月、八月、九月，草莱上取之，形倍黑色，芫青所化也。〔时珍曰〕今处处有之，在地中或墙石内，盖芫青、亭长之类，冬月入蛰者，状如斑蝥。苏恭未见，反非陶说，非也。本经别名芫青，尤为可证。既曰地胆，不应复在草莱上矣。盖芫青，青绿色；斑蝥，黄斑色；亭长，黑身赤头；地胆，黑头赤尾。色虽不同，功亦相近。

【修治】 同斑蝥。

【气味】 辛，寒，有毒。

【主治】 **鬼疰寒热，鼠瘘恶疮死肌，破癥痕，堕胎。**本经。**蚀疮中恶肉，鼻中息肉，散结气石淋。去子，服一刀圭即下。**别录。**宣拔瘰疬，从小便中出，上亦吐出。又治鼻衄。**药性。**治疝积疼痛。余功同斑蝥。**时珍。

【发明】〔颂曰〕今医家多用斑蝥、芫青，而稀用亭长、地胆，盖功亦相类耳。

〔时珍曰〕按杨氏直指方云：有癌疮颗颗累垂，裂如瞽眼，其中带青，由是簇头各露一舌，毒深穿孔，男则多发于腹，女则多发于乳，或项或肩，令人昏迷。急宜用地胆为君，佐以白牵牛、滑石、木通，利小便以宣其毒。更服童尿灌涤余邪，乃可得安也。

【附方】 新二。**小肠气痛**地胆去翅足头微炒、朱砂各半两，滑石一两，为末。每苦杖酒食前调服二钱，即愈。宣明。**鼻中息肉**地胆生研汁，灌之。干者酒煮取汁。又方：细辛、白芷等分为末，以生地胆汁和成膏。每用少许点之，取消为度。并圣惠。

蜘蛛《别录》下品

【释名】 **次蠹**秩。尔雅。**蝃蝥**属俞。方言。**蚰蜒**亦作蝃蝥，音拙谋。〔时珍曰〕按王安石字说云：设一面之网，物触而后诛之。知乎诛义者，故曰蜘蛛。尔雅作罾蛩，从黾，黾者大腹也。扬雄方言云：自关而东呼为蝃蝥，侏儒语转也。北燕朝鲜之间，谓之蟏蛸。齐人又呼为社公。蚰蜒见下。

【集解】〔弘景曰〕蜘蛛数十种，今入药惟用悬网如鱼罾者，亦名蚰蜒。赤斑者名络新妇，亦入方术家用。其余并不入药。〔颂曰〕蜘蛛处处有之，其类极多。尔雅云：次蠹、罾蛩、蝃蝥也。土罾蛩，草罾蛩，蟏蛸，长蛴。郭璞注云：今江东呼罾蛩为蝃蝥。长脚者为蟢子。则陶云蚰蜒者，即蝃蝥也。〔藏器曰〕蚰蜒在孔穴中及草木上，陶言即蜘蛛，非矣。〔敩曰〕凡五色者，及大身有刺毛生者，并薄小者，并不入药。惟身小尻大，腹内有苍黄脓者为真。取屋西结网者，去头足，研膏用。〔宗奭曰〕蜘蛛品多，皆有毒。今人多用人家檐角、篱头、陋巷之间，空中作圆网，大腹深灰色者耳。遗尿着人，令人生疮。〔恭曰〕剑南、山东，为此虫所啮，疮中出丝，屡有死者。〔时珍曰〕蜘蛛布网，其丝右绕。其类甚多，大小颜色不一，尔雅但分蜘蛛、草、土及蟏蛸四种而已。蜘蛛啮人甚毒，往往见于典籍。按刘禹锡传信方云：判官张延赏，为斑蜘蛛咬颈上，一宿有二赤脉绕项下至心前，头面肿如数斗，几至不救。一人以大蓝汁入麝香、雄黄，取一蛛投入，随化为水。遂以点咬处，两日悉愈。又云：贞元十年，崔从质员外言：有人被蜘蛛咬，腹大如孕妇。有僧教饮羊乳，数日而平。又李绛兵部手集云：蜘蛛咬人遍身成疮者，饮好酒至醉，则虫于肉中似小米自出也。刘郁西使记云：赤木儿城有虫如蛛，毒中人则烦渴，饮水立死，惟饮葡萄酒至醉吐则解。此与李绛所言蜘蛛毒人，饮酒至醉则愈之意同，盖亦蜘蛛也。郑晓吾学编云：西域赛蓝地方，夏秋间草生小黑蜘蛛，甚毒，啮人痛声彻地。土人诵咒以薄荷枝拂之，或以羊肝遍擦其体，经一日夜痛方止，愈后皮脱如蜕。牛马被伤辄死也。元稹长庆集云：巴中蜘蛛大而毒，甚者身边数寸，踦长数倍其身，竹木被网皆死。中人，疮痏痛痒倍常，惟以苦酒调雄黄涂之，仍用鼠负虫食其丝尽则愈。不急救之，毒及心能死人也。段成式酉阳杂俎云：深山蜘蛛，有大如车轮者，能食人物。若此数说，皆不可不知。淮南·万毕术言：赤斑蜘蛛食猪肪百日，杀以涂布，雨不能濡；杀以涂足，可履水上。抱朴子言：蜘蛛、水马，合冯夷水仙丸服，可居水中。皆方士幻诞之谈，不足信也。

【气味】 微寒，有小毒。〔大明曰〕无毒。畏蔓青、雄黄。〔时珍曰〕蛛入饮食，不可食。

【主治】 **大人、小儿癀，及小儿大腹丁奚，三年不能行者。**别录。**蜈蚣、蜂、虿螫人，取置咬处，吸其毒。**弘景。**主疮毒温疟，止呕逆霍乱。**苏恭。**取汁，涂蛇伤。烧啖，治小儿腹疳。**苏颂。**主口㖞、脱肛、疮肿、胡臭、齿蜃。**时珍。**斑者，治疟疾疔肿。**日华。

【发明】〔颂曰〕别录言蜘蛛治癀。张仲景治阴狐疝气，偏有大小，时时上下者，蜘蛛散主之。蜘蛛十四枚，炒焦，桂半两，为散。每服八分，日再。或以蜜丸亦通。〔恭曰〕蜘蛛能制蛇，故治蛇毒，而本条无此。〔时珍曰〕鹤林玉露载：蜘蛛能制蜈蚣，以溺射之，节节断烂。则陶氏言蜘蛛治蜈蚣伤，亦相伏尔。沈括笔谈载：蛛为蜂螫，能啮芋梗，磨创而愈。今蛛又能治蜂、蝎螫，何哉？又刘义庆幽明录云：张甲与司徒蔡谟有亲。谟昼寝梦甲曰：忽暴病，心腹痛，胀满不得吐下，名干霍乱，惟用蜘蛛生断脚吞之则愈。但人不知，甲某时死矣。谟觉，使人验之，甲果死矣。后用此治干霍乱辄验也。按此说虽怪，正合唐注治呕逆霍乱之文，当亦不谬。盖蜘蛛服之，能令人利也。

【附方】 旧七，新十四。**中风口㖞**向火取蜘蛛摩偏急颊车上，候正即止。千金方。**小儿口噤**直指立圣散：用干蜘蛛一枚，去足，竹沥浸一宿，炙焦，蝎梢七个，腻粉少许，为末。每用一字，乳汁调，时时灌入口中。圣惠治小儿十日内，口噤不能吮乳。蜘蛛一枚，去足，炙焦研末，入猪乳一合，和匀。分作三服，徐徐灌之，神效无比。**止截疟疾**葛洪方用蜘蛛一枚，同饭捣丸，吞之。杨氏家藏用蜘蛛一枚，着芦管中，密塞，绾项上。勿令患人知之。海上用蜘蛛三五枚，绵包，系寸口上。宣明方用大蜘蛛三枚，信砒一钱，雄黑豆四十九粒，为末，滴水为丸豌豆大。先夜以一丸献于北斗下，次早纸裹插耳内，立见神圣。一丸可医二人。**泄痢脱肛**已久者，黑圣散主之。大蜘蛛一个，瓠叶两重包扎定，合子内烧存性，入黄丹少许，为末。先以白矾、葱、椒煎汤洗，拭干，以前药末置软帛上，托入收之，甚是有效也。乘闲方。**走马牙疳**出血作臭。用蜘蛛一枚，铜绿半钱，麝香少许，杵匀擦之。无蛛用壳。直指。**齿𪙊断烂**用大蜘蛛一个，以湿纸重裹，荷叶包之，灰火煨焦为末，入麝香少许，研傅。永类钤方。**聤耳出脓**蜘蛛一个，胭脂坯子半钱，麝香一字，为末。用鹅翎吹之。**吹奶疼痛**蜘蛛一枚，面裹烧存性，为末。酒服即止，神效。**颏下结核**大蜘蛛不计多少，好酒浸过，同研烂，澄去滓。临卧时服之，最效。医林集要。**瘰疬结核**无问有头、无头。用大蜘蛛五枚，日干，去足细研，酥调涂之，日再上。圣惠方。**鼠瘘肿核**已破出脓水者。蜘蛛二七枚，烧研傅之。千金。**便毒初起**大黑蜘蛛一枚研烂，热酒一碗搅服，随左右侧卧取利。不退再服，必效。寿域。**疔肿拔根**取户边蜘蛛杵烂，醋和。先挑四畔血出，根稍露，傅之，干即易。一日夜根拔出，大有神效。千金。**腋下胡臭**大蜘蛛一枚，以黄泥入少赤石脂末，及盐少许，和匀裹蛛，煅之为末，入轻粉一字，醋调成膏。临卧傅腋下，明早登厕，必泄下黑汁也。三因方。**蜂蝎螫伤**蜘蛛研汁涂之，并以生者安咬处，吸其毒。广利方。**蜈蚣咬伤**同上。**蛇虺咬伤**蜘蛛捣烂傅之，甚效。**一切恶疮**蜘蛛晒，研末，入轻粉，麻油涂之。直指方。

蜕壳

【主治】 虫牙、牙疳。时珍。

【附方】 旧一，新一。**虫牙有孔**蜘蛛壳一枚，绵裹塞之。备急。**牙疳出血**蜘蛛壳为末，入胭脂、麝香少许，傅之。直指方。

网

【主治】 喜忘，七月七日取置衣领中，勿令人知。别录。**以缠疣赘**，七日消落，有验。苏恭。**疗疮毒，止金疮血出。炒黄研末，酒服，治吐血**。时珍。出圣惠方。

【发明】〔时珍曰〕按侯延赏退斋闲录云：凡人卒暴吐血者，用大蜘蛛网搓成小团，米饮吞之，一服立止。此乃孙绍先所传方也。又酉阳杂俎云：裴旻山行，见蜘蛛结网如匹布，引弓射杀，断其丝数尺收之。部下有金疮者，剪方寸贴之，血立止也。观此，则蛛网盖止血之物也。

【附方】 新四。**积年诸疮**蜘蛛膜贴之，数易。千金方。**反花疮疾**同上。**肛门鼠痔**蜘蛛丝缠之。即落。**疣瘤初起**柳树上花蜘蛛缠之，久则自消。简便方。

草蜘蛛《拾遗》

正误: 旧标作蛈蜴,今据尔雅改作草蜘蛛。见下。

【集解】〔藏器曰〕蛈蜴在孔穴中,及草木稠密处,作网如蚕丝为幕,就中开一门出入,形段微似蜘蛛而斑小。陶言蛈蜴即蜘蛛,误矣。〔时珍曰〕尔雅鼅鼄,蝃蝥也。草鼅鼄,在草上络幕者,据此则陶氏所谓蛈蜴,正与尔雅相合,而陈氏所谓蛈蜴,即尔雅之草蜘蛛也,今改正之。然草上亦有数种,入药亦取其大者尔。有甚毒者,不可不知。李氏三元书云:草上花蜘蛛丝最毒,能缠断牛尾。有人遗尿,丝缠其阴至断烂也。又沈存中笔谈言草蜘蛛咬人,为天蛇毒,则误矣。详见鳞部天蛇下。

【气味】 缺。

【主治】 **出疔肿根,捣膏涂之。**藏器。

丝

【主治】 **去瘤赘疣子,禳疟疾。**时珍。

【附方】新二。**瘤疣**用稻上花蜘蛛十余,安桃枝上,待丝垂下,取东边者捻为线系之。七日一换,自消落也。总微论。**截疟**五月五日取花蜘蛛晒干,绛囊盛之。临期男左女右系臂上,勿令知之。普济方。

壁钱《拾遗》

【释名】 壁镜。〔时珍曰〕皆以窠形命名也。

【集解】〔藏器曰〕壁钱虫似蜘蛛,作白幕如钱,贴墙壁间,北人呼为壁茧。〔时珍曰〕大如蜘蛛,而形扁斑色,八足而长,亦时蜕壳,其膜色光白如茧。或云其虫有毒,咬人至死。惟以桑柴灰煎取汁,调白矾末傅之。妙。

【气味】 **无毒。**

【主治】 **鼻衄,及金疮出血不止,捺取虫汁,注鼻中及点疮上。亦疗五野鸡病下血。**藏器。**治大人、小儿急疳,牙蚀腐臭,以壁虫同人中白等分,烧研贴之。又主喉痹。**时珍。出圣惠等方。

【附方】 新一。**喉痹乳蛾**已死者复活。用墙上壁钱七个,内要活蛛二枚,捻作一处,以白矾七分一块化开,以壁钱惹矾烧存性,出火毒为末。竹管吹入,立时就好。忌热肉、硬物。

窠幕

【主治】 小儿呕逆,取二七枚煮汁饮之。藏器。产后咳逆,三五日不止欲死者,取三五个煎汁呷之。良。又止金疮、诸疮出血不止,及治疮口不敛,取茧频贴之。**止虫牙痛**。时珍。

【附方】 新一。**虫牙疼痛**普济以壁上白蟢窠四五个,剥去黑者,以铁刀烧出汗,将窠惹汗丸之。纳入牙中甚效。又以乳香入窠内烧存性,纳之亦效。一方:用墙上白蛛窠,包胡椒末塞耳,左痛塞右,右痛塞左,手掩住,侧卧,待额上有微汗,即愈。

蛭蛸《拾遗》

【释名】 **蛈蝪**尔雅**颠当虫**拾遗**蛈母**纲目**土蜘蛛**。〔藏器曰〕蛭蛸,音窒当。尔雅作蛈蝪,音迭汤,今转为颠当虫,河北人呼为蛈蛸,音姪唐。鬼谷子谓之蛈母。

【集解】〔藏器曰〕蛭蛸是处有之。形似蜘蛛,穴土为窠,穴上有盖覆穴口。〔时珍曰〕蛈蝪,即尔雅土蜘蛛也,土中布网。按段成式西阳杂俎云:斋前雨后多颠当窠,深如蚓穴,网丝其中,土盖与地平,大如榆荚。常仰捍其盖,伺蝇、蟇过,辄翻盖捕之。才入复闭,与地一色,无隙可寻,而蜂复食之。秦中儿谣云:颠当颠当牢守门,蠮螉寇汝无处奔。

【气味】 有毒。

【主治】 一切疗肿、附骨疽蚀等疮,宿肉赘瘤,烧为末,和腊月猪脂傅之。亦可同诸药傅疔肿,出根为上。藏器。

蝎《开宝》

【释名】 **蝍蝑**音伊祁。**主簿虫**开宝**杜白**广雅**虿尾虫**。〔志曰〕段成式西阳杂俎云:江南旧无蝎。开元初有主簿,以竹筒盛过江,至今往往有之,故俗称为主簿虫。〔时珍曰〕按唐史云:剑南本无蝎,有主簿将至,遂呼为主簿虫。又张揖广雅云:杜白,蝎也。陆玑诗疏云:虿一名杜白,幽州之蝎。观此,则主薄乃杜白之讹,而后人遂傅会其说。许慎云:蝎,虿尾虫也。长尾为虿,短尾为蝎。葛洪云:蝎前为螫,后为虿。古语云:蜂、虿垂芒,其毒在尾,今入药有全用者,谓之全蝎;用尾者,谓之蝎梢,其力尤紧。

【集解】〔志曰〕蝎出青州。形紧小者良。段成式云：鼠负虫巨者，多化为蝎。蝎子多负于背，子色白，才如稻粒。陈州古仓有蝎，形如钱，螫人必死。蜗能食之。先以迹规之，不复去也。〔宗奭曰〕今青州山中石下捕得，慢火逼之。或烈日中晒，至蝎渴时，食以青泥；既饱，以火逼杀之，故其色多赤。欲其体重而售之也。用者当去其土。〔颂曰〕今汴洛、河陕州郡皆有之。采无时，以火逼干死收之。陶隐居集验方言：蝎有雄雌，雄者螫人，痛止在一处，用井泥傅之；雌者痛牵诸处，用瓦沟下泥傅之。皆可画地作十字取土，水服方寸匕，或在手足以冷水渍之，微暖即易。在身，以水浸布搨之，皆验。又有咒禁法，亦验。〔时珍曰〕蝎形如水龟，八足而长尾，有节色青。今捕者多以盐泥食之，入药去足焙用。古今录验云：被蝎螫者，但以木碗合之，神验不传之方也。

【气味】 甘、辛，平，有毒。

【主治】 诸风瘾疹，及中风半身不遂，口眼㖞斜，语涩，手足抽掣。开宝。小儿惊痫风搐，大人疟疾，耳聋疝气，诸风疮，女人带下阴脱。时珍。

【发明】〔宗奭曰〕大人、小儿通用，惊风尤不可阙。〔颂曰〕古今治中风抽掣，及小儿惊搐方多用之。箧中方治小儿风痫有方。〔时珍曰〕蝎产于东方，色青属木，足厥阴经药也，故治厥阴诸病。诸风掉眩搐掣，疟疾寒热，耳聋无闻，皆属厥阴风木。故东垣李杲云：凡疝气、带下，皆属于风。蝎乃治风要药，俱宜加而用之。

【附方】 旧三，新二十。**小儿脐风**宣风散：治初生断脐后伤风湿，唇青口撮，出白沫，不乳。用全蝎二十一个，无灰酒涂炙为末，入麝香少许。每用金银煎汤，调半字服之。全幼心鉴。**小儿风痫**取蝎五枚，以一大石榴割头剜空，纳蝎于中，以头盖之。纸筋和黄泥封裹，微火炙干，渐加火煅赤。候冷去泥，取中焦黑者细研。乳汁调半钱，灌之便定。儿稍大，以防风汤调服。箧中方。**慢脾惊风**小儿久病后，或吐泻后生惊，转成慢脾。用蝎梢一两，为末，以石榴一枚剜空，用无灰酒调末，填入盖定。坐文武火上，时时搅动，熬膏，取出放冷。每服一字，金银、薄荷汤调下。本事方：治吐利后昏睡，生风痫，慢脾症。全蝎、白术、麻黄去节等分，为末。二岁以下一字，三岁以上半钱，薄荷汤下。**天钓惊风**翻眼向上。用干蝎全者一个，瓦炒好，朱砂三绿豆大，为末。饭丸绿豆大。外以朱砂少许，同酒化下一丸，顿愈。圣惠。**小儿胎惊**蝎一枚，薄荷叶包，炙为末，入朱砂、麝香少许。麦门冬煎汤，调下一字，效。汤氏宝书。**小儿惊风**用蝎一个，头尾全者，以薄荷四叶裹定，火上炙焦，同研为末。分四服，白汤下。经验方。**大人风涎**即上方，作一服。**风淫湿痹**手足不举，筋节挛疼，先与通关，次以全蝎七个瓦炒，入

蝎

1663

麝香一字研匀,酒三盏,空心调服。如觉已透则止,未透再服。如病未尽除,自后专以婆蒿根洗净,酒煎,日二服。直指方。**破伤中风**普济用干蝎、麝香各一分,为末。傅患处,令风速愈。圣惠用干蝎酒炒、天麻各半两,为末,以蟾酥二钱,汤化为糊和捣丸绿豆大。每服一丸至二丸,豆淋酒下,甚者加至三丸,取汗。**肾气冷痛**圣惠定痛丸:治肾脏虚,冷气攻脐腹,疼痛不可忍,及两胁疼痛。用干蝎七钱半,焙为末,以酒及童便各三升,煎如稠膏,丸梧子大。每酒下二十丸。又蛜蝌散:用蛜蝌三十枚,头足全者。掘一地坑,深、阔各五寸,用炭火五斤,烧赤,去火,淋醋一升入内。待渗干,排蛜蝌于坑底,碗盖一夜,取出。木香、萝卜子炒各一分,胡椒三十粒,槟榔、肉豆蔻一个,为末。每服一钱,热酒下。**小肠疝气**用紧小全蝎,焙为末。每发时服一钱,入麝香半字,温酒调服。少顷再进,神效。**肾虚耳聋**十年者,二服可愈。小蝎四十九个,生姜如蝎大四十九片,同炒,姜干为度,研末,温酒服之。至一二更时,再进一服,至醉不妨。次日耳中如笙簧声,即效。杜壬方。**耳暴聋闭**全蝎去毒为末,酒服一钱,以耳中闻水声即效。周密志雅堂杂钞。**脓耳疼痛**蝎梢七枚,去毒焙,入麝香半钱为末。挑少许入耳中,日夜三四次,以愈为度。杨氏家藏。**偏正头风**气上攻不可忍。用全蝎二十一个,地龙六条,土狗三个,五倍子五钱,为末。酒调,摊贴太阳穴上。德生堂经验方。**风牙疼痛**全蝎三个,蜂房二钱,炒研,擦之。直指方。**肠风下血**干蝎炒、白矾烧各二两,为末。每服半钱,米饮下。圣惠方。**子肠不收**全蝎炒,研末。口噙水,鼻中蝎之。立效。卫生宝鉴。**诸痔发痒**用全蝎不以多少,烧烟熏之,即效。秘法也。袖珍方。**诸疮毒肿**全蝎七枚,栀子七个,麻油煎黑,去滓,入黄蜡,化成膏,傅之。澹寮方。

水蛭《本经》下品

【释名】 蚑与蜞同。尔雅作蚔。至掌别录**大者名马蜞**唐本**马蛭**唐本**马蟥**衍义**马鳖**衍义。〔时珍曰〕方音讹蛭为痴,故俗有水痴、草痴之称。〔宗奭曰〕汴人谓大者为马鳖,腹黄者为马蟥。

【集解】〔别录曰〕水蛭生雷泽池泽。五月六月采,暴干。〔弘景曰〕处处河池有之。蚑有数种,以水中马蜞得啮人、腹中有血者,干之为佳。山蚑及诸小者,皆不堪用。〔恭曰〕有水蛭、草蛭,大者长尺许,并能咂牛、马、人血。今俗多取水中小者,用之大效,不必食人血满腹者。其草蛭在深山草上,人行即着胫股,不觉入于肉中,产育为害,山人自有疗法。〔保升曰〕惟采水中小者用之。别有石蛭生石上，泥蛭生泥中，二蛭头尖腰色赤。误食之，令人眼中如生烟，渐致枯损。〔时珍曰〕李石续博物志云：南方水痴似鼻涕，闻人气闪闪而动，就人体成疮，惟以麝香、朱砂涂之即愈。此即草蛭也。

【修治】〔保升曰〕采得，以篝竹筒盛，待干，用米泔浸一夜，暴干，以冬猪脂煎令焦黄，然后用之。〔藏器曰〕收干蛭，当展其身令长，腹中有子者去之。性最难死，虽以火炙，亦如鱼子烟熏经年，得水犹活也。〔大明曰〕此物极难修治，须细剉，以微火炒，色黄乃熟。不尔，入腹生子为害。〔时珍曰〕昔有途行饮水，及食水菜，误吞水蛭入腹，生子为害，唼啮脏血，肠痛黄瘦者。惟以田泥或擂黄土水饮数升，则必尽下出也。盖蛭在人腹，忽得土气而下尔。或以牛、羊热血一二升，同猪脂饮之，亦下也。

【气味】咸、苦，平，有毒。〔别录曰〕微寒。畏石灰、食盐。

【主治】**逐恶血瘀血月闭，破血瘕积聚，无子，利水道。**本经。**堕胎。**别录。**治女子月闭，欲成血劳。**药性。**唖赤白游疹，及痈肿毒肿。**藏器。**治折伤坠扑畜血有功。**寇宗奭。

【发明】〔成无己曰〕咸走血，苦胜血。水蛭之咸苦，以除畜血，乃肝经血分药，故能通肝经聚血。〔弘景曰〕楚王食寒菹，见蛭吞之。果能去结积，虽曰阴祐，亦是物性兼然。〔藏器曰〕此物难死，故为楚王之病也。〔时珍曰〕按贾谊新书云：楚惠王食寒菹得蛭，恐监食当死，遂吞之，腹有疾而不能食。令尹曰：天道无亲，惟德是辅。王有仁德，病不为伤。王果病愈。此楚王吞蛭之事也。王充论衡亦云：蛭乃食血之虫，楚王殆有积血之病，故食蛭而病愈也。与陶说相符。

【附方】旧四，新六。**漏血不止**水蛭炒为末，酒服一钱，日二服，恶血消即愈。千金。**产后血运**血结聚于胸中，或偏于少腹，或连于胁肋。用水蛭炒，虻虫去翅足炒，没药、麝香各一钱，为末，以四物汤调下。血下痛止，仍服四物汤。保命集。**折伤疼痛**水蛭，新瓦焙为细末，酒服二钱。食顷作痛，可更一服。痛止，便将折骨药封，以物夹定，调理。经验方。**跌扑损伤**瘀血凝滞，心腹胀痛，大小便不通欲死。用红蛭石灰炒黄半两，大黄、牵牛头末各二两，为末。每服二钱，热酒调下。当下恶血，以尽为度。名夺命散。济生。**坠跌打击**内伤神效方：水蛭、麝香各一两剉碎，烧令烟出，为末。酒服一钱，当下畜血。未止再服，其效如神。古今录验方。**杖疮肿痛**水蛭炒研，同朴消等分，研末，水调傅之。周密志雅堂抄。**赤白丹肿**〔藏器曰〕以水蛭十余枚，令唖病处，取皮皱肉白为效。冬月无蛭，地中掘取，暖水养之令动。先净人皮肤，以竹筒盛蛭合之，须臾咬唖，血满自脱,更用饥者。**痈肿初起**同上方法。**刼染白须**谈野翁方:用水蛭为极细末,以龟尿调,捻须梢,自行入根也。一用白乌骨鸡一只,杀血入瓶中,纳活水蛭数十于内,待化成水,以猪胆皮包指,蘸捻须梢,自黑入根也。普济:用大水蛭七枚为末,汞一两,以银三两作小盒盛之。用蚯蚓泥固济半指厚,深埋马粪中。四十九日取出,化为黑油。以鱼脬笼脂,每蘸少许捻须上,其油自然倒行至根,变为黑色也。又黑须倒卷帘方用大马蜞二三十条,竹筒装之,夜置露处受气。饿过七日,以鸡冠血磨京墨与食,过四五次,复阴干。将猪胫骨打断,放蜞入内,仍合定,铁线缠住,盐泥涂之。干时放地上,火煅五寸香;二次,退开三寸火,又五寸香;三次,再退远火,又五寸香,取出为末。将猪胆皮包指,承末搽须梢,即倒上也。

蚁《纲目》

【释名】 玄驹亦作蚼。蚍蜉。〔时珍曰〕蚁有君臣之义,故字从义。亦作螘。大者为蚍蜉,亦曰马蚁。赤者名蚳,飞者名蚍。扬雄方言云:齐鲁之间谓之蚼蚁,梁益之间谓之玄蚼,幽燕谓之蚁蛘。夏小正云:十二月,玄蚼奔,谓蚁入蛰也。大蚁喜醋战,故有马驹之称;而崔豹古今注遂以蚁妖附会其说,谬矣。今不取。

【集解】〔时珍曰〕蚁处处有之。有大、小、黑、白、黄、赤数种,穴居卵生。其居有等,其行有队。能知雨候,春出冬蛰。壅土成封,曰蚁封、以及蚁垤、蚁蝼、蚁冢,状其如封、垤、蝼、冢也。其卵名蚔,音迟,山人掘之,有至斗石者。古人食之,故内则、周官馈食之豆有蚔醢也。今惟南夷食之。刘恂岭表录异云:交广溪峒间酋长,多取蚁卵,淘净为酱,云味似肉酱,非尊贵不可得也。又云:岭南多蚁,其窠如薄絮囊。连带枝叶,彼人以布袋贮之,卖与养柑子者,以辟蠹虫。五行记云:后魏时,兖州有赤蚁与黑蚁斗,长六七步,广四寸,赤蚁断头死。则离骚所谓西方"赤蚁若象,玄蜂若壶"者,非寓言也。又按陈藏器言:岭南有独脚蚁,一足连树根下,止能动摇,不能脱去。亦一异者也。

蚁垤土 白蚁泥并见土部。

独脚蚁

【主治】 **疗肿痈毒,捣涂之。**藏器。

【附录】 **白蚁** 〔时珍曰〕白蚁,即蚁之白者,一名蚍,一名飞蚁。穴地而居,蠹木而食,因湿营土,大为物害。初生为蚁蝼,至夏遗卵,生翼而飞,则变黑色,寻亦陨死。性畏焊炭、桐油、竹鸡云。蠓音铅。

青腰虫《拾遗》

【集解】〔藏器曰〕虫大如中蚁，赤色，腰中青黑，似狗猬，一尾而尖，有短翅能飞，春夏有之也。

【主治】 **有大毒。着人皮肉，肿起。剥人面皮，除印字至骨者亦尽。食恶疮息肉，杀癣虫。**藏器。

蛆《纲目》

【释名】〔时珍曰〕蛆行趑趄，故谓之蛆。或云沮洳则生，亦通。

【集解】〔时珍曰〕蛆，蝇之子也。凡物败臭则生之。古法治酱生蛆，以草乌切片投之。张子和治痈疽疮疡生蛆，以木香、槟榔散末傅之。李楼治烂痘生蛆，以嫩柳叶铺卧引出之。高武用猪肉片引出，以藜芦、贯众、白敛为末，用真香油调傅之也。

【气味】 **寒，无毒。**

【主治】 **粪中蛆，治小儿诸疳积疳疮，热病谵妄，毒痢作吐。**

泥中蛆，治目赤，洗净晒研贴之。

马肉蛆，治针、箭入肉中，及取虫牙。

蛤蟆肉蛆，治小儿诸疳。并时珍。

【附方】 新十。**一切疳疾**圣济总录：六月取粪坑中蛆淘净，入竹筒中封之，待干研末。每服一二钱，入麝香，米饮服之。又方：用蛆蜕，米泔逐日换浸五日，再以清水换浸三日，晒焙为末，入黄连末等分。每半两，入麝香五分，以猪胆汁和，丸黍米大。每服三四十丸，米饮下，神效。**小儿热疳**尿如米泔，大便不调。粪蛆烧灰，杂物与食之。**小儿疳积**用粪中蛆洗浸，晒干为末，入甘草末少许，米糊丸梧子大。每服五七丸，米饮下，甚妙。总微论。**小儿诸疳**疳积及无辜疳，一服退热，二服烦渴止，三服泻痢住。用端午午时取蛤蟆，金眼大腹、不跳不鸣者，槌死，置尿桶中，候生蛆食尽，取蛆入新布袋，悬长流水中三日，新瓦焙干，入麝香少许，为末。每空心，以砂糖汤调服一钱。或粳米糊为丸，每米饮服二三十丸。直指。**齿鼻疳疮**粪蛆有尾者烧灰一钱，褐衣灰五分，和匀。频吹，神效无比。**热痢吐食**因服热药而致者。用粪中蛆，流水洗净，晒干为末。每服一钱，米饮下。**眼目赤瞎**青泥中蛆淘净，日干为末。令患人仰卧合目，每次用一钱散目上，须臾药行，待少时去药，赤瞎亦无。保命集。**利骨取牙**普济如神散：取牙。用肥赤马肉一斤，入硇砂二两拌和，候生蛆，取日干为末。每一两入粉霜半钱，研匀。先以针拨动牙根，四畔空虚，次以灯心蘸末少许点之，良久自落。秘韫利骨散用白马脑上肉一二斤，待生蛆，与乌骨白鸡一只食之，取粪阴干。每一钱，入硇砂一钱研匀。用少许擦疼处，片时取之即落。

蝇《纲目》

【释名】〔时珍曰〕蝇飞营营，其声自呼，故名。

【集解】〔时珍曰〕蝇处处有之。夏出冬蛰，喜暖恶寒。苍者声雄壮，负金者声清括，青者粪能败物，巨者首如火，麻者茅根所化。蝇声在鼻，而足喜交。其蛆胎生。蛆入灰中蜕化为蝇，如蚕、蝎之化蛾也。蝇溺水死，得灰复活。故淮南子云：烂灰生蝇。古人憎之，多有辟法。一种小蟢蛛，专捕食之，谓之蝇虎者是也。

【主治】 **拳毛倒睫，以腊月蛰蝇，干研为末，以鼻频嗅之，即愈。** 时珍。

【发明】〔时珍曰〕蝇古方未见用者，近时普济方载此法，云出海上名方也。

狗蝇《纲目》

【集解】〔时珍曰〕狗蝇生狗身上，状如蝇，黄色能飞，坚皮利喙，啖咂狗血，冬月则藏狗耳中。

【气味】 缺。

【主治】 **痎疟不止，活取一枚，去翅足，面裹为丸，衣以黄丹。发日早，米饮吞之，得吐即止。或以蜡丸酒服亦可。又擂酒服，治痘疮倒黡。** 时珍。

【发明】〔时珍曰〕狗蝇古方未见用者，近世医方大成载治疟方，齐东野语载托痘方，盖亦鼠负、牛虱之类耳。周密云：同僚括苍陈坡，老儒也。言其孙三岁时，发热七日痘出而倒黡，色黑，唇口冰冷，危证也。遍试诸药不效，因求卜。遇一士，告以故。士曰：恰有药可起此疾，甚奇。因为经营少许，持归服之，移时即红润也。常恳求其方，乃用狗蝇七枚擂细，和醋酒少许调服尔。夫痘疮固是危事，然不可扰。大要在固脏气之外，任其自然尔。然或有变证，则不得不资于药也。

【附录】 **壁虱** 〔时珍曰〕即臭虫也。状如酸枣仁，咂人血食，与蚤皆为床榻之害。古人多于席下置麝香、雄黄，或菖蒲末，或莽草末，或楝花末，或蓼末；或烧木瓜烟，黄檗烟，牛角烟，马蹄烟，以辟之也。

牛虱《纲目》

【释名】 **牛蜱**音卑。〔时珍曰〕蜱亦作蜱。按吕忱字林云：蜱，啮牛虱也。

【集解】〔时珍曰〕牛虱生牛身上，状如蓖麻子，有白、黑二色。啮血满腹时，自坠落也。入药用白色者。

【气味】 缺。

【主治】 **预解小儿痘疹毒，焙研服之。**时珍。

【发明】〔时珍曰〕牛虱古方未见用者，近世预解痘毒方时或用之。按高仲武痘疹管见云：世俗用牛虱治痘，考之本草不载。窃恐牛虱啖血，例比虻虫，终非痘家所宜，而毒亦未必能解也。

【附方】 新二。**预解痘毒**谈野翁方用白水牛虱一岁一枚，和米粉作饼，与儿空腹食之，取下恶粪，终身可免痘疮之患。一方用白牛虱四十九枚，焙，绿豆四十粒，朱砂四分九厘，研末，炼蜜丸小豆大，以绿豆汤下。

人虱《拾遗》

【释名】 **虱。**〔时珍曰〕蝨，从㣊从虫。㣊音迅，虫音昆，蝨行迅疾而昆繁故也。俗作虱。

【集解】〔慎微曰〕按酉阳杂俎云：人将死，虱离身。或云取病人虱于床前，可卜病。如虱行向病者必死也。荆州张典兵曾扪得两头虱也。〔时珍曰〕人物皆有虫，但形各不同。始由气化，而后乃遗卵出虮也。草木子言其六足，行必向北。抱朴子云：头虱黑，着身变白；身虱白，着头变黑，所渐然也。又有虱癥、虱瘤诸方法，可见虱之为害非小也。千金方云：有人啮虱在腹中，生长为癥，能毙人。用败篦、败梳，各以一半烧末，一半煮汤调服，即从下部出也。徐铉稽神录云：浮梁李生背起如盂，惟痒不可忍。人皆不识。医士秦德立云：此虱瘤也。以药傅之，一夕瘤破，出虱斗余，即日体轻；但小窍不合，时时虱出无数，竟死。予记唐小说载滑台一人病此。贾魏公言：惟千年木梳烧灰，及黄龙浴水，乃能治之也。洪迈夷坚志云：临川有人颡生瘤，痒不可忍，惟以火灸。一医剖之，出虱无数，最后出二大虱，一白一黑，顿愈，亦无瘢痕。此虱瘤也。又今人阴毛中多生阴虱，痒不可当，肉中挑出，皆八足而扁，或白或红。古方不载。医以银杏擦之，或银朱熏之皆愈也。

【气味】 咸，平，微毒。畏水银、银朱、百部、菖蒲、虱建草、水中竹叶、赤龙水、大空。

【主治】 人大发头热者，令脑缝裂开，取黑虱三五百捣傅之。又治疔肿，以十枚置疮上，用荻箔绳作炷，炙虱上，即根出也。又治脚指间肉刺疮，以黑虱傅之，根亦出也。藏器。眼毛倒睫者。拔去毛，以虱血点上，数次即愈。时珍。

【附方】 新一。脚指鸡眼先挑破，取黑、白虱各一枚置于此，缚之，数用自愈也。便民图纂。

本草纲目虫部目录第四十一卷

本草纲目虫部第四十一卷

虫之三 | 化生类三十一种

蛴螬《本经》中品

【释名】 蟦蛴音坟。本经蟹蛴音肥。别录乳齐弘景地蚕郭璞应条吴普。〔时珍曰〕蛴螬，方言作蟦蛴，象其蠹物之声。或谓是齐人曹氏之子所化，盖谬说也。蟦、蟹，言其状肥也。乳齐，言其通乳也。别录作敦齐，误矣。

【集解】〔别录曰〕蛴螬生河内平泽，及人家积粪草中。取无时，反行者良。〔弘景曰〕大者如足大趾，以背滚行，乃快于脚。杂猪蹄作羹于乳母，不能别之。〔时珍曰〕其状如蚕而大，身短节促，足长有毛。生树根及粪土中者，外黄内黑；生旧茅屋上者，外白内黯。皆湿热之气熏蒸而化，宋齐丘所谓"燥湿相育，不母而生"，是矣。久则羽化而去。

【正误】〔弘景曰〕诗云：领如蝤蛴。今以蛴字在上，恐倒尔。〔恭曰〕此虫一名蝤蛴。有在粪聚中，或在腐木中。其在腐柳中者，内外洁白；粪土中者，皮黄内黑黯。形色既异，土木又殊，当以木中者为胜。宜冬月采之。〔宗奭曰〕诸腐木根下多有之。构木津甘，故根下尤多。亦有生于粪土中者，虽肥大而腹中黑；不若木中者，虽瘦而稍白，研汁可用。〔敩曰〕蛴螬须使桑树、柏树中者妙。〔韩保升曰〕按尔雅注云：蟦，蛴螬，在粪土中。蝤蛴，蝎。蝎，蛣蜣。又云：蝎，桑蠹。并木中蠹也。正与本经蟦蛴生积粪草中相合。苏恭言当以木中者为胜，则此外恐非也。窃谓不然。今诸朽树中蠹虫，通谓之蝎，莫知其主疗。惟桑树中者，近方用之。而有名未用、曾用未识类中，有桑蠹一条即此也。盖生产既殊，主疗亦别。虽有毒、无毒易见，而相合、相恶难知。且蝎不号蛴螬，蟦不名蛣蜣，自当审之。〔藏器曰〕蛴螬居粪土中，身短足长，背有毛筋。但从夏入秋，蜕而为蝉，飞空饮露，能鸣高洁。蝤蛴一名蝎，一名蠹，在朽木中食木心，穿木如锥。身长足短，口黑无毛，节慢。至春雨后化为天牛，两角如水牛，色黑，背有白点，上下缘木，飞腾不遥。出处既殊，形质又别，陶、苏乃混注之，盖千虑一失也。惟郭璞注尔雅，谓蛴螬在粪土中，蝤蛴、桑蠹在木中，啮桑，似蜗牛长角，喜啮桑树者为是也。〔颂曰〕今医家与蓐妇下乳药，用粪土中者，其效殊速，乃知苏恭之说不可据也。

【修治】〔斅曰〕凡收得后阴干，与糯米同炒，至米焦黑取出，去米及身上、口畔肉毛并黑尘了，作三四截，研粉用之。〔时珍曰〕诸方有干研及生取汁者，又不拘此例也。

【气味】 咸，微温，有毒。〔别录曰〕微寒。〔之才曰〕畏蟆为之使，恶附子。

【主治】 恶血血瘀，痹气破折，血在胁下坚满痛，月闭，目中淫肤、青翳、白膜。本经。疗吐血在胸腹不去，破骨踒折血结，金疮内塞，产后中寒，下乳汁。别录。取汁滴目，去翳障。主血止痛。药性。傅恶疮。日华。汁主赤白游疹，疹擦破涂之。藏器。取汁点喉痹，得下即开。苏颂。主唇紧口疮，丹疹，破伤风疮，竹木入肉，芒物眯目。时珍。

【发明】〔弘景曰〕同猪蹄作羹食，甚下乳汁。〔颂曰〕张仲景治杂病，大䗪虫丸方中用之，取其去胁下坚满也。〔时珍曰〕许学士本事方治筋急养血，地黄丸中用之。取其治血瘀痹也。按陈氏经验方云：晋书吴中书郎盛冲母王氏失明。婢取蛴螬蒸熟与食，王以为美。冲还知之，抱母恸哭，母目即开。与本草治目中青翳白膜、药性论汁滴目中去翳障之说相合。予尝以此治人得验，因录以传人。又按鲁伯嗣婴童百问云：张太尹传治破伤风神效方，用蛴螬，将驼脊背捏住，待口中吐水，就取抹疮上，觉身麻汗出，无有不活者。子弟额上跌破，七日成风，依此治之，时间就愈。此又符疗踒折、傅恶疮、金疮内塞、主血止痛之说也。盖此药能行血分，散结滞，故能治已上诸病。

【附方】 旧五，新四。**小儿脐疮**蛴螬研末傅之。不过数次。千金方。**小儿唇紧**蛴螬研末，猪脂和，傅之。千金方。**赤白口疮**蛴螬研汁，频搽取效。大观。**丹毒浸淫**走串皮中，名火丹。以蛴螬捣烂涂之。删繁方。**痈疽痔漏**蛴螬研末傅之，日一上。子母秘录。**虎伤人疮**蛴螬捣烂涂之，日上。唐瑶经验方。**竹木入肉**蛴螬捣涂之，立出。肘后。**麦芒入眼**以新布覆目上，持蛴螬从布上摩之，芒着布上出也。千金方。**断酒不饮**蛴螬研末，酒服，永不饮。千金方。

乳虫《纲目》

【释名】 土蛹。

【集解】〔时珍曰〕按白獭髓云：广中韶阳属邑乡中，有乳田。其法：掘地成窖，以粳米粉铺入窖中，盖之以草，壅之以粪。候雨过气蒸则发开，而米粉皆化成蛹，如蛴螬状。取蛹作汁，和粳粉蒸成乳食，味甚甘美也。此亦蛴螬之类，出自人为者。淮南·万毕术所谓"置黍沟中，即生蛴螬"，广雅所谓"土蛹，蚄虫者"，皆此物也。服食用此代蛴螬，更觉有功无毒。

【气味】 甘，温，无毒。

【主治】 补虚羸，益胃气，温中明目。时珍。

木蠹虫《拾遗》

【释名】 蝎音曷蝤蛴音囚齐蛣蜣音乞屈蛀虫。〔时珍曰〕蠹，古又作蠹，食木虫也，会意。尔雅云：蝤蛴，蝎也。蝎，蛣蜣也。郭璞云：凡木中蛀虫，通名为蝎。但所居各异耳。

【集解】 〔藏器曰〕木蠹一如蛴螬，节长足短，生腐木中，穿木如锥，至春雨化为天牛。苏恭以为蛴螬，深误矣。详蛴螬下。〔时珍曰〕似蚕而在木中食木者，为蝎；似蚕而在树上食叶者，为蠋；似蝎而小，行则首尾相就，屈而后伸者，为尺蠖；似尺蠖而青小者，为螟蛉。三虫皆不能穴木，至夏俱羽化为蛾。惟穴木之蠹，宜入药用。

【气味】 辛，平，有小毒。

【主治】 血瘀劳损，月闭不调，腰脊痛，有损血，及心腹间疾。藏器。

【发明】 〔时珍曰〕各木性味，良毒不同，而蠹亦随所居、所食而异，未可一概用也。古方用蠹，多取桑、柳、枸木者，亦各有义焉。

桑蠹虫《别录》

校正：自有名未用移入此。

【释名】 桑蝎音曷。

【气味】 甘，温，无毒。

【主治】 心暴痛，金疮肉生不足。别录。胸下坚满，障翳瘀肿，治风疹。日华。治眼得效。蜀本。去气，补不足，治小儿乳霍。藏器。小儿惊风，口疮风疳，妇人崩中，漏下赤白，堕胎下血，产后下痢。时珍。

【附方】 新二。崩中漏下赤白。用桑蝎烧灰，温酒服方寸匕，日二。千金。堕胎下血不止。桑木中蝎虫，烧末，酒服方寸匕，日二。虫屎亦可。普济方。

粪

【主治】 肠风下血，妇人崩中产痢，小儿惊风胎癣，咽喉骨鲠。时珍。

【附方】 新四。肠风下血枯桑树下虫矢，烧存性，酒服一钱。圣惠。产后下痢日五十行。用桑木里蠹虫粪，炒黄，急以水沃之，稀稠得所，服之。以瘥为度。此独孤讷祭酒方也。必效方。**小儿胎癣**小儿头生疮，手爬处即延生，谓之胎癣。先以葱盐汤洗净，用桑木蛀屑烧存性，入轻粉等分，油和敷之。圣惠。**咽喉骨哽**桑木上虫粪，米醋煎呷。永类钤方。

柳蠹虫《纲目》

【集解】〔时珍曰〕柳蠹生柳木中甚多，内外洁白，至春夏化为天牛。诸家注蛴螬多取之，亦误矣。

【气味】 甘、辛，平，有小毒。

【主治】 瘀血，腰脊沥血痛，心腹血痛，风疹风毒，目中肤翳，功同桑蠹。时珍。

粪

【主治】 肠风下血，产后下痢，口疮耳肿，齿龈风毒。时珍。

【附方】 新三。**口疮风疳**小儿病此，用柳木蛀虫矢，烧存性为末，入麝香少许搽之。杂木亦可。幼幼新书。**齿龈风肿**用柳蠹末半合，赤小豆炒、黑豆炒各一合，柳枝一握，地骨皮一两。每用三钱，煎水热漱。御药院方。**耳肿风毒**肿起出血。取柳虫粪化水，取清汁，调白矾末少许，滴之。肘后。

桃蠹虫《日华》

校正：本经原附桃核仁下，今分入此。

【集解】〔别录曰〕食桃树虫也。〔藏器曰〕桑蠹去气，桃蠹辟鬼，皆随所出而各有功也。

【气味】 辛，温，无毒。

【主治】 杀鬼，邪恶不祥。本经。**食之肥人，悦颜色**。日华。

粪

【主治】 辟温疫，令不相染。为末。水服方寸匕。子母秘录。

桂蠹虫《纲目》

【集解】〔藏器曰〕此桂树中虫，辛美可啖。〔时珍曰〕按汉书·陆贾传：南越尉佗献桂蠹二器。又大业拾遗录云：隋时始安献桂蠹四瓶，以蜜渍之，紫色，辛香有味。啖之，去痰饮之疾。则此物自汉、隋以来，用充珍味矣。

【气味】 辛，温，无毒。

【主治】 去冷气。藏器。除寒痰澼饮冷痛。时珍。

粪

【主治】 兽骨哽，煎醋漱咽。时珍。

柘蠹虫《拾遗》

【集解】〔藏器曰〕陶注詹糖云：伪者以柘虫屎为之。此即柘蠹在木间食木之屎也。詹糖烧之香，而此屎不香。既不相似，亦难为之。

屎

【主治】 破血。藏器。

枣蠹虫《纲目》

【集解】〔时珍曰〕此即蝤蛴之在枣树中者。

屎

【主治】 聤耳出脓水。研末，同麝香少许吹之。时珍。普济。

竹蠹虫《纲目》

【集解】〔时珍曰〕竹蠹生诸竹中，状如小蚕，老则羽化为硬翅之蛾。

【气味】 缺。

【主治】 小儿蜡梨头疮。取慈竹内者，捣和牛溺涂之。时珍。

【发明】〔时珍曰〕竹蠹虫，古方未见用者，惟袖珍方治小儿蜡梨用之。按淮南万毕术云：竹虫饮人，自言其诚。高诱注云：以竹虫三枚，竹黄十枚，和匀。每用一大豆许，烧入酒中，令人饮之，勿至大醉。叩问其事，必得其诚也。此法传自古典，未试其果验否，姑载之。

蛀末

【主治】 聤耳出脓水，汤火伤疮。时珍。

【附方】 新六。**聤耳出水**苦竹蛀屑、狼牙、白敛等分，为末和匀，频掺之。

圣惠。**耳出臭脓**用竹蛀虫末、胭脂坯子等分，麝香少许，为末吹之。朱氏集验。**耳脓作痛**因水入耳内者。如圣散：用箭杆内蛀末一钱，腻粉一钱，麝香半钱，为末。以绵杖缴尽，送药入耳，以绵塞定，有恶物放令流出，甚者三度必愈。普济。**汤火伤疮**竹蠹蛀末傅之。外台秘要。**湿毒臁疮**枯竹蛀屑、黄檗末等分。先以葱、椒、茶汤洗净，搽之，日一上。**牙齿疼痛**蛀竹屑、陈皮各一两，为末，乌梅肉同研如泥，傅之。救急方。

芦蠹虫 《拾遗》

【集解】〔藏器曰〕出芦节中，状如小蚕。

【气味】 甘，寒，无毒。

【主治】 小儿饮乳后，吐逆不入腹，取虫二枚煮汁饮之。呕逆与呗乳不同，乳饱后呗出者，为呗乳也。藏器。

苍耳蠹虫 《纲目》

【释名】 麻虫。

【集解】〔时珍曰〕苍耳蠹虫，生苍耳梗中，状如小蚕。取之但看梗有大蛀眼者，以刀截去两头不蛀梗，多收，线缚挂檐下，其虫在内经年不死。用时取出，细者以三条当一用之。

【气味】 缺。

【主治】 疗肿恶毒，烧存性研末，油调涂之，即效。或以麻油浸死收贮，每用一二枚捣傅，即时毒散，大有神效。时珍。

【发明】〔时珍曰〕苍耳治疗肿肿毒，故虫亦与之同功。古方不见用，近时方法每用之。

【附方】 新三。**一切疗肿**及无名肿毒恶疮。刘松石经验方用苍耳草梗中虫一条，白梅肉三四分，同捣如泥，贴之立愈。圣济总录用麻虫即苍耳草内虫，炒黄色、白僵蚕、江茶，各等分为末，蜜调涂之。又用苍耳节内虫四十九条捶碎，入人言少许，捶成块。刺疮令破，傅之。少顷以手撮出根，即愈。

青蒿蠹虫 《纲目》

【集解】〔时珍曰〕此青蒿节间虫也。状如小蚕，久亦成蛾。

【气味】 缺。

【主治】 急慢惊风。用虫捣，和朱砂、汞粉各五分，丸粟粒大。一岁一丸，乳汁服。时珍。

【发明】〔时珍曰〕古方不见用者。保婴集用治惊风，云十不失一。其诗云：一半朱砂一半雪，其功只在青蒿节。任教死去也还魂，服时须用生人血。

皂荚蠹虫《纲目》

【集解】〔时珍曰〕

【气味】 辛。

【主治】 蝇入人耳害人。研烂，同鳝鱼血点之。危氏。

茶蛀虫《纲目》

【集解】〔时珍曰〕此装茶笼内蛀虫也，取其屎用。

蛀屑

【主治】 聤耳出汁。研末，日日缴净掺之。时珍。出圣惠。

蚱蝉《本经》中品

【释名】 蜩音调。齐女。〔时珍曰〕按王充论衡云：蛴螬化腹蜟，腹蜟拆背出而为蝉。则是腹蜟者，育于腹也。蝉者，变化相禅也。蚱音窄，蝉声也。蜩，其音调也。崔豹古今注言：齐王后怨王而死，化为蝉，故蝉名齐女。此谬说也。按诗人美庄姜为齐侯之子，螓首蛾眉。螓亦蝉名，人隐其名，呼为齐女，义盖取此。其品甚多，详辨见下。

【集解】〔别录曰〕蚱蝉生杨柳上。五月采，蒸干之，勿令蠹。〔弘景曰〕蚱蝉，哑蝉，雌蝉也。不能鸣。蝉类甚多，此云柳上，乃诗云"鸣蜩嘒嘒"者，形大而黑，五月便鸣。俗云：五月不鸣，婴儿多灾。故其治疗亦专主小儿。昔人啖之，故礼有雀、鷃、蜩、范，而伛偻丈人掇之也。其四五月鸣而小紫青色者，螗蜩也。庄子云"螗蜩不知春秋"是矣。离骚误以螗蜩为寒螀尔。寒螀九月、十月中鸣，声甚凄急。七八月鸣而色青者，名蛁蟟。二月中便鸣者，名蝒母，似寒螀而小。〔恭曰〕蚱蝉，鸣蝉也。诸虫皆以雄为良，陶云雌蝉非矣。〔颂曰〕按玉篇云：

蚱，蝉声也。正与月令"仲夏蝉始鸣"相合，恭说得之。尔雅云：蝒，马蜩。乃蝉之最大者，即此也。蝉类虽众，独此一种入药。医方多用蝉壳，亦此壳也。本生土中，云是蜣蜋所转丸，久而化成此虫，至夏登木而蜕。〔宗奭曰〕蚱蝉，夏月身与声俱大，始终一般声。乘昏夜，出土中，升高处，拆背壳而出。日出则畏人，且畏日炙干其壳，不能蜕也。至时寒则坠地，小儿畜之，虽数日亦不饮食。古人言其饮风露，观其不粪而溺，亦可见矣。〔时珍曰〕蝉，诸蜩总名也。皆自蛴螬、腹蜟变而为蝉，亦有转丸化成者，皆三十日而死。俱方首广额，两翼六足，以胁而鸣，吸风饮露，溺而不粪。古人食之，夜以火取，谓之耀蝉。尔雅、淮南子、扬雄方言、陆玑草木疏、陈藏器本草诸书所载，往往混乱不一。今考定于左，庶不误用也。夏月始鸣，大而色黑者，蚱蝉也，又曰蝒，音绵，曰马蜩，豳诗"五月鸣蜩"者是也。头上有花冠，曰螗蜩，曰蝘，曰胡蝉，荡诗"如蜩如螗"者是也。具五色者，曰蜋蜩，见夏小正。并可入药用。小而有文者，曰螓，曰麦蚻。小而色青绿者，曰茅蜩，曰茅蠞。秋月鸣而色青紫者，曰蟪蛄，曰蛁蟟，曰蜓蚞，曰螇蟘，曰蛉蛜，音舌决。小而色青赤者，曰寒蝉，曰寒蜩，曰寒蜇，曰蜺。未得秋风，则瘖不能鸣，谓之哑蝉，亦曰瘖蝉。二三月鸣，而小于寒蜇者，曰蛥母。并不入药。

蚱蝉

【气味】 咸、甘，寒，无毒。〔甄权曰〕酸。

【主治】 小儿惊痫夜啼，癫病寒热。本经。惊悸，妇人乳难，胞衣不出，能堕胎。别录。小儿痫绝不能言。苏恭。小儿惊哭不止，杀疳虫，去壮热，治肠中幽幽作声。药性。

【发明】〔藏器曰〕本功外其脑煮汁服之，主产后胞衣不下，自有正传。〔时珍曰〕蝉主产难、下胞衣，亦取其能退蜕之义。圣惠治小儿发痫，有蚱蝉汤、蚱蝉散、蚱蝉丸等方。今人只知用蜕，而不知用蝉也。

【附方】 新三。百日发惊蚱蝉去翅足炙三分，赤芍药三分，黄芩二分，水二盏，煎一盏，温服。圣惠方。破伤风病无问表里，角弓反张。秋蝉一个，地肤子炒八分，麝香少许，为末。酒服二钱。同上。头风疼痛蚱蝉二枚生研，入乳香、朱砂各半分，丸小豆大。每用一丸，随左右纳鼻中，出黄水为效。圣济总录。

蝉蜕

【释名】 蝉壳 枯蝉 腹蜟并别录 金牛儿。

【修治】〔时珍曰〕凡用蜕壳，沸汤洗去泥土、翅、足，浆水煮过，晒干用。

【气味】 咸、甘,寒,无毒。

【主治】 小儿惊痫,妇人生子不下。烧灰水服,治久痢。别录。小儿壮热惊痫,止渴。药性。研末一钱,井华水服,治哑病。藏器。除目昏障翳。以水煎汁服,治小儿疮疹出不快,甚良。宗奭。治头风眩运,皮肤风热,痘疹作痒,破伤风及疔肿毒疮,大人失音,小儿噤风天吊,惊哭夜啼,阴肿。时珍。

【发明】 〔好古曰〕蝉蜕去翳膜,取其蜕义也。蝉性蜕而退翳,蛇性窜而祛风,因其性而为用也。〔时珍曰〕蝉乃土木余气所化,饮风吸露,其气清虚。故其主疗,皆一切风热之证。古人用身,后人用蜕,大抵治脏腑经络,当用蝉身;治皮肤疮疡风热,当用蝉蜕,各从其类也。又主哑病、夜啼者,取其昼鸣而夜息也。

【附方】 旧二,新十四。**小儿夜啼**心鉴:治小儿一百二十日内夜啼。用蝉蜕四十九个,去前截,用后截,为末,分四服。钓藤汤调灌之。普济蝉花散:治小儿夜啼不止,状若鬼祟。用蝉蜕下半截,为末,一字,薄荷汤入酒少许调下。或者不信,将上半截为末,煎汤调下,即复啼也。古人立方,莫知其妙。**小儿惊啼**啼而不哭,烦也;哭而不啼,躁也。用蝉蜕二七枚,去翅足为末,入朱砂末一字,蜜调与吮之。活幼口议。**小儿天吊**头目仰视,痰塞内热。用金牛儿即蝉蜕,以浆水煮一日,晒干为末。每服一字,冷水调下。卫生易简方。**小儿噤风**初生口噤不乳。用蝉蜕二七枚,全蝎去毒二七枚,为末。入轻粉末少许,乳汁调灌。全幼心鉴。**破伤风病**发热。医学正传用蝉蜕炒研,酒服一钱,神效。普济方用蝉蜕为末,葱涎调,涂破处。即时取去恶水,立效。名追风散。**头风旋运**蝉壳一两,微炒为末。非时酒下一钱,白汤亦可。圣惠。**皮肤风痒**蝉蜕、薄荷叶等分,为末。酒服一钱,日三。集验。**痘疮作痒**蝉蜕三七枚,甘草炙一钱,水煎服之。心鉴。**痘后目翳**蝉蜕为末。每服一钱,羊肝煎汤下,日二。钱氏。**聤耳出脓**蝉蜕半两烧存性,麝香半钱炒,上为末,绵裹塞之。追出恶物,效。海上。**小儿阴肿**多因坐地风袭,及虫蚁所吹。用蝉蜕半两,煎水洗。仍服五苓散,即肿消痛止。危氏。**胃热吐食**清膈散:用蝉蜕五十个去泥,滑石一两,为末。每服二钱,水一盏,入蜜调服。卫生家宝方。**疔疮毒肿**不破则毒入腹。青囊杂纂用蝉蜕炒为末。蜜水调服一钱。外以津和,涂之。医方大成:用蝉蜕、僵蚕等分,为末。醋调,涂疮四围。候根出,拔去再涂。

蝉花《证类》

【释名】 冠蝉礼注胡蝉毛诗蟪蛄同上蝒。〔时珍曰〕花、冠,以象名也。胡,其状如胡也。唐,黑色也。古俗谓之胡蝉,江南谓之螗,蜀人谓之蝉花。

【集解】〔慎微曰〕蝉花所在有之。生苦竹林者良。花出头上,七月采。〔颂曰〕出蜀中。其蝉头上有一角,如花冠状,谓之蝉花。彼人赍蜕至都下。医工云:入药最奇。〔宗奭曰〕乃是蝉在壳中不出而化为花,自顶中出也。〔时珍曰〕蝉花,即冠蝉也。礼记所谓“蜕则冠而蝉有緌”者是矣。緌音蕤,冠缨也。陆云寒蝉赋云:蝉有五德,头上有帻,文也;含气吸露,清也;黍稷不享,廉也;处不巢居,俭也;应候守常,信也。陆佃埤雅云:螗首方广有冠,似蝉而小,鸣声清亮。宋祁方物赞云:蝉之不蜕者,至秋则花。其头长一二寸,黄碧色。并指此也。

【气味】 甘,寒,无毒。

【主治】 小儿天吊,惊痫瘛疭,夜啼心悸。慎微。**功同蝉蜕,又止疟。** 时珍。

蜣螂 《本经》下品

【释名】 蛣蜣音诘羌。**推丸**弘景**推车客**纲目**黑牛儿**同上**铁甲将军**同上**夜游将军。**〔弘景曰〕庄子云:蛣蜣之智,在于转丸。喜入粪土中取屎丸而推却之,故俗名推丸。〔时珍曰〕崔豹古今注谓之转丸、弄丸,俗呼推车客,皆取此义也。其虫深目高鼻,状如羌胡,背负黑甲,状如武士,故有蜣螂、将军之称。

【集解】〔别录曰〕蜣螂生长沙池泽。〔弘景曰〕其类有三四种,以大而鼻头扁者为真。〔韩保升曰〕此类多种,所在有之。以鼻高目深者入药,名胡蜣螂。〔宗奭曰〕蜣螂有大、小二种,大者名胡蜣螂,身黑而光,腹翼下有小黄,子附母而飞,昼伏夜出,见灯光则来,宜入药用;小者身黑而暗,昼飞夜伏。狐并喜食之。小者不堪用,惟牛马胀结,以三十枚研水灌之,绝佳。〔时珍曰〕蜣螂以土包粪,转而成丸,雄曳雌推,置于坎中,覆之而去。数日有小蜣螂出,盖孚乳于中也。

【修治】〔别录曰〕五月五日采取蒸藏之,临用去足火炙。勿置水中,令人吐。

【气味】 咸,寒,有毒。〔好古曰〕酸。〔之才曰〕畏羊角、羊肉、石膏。

【主治】 小儿惊痫瘛疭,腹胀寒热,大人癫疾狂易。本经。**手足端寒,肢满贲豚。捣丸塞下部,引痔虫出尽,永瘥。** 别录。**治小儿疳蚀。** 药性。**能堕胎,治疰忤。和干姜傅恶疮,出箭头。** 日华。**烧末,和醋傅蜂瘘。** 藏器。**去大肠风热。** 权度。**治大小便不通,下痢赤白,脱肛,一切痔瘘疔肿,附骨疽疮,疬疡风,灸疮出血不止,鼻中息肉,小儿重舌。** 时珍。

【发明】〔时珍曰〕蜣螂乃手足阳明、足厥阴之药，故所主皆三经之病。总微论言：古方治小儿惊痫，蜣螂为第一。而后医未见用之，盖不知此义耳。〔颂曰〕箭镞入骨不可移者。杨氏家藏方用巴豆微炒，同蜣螂捣涂。斯须痛定，必微痒，忍之。待极痒不可忍，乃撼动拔之立出。此方传于夏侯郓。郓初为阆州录事参军，有人额有箭痕，问之。云：从马侍中征田悦中箭，侍中与此药立出，后以生肌膏傅之乃愈。因以方付郓，云：凡诸疮皆可疗也。郓至洪州逆旅，主人妻患疮呻吟，用此立愈。翰苑丛记云：李定言石藏用，近世良医也。有人承檐溜浣手，觉物入爪甲内，初若丝发，数日如线，伸缩不能，始悟其为龙伏藏也。乃叩藏用求治。藏用曰：方书无此，以意治之耳。末蜣螂涂指，庶免震厄。其人如其言，后因雷火绕身，急针挑之。果见一物跃出，亦不为灾。医说亦载此事。

【附方】 旧七，新十六。**小儿惊风**不拘急慢。用蜣螂一枚杵烂，以水一小盏，于百沸汤中荡热，去滓饮之。**小儿疳疾**土裹蜣螂煨熟，与食之。韩氏医通。**小儿重舌**蜣螂烧末，唾和，傅舌上。子母秘录。**膈气吐食**用地牛儿二个，推屎虫一公一母，同入罐中，待虫食尽牛儿，以泥裹煨存性。用去白陈皮二钱，以巴豆同炒过。去豆，将陈皮及虫为末。每用一二分，吹入咽中，吐痰三四次，即愈。孙氏集效方。**赤白下痢**黑牛散：治赤白痢、噤口痢及泄泻。用黑牛儿即蜣螂，一名铁甲将军，烧研。每服半钱或一钱，烧酒调服，小儿以黄酒服，立效。李延寿方。**大肠脱肛**蜣螂烧存性，为末，入冰片研匀。掺肛上，托之即入。医学集成。**大小便闭**经月欲死者：本事推车散：用推车客七个，男用头，女用身，土狗七个，男用身，女用头，新瓦焙，研末。用虎目树南向皮，煎汁调服。只一服即通。杨氏经验方：治大小便不通。六七月寻牛粪中大蜣螂十余枚，线穿阴干收之。临时取一个全者，放净砖上，四面以灰火烘干，当腰切断，如大便不通，用上截，小便不通，用下截，各为细末，取井华水服之。二便不通，全用，即解。**大肠秘塞**蜣螂炒，去翅足，为末，热酒服一钱。圣惠。**小便转胞**不通。用死蜣螂二枚烧末，井华水一盏调服。千金。**小便血淋**蜣螂研水服。鲍氏。**痔漏出水**唐氏方用蜣螂一枚阴干，入冰片少许，为细末，纸捻蘸末入孔内。渐渐生肉，药自退出，即愈。袖珍方用蜣螂焙干研末。先以矾汤洗过，贴之。**一切漏疮**不拘蜂瘘、鼠瘘。蜣螂烧末，醋和傅。千金。**附骨疽漏**蜣螂七枚，同大麦捣傅。刘涓子方。**一切恶疮**及沙虱、水弩、恶疽。五月五日取蜣螂蒸过，阴干为末，油和傅之。圣惠。**疔肿恶疮**杨柳上大乌壳硬虫，或地上新粪内及泥堆中者，生取，以蜜汤浸死，新瓦焙焦为末，先以烧过针拨开，好醋调，傅之。普济方。**无名恶疮**忽得不识者，用死蜣螂杵汁涂之。广利。**灸疮血出**不止。用死蜣螂烧研，猪脂和涂。千金方。**大赫疮疾**急防毒气入心。先灸，后用干蜣螂为末，和盐水傅四围，如韭叶阔，日一上之。肘后。**瘑疬风病**取涂中死蜣螂杵烂，揩疮令热，封之。一宿瘥。外台秘要。**鼻中息肉**蜣螂十枚，纳青竹筒中，油纸密封，置厕坑内，四十九日取出晒干，入麝香少许，为末涂之。当化为水也。圣惠。**沙尘入目**取生蜣螂一枚，以其背，于眼上影之，自出。肘后方。**下部蜃虫**痛痒脓血，旁生孔窍。蜣螂七枚，五月五日收者，新牛粪半两，肥羊肉一两炒黄，同捣成膏，丸莲子大，炙热，绵裹纳肛中，半日即大便中虫出，三四度永瘥。董炳集验方。

心

【主治】 疔疮。〔颂曰〕按刘禹锡纂柳州救三死方云：元和十一年得疔疮，凡十四日益笃，善药傅之莫效。长乐贾方伯教用蜣螂心，一夕百苦皆已。明年正月食羊肉，又大作，再用如神验。其法：用蜣螂心，在腹下度取之，其肉稍白是也。贴疮半日许，再易，血尽根出即愈。蜣螂畏羊肉，故食之即发。其法盖出葛洪肘后方。

转丸见土部。

【附录】 **蜉蝣** 〔时珍曰〕蜉蝣一名渠略，似蛣蜣而小，大如指头，身狭而长，有角，黄黑色，甲下有翅能飞。夏月雨后丛生粪土中，朝生暮死。猪好啖之。人取炙食，云美于蝉也。盖蜣螂、蜉蝣、腹蜟、天牛，皆蛴螬、蠹、蝎所化。此亦蜣螂之一种，不可不知也。或曰：蜉蝣，水虫也。状似蚕蛾，朝生暮死。

天社虫 〔别录有名未用曰〕味甘，无毒。主绝孕，益气。虫状如蜂，大腰，食草木叶，三月采。〔时珍曰〕按张揖广雅云：天社，蜣螂也。与此不知是一类否？

天牛《纲目》

【释名】 **天水牛**纲目**八角儿**同上**一角者名独角仙**。〔时珍曰〕此虫有黑角如八字，似水牛角，故名。亦有一角者。

【集解】 藏器注蛴螬云：蝎一名蠹，在朽木中，食木心，穿如锥刀，口黑，身长足短，节慢无毛。至春雨后化为天牛，两角状如水牛，亦有一角者，色黑，背有白点，上下缘木，飞腾不远。〔时珍曰〕天牛处处有之。大如蝉，黑甲光如漆，甲上有黄白点，甲下有翅能飞。目前有二黑角甚长，前向如水牛角，能动。其喙黑而扁，如钳甚利，亦似蜈蚣喙。六足在腹，乃诸树蠹虫所化也。夏月有之，出则主雨。按尔雅：蠰，啮桑也。郭璞注云：状似天牛长角，体有白点，善啮桑树，作孔藏之。江东呼为啮发。此以天牛、啮桑为二物也。而苏东坡天水牛诗云：两角徒自长，空飞不服箱。为牛竟何益？利吻穴枯桑。此则谓天牛即啮桑也。大抵在桑树者，即为啮桑尔。一角者，名独角仙。入药，并去甲、翅、角、足用。

【气味】 **有毒。**

【主治】 **疟疾寒热，小儿急惊风，及疗肿箭镞入肉，去痣靥。** 时珍。

【发明】〔时珍曰〕天牛、独角仙，本草不载。宋、金以来，方家时用之。圣惠治小儿急惊风吹鼻定命丹，宣明方点身面痣靥芙蓉膏中，俱用独角仙，盖亦毒物也。药多不录。蝎化天牛有毒，蛴螬化蝉无毒，又可见蛴螬与蝎之性味良恶也。

【附方】 新三。**疗肿恶毒**透骨膏：用八角儿杨柳上者，阴干去壳，四个。如冬月无此，用其窠代之。蟾酥半钱，巴豆仁一个，粉霜、雄黄、麝香少许。先以八角儿研如泥，入溶化黄蜡少许，同众药末和作膏子，密收。每以针刺疮头破出血，用榆条送膏子麦粒大入疮中，以雀粪二个放疮口。疮回即止，不必再用也。忌冷水。如针破无血，系是着骨疗。即男左女右中指甲末，刺出血糊药。又无血，即刺足大拇血糊药。如都无血，必难医也。**箭镞入肉**用天水牛取一角者，小瓶盛之，入硇砂一钱，同水数滴在内。待自然化水，取滴伤处，即出也。**寒热疟疾**猪膏丸：治疟疾发渴，往来不定。腊猪膏二两，独角仙一枚，独头蒜一个，楼葱一握，五月五日三家粽尖。于五月五日五更时，净处露头赤脚，舌拄上颚，回面向北，捣一千杵，丸皂子大。每以新绵裹一丸，系臂上，男左女右。圣惠。

【附录】 **飞生虫**拾遗 〔藏器曰〕状如啮发，头上有角。其角无毒，主难产，烧末水服少许，亦可执之。〔时珍曰〕此亦天牛别类也。与鼺鼠同功，故亦名飞生。

蝼蛄《本经》下品

【释名】 **蟪蛄**本经**天蝼**本经蟓音斛。本经**蝼蝈**月令**仙姑**古今注**石鼠**古今注**梧鼠**荀子**土狗**俗名。〔时珍曰〕周礼注云：蝼，臭也。此虫气臭，故得蝼名。曰姑，曰婆，曰娘子，皆称虫之名。蟪蛄同蝉名，蝼蝈同蛙名，石鼠同硕鼠名，梧鼠同飞生名，皆名同物异也。

【集解】〔别录曰〕蝼蛄生江城平泽。夜出者良。夏至取，暴干。〔弘景曰〕此物颇协鬼神。昔人狱中得其力，今人夜见多打杀之，言为鬼所使也。〔颂曰〕今处处有之。穴地粪壤中而生，夜则出外求食。荀子所谓梧鼠五技而穷，蔡邕所谓硕鼠五能不成一技者，皆指此也。魏诗硕鼠乃大鼠，与此同名而技不穷，固不同耳。五技者：能飞不能过屋，能缘不能穷木，能游不能度谷，能穴不能掩身，能走不能免人。〔宗奭曰〕此虫立夏后至夜则鸣，声如蚯蚓，月令"蝼蝈鸣"者是矣。〔时珍曰〕蝼蛄穴土而居，有短翅四足。雄者善鸣而飞，雌者腹大羽小，不善飞翔，吸风食土，喜就灯光。入药用雄。或云用火烧地赤，置蝼于上，任其跳死，覆者雄，仰者雌也。类从云：磨铁致蛄，汗鞴引兔。物相感也。

【气味】 **咸，寒，无毒**。〔日华曰〕凉，有毒。去翅足，炒用。

【主治】 **产难，出肉中刺，溃痈肿，下哽噎，解毒，除恶疮**。本经。**水肿，头面肿**。日华。**利大小便，通石淋，治瘰疬骨哽**。时珍。**治口疮甚效**。震亨。

【发明】 〔弘景曰〕自腰以前甚涩，能止大小便；自腰以后甚利，能下大小便。〔朱震亨曰〕蝼蛄治水甚效，但其性急，虚人戒之。〔颂曰〕今方家治石淋导水，用蝼蛄七枚，盐二两，新瓦上铺盖焙干，研末。每温酒服一钱匕，即愈也。

【附方】 旧一，新二十。**十种水病**腹满喘促不得卧。圣惠方以蝼蛄五枚，焙干为末。食前白汤服一钱，小便利为效。杨氏加甘遂末一钱，商陆汁一匙，取下水为效。忌盐一百日。小便秘者。圣惠用蝼蛄下截焙研，水服半钱，立通。保命集用蝼蛄一个，葡萄心七个，同研，露一夜，日干研末，酒服。乾坤秘韫用端午日取蝼蛄阴干，分头、尾焙收。治上身，用头末七个；治中，用腹末七个；治下，用尾末七个，食前酒服。**大腹水病**肘后用蝼蛄炙熟，日食十个。普济半边散治水病。用大戟、芫花、甘遂、大黄各三钱，为末。以土狗七枚，五月能飞者，捣葱铺新瓦上焙之。待干，去翅足，每个剪作两半边，分左右记收。欲退左，即以左边七片焙研，入前末二钱，以淡竹叶、天门冬煎汤，五更调服。候左退三日后，服右边如前法。嗜鼻消水面浮甚者。用土狗一个，轻粉二分半，为末。每嗜少许入鼻内，黄水出尽为妙。杨氏家藏方。**石淋作痛**方见发明下。**小便不通**葛洪方：用大蝼蛄二枚，取下体，以水一升渍饮，须臾即通。寿域方用土狗下截焙研，调服半钱。生研亦可。谈野翁方加车前草，同捣汁服。唐氏经验方用土狗后截，和麝捣，纳脐中，缚定，即通。医方摘要用土狗一个炙研，入冰片、麝香少许，翎管吹入茎内。**大小便闭**经月欲死。普济方用土狗、推车客各七枚，并男用头，女用身，瓦焙焦为末。以向南樗皮煎汁饮，一服神效。**胞衣不下**困极腹胀则杀人。蝼蛄一枚，水煮二十沸，灌入，下喉即出也。延年方。**脐风出汁**蝼蛄、甘草等分，并炙为末，傅之。总录。**牙齿疼痛**土狗一个，旧糟裹定，湿纸包，煨焦，去糟研末，傅之立止。本事。**紧唇裂痛**蝼蛄烧灰，傅之。千金方。**塞耳治聋**蝼蛄五钱，穿山甲炮五钱，麝香少许，为末，葱汁和丸，塞之。外用嗜鼻药，即通。普济。**颈项瘰疬**用带壳蝼蛄七枚，生取肉，入丁香七粒于壳内，烧过，与肉同研，用纸花贴之。救急方。**箭镞入肉**以蝼蛄杵汁滴上，三五度自出。千金方。**针刺在咽**同上。**误吞钩线**蝼蛄去身，吞其头数枚。勿令本人知。圣惠方。

萤火《本经》下品

【释名】 **夜光**本经**熠耀**音煜跃**即炤**音照**夜照、景天、救火、据火、挟火**并吴普**宵烛**古今注**丹鸟。**〔宗奭曰〕萤常在大暑前后飞出，是得大火之气而化，故明照如此。〔时珍曰〕萤从荧省。荧，小火也，会意。豳风：熠耀宵行。宵行乃虫名，熠耀其光也。诗注及本草，皆误以熠耀为萤名矣。

【集解】〔别录曰〕萤火生阶地池泽。七月七日取，阴干。〔弘景曰〕此是腐草及烂竹根所化。初时如蛹，腹下已有光，数日变而能飞。方术家捕置酒中令死，乃干之。俗用亦稀。〔时珍曰〕萤有三种：一种小而宵飞，腹下光明，乃茅根所化也，吕氏月令所谓"腐草化为萤"者是也；一种长如蛆蠋，尾后有光，无翼不飞，乃竹根所化也，一名蠲，俗名萤蛆，明堂月令所谓"腐草化为蠲"者是也，其名宵行，茅竹之根，夜视有光，复感湿热之气，遂变化成形尔；一种水萤，居水中，唐·李子卿水萤赋所谓"彼何为而化草，此何为而居泉"是也。入药用飞萤。

【气味】 辛，微温，无毒。

【主治】 **明目。**本经。**疗青盲。**甄权。**小儿火疮伤，热气蛊毒鬼疰，通神精。**别录。

【发明】〔时珍曰〕萤火能辟邪明目，盖取其照幽夜明之义耳。神仙感应篇载务成萤火丸事迹甚详，而庞安常总病论亦极言其效验。云：曾试用之，一家五十余口俱染疫病，惟四人带此者不病也。许叔微伤寒歌亦称之。予亦恒欲试之，因循未暇耳。庞翁为苏、黄器重友，想不虚言。神仙感应篇云：务成子萤火丸，主辟疾病，恶气百鬼，虎狼蛇虺，蜂虿诸毒，五兵白刃，盗贼凶害。昔汉冠军将军武威太守刘子南，从道士尹公受得此方。永平十二年，于北界与虏战败绩，士卒略尽。子南被围，矢下如雨，未至子南马数尺，矢辄坠地。虏以为神，乃解去。子南以方教子弟，为将皆未尝被伤也。汉末青牛道士得之，以传安定皇甫隆，隆以传魏武帝，乃稍有人得之。故一名将军丸，又名武威丸。用萤火、鬼箭羽、蔛藜各一两，雄黄、雌黄各二两，殺羊角，煅存性一两半，矾石火烧二两，铁锤柄入铁处烧焦一两半，俱为末。以鸡子黄、丹雄鸡冠一具，和捣千下，丸如杏仁。作三角绛囊盛五丸，带于左臂上，从军系腰中，居家挂户上，甚辟盗贼也。

【附方】 新二。**黑发**七月七日夜，取萤火虫二七枚，捻发自黑也。便民图纂方。**明目**劳伤肝气目暗方：用萤火二七枚，纳大鲤鱼胆中，阴干百日为末。每点少许，极妙。一方用白犬胆。圣惠方。

衣鱼《本经》下品

【释名】 **白鱼**本经**蟫鱼**覃、淫、寻三音。**蛃鱼**郭璞**壁鱼**图经**蠹鱼**。〔宗奭曰〕衣鱼生久藏衣帛中及书纸中。其形稍似鱼，其尾又分二歧，故得鱼名。〔时珍曰〕白，其色也。壁，其居也。蟫，其状态也。丙，其尾形也。

【集解】〔别录曰〕衣鱼生咸阳平泽。〔颂曰〕今处处有之，衣中乃少，而书卷中甚多。身白有厚粉，以手触之则落。段成式云：补阙张周见壁上瓜子化为壁鱼，因知列子"朽瓜化鱼"之言不虚也。俗传壁鱼入道经中，食神仙字，则身有五色。人得吞之，可致神仙。唐·张裼之少子，乃多书神仙字，碎剪置瓶中，取壁鱼投之，冀其蠹食而不能得，遂致心疾。书此以解俗说之惑。〔时珍曰〕衣鱼，其蠹衣帛书画，始则黄色，老则有白粉，碎之如银，可打纸笺。按段成式言：何讽于书中得一发长四寸，卷之无端，用力绝之，两端滴水。一方士云：此名脉望，乃衣鱼三食神仙字，则化为此。夜持向天，可以坠星，求丹。又异于吞鱼致仙之说。大抵谬妄，宜辩正之。

【气味】 咸，温，无毒。〔甄权曰〕有毒。〔大明曰〕畏芸草、莽草、芫菁。

【主治】 妇人疝瘕，小便不利，小儿中风项强，背起摩之。本经。**疗淋涂疮，灭瘢堕胎**。别录。**小儿淋闭，以摩脐及小腹即通**。陶弘景。**合鹰屎、僵蚕，同傅疮瘢即灭**。苏颂。**主小儿脐风撮口，客忤天吊，风痫口㖞，重舌，目翳目眯，尿血转胞，小便不通**。时珍。

【发明】〔时珍曰〕衣鱼乃太阳经药，故所主中风项强，惊痫天吊，目翳口㖞，淋闭，皆手足太阳经病也。范汪方治小便不利，取二七枚捣，分作数丸，顿服即通。齐书云：明帝病笃，敕台省求白鱼为药。此乃神农药，古方盛用，而今人罕知也。

【附方】 旧五，新七。**小儿胎寒**腹痛汗出。用衣中白鱼二七枚，绢包，于儿腹上回转摩之，以愈为度。圣惠方。**小儿撮口**壁鱼儿研末。每以少许涂乳，令儿吮之。圣惠。**小儿客忤**项强欲死。衣鱼十枚，研傅乳上，吮之入咽，立愈。或以二枚涂母手中，掩儿脐，得吐下愈。外仍以摩项强处。**小儿天吊**目睛上视。用壁鱼儿干者十个，湿者五个，用乳汁和研，灌之。圣惠方。**小儿痫疾**白鱼酒：用衣中白鱼七枚，竹茹一握，酒一升，煎二合，温服之。外台。**偏风口喎**取白鱼摩耳，左喎摩右，右喎摩左，正乃已。外台。**小儿重舌**衣鱼烧灰，傅舌上。千金翼。**目中浮翳**书中白鱼末，注少许于翳上，日二。外台。**沙尘入目**不出者。杵白鱼，以乳汁和，滴目中，即出。或为末，点之。千金。**小便不通**白鱼散：用白鱼、滑石、乱发等分，为散。饮服半钱匕，日三。金匮要略。**小便转胞**不出。纳衣鱼一枚于茎中。千金方。**妇人尿血**衣中白鱼二十枚，纳入阴中。子母秘录。

鼠妇《本经》下品

【释名】 鼠负弘景负蟠烦。尔雅鼠姑弘景鼠粘蜀本蜲蟹别录 蚚蟨伊威。本经湿生虫图经地鸡纲目地虱。〔弘景曰〕鼠妇，尔雅作鼠负，言鼠多在坎中，背粘负之，故曰鼠负。今作妇字，如似乖理。〔韩保升曰〕多在瓮器底及土坎中，常惹着鼠背，故名。俗亦谓之鼠粘，犹枭耳名羊负来也。〔时珍曰〕按陆佃埤雅云：鼠负，食之令人善淫，故有妇名。又名鼠姑，犹鼠妇也。鼠粘，犹鼠负也。然则妇、负二义俱通矣。因湿化生，故俗名湿生虫。曰地鸡、地虱者，象形也。

【集解】〔别录曰〕鼠妇生魏郡平谷，及人家地上。五月五日采。〔颂曰〕今处处有之，多在下湿处、瓮器底及土坎中。诗云：蚚蟨在室。郑玄言家无人则生故也。〔宗奭曰〕湿生虫多足，大者长三四分，其色如蚓，背有横纹蹙起，用处绝少。〔时珍曰〕形似衣鱼稍大，灰色。

【气味】 酸，温，无毒。〔大明曰〕有毒。

【主治】 气癃不得小便，妇人月闭血瘕，痫痓寒热，利水道。堕胎。日华。治久疟寒热，风虫牙齿疼痛，小儿撮口惊风，鹅口疮，痘疮倒靥，解射工毒、蜘蛛毒，蚰蜒入耳。时珍。

【发明】〔颂曰〕张仲景治久疟，大鳖甲丸中用之，以其主寒热也。〔时珍曰〕古方治惊、疟、血病多用之，盖厥阴经药也。太平御览载葛洪治疟方：用鼠负虫十四枚，各以糟酿之，丸十四丸，发时水吞下七丸，便愈。而葛洪肘后方治疟疾寒热，用鼠妇四枚，糖裹为丸，水下便断。又用鼠负、豆豉各十四枚，捣丸芡子大。未发前日，汤服二丸，将发时，再服二丸便止。又蜘蛛毒人成疮，取此虫食其丝即愈。详蜘蛛下。

【附方】 旧一，新八。**产妇尿秘**鼠妇七枚熬，研末，酒服。千金。**撮口脐风**圣惠用鼠负虫杵，绞汁少许，灌之。陈氏：生杵鼠负及雀瓮汁服之。**鹅口白疮**地鸡研水涂之，即愈。寿域方。**风虫牙痛**湿生虫一枚，绵裹咬之。勿令人知。圣惠。**风牙疼痛**湿生虫、巴豆仁、胡椒各一枚，研匀，饭丸绿豆大。绵裹一丸咬之，良久涎出吐去，效不可言。经效济世方。**痘疮倒靥**湿生虫为末，酒服一字，即起。痘疹论。**蚰蜒入耳**湿生虫研烂，涂耳边自出。或摊纸上作捻，安入耳中亦出。卫生宝鉴。**射工溪毒**鼠妇、豆豉、巴豆各三枚，脂和，涂之。肘后。

【附录】 **丹戬** 〔别录有名未用曰〕味辛，有毒。主心腹积血。生蜀郡。状如鼠负，青股赤头。七月七日采。一名飞龙。

䗪虫音蔗《本经》中品

【释名】 **地鳖**本经**土鳖**别录**地蜱虫**纲目**簸箕虫**衍义**蚵蚾虫**纲目**过街**。〔弘景曰〕形扁扁如鳖，故名土鳖。〔宗奭曰〕今人呼为簸箕虫，亦象形也。〔时珍曰〕按陆农师云：䗪逢申日则过街，故名过街。袖珍方名蚵蚾虫。鲍氏方名地蜱虫。

【集解】 〔别录曰〕生河东川泽及沙中，人家墙壁下土中湿处。十月采，暴干。〔弘景曰〕形扁如鳖，有甲不能飞，小有臭气。〔恭曰〕此物好生鼠壤土中，及屋壁下。状似鼠妇，而大者寸余，形小似鳖，无甲而有鳞。小儿多捕以负物为戏。〔时珍曰〕处处有之，与灯蛾相牝牡。

【气味】 咸，寒，有毒。〔甄权曰〕咸、苦。〔之才曰〕畏皂荚、菖蒲、屋游。

【主治】 **心腹寒热洗洗**音酒，**血积癥瘕，破坚，下血闭，生子大良**。本经。**月水不通，破留血积聚**。药性。**通乳脉**，用一枚，擂水半合，滤服。勿令知之。宗奭。**行产后血积，折伤瘀血，治重舌木舌口疮，小儿腹痛夜啼**。时珍。

【发明】 〔颂曰〕张仲景治杂病方及久病积结，有大黄䗪虫丸，又有大鳖甲丸，及妇人药并用之，以其有破坚下血之功也。

【附方】 新七。**大黄䗪虫丸**治产妇腹痛有干血。用䗪虫二十枚，去足，桃仁二十枚，大黄二两，为末，炼蜜杵和，分为四丸。每以一丸，酒一升，煮取二合，温服，当下血也。张仲景方。**木舌肿强**塞口，不治杀人。䗪虫炙五枚，食盐半两，为末。水二盏，煎十沸，时时热含吐涎。瘥乃止。圣惠方。**重舌塞痛**地鳖虫和生薄荷研汁，帛包捻舌下肿处。一名地蜱虫也。鲍氏方。**腹痛夜啼**䗪虫炙、芍药、芎藭各二钱，为末。每用一字，乳汁调下。圣惠方。**折伤接骨**杨拱摘要方用土鳖焙存性，为末。每服二三钱，接骨神效。一方：生者擂汁酒服。袖珍方用蚵蚾即土鳖六钱，隔纸砂锅内焙干，自然铜二两，用火煅，醋淬七次，为末。每服二钱，温酒调下。病在上，食后；病在下，食前，神效。董炳集验方用土鳖阴干一个，临时旋研入药。乳香、没药、龙骨、自然铜火煅醋淬各等分，麝香少许为末。每服三分，入土鳖末，以酒调下。须先整定骨，乃服药，否则接挫也。此乃家传秘方，慎之。又可代杖。

蜚蠊费廉《本经》中品

【释名】 **石姜**唐本**卢蜰**音肥**负盘**唐本**滑虫**唐本**茶婆虫**纲目**香娘子**。〔弘景曰〕此有两三种，以作廉姜气者为真，南人啖之，故名。〔恭曰〕此虫辛臭，汉中人食之。名石姜，亦名卢蜰，一名负盘。南人谓之滑虫。〔时珍曰〕蜚蠊、行夜、蟗螽三种，西南夷皆食之，混呼为负盘。俗又讹盘为婆，而讳称为香娘子也。

【集解】〔别录曰〕生晋阳山泽，及人家屋间。形似蚕蛾，腹下赤。二月、八月及立秋采。〔弘景曰〕形似䗪虫，而轻小能飞。本生草中，八九月知寒，多入人家屋里逃尔。〔保升曰〕金州、房州等处有之。多在林树间，百十为聚。山人啖之，谓之石姜。郭璞注尔雅所谓"蜰即负盘、臭虫"也。〔藏器曰〕状如蝗，蜀人食之。左传"蜚不能灾"者，即此。〔时珍曰〕今人家壁间、灶下极多，甚者聚至千百。身似蚕蛾，腹背俱赤，两翅能飞，喜灯火光，其气甚臭，其屎尤甚。罗愿云：此物好以清旦食稻花，日出则散也。水中一种酷似之。

【气味】 **咸，寒，有毒**。〔恭曰〕辛辣而臭。

【主治】 **瘀血癥坚寒热，破积聚，喉咽闭，内寒无子**。本经。**通利血脉**。别录。**食之下气**。苏恭。

【发明】〔时珍曰〕按徐之才药对云："立夏之日，蜚蠊先生，为人参、茯苓使，主腹中七节，保神守中。"则西南夷食之，亦有谓也。又吴普本草载神农云"主妇人癥坚寒热"，尤为有理。此物乃血药，故宜于妇人。

行夜《别录》

校正：并入拾遗负盘。

【释名】 **负盘**别录**屁盘虫**弘景**气蟞**。〔弘景曰〕行夜，今小儿呼屁盘虫，或曰气蟞，即此也。〔藏器曰〕气盘有短翅，飞不远，好夜中行，人触之即气出。虽与蜚蠊同名相似，终非一物。戎人食之，味极辛辣。苏恭所谓"巴人重负蠜"是也。〔时珍曰〕负盘有三：行夜、蜚蠊、𧏾螽。皆同名而异类。夷人俱食之，故致混称也。行夜与蜚蠊形状相类，但以有廉姜气味者为蜚蠊，触之气出者为屁盘，作分别尔。张杲医说载鲜于叔明好食负盘臭虫，每散，令人采取三五升，浮温水上，泄尽臭气，用酥及五味熬作饼食，云味甚佳，即此物也。

【气味】 辛，温，有小毒。

【主治】 腹痛寒热，利血。别录。

灶马《纲目》

【释名】 灶鸡俗。

【集解】〔时珍曰〕灶马处处有之，穴灶而成。按西阳杂俎云：灶马状如促织，稍大脚长，好穴灶旁。俗言灶有马，足食之兆。

【气味】 缺。

【主治】 竹刺入肉，取一枚捣傅。时珍。

【附录】 促织 〔时珍曰〕促织，蟋蟀也。一名蜻，一名蜻蛚。陆玑诗义疏云：似蝗而小，正黑有光泽如漆，有翅及角，善跳好斗，立秋后则夜鸣。豳风云"七月在野，八月在宇，九月在户，十月蟋蟀入我床下"是矣。古方未用，附此以俟。

𧏾螽音负终《拾遗》

校正：并入拾遗蚱蜢。

【释名】 负蠜音烦蚱蜢。〔时珍曰〕此有数种，𧏾螽总名也。江东呼为蚱蜢，谓其瘦长善跳，窄而猛也。螽亦作蜙。

【集解】〔藏器曰〕𧏾螽状如蝗虫。有异斑者，与蚯蚓异类同穴为雌雄，得之可入媚药。〔时珍曰〕𧏾螽，在草上者曰草螽，在土中者曰土螽，似草螽而大者曰螽斯，似螽斯而细长者曰螇螽。尔雅云：𧏾螽，蠜也。草螽，负蠜也。斯螽，蜙蝑也。螇螽，蚚蝷也。土螽，蟓蠁也。数种皆类蝗，而大小不一。长角，修股善跳，有青、黑、斑数色，亦能害稼。五月动股作声，至冬入土穴中。芒部夷人食之。蔡邕月令云：其类乳于土中，深埋其卵，至夏始出。陆佃云：草虫鸣于上风，蚯蚓鸣于下风，因风而化。性不忌而一母百子。故诗云：喓喓草虫，趯趯𧏾螽。

蝗亦蝑类，大而方首，首有王字。渗气所生，蔽天而飞，性畏金声。北人炒食之。一生八十一子。冬有大雪，则入土而死。

【气味】 辛，有毒。

【主治】 五月五日候交时收取，夫妇佩之，令相爱媚。藏器。

【附录】 吉丁虫拾遗 〔藏器曰〕甲虫也。背正绿，有翅在甲下。出岭南、宾、澄诸州。人取带之，令人喜好相爱，媚药也。

金龟子〔时珍曰〕此亦吉丁之类，媚药也。大如刀豆，头面似鬼，其甲黑硬如龟状，四足二角，身首皆如泥金装成，盖亦蠹虫所化者。段公路北户录云：金龟子，甲虫也。出岭南。五六月生草蔓上，大如榆荚，背如金贴，行则成双，死则金色随灭，故以养粉，令人有媚也。竺法真登罗浮山疏云：山有金花虫，大如斑蝥，文采如金，形似龟，可养玩数日。宋祁益部记云：利州山中有金虫，其体如蜂，绿色，光若泥金，俚人取作妇女钗钚之饰。郑樵通志云：尔雅：蛂，蟥蛢也。甲虫，大如虎豆，绿色似金。四书所载皆一物也。南土诸山中亦时有之。

腆颗虫拾遗 〔藏器曰〕出岭南。状似屁盘，褐色身扁。带之令人相爱也，彼人重之。

叩头虫 〔时珍曰〕虫大如斑蝥而黑色，按其后则叩头有声。能入人耳，灌以生油则出。刘敬叔异苑云：叩头虫，形色如大豆，咒令叩头，又令吐血，皆从所教。杀之不祥，佩之令人媚爱。晋傅咸有赋。

媚蝶 〔时珍曰〕北户录云：岭表有鹤子草，蔓花也。当夏开，形如飞鹤，翅、羽、嘴、距皆全。云是媚草，采曝以代面靥。蔓上春生双虫，食叶。收入粉奁，以叶饲之，老则蜕而为蝶，赤黄色。女子收而佩之，如细鸟皮，令人媚悦，号为媚蝶。洞冥记云：汉武时勒毕国献细鸟，大如蝇，状如鹦鹉，可候日晷，后皆自死。宫人佩其皮者，辄蒙爱幸也。

木虻音萌《本经》中品

【释名】 魂常本经。〔时珍曰〕虻以翼鸣，其声虻虻，故名。陆佃云：蠹害民，故曰蠹；虻害虻，故曰虻。亦通。

【集解】〔别录曰〕木虻生汉中川泽，五月取之。〔颂曰〕今处处有之，而襄、汉近地尤多。〔弘景曰〕此虻状似虻而小，不唼血。近道草中不见有之，市人亦少卖者，方家惟用蜚虻耳。〔恭曰〕虻有数种，并能唼血，扬浙以南江岭间大有。木虻，长大绿色，殆如蜩蝉，咂牛马或至颠仆。蜚虻，状如蜜蜂，黄黑色，今俗多用之。又一种小者名鹿虻，亦名牛虻，大如蝇，啮牛马亦猛。市人采卖之，三种同体，以疗血为本。虽小有异同，用之不为嫌。木虻倍大，而陶云似虻而小，不唼血，盖未之识耳。〔藏器曰〕木虻从木叶中出，卷叶如子，形圆，着叶上。破之初出如白蛆，渐大羽化，拆破便飞，即能啮物。塞北亦有，岭南极多，如古度化蚁耳。木虻是叶内者，蜚虻是已飞者，正如蚕蛹与蛾，总是一物，不合重出，应功有不同。后人异注耳。〔时珍曰〕金幼孜北征录云：北虏长乐镇草间有虻，大者如蜻蜓，拂人面嘬嚼。元稹长庆集云：巴蜀山谷间，春秋常雨，五六月至八九月则多虻，道路群飞，咂牛马血流，啮人毒剧。而毒不留肌，故无治术。据此，则藏器之说似亦近是。又段成式云：南方溪涧中多水蛆，长寸余，色黑。夏末变为虻，螫人甚毒。观此，则虻之变化，有木有水，非一端也。

【气味】 苦，平，有毒。

【主治】 目赤痛，眦伤泪出，瘀血血闭，寒热酸�惭，无子。本经。

蜚虻《本经》中品

【释名】 虻虫蜚与飞同。

【集解】 〔别录曰〕蜚虻生江夏川谷。五月取。腹有血者良。〔弘景曰〕此即方家所用虻虫，唼牛马血者。伺其腹满，掩取干之。〔恭曰〕水虻、蜚虻、鹿虻，俱食牛马血，非独此也。但得即堪用之，何假血充。应如养鹰，饥即为用。若伺其饱，何能除疾？〔宗奭曰〕蜚虻今人多用之。大如蜜蜂，腹凹褊，微黄绿色。雄、霸州、顺安军、沿塘泺界河甚多。以其惟食牛马等血，故治瘀血血闭也。〔时珍曰〕采用须从陶说。苏恭以饥鹰为喻，比拟殊乖。

【修治】 入丸散，去翅足，炒熟用。

【气味】 苦，微寒，有毒。〔之才曰〕恶麻黄。

【主治】 逐瘀血，破血积，坚痞癥瘕，寒热，通利血脉及九窍。本经。女子月水不通，积聚，除贼血在胸腹五脏者，及喉痹结塞。别录。破癥结，消积脓，堕胎。日华。

【发明】 〔颂曰〕淮南子云：虻破积血，斲木愈龋。此以类推也。〔时珍曰〕按刘河间云：虻食血而治血，因其性而为用也。成无己云：苦走血。血结不行者，以苦攻之。故治畜血用虻虫，乃肝经血分药也。古方多用，今人稀使。

【附方】 旧二，新一。**蛇螫血出**九窍皆有者。取虻虫初食牛马血腹满者三七枚,烧研汤服。肘后。**病笃去胎**虻虫十枚炙,捣为末。酒服,胎即下。**产乳。扑坠瘀血**虻虫二十枚,牡丹皮一两,为末。酒服方寸匕,血化为水也。若久宿血在骨节中者,二味等分。备急方。

【附录】 **扁前** 〔别录有名未用曰〕味甘,有毒。主鼠瘘、癃闭,利水道。生山陵中。状如牛虻,赤翼。五月、八月采之。

蚊子 〔时珍曰〕蚊子处处有之。冬蛰夏出,昼伏夜飞,细身利喙,咂人肤血,大为人害。一名白鸟,一名暑蝱。或作黍民,谬矣。化生于木叶及烂灰中。产子于水中,孑孓虫,仍变为蚊也。龟、鳖畏之。荧火、蝙蝠食之。故煮鳖入数枚,即易烂也。〔藏器曰〕岭南有蚊子木,叶如冬青,实如枇杷,熟则蚊出。塞北有蚊母草,叶中有血虫,化而为蚊。江东有蚊母鸟,一名鹳,每吐蚊一二升也。

蚋子 〔时珍曰〕按元稹长庆集云:蜀中小蚊名蚋子,又小而黑者为蟆子,微不可见与尘相浮上下者为浮尘子,皆巢于巴蛇鳞中,能透衣入人肌肤,啮成疮毒,人极苦之。惟捣揪叶傅之则瘥。又祝穆方舆胜览云:云南乌蒙峡中多毒蛇,鳞中有虫名黄蝇,有毒,啮人成疮。但勿搔,以冷水沃之,擦盐少许,即愈。此亦蚋、蟆之类也。

竹虱《纲目》

【释名】 **竹佛子**纲目**天厌子**。

【集解】〔时珍曰〕竹虱生诸竹,及草木上皆有之。初生如粉点,久便能动,百十成簇。形大如虱,苍灰色。或云湿热气化,或云虫卵所化。古方未有用者。惟南宫从岣嵝神书云:江南、巴邛、吴越、荆楚之间,春秋竹内有虫似虱而苍,取之阴干,可治中风。即此也。

【气味】 **有毒。**

【主治】 **中风,半身不遂,能透经络,追涎。**时珍。

【附方】 新一。**中风偏痹**半身不遂者。用麻黄,以汤熬成糊,摊纸上,贴不病一边,上下令遍,但除七孔,其病处不糊。以竹虱焙为末三钱,老人加麝香一钱,研匀,热酒调服,就卧。须臾药行如风声,口吐出恶水,身出臭汗如胶。乃急去糊纸,别温麻黄汤浴之。暖卧将息,淡食十日,手足如故也。岣嵝神书。

本草纲目虫部目录第四十二卷

本草纲目虫部第四十二卷

虫之四 ｜ 湿生类二十三种，附录七种

蟾蜍《别录》下品

【释名】 鼀䗇音蹙秋。䗇鼁音施。蜘鼀踇踀。苦蜇音笼。蚵蚾何皮。癞蛤蟆。〔时珍曰〕蟾蜍，说文作詹诸。云：其声詹诸，其皮鼀鼀，其行鼁鼁。诗云：得此䗇鼁。韩诗注云：戚施，蟾蜍也。戚音踀。后世名苦蜇，其声也。蚵蚾，其皮礧砢也。

【集解】〔别录曰〕蟾蜍生江湖池泽。五月五日取东行者，阴干用。〔弘景曰〕此是腹大、皮上多痱磊者。其皮汁甚有毒，犬啮之，口皆肿。五月五日取东行者五枚，反缚着密室中闭之。明旦视自解者，取为术用，能使人缚亦自解。〔萧炳曰〕腹下有丹书八字，以足画地者，真蟾蜍也。〔颂曰〕今处处有之。别录谓蛤蟆一名蟾蜍，以为一物，非也。按尔雅：鼀䗇，蟾蟆也。郭璞云：似蛤蟆居陆地。则非一物明矣。蟾蜍多在人家下湿处，形大，背上多痱磊，行极迟缓，不能跳跃，亦不解鸣。蛤蟆多在陂泽间，形小，皮上多黑斑点，能跳接百虫，举动极急。二物虽一类，而功用小别，亦当分而用之。蟾蜍屎，谓之土槟榔，下湿处往往有之，亦能主疾。〔宗奭曰〕世传三足者为蟾，人遂为三足枯蟾以罔众。但以水沃半日，其伪自见，盖无三足者也。〔时珍曰〕蟾蜍锐头皤腹，促眉浊声，土形，有大如盘者。自然论云：蟾蜍吐生，掷粪自其口出也。抱朴子云：蟾蜍千岁，头上有角，腹下丹书，名曰肉芝，能食山精。人得食之可仙。术家取用以起雾祈雨，辟兵解缚。今有技者，聚蟾为戏，能听指使。物性有灵，于此可推。许氏说文谓三足者为蟾，而寇氏非之，固是。但龟、鳖皆有三足，则蟾之三足，非怪也。若谓入药必用三足，则谬矣。岣嵝神书载蟾宝之法：用大蟾一枚，以长尺铁钉四个钉脚，四下以炭火自早炙至午，去火，放水一盏于前，当吐物如皂荚子大，有金光。人吞之，可越江湖也。愚谓纵有此术，谁敢吞之？方技诳说，未足深信。漫记于此，以备祛疑。

【修治】〔蜀图经曰〕五月五日取得，日干或烘干用。一法：去皮、爪，酒浸一宿，又用黄精自然汁浸一宿，涂酥，炙干用。〔时珍曰〕今人皆于端午日捕取，风干，黄泥固济，煅存性用之。永类钤方云：蟾目赤，腹无八字者不可用。崔寔

四民月令云:五月五日取蟾蜍,可治恶疮。即此也。亦有酒浸取肉者。钱仲阳治小儿冷热疳泻,如圣丸,用干者,酒煮成膏丸药,亦一法也。

【气味】 辛,凉,微毒。

【主治】 **阴蚀,疽疬恶疮,猘犬伤疮,能合玉石。**别录。**烧灰傅疮,立验。又治温病发斑困笃者,去肠,生捣食一二枚,无不瘥者。**弘景。〔藏器曰〕捣烂绞汁饮,或烧末服。**杀疳虫,治鼠漏恶疮。烧灰,傅一切有虫恶痒滋胤疮。**药性。**治疳气,小儿面黄癖气,破癥结。烧灰油调,傅恶疮。**日华。**主小儿劳瘦疳疾,最良。**苏颂。**治一切五疳八痢,肿毒,破伤风病,脱肛。**时珍。

【发明】〔时珍曰〕蟾蜍,土之精也。上应月魄而性灵异,穴土食虫,又伏山精,制蜈蚣,故能入阳明经,退虚热,行湿气,杀虫䘌,而为疳病痈疽诸疮要药也。别录云治猘犬伤,肘后亦有方法。按沈约宋书云:张牧为猘犬所伤,人云宜啖蛤蟆脍,食之遂愈。此亦治痈疽疗肿之意,大抵是物能攻毒拔毒耳。古今诸方所用蛤蟆,不甚分别,多是蟾蜍。读者当审用之,不可因名迷实也。

【附方】 旧七,新十七。**腹中冷癖**水谷癖结,心下停痰,两胁痞满,按之鸣转,逆害饮食。大蟾蜍一枚,去皮、肠,支解之,芒硝强人一升,中人七合,弱人五合,水七升,煮四升,顿服,得下为度。肘后方。**小儿疳积**治小儿疳积腹大,黄瘦骨立,头生疮结如麦穗。用立秋后大蛤蟆,去首、足、肠,以清油涂之,阴阳瓦炙熟食之,积秽自下。连服五六枚,一月之后,形容改变,妙不可言。**五疳八痢**面黄肌瘦,好食泥土,不思乳食。用大干蟾蜍一枚,烧存性,皂角去皮弦一钱,烧存性,蛤粉水飞三钱,麝香一钱,为末,糊丸粟米大。每空心米饮下三四十丸,日二服。名五疳保童丸。全婴方。**小儿疳泄**下痢。用蛤蟆烧存性研,饮服方寸匕。子母秘录。**走马牙疳**侵蚀口鼻。干蚵蚾黄泥裹固煅过、黄连各二钱半,青黛一钱,为末,入麝香少许和研,傅之。郑氏小儿方。**疳蚀腮穿**金鞭散:治疳疮,腮穿牙落。以抱退鸡子软白皮,包活土狗一个,放入大蛤蟆口内,草缚固煅过,取出研末,贴之。以愈为度。普济方。**小儿口疮**五月五日蛤蟆炙研末,傅之即瘥。秘录。**一切疳䘌**无问去处,皆能治之。蛤蟆烧灰,醋和傅,一日三五度。梅师方。**阴蚀欲尽**蛤蟆灰、兔屎等分为末,傅之。肘后。**月蚀耳疮**五月五日蛤蟆烧末,猪膏和傅。外台方。**小儿蓐疮**五月五日取蟾蜍炙研末,傅之即瘥。秘录。**小儿脐疮**出汁,久不瘥。蛤蟆烧末傅之,日三,甚验。一加牡蛎等分。外台。**一切湿疮**蟾蜍烧灰,猪脂和傅。千金方。**小儿癣疮**蟾蜍烧灰,猪脂和傅。外台方。**癞风虫疮**干蛤蟆一两炙,长肥皂一条,炙,去皮子,蘸酒再炙,为末。以竹管引入羊肠内,系定,以麸铺甑内,置药麸上蒸熟,入麝香半钱,去麸同捣,为丸如梧子大。

每温酒服二十一丸。直指。**附骨坏疮**久不瘥，脓汁不已，或骨从疮孔中出。用大蛤蟆一个，乱头发一鸡子大，猪油四两，煎枯去滓，待凝如膏。先以桑根皮、乌头煎汤洗，拭干，煅龙骨末糁四边，以前膏贴之。锦囊秘览。**发背肿毒**未成者。用活蟾一个，系放疮上，半日蟾必昏愦，置水中救其命。再易一个，如前法，其蟾必踉跄，再易一个，其蟾如旧，则毒散矣。累验极效。若势重者，以活蟾一个或二三个，破开，连肚乘热合疮上，不久必臭不可闻，再易二三次即愈。慎勿以物微见轻也。医林集要。**肿毒初起**大蛤蟆一个剁碎，同炒石灰研如泥，傅之。频易。余居士方。**破伤风病**用蟾二两半，切剁如泥，入花椒一两，同酒炒熟，再入酒二盏半，温热服之。少顷通身汗出，神效。**猘犬咬伤**肘后：治猘犬伤，每七日一发。生食蛤蟆脍，绝良。亦可烧炙食之。勿令本人知之。自后再不发也。袖珍治风犬伤。即用蛤蟆后足捣烂，水调服之。先于顶心拔去血发三两根，则小便内见沫也。**肠头挺出**蟾蜍皮一片，瓶内烧烟熏之，并傅之。孙真人。**佩禳疟疾**五月五日收大蛤蟆晒干，纸封，绛囊贮之，男左女右系臂上，勿令知之。杨氏家藏方。**折伤接骨**大蛤蟆生研如泥，劈竹裹缚其骨，自痊。奚囊备急方。**大肠痔疾**蟾蜍一个，以砖砌四方，安于内，泥住，火煅存性为末。以猪广肠一截，扎定两头，煮熟切碎，蘸蟾末食之。如此三四次，其痔自落。

头

【主治】 功同蟾蜍。

蟾酥

【采治】〔宗奭曰〕眉间白汁，谓之蟾酥。以油单纸裹眉裂之，酥出纸上，阴干用。〔时珍曰〕取蟾酥不一，或以手捏眉棱，取白汁于油纸上及桑叶上，插背阴处，一宿即自干白，安置竹筒内盛之，真者轻浮，入口味甜也。或以蒜及胡椒等辣物纳口中，则蟾身白汁出，以竹篦刮下，面和成块，干之。其汁不可入人目，令人赤、肿、盲，或以紫草汁洗点即消。

【气味】 甘、辛，温，有毒。

【主治】 小儿疳疾、脑疳。〔甄权曰〕端午日取眉脂，以朱砂、麝香为丸，如麻子大。治小孩子疳瘦，空心服一丸。如脑疳，以奶汁调，滴鼻中，甚妙。酥同牛酥，或吴茱萸苗汁调，摩腰眼、阴囊，治腰肾冷，并助阳气。又疗虫牙。日华。治齿缝出血及牙疼，以纸纴少许按之，立止。宗奭。发背、疔疮，一切恶肿。时珍。

【附方】 新九。**拔取疔黄**蟾蜍，以面丸梧子大。每用一丸安舌下，即黄出也。青囊杂纂。**拔取疔毒**蟾酥，以白面、黄丹搜作剂，每丸麦粒大。以指爬动疮上插入。重者挑破纳之。仍以水澄膏贴之。危氏方。**疗疮恶肿**蟾酥一钱，巴豆四个，捣烂，饭丸锭子如绿豆大。每服一丸，姜汤下。良久，以萹蓄根、黄荆子研酒半碗服，取行四五次，以粥补之。乾坤秘韫。**诸疮肿硬**针头散：用蟾酥、麝香各一钱，研匀，乳汁调和，入罐中待干。每用少许，津调傅之。外以膏护住，毒气自出，不能为害也。保命集。**一切疮毒**蟾酥一钱，白面二钱，朱砂少许，井华水调成小锭子如麦大。每用一锭，井华水服。如疮势紧急，五七锭。葱汤亦可，汗出即愈。**喉痹乳蛾**等证。用癞蛤蟆眉酥，和草乌尖末、猪牙皂角末等分，丸小豆大。每研一丸，点患处，神效。活人心统。**一切齿痛**疳蚀、龋齿、瘀肿。用蚵蚾一枚，鞭其头背，以竹篦刮眉间，即有汁出。取少许点之，即止也。类编。**风虫牙痛**不可忍。圣惠用蟾酥一片，水浸软，入麝香少许研匀。以粟米大，绵裹咬定，吐涎愈。一方用胡椒代麝香。一方用蟾酥染丝绵上，剪一分，纴入齿缝根里。忌热物，半日效。干者，以热汤化开。**破伤风病**蟾酥二钱，汤化为糊，干蝎酒炒、天麻各半两，为末，合捣，丸绿豆大。每服一丸至二丸，豆淋酒下。圣惠方。

蛤蟆 《本经》下品

【释名】 螫蟆螫音惊，又音加。〔时珍曰〕按王荆公字说云：俗言虾蟆怀土，取置远处，一夕复还其所。虽或遐之，常慕而返，故名虾蟆。或作蛤蟆，蛤言其声，蟆言其斑也。尔雅作螫蟆。

【集解】〔藏器曰〕别录蛤蟆一名蟾蜍，误矣。蛤蟆、蟾蜍，二物各别。陶氏以蟾蜍注蛤蟆，遂致混然无别，今药家亦以蟾蜍当蛤蟆矣。蛤蟆在陂泽中，背有黑点，身小能跳接百虫，解作呷呷声，举动极急。蟾蜍在人家湿处，身大，青黑无点，多痱磊，不能跳，不解作声，行动迟缓。又有蛙蛤、蝼蝈、长肱、石榜、蠼子之类，或在水田中，或在沟渠侧，未见别功。周礼蝈氏掌去蛙黾，焚牡菊，以灰洒之则死。牡菊乃无花菊也。〔敩曰〕蛤蟆有多般，勿误用。有黑虎，身小黑，嘴脚小斑。有蚼黄，前脚大，后腿小，斑色，有尾子一条。有黄蛨，遍身黄色，腹下有脐带长五七分，住立处，带下有自然汁出。有蝼蝈，即夜鸣，腰细口大，皮苍黑色者。有蟾，即黄斑，头上有肉角。其蛤蟆，皮上腹下有斑点，脚短，即不鸣叫者是也。〔时珍曰〕蛤蟆亦能化鹑，出淮南子。蛤蟆、青蛙畏蛇，而制蜈蚣。三物相值，彼此皆不能动。故关尹子云：蝍蛆食蛇，蛇食蛙，蛙食蝍蛆。或云：月令蝼蝈鸣，反舌无声，皆谓蛤蟆也。〔吴瑞曰〕长肱，石鸡也，一名锦袄子，六七月山谷间有之,性味同水鸡。

【修治】〔敩曰〕凡使蛤蟆,先去皮并肠及爪子,阴干。每个用真牛酥一分涂,炙干。若使黑虎,即连头、尾皮、爪并阴干,酒浸三日,漉出焙用。

【气味】 辛,寒,有毒。〔大明曰〕温无毒。

【主治】 邪气,破癥坚血,痈肿阴疮。服之不患热病。本经。主百邪鬼魅,涂痈肿及热结肿。药性。治热狂,贴恶疮,解烦热,治犬咬。日华。

【发明】〔颂曰〕蛤蟆、蟾蜍,二物虽同一类,而功用小别,亦当分而用之。〔时珍曰〕古方多用蛤蟆,近方多用蟾蜍,盖古人通称蟾为蛤蟆耳。今考二物功用亦不甚远,则古人所用多是蟾蜍,且今人亦只用蟾蜍有效,而蛤蟆不复入药矣。按张杲医说载撮青杂说云:有人患脚疮,冬月顿然无事,夏月臭烂,痛不可言。遇一道人云:尔因行草上,惹蛇交遗沥,疮中有蛇儿,冬伏夏出故也。以生蛤蟆捣傅之,日三即换。凡三日,一小蛇自疮中出,以铁钳取之。其病遂愈。〔朱震亨曰〕蛤蟆属土与水,味甘性寒,南人喜食之。本草言服之不患热病,由是病人亦煮食之。本草之意,或炙、或干、或烧,入药用之,非若世人煮羹入椒盐而啜其汤也。此物本湿化,大能发湿,久则湿化热。此乃土气厚,自然生火也。

【附方】 旧三,新三。**风热邪病**蛤蟆烧灰、朱砂等分,为末。每服一钱,酒服,日三,甚有神验。外台秘要。**狂言鬼语**卒死。用蛤蟆烧末,酒服方寸匕,日三。外台秘要。**噎膈吐食**用蛇含蛤蟆,泥包,煅存性,研末。每服一钱,酒下。寿域方。**瘰疬溃烂**用黑色蛤蟆一枚,去肠焙研,油调傅之。忌铁器。**头上软疖**蛤蟆剥皮贴之,收毒即愈。活幼全书。**蝮蛇螫伤**生蛤蟆一枚,捣烂傅之。外台。

肝

【主治】 蛇螫人,牙入肉中,痛不可堪,捣傅之,立出。时珍。出肘后。

胆

【主治】 小儿失音不语,取汁点舌上,立愈。时珍。出孙氏集效方。

脑

【主治】 青盲,明目。别录。

蛙《别录》下品

【释名】 长股别录田鸡纲目青鸡同上坐鱼同上蛤鱼。〔宗奭曰〕蛙后脚长,故善跃。大其声则曰蛙,小其声则曰蛤。〔时珍曰〕蛙好鸣,其声自呼。南人食之,呼为田鸡,云肉味如鸡也。又曰坐鱼,其性好坐也。按尔雅蟾、蛙俱列鱼类而东方朔传云：长安水多蛙鱼，得以家给人足。则古昔关中已常食之如鱼，不独南人也。鼃亦作蛙字。

【集解】〔别录曰〕蛙生水中，取无时。〔弘景曰〕凡蜂、蚁、蛙、蝉，其类最多。大而青脊者，俗名土鸭，其鸣甚壮。一种黑色者，南人名蛤子，食之至美。一种小形善鸣者，名蛙子，即此也。〔保升曰〕蛙，蛤蟆之属，居陆地，青脊善鸣，声作蛙者，是也。〔颂曰〕今处处有之。似蛤蟆而背青绿色，尖嘴细腹，俗谓之青蛙。亦有背作黄路者，谓之金线蛙。陶氏所谓土鸭，即尔雅所谓在水曰鼃者是也。俗名石鸭。所谓蛤子，即今水鸡是也，闽、蜀、浙东人以为佳馔。〔时珍曰〕田鸡、水鸡、土鸭，形称虽异，功用则一也。四月食之最美，五月渐老，可采入药。考工记云：以胷鸣者，蛙黾之属。农人占其声之早晚大小，以卜丰歉。故唐人章孝标诗云：田家无五行，水旱卜蛙声。蛙亦能化为鴽。见列子。

【气味】甘，寒，无毒。〔宗奭曰〕平。〔时珍曰〕按延寿书云：蛙骨热，食之小便苦淋。妊娠食蛙，令子寿夭。小蛙食多，令人尿闭，脐下酸痛，有至死者。捣车前水饮可解。〔吴瑞曰〕正月出者名黄蛤，不可食。

【主治】**小儿赤气，肌疮脐伤，止痛，气不足。**别录。**小儿热疮，杀尸疰病虫，去劳劣，解热毒。**日华。**食之解劳热。**宗奭。**利水消肿。烧灰，涂月蚀疮。**时珍。**馔食，调疳瘦，补虚损，尤宜产妇。捣汁服，治蛤蟆瘟病。**嘉谟。

【发明】〔颂曰〕南人食蛙蛤，云补虚损，尤宜产妇。〔时珍曰〕蛙产于水，与螺、蚌同性，故能解热毒，利水气。但系湿化之物，其骨性复热，而今人食者，每同辛辣及脂油煎炸，是抱薪救火矣，安能求其益哉？按戴原礼证治要诀云：凡浑身水肿，或单腹胀者，以青蛙一二枚，去皮炙食之，则自消也。〔嘉谟曰〕时行面赤项肿，名蛤蟆瘟。以金线蛙捣汁，水调，空腹顿饮，极效。曾活数人。

【附方】新六。**蛤馔**治水肿。用活蛙三个，每个口内安铜钱一个，上着胡黄连末少许。以雄猪肚一个，茶油洗净，包蛙扎定，煮一宿。取出，去皮、肠，食肉并猪肚，以酒送下。忌酸、咸、鱼、面、鸡、鹅、羊肉，宜食猪、鸭。寿域神方。**水蛊腹大**动摇有水声，皮肤黑色。用干青蛙二枚，以酥炒，干蝼蛄七枚炒，苦壶芦半两炒，上为末。每空心温酒服二钱，不过三服。圣惠方。**毒痢禁口**水蛙一个，并肠肚捣碎，瓦烘热，入麝香五分，作饼，贴脐上，气通即能进食也。**诸痔疼痛**青蛙丸：用青色蛙长脚者一个，烧存性，为末，雪糕和丸如梧子大。每空心先吃饭二匙，次以枳壳汤下十五丸。直指方。**虫蚀肛门**虫蚀肾府，肛尽肠穿。用青蛙一枚，鸡骨一分，烧灰吹入，数用大效。外台。**癌疮如眼**上高下深，颗颗累垂，裂如瞽眼，其中带青，头上各露一舌，毒孔透里者，是也。用生井蛙皮，烧存性为末，

蛙

蜜水调傅之。直指方。

蝌斗《拾遗》

【释名】 活师山海经活东尔雅玄鱼古今注悬针同上水仙子俗名蛤蟆台。
〔时珍曰〕蝌斗,一作蛞斗,音阔。按罗愿尔雅翼云:其状如鱼,其尾如针,又并其
头、尾观之,有似斗形。故有诸名。玄鱼言其色,悬针状其尾也。

【集解】〔藏器曰〕活师即蛤蟆儿,生水中,有尾如鲦鱼,渐大则脚生尾脱。
〔时珍曰〕蝌斗生水中,蛤蟆、青蛙之子也。二三月蛙、蟆曳肠于水际草上,缠缴
如索,日见黑点渐深,至春水时,鸣以聒之,则蝌斗皆出,谓之聒子,所谓蛤蟆声
抱是矣。蝌斗状如河豚,头圆,身上青黑色,始出有尾无足,稍大则足生尾脱。
崔豹云闻雷尾脱,亦未必然。陆农师云:月大尽则先生前两足,小尽则先生后
两足。

【主治】 火飙热疮及疥疮,并捣碎傅之。又染髭发,取青胡桃子上皮,和捣
为泥染之,一染不变也。藏器。

【发明】〔时珍曰〕俚俗三月三日,皆取小蝌斗以水吞之,云不生疮,亦解毒
治疮之意也。按危氏得效方:染髭发,用蝌斗、黑桑椹各半斤,瓶密封,悬屋东百
日化泥,取涂须发,永黑如漆也。又峋嵝神书云:三月三日,取蝌斗一合阴干,候
椹熟时取汁一升浸,埋东壁下,百日取出,其色如漆。以涂髭发,永不白也。

卵

【主治】 明目。藏器。

溪狗《拾遗》

【集解】〔藏器曰〕溪狗生南方溪涧中。状似蛤蟆,尾长三四寸。
【气味】 有小毒。
【主治】 溪毒及游蛊,烧末,水服一二钱匕。藏器。

山蛤宋《图经》

校正:原附蛤蟆下。今分出。
【集解】〔颂曰〕山蛤在山石中藏蛰,似蛤蟆而大,黄色。能吞气,饮风露,

不食杂虫。山人亦食之。

【主治】 小儿劳瘦，及疳疾，最良。苏颂。

田父宋《图经》

校正：原附蛤蟆下，今分出。

【释名】 � 蛤音论。

【集解】〔颂曰〕按洽闻记云：蛤蟆大者名田父，能食蛇。蛇行被逐，殆不能去。因衔其尾，久之蛇死，尾后数寸皮不损，肉已尽矣。世传蛇噉蛙，今此乃食蛇。其说颇怪，当别是一种也。〔时珍曰〕按文字集略云：蛤，蛤蟆也，大如屦，能食蛇。此即田父也。窃谓蛇吞鼠，而有食蛇之鼠；蛇制豹，而有啖蛇之貘。则田父伏蛇，亦此类耳，非怪也。

【主治】 蚕咬，取脊背上白汁，和蚁子灰，涂之。苏颂。出韦宙独行方。

蜈蚣《本经》下品

【释名】 蒺藜尔雅蝍蛆尔雅天龙。〔弘景曰〕庄子：蝍蛆甘带。淮南子云：螣蛇游雾而殆于蝍蛆。蝍蛆，蜈蚣也，性能制蛇。见大蛇，便缘上啖其脑。〔恭曰〕山东人呼蜘蛛一名蝍蛆，亦能制蛇，而蜘蛛条无制蛇之说。庄子、淮南并谓蜈蚣也。〔颂曰〕按尔雅：蒺藜，蝍蛆也。郭注云：似蝗而大腹长角，能食蛇脑。乃别似一物。〔时珍曰〕按张揖广雅及淮南子注皆谓蝍蛆为蜈蚣，与郭说异。许慎以蝍蛆为蟋蟀，能制蛇，又以蝍蛆为马蚿，因马蚿有蛆蠋之名，并误矣。

【集解】〔别录曰〕蜈蚣生大吴川谷及江南。头足赤者良。〔弘景曰〕今赤足者，多出京口、长山、高丽山、茅山，于腐烂积草处得之，勿令伤，暴干。黄足者甚多而不堪用，人以火炙令赤当之，非真也。蜈蚣啮人，以桑汁、白盐涂之即愈。〔蜀图曰〕生山南川谷，及出襄、邓、随、唐等州土石间，人家屋壁中亦有。形似马陆，身扁而长。黑头赤足者良。七八月采之。〔宗奭曰〕蜈蚣背光，黑绿色，足赤腹黄。有被毒者，以乌鸡屎，或大蒜涂之，效。性畏蛞蝓，不敢过所行之路，触其身即死，故蛞蝓能治蜈蚣毒。〔时珍曰〕蜈蚣西南处处有之。春出冬蛰，节节有足，双须歧尾。性畏蜘蛛，以溺射之，即断烂也。南方有极大者，而本草失载。按段成式酉阳杂俎云：绥定县蜈蚣，大者能以气吸蛇及蜴蜥，相去三四尺，骨肉自消。沈怀远南越志云：南方晋安有山出蜈蚣。大者长丈余，能啖牛。俚人然炬遂得，以皮鞭鼓，肉曝为脯，美于牛肉。葛洪遐观赋云：南方蜈蚣大者长百步，头如车箱，肉白如瓠，越人争买为羹炙。张耒明道杂志云：黄州岐亭有拘罗山，出大蜈蚣，袤丈尺。土人捕得熏干，商人贩入北方货之，有致富者。蔡绦丛谈云：峤南蜈蚣大者二三尺，螫人至死。惟见托胎虫，则局缩不敢行。虫乃登首，陷其脑而食之。故被蜈蚣伤者，捣虫涂之，痛立止也。珍按：托胎虫即蛞蝓也。蜈蚣能制龙、蛇、蝎蜥，而畏蛤蟆、蛞蝓、蜘蛛，亦庄子所谓物畏其天，阴符经所谓禽之制在气也。

【修治】〔敩曰〕凡使勿用千足虫，真相似，只是头上有白肉，面并嘴尖。若误用，并把着，腥臭气入顶，能致死也。凡治蜈蚣，先以蜈蚣木末或柳蛀末，于土器中炒，令木末焦黑，去木末，以竹刀刮去足甲用。〔时珍曰〕蜈蚣木不知是何木也。今人惟以火炙去头足用，或去尾、足，以薄荷叶火煨用之。

【气味】 辛，温，有毒。〔时珍曰〕畏蛞蝓、蜘蛛、鸡屎、桑皮、白盐。

【主治】 鬼疰蛊毒，啖诸蛇、虫、鱼毒，杀鬼物老精温疟，去三虫。本经。疗心腹寒热积聚，堕胎，去恶血。别录。治癥癖。日华。小儿惊痫风搐，脐风口噤，丹毒秃疮瘰疬，便毒痔漏，蛇瘕蛇瘴蛇伤。时珍。

【发明】〔颂曰〕本经云：疗鬼疰，故胡洽方治尸疰、恶气、痰嗽诸方多用之。今医家治小儿口噤不开、不能乳者，以赤足蜈蚣去足炙研，用猪乳二合调半钱，分三四服，温灌之，有效。〔时珍曰〕盖行而疾者，惟风与蛇。蜈蚣能制蛇，故亦能截风，盖厥阴经药也。故所主诸证，多属厥阴。按杨士瀛直指方云：蜈蚣有毒，惟风气暴烈者可以当之。风气暴烈，非蜈蚣能截能擒，亦不易止，但贵药病相当耳。设或过剂，以蚯蚓、桑皮解之。又云：瘰疮一名蛇瘴，蛮烟瘴雨之乡，多毒蛇气。人有不伏水土风气而感触之者，数月以还，必发蛇瘴。惟赤足蜈蚣最能伏蛇为上药，白芷次之。又圣济总录云：岭南朴蛇瘴，一名锁喉瘴，项大肿痛连喉。用赤足蜈蚣一二节研细，水下即愈。据此，则蜈蚣之治蛇蛊、蛇毒、蛇瘕、蛇伤诸病，皆此意也。然蜈蚣又治痔漏、便毒、丹毒等病，并陆羽茶经载枕中方治瘰疬一法，则蜈蚣自能除风攻毒，不独治蛇毒而已也。

【附方】旧五，新十三。小儿撮口但看舌上有疮如粟米大是也。以蜈蚣汁刮破指甲研，傅两头肉即愈。如无生者，干者亦可。子母秘录。小儿急惊万金散：蜈蚣一条全者，去足，炙为末，丹砂、轻粉等分研匀，阴阳乳汁和丸绿豆大。每岁一丸，乳汁下。圣惠方。天吊惊风目久不下，眼见白睛，及角弓反张，声不出者，双金散主之。用大蜈蚣一条去头足，酥炙，用竹刀批开，记定左右；又以麝香一钱，亦分左右各记明，研末包定。每用左边者吹左鼻，右边者吹右鼻，各少许,不可过多。若眼未下,再吹些须,眼下乃止。直指。**破伤中风欲死**。圣惠用蜈蚣研末擦牙,追去涎沫,立瘥。儒门事亲用蜈蚣头、乌头尖、附子底、蝎梢等分,为末。每用一字或半字,热酒灌之,仍贴疮上,取汗愈。**口眼㖞斜**口内麻木者。用蜈蚣三条,一蜜炙,一酒浸,一纸裹煨,并去头足;天南星一个,切作四片,一蜜炙,一酒浸,一纸裹煨,一生用;半夏、白芷各五钱,通为末,入麝少许。每服一钱,热酒调下,日一服。通变要法。**腹内蛇瘕**误食菜中蛇精,成蛇瘕,或食蛇肉成瘕,腹内常饥,食物即吐。以赤足蜈蚣一条炙,研末,酒服。卫生易简方。**蝮蛇螫伤**蜈蚣研末傅之。抱朴子。**射工毒疮**大蜈蚣一枚,炙研,和酥傅之。千金方。**天蛇头疮**生手指头上。用蜈蚣一条,烧烟熏一二次即愈。或为末,猪胆汁调,涂之。奇效。**丹毒瘤肿**用蜈蚣一条,白矾一皂子大,雷丸一个,百部二钱,研末,醋调傅之。本草衍义。**瘰疬溃疮**茶、蜈蚣二味,炙至香熟,捣筛为末。先以甘草汤洗净,傅之。枕中方。**聤耳出脓**蜈蚣末,吹之。鲍氏。**小儿秃疮**大蜈蚣一条,盐一分,入油内浸七日。取油搽之,极效。海上方。**便毒初起**黄脚蜈蚣一条,瓦焙存性,为末。酒调服,取汗即散。济生秘览。**痔疮疼痛**直指用赤足蜈蚣焙为末,入片脑少许,唾调傅之。孙氏集效用蜈蚣三四条,香油煮一二沸,浸之,再入五倍子末二三钱,瓶收密封。如遇痛不可忍,点上油,即时痛止,大效。**腹大如箕**用蜈蚣三五条,酒炙研末。每服一钱,以鸡子二个,打开入末在内,搅匀纸糊,沸汤煮熟食之。日一服,连进三服瘥。活人心统。**脚肚转筋**蜈蚣烧,猪脂和傅。肘后。**女人趾疮**甲内恶肉突出不愈。蜈蚣一条,焙研傅之。外以南星末,醋和傅四围。医方摘要。

马陆《本经》下品

【释名】 **百足**本经**百节**衍义**千足**炮炙论**马蚿**音弦。**马蠸**音拳。**马蠲**郭璞**马轴**别录**马蚨**尔雅**飞蚿虫**李当之**刀环虫**苏恭**蛩**。〔弘景曰〕此虫足甚多,寸寸断之,亦便寸行。故鲁连子云百足之虫,死而不僵,庄子蚿怜蛇是矣。

【集解】 〔别录曰〕马陆生玄菟川谷。〔弘景曰〕李当之云:此虫长五六寸,状如大蛩,夏月登树鸣,冬则入蛰,今人呼为飞蚿虫。今有一种细黄虫,状如蜈蚣而甚长,俗名土虫。鸡食之,醉闷至死。方家既不复用,市人亦无取者,未详何者的是。〔恭曰〕此虫大如细笔管,长三四寸,斑色,亦如蚰蜒。襄阳人名为马蚿,亦呼马轴,又名刀环虫,以其死侧卧,状如刀环也。有人自毒,服一枚便死也。〔敩曰〕千足虫头上有白肉,面并嘴尖。把着,腥臭气入人顶,能致死也。

〔宗奭曰〕百节,身如槎,节节有细蹙文起,紫黑色,光润,百足,死则侧卧如环,长二三寸,大者如小指。古墙壁中甚多,入药至鲜。〔时珍曰〕马蚿处处有之。形大如蚯蚓,紫黑色,其足比比至百,而皮极硬,节节有横文如金线,首尾一般大。触之即侧卧局缩如环,不必死也。能毒鸡犬。陶氏所谓土虫,乃蚰蜒也,死亦侧蹄如环,鸡喜食之。当以李当之之说为准。

【正误】〔藏器曰〕按土虫无足,如一条衣带,长四五寸,身扁似韭叶,背上有黄黑裥,头如铲子,行处有白涎,生湿地,鸡吃即死。陶云土虫似蜈蚣者,乃蚰蜒,非土虫,亦非马陆也。苏云马陆如蚰蜒,亦误矣。按蚰蜒色黄不斑,其足无数。〔时珍曰〕按段成式西阳杂俎云:度古俗呼土蛊,身形似衣带,色类蚯蚓,长一尺余,首如铲,背上有黄黑裥,稍触即断。常趁蚓掩之,则蚓化为水。有毒,鸡食之辄死。据此,则陈藏器所谓土虫者,盖土蛊也。陶氏误以蚰蜒为马陆,陈氏亦误以土蛊为土虫矣。

【修治】〔雷曰〕凡收得马陆,以糠头炒,至糠焦黑,取出去糠,竹刀刮去头、足,研末用。

【气味】 辛,温,有毒。

【主治】 腹中大坚癥,破积聚息肉,恶疮白秃。本经。疗寒热痞结,胁下满。别录。辟邪疟。时珍。

【发明】〔时珍曰〕马陆系神农药,雷氏备载炮炙之法,而古方鲜见用者,惟圣惠逐邪丸用之。其方治久疟发歇无时。用百节虫四十九枚,湿生虫四十九枚,砒霜三钱,粽子角七枚。五月五日日未出时,于东南上寻取两般虫,至午时向南研匀,丸小豆大。每发日早,男左女右,手把一丸,嗅之七遍,立效。修时忌孝子、妇人、师尼、鸡犬见之。亦合别录疗寒热之说。大抵毒物止可外用,不敢轻入丸、散中。

山蛩虫《拾遗》

【集解】〔藏器曰〕生山林间。状如百足而大,乌斑色,长二三寸。更有大如指者,名马陆,能登木群吟,已见本经。〔时珍曰〕按本经马陆一名百足,状如大蛩,而此云状如百足而大,更大者为马陆,则似又指百足为一物矣。盖此即马陆之在山而大者耳,故曰山蛩。鸡、犬皆不敢食之。

【气味】 有大毒。

【主治】 人嗜酒不已,取一节烧灰,水服,便不喜闻酒气。过一节则毒人至死。又烧黑傅恶疮,亦治蚕病白僵,烧灰粉之。藏器。

【附录】 蚰蜒拾遗 〔藏器曰〕状如蜈蚣而甚长,色正黄不斑,大者如钗股,其足无数,好脂油香,故入人耳及诸窍中。以驴乳灌之,即化为水。〔时珍曰〕处处有之,墙屋烂草中尤多。状如小蜈蚣,而身圆不扁,尾后秃而无歧,多足,大者长寸余,死亦踡屈如环,故陶弘景误以为马陆也。其入人耳,用龙脑、地龙、硇砂,单吹之皆效。或以香物引之。淮南子云菖蒲去蚤虱而来蛉蚑,即此虫也。扬雄方言云:一名入耳,一名蚨虷,一名蚰蜒,一名蜻蚑。又一种草鞋虫,形亦相似而身扁,亦能入人耳中。

蠼螋拾遗 音瞿搜。〔藏器曰〕状如小蜈蚣,色青黑,长足。能溺人影,今人发疮,如热痱而大,若绕腰匝不可疗,山中者溺毒更猛。惟扁豆叶傅之即瘥,诸方大有治法。〔时珍曰〕蠼螋喜伏甔甊下,故得此名。或作蛷螋。按周礼赤犮氏,凡隙屋,除其狸虫蛷螋之属,乃求而搜之也。其虫隐居墙壁及器物下,长不及寸,状如小蜈蚣,青黑色,二须六足,足在腹前,尾有叉歧,能夹人物,俗名搜夹子。其溺射人影,令人生疮,身作寒热。古方用犀角汁、鸡肠草汁、马鞭草汁、梨叶汁、茶叶末、紫草末、羊髭灰、鹿角末、燕窠土,但得一品涂之皆效。孙真人千金方云:予曾六月中得此疮,经五六日治不愈。有人教画地作蠼螋形,以刀细取腹中土,以唾和涂之,再涂即愈。方知万物相感,莫晓其由。

蚯蚓《本经》下品

【释名】 蟪蟺音顷引。胸朒音蠡闰。坚蚕音遭忝。蜿蟮音阮善曲蟮、土蟺纲目土龙别录地龙子药性寒蚓 寒蚓 附蚓吴普歌女。〔时珍曰〕蚓之行也,引而后申,其蝼如丘,故名蚯蚓。尔雅谓之蟪蟺,巴人谓之胸朒,皆方音之转也。蜿蟮、曲蟮,象其状也。东方虬赋云:乍逶迤而鳝曲,或宛转而蛇行。任性行止,击物便曲。是矣。术家言蚓可兴云,又知阴晴,故有土龙、龙子之名。其鸣长吟,故曰歌女。〔大明曰〕路上踏杀者,名千人踏,入药更良。

【集解】 〔别录曰〕白颈蚯蚓,生平土。三月取,暴干。〔弘景曰〕入药用白颈,是其老者。取得去土盐之,日暴须臾成水,道术多用。其屎呼为蚓蝼,亦曰六一泥,以其食细泥,无沙石,入合丹泥釜用。〔时珍曰〕今处处平泽膏壤地中有之。孟夏始出,仲冬蛰结。雨则先出,晴则夜鸣。或云结时能化为百合也。与蟗螽同穴为雌雄。故郭璞赞云:蚯蚓土精,无心之虫。交不以分,淫于蟗螽。是矣。今小儿阴肿,多以为此物所吹。经验方云:蚯蚓咬人,形如大风,眉须皆落，惟以石灰水浸之良。昔浙江将军张韶病此，每夕蚯蚓鸣于体中。有僧教以盐汤浸之，数遍遂瘥。〔宗奭曰〕此物有毒。崇宁末年，陇州兵士暑月跣足，为蚯蚓所中，遂不救。后数日，又有人被其毒。或教以盐汤浸之，并饮一杯，乃愈也。

【修治】〔弘景曰〕若服干蚓，须熬作屑。〔敩曰〕凡收得，用糯米泔浸一夜，漉出，以无灰酒浸一日，焙干切。每一两，以蜀椒、糯米各二钱半同熬，至米熟，拣出用。〔时珍曰〕入药有为末，或化水，或烧灰者，各随方法。

白颈蚯蚓

【气味】 咸，寒，无毒。〔权曰〕有小毒。〔之才曰〕畏葱、盐。

【主治】 **蛇瘕，去三虫伏尸，鬼疰蛊毒，杀长虫。**本经。**化为水，疗伤寒，伏热狂谬，大腹黄疸。**别录。**温病，大热狂言，饮汁皆瘥。炒作屑。去蛔虫。去泥，盐化为水，主天行诸热，小儿热病癫痫，涂丹毒，傅漆疮。**藏器。**葱化为汁，疗耳聋。**苏恭。**治中风、痫疾、喉痹。**日华。**解射罔毒。**蜀本。**炒为末，主蛇伤毒。**药性。**治脚风。**苏颂。**主伤寒疟疾，大热狂烦，及大人、小儿小便不通，急慢惊风、历节风痛，肾脏风注，头风齿痛，风热赤眼，木舌喉痹，鼻息聤耳，秃疮瘰疬，卵肿脱肛，解蜘蛛毒，疗蚰蜒入耳。**时珍。

【发明】〔弘景曰〕干蚓熬作屑，去蛔虫甚有效。〔宗奭曰〕肾脏风下注病，不可阙也。〔颂曰〕脚风药必须此物为使，然亦有毒。有人因脚病药中用此，果得奇效。病愈，服之不辍，至二十余日，觉躁愦，但欲饮水不已，遂致委顿。大抵攻病用毒药，中病即当止也。〔震亨曰〕蚯蚓属土，有水与木，性寒，大解热毒，行湿病。〔时珍曰〕蚓在物应土德，在星禽为轸水。上食槁壤，下饮黄泉，故其性寒而下行。性寒故能解诸热疾，下行故能利小便、治足疾而通经络也。术家云蚓血能柔弓弩，恐亦诳言尔。诸家言服之多毒，而郭义恭广志云闽越山蛮啖蚯蚓为馐，岂地与人有不同欤？

【附方】旧九，新三十四。**伤寒热结**六七日狂乱，见鬼欲走。以大蚓半斤去泥，用人溺煮汁饮。或生绞汁亦可。肘后方。**阳毒结胸**按之极痛，或通而复结，喘促，大躁狂乱。取生地龙四条洗净，研如泥，入生姜汁少许，蜜一匙，薄荷汁少许，新汲水调服。若热炽者，加片脑少许。即与揉心下，片时自然汗出而解。不应，再服一次，神效。伤寒蕴要。**诸疟烦热**太躁。用上方服之甚效。亦治瘴疟。直指。**小便不通**蚯蚓捣烂浸水，滤取浓汁半碗服，立通。斗门。**老人尿闭**白颈蚯蚓、茴香等分杵汁，饮之即愈。朱氏集验方。**小儿尿闭**乃热结也。用大地龙数条去泥，入蜜少许，研傅茎卵。仍烧蚕蜕纸、朱砂、龙脑、麝香同研少许，以麦门冬、灯心煎汤调服。全幼。**小儿急惊**五福丸：用生蚯蚓一条研烂，入五福化毒丹一丸同研，以薄荷汤少许化下。普济方。云：梁国材言扬州进士李彦直家，专货此药，一服千金，以糊十口。梁传其方，亲试屡验，不可不笔于册，以救婴儿。**惊风闷乱**乳香丸：治小儿慢惊风，心神闷乱，烦懊，筋脉拘急，胃虚虫动，反折啼叫。用乳香半钱，胡粉一钱，研匀，以白颈蚯蚓生捏去土，捣烂和丸麻子大。每服七丸至十五丸，葱白煎汤下。普济方。**慢惊虚风**用平正附子去皮脐，生研为末，以白颈蚯蚓于末内滚之，候定，刮蚓上附末，丸黄米大。每服十丸，米饮下。百一方。**急慢惊风**五月五日取蚯蚓，竹刀截作两段，急跳者作一处，慢跳者作一处，各研烂。入朱砂末和作丸，记明急惊用急跳者，慢惊用慢跳者。每服五七丸，薄荷汤下。应验方。**小儿卵肿**用地龙连土为末，津调傅之。钱氏方。**劳复卵肿**或缩入腹，腹中绞痛，身体重，头不能举，小腹急热，拘急欲死。用蚯蚓二十四枚，水一斗，煮取三升，顿服取汗。或以蚯蚓数升，绞汁服之，并良。肘后方。**手足肿痛**欲断。取蚓三升，以水五升，绞汁二升半，服之。肘后。**代指疼痛**蚯蚓杵，傅之。圣惠。**风热头痛**地龙炒研、姜汁半夏饼、赤茯苓等分为末。每服一字至半钱，生姜、荆芥汤下。普济。**头风疼痛**龙珠丸：用五月五日取蚯蚓，和脑、麝杵，丸梧子大。每以一丸纳鼻中，随左右。先涂姜汁在鼻，立愈。总录。**偏正头痛**不可忍者。圣惠龙香散用地龙去土焙、乳香等分为末。每以一字作纸捻，灯上烧烟，以鼻嗅之。澹寮方：加人指甲等分，云徐介翁方也。每服一捻，香炉上慢火烧之，以纸筒引烟入鼻熏之。口嚼冷水，有涎吐去。仍以好茶一盏点呷，即愈。**风赤眼痛**地龙十条，炙为末，茶服三钱。圣惠。**风虫牙痛**盐化地龙水，和面纳齿上，又以皂荚去皮，研末涂上，虫即出。又同玄胡索、荜茇末塞耳。普济。**牙齿裂痛**死曲蟮为末，傅之即止。千金翼。**齿缝出血**不止。用地龙末、枯矾各一钱，麝香少许，研匀，擦之。圣惠方。**牙齿动摇**及外物伤动欲落，诸药不效者。干地龙炒、五倍子炒等分为末。先以生姜揩牙，后傅擦之。御药院方。**木舌肿满**不治杀人。蚯蚓一条，以盐化水涂之。良久渐消。圣惠方。**咽喉卒肿**不下食。地龙十四条，捣涂喉外。又以一条，着盐化水，入蜜少许，服之。圣惠方。**喉痹塞口**普济用韭地红小蚯蚓数条，醋擂取食之，即吐出痰血二三碗，神效。圣惠用地龙一条研烂，以鸡子白搅和，灌入即通。**鼻中息肉**地龙炒一分，牙皂一挺，为末。蜜调涂之，清水滴尽即除。圣惠。**耳卒聋闭**蚯蚓入盐，安葱内，化水点之，立效。胜金。**聤耳出脓**生地龙、釜上墨、生猪脂等分，研匀，葱汁和，捻作挺子，绵裹塞之。圣惠方用地龙为末，吹之。**耳中耵聍**干结不出。用白蚯蚓入葱叶中化为水，滴耳令满。不过数度,即易挑出。**蚰蜒入耳**地龙为末,入葱内,化水点入,则蚰蜒亦化为水。圣惠方。**白秃头疮**干地龙为末,入轻粉,麻油调搽。普济方。**瘰疬溃烂流串者**。用荆芥根下段,煎汤温洗,良久着疮破紫黑处,以针刺去血,再洗三四次。用韭菜地上蚯蚓一把,五更时收取,炭火上烧红为末。每一匙,入乳香、没药、轻粉各半钱,穿山甲九片,炙为末,油调傅之,如神。此武进朱守仁所传有验方。保命集。**龙缠疮毒**水缸底蚯蚓一条,连泥捣傅,即愈。**蜘蛛咬疮**遍身皆有。以葱一枝去尖头,将蚯蚓入叶中,紧捏两头,勿令泄气,频摇动,即化为水,以点咬处,甚效。谭氏小儿方。**阳证脱肛**以荆芥、生姜煎汤洗之,用地龙蟠如钱样者去土一两,朴消二钱,为末,油调傅之。全幼心鉴。**中蛊下血**如烂肝者。以蚯蚓十四枚,苦酒三升渍至蚓死,服水。已死者皆可活。肘后方。**疬风痛痒**白颈蚯蚓去土,以枣肉同捣,丸梧子大。每美酒下六十丸。忌姜、蒜。活人心统。**对口毒疮**已溃出脓。取韭地蚯蚓捣细,凉水调傅,日换三四次。扶寿精方。**耳聋气闭**蚯蚓、川芎劳各两半,为末。每服二钱,麦门冬汤下。服后低头伏睡。一夜一服,三夜立效。圣济总录。**口舌糜疮**地龙、吴茱萸研末,醋调生面和,涂足心,立效。摘玄方。

蚯蚓泥见土部。

蜗牛瓜、娲、涡三音《别录》中品

【释名】 **蠡牛**蠡音螺。药性。**蚹蠃**尔雅。音附螺。**蜬蝓**尔雅。音移俞。**山蜗**弘景**蜗螺**山海经作俘蠃。**蜒蚰蠃**俗名**土牛儿**。〔弘景曰〕蜗牛,山蜗也。形似瓜字,有角如牛,故名。庄子所谓战于蜗角是矣。〔时珍曰〕其头偏戾如㖞,其形盘旋如涡,故有娲、涡二者,不独如瓜字而已。其行延引,故曰蜒蚰。尔雅谓之蚹蠃。孙炎注云:以其负蠃壳而行,故名蚹蠃。

【集解】〔弘景曰〕蜗牛生山中及人家。头形如蛞蝓,但背负壳耳。〔大明曰〕此即负壳蜒蚰也。〔保曰〕蜗牛生池泽草树间。形似小螺,白色。头有四黑角,行则头出。惊则首尾俱缩入壳中。〔颂曰〕凡用蜗牛,以形圆而大者为胜。久雨乍晴,竹林池沼间多有之。其城墙阴处,一种扁而小者,无力,不堪用。〔时珍曰〕蜗身有涎,能制蜈、蝎。夏热则自悬叶下,往往升高,涎枯则自死也。

蜗牛

【气味】 咸,寒,有小毒。畏盐。

【主治】 贼风㖞僻,踠跌,大肠脱肛,筋急及惊痫。别录。生研汁饮,止消渴。甄权。**治小儿脐风撮口,利小便,消喉痹,止鼻衄,通耳聋,治诸肿毒痔漏,制蜈蚣、蝎虿毒,研烂涂之。**时珍。

【发明】〔颂曰〕入婴孩药最胜。〔时珍曰〕蜗牛所主诸病,大抵取其解热消毒之功耳。

【附方】 旧三,新十九。**小便不通**蜗牛捣贴脐下,以手摩之。加麝香少许更妙。简易。**大肠脱肛**圣惠:治大肠久积虚冷,每因大便脱肛。用蜗牛一两烧灰,猪脂和傅,立缩。又治上证及痢后脱肛。用干蜗牛一百枚,炒研。每用一钱,以飞过赤汁磁石末五钱,水一盏,煎半盏调服。日三。**痔疮肿痛**丹溪:用蜗牛浸油涂之,或烧研傅之。济生用蜗牛一枚,入麝香少许在内,碗盛,次日取水涂之。**发背初起**活蜗牛二百个,以新汲水一盏,汤瓶中封一夜,取涎水,入真蛤粉旋调,扫傅疮上。日十余度,热痛止则疮便愈。集验方。**瘰疬未溃**连壳蜗牛七个,丁香七粒,同烧研,纸花贴之。危氏。**瘰疬已溃**蜗牛烧研,轻粉少许,用猪脊髓调,傅之。危氏方。**喉痹肿塞**用蜗牛绵裹,水浸含咽,须臾立通。又用蜗牛七枚,白梅肉三枚,研烂,绵裹含咽,立效。**喉风肿痛**端午日午时,取蜒蚰十余条,同盐三四个,小瓶内封固,俟化成水,收水点之。唐氏。**喉塞口噤**蜒蚰炙二七枚,白梅肉炒二七枚,白矾半生半烧二钱,研为末。每水调半钱服,得吐立通。圣惠方。**耳腮疰肿**及喉下诸肿。用蜗牛同面研,傅之。**面上毒疮**初起者。急寻水蜒蚰一二条,用酱少许共捣,涂纸上贴之,即退。纸上留一小孔出气。此乃凌汉章秘传极效方也。谈野翁试验方。**赤白翳膜**生蜗牛一枚,捣丹砂末于内。火上炙沸,以绵染汁傅眦中,日二。圣惠方。**鼻血不止**蜗牛焙干一枚,乌贼骨半钱,研末吹之。圣济总录。**撮口脐风**乃胎热也。用蜗牛五枚去壳,研汁涂口,取效乃止。又方:用蜗牛十枚,去壳研烂,入莳萝末半分研匀,涂之,取效甚良。**滴耳聋闭**蜗牛膏用蜗牛一两,石胆、钟乳粉各二钱半,为末,瓷盒盛之,火煅赤,研末,入片脑一字。每以油调一字,滴入耳中。无不愈者。并圣惠方。**蚰蜒入耳**蜗牛椎烂,置于耳边,即出也。瑞竹堂方。**染须方**用蜒蚰四十条,以京墨水养之三日,埋马屎中一月取出,以白丝头试之,如即黑到尾,再入马屎中埋七日,再取试之,性缓乃以撚须。庶不致黑皮肤也。普济方。**消渴引饮**不止。崔元亮海上方用蜗牛十四枚形圆而大者,以水三合,密器浸一宿。取水饮之,不过三剂愈。圣惠用蜗牛焙半两,蛤粉、龙胆草、桑根白皮炒各二钱半,研末。每服一钱,楮叶汤下。

蜗壳

【主治】 一切疳疾。颂。**牙蚀,面上赤疮,鼻上酒齄,久利下脱肛。**时珍。

【附方】 旧二,新一。**一切疳疾**用自死蜗壳七枚,皮薄色黄白者,洗净,不得少有尘滓,日干,内酥蜜于壳中。以瓷盏盛之,纸糊盏面,置炊饭上蒸之。下馈时,即坐甑中,仍装饭又蒸,饭熟取出,研如水淀。渐渐与吃,一日令尽,取效止。韦丹方。**牙䘌作痛**蜗牛壳三十枚,烧研。日日揩之。良。圣惠。**大肠脱肛**蜗牛壳去土研末,羊脂熔化调涂,送入即愈。李延寿方。

蛞蝓音阔俞《本经》中品

【释名】 **陵蠡**音螺。本经。**附蜗**别录**土蜗**同**托胎虫**俗**鼻涕虫**俗**蜒蚰螺**详下文。

【集解】〔别录曰〕蛞蝓生太山池泽及阴地沙石垣下。八月取之。〔弘景曰〕蛞蝓无壳,不应有蜗名。附蜗,取蜗牛也。岂以其头形似蜗牛,故亦名蜗欤?〔保升曰〕蛞蝓即蜗牛也,而别录复有蜗牛一条。虽数字不同,而主疗无别,是后人误出。正如草部有鸡肠,而复出繁缕也。按尔雅云:蚹蠃,螔蝓。郭注云:蜗牛也。玉篇亦云:螔蝓,蜗牛也。此则一物明矣。形似小螺,白色,生池泽草树间。头有四角,行则角出,惊之则缩,首尾俱能藏入壳中。苏恭以蛞蝓为无壳蜗牛,非矣。今本经一名陵蠡,别录又有土蜗之名。蜗蠡皆螺壳之属,不应无壳也。今下湿处有一种虫,大于蜗牛,无壳而有角者,云是蜗牛之老者也。〔宗奭曰〕蛞蝓、蜗牛,二物也。蛞蝓二角,身肉止一段。蜗牛四角,背上别有肉,以负壳行。若为一物,经中焉得分为二条?蜀本又谓蛞蝓为蜗牛之老者,甚无谓也。〔时珍曰〕按尔雅无蛞蝓,止云:蚹蠃,螔蝓。郭注云:蜗牛也。别录无螔蝓,止云蛞蝓一名附蜗,据此,则螔蝓是蚹蠃,蛞蝓是附蜗。盖一类二种,如蛤蟆与蛙。故其主治功用相似,而皆制蜈、蝎;名谓称呼相通,而俱曰蜗与蜒蚰螺也。或以为一物,或以为二物者,皆失深考。惟许慎说文云:蚹蠃背负壳者曰蜗牛,无壳者曰蛞蝓。一言决矣。

【正误】〔弘景曰〕蛞蝓入三十六禽限,又是四种角虫之类,营室星之精。方家无复用者。〔恭曰〕陶说误矣。三十六禽亥上有壁水貐,乃豪猪,毛如猬簪。山海经云:貐,彘身人面,音如婴儿。尔雅云:貘貐类貙,迅走食人。三者并非蛞蝓。蛞蝓乃无壳蜗蠡也。

【气味】 **咸,寒,无毒。**

【主治】 **贼风喎僻,轶筋及脱肛,惊痫挛缩。**本经。喎,苦乖切,口戾也。轶音跌,车转也。**蜈蚣、蝎毒。**衍义。**肿毒焮热,热疮肿痛。**时珍。

【发明】〔宗奭曰〕蜈蚣畏蛞蝓,不过所行之路,触其身即死,故人取以治蜈蚣毒。〔时珍曰〕按蔡绦铁围山丛话云:峤南地多蜈蚣,大者二三尺,螫人觅死不得,惟见托胎虫则局促不行。虫乃登其首,陷其脑而死。故人以此虫生捣涂蜈蚣伤,立时疼痛止也。又大全良方云:痔热肿痛者,用大蛞蝓一个研泥,入龙脑一字,燕脂坯子半钱,同傅之。先以石薜煮水熏洗尤妙。五羊大帅赵尚书夫人病此,止以蛞蝓京墨研涂亦妙。大抵与蜗牛同功。

【附方】 新一。**脚胫烂疮**臭秽不可近。用蜒蚰十条,瓦焙研末,油调傅之,立效。救急方。

缘桑蠃《证类》

【释名】 桑牛 天螺纲目。

【集解】〔慎微曰〕此蠃全似蜗牛,黄色而小,雨后好援桑叶。〔时珍曰〕此蠃诸木上皆有,独取桑上者,正如桑螵蛸之意。

【气味】 缺。

【主治】 **大肠脱肛,烧研和猪脂涂之,立缩。**慎微。出范汪方。**治小儿惊风,用七枚焙研,米饮服。**时珍。出宫气方。

【发明】〔震亨曰〕小儿惊风,以蜜丸通圣散服之,间以桑树上牛儿阴干,焙研为末服之,以平其风。〔时珍曰〕桑牛、蜗牛、蛞蝓三物,皆一类而形略殊,故其性味功用皆相仿佛。而桑牛治惊,又与僵蚕、螵蛸同功。皆食桑者,其气能入肝平风也。

溪鬼虫《拾遗》

【释名】 **射工**拾遗**射影**诗疏**水弩**同**抱枪**杂俎**含沙**诗注**短狐**广雅**水狐**玄中记**蜮**音或。〔时珍曰〕此虫足角如弩,以气为矢,因水势含沙以射人影或成病,故有射弩诸名。酉阳杂俎谓之抱枪。云:形如蛣蜣,腹下有刺似枪,螫人有毒也。玄中记云:视其形,虫也;见其气,鬼也。其头、喙如狐也。五行传云:南方淫惑之气所生,故谓之蜮。诗云:如鬼如蜮,则不可得。即此物也。

【集解】〔藏器曰〕射工出南方有溪毒处山林间。大如鸡子,形似蛣蜣,头有一角长寸余,角上有四歧,黑甲下有翅能飞。六七月取之。沙气多,短狐则生。鹚鸡、鸂鶒之属治之。〔慎微曰〕玄中记云:水狐虫长三四寸,其色黑,广寸许,背上有甲,厚三分。其口有角,向前如弩,以气射人,去二三步即中人,十死六七也。博物志云:射工,江南山溪水中甲虫也。长一二寸,口有弩形,以气射人影,令人发疮,不治杀人。周礼:壶涿氏掌除水虫,以炮土之鼓驱之,以焚石投之。即此物也。〔时珍曰〕射工长二三寸,广寸许,形扁,前阔后狭,颇似蝉状,故抱朴子言其状如鸣蜩也。腹软背硬,如鳖负甲,黑色,故陆玑言其形如鳖也。六七月甲下有翅能飞,作铋铋声。阔头尖喙,有二骨眼。其头目丑黑如狐如鬼,喙头有尖角如爪,长一二分。有六足如蟹足:二足在喙下,大而一爪;四足在腹下,小而歧爪。或时双屈前足,抱拱其喙,正如横弩上矢之状。冬则蛰于谷间,所居之处,大雪不积,气起如蒸。掘下一尺可得,阴干留用。蟾蜍、鸳鸯能食之,鹅、鸭能辟之。故禽经云:鹅飞则蜮沉。又有水虎,亦水狐之类。有鬼弹,乃溪毒之类。葛洪所谓溪毒似射工而无物者,皆此属也。并附之。

角

【主治】 **带之辟溪毒。**藏器。**阴干为末佩之,亦辟射工毒。**时珍。出抱朴子。

【发明】〔时珍曰〕按葛洪肘后方云:溪毒中人,一名中水,一名中溪,一名水病,似射工而无物。春月多病之,头痛恶寒,状如伤寒。二三日则腹中生虫,食人下部,渐蚀五脏,注下不禁,虽良医不能疗也。初得则下部若有疮,正赤如截肉,为阳毒,最急;若疮如虫啮,为阴毒,小缓。皆杀人,不过二十日。方家用药,与伤寒、温病相似,或以小蒜煮汤浴之,及诸药方。又云:江南射工毒虫,在山间水中。人行或浴,则此虫含沙射人形影则病。有四种,初得皆如伤寒,或似中恶,一种遍身有黑黡子,四边悉赤,犯之如刺;一种作疮,久即穿陷;一种突起如石;一种如火灼熛疮也。疗之并有方法。王充论衡云:短狐含太阳毒气而生,故有弓矢射人,中人如火灼也。

【附录】 **水虎** 〔时珍曰〕襄沔记云:中庐县有涑水,注沔。中有物,如三四岁小儿,甲如鲮鲤,射不能入。秋曝沙上,膝头似虎,掌爪常没水,出膝示人。小儿弄之,便咬人。人生得者,摘其鼻,可小小使之。名曰水虎。

鬼弹 又按南中志云:永昌郡有禁水,惟十一二月可渡,余月则杀人。其气有恶物作声,不见其形,中人则青烂,名曰鬼弹。

沙虱《纲目》

【释名】 **蝗螶**音梗旋。广雅。**蓬活**万毕术**地脾**同上。

【集解】〔时珍曰〕按郭义恭广志云：沙虱在水中，色赤，大不过虮，入人皮中杀人。葛洪抱朴子云：沙虱，水陆皆有之。雨后及晨暮践沙，必着人，如毛发刺人，便入皮里。可以针挑取之，正赤如丹。不挑，入肉能杀人。凡遇有此虫处，行还，以火炙身，则虫随火去也。又肘后方云：山水间多沙虱，甚细，略不可见。人入水中，及阴雨日行草中，此虫多着人，钻入皮里，令人皮上如芒针刺，赤如黍豆。刺三日之后，寒热发疮。虫渐入骨，则杀人。岭南人初有此，以茅叶或竹叶挑刮去之，仍涂苦苣汁；已深者，针挑取虫子，正如疥虫也。愚按溪毒、射工毒、沙虱毒，三者相近，俱似伤寒，故有挑沙、刮沙之法。今俗病风寒者，皆以麻及桃柳枝刮其遍身，亦曰刮沙，盖始于刮沙病也。沙病亦曰水沙、水伤寒，初起如伤寒，头痛、壮热、呕恶、手足指末微厥，或腹痛闷乱，须臾杀人者，谓之搅沙也。

【附录】 沙虫 〔时珍曰〕按录异记云：潭、袁、处、吉等州有沙虫，即毒蛇鳞甲中虫。蛇被苦，每入急水中碾出。人中其毒，三日即死。此亦沙虱之类也。

水黾《拾遗》

【释名】 水马拾遗。

【集解】〔藏器曰〕水黾群游水上，水涸即飞。长寸许，四脚，非海马之水马也。〔时珍曰〕水虫甚多，此类亦有数种。今有一种水爬虫，扁身大腹而背硬者，即此也。水爬，水马之讹耳。一种水蚕，长身如蝎，能变蜻蜓。

【气味】 有毒。

【主治】 令人不渴，杀鸡犬。藏器。

豉虫《拾遗》

【释名】 豉母虫。

【集解】〔时珍曰〕陈藏器拾遗有豉虫，而不言出处形状。按葛洪肘后方云：江南有射工虫，在溪涧中射人影成病，或如伤寒，或似中恶，或口不能语，或恶寒热，四肢拘急，身体有疮。取水上浮走豉母虫一枚，口中含之便瘥，已死亦活。此虫正黑，如大豆，浮游水上也。今有水虫，大如豆而光黑，即此矣。名豉母者，亦象豆形也。

【气味】 有毒。

【主治】 杀禽兽，蚀息肉，傅恶疮。藏器。白梅裹含之，除射工毒。时珍。

砂挼子《拾遗》

【释名】 **倒行狗子**拾遗**睡虫**同上。

【集解】〔藏器曰〕是处有之。生砂石中，作旋孔。大如大豆，背有刺，能倒行。性好睡，亦呼为睡虫。

【气味】 **有毒。**

【主治】 **生取置枕中，令夫妇相好。合射罔用，能杀飞禽走兽。**藏器。

蚘虫《拾遗》

【释名】 **蛔**音回。俗作蛔，并与蚘同。**人龙**纲目。

【集解】〔时珍曰〕蛔，人腹中长虫也。按巢元方病源云：人腹有九虫：伏虫长四分，群虫之主也；蛔虫长五六寸至一尺，发则心腹作痛，去来上下，口喜吐涎及清水，贯伤心则死；白虫长一寸，色白头小，生育转多，令人精气损弱，腰脚疼，长一尺，亦能杀人；肉虫状如烂杏，令人烦闷。肺虫状如蚕，令人咳嗽，成劳杀人；胃虫状如蛤蟆，令人呕逆喜哕；弱虫又名鬲虫，状如瓜瓣，令人多唾；赤虫状如生肉，动作腹鸣；蛲虫至微，形如菜虫，居胴肠中，令人生痈疽、疥癣、痋疬、痔瘘、疳䘌、龋齿诸病。诸虫皆依肠胃之间，若人脏腑气实，则不为害；虚则侵蚀，变生诸疾也。又有尸虫，与人俱生，为人大害。其状如犬、马尾、或如薄筋，依脾而居，三寸许，有头尾。凡服补药，必须先去此虫，否则不得药力。凡一切癥瘕，久皆成虫。紫庭真人云：九虫之中，六虫传变为劳瘵，而胃、蛔、寸白三虫不传。其虫传变，或如婴儿，如鬼形，如蛤蟆，如守宫，如蜈蚣，如蝼蚁，如蛇如鳖，如猬如鼠，如蝠如虾，如猪肝，如血汁，如乱发、乱丝等状。凡虫在腹，上旬头向上，中旬向中，下旬向下。服药须于月初四五日五更时，则易效也。张子和云：巢氏之衍九虫详矣，然虫之变不可胜穷，要之皆以湿热为主。虫得木气乃生，得雨气乃化，岂非风木主热，雨泽主湿耶？故五行之中皆有虫。诸木有蠹，诸果有蠐，诸菽有蚄，五谷有螟、螣、蝥、蟊，麦朽蛾飞，栗破虫出，草腐萤化，皆木之虫也。烈火有鼠，烂灰生蝇，皆火之虫也。穴蚁、墙蝎、田蝼、石蜴，皆土之虫也。蝌斗、马蛭、鱼、鳖、蛟、龙，皆水之虫也。昔有冶工破一釜，见其断处臼中，有一虫如米虫，色正赤，此则金中亦有虫也。

【气味】 **大寒。**

【主治】 目中肤赤热痛，取大者洗净断之，令汁滴目中，三十年肤赤亦瘥。藏器。治一切眼疾，及生肤翳赤白膜，小儿胎赤、风赤眼，烧末傅之。或以小儿吐出者，阴干为末，入汞粉少许，唾津调涂之。又治一切冷瘘。时珍。

【附方】 新三。玉箸煎治小儿胎赤眼、风赤眼。用小儿吐出蛔虫二条，瓷盒盛之，纸封埋湿地，五日取出，化为水，瓷瓶收。每日以铜箸点之。普济方。远年风眼赤暗，用蛔虫五条，日干为末，腻粉一钱，石胆半钱，为末。点之，日二三度。普济方。一切冷瘘人吐蛔虫烧灰，先以甘草汤洗净涂之，无不瘥者，慎口味。千金方。

风驴肚内虫《纲目》

【集解】〔时珍曰〕凡人、畜有风病、疮病，肠肚内必有虫。圣惠方治目翳用此物，云以乌驴者为良也。

【主治】 目中肤翳。取三七枚曝干，入石胆半钱同研，瓷盒收盛，勿令见风。每日点三五次，其翳自消。圣惠。

蛊虫《拾遗》

【释名】〔时珍曰〕造蛊者，以百虫置皿中，俾相啖食，取其存者为蛊，故字从虫从皿。皿，器也。

【集解】〔藏器曰〕古人愚质，造蛊图富，皆取百虫入瓮中，经年开之，必有一虫尽食诸虫，即此名为蛊，能隐形似鬼神，与人作祸，然终是虫鬼。咬人至死者，或从人诸窍中出，信候取之，曝干。有患蛊人，烧灰服之，亦是其类自相伏耳。又云：凡蛊虫疗蛊，是知蛊名即可治之。如蛇蛊用蜈蚣益虫，蜈蚣蛊用蛤蟆蛊虫，蛤蟆蛊用蛇蛊虫之类，是相伏者，乃可治之。〔时珍曰〕按蛊毒不一，皆是变乱元气，多因饮食行之。与人为患，则蛊主吉利，所以小人因而造之。南方又有蜥蜴蛊、蜣螂蛊、马蝗蛊、金蚕蛊、草蛊、挑生蛊等毒，诸方大有主治之法，不能悉纪。

【主治】 蛊毒，烧灰服少许，立愈。藏器。

金蚕《纲目》

【释名】 食锦虫。
【集解】〔时珍曰〕按陈藏器云：故锦灰疗食锦虫蛊毒，注云：虫屈如指环，食故绯帛锦，如蚕之食叶也。今考之，此虫即金蚕也。蔡绦丛谈云：金蚕始于蜀中，近及湖、广、闽、粤浸多。状如蚕，金色，日食蜀锦四寸。南人畜之，取其粪置饮食中以毒人，人即死也。蚕得所欲，日置他财，使人暴富，然遣之极难，水火兵刃所不能害。必倍其所致金银锦物，置蚕于中，投之路傍。人偶收之，蚕随以往，谓之嫁金蚕。不然能入人腹，残啮肠胃，完然而出，如尸虫也。有人守福清，民讼金蚕毒，治求不得。或令取两刺猬，入其家捕之必获，猬果于榻下墙隙擒出。夫金蚕甚毒，若有鬼神，而猬能制之何耶？又幕府燕闲录云：池州进士邹阆家贫，一日启户，获一小笼，内有银器，持归。觉股上有物，蠕蠕如蚕，金色烂然，遂拨去之，仍复在旧处。践之斫之，投之水火，皆即如故。阆以问友人。友人曰：此金蚕也。备告其故。阆归告妻云：吾事之不可，送之家贫，何以生为？遂吞之。家人谓其必死。寂无所苦，竟以寿终。岂至诚之盛，妖不胜正耶？时珍窃谓金蚕之蛊，为害甚大。故备书二事，一见此蛊畏猬，一见至诚胜邪也。夷坚志：中此蛊者，呋白矾味甘，嚼黑豆不腥，以石榴根皮煎汁吐之。医学正传用樟木屑煎汁吐之，亦一法也。愚意不若以猬皮治之，为胜其天。

附录诸虫 纲目一种，拾遗一种，别录五种。

嗟腊虫 〔时珍曰〕按裴渊广州记云：林任县有甲虫，嗜臭肉。人死，食之都尽，纷纷满屋，不可驱杀。张华博物志云：广州西南数郡，人将死，便有飞虫，状如麦，集入舍中，人死便食，不可断遣，惟残骨在乃去。惟以梓板作器，则不来。林邑国记云：广西南界有嗟腊虫，食死人。惟豹皮覆尸，则不来。此三说皆一物也。其虫虽不入药，而为人害，不可不知。

灰药 拾遗 〔藏器云〕出岭南陶家。状如青灰，以竹筒盛之，云是蚘所作。凡以拭物，令人喜好相爱。置家中，损小儿、鸡、犬也。

黄虫 〔别录有名未用曰〕味苦。主寒热。生地上。赤头长足有角，群居。七月七日采之。

地防 〔又曰〕令人不饥不渴。生黄陵。状如蠕，居土中。

梗鸡 〔又曰〕味甘，无毒。主治痹。

益符 〔又曰〕主闭。一名无舌。

蚩厉 〔又曰〕主妇人寒热。

本草纲目鳞部目录第四十三卷

李时珍曰：鳞虫有水、陆二类，类虽不同，同为鳞也。是故龙蛇灵物，鱼乃水畜，种族虽别，变化相通，是盖质异而感同也。鳞属皆卵生，而蝮蛇胎产；水族皆不瞑，而河豚目眨。音剖。蓝蛇之尾，解其头毒；沙鱼之皮，还消鲙积。苟非知者，孰能察之。唐宋本草，虫鱼不分。今析为鳞部，凡九十四种，分为四类：曰龙，曰蛇，曰鱼，曰无鳞鱼。旧凡五十八种。

时虫附　蛤蚧开宝　盐龙纲目

上附方旧十九,新四十五

鳞之二蛇类一十七种

蛇蜕本经　蚺蛇别录　鳞蛇纲目　白花蛇开宝　乌蛇开宝

金蛇开宝　银蛇附　水蛇纲目　蛇婆拾遗　黄颔蛇纲目　赤楝

蛇附　蝮蛇别录　千岁蝮附　蚖别录　蓝蛇拾遗　两头蛇拾遗

天蛇纲目　苟印拾遗　蛇角纲目　即骨咄犀　诸蛇纲目

上附方旧十六,新六十

鳞之一 ｜ 龙类九种

龙《本经》上品

【释名】〔时珍曰〕按许慎说文,龙字篆文象形。生肖论云:龙耳亏聪,故谓之龙。梵书名那伽。

【集解】〔时珍曰〕按罗愿尔雅翼云:龙者鳞虫之长。王符言其形有九似:头似驼,角似鹿,眼似兔,耳似牛,项似蛇,腹似蜃,鳞似鲤,爪似鹰,掌似虎,是也。其背有八十一鳞,具九九阳数,其声如戛铜盘。口旁有须髯,颔下有明珠,喉下有逆鳞。头上有博山,又名尺木,龙无尺木不能升天。呵气成云,既能变水,又能变火。陆佃埤雅云:龙火得湿则焰,得水则燔,以人火逐之即息。故人之相火似之。龙,卵生思抱,雄鸣上风,雌鸣下风,因风而化。释典云:龙交则变为二小蛇。又小说载龙性粗猛,而爱美玉、空青,喜嗜燕肉,畏铁及菵草、蜈蚣、楝叶、五色丝。故食燕者忌渡水,祈雨者用燕,镇水患者用铁,激龙者用菵草,祭屈原者用楝叶、色丝裹粽投江。医家用龙骨者,亦当知其性之爱恶如此。

龙骨 〔别录曰〕生晋地川谷,及太山岩水岸土穴中死龙处。采无时。〔弘景曰〕今多出梁、益、巴中。骨欲得脊脑,作白地锦文,舐之着舌者良。齿小强,犹有齿形。角强而实。皆是龙蜕,非实死也。〔敩曰〕剡州、沧州、太原者为上。其骨细文广者是雌,骨粗文狭者是雄。五色具者上,白色、黄色者中,黑色者下。凡经落不净,及妇人采者,不用。〔普曰〕色青白者良。〔恭曰〕今并出晋地。生硬者不好,五色具者良。其青、黄、赤、白、黑,亦应随色与脏腑相合,如五芝、五石英、五石脂,而本经不论及。〔颂曰〕今河东州郡多有之。李肇国史补云:春水至时,鱼登龙门,蜕骨甚多。人采为药,有五色者。龙门是晋地,与本经合,岂龙骨即此鱼之骨乎? 又孙光宪北梦琐言云:五代时镇州斗杀一龙,乡豪曹宽取其双角。角前一物如蓝色,文如乱锦,人莫之识。则龙亦有死者矣。〔宗奭曰〕诸说不一,终是臆度。曾有崖中崩出一副,支体头角皆备,不知蜕耶毙耶? 谓之蜕毙,则有形之物,不得生见,死方可见;谓之化,则其形独不可化欤。〔机曰〕经文言死龙之骨,若以为蜕,终是臆说。〔时珍曰〕龙骨,本经以为死龙,陶氏以为蜕骨,苏、寇诸说皆两疑之。窃谓龙,神物也,似无自死之理。然观苏氏所引斗死

龙

之龙，及左传云，豢龙氏醢龙以食。述异记云，汉和帝时大雨，龙堕宫中，帝命作羹赐群臣；博物志云，张华得龙肉鲊，言得醋则生五色等说，是龙固有自死者矣，当以本经为正。

【修治】〔敩曰〕凡用龙骨，先煎香草汤浴两度，捣粉，绢袋盛之。用燕子一只，去肠肚，安袋于内，悬井面上，一宿取出，研粉。入补肾药中，其效如神。〔时珍曰〕近世方法，但煅赤为粉。亦有生用者。事林广记云：用酒浸一宿，焙干研粉，水飞三度用。如急用，以酒煮焙干。或云：凡入药，须水飞过晒干。每斤用黑豆一斗，蒸一伏时，晒干用。否则着人肠胃，晚年作热也。

【气味】甘，平，无毒。〔别录曰〕微寒。〔权曰〕有小毒。忌鱼及铁器。〔之才曰〕得人参、牛黄良，畏石膏，〔时珍曰〕许洪云：牛黄恶龙骨，而龙骨得牛黄更良，有以制伏也。其气收阳中之阴，入手足少阴、厥阴经。

【主治】心腹鬼疰，精物老魅，咳逆，泄痢脓血，女子漏下，癥瘕坚结，小儿热气惊痫。本经。心腹烦满，恚怒气伏在心下，不得喘息，肠痈内疽阴蚀，四肢痿枯，夜卧自惊，汗出止汗，缩小便溺血，养精神，定魂魄，安五脏。白龙骨：主多寐泄精，小便泄精。别录。逐邪气，安心神，止夜梦鬼交，虚而多梦纷纭，止冷痢，下脓血，女子崩中带下。甄权。怀孕漏胎，止肠风下血，鼻洪吐血，止泻痢渴疾，健脾，涩肠胃。日华。益肾镇惊，止阴疟，收湿气脱肛，生肌敛疮。时珍。

【发明】〔敩曰〕气入丈夫肾脏中，故益肾药宜用之。〔时珍曰〕涩可去脱。故成氏云：龙骨能收敛浮越之正气，固大肠而镇惊。又主带脉为病。

【附方】旧十一，新七。健忘久服聪明，益智慧。用白龙骨、虎骨、远志等分，为末。食后酒服方寸匕。日三。千金。劳心梦泄龙骨、远志等分，为末。炼蜜丸如梧子大，朱砂为衣。每服三十丸，莲子汤下。心统。暖精益阳前方去朱砂。每冷水空心下三十丸。经验。睡即泄精白龙骨四分，韭子五合，为散。空心酒服方寸匕。梅师方。遗尿淋沥白龙骨、桑螵蛸等分，为末。每盐汤服二钱。梅师方。老疟不止龙骨末方寸匕。先发一时，酒一升半，煮三沸，及热服尽。温覆取汗，即效。肘后。泄泻不止白龙骨、白石脂等分为末，水丸梧子大。紫苏、木瓜汤下，量大人、小儿用。心鉴。伤寒毒痢伤寒八九日至十余日，大烦渴作热，三焦有疮䘌，下痢，或张口吐舌，目烂，口舌生疮，不识人，用此除热毒止痢。龙骨半斤，水一斗，煮四升，沉之井底。冷服五合，渐渐进之。外台方。热病下痢欲死者。龙骨半斤研，水一斗，煮取五升，候极冷，稍饮，得汗即愈，效。肘后方。久痢休息不止者。龙骨四两打碎，水五升，煮取二升半，分五服，冷饮。仍以米饮和丸，每服十丸。肘后方。久痢脱肛白龙骨粉扑之。姚和众方。鼻衄眩冒欲死者。龙骨末吹之。梅师方。**吐血衄血,九窍出血**并用龙骨末,吹入鼻中。昔有人衄血一斛,众方不止,用此即断。三因方。**耳中出血**龙骨末吹之。三因方。**男妇溺血**龙骨末水服方寸匕,日三。千金方。**小儿脐疮**龙骨煅研,傅之。圣惠方。**阴囊汗痒**龙骨、牡蛎粉,扑之。医宗三法。

龙齿

【修治】 同龙骨。或云以酥炙。

【气味】 **涩,凉,无毒。**〔当之曰〕大寒。〔之才曰〕平。得人参、牛黄良。畏石膏、铁器。

【主治】 **杀精物。大人惊痫诸痉,癫疾狂走,心下结气。不能喘息。小儿五惊、十二痫。**本经。**小儿身热不可近,大人骨间寒热,杀蛊毒。**别录。**镇心,安魂魄。**甄权。**治烦闷、热狂、鬼魅。**日华。

【发明】〔时珍曰〕龙者东方之神,故其骨与角、齿皆主肝病。许叔微云:肝藏魂,能变化,故魂游不定者,治之以龙齿。即此义也。

龙角

【修治】 同骨。

【气味】 **甘,平,无毒。**〔子才曰〕畏干漆、蜀椒、理石。

【主治】 **惊痫瘛疭,身热如火,腹中坚及热泄。久服轻身,通神明,延年。**别录。**小儿大热。**甄权。**心热风痫,以烂角磨浓汁二合,食上服,日二次。**苏颂。出韦丹方。

【发明】〔颂曰〕骨、齿医家常用,角则稀使,惟深师五邪丸用之,云无角用齿,而千金治心病有角、齿同用者。

龙脑

【主治】 **其形肥软,能断痢。**陶弘景。

龙胎

【主治】 **产后余疾,女人经闭。**〔弘景曰〕比来巴中数得龙胞,形体具存。云治产后余疾,正当末服。〔颂曰〕许孝宗箧中方:龙胎出蜀中山涧,大类干鱼鳞,煎时甚腥臊。治女经积年不通。同瓦松、景天各少许,以水两盏,煎一盏,去滓,分二服。少顷,腹中转动便下。按此物方家罕知,而昔人曾用,世当有识者。〔时珍曰〕胞胎俱出巴蜀,皆主血疾,盖一物也。

龙涎

〔机曰〕龙吐涎沫,可制香。〔时珍曰〕龙涎,方药鲜用,惟入诸香,云能收脑、麝数十年不散。又言焚之则翠烟浮空。出西南海洋中。云是春间群龙所吐涎沫浮出。番人采得货之,每两千钱。亦有大鱼腹中剖得者。其状初若脂

龙

胶,黄白色：干则成块,黄黑色,如百药煎而腻理；久则紫黑,如五灵脂而光泽。其体轻飘,似浮石而腥臊。

吊 《拾遗》

【释名】 吉吊。〔时珍曰〕吊,旧无正条。惟苏颂图经载吉吊脂,云龙所生也。陈藏器拾遗有予脂一条,引广州记云：予,蛇头鳖身,膏主蛭刺云云。今考广州记及太平御览止云：吊,蛇头鼍身,膏至轻利等语,并无所谓蛇头鳖身、予膏主蛭刺之说。盖吊字似予,鼍字似鳖,至轻利三字似主蛭刺,传写讹误,陈氏遂承其误耳。吊既龙种,岂有鳖身？病中亦无蛭刺之证,其误可知,今改正之。**精名紫梢花。**

【集解】〔藏器曰〕裴渊广州记云：吊生岭南,蛇头鼍身,水宿,亦木楼。其膏至轻利,以铜及瓦器盛之浸出,惟鸡卵壳盛之不漏,其透物甚于醍醐。摩理毒肿大验。〔颂曰〕姚和众延龄至宝方云：吉吊脂出福建州,甚难得。须以琉璃瓶盛之,更以樟木盒重贮之,不尔则透气失去也。孙光宪北梦琐言云：海上人言龙每生二卵,一为吉吊。多与鹿游,或于水边遗沥,值流槎则粘着木枝,如蒲槌状。其色微青黄,复似灰色,号紫梢花,坐汤多用之。〔时珍曰〕按裴、姚二说相同,则吊脂即吉吊脂无疑矣。又陈自明妇人良方云：紫梢花生湖泽中,乃鱼虾生卵于竹木之上,状如糖𪁎,去木用之。此说与孙说不同。近时房中诸术,多用紫梢花,皆得于湖泽,其色灰白而轻松,恐非真者。当以孙说为正。或云紫梢花与龙涎相类,未知是否。

吊脂 一名吊膏。

【气味】 有毒。

【主治】 风肿痈毒,瘾疹赤瘤,病疥痔瘘,皮肤顽痹,跌扑折伤。内损瘀血。以脂涂上,炙手热摩之,即透。藏器。治聋耳,不问年月。每日点入半杏仁许,便瘥。苏颂。出延龄方。

紫梢花

【气味】 甘,温,无毒。

【主治】 益阳秘精,疗真元虚惫,阴痿遗精,余沥白浊如脂,小便不禁,囊下湿痒,女人阴寒冷带,入丸散及坐汤用。时珍。又和剂玉霜丸注云：如无紫梢花,以木贼代之。

【附方】 新二。**阳事痿弱** 紫梢花、生龙骨各二钱,麝香少许,为末,蜜丸梧子大。每服二十丸,烧酒下。欲解,饮生姜甘草汤。集简方。**阴痒生疮**紫梢花一两,胡椒半两,煎汤温洗,数次即愈。总微论。

蛟龙《纲目》

【释名】〔时珍曰〕按任昉述异记云:蛟乃龙属,其眉交生,故谓之蛟。有鳞曰蛟龙,有翼曰应龙,有角曰虬龙。无角曰螭龙也。梵书名宫毗罗。

【集解】〔时珍曰〕按裴渊广州记云:蛟长丈余,似蛇而四足,形广如楯。小头细颈,颈有白婴。胸前赭色,背上青斑,胁边若锦,尾有肉环。大者数围,其卵亦大。能率鱼飞,得鳖可免。王子年拾遗录云:汉昭帝钓于渭水,得白蛟若蛇,无鳞甲,头有软角,牙出唇外。命大官作鲊食甚美,骨青而肉紫。据此,则蛟亦可食也。

精

【气味】 缺。**有毒。**〔时珍曰〕按张仲景金匮要略云:春夏二时,蛟龙带精入芹菜中。人食之,则病蛟龙癥,痛不可忍。治以硬糖,日服二三升,当吐出如蜥蜴状也。唐医周顾治此,用雄黄、朴消煮服下之。

髓

【主治】 **傅面,令人好颜色。又主易产。**时珍。出东方朔别传。

【附录】 **蜃**之刃切 〔时珍曰〕蛟之属有蜃,其状亦似蛇而大,有角如龙状,红鬣,腰以下鳞尽逆。食燕子。能吁气成楼台城郭之状,将雨即见,名蜃楼,亦曰海市。其脂和蜡作烛,香闻百步,烟中亦有楼阁之形。月令云:雉入大水为蜃。陆佃云:蛇交龟则生龟,交雉则生蜃,物异而感同也。类书云:蛇与雉交而生子曰蟂,似蛇四足,能害人。陆禋云:蟂音枭,即蛟也,或曰蜃也。又鲁至刚云:正月蛇与雉交生卵,遇雷即入土数丈为蛇形,经二三百年,乃能升腾。卵不入土,但为雉尔。观此数说,则蛟、蜃皆是一类,有生有化也。一种海蛤与此同名,罗愿以为雉化之蜃,未知然否。详介部车螯下。

鼍龙《本经》中品

【释名】 **鼍鱼**本经**土龙。**〔藏器曰〕本经鼍鱼,合改作鼍。鼍形如龙,声甚可畏。长一丈者,能吐气成云致雨。既是龙类,宜去其鱼。〔时珍曰〕鼍字象其头、腹、足、尾之形,故名。博物志谓之土龙。鼍乃鱼名,非此物也。今依陈氏改正之。

【集解】〔别录曰〕鮀鱼甲生南海池泽，取无时。〔弘景曰〕即鼍甲也，皮可冒鼓。性至难死，沸汤沃口，入腹良久乃剥之。〔藏器曰〕鼍性嗜睡，恒闭目。力至猛，能攻江岸。人于穴中掘之，百人掘，须百人牵之；一人掘，亦一人牵之。不然，终不可出。〔颂曰〕今江湖极多。形似守宫、鲮鲤辈，而长一二丈，背尾俱有鳞甲。夜则鸣吼，舟人畏之。〔时珍曰〕鼍穴极深，渔人以篾缆系饵探之，候其吞钩，徐徐引出。性能横飞，不能上腾。其声如鼓，夜鸣应更，谓之鼍鼓，亦曰鼍更，俚人听之以占雨。其枕莹净，胜于鱼枕。生卵甚多至百，亦自食之。南人珍其肉，以为嫁娶之敬。陆佃云：鼍身具十二生肖肉，惟蛇肉在尾最毒也。

鼍甲

【修治】 酥炙，或酒炙用。

【气味】 **酸，微温，有毒。**〔权曰〕甘，平，有小毒。〔日华曰〕无毒。蜀漆为之使。畏芫花、甘遂、狗胆。

【主治】 **心腹癥瘕，伏坚积聚，寒热，女子小腹阴中相引痛，崩中下血五色，及疮疥死肌。**本经。**五邪涕泣时惊，腰中重痛，小儿气癃眦溃。**别录。**小腹气疼及惊恐。**孟诜。**除血积，妇人带下，百邪魅魍。**甄权。**疗牙齿疳䘌宣露。**日华。**杀虫，治瘰疬瘘疮，风顽瘙疥恶疮。炙烧，酒浸服之，功同鳖甲。**藏器。**治阴疟。**时珍。

【发明】〔时珍曰〕鼍甲所主诸证，多属厥阴，其功只在平肝木，治血杀虫也。千金方治风癫，有鼍甲汤。今药肆多悬之，云能辟蠹，亦杀虫之意。

【附方】旧一。**肠风痔疾**〔颂曰〕用皮及骨烧灰，米饮空心服二钱。甚者，入红鸡冠花、白矾为末和之。

肉

【气味】 **甘，有小毒。**〔颂曰〕肉色似鸡，而发冷气痼疾。〔藏器曰〕梁·周兴嗣嗜此肉，后为鼍所喷，便生恶疮。此物有灵，不食更佳。其涎最毒。〔陶曰〕肉至补益，亦不必食。

【主治】 **少气吸吸，足不立地。**别录。**湿气邪气，诸蛊，腹内癥瘕，恶疮。**藏器。

脂

【主治】 **摩风及恶疮。**张鼎。

肝

【主治】 **五尸病。用一具炙熟，同蒜齑食。**肘后。

鲮鲤《别录》下品

【释名】 **龙鲤**郭璞**穿山甲**图经**石鲮鲤**。〔时珍曰〕其形肖鲤，穴陵而居，故曰鲮鲤，而俗称为穿山甲，郭璞赋谓之龙鲤。临海记云：尾刺如三角菱。故谓石鲮。

【集解】〔颂曰〕鲮鲤即今穿山甲也。生湖广、岭南，及金、商、均、房诸州，深山大谷中皆有之。〔弘景曰〕形似鼍而短小，又似鲤而有四足，黑色，能陆能水。日中出岸，张开鳞甲如死状，诱蚁入甲，即闭而入水，开甲蚁皆浮出，因接而食之。〔时珍曰〕鲮鲤状如鼍而小，背如鲤而阔，首如鼠而无牙，腹无鳞而有毛，长舌尖喙，尾与身等。尾鳞尖厚，有三角，腹内脏腑俱全，而胃独大，常吐舌诱蚁食之。曾剖其胃，约蚁升许也。

甲

【修治】〔时珍曰〕方用或炮、或烧，或酥炙、醋炙、童便炙，或油煎、土炒、蛤粉炒，当各随本方，未有生用者。仍以尾甲乃力胜。

【气味】 **咸，微寒，有毒。**

【主治】 **五邪，惊啼悲伤，烧灰，酒服方寸匕。**别录。**小儿惊邪，妇人鬼魅悲泣，及疥癣痔漏。**大明。**疗蚁瘘疮癞，及诸疰疾。**弘景。**烧灰傅恶疮。又治山岚瘴疟。**甄权。**除痰疟寒热，风痹强直疼痛，通经脉，下乳汁，消痈肿，排脓血，通窍杀虫。**时珍。

【发明】〔弘景曰〕此物食蚁，故治蚁瘘。〔时珍曰〕穿山甲入厥阴、阳明经。古方鲜用，近世风疟、疮科、通经下乳，用为要药。盖此物穴山而居，寓水而食，出阴入阳，能窜经络，达于病所故也。按刘伯温多能鄙事云：凡油笼渗漏，剥穿山甲里面肉靥投入，自至漏处补住。又永州记云：此物不可于隄岸上杀之，恐血入土，则隄岸渗漏。观此二说，是山可使穿，隄可使漏，而又能至渗处，其性之走窜可知矣。谚曰：穿山甲，王不留，妇人食了乳长流。亦言其迅速也。李仲南言其性专行散，中病即止，不可过服。又按德生堂经验方云：凡风湿冷痹之证，因水湿所致，浑身上下，强直不能屈伸，痛不可忍者。于五积散加穿山甲七片，看病在左右手足，或臂胁疼痛处，即于鲮鲤身上取甲炮熟，同全蝎炒十一个，葱姜同水煎，入无灰酒一匙，热服，取汗避风甚良。

【附方】 旧五，新十八。**中风瘫痪**手足不举。用穿山甲，左瘫用右甲，右痪用左甲，炮熟、大川乌头炮熟、红海蛤如棋子大者各二两，为末。每用半两，捣葱白汁和成厚饼，径寸半，随左右贴脚心，缚定。密室安坐，以脚浸热汤盆中，待身麻汗出。急去药。宜谨避风，自然手足可举。半月再行一次，除根。忌口，远色，调养。亦治诸风疾。卫生宝鉴。**热疟不寒**穿山甲一两，干枣十个，同烧存性，为末。每服二钱，发日，五更井花水服。杨氏家藏。**下痢里急**穿山甲、蛤粉等分，同炒研末。每服一钱，空心温酒下。普济方。**肠痔气痔**出脓血。用穿山甲烧存性一两，肉豆蔻三枚，为末。每米饮服二钱。甚者加蝟皮灰一两，中病即止。衍义。**鼠痔成疮**肿痛。用穿山甲尾尖处一两，炙存性，鳖甲酥炙一两，麝香半钱，为末。每服一钱半，真茶汤服，取效。直指方。**蚁瘘不愈**鲮鲤甲二七枚烧灰，猪脂调傅。千金方。**妇人阴癫硬如卵状**。随病之左右，取穿山甲之左右边五钱，以沙炒焦黄，为末。每服二钱，酒下。摘玄方。**乳汁不通**涌泉散：用穿山甲炮研末，酒服方寸匕，日二服。外以油梳梳乳，即通。单骧方。**乳癌乳痈**方同上。**吹奶疼痛**穿山甲炙焦、木通各一两，自然铜生用半两，为末。每服二钱，酒下取效。图经。**痘疮变黑**穿山甲、蛤粉炒为末。每服五分，入麝香少许，温酒服。即发红色，如神。直指方。**肿毒初起**穿山甲插入谷芒热灰中，炮焦为末二两，入麝香少许。每服二钱半，温酒下。仁斋直指方。**马疔肿毒**穿山甲烧存性、贝母等分为末。酒调服，三四次。乃用下药，利去恶物即愈。鲍氏方。**便毒便痈**穿山甲半两，猪苓二钱，并以醋炙研末，酒服二钱。外穿山甲末和麻油、轻粉涂之。或只以末涂之。直指。**瘰疬溃坏**集验方用鲮鲤甲二十一片烧研，傅之。寿域方用穿山甲土炒、斑蝥、熟艾等分，为末，傅之。外以乌桕叶贴上，炙四壮，效。**眉炼癣疮**生眉中者。穿山甲前膊鳞，炙焦为末，清油和轻粉调傅。直指方。**蚁入耳内**鲮鲤甲烧研，水调，灌入即出。肘后。**聤耳出脓**穿山甲烧存性，入麝香少许，吹之。三日水干即愈。鲍氏小儿方。**耳内疼痛**穿山甲二个，夹土狗二个，同炒焦黄，为末。每吹一字入耳内。亦治耳聋。普济方。**耳鸣耳聋**卒聋，及肾虚，耳内如风、水、钟、鼓声。用穿山甲一大片，以蛤粉炒赤，蝎梢七个，麝香少许，为末，以麻油化蜡，和作梃子，绵裹塞之。摄生方。**火眼赤痛**穿山甲一片为末，铺白纸上，卷作绳，烧烟熏之。寿域方。**倒睫拳毛**穿山甲，竹刀刮去肉，将羊肾脂抹甲上，炙黄，如此七次，为末。随左右眼，用一字嗜鼻内，口中噙水。日用三次，二月取效。儒门事亲。

肉

【气味】 甘，涩，温，有毒。〔时珍曰〕按张杲医说云：鲮鲤肉最动风。风疾人才食数脔，其疾一发，四肢顿废。时珍窃谓此物性窜而行血，风人多血虚故也。然其气味俱恶，亦不中用。

石龙子《本经》中品

【释名】 山龙子别录泉龙繁露注石蜴音易。蜥蜴别录猪婆蛇纲目守宫。
〔时珍曰〕此物生山石间，能吐雹，可祈雨，故得龙子之名。蜥蜴本作析易。许慎
云：易字篆文象形。陆佃云：蜴善变易吐雹，有阴阳析易之义。周易之名，盖取
乎此。今俗呼为猪婆蛇是矣。〔弘景曰〕守宫，蝘蜓也。而此亦名守宫，殊难分
别。详见守宫条。

【集解】〔别录曰〕石龙子生平阳川谷，及荆州山石间。五月取，着石上
令干。〔保升曰〕山南襄州、安、申处处有之。三四八九月采，去腹中物，熏干。
〔弘景曰〕其类有四种：形大纯黄者为蛇医母，亦名蛇舅，不入药用；似蛇医而
形小尾长，见人不动者，为龙子；形小而五色，尾青碧可爱者，为蜥蜴，并不螫
人；一种缘篱壁，形小色黑者，为蝘蜓，言螫人必死，亦未闻中之者。〔恭曰〕龙
子即蜥蜴，形细而长，尾与身类，似蛇有四足，去足便是蛇形。以五色者为雄，
入药良；色不备者为雌，力劣也。蛇师生山谷，头大尾小而短，色青黄或白斑
也。蝘蜓生人家屋壁间，似蛇师，即守宫也，一名蝾螈。尔雅互言之，并非真
说。〔颂曰〕尔雅以蝾螈、蜥蜴、蝘蜓、守宫为一物。方言以在草为蜥蜴、蛇医，
在壁为守宫、蝘蜓。字林蝾螈为蛇医。据诸说，当以在草泽者为蝾螈、蜥蜴，
在屋壁者为蝘蜓、守宫也。入药以草泽者为良。〔时珍曰〕诸说不定。大抵是
水、旱二种，有山石、草泽、屋壁三者之异。本经惟用石龙，后人但称蜥蜴，实
一物也。且生山石间，正与石龙、山龙之名相合，自与草泽之蛇师、屋壁之蝘
蜓不同。苏恭言蛇师生山谷，以守宫为蝾螈，苏颂以草泽者入药，皆与本经相
戾。术家祈雨以守宫为蜥蜴，谬误尤甚。今将三者考正于下，其义自明矣。生
山石间者曰石龙，即蜥蜴，俗呼猪婆蛇；似蛇有四足，头扁尾长，形细，长七八
寸，大者一二尺，有细鳞金碧色；其五色全者为雄，入药尤胜。生草泽间者曰
蛇医，又名蛇师、蛇舅母、水蜥蜴、蝾螈，俗亦呼猪婆蛇；蛇有伤，则衔草以敷
之，又能入水与鱼合，故得诸名；状同石龙而头大尾短，形粗，其色青黄，亦有
白斑者，不入药用。生屋壁间者曰蝘蜓，即守宫也；似蛇医而短小，灰褐色，并
不螫人，详本条。又按夷坚志云：刘居中见山中大蜥蜴百枚，长三四尺，光腻
如脂，吐雹如弹丸，俄顷风雷作而雨雹也。〔宗奭曰〕有人见蜥蜴从石罅中出，
饮水数十次，石下有冰雹一二升。行未数里，雨雹大作。今人用之祈雨，盖取

石龙子

此义。

【修治】〔时珍曰〕古方用酥炙或酒炙。惟治传尸劳瘵天灵盖丸，以石蜥蜴连肠肚，以醋炙四十九遍用之，亦一异也。

【气味】 **咸，寒，有小毒。**〔之才曰〕恶硫黄、芫菁、斑蝥。

【主治】 **五癃邪结气，利小便水道，破石淋下血。**别录。**消水饮阴癀，滑窍破血。姙妇忌用。**时珍。

【发明】〔宗奭曰〕蜥蜴能吐雹祈雨，故能治癃淋，利水道。〔时珍曰〕其功长于利水，故千金治癥结水肿，尸疰留饮，有蜥蜴丸。外台治阴癀用之，皆取其利水也。刘涓子用同斑蝥、地胆治瘰疾，取其利小便，解二物之毒也。

【附方】 新二。**小儿阴癀**用蜥蜴一枚烧灰，酒服。外台秘要。**诸瘘不愈**用蜥蜴炙三枚，地胆炒三十枚，斑蝥炒四十枚，为末，蜜丸小豆大。每服二丸，白汤下。治诸法不效者。刘涓子鬼遗方。

肝

【主治】 缺。

【附方】 新一。**去生胎**蜥蜴肝、蛇脱皮等分，以苦酒和匀，摩妊妇脐上及左右令温，胎即下也。圣惠。

守宫《纲目》

【释名】 **壁宫**苏恭**壁虎**时珍**蝎虎**苏恭**蝘蜓**音偃珍。〔弘景曰〕蝘蜓喜缘篱壁间，以朱饲之，满三斤杀，干末以涂女人身，有交接事便脱，不尔如赤志，故名守宫，而蜥蜴亦名守宫，殊难分别，按东方朔云若非守宫则蜥蜴是矣。〔恭曰〕蝘蜓又名蝎虎，以其常在屋壁，故名守宫，亦名壁宫。饲朱点妇人，谬说也。〔时珍曰〕守宫善捕蝎、蝇，故得虎名。春秋考异邮云：守宫食蛣，土胜水也。点臂之说，淮南万毕术、张华博物志、彭乘墨客挥犀皆有其法，大抵不真。恐别有术，今不传矣。扬雄方言云：秦、晋、西夏谓之守宫，亦曰蚸蠦，南阳人呼为蝘蜓，在泽中者谓之蜥蜴，楚人谓之蝾螈。

【集解】〔时珍曰〕守宫，处处人家墙壁有之。状如蛇医，而灰黑色，扁首长颈，细鳞四足，长者六七寸，亦不闻噬人。南人有十二时虫，即守宫之五色者，附见于下。

【气味】 **咸，寒，有小毒。**

【主治】 **中风瘫痪，手足不举，或历节风痛，及风痉惊痫，小儿疳痢，血积成**

痣，疬风瘰疬，疗蝎螫。时珍。

【发明】〔时珍曰〕守宫旧附见于石龙下，云不入药用。近时方术多用之。杨仁斋言惊痫皆心血不足，其血与心血相类，故治惊痫，取其血以补心。其说近似，而实不然。盖守宫食蝎虿，蝎虿乃治风要药。故守宫所治风痉惊痫诸病，亦犹蜈、蝎之性能透经络也。且入血分，故又治血病疮疡。守宫祛风，石龙利水，功用自别，不可不知。

【附方】 新十四。**小儿脐风**用壁虎后半截焙为末，男用女乳，女用男乳，调匀，入稀鸡矢少许，掺舌根及牙关。仍以手蘸摩儿，取汗出。甚妙。笔峰杂兴方。**久年惊痫**守宫膏：用守宫一个，剪去四足，连血研烂，入珍珠、麝香、龙脑香各一字，研匀，以薄荷汤调服。仍先或吐或下去痰涎，而后用此，大有神效。奇效方。**小儿撮口**用朱砂末安小瓶内，捕活蝎虎一个入瓶中，食砂末月余，待体赤，阴干为末。每薄荷汤服三四分。方广附余。**心虚惊痫**用褐色壁虎一枚，连血研烂，入朱砂、麝香末少许，薄荷汤调服。继服二陈汤，神效。仁斋直指。**瘫痪走痛**用蝎虎即蝘蜓一枚炙黄，陈皮五分，罂粟壳一钱，甘草、乳香、没药各二钱半，为末。每服三钱，水煎服。医学正传。**历节风痛**不可忍者。壁虎丸：用壁虎三枚生研，蛴螬三枚，湿纸包煨研，地龙五条生研，草乌头三枚生研，木香五钱，乳香末二钱半，麝香一钱，龙脑五分，合研成膏，入酒糊捣丸如梧桐子大。每日空心乳香酒服三十丸，取效。总录。**破伤中风**身如角弓反张，筋急口噤者，用守宫丸治之。守宫炙干去足七枚，天南星酒浸三日晒干一两，腻粉半钱，为末，以薄面糊丸绿豆大。每以七丸，酒灌下，少顷汗出得解，更与一服，再汗即瘥。或加白附子一两，以蜜丸。圣惠方。**疬风成癞**祛风散：用东行蝎虎一条焙干，大蚕沙五升水淘炒，各为末，以小麦面四升，拌作络索，曝干研末。每服一二合，煎柏叶汤下，日三服，取效。卫生宝鉴。**瘰疬初起**用壁虎一枚，焙研。每日服半分，酒服。青囊。**血积成块**用壁虎一枚，白面和一鸭子大，包裹研烂，作饼烙熟食之，当下血块。不过三五次即愈，甚验。青囊。**小儿疳疾**蝎虎丹：治一切疳瘦、下痢，证候全备，及无辜疳毒，如邪病者。用干雄蝎虎一个微炙，蜗牛壳、兰香根、靛花、雄黄、麝香各一分，龙脑半分，各研为末，米醋煮糊丸黍米大。每脂麻汤下十丸，日二服，取效。奇效良方。**虿蝎螫伤**端午日午时收壁虎一枚，以鸡胆开一窍盛之，阴干。每以一星敷上即止，神效。青囊。**反胃膈气**地塘虫即壁虎也，七个，砂锅炒焦，木香、人参、朱砂各一钱半，乳香一钱，为末，蜜丸梧子大。

每服十丸,木香汤下,早晚各一服。丹溪摘玄。**痈疮大痛**壁虎焙干研末,油调傅之,即止。医方摘要。

粪

【主治】 烂赤眼。时珍。

【附方】 新一。**胎赤烂眼**昏暗。用蝎虎数枚,以罐盛黄土按实,入蝎虎在内,勿令损伤。以纸封口,穿数孔出气。候有粪数粒,去粪上一点黑者,只取一头白者,唾津研成膏,涂眼睫周回,不得揩拭。来早以温浆水洗三次,甚效。圣济总录。

【附录】 **十二时虫** 〔时珍曰〕十二时虫,一名避役,出容州、交州诸处,生人家篱壁、树木间,守宫之类也。大小如指,状同守宫,而脑上连背有肉鬣如冠帻,长颈长足,身青色,大者长尺许,尾与身等,啮人不可疗。岭南异物志言:其首随十二时变色,见者主有喜庆。博物志言:其阴多绀绿,日中变易,或青或绿,或丹或红。北户录言不能变十二色,但黄、褐、青、赤四色而已。窃按陶弘景言:石龙五色者为蜥蜴。陆佃蜥蜴能十二时变易,故得易名。若然,则此虫亦蜥蜴矣,而生篱壁间,盖五色守宫尔。陶氏所谓守宫螫人必死,及点臂成志者,恐是此物。若寻常守宫,既不堪点臂,亦未有螫人至死者也。

蛤蚧宋《开宝》

【释名】 **蛤蟹**日华**仙蟾**。〔志曰〕一雌一雄,常自呼其名。〔时珍曰〕蛤蚧因声而名,仙蟾因形而名。岭南人呼蛙为蛤,又因其首如蛙、蟾也。雷敩以雄为蛤,以雌为蚧,亦通。

【集解】 〔志曰〕蛤蚧生岭南山谷,及城墙或大树间。形如大守宫,身长四五寸,尾与身等。最惜其尾,见人取之,多自啮断其尾而去。药力在尾,尾不全者不效。扬雄方言云:桂林之中,守宫能鸣者,俗谓之蛤蚧,盖相似也。〔禹锡曰〕按岭表录异云:蛤蚧首如蛤蟆,背有细鳞,如蚕子,土黄色,身短尾长。多巢于榕木及城楼间,雌雄相随,旦暮则鸣。或云鸣一声是一年者。俚人采鬻,云治肺疾。〔珣曰〕生广南水中,夜即居于榕树上。雌雄相随,投一获二。近日西路亦有之,其状虽小,滋力一般。俚人采之割腹,以竹张开,曝干鬻之。〔颂曰〕人欲得首尾全者,以两股长柄铁叉,如粘黐等状,伺于榕木间,以叉刺之,一股中脑,一股着尾,故不能啮也。入药须雌雄两用。或云阳人用雄,阴人用雌。〔敩曰〕雄为蛤,皮粗口大,身小尾粗;雌为蚧,皮细口尖,身大尾小。〔时珍曰〕按段公路北户录云：其首如蟾蜍，背绿色，上有黄斑点，如古锦纹，长尺许，尾短，其声最大，多居木窍间，亦守宫、蜥蜴之类也。又顾玠海槎录云：广西横州甚多蛤蚧，牝牡上下相呼，累日，情洽乃交，两相抱负，自堕于地。人往捕之，亦不知觉，以手分劈，虽死不开。乃用熟稿草细缠，蒸过曝干售之，炼为房中之药甚效。寻常捕者，不论牝牡，但可为杂药及兽医方中之用耳。

【修治】〔敩曰〕其毒在眼。须去眼及甲上、尾上、腹上肉毛，以酒浸透，隔两重纸缓焙令干，以瓷器盛，悬屋东角上一夜用之，力可十倍，勿伤尾也。〔日华曰〕凡用去头、足，洗去鳞鬣内不净，以酥炙用，或用蜜炙。〔李珣曰〕凡用须炙令黄色，熟捣。口含少许，奔走不喘息者，为真也。宜丸散中用。

【气味】 咸，平，有小毒。〔日华曰〕无毒。

【主治】 久咳嗽，肺劳传尸，杀鬼物邪气，下淋沥，通水道。开宝。下石淋，通月经，治肺气，疗咳血。日华。肺痿咯血，咳嗽上气，治折伤。海药。补肺气，益精血，定喘止嗽，疗肺痈消渴，助阳道。时珍。

【发明】〔宗奭曰〕补肺虚劳嗽有功。〔时珍曰〕昔人言补可去弱，人参羊肉之属。蛤蚧补肺气，定喘止渴，功同人参；益阴血，助精扶羸，功同羊肉。近世治劳损痿弱，许叔微治消渴，皆用之，俱取其滋补也。刘纯云：气液衰、阴血竭者，宜用之。何大英云：定喘止嗽，莫佳于此。

【附方】 旧二。久嗽肺痈〔宗奭曰〕久嗽不愈，肺积虚热成痈，咳出脓血，晓夕不止，喉中气塞，胸膈噎痛。用蛤蚧、阿胶、鹿角胶、生犀角、羚羊角各二钱半，用河水三升，银石器内文火熬至半升，滤汁。时时仰卧细呷。日一服。张刑部子皋病此，田枢密况授方，服之遂愈。喘嗽面浮并四肢浮者。蛤蚧一雌一雄，头尾全者，法酒和蜜涂之，炙熟，紫团人参似人形者，半两为末，化蜡四两，和作六饼。每煮糯米薄粥一盏，投入一饼搅化，细细热呷之。普济。

盐龙《纲目》

【集解】〔时珍曰〕按何薳春渚纪闻云：宋徽宗时，将军萧注破南蛮，得其所养盐龙，长尺余，藉以银盘，中置玉盂，以玉箸撒海盐饲之。每鳞中出盐则收取，云能兴阳事，每以温酒服一钱匕。后龙为蔡京所得，及死，以盐封，数日取用亦有力。愚按此物生于殊方，古所不载，而有此功，亦希物也。因附于此以俟。

鳞之二 | 蛇类一十七种

蛇蜕《本经》下品

【释名】 **蛇皮**甄权**蛇壳**俗名**龙退**纲目**龙子衣**本经**龙子皮**别录**弓皮**本经**蛇符**同上 **蛇筋**吴普。〔时珍曰〕蛇字,古文象其宛转有盘曲之形。蜕音脱,又音退,退脱之义也。龙、弓、符、筋,并后世廋隐之名耳。

【集解】 〔别录曰〕生荆州川谷及田野。五月五日、十五日取之,良。〔弘景曰〕草中少见虺蝮蜕,惟有长者,多是赤蟆、黄颔辈,其皮不可辨,但取石上完全者为佳。〔颂曰〕南中木石上,及人家墙屋间多有之。蛇蜕无时,但着不净即脱。或大饱亦脱。

【修治】 〔敩曰〕凡使,勿用青、黄、苍色者,只用白色如银者。先于地下掘坑,深一尺二寸,安蜕于中,一宿取出,醋浸炙干用。〔时珍曰〕今人用蛇蜕,先以皂荚水洗净缠竹上,或酒、或醋、或蜜浸,炙黄用。或烧存性,或盐泥固煅,各随方法。

【气味】 **咸、甘,平,无毒。火熬之良。**〔权曰〕有毒。畏磁石及酒。孕妇忌用。

【主治】 **小儿百二十种惊痫蛇痫,癫疾瘛疭,弄舌摇头,寒热肠痔,蛊毒。**本经。**大人五邪,言语僻越,止呕逆明目。烧之疗诸恶疮。**别录。**喉痹,百鬼魅。**甄权。**炙用辟恶,止小儿惊悸客忤。煎汁傅疬疡,白癜风。催生。**日华。**安胎。**孟诜。**止疟。**〔藏器曰〕正发日取塞两耳,又以手持少许,并服盐醋汁令吐。**辟恶去风杀虫。烧末服,治妇人吹奶,大人喉风,退目翳,消木舌。傅小儿重舌重腭,唇紧解颅,面疮月蚀,天泡疮,大人疔肿,漏疮肿毒。煮汤,洗诸恶虫伤。**时珍。

【发明】 〔宗奭曰〕蛇蜕,从口退出,眼睛亦退。今眼药及去翳膜用之,取此义也。〔时珍曰〕入药有四义:一能辟恶,取其变化性灵也,故治邪僻、鬼魅、蛊疟诸疾;二能去风,取其属巽性窜也,故治惊痫、癫疭、喉舌诸疾;三能杀虫,故治恶疮、痔漏、疥癣诸疾,用其毒也;四有蜕义,故治翳膜、胎产、皮肤诸疾,会意从类也。

【附方】 旧十一,新二十一。**喉痹**心镜治小儿喉痹肿痛。烧末,以乳汁服一钱。**缠喉风疾**气闭者。杜壬方用蛇蜕炙、当归等分,为末。温酒服一钱,取吐。一方：用蛇皮揉碎烧烟，竹筒吸入即破。一方：蛇皮裹白梅一枚，嚼咽。**大小口疮**蛇蜕皮水浸软，拭口内，一二遍，即愈。仍以药贴足心。婴孩宝鉴。**小儿木舌**蛇蜕烧灰，乳和服少许。千金方。**小儿重舌**千金。**小儿重腭**并用蛇蜕灰，醋调傅之。圣惠方。**小儿口紧**不能开合饮食，不语即死。蛇蜕烧灰，拭净傅之。千金方。**小儿解颅**蛇蜕熬末，以猪颊车髓和，涂之，日三四易。千金方。**小儿头疮。小儿面疮**同上。**小儿月蚀。**并用蛇蜕烧灰，腊猪脂和，傅之。肘后方。**小儿吐血**蛇蜕灰，乳汁调，服半钱。子母秘录。**痘后目翳**周密齐东野语云：小儿痘后障翳。用蛇蜕一条，洗焙，天花粉五分，为末。以羊肝破开，夹药缚定，米泔水煮食。予女及甥，皆用此得效，真奇方也。**卒生翳膜**蛇蜕皮一条，洗晒细剪，以白面和作饼，炙焦黑色，为末。食后温水服一钱，日二次。圣惠方。**小便不通**全蛇蜕一条，烧存性研，温酒服之。**胎痛欲产**日月未足者。以全蜕一条，绢袋盛，绕腰系之。千金方。**横生逆生，胞衣不下**千金用蛇蜕炒焦为末，向东酒服一刀圭，即顺。十全博救方用蛇皮一条，瓶子内盐泥固，煅研二钱，榆白皮汤服。济生秘览治逆生须臾不救。用蛇蜕一具，蝉蜕十四个，头发一握，并烧存性，分二服，酒下。仍以小针刺儿足心三七下，擦盐少许，即生。**妇人产难**蛇蜕泡水，浴产门，自易。宝鉴。**妇人吹乳**蛇皮一尺七寸，烧末，温酒一盏服。产乳。**肿毒无头**蛇蜕灰，猪脂和涂。肘后。**石痈无脓**坚硬如石。用蛇蜕皮贴之，经宿便愈。总录。**诸漏有脓**蛇蜕灰，水和，傅上，即虫出。千金方。**丁肿鱼脐**外台用蛇蜕鸡子大，水四升，煮三四沸，服汁立瘥。直指：治鱼脐疮出水，四畔浮浆。用蛇蜕烧存性研，鸡子清和傅。**恶疮似癞**十年不瘥者。全蜕一条烧灰，猪脂和傅。仍烧一条，温酒服。千金方。**癞风白驳**圣惠用蛇皮灰，醋调涂。外台用蛇蜕摩数百遍，令热，弃草中勿回顾。**陷甲入肉**痛苦。用蛇皮一具烧灰，雄黄一弹丸，同研末。先以温浆洗疮，针破贴之。初虞世方。**耳忽大痛**如有虫在内奔走，或血水流出，或干痛不可忍者。蛇退皮烧存性研，鹅翎吹之立愈。经验秘方也。杨拱医方摘要。

蚺蛇蚺音髯《别录》下品

【释名】 **南蛇**纲目**埋头蛇**。〔时珍曰〕蛇属纤行，此蛇身大而行更纤徐，冉冉然也，故名蚺蛇。或云鳞中有毛如髯也。产于岭南，以不举首者为真，故世称为南蛇、埋头蛇。

【集解】〔颂曰〕蚺蛇，陶弘景言出晋安，苏恭言出桂广以南高、贺等州，今岭南诸郡皆有之。〔弘景曰〕大者二三围。在地行不举头者是真,举头者非真。其膏、胆能相乱。〔韩保升曰〕大者径尺,长丈许,若蛇而粗短。〔恭曰〕其形似鳢,头似鼍,尾圆无鳞,性难死。土人截其肉作脍,谓为珍味。〔藏器曰〕其脍着醋,能卷人箸,终不可脱,惟以芒草作箸乃可。段成式酉阳杂俎云:蚦蛇长十丈。尝吞鹿,鹿消尽,乃绕树,则腹中之骨穿鳞而出,养疮时肪腴甚美。或以妇人衣投之,则蟠而不起。〔时珍曰〕按刘恂录异记云:蚦蛇,大者五六丈,围四五尺;小者不下三四丈,身有斑纹,如故锦缬。春夏于山林中伺鹿吞之,蛇遂羸瘦,待鹿消乃肥壮也。或言一年食一鹿也。又顾玠海槎录云:蚦蛇吞鹿及山马,从后脚入,毒气呵及,角自解脱。其胆以小者为佳。王济手记云:横州山中多蚦蛇,大者十余丈,食麚鹿,骨角随腐。土人采葛藤塞入穴中,蛇嗅之即靡,乃发穴取之,肉极腴美,皮可冒鼓,及饰刀剑乐器。范成大虞衡志云:寨兵捕蚦蛇,满头插花,蛇即注视不动,乃逼而断其首,待其腾掷力竭乃毙,舁归食之。又按山海经云:巴蛇食象,三年而出其骨,君子服之,无心腹之疾。郭璞注云:今蚦蛇即其类也。南裔志蚦蛇赞曰:蚦惟大蛇,既洪且长。采色骇映,其文锦章。食灰吞鹿,腴成养疮。宾飨嘉食,是豆是筋。

胆 〔段成式曰〕其胆上旬近头,中旬近心,下旬近尾。〔颂曰〕岭表录异云:雷州有养蛇户,每岁五月五日即舁蛇入官,取胆暴干,以充土贡。每蛇软草藉于篮中,盘屈之。将取,则出于地上,用杈杷十数,翻转蛇腹,按定,约分寸,于腹间剖出肝胆。胆状若鸭子大,取讫,内肝于腹,以线缝合,舁归放之。或言蛇被取胆者,他日捕之,则远远露腹疮,以明无胆。又言取后能活三年,未知的否。〔时珍曰〕南人嗜蛇,至于发穴搜取,能容蚦之再活露腹乎?〔弘景曰〕真胆狭长通黑,皮膜极薄,舐之甜苦,摩以注水,即沉而不散。〔恭曰〕试法:剔取粟许着净水中,浮游水上回旋行走者为真;其径沉者,诸胆血也。勿多着,亦沉散也。陶未得法耳。〔诜曰〕人多以猪胆、虎胆伪之,虽水中走,但迟耳。

【气味】 甘、苦,寒,有小毒。

【主治】 目肿痛,心腹蟲痛,下部蟲疮。别录。小儿八痫。甄权。杀五疳。水化灌鼻中,除小儿脑热,疳疮蟲漏。灌下部,治小儿疳痢。同麝香,傅齿疳宣露。孟诜。破血,止血痢,虫蛊下血。藏器。明目,去翳膜,疗大风。时珍。

【发明】 〔时珍曰〕蚦禀己土之气,其胆受甲乙风木,故其味苦中有甘,所主皆厥阴、太阴之病,能明目凉血,除疳杀虫。〔慎微曰〕顾含养嫂失明,须用蚦蛇胆,含求不得。有一童子以一合授含。含视之,蚺蛇胆也。童子化为青鸟而去。含用之,嫂目遂明。

【附方】 旧二,新二。**小儿急疳疮**水调蚺蛇胆,傅之。圣惠。**小儿疳痢羸瘦多睡**,坐则闭目,食不下。用蚺蛇胆豆许二枚,煮通草汁研化,随意饮之。并涂五心、下部。杨氏产乳。**齿䘌宣露**出脓血。用蚺蛇胆三钱,枯白矾一钱,杏仁四十七枚,研匀。以布揩龈,嗍令血尽。日三掺之,愈乃止。圣惠。**痔疮肿痛**蚺蛇胆研,香油调涂,立效。医方摘要。

肉
【气味】 甘,温,有小毒。四月勿食。
【主治】 飞尸游蛊,喉中有物,吞吐不出。藏器。**除疳疮,辟温疫瘴气。**孟诜。**除手足风痛,杀三虫,去死肌,皮肤风毒疬风,疥癣恶疮。**时珍。
【发明】 〔权曰〕度岭南,食蚺蛇,瘴毒不侵。〔时珍曰〕按柳子厚捕蛇说云:永州之野产异蛇,黑质白章,触草木尽死,无御之者。然得而腊之以为饵,可已大风瘘疬,去死肌,杀三虫。又张鷟朝野金载云:泉州卢元钦患疬风,惟鼻未倒。五月五日,取蚺蛇进贡,或言肉可治风,遂取食之。三五日顿可,百日平复。

【附方】 新三。**蚺蛇酒**治诸风摊缓,筋挛骨痛,痹木瘙痒,杀虫辟瘴,及疬风疥癣恶疮。用蚺蛇肉一斤,羌活一两,绢袋盛之。用糯米二斗蒸熟,安曲于缸底,置蛇于曲上,乃下饭密盖,待熟取酒。以蛇焙研和药。其酒每随量温饮数杯。忌风及欲事。亦可袋盛浸酒饮。集简方。**急疳蚀烂**蚺蛇肉作脍食之。圣惠方。**狂犬啮人**蛇脯为末,水服五分,日三服。无蚺蛇,他蛇亦可。外台秘要。

膏 〔弘景曰〕真膏累累如梨豆子相着,他蛇膏皆大如梅、李子也。
【气味】 甘,平,有小毒。
【主治】 皮肤风毒,妇人产后腹痛余疾。别录。**多入药用,亦疗伯牛疾。**弘景。癞也。**绵裹塞耳聋。**时珍。出外台。

牙长六七寸。
【主治】 佩之,辟不祥,利远行。时珍。异物志。

鳞蛇《纲目》

【集解】 〔时珍曰〕按方舆胜览云:鳞蛇出安南、云南镇康州、临安、沅江、孟养诸处，巨蟒也。长丈余，有四足，有黄鳞、黑鳞二色，能食麋鹿。春冬居山，夏秋居水，能伤人。土人杀而食之，取胆治疾，以黄鳞者为上，甚贵重之。珍按：此亦蚺蛇之类，但多足耳。陶氏注蚺蛇分真假，其亦此类欤？

胆

【气味】 苦，寒，有小毒。

【主治】 **解药毒，治恶疮及牙痛**。时珍。出胜览及一统志。

白花蛇宋《开宝》

【释名】 **蕲蛇**纲目**褰鼻蛇**。〔宗奭曰〕诸蛇鼻向下，独此鼻向上，背有方胜花文，以此得名。

【集解】〔志曰〕白花蛇生南地，及蜀郡诸山中。九月、十月采捕，火干。白花者良。〔颂曰〕今黔中及蕲州、邓州皆有之。其文作方胜白花，喜螫人足。黔人有被螫者，立断之，续以木脚。此蛇入人室屋中作烂瓜气者，不可向之，须速辟除之。〔时珍曰〕花蛇，湖、蜀皆有，今惟以蕲蛇擅名。然蕲地亦不多得，市肆所货、官司所取者，皆自江南兴国州诸山中来。其蛇龙头虎口，黑质白花，胁有二十四个方胜文，腹有念珠斑，口有四长牙，尾上有一佛指甲，长一二分，肠形如连珠。多在石南藤上食其花叶，人以此寻获。先撒沙土一把，则蟠而不动。以叉取之，用绳悬起，劙刀破腹去肠物，则反尾洗涂其腹，盖护创尔。乃以竹支定，屈曲盘起，扎缚炕干。出蕲地者，虽干枯而眼光不陷，他处者则否矣。故罗愿尔雅翼云：蛇死目皆闭，惟蕲州花蛇目开。如生舒、蕲两界者，则一开一闭。故人以此验之。又按元稹长庆集云：巴蛇凡百类，惟褰鼻白花蛇，人常不见之。毒人则毛发竖立，饮于溪涧则泥沙尽沸。鸐鸟能食其小者。巴人亦用禁术制之，熏以雄黄烟则脑裂也。此说与苏颂所说黔蛇相合。然今蕲蛇亦不甚毒，则黔、蜀之蛇虽同有白花，而类性不同，故入药独取蕲产者也。

【修治】〔颂曰〕头尾各一尺，有大毒，不可用。只用中段干者，以酒浸，去皮、骨，炙过收之则不蛀。其骨刺须远弃之，伤人，毒与生者同也。〔宗奭曰〕凡用去头尾，换酒浸三日，火炙，去尽皮骨。此物甚毒，不可不防。〔时珍曰〕黔蛇长大，故头尾可去一尺。蕲蛇止可头尾各去三寸。亦有单用头尾者。大蛇一条，只得净肉四两而已。久留易蛀，惟取肉密封藏之，十年亦不坏也。按圣济总录云：凡用花蛇，春秋酒浸三宿，夏一宿，冬五宿，取出炭火焙干，如此三次。以砂瓶盛，埋地中一宿，出火气。去皮、骨，取肉用。

肉

【气味】 甘,咸,温,有毒。〔时珍曰〕得酒良。

【主治】 中风湿痹不仁,筋脉拘急,口面㖞斜,半身不遂,骨节疼痛,脚弱不能久立,暴风瘙痒,大风疥癞。开宝。〔颂曰〕花蛇治风,速于诸蛇。黔人治疥癞遍体,诸药不效者。生取此蛇剂断,以砖烧红,沃醋令气蒸,置蛇于上,以盆覆一夜。如此三次,去骨取肉,茇以五味令烂,顿食之。瞑眩一昼夜乃醒,疮疣随皮便退,其疾便愈。治肺风鼻塞,浮风瘾疹,身上生白癜风,病疡斑点。甄权。通治诸风,破伤风,小儿风热,急慢惊风搐搦,瘰疬漏疾,杨梅疮,痘疮倒陷。时珍。

【发明】 〔敩曰〕蛇性窜,能引药至于有风疾处,故能治风。〔时珍曰〕风善行数变,蛇亦善行数蜕,而花蛇又食石南,所以能透骨搜风,截惊定搐,为风痹惊搐、癫癣恶疮要药。取其内走脏腑,外彻皮肤,无处不到也。凡服蛇酒药,切忌见风。

【附方】 新十三。驱风膏治风瘫疠风,遍身疥癣。用白花蛇肉四两,酒炙,天麻七钱半,薄荷、荆芥各二钱半,为末。好酒二升,蜜四两,石器熬成膏。每服一盏,温汤服,日三服。急于暖处出汗,十日效。医垒元戎。世传白花蛇酒治诸风无新久,手足缓弱,口眼㖞斜,语言蹇涩,或筋脉挛急,肌肉顽痹,皮肤燥痒,骨节疼痛,或生恶疮、疥癞等疾。用白花蛇一条,温水洗净,头尾各去三寸,酒浸,去骨刺,取净肉一两。入全蝎炒、当归、防风、羌活各一钱,独活、白芷、天麻、赤芍药、甘草、升麻各五钱,剉碎,以绢袋盛贮。用糯米二斗蒸熟,如常造酒,以袋置缸中,待成,取酒同袋密封,煮熟,置阴地七日出毒。每温饮数杯,常令相续。此方乃蕲人板印,以侑蛇馈送者,不知所始也。濒湖集简方。瑞竹白花蛇酒治诸风疠癣。用白花蛇一条,酒润,去皮骨,取肉绢袋盛之。蒸糯米一斗,安曲于缸底,置蛇于曲上,以饭安蛇上,用物密盖。三七日取酒,以蛇晒干为末。每服三五分,温酒下。仍以浊酒并糟作饼食之,尤佳。瑞竹堂经验方。濒湖白花蛇酒治中风伤湿,半身不遂,口目㖞斜,肤肉痛痹,骨节疼痛,及年久疥癣、恶疮、风癞诸症。用白花蛇一条,取龙头虎口,黑质白花,尾有佛指甲,目光不陷者为真,以酒洗润透,去骨刺,取肉四两,真羌活二两,当归身二两,真天麻二两,真秦艽二两,五加皮二两,防风一两,各剉匀,以生绢袋盛之,入金华酒坛内,悬胎安置。入糯米生酒醅五壶浸袋,箬叶密封。安坛于大锅内,水煮一日,取起,埋阴地七日取出。每饮一二杯。仍以滓日干碾末,酒糊丸梧子大。每服五十丸,用煮酒吞下。切忌见风犯欲,及鱼、羊、鹅、面发风之物。鸡峰白花蛇膏治营卫不和，阳少阴多，手足举动不快。用白花蛇酒煮，去皮骨，瓦焙，取肉一两，天麻、狗脊各二两，为细末。以银盂盛无灰酒一升浸之，重汤煮稠如膏，银匙搅之，入生姜汁半杯，同熬匀，瓶收。每服半匙头，用好酒或白汤化服，日二次，神效极佳。备急方。**治癞白花蛇膏**白花蛇五寸，酒浸，去皮骨，炙干，雄黄一两，水飞研匀，以白沙蜜一斤，杏仁一斤，去皮研烂，同炼为膏。每服一钱，温酒化下，日三。须先服通天再造散，下去虫物，乃服此除根。三因。**总录白花蛇散**治脑风头痛，时作时止，及偏头风。用白花蛇酒浸，去皮骨、天南星浆水煮软切，炒，各一两，石膏、荆芥各二两，地骨皮二钱半，为末。每服一钱，茶下，日三服。圣济总录。**洁古白花蛇散**治大风病。白花蛇、乌梢蛇各取净肉二钱，酒炙，雄黄二钱，大黄五钱。为末。每服二钱，白汤下，三日一服。家珍。**三蛇愈风丹**治疠风，手足麻木，眉毛脱落，皮肤瘙痒，及一切风疮。白花蛇、乌梢蛇、土蝮蛇各一条，并酒浸，取肉晒干，苦参头末四两，为末，以皂角一斤切，酒浸，去酒，以水一碗，挼取浓汁，石器熬膏和丸梧子大。每服七十丸，煎通圣散下，以粥饭压之，日三服。三日一浴，取汗避风。治例无蝮蛇，有大枫子肉三两。**三因白花蛇散**治九漏瘰疬，发项腋之间，痒痛，憎寒发热。白花蛇酒浸取肉二两，焙，生犀角一两二钱五分，镑研，黑牵牛五钱，半生半炒，青皮五钱，为末。每服二钱，入腻粉五分，五更时，糯米饮调下，利下恶毒为度。十日一服，可绝病根。忌发物。**俗传白花蛇丸**治杨梅疮。先服发散药，后服此。用花蛇肉酒炙、龟板酥炙、穿山甲炙、蜂房炙、汞粉、朱砂各一钱，为末，红枣肉捣丸梧子大。每服七丸，冷茶下，日三。忌鱼肉，服尽即愈，后服土茯苓药调之。方广心法附余治杨梅疮。用花蛇肉一钱，银朱二钱，铅二钱，汞二钱，为末，作纸捻九条。每用一条，于灯盏内香油浸，点灯安烘炉里，放被中，盖卧熏之，勿透风。一日三次。**托痘花蛇散**治痘疮黑陷。白花蛇连骨炙，勿令焦，三钱，大丁香七枚，为末。每服五分，以水和淡酒下，神效。移时身上发热，其疮顿出红活也。王氏手集。

头

【气味】有毒。

【主治】瘰风毒癞。时珍。

【附方】新一。**紫瘰风除风散**：以白花蛇头二枚，酒浸，炙，蝎梢一两炒，防风一两。上为末。每服一钱，温酒下，日一服。圣济总录。

目睛

【主治】小儿夜啼。以一只为末，竹沥调少许灌之。普济。

<h1 style="text-align:center">乌蛇宋《开宝》附</h1>

【释名】 **乌梢蛇**纲目**黑花蛇**纲目。

【集解】〔志曰〕乌蛇生商洛山。背有三棱,色黑如漆。性善,不噬物。江东有黑梢蛇,能缠物至死,亦此类也。〔颂曰〕蕲州、黄州山中有之。乾宁记云:此蛇不食生命,亦不害人,多在芦丛中吸南风及其花气。最难采捕,多于芦枝上得之。其身乌而光,头圆尾尖,眼有赤光。至枯死眼不陷如活者,称之重七钱至一两者为上,十两至一镒者为中,粗大者力弥减也。作伪者用他蛇熏黑,亦能乱真,但眼不光耳。〔宗奭曰〕乌蛇脊高,世称剑脊乌梢。尾细长,能穿小铜钱一百文者佳。有身长丈余者。其性畏鼠狼。蛇类中惟此入药最多。〔敩曰〕凡一切蛇,须辨雌雄、州土。蕲州乌蛇,头上有逆毛二寸一路,可长半分已来,头尾相对,使之入药如神,只重一两以下,彼处得此,多留进供。蛇腹下有白带子一条,长一寸者,雄也。宜入药用。采得,去头及皮鳞、带子,剉断,苦酒浸一宿,漉出,柳木炭火炙干,再以酥炙。于屋下巳地上掘坑埋一夜,再炙干用。或以酒煮干用亦可。〔时珍曰〕乌蛇有二种:一种剑脊细尾者为上;一种长大无剑脊而尾稍粗者,名风梢蛇,亦可治风,而力不及。

肉

【气味】 **甘,平,无毒**。〔药性论曰〕有小毒。

【主治】 **诸风顽痹,皮肤不仁,风瘙瘾疹,疥癣**。开宝。**热毒风,皮肌生癞,眉髭脱落,病疥等疮**。甄权。**功与白花蛇同,而性善无毒**。时珍。

【附方】 旧二,新五。**大风**朝野金载云:商州有人患大风,家人恶之,山中为起茅屋。有乌蛇堕酒罂中,病人不知,饮酒渐瘥。罂底见有蛇骨,始知其由。治例:治大风。用乌蛇三条蒸熟,取肉焙研末,蒸饼丸米粒大,以喂乌鸡。待尽杀鸡烹熟,取肉焙研末,酒服一钱。或蒸饼丸服。不过三五鸡即愈。秘韫用大乌蛇一条,打死盛之。待烂,以水二碗浸七日,去皮骨,入糙米一升,浸一日晒干,用白鸡一只,饿一日,以米饲之。待毛羽脱去,杀鸡煮熟食,以酒下之。吃尽,以热汤一盆,浸洗大半日,其病自愈。**紫白癜风**乌蛇肉酒炙六两,枳壳麸炒、牛膝、天麻各三两,熟地黄四两,白蒺藜炒、五加皮、防风、桂心各二两,剉片,以绢袋盛,于无灰酒二斗中浸之,密封七日。每温服一小盏。忌鸡、鹅、鱼肉、发物。圣惠。**面疮黚疱**乌蛇肉二两,烧灰,腊猪脂调傅。圣惠。**婴儿撮口**不能乳者。乌蛇酒浸去皮骨炙半两,麝香一分,为末。每用半分,荆芥煎汤调灌之。圣惠。**破伤**

中风项强身直,定命散主之。用白花蛇、乌蛇,并取项后二寸,酒洗润取肉,蜈蚣一条全者炙,上为末。每服三钱,温酒调服。普济方。

膏

【主治】 耳聋。绵裹豆许塞之,神效。时珍。出圣惠。

胆

【主治】 大风疠疾,木舌胀塞。时珍。

【附方】 新二。大风龙胆膏治大风疾神效。用冬瓜一个,截去五寸长,去瓤,掘地坑深三尺,令净,安瓜于内。以乌蛇胆一个,消梨一个,置于瓜上,以土隔盖之。至三七日,看一度,瓜未甚坏,候七七日,三物俱化为水,在瓜皮内,取出。每用一茶脚,以酒和服之,三两次立愈。小可风疾,每服一匙头。王氏博济方。木舌塞胀不治杀人。用蛇胆一枚,焙干为末,傅舌上,有涎吐去。圣惠。

皮

【主治】 风毒气,眼生翳,唇紧唇疮。时珍。

【附方】 新一。小儿紧唇脾热唇疮。并用乌蛇皮烧灰,酥和傅之。圣惠。

卵

【主治】 大风癞疾〔时珍曰〕圣济总录治癞风,用乌蛇卵和诸药为丸服,云与蛇肉同功。

金蛇宋《开宝》附银蛇

【释名】 金星地鳝图经银蛇亦名锡蛇。〔时珍曰〕金、银、锡,以色与功命名也。金星地鳝,以形命名也。

【集解】〔颂曰〕金蛇生宾州、澄州。大如中指,长尺许,常登木饮露,体作金色,照日有光,白者名银蛇。近皆少捕。信州上饶县灵山乡,出一种金星地鳝,酷似此蛇。冬月收捕,亦能解毒。〔时珍曰〕按刘恂岭表录异云:金蛇一名地鳝,白者名锡蛇,出黔州。出桂州者次之。大如拇指,长尺许,鳞甲上分金银,解毒之功。据此,则地鳝即金蛇,非二种矣。

肉

【气味】 咸,平,无毒。

【主治】 解中金药毒,令人肉作鸡脚裂,夜含银,至晓变为金色者是也。取蛇四寸炙黄,煮汁频饮,以瘥为度。银蛇解银药毒。开宝。解众毒,止泄泻,除邪热。苏颂。疗久痢。时珍。

【发明】〔藏器曰〕岭南多毒,足解毒之药。金蛇、白药是矣。〔时珍曰〕圣济总录治久痢不止,有金星地鳝散:用金星地鳝,醋炙、铅丹、白矾烧各五钱,为末。每服二钱,米饮下,日二。

水蛇《纲目》

【释名】 公蛎蛇。

【集解】〔时珍曰〕水蛇所在有之,生水中。大如鳝,黄黑色,有缬纹,啮人不甚毒。陶弘景言公蛎蛇能化鳢者,即此也。水中又有一种泥蛇,黑色,穴居成群,啮人有毒,与水蛇不同。张文仲备急方言山中一种蛇,与公蛎相似,亦不啮人也。

肉

【气味】 甘、咸,寒,无毒。

【主治】 消渴烦热,毒痢。时珍。

【附方】 新一。**圣惠水蛇丸**治消渴,四肢烦热,口干心躁。水蛇一条活者,剥皮炙黄为末,蜗牛五十个,水浸五日取涎,入天花粉末煎稠,入麝香一分,用粟饭和丸绿豆大。每服十丸,姜汤下。

皮

【主治】 烧灰油调,傅小儿骨疽脓血不止。又治手指天蛇毒疮。时珍。

【附方】 新二。**小儿骨疮**海上方诗云:小儿骨痛不堪言,出血流脓实可怜。寻取水蛇皮一个,烧灰油抹傅疼边。**天蛇毒**刘松篁经验方云:会水湾陈玉田妻,病天蛇毒疮。一老翁用水蛇一条,去头尾,取中截如手指长,剖去骨肉。勿令病者见,以蛇皮包手指,自然束紧,以纸外裹之。顿觉遍身皆凉,其病即愈。数日后解视,手指有一沟如小绳,蛇皮内宛然有一小蛇,头目俱全也。

蛇婆《拾遗》

【集解】〔藏器曰〕蛇婆生东海水中。一如蛇,常自浮游。采取无时。〔时珍曰〕按此所言形状功用,似是水蛇。然无考证,姑各列条。

【气味】 咸,平,无毒。

【主治】 赤白毒痢,蛊毒下血,五野鸡病,恶疮。炙食,或烧末,米饮服二钱。藏器。

黄颔蛇《纲目》附赤楝蛇

【释名】 黄喉蛇俗名赤楝蛇一名桑根蛇。〔时珍曰〕颔,喉下也。以色名赤楝,桑根象形,陶氏作赤蜓。

【集解】〔时珍曰〕按肘后、千金、外台诸方,多用自死蛇,及蛇吞蛙、鼠,并不云是某蛇。惟本草有蝮蛇腹中鼠。陶氏注云:术家所用赤蜓、黄颔,多在人家屋间,吞鼠子、雀雏。见腹中大者,破取干之。又蛇蜕注云:草间不甚见虺、蝮蜕,多是赤蜓、黄颔辈。据此,则古方所用自死蛇,及蛇吞蛙、鼠,当是二蛇,虽蛇蜕亦多用之。赤楝红黑,节节相间,俨如赤楝、桑根之状。黄颔黄黑相间,喉下色黄,大者近丈。皆不甚毒,丐儿多养为戏弄,死即食之。又有竹根蛇,肘后谓之青蜓蛇,不入药用,最毒。喜缘竹木,与竹同色。大者长四五尺,其尾三四寸有异点者,名�尾蛇,毒尤猛烈。中之者,急灸三五壮,毒即不行,仍以药傅之。又有菜花蛇,亦长大,黄绿色,方家亦有用之者。

肉

【气味】 甘,温,有小毒。

【主治】 酿酒,或入丸散,主风癞顽癣恶疮。自死蛇渍汁,涂大疥。煮汁,浸臂腕作痛。烧灰,同猪脂,涂风癣漏疮,妇人妒乳,猘犬咬伤。时珍。出肘后、梅师、千金诸方。

【附方】 新三。猘犬啮伤自死蛇一枚,烧焦为末,纳入疮孔中。千金方。猫鬼野道歌哭不自由。五月五日自死赤蛇,烧灰。井华水服方寸匕,日一服。千金方。恶疮似癞及马疥大如钱者。自死蛇一条,水渍至烂,去骨取汁涂之,随手瘥。千金。

蛇头

【主治】 烧灰,主久疟及小肠痛,入丸散用。时珍。

【附方】 新二。发背肿毒蛇头烧灰,醋和傅之,日三易。千金。蛤蟆瘘疮五月五日蛇头,及野猪脂同水衣封之,佳。千金方。

骨

【主治】 久疟劳疟,炙,入丸散用。时珍。

【附方】 新一。一切冷漏自死蛇,取骨为末封之。大痛,以杏仁膏摩之,即止。千金方。

涎

【气味】 **有大毒**。〔思邈曰〕江南山间人一种蛊毒，以蛇涎合药着饮食中，使人病瘕，积年乃死。但以雄黄、蜈蚣之药治之乃佳。

蛇吞鼠

【主治】 **鼠瘘、蚁瘘有细孔如针者。以腊月猪脂煎焦，去滓涂之**。时珍。出千金。

蛇吞蛙

【主治】 **噎膈，劳嗽，蛇瘘**。时珍。

【附方】 新三。**噎膈**用蛇含蛤蟆，泥包烧存性，研末。米饮服。**久劳咳嗽**吐臭痰者。寻水边蛇吞青蛙未咽者，连蛇打死，黄泥固济，煅研。空心酒服一二钱，至效。忌生冷五七日，永不发也。秘韫方。**蛇瘘不愈**蛇腹蛙，烧灰封之。千金。

蝮蛇《别录》下品

【释名】 **反鼻蛇**。〔时珍曰〕按王介甫字说云：蝮，触之则复；其害人也，人亦复之，故谓之蝮。

【集解】〔弘景曰〕蝮蛇，黄黑色如土，白斑，黄颔尖口，毒最烈。虺，形短而扁，毒与虺同。蛇类甚众，惟此二种及青蝰为猛，不即疗多死。〔恭曰〕蝮蛇作地色，鼻反、口长、身短，头尾相似，山南汉、沔间多有之。一名虺蛇，无二种也。〔颂曰〕蝮蛇形不长，头扁口尖，头斑，身赤文斑，亦有青黑色者。人犯之，头足贴着。东间诸山甚多，草行不可不慎。〔藏器曰〕蝮蛇锦文，亦有与地同色者。众蛇之中，此独胎产。着足断足，着手断手，不尔合身糜烂。七八月毒盛时，啮树以泄其毒，树便死。又吐涎沫于草木上，着人成疮身肿，名曰蛇漠疮，卒难治疗，方与蛇螫同。〔时珍曰〕蝮与虺，陶氏言是二种，苏恭言是一种。今按尔雅云：蝮虺身博三寸，首大如擘。是以蝮虺为一种也。郭璞云：蝮蛇惟南方有之，一名反鼻。细颈，大头，焦尾，鼻上有针，锦文如绶，文间有毛如猪鬣，大者长七八尺。虺则所在有之，俗呼土虺，与地同色。颜师古云：以俗名证之，郭说为是。又北史：高道穆云复用元颢，乃养虺成蛇。是皆以蝮、虺为二种矣。盖蝮长大，虺短小，自不难辨，陶说为是。柳子厚蝮蛇文云：目兼蜂虿，色混泥涂。其颈蹙恶，其腹次且。褰鼻钩牙，穴出榛居。蓄怒而蟠，衔毒而趋。亦颇尽其状也。抱朴子曰：蛇类最多，惟蝮中人甚急。但即时以刀割去疮肉投于地，其沸如火炙，须臾焦尽，人乃得活也。王充论衡云：蝮蛇含太阳火气而生，故利牙有毒。

胆

【气味】 苦，微寒，有毒。

【主治】 蜃疮。别录。杀下部虫。甄权。疗诸漏，研傅之。若作痛，杵杏仁摩之。时珍。出外台。

肉

【气味】 甘，温，有毒。

【主治】 酿作酒，疗癫疾诸瘘，心腹痛，下结气，除蛊毒。别录。五痔，肠风泻血。甄权。大风，诸恶风，恶疮瘰疬，皮肤顽痹，半身枯死，手足脏腑间重疾。〔藏器曰〕取活蛇一枚着器中，投以醇酒一斗，封定，埋马溺处。周年取开，蛇已消化，酒味犹存。有患诸证者，不过服一升以来，当觉身习习而愈。然有小毒，不可顿服。若服他药，不复得力。又曰：生癞者，取一枚，或他蛇亦可，烧热坐上，当有赤虫如马尾出。仍取蛇肉塞鼻中。

【发明】 〔时珍曰〕癞疾感天地肃杀之气而成，恶疾也；蝮蛇禀天地阴阳毒烈之气而生，恶物也。以毒物而攻毒病，盖从其类也。

【附方】 旧一。白癞大蝮蛇一条，勿令伤，以酒一斗渍之，糠火温令稍热。取蛇一寸，和腊月猪脂捣傅。肘后方。

脂〔藏器曰〕摩着物皆透也。

【主治】 绵裹，塞耳聋。亦傅肿毒。时珍。

皮

【主治】 烧灰，疗疔肿、恶疮、骨疽。苏恭。

蜕

【主治】 身痒、疥癣、痫疮。苏恭。

骨

【主治】 赤痢。烧灰，饮服三钱。杂蛇亦可。藏器。

屎器中养取之。

【主治】 痔瘘。苏恭。

腹中死鼠有小毒。

【主治】 鼠瘘。别录。千金云：烧末，酒服方寸匕，日二，不过三日大验。

【附录】 千岁蝮 〔颂曰〕东间一种千岁蝮，状如蝮而短，有四脚，能跳来啮人。人或中之，必死。其啮已，即跳上木作声。云斫木、斫木者，不可救也。若云博叔、博叔者，犹可急治之。用细辛、雄黄等分为末，内疮中，日三四易之。又以栝楼根、桂末着管中，密塞勿令走气，佩之。中毒急敷之，缓即不救。〔时珍曰〕按字林云：聚听，形如蜥蜴，出魏兴。居树上，见人则跳来啮之。啮已还树，垂头听，闻哭声乃去。即此也。其状头尾一般，大如捣衣杵，俗名合木蛇，长一二尺。谈野翁方名斫木蛇，又名望板归。救之，用嫩黄荆叶捣烂敷之。

蚖《别录》

【集解】〔别录曰〕蚖类，一名蚖，短身土色而无文。〔时珍曰〕蚖与蝮同类，即虺也。长尺余，蝮大而虺小，其毒则一。食经所谓虺色如土，小如蝮蛇者是也。详见蝮下。旧本作蚖类一名蚖，误矣。当作蚖，蝮类，一名虺。虺，即虺字。蚖、虺字象相近，传写脱误尔。陶氏注蝮即蚖，亦误矣。蚖既是蝮，别录不应两出。今并改正。

【气味】 缺。

【主治】 **疗痹内漏。**别录。**治破伤中风，大风恶疾。**时珍。

【附方】 新一。**破伤风**牙关紧急，口噤不开，口面㖞斜，肢体弛缓。用土虺蛇一条，去头、尾、肠、皮、骨，醋炙，地龙五条去泥，醋炙，天南星八钱重一枚炮，上为末，醋煮面糊丸如绿豆大。每服三丸至五丸，生姜酒下，仍食稀葱白粥，取汗即瘥。昔宫使明光祖，向任统制官，被重伤，服此得效。普济方。

蓝蛇《拾遗》

【集解】〔藏器曰〕出苍梧诸县。状如蝮有约，从约断之，头毒尾良。岭南人呼为蓝药。

【主治】 **用头合毒药，毒人至死。以尾作脯，食之即解。**藏器。

两头蛇《拾遗》

【释名】 **枳首蛇**尔雅**越王蛇**。〔时珍曰〕枳，两也。郭璞云：会稽人言是越王弩弦所化，故名越王蛇。江东人名越王约发。博物志云：马鳖食牛血所化。然亦自有种类，非尽化生也。

【集解】〔藏器曰〕两头蛇大如指，一头无口目，两头俱能行。云见之不吉，故孙叔敖埋之，恐后人见之必死也。〔时珍曰〕按尔雅中央有枳首蛇，中国之异气也。刘恂岭表录异云：岭外极多。长尺余，大如小指，背有锦文，腹下鳞红。人视为常，不以为异。罗愿尔雅翼云：宁国甚多，数十同穴，黑鳞白章，又一种夏月雨后出，如蚯蚓大，有鳞，其尾如首，亦名两头蛇。又张耒杂志云：黄州两头蛇，一名山蚓。云是老蚓所化，行不类蛇，宛转甚钝。此即罗氏所云者也。

肉

【气味】〔时珍曰〕按南越志云：无毒。夷人饵之。

【主治】 **疟疾。山人收取干之。佩于项上。**时珍。

天蛇《纲目》

【集解】〔时珍曰〕按沈存中笔谈云：天蛇生幽阴之地，遇雨后则出，越人深畏之。其大如箸而匾，长三四尺，色黄赤。浇之以醋则消，或以石灰糁之亦死。又云：天蛇不知何物？人遭其螫，仍为露水所濡，则遍身溃烂。或云草间花蜘蛛者，非矣。广西一吏为虫所毒，举身溃烂。一医视云：天蛇所螫，不可为矣。仍以药傅其一有肿处，以钳拔出如蛇十余，而疾终不起。又钱塘一田夫忽病癞，通身溃烂，号呼欲绝。西溪寺僧视之，曰：此天蛇毒，非癞也。以秦皮煮汁一斗，令其恣饮。初日减半，三日顿愈。又水蛇治天蛇毒，见前。

苟印《拾遗》

【集解】〔藏器曰〕苟印，一名苟斗，出潮州。如蛇有四足。

膏

【主治】 **滴耳中，治聋，令左右耳彻。**藏器。

蛇角《纲目》

【释名】 **骨咄犀**亦作骨笃。**碧犀。**〔时珍曰〕按陶九成辍耕录云：骨咄犀，大蛇之角也，当作蛊毒，谓其解蛊毒如犀角也。唐书有古都国亦产此，则骨咄又似古都之讹也。

【集解】〔时珍曰〕按大明会典云：蛇角出哈密卫。刘郁西使记云：骨笃犀即大蛇角，出西番。曹昭格古论云：骨笃犀、碧犀也。色如淡碧玉，稍有黄色，其文理似角，扣之声清越如玉，磨刮嗅之有香，烧之不臭，最贵重，能消肿解毒。洪迈松漠纪闻云：骨咄犀，犀不甚大，纹如象牙，带黄色。作刀靶者，已为无价之宝也。

【气味】 **有毒。**

【主治】 **消肿毒，解诸毒蛊毒，以毒攻毒也。** 时珍。

诸蛇《纲目》

【释名】〔时珍曰〕蛇字古作它，俗作虵，有佘、移、佗三音。篆文象其宛转屈曲之形。其行委佗，故名。岭南人食之，或呼为訑，或呼为茅鳝。按山海经云：海外西南人以虫为蛇，号蛇为鱼。则自古已然矣。

【集解】〔时珍曰〕蛇类琐语，不可类从者，萃族于左，以便考阅。**蛇在禽为翼火**，天文象形，居南方。**在卦为巽风**已为蛇。**在神为玄武**，北方之神，玄龟、缥蛇相合也。**在物为毒虫。** 出说文。**有水、火、草、木、土五种**，出北户录。**青、黄、赤、白、黑、金、翠、斑、花诸色**见各条。**毒虫也，而有无毒者**；金蛇、水蛇无毒。**鳞虫也，而有生毛者**；蝮蛇文间有毛。山海经云：长蛇毛如彘毫也。**卵生也，而有胎产者**；蝮蛇胎生。**腹行也，而有四足者**；鳞蛇、千岁蝮、苟印、蜥蜴皆有足。**又有冠者**，鸡冠蛇，头上有冠，最毒。**角者**，三角蛇，有角。**翼者**，西山经云：太华山有蛇，六足四翼，名曰肥蟥。**飞者**；山海经云：柴桑多飞蛇。荀子云：螣蛇无足而飞。**兽首者**，大荒经云：肃慎国有琴蛇，兽首蛇身。**人面者**；江湖纪闻云：岭表有人面蛇，能呼人姓名，害人。惟畏蜈蚣。**两首者**，枳首蛇。**两身者**；北山经云：浑夕之山，有蛇曰肥遗，一首两身，见则大旱。管子曰：涸水之精，名曰蚋，状如蛇，一首两身长八尺。呼其名可取鱼鳖。**歧尾者**，广志云：出云南。**钩尾者**，张文仲云：钩蛇，尾如钩，能钩人兽入水食之。**熇尾者**；葛洪云：熇尾蛇似青蝰，其尾三四寸有异色，最毒。**舵形者**，张文仲云：舵蛇，形似舵，长七八尺，中人必死。削船舵，煮汁浸之。**忤形者**。即合木蛇。**又有青蝰即竹根蛇。白蝰、苍虺、文蝮、白颈、黑甲、赤目、黄口之类。** 张文仲云：恶蛇甚多，四五月青蝰、苍虺、白颈、大蜴，六七月白蝰、文蝮、黑甲、赤目、黄口、反钩、三角之类，皆毒之猛烈者，又南方有蚼蛇，人若伤之不死，终身伺其主。虽百众人中，亦来取之。惟百里外乃免耳。**蛇出以春，出则食物**；蛇以春夏为昼，秋冬为夜。**其蛰以冬，蛰则含土。** 至春吐出，即蛇黄石。**其舌双**，物理论云：舌者心苗，火旺于巳，巳为蛇，故蛇双舌。**其耳聋。**埤雅云：蛇聋虎龥。**其听以目。**埤雅。**其蟠向壬。**淮南子。**其毒在涎，**弄蛇洗净涎，则无毒也。蛇涎着人，生蛇漠疮。吐涎成丝，能害人目。段成式云：蛇怒时，毒在头尾。**其珠在口。**陆佃云：龙珠在颔，蛇珠在口，怀珠之蛇，多喜投暗，见人张口，吐气如烬。**其行也纡，**淮南子云：蛇属纡行。**其食也吞。**有牙无齿。**皮数解蜕，**变化论云：龙易骨，蛇易皮。**性晓方药。**出稽圣赋。又异苑云：田父见蛇被伤，一蛇衔草傅之，遂去。其人采草治疮，名曰蛇衔。**蛇交蛇，则雄入雌腹；**交已即退出也。段成式云：人见蛇交，三年死。李鹏飞云：人见蛇交，主有喜。**蛇交雉，则生蜃及蜧。**详见蛟龙。鲁至刚云：蛇交雉生卵，遇雷入土，久则成蛟。不入土，但为雉耳。述异记云：江淮中有兽名能，乃蛇精所化也。冬则为雉，春复为蛇。**蛇以龟、鳖为雌，**埤雅云：大腰纯雌，以蛇为雄。蛇求于龟鳖，则生龟鳖；蛇求于雉，则生蜃蛟。物异而感同也。**又与鳢、鳝通气，**见本条。**入水，交石斑鱼；**见本条。**入山，与孔雀匹。**禽经云：鹊见蛇则噪而奔，孔见蛇则喜而跃。**竹化蛇，蛇化雉。**异苑云：大元中，汝南人伐木，见一竹，中央已成蛇形，而枝叶如故。又桐庐民伐竹，见蛇化雉，头项已就，身犹蛇也。乃知竹化蛇，蛇化雉。**眩怜蛇，蛇怜风。**出庄子。**水蛇化鳝，**名蛇鳝，有毒。**螣蛇化龙。**神蛇能乘云雾，而飞游千里。**螣蛇听孕，**出变化论。又抱朴子云：螣蛇不交。**蟒蛇目圆。**出述异记。大蛇曰蟒。**巴蛇吞象**山海经云：巴蛇食象，三年而出其骨。**蚺蛇吞鹿，**详本条。**玄蛇吞麈。**大鹿也。出山海经。**活褥蛇，能捕鼠，**唐书云：贞观中，波斯国献之。状同鼠，色正青，能捕鼠。**食蛇鼠，能捕蛇。**唐书云：罽宾国有食蛇鼠，尖喙赤尾，能食蛇。被蛇螫者，以鼠嗅而尿之，立愈。**蛇吞鼠，而有啮蛇之鼠狼。**寇曰：尝见一乌蛇，长丈余。有鼠狼啮蛇头，曳之而去，亦相畏伏耳。**蛇吞蛙，而有制蛇之田父。**洽闻记云：蛤蟆大者名田父，见蛇则衔其尾。良久蛇死，尾后数寸，皮不损而肉已尽矣。**蛇令豹止，而有食蛇之貘；**淮南子云：蛇令豹止，物相制也。貘乃白豹，食蛇及铁。**龟蛇同气，而有呷蛇之龟。**见摄龟。**玄龟食蟒，**王起云：以小制大，禽之制在气也。**蝍蛆甘带。**出庄子。蝍蛆，蜈蚣也。带，蛇也。陆佃云：蜈蚣见大蛇，能以气禁之，啖其脑、眼。蟾蜍食蝍蛆，蝍蛆食蛇，蛇食蟾蜍，物畏其天也。墨客挥犀云：蜈蚣逐蛇，蛇即张口，乃入其腹食之。**鸩步则蛇出，鸡鸣则蛇结。**出禽经。鸩鸟能禹步禁咒，使大石自转，取蛇食之，蛇入口即糜也。鶷亦然。鸩，伯劳也。**鹳、鹤、鹰、鹘、鸳，皆鸟之食蛇者也；**蛇鹰、蛇鹘。余见本条。**虎、猴、鹿、麝、牛，皆兽之食蛇者也。**玃猴食蛇。牛食蛇，则独肝有毒。**蛇所食之虫，则蛙、鼠、燕、雀、蝙蝠、鸟雉；所食之草，则芹、茄、石楠、茱萸、蛇粟。**噬子也。**所憎之物，则蘘荷、菴菌、蛇网草、鹅粪；**所畏之药**，则雄黄、雌黄、羖羊角、蜈蚣。千金云：入山佩武都雄黄、雌黄，或烧羖羊角烟，或筒盛蜈蚣，则蛇不敢近。**误触莴菜，则目不见物**；出续墨客挥犀。**炙以桑薪，则足可立出**。〔藏器曰〕蛇有足，见之不佳。惟桑薪火炙之则见，不足怪也。〔陶弘景曰〕五月五日烧地令热，以酒沃之。置蛇于上则足见。**蛇蟠人足，淋以热尿，或沃以热汤，则自解；蛇入人窍，炙以艾炷，或辣以椒末，则自出**。以艾炷炙蛇尾，或割破蛇尾，塞以椒末，即出。**内解蛇毒之药**，则雄黄、贝母、大蒜、薤白、苍耳；**外治蛇蠚之药**，则大青、鹤虱、苦苣、堇菜、射罔、姜黄、干姜、白矾、黑豆叶、黄荆叶、蛇含草、犬粪、鹅粪、蔡苴机粪。

诸
蛇

本草纲目鳞部目录第四十四卷

鳞之三鱼类三十一种

鲤鱼本经 **鲟鱼**纲目 即鲢鱼 **鳙鱼**拾遗 **鳟鱼**纲目 即赤眼鱼 **鲩鱼**拾遗 即草鱼 **青鱼**开宝 **竹鱼**纲目 **鲻鱼**开宝 **白鱼**开宝 **鳠鱼**食疗 **鳡鱼**纲目 **石首鱼**开宝 墨头鱼附 **勒鱼**纲目 **鲚鱼**食疗 **鲥鱼**食疗 **嘉鱼**开宝 **鲳鱼**拾遗 **鲫鱼**别录 鲗鱼附 **鲂鱼**食疗 即鳊鱼 **鲈鱼**嘉祐 **鳜鱼**开宝 **鳢鱼**附 **鲨鱼**纲目 **杜父鱼**拾遗 **石斑鱼**纲目 **石鮅鱼**拾遗 **黄鲷鱼**纲目 **鲦鱼**纲目 **鲙残鱼**食鉴 即银鱼 **鱵鱼**纲目 **鳞鱼**纲目 **金鱼**纲目 丹鱼附

上附方旧十三,新六十

鳞之四无鳞鱼二十八种,附录九种

鳢鱼本经 **鳗鲡鱼**别录 **海鳗鲡**日华 **鳝鱼**别录 **鳅鱼**纲目 **鳣鱼**拾遗 即黄鱼 **鲟鱼**拾遗 **牛鱼**拾遗 **鮠鱼**拾遗 即鮰鱼 **鮧鱼**别录 即鲇鱼 **鳛鱼**纲目 即孩儿鱼 **鲵鱼**拾遗 **黄颡鱼**食疗 **河豚鱼**开宝 **海豚鱼**拾遗 **比目鱼**食疗 **鮹鱼**拾遗 **鲛鱼**唐本 即沙鱼 **乌贼鱼**本经 柔鱼附 **章鱼**纲目 **海鹞鱼**拾遗 即少阳鱼 **文鳐鱼**拾遗 **鱼虎**拾遗 **鱼师**纲目 **海蛇**拾遗 **虾**别录 **海虾**拾遗 **海马**拾遗 **鲍鱼**别录 即鮝鱼 **鳝鮧**拾遗 即鳔胶 **鱼鲙**拾遗 **鱼鲊**拾遗 **鱼脂**拾遗 **鱼魫**纲目 **鱼鳞**纲目 **鱼子**纲目 **诸鱼有毒**拾遗

上附方旧九,新六十

1752

本草纲目鳞部第四十四卷

鳞之三 | 鱼类三十二种

鲤鱼《本经》上品

【释名】〔时珍曰〕鲤鳞有十字文理，故名鲤。虽困死，鳞不反白。〔颂曰〕崔豹云：兖州人呼赤鲤为玄驹，白鲤为白骥，黄鲤为黄骓。

【集解】〔别录曰〕生九江池泽。取无时。〔颂曰〕处处有之。其胁鳞一道，从头至尾，无大小，皆三十六鳞，每鳞有小黑点。诸鱼惟此最佳，故为食品上味。〔弘景曰〕鲤为诸鱼之长，形既可爱，又能神变，乃至飞越江湖，所以仙人琴高乘之也。山上水中有此，不可食。

肉

【气味】**甘，平，无毒。**〔日华曰〕凉，有小毒。〔宗奭曰〕鲤，至阴之物，其鳞三十六。阴极则阳复，故素问言鱼热中。脉诀言热则生风，食之多能发风热。日华言凉，非也。风家食之，贻祸无穷。〔时珍曰〕按丹溪朱氏言：诸鱼在水，无一息之停，皆能动风动火，不独鲤也。〔诜曰〕鲤脊上两筋及黑血有毒，溪涧中者毒在脑，俱不可食。凡炙鲤鱼，不可使烟入目，损目光，三日内必验也。天行病后、下痢及宿癥，俱不可食。服天门冬、朱砂人不可食。不可合犬肉及葵菜食。

【主治】**煮食，治咳逆上气，黄疸，止渴。治水肿脚满，下气。**别录。**治怀孕身肿，及胎气不安。**日华。**煮食，下水气，利小便。**时珍。**作鲙，温补，去冷气，痃癖气块，横关伏梁，结在心腹。**藏器。**治上气，咳嗽喘促。**心镜。**烧末，能发汗，定气喘咳嗽，下乳汁，消肿。米饮调服，治大人小儿暴痢。用童便浸煨，止反胃及恶风入腹。**时珍。

【发明】〔时珍曰〕鲤乃阴中之阳，其功长于利小便，故能消肿胀黄疸，脚气喘嗽，湿热之病。作鲙则性温，故能去痃结冷气之病。烧之则从火化，故能发散风寒，平肺通乳，解肠胃及肿毒之邪。按刘河间云：鲤之治水，鹜之利水，所谓因其气相感也。

【附方】旧五，新八。**水肿**范汪用大鲤鱼一头，醋三升，煮干食。一日一作。外台用大鲤一尾，赤小豆一升，水二斗，煮食饮汁，一顿服尽，当下利尽即瘥。**妊娠水肿**方同上。**水肿胀满**赤尾鲤鱼一斤，破开，不见水及盐，以生矾五钱研末，入腹内，火纸包裹，外以黄土泥包，放灶内煨熟取出，去纸、泥，送粥。食头者上消，食身、尾者下消，一日用尽。屡试经验。杨拱医方摘要。**妊娠感寒**用鲤鱼一头烧末，酒服方寸匕，令汗出。秘录。**胎气不长**用鲤鱼肉同盐、枣煮汁，饮之。集验。**胎动不安**及妇人数伤胎，下血不止。鲤鱼一个治净，阿胶炒一两，糯米二合，水二升，入葱、姜、橘皮、盐各少许，煮臛食。五七日效。圣惠方。**乳汁不通**用鲤鱼一头烧末。每服一钱，酒调下。产宝。**咳嗽气喘**用鲤鱼一头去鳞，纸裹炮熟，去刺研末，同糯米煮粥，空心食。心镜。**恶风入腹**久肿恶风入腹，及女人新产，风入产户内，如马鞭，嘘吸短气咳嗽者。用鲤鱼长一尺五寸，以尿浸一宿，平旦以木篦从头贯至尾，文火炙熟，去皮，空心顿食。勿用盐、醋。外台。**反胃吐食**用鲤鱼一头，童便浸一夜，炮焦研末，同米煮粥食之。寿域。**一切肿毒**已溃未溃者。用鲤鱼烧灰，醋和涂之，以愈为度。外台。**积年骨疽**一捏一汁出者。熬饴糖勃疮上，仍破生鲤鱼搶之。顷时刮视，虫出。更洗傅药，虫尽则愈。肘后。**小儿木舌**长大满口。鲤鱼肉切片贴之，以帛系定。圣惠。

鲊

【气味】 咸，平，无毒。〔弘景曰〕不可合豆藿食，乃成消渴。

【主治】 杀虫。藏器。

【附方】 新一。**聤耳有虫**脓血日夜不止。用鲤鱼鲊三斤，鲤鱼脑一枚，鲤鱼肠一具洗切，乌麻子炒研一升，同捣，入器中，微火炙暖，布裹贴耳。两食顷，有白虫出，尽则愈。慎风寒。千金。

胆

【气味】 苦，寒，无毒。〔之才曰〕蜀漆为使。

【主治】 目热赤痛，青盲，明目。久服强悍，益志气。本经。点眼，治赤肿翳痛。涂小儿热肿。甄权。点雀目，燥痛即明。肘后。滴耳，治聋。藏器。

【附方】 旧一，新三。**小儿咽肿**痹痛者。用鲤鱼胆二七枚，和灶底土，以涂咽外，立效。千金方。**大人阴痿**鲤鱼胆、雄鸡肝各一枚为末，雀卵和，丸小豆大。每吞一丸。千金方。**睛上生晕**不问久新。鲤鱼长一尺二寸者，取胆滴铜镜上，阴干，竹刀刮下。每点少许。总录。**赤眼肿痛**圣济总录用鲤鱼胆十枚，腻粉一钱，和匀瓶收，日点。十便良方用鲤胆五枚，黄连末半两，和匀，入蜂蜜少许，瓶盛，安饭上蒸熟。每用贴目眦，日五七度。亦治飞血赤脉。

脂

【主治】　食之，治小儿惊忤诸痫。大明。

脑髓

【主治】　诸痫。苏恭。煮粥食，治暴聋。大明。和胆等分，频点目眦，治青盲。时珍。

【附方】　新二。耳卒聋竹筒盛鲤鱼脑，于饭上蒸过，注入耳中。千金。耳脓有虫鲤鱼脑和桂末捣匀，绵裹塞之。千金方。

血

【主治】　小儿火疮，丹肿疮毒，涂之立瘥。苏恭。

肠

【主治】　小儿肌疮。苏恭。聤耳有虫，同酢捣烂，帛裹塞之。痔瘘有虫，切断炙熟，帛裹坐之。俱以虫尽为度。时珍。

子　〔弘景曰〕合猪肝食，害人。

目

【主治】　刺疮伤风、伤水作肿，烧灰傅之，汁出即愈。藏器。

齿

【主治】　石淋。别录。〔颂曰〕古今录验：治石淋。用齿一升研末，以三岁醋和。分三服，一日服尽。外台：治卒淋，用酒服。〔时珍曰〕古方治石淋多用之，未详其义。

骨

【主治】　女子赤白带下。别录。阴疮，鱼鲠不出。苏恭。

皮

【主治】　瘾疹。苏恭。烧灰水服，治鱼鲠六七日不出者。日二服。录验。

鳞

【主治】　产妇滞血腹痛，烧灰酒服。亦治血气。苏颂。烧灰，治吐血，崩中漏下，带下痔瘘，鱼鲠。时珍。

【发明】　〔时珍曰〕古方多以皮、鳞烧灰，入崩漏、痔瘘药中，盖取其行滞血耳。治鱼鲠者，从其类也。

【附方】　新三。痔漏疼痛鲤鱼鳞二三片，绵裹如枣形，纳入坐之，其痛即止。儒门事亲。诸鱼骨鲠鲤脊三十六鳞，焙研，凉水服之，其刺自跳出，神妙。笔峰杂兴。鼻衄不止鲤鱼鳞炒成灰。每冷水服二钱。普济方。

鲤鱼

1755

鲌鱼 音序 《纲目》

【释名】 鲢鱼。〔时珍曰〕酒之美者曰酤,鱼之美者曰鲌。陆佃云:鲌,好群行相与也,故曰鲌;相连也,故曰鲢。传云:鱼属连行是矣。

【集解】〔时珍曰〕鲌鱼,处处有之。状如鳙,而头小形扁,细鳞肥腹。其色最白,故西征赋云:华鲂跃鳞,素鲌扬鬐。失水易死,盖弱鱼也。

肉

【气味】 甘,温,无毒。

【主治】 温中益气。多食,令人热中发渴,又发疮疥。时珍。

鳙鱼 音庸 《拾遗》

【释名】 鲦鱼 音秋。山海经。〔时珍曰〕此鱼中之下品,盖鱼之庸常以供馐食者,故曰鳙、曰鲦。郑玄作鲝鱼。

【集解】〔藏器曰〕陶注鲍鱼云:今以鳙鱼长尺许者,完作淡干鱼,都无臭气。其鱼目旁,有骨名乙,礼记云食鱼去乙是矣。然刘元绍言,海上鳙鱼,其臭如尸,海人食之。当别一种也。〔时珍曰〕处处江湖有之,状似鲢而色黑。其头最大,有至四五十斤者,味亚于鲢。鲢之美在腹,鳙之美在头。或以鲢、鳙为一物,误矣。首之大小,色之黑白,大不相侔。山海经云:鲦鱼似鲤,大首,食之已疣,是也。

肉

【气味】 甘,温,无毒。〔藏器曰〕只可供食,别无功用。

【主治】 暖胃益人。汪颖。食之已疣。多食,动风热,发疮疥。时珍。

鳟鱼 《纲目》

【释名】 鲹鱼 必。赤眼鱼。〔时珍曰〕说文云:鳟鲹,赤目鱼也。孙炎云:鳟好独行。尊而必者,故字从尊从必。

【集解】〔时珍曰〕处处有之。状似鯶而小,赤脉贯瞳,身圆而长,鳞细于鯶,青质赤章。好食螺、蚌,善于遁网。

肉

【气味】 甘,温,无毒。

【主治】 暖胃和中。多食，动风热，发疥癣。时珍。

鲩鱼音患《拾遗》

【释名】 鳏鱼音缓。草鱼。〔时珍曰〕鲩又音混，郭璞作鯶。其性舒缓，故曰鲩，曰鳏。俗名草鱼，因其食草也。江、闽畜鱼者，以草饲之焉。

【集解】〔藏器曰〕鲩生江湖中，似鲤。〔时珍曰〕郭璞云鯶子似鳟而大是矣。其形长身圆，肉厚而松，状类青鱼。有青鲩、白鲩二色。白者味胜，商人多鲰之。

肉

【气味】 甘，温，无毒。〔时珍曰〕李鹏飞云：能发诸疮。

【主治】 暖胃和中。时珍。

胆腊月收取阴干。

【气味】 苦，寒，无毒。

【主治】 喉痹飞尸，水和搅服。藏器。一切骨鲠、竹木刺在喉中，以酒化二枚，温呷取吐。时珍。

青鱼宋《开宝》

【释名】〔时珍曰〕青亦作鲭，以色名也。大者名鲮鱼。

【集解】〔颂曰〕青鱼生江湖间，南方多有，北地时或有之，取无时。似鲩而背正青色。南人多以作鲊，古人所谓五侯鲭即此。其头中枕骨蒸令气通，曝干状如琥珀。荆楚人煮拍作酒器、梳、篦，甚佳。旧注言可代琥珀者，非也。

肉

【气味】 甘，平，无毒。〔日华曰〕微毒。服术人忌之。

【主治】 脚气湿痹。开宝。同韭白煮食，治脚气脚弱烦闷，益气力。张鼎。

鲊

【气味】 与服石人相反。开宝。〔弘景曰〕不可合生胡荽、生葵菜、豆藿、麦酱同食。

头中枕

【主治】 水磨服，主心腹卒气痛。开宝。治血气心痛，平水气。日华。作饮器，解蛊毒。时珍。

眼睛汁

【主治】 注目，能夜视。开宝。

胆腊月收取阴干。

【气味】 苦，寒，无毒。

【主治】 点暗目，涂热疮。开宝。消赤目肿痛，吐喉痹痰涎及鱼骨鲠，疗恶疮。时珍。

【发明】〔时珍曰〕东方青色，入通肝胆，开窍于目。用青鱼胆以治目疾，盖取此义。其治喉痹骨鲠，则取漏泄系乎酸苦之义也。

【附方】 新三。**乳蛾喉痹**青鱼胆含咽。一方：用汁灌鼻中，取吐。万氏：用胆矾盛青鱼胆中，阴干。每用少许，吹喉取吐。一方：用朴消代胆矾。**赤目障翳**青鱼胆频频点之。一方：加黄连、海螵蛸末等分。龚氏易简用黄连切片，井水熬浓，去滓待成膏，入大青鱼胆汁和就，入片脑少许，瓶收密封。每日点之，甚妙。**一切障翳**鱼胆丸：用青鱼胆、鲤鱼胆、青羊胆、牛胆各半两，熊胆二钱半，麝香少许，石决明一两，为末，糊丸梧子大。每空心茶下十丸。龙木论。

竹鱼《纲目》

【集解】〔时珍曰〕出桂林湘、漓诸江中。状如青鱼，大而少骨刺。色如竹色，青翠可爱，鳞下间以朱点。味如鳜鱼肉，为广南珍品。

肉

【气味】 甘，平，无毒。

【主治】 和中益气，除湿气。时珍。

鲻鱼宋《开宝》

【释名】 子鱼。〔时珍曰〕鲻，色缁黑，故名。粤人讹为子鱼。

【集解】〔志曰〕鲻鱼生江河浅水中。似鲤，身圆头扁，骨软，性喜食泥。〔时珍曰〕生东海。状如青鱼，长者尺余。其子满腹，有黄脂味美，獭喜食之。吴越人以为佳品，腌为鲞腊。

肉

【气味】 甘，平，无毒。

【主治】 开胃，利五脏，令人肥健。与百药无忌。开宝。

白鱼 宋《开宝》

【释名】 鲌鱼音乔去声。〔时珍曰〕白亦作鲌。白者,色也。鲌者,头尾向上也。

【集解】〔刘翰曰〕生江湖中。色白头昂,大者长六七尺。〔时珍曰〕鲌形窄,腹扁,鳞细,头尾俱向上,肉中有细刺。武王白鱼入舟即此。

肉

【气味】 甘,平,无毒。〔诜曰〕鲜者宜和豉作羹,虽不发病,多食亦泥人。经宿者勿食,令人腹冷。炙食,亦少动气。或腌,或糟藏,皆可食。〔瑞曰〕多食生痰。与枣同食,患腰痛。

【主治】 **开胃下气,去水气,令人肥健。**开宝。**助脾气,调五脏,理十二经络,舒展不相及气。**食疗。**治肝气不足,补肝明目,助血脉。炙疮不发者,作鲙食之,良。患疮疖人食之,发脓。**日华。

【发明】〔时珍曰〕白鱼比他鱼似可食,亦能热中发疮。所谓补肝明目,调五脏,理十二经络者,恐亦溢美之词,未足多信。当以开宝注为正。

鳈鱼《食疗》

【释名】〔时珍曰〕鳈性啖鱼,其目暖视,故谓之鳈。异物志以为石首鱼,非也。食疗作鲸,古无此字。

【集解】〔时珍曰〕鳈生江湖中。体圆厚而长,似鳡鱼而腹稍起,扁额长喙,口在额下,细鳞腹白,背微黄色。亦能啖鱼。大者二三十斤。

肉

【气味】 甘,平,无毒。

【主治】 **补五脏,益筋骨,和脾胃。多食宜人,作鲊尤宜,曝干香美,亦不发病。**孟诜。

鳡鱼音感《纲目》

【释名】 鲴鱼音绀。鳏鱼 黄颊鱼。〔时珍曰〕鳡,敢也。鲴,臽也。臽音陷,食而无厌也。健而难取,吞啗同类,力敢而臽物者也。其性独行,故曰鳏。

诗云：其鱼鲂、鳏是矣。

【集解】〔时珍曰〕鳏生江湖中，体似鳟而腹平，头似鲩而口大，颊似鲇而色黄，鳞似鳟而稍细。大者三四十斤，啖鱼最毒，池中有此，不能畜鱼，东山经云：姑儿之水多鳏鱼是也。异苑云：诸鱼欲产，鲌鮅以头冲其腹，世谓之众鱼生母。然诸鱼生子，必雄鱼冲其腹，仍尿白以盖其子，不必尽是鲌鱼也。

肉

【气味】 甘，平，无毒。

【主治】 食之已呕，暖中益胃。时珍。

石首鱼宋《开宝》

【释名】 石头鱼岭表录鲰鱼音免。拾遗录江鱼浙志黄花鱼临海志干者名鲞鱼音想。亦作鲞。〔时珍曰〕鲞能养人，人恒想之，故字从养。罗愿云：诸鱼薧干者皆为鲞，其美不及石首，故独得专称。以白者为佳，故呼白鲞。若露风则变红色，失味也。

【集解】〔志曰〕石首鱼，出水能鸣，夜视有光，头中有石如棋子。一种野鸭，头中有石，云是此鱼所化。〔时珍曰〕生东南海中。其形如白鱼，扁身弱骨，细鳞黄色如金。首有白石二枚，莹洁如玉。至秋化为冠凫，即野鸭有冠者也。腹中白鳔可作胶。临海异物志云：小者名踏水，其次名春来。田九成游览志云：每岁四月，来自海洋，绵亘数里，其声如雷。海人以竹筒探水底，闻其声乃下网，截流取之。泼以淡水，皆圉圉无力。初水来者甚佳，二水三水来者，鱼渐小而味渐减矣。

肉

【气味】 甘，平，无毒。

【主治】 合莼菜作羹，开胃益气。开宝。

鲞

【主治】 炙食，能消瓜成水，治暴下痢，及卒腹胀不消。开宝。消宿食，主中恶。鲜者不及。张鼎。

【发明】〔时珍曰〕陆文量菽园杂记云：痢疾最忌油腻、生冷，惟白鲞宜食。此说与本草主下痢相合。盖鲞饮咸水而性不热，且无脂不腻。故无热中之患，而消食理肠胃也。

【附方】 新一。蜈蚣咬伤白鲞皮贴之。集成。

头中石鈗

【主治】 下石淋，水磨服，亦烧灰饮服，日三。开宝。研末或烧研水服，主淋沥，小便不通。煮汁服，解砒霜毒、野菌毒、蛊毒。时珍。

【附方】 新二。石淋诸淋石首鱼头石十四个，当归等分，为末。水二升，煮一升，顿服立愈。外台秘要方。聤耳出脓石首鱼鈗研末，或烧存性研，掺耳。集简方。

【附录】 墨头鱼 〔时珍曰〕四川嘉州出之。状类鮓子，长者及尺。其头黑如墨，头上有白子二枚。又名北斗鱼。常以二三月出，渔人以火夜照叉之。

勒鱼《纲目》

【释名】〔时珍曰〕鱼腹有硬刺勒人，故名。

【集解】〔时珍曰〕勒鱼出东南海中，以四月至。渔人设网候之，听水中有声，则鱼至矣。有一次、二次、三次乃止。状如鰣鱼，小首细鳞。腹下有硬刺，如鰣腹之刺。头上有骨，合之如鹤喙形。干者谓之勒鲞，吴人嗜之。甜瓜生者，用勒鲞骨插蒂上，一夜便熟。石首鲞骨亦然。

肉
【气味】 甘，平，无毒。
【主治】 开胃暖中。作鲞尤良。时珍。

鳃
【主治】 疟疾。以一寸入七宝饮，酒、水各半煎，露一夜服。时珍。摘玄方。

鲚鱼音剂《食疗》

【释名】 鮆鱼音剂。鮤鱼音列。鱴刀音篾。魛鱼音刀。鲿鱼广韵音遒，亦作魛。望鱼。〔时珍曰〕鱼形如剂物裂篾之刀，故有诸名。魏武食制谓之望鱼。

【集解】〔时珍曰〕鲚生江湖中，常以三月始出。状狭而长薄，如削木片，亦如长薄尖刀形。细鳞白色。吻上有二硬须，腮下有长鬣如麦芒。腹下有硬角刺，快利若刀。腹后近尾有短鬣，肉中多细刺。煎、炙或作鲊、鳜食皆美，烹煮不如。淮南子云：鮆鱼饮而不食，鳣鲔食而不饮。又异物志云：鲿鱼初夏从海中沂流而上。长尺余，腹下如刀，肉中细骨如鸟毛。云是鲿鸟所化，故腹内尚有鸟肾二枚。其鸟白色,如鹭群飞。至初夏,鸟藏鱼出,变化无疑。然今鲙鱼亦自生子,未必尽鸟化也。

肉

【气味】 甘,温,无毒。〔诜曰〕发疥,不可多食。〔源曰〕助火,动痰,发疾。

鲊

【主治】 贴痔瘘。时珍。

【附方】 新一。**瘘有数孔**用耕垡土烧赤,以苦酒浸之,合壁土令热,以大鳖鲊展转染土贴之。每日一次。千金方。

鲥鱼《食疗》

【释名】 〔宁源曰〕初夏时有,余月则无,故名。

【出产】 〔时珍曰〕按孙愐云:鲥出江东。今江中皆有,而江东独盛。故应天府以充御贡。每四月鲙鱼出后即出,云从海中泝上,人甚珍之。惟蜀人呼为瘟鱼,畏而不食。

【集解】 〔时珍曰〕鲥,形秀而扁,微似鲂而长,白色如银,肉中多细刺如毛,其子甚细腻。故何景明称其银鳞细骨,彭渊材恨其美而多刺也。大者不过三尺,腹下有三角硬鳞如甲,其肪亦在鳞甲中,自甚惜之。其性浮游,渔人以丝网沉水数寸取之,一丝挂鳞,即不复动。才出水即死,最易馁败。故袁达禽虫述云:鲥鱼挂网而不动,护其鳞也。不宜烹煮,惟以笋、苋、芹、荻之属,连鳞蒸食乃佳,亦可糟藏之。其鳞与他鱼不同,石灰水浸过,晒干层层起之,以作女人花钿甚良。

肉

【气味】 甘,平,无毒。〔诜曰〕发疳痼。

【主治】 补虚劳。孟诜。**蒸下油,以瓶盛埋土中,取涂汤火伤,甚效。**宁源。

嘉鱼宋《开宝》

【释名】 **鮇鱼**音味。**拙鱼**纲目**丙穴鱼**。〔藏器曰〕左思蜀都赋云:嘉鱼出于丙穴。李善注云:鱼以丙日出穴。或云:穴向丙耳,鱼岂能择日出入耶。按抱朴子云:燕避戊己,鹤知夜半。鱼岂不知丙日乎?〔时珍曰〕嘉,美也。杜甫诗云鱼知丙穴由来美是矣。河阳呼为鮇鱼,言味美也;蜀人呼为拙鱼,言性钝也。丙穴之说不一。按文选注云：丙穴在汉中沔县北，有二所，常以三八月取之。丙，地名也。水经云：丙水出丙穴。穴口向丙，故名。嘉鱼常以三月出穴，十月入穴。黄鹤云：蜀中丙穴甚多，不独汉中也。嘉州、雅州、梁山、大邑、顺政诸县，皆有丙穴。嘉鱼常以春末出游，冬月入穴。

【集解】〔志曰〕嘉鱼，乃乳穴中小鱼也。常食乳水，所以益人。〔时珍曰〕按任豫益州记云：嘉鱼，蜀郡处处有之。状似鲤，而鳞细如鳟，肉肥而美，大者五六斤。食乳泉，出丙穴。二三月随水出穴，八九月逆水入穴。夔州志云：嘉鱼，春社前出，秋社后归。首有黑点，长身细鳞，肉白如玉。味颇咸，食盐泉故也。范成大虞衡志云：嘉鱼，状如鲥而多脂，味极美，梧州人以为鲊饷远。刘恂岭表录异云：苍梧戎县江水口出嘉鱼，似鳟而肥美，众鱼莫及。每炙食以芭蕉隔火，恐脂滴火中也。又可为脡。

肉

【气味】 甘，温，无毒。〔诜曰〕微有毒，而味多珍美。

【主治】 食之，令人肥健悦泽。开宝。煮食，治肾虚消渴，劳瘦虚损。藏器。

【发明】〔志曰〕此鱼食乳水，功用同乳。能久食之，力强于乳，有似英鸡。〔诜曰〕常于崖石下孔中，食乳石沫，故补益也。

鲳鱼《拾遗》

【释名】 鲙鱼录异鲳鯸鱼拾遗昌鼠藏器。〔时珍曰〕昌，美也，以味名。或云：鱼游于水，群鱼随之，食其涎沫，有类于娼，故名。闽人讹为鲙鱼。广人连骨煮食，呼为狗瞌睡鱼。

【集解】〔藏器曰〕鲳鱼生南海。状如鲫，身正圆，无硬骨，作炙食至美。〔时珍曰〕闽、浙、广南海中，四五月出之。岭表录异云：鲙鱼形似鳊鱼，脑上突起，连背而身圆肉厚，白如鳜肉，只有一脊骨。治之以葱、姜，缶之以粳米，其骨亦软而可食。

肉

【气味】 甘，平，无毒。

【主治】 令人肥健，益气力。藏器。

腹中子

【气味】 有毒。令人痢下。藏器。

鲫鱼《别录》上品

【释名】 **鲋鱼**音附。时珍按：陆佃埤雅云鲫鱼旅行，以相即也，故谓之鲫；以相附也，故谓之鲋。

【集解】〔保升曰〕鲫，所在池泽有之。形似小鲤，色黑而体促，肚大而脊隆。大者至三四斤。〔时珍曰〕鲫喜偎泥，不食杂物，故能补胃。冬月肉厚子多，其味尤美。郦道元水经注云：蕲州广齐青林湖鲫鱼，大二尺，食之肥美，辟寒暑。东方朔神异经云：南方湖中多鲫鱼，长数尺，食之宜暑而辟风寒。吕氏春秋云：鱼之美者，有洞庭之鲋。观此，则鲫为佳品，自古尚矣。

肉

【气味】 **甘，温，无毒。**〔鼎曰〕和蒜食，少热；同沙糖食，生疳虫；同芥菜食，成肿疾；同猪肝、鸡肉、雉肉、鹿肉、猴肉食，生痈疽；同麦门冬食，害人。

【主治】 **合五味煮食，主虚羸。**藏器。**温中下气。**大明。**止下痢肠痔。**保升。夏月热痢有益，冬月不宜。**合莼作羹，主胃弱不下食，调中益五脏。合茭首作羹，主丹石发热。**孟诜。**生捣，涂恶核肿毒不散及病疮。同小豆捣，涂丹毒。烧灰，和酱汁，涂诸疮十年不瘥者。以猪脂煎灰服，治肠痈。**苏恭。**合小豆煮汁服，消水肿。炙油，涂妇人阴疳诸疮，杀虫止痛。酿白矾烧研饮服，治肠风血痢。酿硫黄煅研，酿五倍子煅研，酒服，并治下血。酿茗叶煨服，治消渴。酿胡蒜煨研饮服，治膈气。酿绿矾煅研饮服，治反胃。酿盐花烧研，掺齿疼。酿当归烧研，揩牙乌髭止血。酿砒烧研，治急疳疮。酿白盐煨研，搽骨疽。酿附子炙焦，同油涂头疮白秃。**时珍。

【发明】〔震亨曰〕诸鱼属火，独鲫属土，有调胃实肠之功。若多食，亦能动火。

【附方】 旧五，新三十二。**鹘突羹**治脾胃虚冷不下食。以鲫鱼半斤切碎，用沸豉汁投之，入胡椒、莳萝、姜、橘末，空心食之。心镜。**卒病水肿**用鲫鱼三尾，去肠留鳞，以商陆、赤小豆等分，填满扎定，水三升，煮糜去鱼，食豆饮汁。二日一作，不过三次，小便利，愈。肘后方。**消渴饮水**用鲫鱼一枚，去肠留鳞，以茶叶填满，纸包煨熟食之。不过数枚即愈。吴氏心统。**肠风下血**百一方用活鲫一大尾，去肠留鳞，入五倍子末填满，泥固煅存性，为末。酒服一钱或饭丸，日三服。又用硫黄一两，如上法煅服，亦效。便民食疗方。**酒积下血**酒煮鲫鱼，常食最效。**肠痔滴血**常以鲫鱼作羹食。外台。**肠风血痔**用活鲫鱼，翅侧穿孔，去肠留鳞，入白矾末二钱，以棕包纸裹煨存性，研末。每服二钱，米饮下，每日二服。直指方。**血痢噤口**方同上。**反胃吐食**用大鲫鱼一尾，去肠留鳞，入绿矾末令满，泥固煅存性，研末。每米饮服一钱，日二。本事。**膈气吐食**用大鲫鱼去肠留鳞，切大蒜片填满，纸包十重，泥封，晒半干，炭火煨熟，取肉和平胃散末一两杵，丸梧子大，密收。每服三十丸，米饮下。经验。**小肠疝气**每顿用鲫鱼十个，同茴香煮食。久食自愈。生生编。**妊娠感寒**时行者。用大鲫一头烧灰，酒服方寸匕，无汗腹中缓痛者，以醋服，取汗。产乳。**热病目暗**因瘥后食五辛而致。用鲫鱼作臛食之。集验方。**目生弩肉**鲜鲫鱼，取一片，中央开窍，贴于眶上。日三五度。圣济总录。**妇人血崩**鲫鱼一个，长五寸者，去肠，入血竭、乳香在内，绵包烧存性，研末。每服三钱，热酒调下。叶氏摘玄方。**小儿齁喘**活鲫鱼七个，以器盛，令儿自便尿养之。待红，煨熟食，甚效。一女年十岁用此，永不发也。集简方。**小儿舌肿**鲜鲫鱼切片贴之，频换。总微论。**小儿丹毒**从髀起流下，阴头赤肿出血。用鲫鱼肉切五合，赤小豆末二合，捣匀，入水和，傅之。千金方。**小儿秃疮**千金用鲫鱼烧灰，酱汁和涂。一用鲫鱼去肠，入皂矾烧研搽。危氏：用大鲫去肠，入乱发填满，烧研，入雄黄末二钱。先以齑水洗试，生油调搽。**小儿头疮**昼开出脓，夜即复合。用鲫鱼长四寸一枚，去肠，大附子一枚，去皮研末填入，炙焦研傅，捣蒜封之，效。圣惠。**走马牙疳**用鲫鱼一个去肠，入砒一分，生地黄一两，纸包烧存性，入枯白矾、麝香少许，为末掺之。**牙疳出血**大鲫鱼一尾，去肠留鳞，入当归末，泥固烧存性，入煅过盐和匀，日用。圣惠方。**揩牙乌须**方同上。**刮骨取牙**用鲫鱼一个去肠，入砒在内，露于阴地，待有霜刮下，瓶收。以针搜开牙根，点少许，咳嗽自落。又方：用硇砂入鲫鱼肉，煨过瓶收，待有霜刮取，如上法用。**诸疮肿毒**鲫鱼一斤者去肠，柏叶填满，纸裹泥包煅存性，入轻粉二钱，为末。麻油调搽。普济方。**恶疮似癞**十余年者。鲫鱼烧研，和酱清傅之。千金。**浸淫毒疮**凡卒得毒气攻身，或肿痛，或赤痒，上下周匝，烦毒欲死，此浸淫毒疮也。生鲫鱼切片，和盐捣贴，频易之。圣惠方。**骻上便毒**鲫鱼一枚，山药五钱，同捣敷之，即消。医林集要。**骨疽脓出**黑色鲫鱼一个去肠，入白盐令满扎定，以水一盏，石器内煮至干焦为末。猪油调搽，少痛勿怪。危氏方。**手足瘭疽**累累如赤豆，剥之汁出。大鲫鱼长三四寸者，乱发一鸡子大，猪脂一升，同煎膏，涂之。千金方。**臁胫生疮**用中鲫鱼三尾洗净，穿山甲二钱，以长皂荚一挺，劈开两片夹住扎之，煨存性，研末。先以井水洗净脓水，用白竹叶刺孔贴之，候水出尽，以麻油、轻粉调药傅之，日一次。直指方。**小儿撮口**出白沫。以艾灸口之上下四壮。鲫鱼烧研，酒调少许灌之。仍掐手足。儿一岁半，则以鱼网洗水灌之。小儿方。**妇人阴疮**

方见主治。

鲙

【主治】 久痢赤白，肠澼痔疾，大人小儿丹毒风眩。藏器。治脚风及上气。思邈。温脾胃，去寒结气。时珍。

鲊

【主治】 瘑疮。批片贴之，或同桃叶捣傅，杀其虫。时珍。

【附方】 新一。赤痢不止鲫鱼鲊二脔切，秫米一把，薤白一虎口切，合煮粥，食之。圣惠方。

头

【主治】 小儿头疮口疮，重舌目翳。苏恭。烧研饮服，疗咳嗽。藏器。烧研饮服，治下痢。酒服，治脱肛及女人阴脱，仍以油调搽之。酱汁和，涂小儿面上黄水疮。时珍。

子忌猪肝。

【主治】 调中，益肝气。张鼎。

骨

【主治】 蜃疮。烧灰傅，数次即愈。张鼎。

胆

【主治】 取汁，涂痔疮、阴蚀疮，杀虫止痛。点喉中，治骨鲠竹刺不出。时珍。

【附方】 旧一，新二。小儿脑疳鼻痒，毛发作穗，黄瘦。用鲫鱼胆滴鼻中，三五日甚效。圣惠。消渴饮水用浮石、蛤蚧、蝉蜕等分，为末。以鲫鱼胆七枚，调服三钱，神效。本事。滴耳治聋鲫鱼胆一枚，乌驴脂少许，生麻油半两，和匀，纳入楼葱管中，七日取滴耳中，日二次。圣惠方。

脑

【主治】 耳聋。以竹筒蒸过，滴之。圣惠。

【附录】 鲥鱼 〔诜曰〕一种鲥鱼，与鲫颇同而味不同，功亦不及。云鲥是栉化；鲫是稷米所化，故腹尚有米色。宽大者是鲫，狭小者是鲥也。〔时珍曰〕孟氏言鲫、鲥皆栉、稷化成者，殊为谬说。惟鯼鼠化鲥，鲥化鯼鼠，刘绩霏雪录中尝书之，时珍亦尝见之，此亦生生化化之理。鲫、鲥多子，不尽然尔。鲥鱼即尔雅所谓鰜鰤，郭璞所谓妾鱼、婢鱼，崔豹所谓青衣鱼，世俗所谓鳑魮鲫也。似鲫而小，且薄黑而扬赤。其行以三为率，一前二后，若婢妾然，故名。〔颂曰〕黔中一种重唇石鲫鱼，味美，亦鲫之类也。

鲂鱼 音房《食疗》

【释名】 鳊鱼音编。〔时珍曰〕鲂，方也。鳊，扁也。其状方，其身扁也。

【集解】〔时珍〕鲂鱼处处有之，汉沔尤多。小头缩项，穹脊阔腹，扁身细鳞，其色青白。腹内有肪，味最腴美。其性宜活水。故诗云：岂其食鱼，必河之鲂。俚语云：伊洛鲤鲂，美如牛羊。又有一种火烧鳊，头尾俱似鲂，而脊骨更隆，上有赤鬣连尾，如蝙蝠之翼，黑质赤章，色如烟熏，故名。其大有至二三十斤者。

肉

【气味】 甘，温，无毒。

【主治】 调胃气，利五脏。和芥食之，能助肺气，去胃风，消谷。作鲙食之，助脾气，令人能食。作羹臛食，宜人，功与鲫同。疳痢人勿食。孟诜。

鲈鱼 宋《嘉祐》

【释名】 四鳃鱼。〔时珍曰〕黑色曰卢。此鱼白质黑章，故名。淞人名四鳃鱼。

【集解】〔时珍曰〕鲈出吴中，淞江尤盛，四五月方出。长仅数寸，状微似鳜而色白，有黑点，巨口细鳞，有四鳃。杨诚斋诗颇尽其状，云：鲈出鲈乡芦叶前，垂虹亭下不论钱。买来玉尺如何短，铸出银梭直是圆。白质黑章三四点，细鳞巨口一双鲜。春风已有真风味，想得秋风更迥然。南郡记云：吴人献淞江鲈鲙于隋炀帝。帝曰：金齑玉鲙，东南佳味也。

肉

【气味】 甘，平，有小毒。〔宗奭曰〕虽有小毒，不甚发病。〔禹锡曰〕多食，发痃癖疮肿。不可同乳酪食。李鹏飞云：肝不可食，剥人面皮。〔诜曰〕中鲈鱼毒者，芦根汁解之。

【主治】 补五脏，益筋骨，和肠胃，治水气。多食宜人，作鲊尤良。曝干甚香美。嘉祐。益肝肾。宗奭。安胎补中。作鲙尤佳。孟诜。

鳜鱼 居卫切《开宝》

【释名】 䱷鱼音蒯。石桂鱼开宝水豚。〔时珍曰〕鳜，蹶也，其体不能屈曲如僵蹶也。斒,缬也,其纹斑如织缬也。〔大明曰〕其味如豚,故名水豚,又名鳜豚。〔志曰〕昔有仙人刘凭,常食石桂鱼。桂、鳜同音,当即是此。

【集解】〔时珍曰〕鳜生江湖中,扁形阔腹,大口细鳞。有黑斑,采斑色明者为雄,稍晦者为雌,皆有鬐鬣刺人。厚皮紧肉,肉中无细刺。有肚能嚼亦啖小鱼。夏月居石穴,冬月偎泥罧,鱼之沉下者也。小者味佳,至三五斤者不美。李鹏飞延寿书云:鳜,鬐刺凡十二,以应十二月。误鲠害人,惟橄榄核磨水可解,盖鱼畏橄榄故也。

肉

【气味】 甘,平,无毒。〔日华曰〕微毒。

【主治】 腹内恶血,去腹内小虫,益气力,令人肥健。开宝。补虚劳,益脾胃。孟诜。治肠风泻血。日华。

【发明】【时珍曰】按张杲医说云:越州邵氏女年十八,病劳瘵累年,偶食鳜鱼羹遂愈。观此,正与补劳、益胃、杀虫之说相符,则仙人刘凭、隐士张志和之嗜此鱼,非无谓也。

尾

【主治】 小儿软疖,贴之良。时珍。

胆

【气味】 苦,寒,无毒。

【主治】 骨鲠,不拘久近。时珍。

【附方】 旧一。骨鲠竹木刺入咽喉,不拘大人小儿,日久或入脏腑,痛刺黄瘦甚者,服之皆出。腊月收鳜鱼胆,悬北檐下令干。每用一皂子,煎酒温呷。得吐,则鲠随涎出;未吐再服,以吐为度。酒随量饮,无不出者。蠡、鲩、鲫胆皆可。胜金方。

【附录】 鰧鱼 〔时珍曰〕按山海经云:洛水多鰧鱼。状如鳜,居于逵,苍文赤尾。食之不痈,可以治瘘。郭注云:鰧音滕。逵乃水中穴道交通者。愚按:鰧之形状、居止、功用,俱与鳜同,亦鳜之类也。日华子谓鳜为水豚者,岂此鰧欤。

鲨鱼《纲目》

【释名】 鮀鱼 尔雅 吹沙 郭璞 沙沟鱼 俗名 沙鳁 音问。〔时珍曰〕此非海中沙鱼,乃南方溪涧中小鱼也。居沙沟中,吹沙而游,咂沙而食。鮀者,肉多形圆,陀陀然也。

【集解】〔时珍曰〕鲨鱼,大者长四五寸,其头尾一般大。头状似鳟,体圆似鳝,厚肉重唇。细鳞,黄白色,有黑斑点文。背有鬐刺甚硬。其尾不歧,小时即有子。味颇美,俗呼为呵浪鱼。

肉

【气味】 **甘,平,无毒。**

【主治】 **暖中益气。**时珍。

杜父鱼《拾遗》

【释名】 **渡父鱼**纲目**黄鲉鱼**音幺。**船碇鱼**纲目**伏念鱼**临海志。〔时珍曰〕杜父当作渡父。溪涧小鱼,渡父所食也。见人则以喙插入泥中,如船碇也。

【集解】〔藏器曰〕杜父鱼生溪涧中,长二三寸,状如吹沙而短,其尾歧,大头阔口,其色黄黑有斑。脊背上有鬐刺,螫人。

【气味】 **甘,温,无毒。**

【主治】 **小儿差颓。用此鱼擘开,口咬之,七下即消。**藏器。差颓,阴核大小也。

石斑鱼《纲目》

【释名】 **石矾鱼**延寿书**高鱼。**

【集解】〔时珍曰〕石斑生南方溪涧水石处。长数寸,白鳞黑斑。浮游水面,闻人声则划然深入。临海水土记云:长者尺余,其斑如虎文而性淫,春月与蛇医交牝,其子有毒。南方异物志云:高鱼似鳟,有雌无雄,二三月与蜥蜴合于水上,其胎毒人。酉阳杂俎云:石斑与蛇交。南方有土蜂,土人杀此鱼标树上,引鸟食之,蜂窠皆尽也。

子及肠

【气味】 **有毒,令人吐泻。**医说云:用鱼尾草汁,少许解之。

石鲥鱼《拾遗》

【集解】〔藏器曰〕生南方溪涧中,长一寸,背黑腹下赤。南人以作鲊,云甚美。

【气味】 **甘,平,有小毒。**

【主治】 疮疥癣。藏器。

黄鲴鱼音固《纲目》

【释名】 黄骨鱼。〔时珍曰〕鱼肠肥曰鲴。此鱼肠腹多脂,渔人炼取黄油然灯,甚腥也。南人讹为黄姑,北人讹为黄骨鱼。

【集解】〔时珍曰〕生江湖中小鱼也。状似白鱼,而头尾不昂,扁身细鳞,白色。阔不逾寸,长不近尺。可作鲊菹,煎炙甚美。

肉

【气味】 甘,温,无毒。

【主治】 白煮汁饮,止胃寒泄泻。时珍。

油

【主治】 疮癣有虫。然灯,昏人目。时珍。

鲦鱼《纲目》

【释名】 白鲦音条。鲹鱼音餐。鲴鱼音囚。〔时珍曰〕鲦,条也。鲹,粲也。鲴,囚也。条,其状也。粲,其色也。囚,其性也。

【集解】〔时珍曰〕鲦,生江湖中小鱼也。长仅数寸,形狭而扁,状如柳叶,鳞细而整,洁白可爱,性好群游。〔荀子曰〕鲦浮阳之鱼也。最宜鲊菹。

【气味】 甘,温,无毒。

【主治】 煮食,已忧暖胃,止冷泻。时珍。

鲙残鱼《食鉴》

【释名】 王余鱼纲目银鱼。〔时珍曰〕按博物志云:吴王阖闾江行,食鱼鲙,弃其残余于水,化为此鱼,故名。或又作越王及僧宝志者,益出傅会,不足致辩。

【集解】〔时珍曰〕鲙残出苏、淞、浙江。大者长四五寸,身圆如箸,洁白如银,无鳞。若已鲙之鱼,但目有两黑点尔,彼人尤重小者,曝干以货四方。清明前有子,食之甚美;清明后子出而瘦,但可作鲊腊耳。

【气味】 甘,平,无毒。

【主治】 作羹食,宽中健胃。宁源。

鱵鱼 音针 《纲目》

【释名】 **姜公鱼**俗名**铜㖃鱼**音税。临海志。〔时珍曰〕此鱼喙有一针,故有诸名。俗云姜太公钓针,亦傅会也。

【集解】〔时珍曰〕生江湖中。大小形状,并同鲙残,但喙尖有一细黑骨如针为异耳。东山经云:泜水北注于湖,中多箴鱼,状如鲦,其喙如针。即此。

【气味】 **甘,平,无毒。**

【主治】 **食之无疫。**时珍。

鳢鱼 音聿 《纲目》

【释名】 **春鱼**俗名**作腊**,名**鹅毛脡**。〔时珍曰〕尔雅云:鳢鳂,小鱼也。名义未详。春,以时名也。脡,以干腊名也。

【集解】〔时珍曰〕按段公路北户录云:广之恩州出鹅毛脡,用盐藏之,其细如毛,其味绝美。郭义恭所谓武阳小鱼大如针,一斤千头,蜀人以为酱者也。又一统志云:广东阳江县出之,即鳢鱼儿也。然今兴国州诸处亦有之,彼人呼为春鱼。云春月自岩穴中随水流出,状似初化鱼苗。土人取收,曝干为脡,以充苞苴。食以姜、醋,味同虾米。或云即鳢鱼苗也。

【气味】 **甘,平,无毒。**

【主治】 **和中益气,令人喜悦。**时珍。

金鱼 《纲目》

【集解】〔时珍曰〕金鱼有鲤、鲫、鳅、鳌数种,鳅、鳌尤难得,独金鲫耐久,前古罕知。惟北户录云:出邛婆塞江,脑中有金。盖亦讹传。述异记载:晋桓冲游庐山,见湖中有赤鳞鱼。即此也。自宋始有畜者,今则处处人家养玩矣。春末生子于草上,好自吞啖,亦易化生。初出黑色,久乃变红。又或变白者,名银鱼。亦有红、白、黑、斑相间无常者。其肉味短而韧。物类相感志云:金鱼食橄榄渣、服皂水即死。得白杨皮不生虱。又有丹鱼,不审即此类否。今附于下。

肉

【气味】 **甘、咸,平,无毒。**

【主治】 久痢。时珍

【附方】 新一。**久痢禁口病势欲死**。用金丝鲤鱼一尾，重一二斤者，如常治净，用盐、酱、葱，必入胡椒末三四钱，煮熟，置病人前嗅之，欲吃随意。连汤食一饱，病即除根，屡治有效。杨拱医方摘要。

【附录】 **丹鱼** 按抱朴子云：丹水出京兆上洛县冢岭山，入于汋水，中出丹鱼。先夏至十日夜伺之，鱼浮水侧，必有赤光上照若火。割血涂足，可以履冰。

鳞之四 ｜ 无鳞鱼二十八种，附录九种

鳢鱼《本经》上品

【释名】 **蠡鱼**本经**黑鳢**图经**玄鳢**埤雅**乌鳢**纲目**鮦鱼**音同。本经**文鱼**。〔时珍曰〕鳢首有七星，夜朝北斗，有自然之礼，故谓之鳢。又与蛇通气，色黑，北方之鱼也，故有玄、黑诸名。俗呼火柴头鱼，即此也。其小者名鮦鱼。苏颂图经引毛诗诸注，谓鳢即鲩鱼者，误矣。今直削去，不烦辩正。

【集解】〔别录曰〕生九江池泽。取无时。〔弘景曰〕处处有之。言是公蛎蛇所化，然亦有相生者。性至难死，犹有蛇性也。〔时珍曰〕形长体圆，头尾相等，细鳞玄色，有斑点花文，颇类蝮蛇，有舌有齿有肚，背腹有鬣连尾，尾无歧。形状可憎，气息腥恶，食品所卑。南人有珍之者，北人尤绝之。道家指为水厌，斋箓所忌。

肉

【气味】 甘，寒，无毒。有疮者不可食，令人瘢白。别录。〔源曰〕有小毒，无益，不宜食之。〔宗奭曰〕能发痼疾。疗病亦取其一端耳。

【主治】 **疗五痔，治湿痹，面目浮肿，下大水**。本经。〔弘景曰〕合小豆白煮，疗肿满甚效。**下大小便，壅塞气。作鲙，与脚气、风气人食，良**。孟诜。**主妊娠有水气**。苏颂。

【附方】 旧三，新二。**十种水气垂死**。鳢鱼一斤重者煮汁，和冬瓜、葱白作羹食。心镜。**下一切气**〔诜曰〕用大鳢一头开肚，入胡椒末半两，大蒜片三颗，缝合，同小豆一升煮熟，下萝卜三五颗，葱一握，俱切碎，煮熟，空腹食之至饱，并饮汁。至夜，泄恶气无限也。五日更一作。**肠痔下血**鳢鱼作鲙，以蒜齑食之。忌冷、毒物。外台。**一切风疮**顽癣疥癞，年久不愈者，不过二三服必愈。

用黑火柴头鱼一个，即乌鳢也。去肠肚，以苍耳叶填满。外以苍耳安锅底，置鱼于上，少少着水，慢火煨熟，去皮骨淡食，勿入盐酱，功效甚大。医林集要。

浴儿免痘除夕黄昏时，用大乌鱼一尾，小者二三尾，煮汤浴儿，遍身七窍俱到。不可嫌腥，以清水洗去也。若不信，但留一手或一足不洗，遇出痘时，则未洗处偏多也。此乃异人所传，不可轻易。杨拱医方摘要。

肠及肝

【主治】 冷败疮中生虫。别录。**肠以五味炙香，贴痔瘘及蛀骭疮，引虫尽为度。**日华。

胆

【气味】 **甘，平。**〔日华曰〕诸鱼胆苦，惟此胆甘可食为异也。腊月收取，阴干。

【主治】 **喉痹将死者，点入少许即瘥，病深者水调灌之。**灵苑方。

鳗鲡鱼《别录》中品

【释名】 **白鳝**纲目**蛇鱼**纲目**干者名风鳗。**〔时珍曰〕鳗鲡旧注音漫黎。按许慎说文鲡与鳢同。赵辟公杂录亦云：此鱼有雄无雌，以影漫于鳢鱼，则其子皆附于鳢鬐而生，故谓之鳗鲡。与许说合，当以鳢音为正。曰蛇，曰鳝，象形也。

【集解】 〔颂曰〕所在有之。似鳝而腹大，青黄色。云是蛟蜃之属，善攻江岸，人酷畏之。〔诜曰〕歙州溪潭中出一种背有五色文者，头似蝮蛇，入药最胜。江河中难得五色者。〔时珍曰〕鳗鲡，其状如蛇，背有肉鬣连尾，无鳞有舌，腹白。大者长数尺，脂膏最多。背有黄脉者，名金丝鳗鲡。此鱼善穿深穴，非若蛟蜃之攻岸也。或云鲇亦产鳗，或云鳗与蛇通。

【正误】 〔弘景曰〕鳗鲡能缘树食藤花。〔恭曰〕鲵鱼能上树。鳗无足，安能上树耶？谬说也。

肉

【气味】 **甘，平，有毒。**〔思邈曰〕大温。〔士良曰〕寒。〔宗奭曰〕动风。〔吴瑞曰〕腹下有黑斑者，毒甚。与银杏同食，患软风。〔机曰〕小者可食。重四五斤及水行昂头者，不可食。尝见舟人食之，七口皆死。〔时珍曰〕按夷坚续志云：四目者杀人。背有白点无鳃者，不可食。妊娠食之，令胎有疾。

【主治】 **五痔疮瘘，杀诸虫。**〔诜曰〕痔瘘薰之虫即死。杀诸虫，烧炙为末，空腹食，三五度即瘥。**治恶疮，女人阴疮虫痒，治传尸疰气劳损，暖腰膝，起阳。**

日华。**疗湿脚气，腰肾间湿风痹，常如水洗，以五味煮食，甚补益。患诸疮瘘疬疡风人，宜长食之。**孟诜。**治小儿疳劳，及虫心痛。**时珍。**妇人带下，疗一切风瘙如虫行，又压诸草石药毒，不能为害。**张鼎。

【发明】〔颂曰〕鱼虽有毒，以五味煮羹，能补虚损，及久病劳瘵。〔时珍曰〕鳗鲡所主诸病，其功专在杀虫去风耳。与蛇同类，故主治近之。稽神录云：有人病瘵，相传染死者数人。取病者置棺中，弃于江以绝害。流至金山，渔人引起开视，乃一女子，犹活。取置渔舍，每以鳗鲡食之。遂愈。因为渔人之妻。张鼎云：烧烟熏蚊，令化为水。熏毡及屋舍竹木，断蛀虫。置骨于衣箱，断诸蠹。观此，则别录所谓能杀诸虫之说，益可证矣。

【附方】旧三。**诸虫心痛**多吐清水。鳗鲡淡煮，饱食三五度，即瘥。外台。**骨蒸劳瘦**用鳗鲡二斤治净，酒二盏煮熟，入盐、醋食之。圣惠。**肠风下虫**同上。

膏

【主治】**诸瘘疮。**陶弘景。**耳中虫痛。**苏恭。**曝干微炙取油，涂白驳风，即时色转，五七度便瘥。**宗奭。集验方云：白驳生头面上，浸淫渐长似癣者，刮令燥痛，炙热脂搽之，不过三度即瘥。

骨及头

【主治】**炙研入药，治疳痢肠风崩带。烧灰敷恶疮。烧熏痔瘘，杀诸虫。**时珍。

【附方】旧一。**一切恶疮**用蛇鱼骨炙为末，入诸色膏药中贴之，外以纸护之。经验。

血

【主治】**疮疹入眼生翳，以少许点之。**时珍。

海鳗鲡《日华》

【释名】**慈鳗鲡**日华**狗鱼**日华。

【集解】〔日华曰〕生东海中。类鳗鲡而大，功用相同。

【气味】同鳗鲡。

【主治】**治皮肤恶疮疥、疳䘌、痔瘘。**日华。〔时珍曰〕按李九华云：狗鱼暖而不补。即此。

鳝善鱼《别录》上品

【释名】 黄鲴音旦。〔宗奭曰〕鳝腹黄，故世称黄鳝。〔时珍曰〕异苑作黄鲴，云黄疸之名，取乎此也。藏器言当作鳣鱼，误矣。鳣字平声，黄鱼也。

【集解】〔韩保升曰〕鳝鱼生水岸泥窟中。似鳗鲡而细长，亦似蛇而无鳞，有青、黄二色。〔时珍曰〕黄质黑章，体多涎沫，大者长二三尺，夏出冬蛰。一种蛇变者名蛇鳝，有毒害人。南人鬻鳝肆中，以缸贮水，畜数百头。夜以灯照之。其蛇化者，必项下有白点，通身浮水上，即弃之。或以蒜瓣投于缸中，则群鳝跳掷不已，亦物性相制也。〔藏器曰〕作臛，当重煮之。不可用桑柴，亦蛇类也。〔弘景曰〕鳝是荇芩根所化，又云死人发所化。今其腹中自有子，不必尽是变化也。

肉

【气味】 甘，大温，无毒。〔思邈曰〕黑者有毒。〔弘景曰〕性热能补。时行病后食之，多复。〔宗奭曰〕动风气。多食，令人霍乱。曾见一郎官食此，吐利几死也。〔时珍曰〕按延寿书云：多食，发诸疮，亦损人寿。大者，有毒杀人。不可合犬肉、犬血食之。

【主治】 补中益血，疗沈唇。别录。补虚损，妇人产后恶露淋沥，血气不调，羸瘦，止血，除腹中冷气肠鸣，及湿痹气。藏器。善补气，妇人产后宜食。震亨。补五脏，逐十二风邪，患湿风恶气人。用臛空腹饱食，暖卧取汗出如胶，从腰脚中出，候汗干，暖五枝汤浴之。避风。三五日一作，甚妙。孟诜。专贴一切冷漏、痔痿、臁疮引虫。时珍。

【附方】 新二。臁疮蛀烂用黄鳝鱼数条打死，香油抹腹，蟠疮上系定，顷则痛不可忍，然后取下看，腹有针眼皆虫也。未尽更作，后以人胫骨灰，油调搽之。奇效。肉痔出血鳝鱼煮食，其性凉也。便民食疗。

血尾上取之。

【主治】 涂癣及痿。藏器。疗口眼㖞斜，同麝香少许，左㖞涂右，右㖞涂左，正即洗去。治耳痛，滴数点入耳。治鼻衄，滴数点入鼻。治疹后生翳，点少许入目。治赤疵，同蒜汁、墨汁频涂之。又涂赤游风。时珍。

【发明】〔时珍曰〕鳝善穿穴，无足而窜，与蛇同性，故能走经脉疗十二风邪，及口㖞、耳目诸窍之病。风中血脉，则口眼㖞斜，用血主之，从其类也。

头五月五日收。

鳝
鱼

1775

【气味】 甘，平，无毒。

【主治】 烧服，止痢，主消渴，去冷气，除痞癥，食不消。别录。同蛇头、地龙头烧灰酒服，治小肠痈有效。集成。百虫入耳，烧研，绵裹塞之，立出。时珍。

皮

【主治】 妇人乳核硬疼，烧灰空心温酒服。圣惠。

鳛鱼音西《纲目》

【释名】 泥鳅俗名鰼鱼尔雅。〔时珍曰〕按陆佃云：鳛鱼性酋健，好动善扰，故名。小者名鰋鱼。孙炎云：鰼者，寻习其泥也。

【集解】〔时珍曰〕海鳛鱼生海中，极大。江鳛鱼生江中，长七八寸。泥鳛鱼生湖池，最小，长三四寸，沉于泥中。状微鳝而小，锐首圆身，青黑色，无鳞，以涎自染，滑疾难握。与他鱼牝牡，故庄子云鳛与鱼游。生沙中者微有文采。闽、广人劙去脊骨，作臛食甚美。相感志云：灯心煮鳛鱼甚妙。

【气味】 甘，平，无毒。〔弘景曰〕不可合白犬血食。一云凉。

【主治】 暖中益气，醒酒，解消渴。时珍。同米粉煮羹食，调中收痔。吴球。

【附方】 新五。消渴饮水用泥鳅鱼十头阴干，去头尾，烧灰，干荷叶等分为末。每服二钱，新汲水调下，日三。名沃焦散。普济方。喉中物哽用生鳅鱼线缚其头，以尾先入喉中，牵拽出之。普济方。揩牙乌髭泥鳅鱼、槐蕊、狼把草各一两，雄燕子一个，酸石榴皮半两，捣成团，入瓦罐内，盐泥固济，先文后武，烧炭十斤，取研，日用。一月以来，白者皆黑。普济。阳事不起泥鳅煮食之。集简方。牛狗羸瘦取鳅鱼一二枚，从口鼻送入，立肥也。陈藏器。

鱣鱼音遭《拾遗》

校正：〔时珍曰〕食疗黄鱼系重出，今并为一。

【释名】 黄鱼食疗蜡鱼御览玉版鱼。〔时珍曰〕鱣肥而不善游，有遭如之象。曰黄曰蜡，言其脂色也。玉版，言其肉色也。异物志名含光，言其脂肉夜有光也。饮膳正要云：辽人名阿八儿忽鱼。

【集解】〔藏器曰〕鱣长二三丈，纯灰色，体有三行甲。逆上龙门，能化为龙也。〔时珍曰〕鱣出江淮、黄河、辽海深水处，无鳞大鱼也。其状似鲟，其色灰白，其背有骨甲三行，其鼻长有须，其口近颔下，其尾歧。其出也，以三月逆水而上。其居也，在矶石湍流之间。其食也，张口接物听其自入，食而不饮，蟹鱼多误入之。昔人所谓鳣鲔岫居，世俗所谓鲟鳇鱼吃自来食是矣。其行也，在水底，去地数寸。渔人以小钩近千沉而取之，一钩着身，动而护痛，诸钩皆着。船游数日，待其困惫，方敢掣取。其小者近百斤。其大者长二三丈，至一二千斤。其气甚腥。其脂与肉层层相间，肉色白，脂色黄如蜡。其脊骨及鼻，并鬐与鳃，皆脆软可食。其肚及子盐藏亦佳。其鳔亦可作胶。其肉骨煮炙及作鲊皆美。翰墨大全云：江淮人以鲟鳇鱼作鲊名片酱，亦名玉版鲊也。

肉

【气味】 **甘，平，有小毒。**〔诜曰〕发气动风，发疮疥。和荞麦食，令人失音。〔宁源曰〕味极肥美，楚人尤重之。多食，生热痰。作鲊奇绝，亦不益人。〔时珍曰〕服荆芥药，不可食。

【主治】 **利五脏，肥美人。多食，难克化。**时珍。

肝

【气味】 **无毒。**

【主治】 **恶血疥癣。勿以盐炙食。**藏器。

鲟鱼《拾遗》

【释名】 **鳣鱼**寻、淫二音。**鲔鱼**音洧。**王鲔**尔雅**碧鱼**。〔时珍曰〕此鱼延长，故从寻从覃，皆延长之义。月令云：季春，天子荐鲔于寝庙。故有王鲔之称。郭璞云：大者名王鲔，小者名叔鲔，更小者名鮥子，音洛。李奇汉书注云：周洛曰鲔，蜀曰鮥鳣，音亘憷。毛诗疏义云：辽东、登、莱人名尉鱼，言乐浪尉仲明溺海死，化为此鱼。盖尉亦鲔字之讹耳。饮膳正要云：今辽人名乞里麻鱼。

【集解】 〔藏器曰〕鲟生江中。背如龙，长一二丈。〔时珍曰〕出江淮、黄河、辽海深水处，亦鳣属也。岫居，长者丈余。至春始出而浮阳，见日则目眩。其状如鳣，而背上无甲。其色青碧，腹下色白。其鼻长与身等，口在颔下，食而不饮。颊下有青斑纹，如梅花状。尾歧如丙。肉色纯白，味亚于鳣，鬐骨不脆。罗愿云：鲟状如鬵鼎，上大下小，大头哆口，似铁兜鍪。其鳔亦可作胶，如鳢鲵也。亦能化龙。

肉

【气味】 **甘，平，无毒。**〔诜曰〕有毒。味虽美而发诸药毒，动风气，发一切疮疥。久食，令人心痛腰痛。服丹石人忌之。勿与干笋同食，发瘫痪风。小儿食之，成咳嗽及癥瘕。作鲊虽珍，亦不益人。

【主治】 **补虚益气，令人肥健。**藏器。**煮汁饮，治血淋。**孟诜。

鼻肉作脯名鹿头，亦名鹿肉，言美也。

【主治】 **补虚下气。**藏器。

子状如小豆。

【主治】 **食之肥美，杀腹内小虫。**藏器。

牛鱼《拾遗》

【集解】 〔藏器曰〕生东海。其头似牛。〔时珍曰〕按一统志云：牛鱼出女直混同江。大者长丈余，重三百斤。无鳞骨，其肉脂相间，食之味长。又异物志云：南海有牛鱼，一名引鱼。重三四百斤，状如鳢，无鳞骨，背有斑文，腹下青色。知海潮。肉味颇长。观二说，则此亦鲟属也。鲟、引声亦相近。

肉：无毒。

【主治】 **六畜疫疾。作干脯为末，以水和灌鼻，即出黄涕。亦可置病牛处，令气相熏。**藏器。

鮠鱼音桅《拾遗》

【释名】 **鮰鱼**音回。**鳠鱼**化、获二音。**鳃鱼**化上声。**鳜鱼**癫。〔时珍曰〕北人呼鳠，南人呼鮠，并与鮰音相近。迩来通称鮰鱼，而鳠、鮠之名不彰矣。鳃，又鳠音之转也。秦人谓其发癫，呼为鳜鱼。余见鲇鱼。

【集解】 〔时珍曰〕鮠生江淮间无鳞鱼，亦鲟属也。头尾身鬐俱似鲟状，惟鼻短尔。口亦在颔下，骨不柔脆，腹似鲇鱼，背有肉鬐。郭璞云鳠鱼似鲇而大，白色者，是矣。

【正误】 〔藏器曰〕鮠生海中，大如石首。不腥，作鲙如雪。隋朝吴都进鮠鱼鲙，取快日曝干瓶盛。临食以布裹水浸用，与初鲙无异。〔时珍曰〕藏器所说，出杜宝拾遗录。其说云：隋大业六年，吴郡献海鮠干鲙。其法：五六月取大鮠四五尺者，鳞细而紫，无细骨，不腥。取肉切晒极干，以新瓶盛之，泥封固。用时以布裹水浸，少顷去水，则皎白如新也。珍按：此乃海鮠，即石首之大者，有鳞不腥。若江河鮠鱼，则无鳞极腥矣。陈氏盖因鮸、鮠二字相类，不加考究，遂致谬误耳。

今正之。

肉

【气味】 **甘，平，无毒。**〔颂曰〕能动痼疾。不可合野猪、野鸡肉食，令人生癫。

【主治】 **开胃，下膀胱水。**藏器。

鮧鱼音夷《别录》上品

【释名】 **鳀鱼**音题。**鰋鱼**音偃。**鲇鱼。**〔时珍曰〕鱼额平夷低偃，其涎粘滑。鮧，夷也。鰋，偃也。鲇，粘也。古曰鰋，今曰鲇；北人曰鰋，南人曰鲇。

【集解】〔弘景曰〕鳀即鲇也。又有鳠，似鳀而大。鮠似鳀而色黄。人鱼，似鲇而有四足。〔保升曰〕口腹俱大者，名鳠；背青口小者，名鲇；口小背黄腹白者，名鮠。〔时珍曰〕二说俱欠详核。鲇乃无鳞之鱼，大首偃额，大口大腹，鮠身鱣尾，有齿有胃有须。生流水者，色青白；生止水者，色青黄。大者亦至三四十斤，俱是大口大腹，并无口小者。鳠即今之鮰鱼，似鲇而口在颔下，尾有歧，南人方音转为鮠也。今厘正之。凡食鲇、鮠，先割翅下悬之，则涎自流尽，不粘滑也。

肉

【气味】 **甘，温，无毒。**〔诜曰〕无鳞，有毒，勿多食。〔颂曰〕寒而有毒，非佳品也。赤目、赤须、无腮者，并杀人。不可合牛肝食，令人患风噎涎。不可合野猪肉食，令人吐泻。〔弘景曰〕不可合鹿肉食，令人筋甲缩。〔时珍曰〕反荆芥。

【主治】 **百病。**别录。**作臛，补人。**弘景。**疗水肿，利小便。**苏恭。**治口眼㖞斜，活鲇切尾尖，朝吻贴之即正。又五痔下血肛痛，同葱煮食之。**时珍。

【附方】 新一。**身面白驳**鲇鱼半斤一头，去肠，以粳饭、盐、椒如常作鲊，以荷叶作三包系之。更以荷叶重包，令臭烂。先以布拭赤，乃炙鲊包，乘热熨，令汗出，以绵衣包之，勿令见风，以瘥为度。总录。

涎

【主治】 **三消渴疾，和黄连末为丸，乌梅汤每服五七丸，日三服，效。**苏颂。

目

【主治】 **刺伤中水作痛，烧灰涂之。**思邈。

肝

【主治】 **骨鲠。**时珍。

【附方】 新一。**骨鲠在喉**栗子肉上皮半两,研末,乳香、鲇鱼肝各一分,同捣,丸梧子大。以绵裹一丸,水润,外留绵线吞下,钓出。总录。

鲭鱼音啼《纲目》

校正:〔时珍曰〕旧注见鳀鱼,今分出。

【释名】 **人鱼**弘景**孩儿鱼**。〔时珍曰〕鲭声如孩儿,故有诸名。作鲵、鳀者,并非。

【集解】〔弘景曰〕人鱼,荆州临沮青溪多有之。似鳀而有四足,声如小儿。其膏然之不消耗,秦始皇骊山冢中所用人鱼膏是也。〔宗奭曰〕鲭鱼形微似獭,四足,腹重坠如囊,身微紫色,无鳞,与鲇、鲵相类。尝剖视之,中有小蟹、小鱼、小石数枚也。〔时珍曰〕孩儿鱼有二种:生江湖中,形色皆如鲇、鲵,腹下翅形似足,其腮颊轧轧,音如儿啼,即鲭鱼也;一种生溪涧中,形声皆同,但能上树,乃鲵鱼也。北山经云:决水多人鱼。状如鲵四足,音如小儿。食之无痕疾。又云:休水北注于洛,中多鲭鱼。状如螯蜼而长距,足白而对。食之无蛊疾,可以御兵。按此二说,前与陶合,后与寇合,盖一物也。今渔人网得,以为不利,即惊异而弃之,盖不知其可食如此也。徐铉稽神录云:谢仲玉者,曾见妇人出没水中,腰已下皆鱼,乃人鱼也。又祖异记云:查奉道使高丽,见海沙中一妇人,肘后有红鬣,问之,曰:人鱼也。此二者,乃名同物异,非鲭、鲵也。

【气味】 **甘,有毒。**

【主治】 **食之,疗痕疾。**弘景。**无蛊疾。**时珍。

鲵鱼音倪《拾遗》

【释名】 **人鱼**山海经**魶鱼**音纳。**鳎鱼**音塔。**大者名鰕**音霞。〔时珍曰〕鲵,声如小儿,故名。即鲭鱼之能上树者。俗云鲇鱼上竿,乃此也。与海中鲸,同名异物。蜀人名魶,秦人名鳎。尔雅云:大者曰鰕。异物志云:有鱼之体,以足行如虾,故名鰕,陈藏器以此为鲮鱼,欠考矣。又云一名王鲔,误矣,王鲔乃鲟鱼也。

【集解】〔藏器曰〕鲵生山溪中。似鲇有四足,长尾,能上树。大旱则含水上山,以草叶覆身,张口,鸟来饮水,因吸食之。声如小儿啼。〔时珍曰〕按郭璞云:鲵鱼似鲇,四脚,前脚似猴,后脚似狗,声如儿啼,大者长八九尺。山海经云:

决水有人鱼,状如䲡,食之已疫疾。蜀志云:雅州西山溪谷出鲵鱼。似鲇有足,能缘木,声如婴儿,可食。酉阳杂俎云:峡中人食鲵鱼,缚树上,鞭至白汁出如构汁,方可治食。不尔,有毒也。

【气味】 甘,有毒。

【主治】 食之已疫疾。山海经。

黄颡鱼《食疗》

【释名】 黄鲿鱼古名黄颊鱼诗注䰲 魦央轧。黄鲴。〔时珍曰〕颡、颊以形,䰲以味,魦轧以声也。今人析而呼为黄䰲、黄轧。陆玑作黄杨,讹矣。

【集解】〔时珍曰〕黄颡,无鳞鱼也。身尾俱似小鲇,腹下黄,背上青黄,腮下有二横骨,两须,有胃。群游作声如轧轧。性最难死。陆玑云:鱼身燕头,颊骨正黄。鱼之有力能飞跃者。陆佃云:其胆春夏近上,秋冬近下,亦一异也。

【气味】 甘,平,微毒。〔诜曰〕无鳞之鱼不益人,发疮疥。〔时珍曰〕反荆芥,害人。

【主治】 肉,至能醒酒。弘景。祛风。吴瑞。煮食,消水肿,利小便。烧灰,治瘰疬久溃不收敛,及诸恶疮。时珍。

【附方】 新三。水气浮肿用黄颡三尾,绿豆一合,大蒜三瓣,水煮烂。去鱼食豆,以汁调商陆末一钱服。其水化为清气而消。诗云:一头黄颡八须鱼,绿豆同煎一合余。白煮作羹成顿服,管教水肿自消除。集要。瘰疬溃坏用黄鲴鱼破开,入蓖麻子二十粒,扎定,安厕坑中,冬三日,春秋一日,夏半日,取出洗净,黄泥固济,煅存性研,香油调傅。臁疮浸淫方同上。并普济。

涎翅下取之。

【主治】 消渴。吴瑞。

【附方】 新一。生津丸治消渴饮水无度。以黄颡鱼涎和青蛤粉、滑石末等分,丸梧子大。每粟米汤下三十丸。

颊骨

【主治】 喉痹肿痛,烧研,茶服三钱。时珍。并出普济。

河豚宋《开宝》

校正:并入食疗鰄鳆、拾遗鲵鱼。

【释名】 鯸鮧一作鯸鮐鯸鮧日华鯯鱼一作鮭。嗔鱼拾遗吹肚鱼俗气包鱼。〔时珍曰〕豚，言其味美也。侯夷，状其形丑也。鯯，谓其体圆也。吹肚、气包，象其嗔胀也。北山经名鲡鱼。音沛。

【集解】〔志曰〕河豚，江、淮、河海皆有之。〔藏器曰〕腹白，背有赤道如印，目能开阖。触物即嗔怒，腹胀如气球浮起，故人以物撩而取之。〔时珍曰〕今吴越最多。状如蝌蚪，大者尺余，背色青白，有黄缕文，无鳞无腮无胆，腹下白而不光。率以三头相从为一部。彼人春月甚珍贵之，尤重其腹腴，呼为西施乳。严有翼艺苑雌黄云：河豚，水族之奇味，世传其杀人。余守丹阳宣城，见土人户户食之。但用菘菜、蒌蒿、荻芽三物煮之，亦未见死者。南人言鱼之无鳞无腮，无胆有声，目能眨者，皆有毒。河豚备此数者，故人畏之。然有二种，其色炎黑有文点者，名斑鱼，毒最甚。或云三月后则为斑鱼，不可食也。又案雷公炮炙论云：鮭鱼插树，立便干枯；狗胆涂之，复当荣盛。御览云：河豚鱼虽小，而獭及大鱼不敢啖之。则不惟毒人，又能毒物也。王充论衡云：万物含太阳火气而生者，皆有毒。在鱼则鮭与鲮鱂。故鮭肝死人，鲮鱂螫人。

【气味】 甘，温，无毒。〔宗奭曰〕河豚有大毒，而云无毒何也？味虽珍美，修治失法，食之杀人，厚生者宜远之。〔藏器曰〕海中者大毒，江中者次之。煮之不可近铛，当以物悬之。〔时珍曰〕煮忌煤炲落中。与荆芥、菊花、桔梗、甘草、附子、乌头相反。宜荻笋、蒌蒿、秃菜。畏橄榄、甘蔗、芦根、粪汁。案陶九成辍耕录：凡食河豚，一日内不可服汤药，恐犯荆芥，二物大相反。亦恶乌头、附子之属。余在江阴，亲见一儒者，因此丧命。河豚子必不可食，曾以水浸之，一夜大如芡实也。世传中其毒者，以至宝丹或橄榄及龙脑浸水皆可解。复得一方，惟以槐花微炒，与干胭脂等分，同捣粉，水调灌之，大妙。又案物类相感志言：凡煮河豚，用荆芥同煮五七沸，换水则无毒。二说似相反，得非河豚之毒入于荆芥耶？宁从陶说，庶不致悔也。

【主治】 补虚，去湿气，理腰脚，去痔疾，杀虫。开宝。伏硇砂。土宿本草。

肝及子
【气味】 有大毒。〔藏器曰〕入口烂舌，入腹烂肠，无药可解。惟橄榄木、鱼茗木、芦根、乌芨草根煮汁可解。〔时珍曰〕吴人言其血有毒，脂令舌麻，子令腹胀，眼令目花，有油麻子胀眼睛花之语。而江阴人盐其子，糟其白，埋过治食，此俚言所谓舍命吃河豚者耶？

【主治】 疥癣虫疮。用子同蜈蚣烧研，香油调，搽之。时珍。

海豚鱼《拾遗》

【释名】 海豨文选生江中者名江豚拾遗江猪纲目水猪异物志鳖鱼音志。馋鱼音谗。鯆䱐音敷沛。〔时珍曰〕海豚、江豚,皆因形命名。郭璞赋海豨江豚是也。魏武食制谓之鯆䱐。南方异物志谓之水猪。又名馋鱼,谓其多涎也。

【集解】〔藏器曰〕海豚生海中,候风潮出没。形如豚,鼻在脑上作声,喷水直上,百数为群。其子如蠡鱼子,数万随母而行。人取子系水中,其母自来就而取之。江豚生江中,状如海豚而小,出没水上,舟人候之占风。其中有油脂,点灯照樗蒲即明,照读书工作即暗,俗言懒妇所化也。〔时珍曰〕其状大如数百斤猪,形色青黑如鲇鱼,有两乳,有雌雄,类人。数枚同行,一浮一没,谓之拜风。其骨硬,其肉肥,不中食。其膏最多,和石灰艌船良。

肉
【气味】 咸,腥,味如水牛肉,无毒。
【主治】 飞尸、蛊毒、瘴疟,作脯食之。藏器。

肪
【主治】 摩恶疮、疥癣、痔痿,犬马病疥,杀虫。藏器。

比目鱼《食疗》

【释名】 鲽音蝶。鞋底鱼。〔时珍曰〕比,并也。鱼各一目,相并而行也。尔雅所谓东方有比目鱼,不比不行,其名曰鲽,是也。段氏北户录谓之鳒音兼,吴都赋谓之魪音介,上林赋谓之魼音墟。鲽,犹屧也;鳒,兼也;魪,相介也;魼,相胠也。俗名鞋底鱼,临海志名婢簁鱼,临海风土记名奴屩鱼,南越志名版鱼,南方异物志名箬叶鱼,皆因形也。

【集解】〔时珍曰〕案郭璞云:所在水中有之。状如牛脾及女人鞋底,细鳞紫白色,两片相合乃得行。其合处半边平而无鳞,口近腹下。刘渊林以为王余鱼,盖不然。
【气味】 甘,平,无毒。
【主治】 补虚益气力。多食动气。孟诜。

鮹鱼音梢《拾遗》

【集解】〔藏器曰〕出江湖。形似马鞭,尾有两歧,如鞭鞘,故名。

【气味】 甘,平,无毒。

【主治】 五痔下血,瘀血在腹。藏器。

鲛鱼《唐本草》

【释名】 沙鱼拾遗鳛鱼鹊、错二音。鳆鱼音剥。溜鱼。〔时珍曰〕鲛皮有沙,其文交错鹊駮,故有诸名。古曰鲛,今曰沙,其实一也。或曰:本名鲛,讹为鲛。段成式曰:其力健强,称为河伯健儿。〔藏器曰〕鲛与石决明,同名而异类也。

【集解】 〔恭曰〕鲛出南海。形似鳖,无脚有尾。〔保升曰〕圆广尺余,尾亦长尺许,背皮粗错。〔颂曰〕有二种,皆不类鳖,南人通谓之沙鱼。大而长喙如锯者曰胡沙,性善而肉美;小而皮粗者曰白沙,肉强而有小毒。彼人皆盐作修脯。其皮刮治去沙,剪作鲙,为食品美味,益人。其皮可饰刀靶。〔宗奭曰〕鲛鱼、沙鱼形稍异,而皮一等。〔时珍曰〕古曰鲛,今曰沙,是一类而有数种也,东南近海诸郡皆有之。形并似鱼,青目赤颊,背上有鬣,腹下有翅,味并肥美,南人珍之。大者尾长数尺,能伤人。皮皆有沙,如真珠斑。其背有珠文如鹿而坚强者,曰鹿沙,亦曰白沙,云能变鹿也。背有斑文如虎而坚强者,曰虎沙,亦曰胡沙,云虎鱼所化也。鼻前有骨如斧斤,能击物坏舟者,曰锯沙,又曰挺额鱼,亦曰鳍鳛,谓鼻骨如镭斧也,音蕃。沈怀远南越志云:环雷鱼,鳛鱼也。长丈许。腹内有两洞,腹贮水养子。一腹容二子。子朝从口中出,暮还入腹。鳞皮有珠,可饰刀剑,治骨角。〔藏器曰〕其鱼状貌非一,皆皮上有沙,堪揩木,如木贼也。小者子随母行,惊即从口入母腹中。

肉

【气味】 甘,平,无毒。

【主治】 作鲙,补五脏,功亚于鲫,亦可作鲱、鲊。诜。甚益人。颂。

皮

【气味】 甘、咸,平,无毒。

【主治】 心气鬼疰,蛊毒吐血。别录。蛊气蛊疰。恭。烧灰水服,主食鱼中毒。藏器。烧研水服,解鲛鲬鱼毒,治食鱼鲙成积不消。时珍。

【附方】 旧一,新一。治疰鲛鱼皮散〔颂曰〕胡洽治五尸鬼疰,百毒恶气。鲛鱼皮炙、朱砂、雄黄、金牙、蜀椒、细辛、鬼臼、干姜、莽草、天雄、麝香、鸡舌香各一两,贝母半两、蜈蚣、蜥蜴各炙二枚,为末。每服半钱,温酒服,日二。亦可佩之。〔时珍曰〕千金鲛鱼皮散:治鬼疰。用鲛鱼皮炙、龙骨、鹿角、犀角、麝香、蜈蚣、雄黄、朱砂、干姜、蜀椒、蘘荷根等分为末。酒服方寸匕,日三服。亦可佩。

胆腊月收之。

【主治】 喉痹,和白矾灰为丸,绵裹纳喉中,吐去恶涎即愈。诜。

乌贼鱼《本经》中品

【释名】 乌鲗素问墨鱼纲目缆鱼日华干者名鲞日华骨名海螵蛸。〔颂曰〕陶隐居言此是鹢乌所化。今其口腹具存,犹颇相似。腹中有墨可用,故名乌鲗。能吸波噀墨,令水溷黑,自卫以防人害。又南越志云:其性嗜乌,每自浮水上,飞乌见之,以为死而啄之,乃卷取入水而食之,因名乌贼,言为乌之贼害也。〔时珍曰〕案罗愿尔雅翼云:九月寒乌入水,化为此鱼。有文墨可为法则,故名乌鲗。鲗者,则也。骨名螵蛸,象形也。〔大明曰〕鱼有两须,遇风波即以须下碇,或粘石如缆,故名缆鱼。〔瑞曰〕盐干者名明鲞,淡干者有脯鲞。

【集解】〔别录曰〕乌贼鱼生东海池泽。取无时。〔颂曰〕近海州郡皆有之。形若革囊,口在腹下。八足聚生于口旁。其背上只有一骨,厚三四分,状如小舟,形轻虚而白。又有两须如带,甚长。腹中血及胆正如墨,可以书字。但逾年则迹灭,惟存空纸尔。世言乌贼怀墨而知礼,故俗谓是海若白事小吏也。〔时珍曰〕乌鲗无鳞有须,黑皮白肉,大者如蒲扇。煠熟以姜、醋食之,脆美。背骨名海螵蛸,形似樗蒲子而长,两头尖,色白,脆如通草,重重有纹,以指甲可刮为末,人亦镂之为钿饰。又相感志云:乌鲗过小满则形小也。〔藏器曰〕海人云:昔秦王东游,弃算袋于海,化为此鱼。故形犹似之,墨尚在腹也。〔禹锡曰〕陶弘景及蜀本图经皆是鹢乌所化。鹢乃水鸟,似鹭短项,腹翅紫白,背上绿色。唐·苏恭乃言无鹢乌,误矣。

肉

【气味】 酸,平,无毒。〔瑞曰〕味珍美。动风气。

【主治】 益气强志。别录。益人,通月经。大明。

骨 一名海螵蛸

【修治】〔弘景曰〕炙黄用。〔敩曰〕凡使勿用沙鱼骨,其形真似。但以上文顺者是真,横者是假,以血卤作水浸,并煮一伏时漉出。掘一坑烧红,入鱼骨在内,经宿取出入药,其效加倍也。

【气味】 咸,微温,无毒。〔普曰〕冷。〔权曰〕有小毒。〔之才曰〕恶白芨、白敛、附子。能淡盐,伏硇,缩银。

乌
贼
鱼

【主治】 女子赤白漏下，经汁血闭，阴蚀肿痛，寒热癥瘕，无子。本经。惊气入腹，腹痛环脐，丈夫阴中肿痛，令人有子，又止疮多脓汁不燥。别录。疗血崩，杀虫。日华。炙研饮服，治妇人血瘕，大人小儿下痢，杀小虫。藏器。〔又曰〕投骨于井，水虫皆死。治眼中热泪，及一切浮翳，研末和蜜点之。久服益精。孟诜。〔恭曰〕亦治牛马障翳。主女子血枯病，伤肝唾血下血，治疟消瘿。研末，傅小儿疳疮，痘疮臭烂，丈夫阴疮，汤火伤，跌伤出血。烧存性。酒服，治妇人小户嫁痛。同鸡子黄，涂小儿重舌鹅口。同蒲黄末，傅舌肿，血出如泉。同槐花末花吹鼻，止衄血。同银朱吹鼻，治候痹，同白矾末吹鼻，治蝎螫疼痛。同麝香吹耳，治聤耳有脓及耳聋。时珍。

【发明】〔时珍曰〕乌鲗骨，厥阴血分药也，其味咸而走血也。故血枯血瘕，经闭崩带，下痢疳疾，厥阴本病也；寒热疟疾，聋、瘿、少腹痛，阴痛，厥阴经病也；目翳流泪，厥阴窍病也。厥阴属肝，肝主血，故诸血病皆治之。按素问云：有病胸胁支满者，妨于食，病至则先闻腥臊臭，出清液，先唾血，四肢清，目眩，时时前后血，病名曰血枯。得之年少时，有所大脱血；或醉入房，中气竭肝伤，故月事衰少不来。治之以四乌鲗骨、一藘茹为末，丸以雀卵，大如小豆。每服五丸，饮以鲍鱼汁，所以利肠中及伤肝也。观此，则其入厥阴血分无疑矣。

【正误】〔鼎曰〕久服，绝嗣无子。〔时珍曰〕按本经云：主癥瘕，无子。别录云：令人有子。孟诜亦云久服益精，而张鼎此说独相背戾，必误矣。若云血病无多食咸，乌鲗亦主血闭，故有此说。然经闭有有余、不足二证，有余者血滞，不足者肝伤。乌鲗所主者，肝伤血闭不足之病，正与素问相合，岂有令人绝嗣之理。当以本经、别录为正。恐人承误，故辨正之。

【附方】旧三。新二十。女子血枯见上。赤白目翳圣惠治伤寒热毒攻眼，生赤白翳。用乌鲗鱼骨一两，去皮为末，入龙脑少许点之，日三。治诸目翳。用乌鲗骨、五灵脂等分为细末，熟猪肝切片，蘸食，日二。赤翳攀睛照水丹：治眼翳惟厚者尤效，及赤翳攀睛贯瞳人。用海螵蛸一钱，辰砂半钱，乳细水飞澄取，以黄蜡少许，化和成剂收之。临卧时，火上旋丸黍米大，揉入眦中，睡至天明，温水洗下。未退，更用一次，即效。海上方。雀目夜眼乌贼骨半斤为末，化黄蜡三两和，捏作钱大饼子。每服一饼，以猪肝二两，竹刀批开，掺药扎定，米泔水半碗，煮熟食之，以汁送下。杨氏家藏。血风赤眼女人多之。用乌贼鱼骨二钱，铜绿一钱，为末。每用一钱，热汤泡洗。杨氏家藏。疳眼流泪乌贼鱼骨、牡蛎等分为末，糊丸皂子大。每用一丸，同猪肝一具，米泔煮熟食。经验。底耳出脓海螵蛸半钱，麝香一字，为末。以绵杖缴净，吹入耳中。澹寮方。鼻疮疳䘌乌贼鱼骨、白及各一钱，轻粉二字，为末，搽之。钱乙小儿方。小儿脐疮出血及脓。海螵蛸、胭脂为末,油调搽之。圣惠方。**头上生疮**海螵蛸、白胶香各二钱,轻粉五分,为末。先以油润净乃搽末,二三次即愈。卫生易简方。**疿疡白驳**先以布拭赤,用乌贼骨磨三年酢,涂之。外台秘要。**疔疮恶肿**先刺出血。以海螵蛸末掺之,其疔即出。普济方。**蝎螫痛楚**乌贼骨一钱,白矾二分,为末嗜鼻。在左壁者嗜左鼻,在右壁者嗜右鼻。卫生宝鉴。**灸疮不瘥**乌贼骨、白矾等分为末,日日涂之。千金方。**小儿痰齁多年**。海螵蛸末,米饮服一钱。叶氏摘玄方。**小便血淋**海螵蛸末一钱,生地黄汁调服。又方:海螵蛸、生地黄、赤茯苓等分,为末。每服一钱,柏叶、车前汤下。经验方。**大肠下血**不拘大人小儿,脏毒肠风及内痔,下血日久,多食易饥。先用海螵蛸炙黄,去皮研末。每服一钱,木贼汤下。三日后,服猪脏黄连丸。直指方。**卒然吐血**乌贼骨末,米饮服二钱。圣惠。**骨鲠在喉**乌贼鱼骨、陈橘红焙等分为末,寒食面和饧,丸芡子大。每用一丸,含化咽汁。圣济总录。**舌肿出血如泉**。乌贼骨、蒲黄各等分,炒为细末。每用涂之。简便单方。**跌破出血**乌贼鱼骨末,傅之。直指方。**阴囊湿痒**乌贼骨、蒲黄,扑之。医宗三法。

血

【主治】 **耳聋**。甄权。

腹中墨

【主治】 **血刺心痛,醋磨服之**。藏器。炒、研,醋服亦可。

【附录】 **柔鱼** 〔颂曰〕一种柔鱼,与乌贼相似,但无骨尔。越人重之。

章鱼《纲目》

【释名】 **章举**韩文**䲙鱼**音佶临海志。

【集解】 〔颂曰〕章鱼、石距二物,似乌贼而差大,更珍好,食品所重,不入药用。〔时珍曰〕章鱼生南海。形如乌贼而大,八足,身上有肉。闽、粤人多采鲜者,姜、醋食之,味如水母。韩退之所谓章举马甲柱,斗以怪自呈者也。石距亦其类,身小而足长,入盐烧食极美。

【气味】 **甘、咸,寒,无毒**。〔时珍曰〕按李九华云:章鱼冷而不泄。

【主治】 **养血益气**。时珍。

海鷂鱼《拾遗》

【释名】 **邵阳鱼**食鉴作少阳。**荷鱼**广韵作鮂。**鳍鱼**音忿。**鯆魮鱼**音铺毗。

蕃踏鱼番沓。石蛎。〔时珍曰〕海鹞，象形。少阳、荷，并言形色也。余义莫详。

【集解】〔藏器曰〕生东海。形似鹞，有肉翅，能飞上石头。齿如石版。尾有大毒，逢物以尾拨而食之。其尾刺人，甚者至死。候人尿处钉之，令人阴肿痛，拔去乃愈。海人被刺毒者，以鱼扈竹及海獭皮解之。又有鼠尾鱼、地青鱼，并生南海，总有肉翅刺在尾中。食肉去刺。〔时珍曰〕海中颇多，江湖亦时有之。状如盘及荷叶，大者围七八尺。无足无鳞，背青腹白。口在腹下，目在额上。尾长有节，螫人甚毒。皮色肉味，俱同鲇鱼。肉内皆骨，节节联比，脆软可食，吴人腊之。魏武食制云：蕃踏鱼大者如箕，尾长数尺。是矣。岭表录异云：鸡子鱼，嘴形如鹞，肉翅无鳞，色类鲇鱼，尾尖而长，有风涛即乘风飞于海上。此亦海鹞之类也。

肉

【气味】甘、咸，平，无毒。〔时珍曰〕有小毒。

【主治】不益人。弘景。**男子白浊膏淋，玉茎涩痛。**宁源。

齿

【气味】无毒。

【主治】瘴疟，烧黑研末，酒服二钱匕。藏器。

尾

【气味】有毒。

【主治】齿痛。陶弘景。

文鳐鱼《拾遗》

【释名】飞鱼。

【集解】〔藏器曰〕生海南。大者长尺许，有翅与尾齐。群飞海上。海人候之，当有大风。吴都赋云：文鳐夜飞而触网，是矣。〔时珍曰〕按西山经云：观水西注于流沙，多文鳐鱼。状如鲤，鸟翼鱼身，苍文白首赤喙。常以夜飞，从西海游于东海。其音如鸾鸡。其味甘，食之已狂，见则大穰。林邑记云：飞鱼身圆，大者丈余，翅如胡蝉。出入群飞，游翔翳荟，沉则泳于海底。又一统志云：陕西鄠县涝水出飞鱼，状如鲋，食之已痔疾也。

肉

【气味】甘，酸，无毒。

【主治】**妇人难产，烧黑研末，酒服一钱。临月带之，令人易产。**藏器。已狂已痔。时珍。

鱼虎《拾遗》

【释名】 土奴鱼临海记。

【集解】〔藏器曰〕生南海。头如虎。背皮如猬有刺，着人如蛇咬。亦有变为虎者。〔时珍曰〕按倦游录云：海中泡鱼大如斗，身有刺如猬，能化为豪猪。此即鱼虎也。述异记云：老则变为鲛鱼。

【气味】 有毒。

鱼师《纲目》

【集解】〔时珍曰〕陈藏器诸鱼注云：鱼师大者，有毒杀人。今无识者。但唐韵云：鯴，老鱼也。山海经云：历虢之水，有师鱼，食之杀人。其即此欤？

海蛇《拾遗》

【释名】 水母拾遗樗蒲鱼拾遗石镜。〔时珍曰〕蛇，乍、宅二音。南人讹为海折，或作蜡、鲊者，并非。刘恂云：闽人曰蛇，广人曰水母。异苑名石镜也。

【集解】〔藏器曰〕蛇生东海。状如血𩶾，大者如床，小者如斗。无眼目腹胃，以虾为目，虾动蛇沉，故曰水母目虾。亦犹蛩蛩之与驱骥也。煠出以姜、醋进之，海人以为常味。〔时珍曰〕水母形浑然凝结，其色红紫，无口眼腹。下有物如悬絮，群虾附之，咂其涎沫，浮泛如飞。为潮所拥，则虾去而蛇不得归。人因割取之，浸以石灰、矾水，去其血汁，其色遂白。其最厚者，谓之蛇头，味更胜。生、熟皆可食。茄柴灰和盐水淹之良。

【气味】 咸，温，无毒。

【主治】 妇人劳损，积血带下，小儿风疾丹毒，汤火伤。藏器。疗河鱼之疾。时珍。出异苑。

虾《别录》下品

【释名】〔时珍曰〕鰕音霞，俗作虾，入汤则红色如霞也。

【集解】〔时珍曰〕江湖出者大而色白，溪池出者小而色青。皆磔须钺鼻，背有断节，尾有硬鳞，多足而好跃，其肠属脑，其子在腹外。凡有数种：米虾、糠虾，以精粗名也；青虾、白虾，以色名也；梅虾，以梅雨时有也；泥虾、海虾，以出产名也。岭南有天虾，其虫大如蚁，秋社后，群堕水中化为虾，人以作鲊食。凡虾之大者，蒸曝去壳，谓之虾米，食以姜、醋，馔品所珍。

【气味】甘，温，有小毒。〔诜曰〕生水田及沟渠者有毒，鲊内者尤有毒。〔藏器曰〕以热饭盛密器中作鲊食，毒人至死。〔弘景曰〕无须及腹下通黑，并煮之色白者，并不可食。小儿及鸡、狗食之，脚屈弱。〔鼎曰〕动风，发疮疥冷积。〔源曰〕动风热。有病人勿食。

【主治】五野鸡病，小儿赤白游肿，捣碎傅之。孟诜。作羹，治鳖瘕，托痘疮，下乳汁。法制，壮阳道；煮汁，吐风痰；捣膏，傅虫疽。时珍。

【附方】新五。**鳖瘕疼痛**类编云：陈拱病鳖瘕，隐隐见皮内，痛不可忍。外医洪氏曰：可以鲜虾作羹食之。久久痛止。明年又作，再如前治而愈，遂绝根本。**补肾兴阳**用虾米一斤，蛤蚧二枚，茴香、蜀椒各四两，并以青盐化酒炙炒，以木香粗末一两和匀，乘热收新瓶中密封。每服一匙，空心盐酒嚼下，甚妙。**宣吐风痰**用连壳虾半斤，入葱、姜、酱煮汁。先吃虾，后吃汁，紧束肚腹，以翎探引取吐。**臁疮生虫**用小虾三十尾，去头、足、壳，同糯米饭研烂，隔纱贴疮上，别以纱罩之。一夜解下，挂看皆是小赤虫。即以葱、椒汤洗净，用旧茶笼内白竹叶，随大小剪贴，一日二换。待汁出尽，逐日煎苦楝根汤洗之，以好膏贴之。将生肉，勿换膏药。忌发物。直指方。**血风臁疮**生虾、黄丹捣和贴之，日一换。集简方。

海虾《拾遗》

【释名】红虾藏器鰝浩尔雅。

【集解】〔藏器曰〕海中红虾长一尺，须可为簪。崔豹古今注云：辽海间有飞虫如蜻蛉，名繙缙。七月群飞暗天。夷人食之，云虾所化也。〔时珍曰〕按段公路北户录云：海中大红虾长二尺余，头可作杯，须可作簪、杖。其肉可为鲙，甚美。又刘恂岭表录异云：海虾皮壳嫩红色，前足有钳者，色如朱，最大者长七八尺至一丈也。闽中有五色虾，亦长尺余。彼人两两干之，谓之对虾，以充上馔。

【气味】甘，平，有小毒。〔时珍曰〕同猪肉食，令人多唾。

鲊

【主治】飞尸蛔虫，口中甘䘌，龋齿头疮，去疥癣风瘙身痒，治山蚊子入人肉，初食疮发则愈。藏器。

海马《拾遗》

【释名】 水马。〔弘景曰〕是鱼虾类也。状如马形，故名。

【集解】〔藏器曰〕海马出南海。形如马，长五六寸，虾类也。南州异物志云：大小如守宫，其色黄褐。妇人难产割裂而出者，手持此虫，即如羊之易产也。〔宗奭曰〕其首如马，其身如虾，其背伛偻，有竹节纹，长二三寸。〔颂曰〕异鱼图云：渔人布网罟，此鱼多挂网上，收取曝干，以雌雄为对。〔时珍曰〕按圣济总录云：海马，雌者黄色，雄者青色。又徐表南方异物志云：海中有鱼，状如马头，其喙垂下，或黄或黑。海人捕得，不以啖食，暴干熇之，以备产患。即此也。又抱朴子云：水马合赤斑蜘蛛，同冯夷水仙丸服之，可居水中。今水仙丸无所考矣。

【气味】 甘，温，平，无毒。

【主治】 妇人难产，带之于身，甚验。临时烧末饮服，并手握之，即易产。藏器。主产难及血气痛。苏颂。暖水脏，壮阳道，消瘕块，治疗疮肿毒。时珍。

【发明】〔时珍曰〕海马雌雄成对，其性温暖，有交感之义，故难产及阳虚房中方术多用之，如蛤蚧、郎君子之功也。虾亦壮阳，性应同之。

【附方】 新二。海马汤治远年虚实积聚癥块。用海马雌雄各一枚，木香一两，大黄炒、白牵牛炒各二两，巴豆四十九粒，青皮二两，童子小便浸软，包巴豆扎定，入小便内再浸七日，取出麸炒黄色，去豆不用，取皮同众药为末。每服二钱，水一盏，煎三五沸，临卧温服。圣济录。海马拔毒散治疗疮发背恶疮有奇效。用海马炙黄一对，穿山甲黄土炒、朱砂、水银各一钱，雄黄三钱，龙脑、麝香各少许为末，入水银研不见星。每以少许点之，一日一点，毒自出也。秘传外科。

鲍鱼《别录》上品

【释名】 鳆鱼礼记。音考。萧折鱼魏武食制干鱼。〔时珍曰〕鲍即今之干鱼也。鱼之可包者，故字从包。礼记谓之鳆，魏武食制谓之萧折，皆以萧蒿承曝而成故也。其淡压为腊者，曰淡鱼，曰鮿鱼，音搜。以物穿风干者，曰法鱼，曰魬鱼，音怯。其以盐渍成者，曰腌鱼，曰咸鱼，曰鲴鱼，音叶，曰鳣鱼，音塞。今俗通呼曰干鱼。旧注混淆不明，今并削正于下。

【集解】〔别录曰〕鲍鱼辛臭，勿令中咸。〔弘景曰〕俗人以盐鳆成，名鳋鱼，鳋字似鲍也。今鲍乃鳙鱼淡干者，都无臭气。不知入药者，正何种鱼也，方家亦少用之。〔恭曰〕李当之言：以绳穿贯而胸中湿者良。盖以鱼去肠绳穿，淡暴使干，则味辛不咸；鱼肥则中湿而弥臭似尸气，无盐故也。若鳠鱼同沔州、复州作之，以盐鳋成，味咸不辛，臭亦与鲍不同，湿亦非独胸中，以有盐故也。二者，杂鱼皆可为之。〔颂曰〕今汉、沔所作淡干鱼，味辛而臭者是也。或言海中自有一种鲍鱼，形似小鳙，气最臭，秦始皇车中乱臭者此是。然无的据。〔时珍曰〕别录既云勿令中咸，即是淡鱼无疑矣。诸注反自多事。按周礼注云：鲍鱼，以鱼置福室中用糗干之而成。福室，土室也。张末明道志云：汉阳、武昌多鱼，土人剖之，不用盐，暴干作淡鱼，载至江西卖之。饶、信人饮食祭享，无此则非盛礼。虽臭腐可恶，而更以为奇。据此则鲍即淡鱼，益可证矣。但古今治法不同耳。又苏氏所谓海中一种鲍鱼，岂顾野王所载海中鮢鱼似鲍者耶？不然，即今之白鲞也。鲞亦干鱼之总称也。又今淮人以鲫作淡法鱼颇佳。入药亦当以石首鲫鱼者为胜。若汉、沔所造者，鱼性不一，恐非所宜。其咸鱼近时亦有用者，因附之。

【正误】〔保升曰〕鳠鱼口小背黄者，名鲍鱼。〔时珍〕按鳠鱼注所引，是鮀鱼，非鲍鱼也。盖鮀、鲍字误耳。

肉

【气味】辛，臭，温，无毒。〔时珍曰〕李九华云：妊妇食之，令子多疾。

【主治】坠堕骱与腿同。蹶厥踠折，瘀血、血痹在四肢不散者，女子崩中血不止。别录。煮汁，治女子血枯病伤肝，利肠。同麻仁、葱、豉煮羹，通乳汁。时珍。

【附方】旧一。妊娠感寒腹痛。干鱼一枚烧灰，酒服方寸匕，取汗瘥。子母秘录。

头

【主治】煮汁，治眯目。烧灰，疗疔肿瘰气。时珍。

【附方】新三。杂物眯目鲍鱼头二枚，地肤子半合，水煮烂，取汁注目中，即出。圣惠。鱼脐疔疮似新火针疮，四边赤，中央黑。可刺之，若不大痛，即杀人也。用腊月鱼头灰、发灰等分，以鸡溏屎和涂之。千金方。预辟瘟疫鲍鱼头烧灰方寸匕，合小豆末七枚，米饮服之，令瘟疫气不相染也。肘后方。

鳋鱼

【气味】咸，温，无毒。

【主治】小儿头疮出脓水。以麻油煎熟，取油频涂。时珍。

穿鲍绳

【主治】 眯目去刺,煮汁洗之,大良。苏恭。

鲮鳡《拾遗》

【释名】 鳔匹少切。作胶名鳔胶。〔藏器曰〕鲮鳡,音逐题,乃鱼白也。〔时珍曰〕鲮鳡,音逐夷。其音题者,鲇鱼也。按贾思勰齐民要术云:汉武逐夷至海上,见渔人造鱼肠于坑中,取而食之,遂命此名,言因逐夷而得是矣。沈括笔谈云:鲮鳡,乌贼鱼肠也。孙愐唐韵云:盐藏鱼肠也。南史云:齐明帝嗜鲮鳡,以蜜渍之,一食数升。观此则鳔与肠皆得称鲮鳡矣。今人以鳔煮冻作膏,切片以姜、醋食之,呼为鱼膏者是也。故宋齐丘化书云:鲮鳡与足垢无殊。鳔即诸鱼之白胕,其中空如泡,故曰鳔。可治为胶,亦名缳胶。诸鳔皆可为胶,而海渔多以石首鳔作之,名江鳔,谓江鱼之鳔也。粘物甚固。此乃工匠日用之物,而记籍多略之。

鳔
【气味】 甘,平,无毒。
【主治】 竹木入肉,经久不出者。取白傅疮上四边,肉烂即出。藏器。止折伤血出不止。时珍。烧灰,傅阴疮、瘘疮、月蚀疮。李珣。
【附方】 新一。折伤出血但不透膜者,以海味中咸白鳔,大片色白有红丝者,成片铺在伤处,以帛缚之,血即止。普济方。

鳔胶
【气味】 甘、咸,平,无毒。
【主治】 烧存性,治妇人产难,产后风搐,破伤风痉,止呕血,散瘀血,消肿毒。伏硇砂。时珍。
【附方】 新十。产难鱼胶五寸,烧存性为末,温酒服。皆效方。产后搐搦强直者,不可便作风中,乃风入子脏,与破伤风同。用鳔胶一两,以螺粉炒焦,去粉为末。分三服,煎蝉蜕汤下。产宝。产后血运鳔胶烧存性,酒和童子小便调服三五钱良。事林广记。经血逆行鱼胶切炒,新绵烧灰。每服二钱,米饮调下,即愈。多能鄙事。破伤风搐口噤强直者。危氏香胶散:用鱼胶烧存性一两,麝香少许,为末。每服二钱,苏木煎酒调下。仍煮一钱封疮口。保命集:治破伤风有表证未解者。用江鳔半两炒焦,蜈蚣一对炙研,为末。以防风、羌活、独活、川芎等分煎汤,调服一钱。呕血不止鳔胶长八寸,广二寸,炙黄,刮二钱,以甘蔗节

鲮
鳡

1793

三十五个,取汁调下。经验。**便毒肿痛**已大而软者,直指方用鱼鳔胶,热汤或醋煮软,乘热研烂贴之。戴氏。治露瘰,即羊核。用石首胶一两,烧存性,研末酒服。外以石菖蒲生研盦之,效。**八般头风**鱼鳔烧存性为末。临卧以葱酒服二钱。**赤白崩中**鱼缥胶三尺,焙黄研末,同鸡子煎饼,好酒食之。

鱼鲙音桧《拾遗》

【释名】 鱼生。〔时珍曰〕剉切而成,故谓之鲙。凡诸鱼之鲜活者,薄切洗净血腥,沃以蒜齑、姜醋、五味食之。

【气味】 甘,温,无毒。〔藏器曰〕近夜勿食,不消成积。勿饮冷水,生虫。时行病后食之,胃弱。勿同乳酪食,令人霍乱。不可同瓜食。〔时珍曰〕按食治云:凡杀物命,既亏仁爱,且肉未停冷,动性犹存,旋烹不熟,食犹害人,况鱼鲙肉生,损人尤甚,为癥瘕,为痼疾,为奇病,不可不知。昔有食鱼生而生病者,用药下出,已变虫形,鲙缕尚存;有食鳖肉而成积者,用药下出,已成动物而能行,皆可验也。

【主治】 温补,去冷气湿痹,除膀胱水,腹内伏梁气块,冷痃结癖疝气,喉中气结,心下酸水,开胃口,利大小肠,补腰脚,起阳道。藏器。宜脚气风气人,治上气喘咳。思邈。鲫鲙:主久痢肠澼痔疾,大人小儿丹毒风眩。孟诜。

【发明】 〔汪颖曰〕鱼鲙辛辣,有劫病之功。予在苍梧见一妇人病吞酸,诸药不效。偶食鱼鲙,其疾遂愈。盖此意也。

鱼鲊《拾遗》

【释名】〔时珍曰〕按刘熙释名云:鲊,菹也。以盐糁酝酿而成也。诸鱼皆可为之。大者曰鲊,小者曰鲚。一云:南人曰鲚,北人曰鲊。

【气味】 甘、咸,平,无毒。〔藏器曰〕凡鲊皆发疮疥。鲊内有发,害人。〔瑞曰〕鲊不熟者,损人脾胃,反致疾也。〔时珍曰〕诸鲊皆不可合生胡荽、葵菜、豆藿、麦酱、蜂蜜食,令人消渴及霍乱。凡诸无鳞鱼鲊,食之尤不益人。

【主治】 癣疮,和柳叶捣碎炙热傅之。取酸臭者,连糁和屋上尘,傅虫疮及马病疮。藏器。治聤耳痔瘘,诸疮有虫,疗白驳、代指病,主下痢脓血。时珍。

【附方】 新二。**白驳风**以荷叶裹鲊令臭,拭热,频频擦之,取效乃止。千金方。**代指痛**先刺去脓血,炙鲊皮裹之。千金方。

鱼脂《拾遗》

【释名】 **鱼油**。〔时珍曰〕脂,旨也。其味甘旨也。

【气味】 **甘,温,有小毒**。〔时珍曰〕鱼脂点灯,盲人目。

【主治】 **瘕疾,用和石灰泥船鱼脂腥臭者二斤,安铜器内,燃火炷令暖,隔纸熨瘕上,昼夜勿息火。又涂牛狗疥,立愈**。藏器。〔时珍曰〕南番用鱼油和石灰舱船。亦用江豚油。

鱼鮵枕《纲目》

【释名】〔时珍曰〕诸鱼脑骨曰鮵,曰丁。鱼尾曰鮂,音抹,曰丙。鱼肠曰鲴,曰乙。鱼骨曰鲠,曰刺。鱼脬曰鳔,曰白。鱼翅曰鳍,曰鬣。鱼子曰鲦,曰鮫。

【主治】 **能销毒**。藏器。**解蛊毒。作器盛饮食,遇蛊辄裂破也**。时珍。延寿书。

鱼鳞《纲目》

【释名】〔时珍曰〕鳞者,粼也。鱼产于水,故鳞似粼;鸟产于林,故羽似叶;兽产于山,故毛似草。鱼行上水,鸟飞上风,恐乱鳞、羽也。

【主治】 **食鱼中毒,烦乱或成瘕积,烧灰水服二钱**。时珍。**诸鱼鳞烧灰,主鱼骨鲠**。别录。

鱼子《纲目》

【释名】 鲦音米。鮫音蚁。

【集解】〔孟诜曰〕凡鱼生子,皆粘在草上及土中。冬月寒水过后,亦不腐坏。到五月三伏日,雨中,便化为鱼,〔时珍曰〕凡鱼皆冬月孕子,至春末夏初则于湍水草际生子。有牡鱼随之,洒白盖其子。数日即化出,谓之鱼苗,最易长大。孟氏之说，盖出谬传也。

【气味】 缺。

【主治】 **目中障翳**。时珍。

【发明】〔时珍曰〕鱼子古方未见用。惟圣济总录治目决明散中用之，亦不言是何鱼之子。大抵当取青鱼、鲤、鲫之属尔。

【附方】 新一。**决明散**治一切远年障翳，弩肉，赤肿疼痛。用鱼子，活水中生下者半两，以硫黄水温温洗净，石决明、草决明、青葙子、谷精草、枸杞子、黄连、炙甘草、枳实麸炒、牡蛎粉、蛇蜕烧灰、白芷、龙骨、黄檗各一两，白附子炮、白蒺藜炒、黄芩炒、羌活各半两，虎睛一只切作七片，文武火炙干，每一料用一片，上通为末。每服三钱，五更时茶服，午、夜再服。赤白翳膜，七日减去。弩肉赤肿痛不可忍者，三五日见效。忌猪、鱼、酒、面、辛辣、色欲。凡遇恼怒酒色风热即疼者，是活眼，尚可医治；如不疼，是死眼，不必医也。总录。

诸鱼有毒《拾遗》

鱼目有睫，杀人。目得开合，杀人。逆腮，杀人。脑中白连珠，杀人。无鳃，杀人。二目不同，杀人。连鳞者，杀人。白鬐，杀人。腹中丹字，杀人。鱼师大者有毒，食之杀人。

本草纲目介部目录第四十五卷

李时珍曰：介虫三百六十，而龟为之长。龟盖介虫之灵长者也。周官·鳖人取互物以时籍昌角切，春献鳖蜃，秋献龟鱼。祭祀供蠃排蠃螺蚳池以授醢人。则介物亦圣世供馔之所不废者，而况又可充药品乎？唐宋本草皆混入虫鱼，今析为介部。凡四十六种，分为二类，曰龟鳖，曰蚌蛤。

神农本草经八种梁·陶弘景注　名医别录五种梁·陶弘景注　唐本草二种唐·苏恭　本草拾遗一十种唐·陈藏器　海药本草二种唐·李珣　蜀本草一种蜀·韩保升　开宝本草二种宋·马志嘉祐本草八种宋·掌禹锡　图经本草一种宋·苏颂　本草蒙筌一种明·陈嘉谟　本草纲目六种明·李时珍

【附注】魏·吴普本草　李当之药录　宋·雷敩炮炙论齐·徐之才药对　唐·甄权药性　孙思邈千金　唐·孟诜、张鼎食疗　杨损之删繁　萧炳四声　南唐·陈士良食性　宋·寇宗奭衍义　大明日华　金·张元素珍珠囊　元·李杲法象　王好古汤液吴瑞日用　朱震亨补遗　明·汪颖食物　明·宁源食鉴　明·汪机会编

本草纲目介部第四十五卷

介之一 | 龟鳖类一十七种

水龟《本经》上品

【释名】 玄衣督邮。〔时珍曰〕按许慎说文云：龟头与蛇同。故字上从它，其下象甲、足、尾之形。它即古蛇字也。又尔雅龟有十种，郭璞随文傅会，殊欠分明。盖山、泽、水、火四种，乃因常龟所生之地而名也。其大至一尺已上者，在水曰宝龟，亦曰蔡龟，在山曰灵龟，皆国之守宝而未能变化者也。年至百千，则具五色，而或大或小，变化无常，在水曰神龟，在山曰筮龟，皆龟之圣者也。火龟则生炎地，如火鼠也。摄龟则呷蛇龟也。文龟则蟠蟥、瑇瑁也。后世不分山、泽、水、火之异，通以小者为神龟，年久者为灵龟，误矣。本经龟甲止言水中者，而诸注始用神龟。然神龟难得，今人惟取水中常龟入药。故今总标水龟，而诸龟可该矣。

【集解】〔时珍曰〕甲虫三百六十，而神龟为之长。龟形象离，其神在坎。上隆而文以法天，下平而理以法地。背阴向阳，蛇头龙颈。外骨内肉，肠属于首，能运任脉。广肩大腰，卵生思抱，其息以耳。雌雄尾交，亦与蛇匹。或云大腰无雄者，谬也。今人视其底甲，以辨雌雄。龟以春夏出蛰脱甲，秋冬藏穴导引，故灵而多寿。南越志云：神龟，大如拳而色如金，上甲两边如锯齿，爪至利，能缘树食蝉。抱朴子云：千岁灵龟，五色具焉，如玉如石，变化莫测，或大或小，或游于莲叶之上，或伏于蓍丛之下。张世南质龟论云：龟老则神，年至八百，反大如钱。夏则游于香荷，冬则藏于藕节。其息有黑气如煤烟，在荷心，状甚分明。人见此气，勿辄惊动，但潜含油管喫之，即不能遁形矣。或云：龟闻铁声则伏，被蚊叮则死。香油抹眼，则入水不沉。老桑煮之则易烂。皆物理制伏之妙也。

龟甲

【释名】 神屋本经败龟版日华败将日华漏天机图经。〔时珍曰〕并隐名也。

【集解】〔别录曰〕龟甲生南海池泽及湖水中，采无时。勿令中湿，湿即有毒。〔陶弘景曰〕此用水中神龟，长一尺二寸者为善。厴可供卜，壳可入药，亦入仙方。当以生龟炙取。〔韩保升曰〕湖州、江州、交州者，骨白而厚，其色分明，供卜、入药最良。〔大明曰〕卜龟小而腹下曾钻十遍者，名败龟版，入药良。〔苏颂曰〕今江湖间皆有之。入药须用神龟。神龟版当心前一处，四方透明，如琥珀色者最佳。其头方脚短，壳圆版白者，阳龟也；头尖脚长，壳长版黄者，阴龟也。阴人用阳，阳人用阴。今医家亦不知如此分别。〔时珍曰〕古者取龟用秋，攻龟用春。今之采龟者，聚至百十，生锯取甲，而食其肉。彼有龟王、龟相、龟将等名，皆视其腹背左右之以别之。龟之直中文，名曰千里。其首之横文第一级左右有斜理皆接乎千里者，即龟王也。他龟即无此矣。言占事帝王用王，文用相，武用将，各依等级。其说与逸礼所载天子一尺二寸、诸侯八寸、大夫六寸、士庶四寸之说相合，亦甚有理。若夫神龟、宝龟，世所难得，则入药亦当依此用之可也。日华用卜龟小甲，盖取便耳。又按经云：龟甲勿令中湿。一名神屋。陶言厣可供卜，壳可入药。则古者上下甲皆用之。至日华始用龟版，而后人遂主之矣。

【正误】〔吴球曰〕先贤用败龟版补阴，借其气也。今人用钻过及煮过者，性气不存矣。惟灵山诸谷，因风坠自败者最佳，田池自败者次之，人打坏者又次之。〔时珍曰〕按陶氏用生龟炙取，日华用灼多者，皆以其有生性神灵也。曰败者，谓钻灼陈久如败也。吴氏不达此理，而反用自死枯败之版，复谓灼者失性，谬矣。纵有风坠自死者，亦山龟耳。浅学立异误世，鄙人据以为谈，故正之。

【修治】 以龟甲锯去四边，石上磨净，灰火炮过，涂酥炙黄用。亦有酒炙、醋炙、猪脂炙、烧灰用者。

【气味】 甘，平，有毒。〔甄权曰〕无毒。〔时珍曰〕按经云：中湿者有毒，则不中湿者无毒矣。〔之才曰〕恶沙参、蜚蠊，畏狗胆。瘦银。

【主治】 甲：治漏下赤白，破癥瘕痎疟，五痔阴蚀，湿痹四肢重弱，小儿囟不合。久服，轻身不饥。本经。惊恚气，心腹痛，不可久立，骨中寒热，伤寒劳复，或肌体寒热欲死，以作汤，良。久服，益气资智，使人能食。烧灰，治小儿头疮难燥，女子阴疮。别录。溺：主久嗽，断疟。弘景。壳：炙末酒服，主风脚弱。萧炳。版：治血麻痹。日华。烧灰，治脱肛。甄权。下甲：补阴，主阴血不足，去瘀血，止血痢，续筋骨，治劳倦，四肢无力。震亨。治腰脚酸痛，补心肾，益大肠，止久痢久泄，主难产，消痈肿。烧灰，傅臁疮。时珍。

【发明】〔震亨曰〕败龟版属金、水，大有补阴之功，而本草不言，惜哉！盖龟乃阴中至阴之物，禀北方之气而生，故能补阴、治血、治劳也。〔时珍曰〕龟、鹿皆灵而有寿。龟首常藏向腹，能通任脉，故取其甲以补心、补肾、补血，皆以养阴也。鹿鼻常反向尾，能通督脉，故取其角以补命、补精、补气，皆以养阳也。乃物理之玄微，神工之能事。观龟甲所主诸病，皆属阴虚血弱，自可心解矣。又见

水
龟

鳖甲。

【附方】旧二,新十二。**补阴丸**丹溪方用龟下甲酒炙、熟地黄九蒸九晒各六两,黄檗盐水浸炒、知母酒炒各四两,石器为末,以猪脊髓和丸梧子大。每服百丸,温酒下。一方:去地黄,加五味子炒一两。**疟疾不止**龟版烧存性,研末。酒服方寸匕。海上名方。**抑结不散**用龟下甲酒炙五两,侧柏叶炒一两半,香附童便浸炒三两,为末,酒糊丸梧子大。每空心温酒服一百丸。**胎产下痢**用龟甲一枚,醋炙为末。米饮服一钱,日二。经验方。**难产催生**秘录用龟甲烧末,酒服方寸匕。摘玄:治产三五日不下,垂死,及矮小女子交骨不开者,用干龟壳一个酥炙,妇人头发一握烧灰,川芎、当归各一两。每服秤七钱,水煎服。如人行五里许,再一服。生胎、死胎俱下。**肿毒初起**败龟版一枚,烧研,酒服四钱。小山。**妇人乳毒**同上方。**小儿头疮**龟甲烧灰敷之。圣惠方。**月蚀耳疮**同上。**口吻生疮**同上。**臁疮朽臭**生龟一枚取壳,醋炙黄,更煅存性,出火气,入轻粉、麝香。葱汤洗净,搽敷之。急救方。**人咬伤疮**龟版骨、鳖肚骨各一片,烧研。油调搽之。叶氏摘玄。**猪咬成疮**龟版烧研,香油调搽之。叶氏摘玄。

肉

【气味】**甘、酸,温,无毒。**〔弘景曰〕作羹臛大补,而多神灵,不可轻杀。书家所载甚多,此不具说。〔思邈曰〕六甲日、十二月俱不可食,损人神。不可合猪肉、菰米、瓜、苋食,害人。

【主治】**酿酒,治大风缓急,四肢拘挛,或久瘫缓不收,皆瘥。**苏恭。**煮食,除湿痹风痹,身肿蹉折。**孟诜。**治筋骨疼痛及一二十年寒嗽,止泻血、血痢。**时珍。

【发明】〔时珍曰〕按周处风土记云:江南五月五日煮肥龟,入盐、豉、蒜、蓼食之,名曰菹龟。取阴内阳外之义也。

【附方】旧一,新六。**热气湿痹**腹内积热。用龟肉同五味煮食之。微泄为效。普济方。**筋骨疼痛**用乌龟一个,分作四脚。每用一脚,入天花粉、枸杞子各一钱二分,雄黄五分,麝香五分,槐花三钱,水一碗煎服。纂要奇方。**十年咳嗽**或二十年医不效者,生龟三枚,治如食法,去肠,以水五升,煮取三升浸曲,酿秫米四升如常法,饮之令尽,永不发。又方:用生龟一枚着坎中,令人溺之,浸至三日,烧研。以醇酒一升,和末如干饭,顿服。须臾大吐,嗽囊出则愈,小儿减半。**痢及泻血**乌龟肉,以沙糖水拌,椒和,炙煮食之。多度即愈。普济方。**劳瘵失血**田龟煮取肉,和葱、椒、酱、油煮食。补阴降火,治虚劳失血咯血,咳嗽寒热,累用经验。吴球便民食疗。**年久痔漏**田龟二三个,煮取肉,入茴香、葱、酱,常常食，累验。此疾大忌糟、醋等热物。便民食疗。

血

【气味】　咸，寒，无毒。

【主治】　涂脱肛。甄权。治打扑伤损，和酒饮之，仍捣生龟肉涂之。时珍。

胆汁

【气味】　苦，寒，无毒。

【主治】　痘后目肿，经月不开，取点之，良。时珍。

溺

【采取】　〔颂曰〕按孙光宪北梦琐言云：龟性妒而与蛇交。惟取龟置瓦盆中，以鉴照之。龟见其影，则淫发失尿。急以物收取之。又法：以纸炷火，以点其尻，亦致失尿，但差缓耳。〔时珍曰〕今人惟以猪鬃或松叶刺其鼻，即尿出。似更简捷也。

【主治】　滴耳，治聋。藏器。点舌下，治大人中风舌喑，小儿惊风不语。摩胸、背，治龟胸、龟背。时珍。

【发明】　〔时珍曰〕龟尿走窍透骨，故能治喑、聋及龟背，染髭发也。按岣嵝神书言：龟尿磨瓷器，能令软；磨墨书石，能入数分。即此可推矣。

【附方】　旧一，新二。小儿龟背以龟尿摩其胸背，久久即瘥。孙真人。中风不语乌龟尿点少许于舌下，神妙。寿域。须发早白以龟尿调水蛭细末，日日撚之，自黑。末忌粗。谈野翁方。

秦龟《别录》上品

【释名】　山龟。〔宗奭曰〕龟则四方皆有。但秦地山中多老龟，极大而寿，故取为用，以地别名。

【集解】　〔别录曰〕秦龟生山之阴土中。二月、八月采。〔保升曰〕今江南、岭南处处有之，冬月藏土中，春夏秋即出游溪谷。古人独取秦地者耳。〔弘景曰〕此即山中龟不入水者。其形大小无定，方药稀用。〔恭曰〕秦龟即蟕蠵，更无别也。〔士良曰〕秦人呼蟕蠵为山龟，是矣。〔藏器曰〕蟕蠵生海水中。秦龟生山阴，是深山中大龟，如碑下趺者。食草根竹萌，冬蛰春出。卜人亦取以占山泽，揭甲亦可饰器物。〔颂曰〕蟕蠵生岭南，别是一种山龟，非秦龟也。龟类甚多，罕能遍识。盖近世货币不用，知卜者稀，故尔弗贵也。〔时珍曰〕山中常龟，鹿喜食之。其大而可卜者，曰灵龟，年至百岁能变化者，曰筮龟。或伏于蓍草之下，或游于卷耳、苓叶之上。抱朴子所谓山中巳日称时君者为龟，即此也。其蟕蠵或以为山龟，或云生海水中，其说不定。按山海经蟕龟生深泽中。应劭注汉书云：灵蟕，大龟也。雌曰蟕蠵，雄曰玳瑁。观此则秦龟是山龟，蟕蠵是泽龟，与尔雅山龟、泽龟、水龟相合。盖一种二类，故其占卜、入药、饰器、功用尤同耳。

甲

【修治】〔李珣曰〕经卜者更妙。以酥或酒炙黄用。

【气味】 苦，温，无毒。

【主治】 除湿痹气，身重。四肢关节不可动摇。别录。顽风冷痹，关节气壅，妇人赤白带下，破积癥。孟诜。补心。宗奭。治鼠瘘。时珍。

【发明】〔宗奭曰〕大龟灵于物，故方家用以补心，然甚有验。〔时珍曰〕见龟甲。

【附方】 新一。鼠瘘刘涓子用山龟壳炙、狸骨炙、甘草炙、雄黄、桂心、干姜等分为末，饮服方寸匕，仍以艾灸疮上，用蜜和少许，入疮中，良。

头

【主治】 阴干炙研服，令人长远入山不迷。孟诜。〔弘景曰〕前臑骨佩之亦然耳。

蟕龟《纲目》

【释名】 蟕蠵音兹夷。灵蟕汉书灵龟郭璞注鼊鼊音拘壁。一作蚼蟧。赑屃音备戏。杂俎作系臂者非。皮名龟筒。〔时珍曰〕蟕蠵鸣声如兹夷，故名。鼊鼊者，南人呼龟皮之音也。赑屃者，有力貌，今碑趺象之。或云大者为蟕蠵、赑屃，小者为鼊。甚通。

【集解】〔弘景曰〕蟕蠵生广州。〔恭曰〕即秦龟也。〔藏器曰〕蟕蠵生海边。甲有文，堪为物饰。非山龟也。〔保升曰〕苏恭之说，非通论也。按郭璞尔雅注云：赑屃出涪陵郡，大龟也。其缘甲文似瑇瑁，能鸣。甲亦可卜，俗呼灵龟是矣。〔颂曰〕蟕蠵别是一种山龟之大者，非秦龟也。岭表录异云：潮、循间甚多。人立背上，可负而行。乡人取壳，以生得全者为贵。初用木换出其肉。龟被楚毒，鸣吼如牛，声振山谷。古人谓生龟脱筒，指此。工人以其甲通明黄色者，煮拍陷瑇瑁为器，谓之龟筒。入药亦以生脱为主。〔日华曰〕蟕蠵即鼊鼊也。皮可宝装饰物。〔时珍曰〕蟕蠵诸说不一。按山海经云：蟕龟生深泽中。注云：大龟也。甲有文采，似瑇瑁而薄。应劭注汉书云：灵蟕，大龟也。雄曰瑇瑁，雌曰蟕蠵。据此二说,皆出古典。质以众论,则蠵蠵即鼋鼍之大者,当以藏器、日华为准也。生于海边,山居水食,瑇瑁之属。非若山龟不能入水也。故功用专于解毒,与瑇瑁相同,自可意会。刘欣期交州记云:蚼蠵似瑇瑁,大如笠,四足缦胡无指爪。其甲有黑珠文采,斑似锦文。但薄而色浅,不任作器,惟堪贴饰。今人谓之鼍皮。临海水土记云:其形如龟鳖身。其甲黄点有光。广七八寸,长二三尺。彼人以乱瑇瑁。肉味如鼋可食。卵大如鸭卵,正圆,生食美于鸟卵。酉阳杂俎云:系臂状如龟,生南海。捕者必先祭后取之。

肉

【气味】 甘,平,无毒。

【主治】 去风热,利肠胃。时珍。

血

【气味】 咸,平,微毒。

【主治】 疗俚人毒箭伤。弘景。中刀箭闷绝者,刺饮便安。日华。〔藏器曰〕南人用燋铜及蛇汁毒,亦多养此用。

龟筒

【释名】 鼍皮

【气味】 甘、咸,平,无毒。

【主治】 血疾,及中刀箭毒,煎汁饮。大明。解药毒、蛊毒。时珍。

【附录】 鼋鼍音迷麻鼂音朝 〔时珍曰〕按临海水土记云:鼋鼍,状似鼋鼍而甲薄,形大如龟,味极美,一枚有膏三斛,又有鼂,亦如鼋鼍,腹如羊胃可啖。并生海边沙中。

瑇瑁宋《开宝》

【释名】 玳瑁音代昧,又音毒目。〔时珍曰〕其功解毒,毒物之所媚嫉者,故名。

【集解】〔藏器曰〕瑇瑁生岭南海畔山水间。大如扇似龟,甲中有文。〔士良曰〕其身似龟,首、嘴如鹦鹉。〔颂曰〕今广南皆有,龟类也。大者如盘,其腹、背甲皆有红点斑文。入药须用生者乃灵。凡遇饮食有毒,则必自摇动,死者则不能,神矣。今人多用杂龟筒作器皿,皆杀取之,又经煮拍,故生者殊难得。〔时珍曰〕按范成大虞衡志云:玳瑁生海洋深处,状如龟鼋,而壳稍长,背有甲十二片,黑白斑文,相错而成。其裙边缺如锯齿。无足而有四鬣,前长后短,皆有鳞，斑文如甲。海人养以盐水，饲以小鱼。又顾玠海槎录云：大者难得，小者时时有之。但老者甲厚而色明，小者甲薄而色暗。世言鞭血成斑，谬矣。取时必倒悬其身，用滚醋泼之。则甲逐片应手落下。南方异物志云：大者如籧篨。背上有鳞大如扇，取下乃见其文。煮柔作器，治以鲛鱼皮，莹以枯木叶，即光辉矣。陆佃云：瑇瑁不再交，望卵影抱，谓之护卵。

甲

【气味】 甘，寒，无毒。〔宗奭曰〕入药用生者，性味全也。既经汤火，即不堪用，与生、熟犀义同。

【主治】 解岭南百药毒。藏器。破癥结，消痈毒，止惊痫。日华。疗心风，解烦热，行气血，利大小肠，功与肉同。士良。磨汁服，解蛊毒。生佩之，辟蛊毒。苏颂。解痘毒，镇心神，急惊客忤，伤寒热结狂结。时珍。

【发明】〔时珍曰〕瑇瑁解毒清热之功，同于犀角。古方不用，至宋时至宝丹始用之也。又见鳖甲。

【附方】 旧一，新三。解蛊毒生瑇瑁磨浓汁，水服一盏即消。杨氏产乳。预解痘毒遇行时服此，未发内消，已发稀少。用生瑇瑁、牛犀角各磨汁一合，和匀。温服半合，日三服，最良。灵苑方。痘疮黑陷乃心热血凝也。用生瑇瑁、生犀角同磨汁一合，入猪心血少许，紫草汤五匙，和匀，温服。闻人规痘疹论。迎风目泪乃心肾虚热也。用生瑇瑁、羚羊角各一两，石燕子一双，为末。每服一钱，薄荷汤下，日一服。鸿飞集。

肉

【气味】 甘，平，无毒。

【主治】 诸风毒，逐邪热，去胸膈风痰，行气血，镇心神，利大小肠，通妇人经脉。士良。

血

【主治】 解诸药毒，刺血饮之。开宝。

【附录】 撒八儿 〔时珍曰〕按刘郁西使记云：出西海中。乃瑇瑁遗精，蛟鱼吞食吐出，年深结成者，其价如金。伪作者，乃犀牛粪也。窃谓此物贵重如此，必有功用，亦不知果是瑇瑁遗精否。亦无所询证。姑附于此，以俟博识。

绿毛龟《蒙筌》

【释名】 绿衣使者纲目。

【集解】〔时珍曰〕绿毛龟出南阳之内乡及唐县，今惟蕲州以充方物。养鬻者取自溪涧，畜水缸中，饲以鱼虾，冬则除水。久久生毛，长四五寸。毛中有金线，脊骨有三棱，底甲如象牙色，其大如五铢钱者，为真。他龟久养亦生毛，但大而无金线，底色黄黑为异尔。南齐书载永明中有献青毛神龟者，即此也。又录异记云：唐玄宗时，方士献径寸小龟，金色可爱。云置碗中，能辟蛇虺之毒。此亦龟之异也。

【修治】〔时珍曰〕此龟古方无用者。近世滋补方往往用之，大抵与龟甲同功。刘氏先天丸用之，其法用龟九枚，以活鲤二尾安釜中，入水，覆以米筛，安龟在筛上蒸熟，取肉晒干。其甲仍以酥炙黄，入药用。又有连甲、肉、头、颈俱用者。

【气味】 **甘、酸，平，无毒。**

【主治】 **通任脉，助阳道，补阴血，益精气，治痿弱。** 时珍。**缚置额端，能禁邪疟；收藏书笥，可辟蠹虫。** 嘉谟。

疟龟《拾遗》

【集解】〔藏器曰〕生高山石下，偏头大嘴。

【气味】 **无毒。**

【主治】 **老疟发作无时，名瘴疟，俚人呼为妖疟。用此烧灰，顿服二钱，当微利。用头弥佳。或发时煮汤坐于中，或悬于病人卧处。** 藏器。

鹗龟《拾遗》

【集解】〔藏器曰〕生南海。状如龟，长二三尺，两目在侧如鹗。亦呼水龟，非前水龟也。

【气味】 **无毒。**

【主治】 **妇人难产，临月佩之，临时烧末酒服。** 藏器。

【附录】 **旋龟** 〔时珍曰〕按山海经云：杻阳之山，怪水出焉。中多旋龟，鸟首虺尾，声如破木，佩之已聋。亦此类也。

摄龟《蜀本草》

【释名】 **呷蛇龟** 日华作夹蛇。**陵龟** 郭璞 **鸯龟** 陶弘景 **蠳龟** 抱朴子。〔恭曰〕鸯

龟腹折,见蛇则呷而食之,故楚人呼呷蛇龟。江东呼陵龟,居丘陵也。〔时珍曰〕
既以呷蛇得名,则摄亦蛇音之转,而蠵亦鹜音之转也。

【集解】〔弘景曰〕鹜,小龟也,处处有之,狭小而长尾。用卜吉凶,正与龟
相反。〔保升曰〕摄龟腹小,中心横折,能自开阖,好食蛇也。

肉

【气味】 **甘、寒,有毒。**〔诜曰〕此物噉蛇,肉不可食,壳亦不堪用。

【主治】 **生研,涂扑损筋脉伤。**士良。**生捣,罯蛇伤,以其食蛇也。**陶
弘景。

尾

【主治】 **佩之辟蛇。蛇咬,则刮末傅之。便愈。**抱朴子。

甲

【主治】 **人咬疮溃烂,烧灰傅之。**时珍。出摘玄。

贲龟音奔《纲目》

【释名】 **三足龟**尔雅。

【集解】〔时珍曰〕按山海经云:狂水西注伊水,中多三足龟。食之无大疾,
可以已肿。唐书云:江州献六眼龟。大明会典云:暹逻国献六足龟。宋史云:赵
霆献两头龟。此又前人所未知者也。

肉

【气味】

【主治】 **食之,辟时疾,消肿。**山海经。

鳖《本经》中品

【释名】 **团鱼**俗名神守。〔时珍曰〕鳖行蹩躄,故谓之鳖。淮南子曰:鳖无
耳而守神。神守之名以此。陆佃云:鱼满三千六百,则蛟龙引之而飞,纳鳖守之
则免。故鳖名守神。**河伯从事**古今注。

【集解】〔时珍曰〕鳖,甲虫也。水居陆生,穿脊连胁,与龟同类。四缘有肉
裙,故曰龟,甲里肉;鳖,肉里甲。无耳,以目为听。纯雌无雄,以蛇及鼋为匹。
故万毕术云:烧鼋脂可以致鳖也。夏月孚乳,其抱以影。埤雅云:卵生思抱。其
状随日影而转。在水中,上必有浮沫,名鳖津。人以此取之。今有呼鳖者,作声

抚掌，望津而取，百十不失。管子云：涸水之精名曰蚴。以名呼之，可取鱼鳖。正此类也。类从云：鼍一鸣而鳖伏。性相制也。又畏蚊。生鳖遇蚊叮则死，死鳖得蚊煮则烂，而熏蚊者复用鳖甲。物相报复如此，异哉。淮南子曰：膏之杀鳖，类之不可推也。

鳖甲

【修治】〔别录曰〕鳖甲生丹阳池泽。采无时。〔颂曰〕今处处有之，以岳州沅江所出甲有九肋者为胜，入药以醋炙黄用。〔弘景曰〕采得，生取甲，剔去肉者，为好。凡有连厌及干岩者便真。若肋骨出者是煮熟，不可用。〔𢽾曰〕凡使，要绿色、九肋、多裙、重七两者为上。用六一泥固瓶子底，待干，安甲于中，以物支起。若治癥块定心药。用头醋入瓶内，大火煎，尽三升，乃去裙、肋骨，炙干入用。若治劳去热药，不用醋，用童子小便煎，尽一斗二升，乃去裙留骨，石臼捣粉，以鸡膍皮裹之，取东流水三斗盆盛，阁于盆上，一宿取用，力有万倍也。〔时珍曰〕按卫生宝鉴云：凡鳖甲，以煅灶灰一斗，酒五升，浸一夜，煮令烂如胶漆用，更佳。桑柴灰尤妙。

【气味】 咸，平，无毒。〔之才曰〕恶矾石、理石。

【主治】 心腹癥瘕，坚积寒热，去痞疾息肉，阴蚀痔核恶肉。本经。疗温疟，血瘕腰痛，小儿胁下坚。别录。宿食，癥块痃癖，冷瘕劳瘦，除骨热，骨节间劳热，结实壅塞，下气，妇人漏下五色，下瘀血。甄权。去血气，破癥结恶血，堕胎。消疮肿肠痈，并扑损瘀血。日华。补阴补气。震亨。除老疟疟母，阴毒腹痛，劳复食复，斑痘烦喘，小儿惊痫，妇人经脉不通，难产，产后阴脱，丈夫阴疮石淋，敛溃痈。时珍。

【发明】〔宗奭曰〕经中不言治劳，惟药性论治劳瘦骨热，故虚劳多用之。然甚有据，但不可过剂耳。〔时珍曰〕鳖甲乃厥阴肝经血分之药，肝主血也。试常思之，龟、鳖之属，功各有所主。鳖色青入肝，故所主者，疟劳寒热，痃瘕惊痫，经水痈肿阴疮，皆厥阴血分之病也。玳瑁色赤入心，故所主者，心风惊热，伤寒狂乱，痘毒肿毒，皆少阴血分之病也。秦龟色黄入脾，故所主者，顽风湿痹，身重蛊毒，皆太阴血分之病也。水龟色黑入肾，故所主者，阴虚精弱，腰脚瘙痿，阴疟泄痢，皆少阴血分之病也。介虫阴类，故并阴经血分之病，从其类也。

【附方】 旧十三，新六。老疟劳疟用鳖甲醋炙研末，酒服方寸匕。隔夜一服，清早一服，临时一服，无不断者。入雄黄少许，更佳。肘后。奔豚气痛上冲心腹。鳖甲醋炙三两，京三棱煨二两，桃仁去皮尖四两，汤浸研汁三升，煎二升，入末，煎良久，下醋一升，煎如饧，以瓶收之。每空心酒服半匙。圣济录。血瘕癥癖〔甄权曰〕用鳖甲、琥珀、大黄等分作散，酒服二钱，少时恶血即下。若妇人小肠中血下尽，即休服也。痃癖癥积〔甄权曰〕用鳖甲醋炙黄研末，牛乳一合，每调一匙，朝朝服之。妇人漏下〔甄权曰〕鳖甲醋炙研末，清酒服方寸匕，日二。又用干姜、鳖甲、诃黎勒皮等分为末，糊丸。空心下三十丸，日再。妇人难产鳖甲烧存性，研末。酒服方寸匕，立出。梅师。劳复食复笃病初起，受劳伤食，致复欲死者。鳖甲烧研，水服方寸匕。肘后方。小儿痫疾用鳖甲炙研，乳服一钱，日二，亦可蜜丸服。子母录。卒得腰痛不可俯仰。用鳖甲炙研末，酒服方寸匕，日二。肘后方。沙石淋痛用九肋鳖甲醋炙研末，酒服方寸匕，日三服。石出瘥。肘后方。阴虚梦泄九肋鳖甲烧研。每用一字，以酒半盏，童尿半盏，葱白七寸同煎。去葱，日晡时服之。出臭汗为度。医垒元戎。吐血不止鳖甲、蛤粉各一两，同炒色黄，熟地黄一两半，晒干，为末。每服二钱，食后茶下。圣济录。癥痘烦喘小便不利者。用鳖甲二两，灯心一把，水一升半，煎六合，分二服。凡患此，小便有血者，中坏也。黑厌无脓者，十死不治。庞安时伤寒论。痈疽不敛不拘发背一切疮。用鳖甲烧存性，研掺甚妙。李楼怪症奇方。肠痈内痛鳖甲烧存性研，水服一钱，日三。传信方。阴头生疮人不能治者。鳖甲一枚烧研，鸡子白和傅。千金翼。涊唇紧裂用鳖甲及头，烧研傅之。类要。人咬指烂久欲脱者。鳖甲烧灰傅之。叶氏摘玄方。

肉

【气味】 甘，平，无毒。〔颂曰〕久食，性冷损人。〔藏器曰〕礼记食鳖去丑，谓颈下有软骨如龟形者也。食之令人患水病。凡鳖之三足者，赤足者，独目者，头足不缩者，其目四陷者，腹下有王字、卜字文者，腹有蛇文者，是蛇化也，在山上者名旱鳖，并有毒杀人，不可食。〔弘景曰〕不可合鸡子食，苋菜食。昔有人剉鳖，以赤苋同包置湿地，经旬皆成生鳖。又有裹鳖甲屑，经五月皆成鳖者。〔思邈曰〕不可合猪、兔、鸭肉食，损人。不可合芥子食，生恶疮。妊妇食之，令子短项。〔时珍曰〕案三元参赞书言：鳖性冷，发水病。有冷劳气、癥瘕人不宜食之。生生编言：鳖性热。戴原礼言：鳖之阳聚于上甲，久食令人生发背。似与性冷之说相反。盖鳖性本不热，食之者和以椒、姜热物太多，失其本性耳。鳖性畏葱及桑灰。凡食鳖者，宜取沙河小鳖斩头去血，以桑灰汤煮熟，去骨甲换水再煮，入葱、酱作羹膳食乃良。其胆味辣，破入汤中，可代椒而辟腥气。李九华云：鳖肉主聚，鳖甲主散。食鳖，剉甲少许入之，庶几稍平。又言：薄荷煮鳖能害人。此皆人之所不知者也。

【主治】 伤中益气，补不足。别录。热气湿痹，腹中激热，五味煮食，当微泄。藏器。**妇人漏下五色，羸瘦，宜常食之。**孟诜。**妇人带下，血瘕腰痛。**日华。**去血热，补虚。久食，性冷。**苏颂。**补阴。**震亨。**作臛食，治久痢，长髭须。作丸服，治虚劳痃癖脚气。**时珍。

【附方】 新三。**痃癖气块**用大鳖一枚，以蚕沙一斗，桑柴灰一斗，淋汁五度，同煮如泥，去骨再煮成膏，捣丸梧子大。每服十丸，日三。圣惠方。**寒湿脚气疼不可忍。**用团鱼二个，水二斗，煮一斗，去鱼取汁，加苍耳、苍术、寻风藤各半斤，煎至七升，去渣，以盆盛熏蒸，待温浸洗，神效。乾坤生意。**骨蒸咳嗽潮热。**团鱼丸：用团鱼一个，柴胡、前胡、贝母、知母、杏仁各五钱，同煮，待熟去骨、甲、裙，再煮。食肉饮汁，将药焙研为末，仍以骨、甲、裙煮汁，和丸梧子大。每空心黄芪汤下三十丸，日二服。服尽，仍治参、芪药调之。奇效方。

脂
【主治】 除日拔白发，取脂涂孔中，即不生。欲再生者，白犬乳汁涂之。藏器。

头阴干。
【主治】 烧灰，疗小儿诸疾，妇人产后阴脱下坠，尸疰心腹痛。恭。**傅历年脱肛不愈。**日华。

【附方】 旧一，新二。**小儿尸疰劳瘦，**或时寒热。用鳖头一枚烧灰，新汲水服半钱，日一服。圣惠方。**产后阴脱**千金用鳖头五枚烧研，井华水服方寸匕，日三。录验加葛根二两，酒服。**大肠脱肛**久积虚冷。以鳖头炙研，米饮服方寸匕，日二服。仍以末涂肠头上。千金。

头血
【主治】 涂脱肛。出甄权。**风中血脉，口眼㖞僻，小儿疳劳潮热。**时珍。

【发明】〔时珍曰〕按千金方云：目眴唇动口㖞，皆风入血脉，急以小续命汤服之。外用鳖血或鸡冠血，调伏龙肝散涂之，干则再上，甚妙。盖鳖血之性，急缩走血，故治口㖞、脱肛之病。

【附方】 新二。**中风口㖞**鳖血调乌头末涂之。待正，则即揭去。肘后方。**小儿疳劳**治潮热往来，五心烦燥，盗汗咳嗽，用鳖血丸主之。以黄连、胡黄连各称二两，以鳖血一盏，吴茱萸一两，同入内浸过一夜，炒干，去茱、血研末。入柴胡、川芎、芜荑各一两，人参半两，使君子仁二十个，为末，煮粟米粉糊和，为丸如黍米大。每用熟水，量大小，日服三。全幼心鉴。

卵
【主治】 **盐藏煨食，止小儿下痢。**时珍。

鳖

爪

【主治】 五月五日收藏衣领中，令人不忘。肘后。

纳鳖宋《图经》

【集解】〔颂曰〕鳖之无裙，而头足不缩者，名曰纳，亦作魶。

肉

【气味】 有毒。〔颂曰〕食之令人昏塞。以黄芪、吴蓝煎汤服之，立解。

甲

【气味】 有小毒。

【主治】 传尸劳，及女子闭经。苏颂。

能鳖奴来切《纲目》

【释名】 三足鳖。

【集解】〔时珍曰〕尔雅云：鳖三足为能。郭璞云：今吴兴阳羡县君山池中出之。或以鲧化黄熊即此者，非也。

肉

【气味】 大寒，有毒。〔颂曰〕食之杀人。〔时珍曰〕按姚福庚己编云：太仓民家得三足鳖，命妇烹，食毕入卧，少顷形化为血水，止存发耳。邻人疑其妇谋害，讼之官。时知县黄廷宣鞫问不决，乃别取三足鳖，令妇如前烹治，取死囚食之，入狱亦化如前人。遂辨其狱。窃谓能之有毒，不应如此。然理外之事，亦未可以臆断也。而山海经云：从水多三足鳖，食之无蛊疫。近亦有人误食而无恙者，何哉？盖有毒害人，亦未必至于骨肉顿化也。

【主治】 折伤，止痛化血，生捣涂之。道家辟诸厌秽死气，或画像止之。苏颂。

朱鳖《拾遗》

【集解】〔藏器曰〕生南海。大如钱，腹赤如血。云在水中着水马脚，皆令仆倒也。〔时珍曰〕按淮南子云：朱鳖浮波，必有大雨。

【主治】 丈夫佩之，刀剑不能伤。妇女佩之，有媚色。藏器。

珠鳖《纲目》

【集解】〔时珍曰〕按山海经云：葛山澧水有珠鳖。状如肺而有目，六足有珠。一统志云：生高州海中。状如肺，四目六足而吐珠。吕氏春秋云：澧水鱼之美者，名曰珠鳖，六足有珠。淮南子云：蛤、蟹、珠鳖，与月盛衰。埤雅云：鳖珠在足，蚌珠在腹。皆指此也。

【气味】 甘，酸，无毒。

【主治】 食之，辟疫疠。时珍。

鼋《拾遗》

【释名】〔时珍曰〕按说文云：鼋，大鳖也。甲虫惟鼋最大，故字从元。元者，大也。

【集解】〔颂曰〕鼋生南方江湖中。大者围一二丈。南人捕食之。肉有五色而白者多。其卵圆大如鸡、鸭子，一产一二百枚。人亦掘取以盐淹食，煮之白不凝。〔藏器曰〕性至难死，剔其肉尽，口犹咬物。可张鸟鸢。〔弘景曰〕此物老者，能变为魅，非急弗食之。〔时珍曰〕鼋如鳖而大，背有膈胒，青黄色，大头黄颈，肠属于首。以鳖为雌，卵生思化，故曰鼋鸣鳖应。淮南云：烧鼋脂以致鳖。皆气类相感也。张鼎云：其脂摩铁则明。或云：此物在水食鱼，与人共体，具十二生肖肉，裂而悬之，一夜便觉垂长也。

甲

【气味】 甘，平，无毒。

【主治】 炙黄酒浸，治瘰疬，杀虫逐风，恶疮痔瘘，风顽疥瘙，功同鳖甲。藏器。五脏邪气，杀百虫毒、百药毒，续筋骨。日华。妇人血热。苏颂。

肉

【气味】 甘，平，微毒。

【主治】 湿气、邪气、诸虫。藏器。食之补益。陶弘景。

脂

【主治】 摩风及恶疮。孟诜。

胆

【气味】 苦，寒，有毒。

【主治】 喉痹，以生姜、薄荷汁化少许服，取吐。时珍。

蟹《本经》中品

【释名】 **螃蟹**蟹谱**郭索**扬雄方言**横行介士**蟹谱**无肠公子**抱朴子**雄曰蜋蛫，雌曰博带**广雅。〔宗奭曰〕此物之来，秋初如蝉蜕壳，名蟹之意。必取此义。〔时珍曰〕按傅肱蟹谱云：蟹，水虫也，故字从虫。亦鱼属也，故古文从鱼。以其横行，则曰螃蟹。以其行声，则曰郭索。以其外骨，则曰介士。以其内空，则曰无肠。

【集解】〔别录曰〕蟹生伊洛池泽诸水中。取无时。〔弘景曰〕蟹类甚多，蟛蜞、拥剑、蟛蜎皆是，并不入药。海边又有蟛蜞，似蟛蜎而大，似蟹而小，不可食。蔡谟初渡江，不识蟛蜞，啖之几死。叹曰：读尔雅不熟，为学者所误也。〔颂曰〕今淮海、汴京、河北陂泽中多有之，伊洛乃反难得也。今人以为食品佳味。俗传八月一日取稻芒两枝，长一二寸许，东行输送其长。故今南方捕蟹，差早则有衔芒。须霜后输芒方可食之，否则毒尤猛也。其类甚多。六足者名蛫，音跪，四足者名北，皆有大毒，不可食。其壳阔而多黄者名蟛，生南海中，其螯最锐，断物如芟刈也，食之行风气。其扁而最大，后足阔者，名蝤蛑，南人谓之拨棹子，以其后脚如棹也。一名蟳。随潮退壳，一退一长。其大者如升，小者如盏碟。两螯如手，所以异于众蟹也。其力至强，八月能与虎斗，虎不如也。一螯大、一螯小者，名拥剑，一名桀步。常以大螯斗，小螯食物。又名执火，以其螯赤也。其最小无毛者，名蟛蜎，音越，吴人讹为彭越。尔雅云：螖蟀，小者蟧。郭璞注云：即蟛蜎也。〔时珍曰〕蟹，横行甲虫也。外刚内柔，于卦象离。骨眼蜩腹，蜞脑鲎足，二螯八跪，利钳尖爪，壳脆而坚，有十二星点。雄者脐长，雌者脐团。腹中之黄，应月盈亏。其性多躁，引声噀沫，至死乃已。生于流水者，色黄而腥；生于止水者，色绀而馨。佛书言：其散子后即自枯死。霜前食物故有毒，霜后将蛰故味美。所谓入海输芒者，亦谬谈也。蟛蜞大于蟛蜎，生于陂池田港中，故有毒，令人吐下。似蟛蜞而生于沙穴中，见人便走者，沙狗也，不可食。似蟛蜞而生海中，潮至出穴而望者，望潮也，可食。两螯极小如石者，蚌江也，不可食。生溪涧石穴中，小而壳坚赤者，石蟹也，野人食之。又海中有红蟹，大而色红。飞蟹能飞。善苑国有百足之蟹。海中蟹大如钱，而腹下又有小蟹如榆荚者，蟹奴也。居蚌腹者，蛎奴也，又名寄居蟹。并不可食。蟹腹中有虫，如小木鳖子而白者，不可食，大能发风也。〔宗奭曰〕取蟹以八九月蟹浪之时，伺其出水而拾之，夜则以火照捕之，时黄与白满壳也。

【修治】〔时珍曰〕凡蟹生烹，盐藏糟收，酒浸酱汁浸，皆为佳口。但久留易沙，见灯亦沙，得椒易脂。得皂荚或蒜及韶粉可免沙脂。得白芷则黄不散。得葱及五味子同煮则色不变。藏蟹名曰蟛蟹，音泻。

蟹

【气味】 咸，寒，有小毒。〔弘景曰〕未被霜，甚有毒，云食水莨所致。人中之，不疗多死也。独螯独目，两目相向、六足四足，腹下有毛，腹中有骨，头背有星点，足斑目赤者，并不可食，有毒害人。冬瓜汁、紫苏汁、蒜汁、豉汁、芦根汁，皆可解之。〔鼎曰〕娠妇食之，令子横生。〔宗奭曰〕此物极动风，风疾人不可食，屡见其事。〔时珍曰〕不可同柿及荆芥食，发霍乱动风，木香汁可解。详柿下。

【主治】 胸中邪气，热结痛，㖞僻面肿，能败漆。烧之致鼠。本经。〔弘景曰〕仙方用之，化漆为水，服之长生。以黑犬血灌之，三日烧之，诸鼠毕至。〔颂曰〕其黄能化漆为水，故涂漆疮用之。其螯烧烟，可集鼠于庭也。解结散血，愈漆疮，养筋益气。别录。散诸热，治胃气，理经脉，消食。以醋食之，利肢节，去五脏中烦闷气，益人。孟诜。产后肚痛血不下者，以酒食之。筋骨折伤者，生捣炒罨之。日华。能续断绝筋骨。去壳同黄捣烂，微炒，纳入疮中，筋即连也。藏器。小儿解颅不合，以螯同白及末捣涂，以合为度。宗奭。杀莨菪毒，解鳝鱼毒、漆毒，治疟及黄疸。捣膏涂疥疮、癣疮。捣汁，滴耳聋。时珍。

蟛蜞

【气味】 咸，寒，无毒。

【主治】 解热气，治小儿痞气，煮食。日华。

蟛蜞

【气味】 咸，冷，有毒。

【主治】 取膏，涂湿癣、疳疮。藏器。

石蟹

【主治】 捣傅久疳疮，无不瘥者。藏器。

【发明】 〔慎微曰〕蟹非蛇鳝之穴无所寄，故食鳝中毒者，食蟹即解，性相畏也。沈括笔谈云：关中无蟹，土人怪其形状，收干者悬门上辟疟。不但人不识，鬼亦不识也。〔时珍曰〕诸蟹性皆冷，亦无甚毒，为蝤最良。鲜蟹和以姜、醋，侑以醇酒，咀黄持螯，略赏风味，何毒之有？饕嗜者乃顿食十许枚，兼以荤膻杂进，饮食自倍，肠胃乃伤，腹痛吐利，亦所必致，而归咎于蟹，蟹亦何咎哉？洪迈夷坚志云：襄阳一盗，被生漆涂两目，发配不能睹物。有村叟令寻石蟹，捣碎滤汁点之，则漆随汁出而疮愈也。用之果明如初。漆之畏蟹，莫究其义。

蟹

【附方】 新三。**湿热黄疸**蟹烧存性研末，酒糊丸如梧桐子大。每服五十丸，白汤下，日服二次。集简方。**骨节离脱**生蟹捣烂，以热酒倾入，连饮数碗，其渣涂之。半日内，骨内谷谷有声即好。干蟹烧灰，酒服亦好。唐瑶经验方。**中鳝鱼毒**食蟹即解。董炳验方。

蟹爪

【主治】 **破胞堕胎。**别录。**破宿血，止产后血闭，**酒及醋汤煎服良。日华。**能安胎。**鼎。〔颂曰〕胡洽方治孕妇僵仆，胎上抢心，有蟹爪汤。**堕生胎，下死胎，辟邪魅。**时珍。

【附方】 新二。**千金神造汤**治子死腹中，并双胎一死一生，服之令死者出，生者安，神验方也。用蟹爪一升，甘草二尺，东流水一斗，以苇薪煮至二升，滤去滓，入真阿胶三两令烊，顿服或分二服。若人困不能服者，灌入即活。**下胎蟹爪散**治妊妇有病欲去胎，用蟹爪二合，桂心、瞿麦各一两，牛膝二两，为末。空心温酒服一钱。千金。

壳

【主治】 烧存性，蜜调，涂冻疮及蜂虿伤，酒服，治妇人儿枕痛及血崩腹痛，消积。时珍。

【附方】 新二。**崩中腹痛**毛蟹壳烧存性，米饮服一钱。证治要诀。**蜂虿螫伤**蟹壳烧存性，研末。蜜调涂之。同上。**熏辟壁虱**蟹壳烧烟熏之。摘玄。

盐蟹汁

【主治】 喉风肿痛，满含细咽即消。时珍。

鲎鱼音后。宋《嘉祐》

【释名】〔时珍曰〕按罗愿尔雅翼云：鲎者，候也。鲎善候风，故谓之鲎。

【集解】〔藏器曰〕鲎生南海。大小皆牝牡相随。牝无目，得牡始行。牡去则牝死。〔时珍曰〕鲎状如惠文冠及熨斗之形，广尺余。其甲莹滑青黑色。鏊背骨眼，眼在背上，口在腹下，头如蜣螂。十二足，似蟹，在腹两旁，长五六寸，尾长一二尺，有三棱如棕茎。背上有骨如角，高七八寸，如石珊瑚状。每过海，相负于背，乘风而游，俗呼鲎帆，亦曰鲎簰。其血碧色。腹有子如黍米，可为醯酱。尾有珠如粟。其行也雌常负雄，失其雌则雄即不动。渔人取之，必得其双。雄小雌大，置之水中，雄浮雌沉，故闽人婚礼用之。其藏伏沙上，亦自飞跃。皮壳甚坚，可为冠，亦屈为杓，入香中能发香气。尾可为小如意。脂烧之可集鼠。其性畏蚊，螫之即死。又畏隙光，射之亦死，而日中暴之，往往无恙也。南人以其肉作鲊酱。小者名鬼鲨，食之害人。

肉

【气味】 **辛、咸，平，微毒。**〔藏器曰〕无毒。〔诜曰〕多食发嗽及疮癣。

【主治】 **治痔杀虫。**孟诜。

尾

【主治】 **烧焦，治肠风泻血，崩中带下，及产后痢。**日华。

【发明】〔藏器曰〕骨及尾烧灰，米饮服，大主产后痢。但须先服生地同黄、蜜煎等讫，然后服此，无不断。

胆

【主治】 **大风癞疾，杀虫。**时珍。

【附方】 新一。**鲨胆散**治大风癞疾。用鲨鱼胆、生白矾、生绿矾、腻粉、水银、麝香各半两，研不见星。每服一钱，井华水下。取下五色涎为妙。圣济总录。

壳

【主治】 **积年呷嗽。**时珍。

【附方】 新一。**积年咳嗽**呀呷作声。用鲨鱼壳半两，贝母煨一两。桔梗一分，牙皂一分，去皮酥炙，为末，炼蜜丸弹子大。每含一丸，咽汁。服三丸，即吐出恶涎而瘥。圣惠。

鲨
鱼

本草纲目介部目录第四十六卷

介之二蚌蛤类二十九种

牡蛎本经　蚌嘉祐　马刀本经　蛏螓嘉祐　蚬嘉祐　真珠开宝　石决明别录　海蛤本经　文蛤本经　蛤蜊嘉祐　即蛤粉蛏嘉祐　担罗拾遗　车螯嘉祐　魁蛤别录　即瓦垄子　车渠海药　贝子本经　紫贝唐本　珂唐本　石蚴纲目　即龟脚　淡菜嘉祐　海螺拾遗　即甲香　甲煎拾遗　田螺别录　蜗螺别录蓼螺拾遗　寄居虫拾遗　海月拾遗　海镜附　海燕纲目　郎君子海药

上附方旧二十二，新九十六

介之二 ｜ 蛤蚌类二十九种

牡蛎《本经》上品

【释名】 牡蛤别录蛎蛤本经古贲异物志蠔。〔弘景曰〕道家方以左顾是雄，故名牡蛎，右顾则牝蛎也。或以尖头为左顾，未详孰是。〔藏器曰〕天生万物皆有牡牝。惟蛎是咸水结成，块然不动，阴阳之道，何从而生？经言牡者，应是雄耳。〔宗奭曰〕本经不言左顾，止从陶说。而段成式亦云：牡蛎言牡，非谓雄也。且如牡丹，岂有牝丹乎？此物无目，更何顾盼？〔时珍曰〕蛤蚌之属，皆有胎生、卵生。独此化生，纯雄无雌，故得牡名。曰蛎曰蠔，言其粗大也。

【集解】〔别录曰〕牡蛎生东海池泽。采无时。〔弘景曰〕今出东海、永嘉、晋安。云是百岁鹏所化。十一月采，以大者为好。其生着石，皆以口在上。举以腹向南视之，口斜向东，则是左顾。出广州南海者亦同，但多右顾，不堪用也。丹方及煮盐者，皆以泥釜，云耐水火，不破漏。皆除其甲口，止取胐胐如粉耳。〔颂曰〕今海旁皆有之，而通、泰及南海、闽中尤多。皆附石而生，魂礧相连如房，呼为蛎房。晋安人呼为蠔莆。初生止如拳石，四面渐长，至一二丈者，崭岩如山，俗呼蠔山。每一房内有肉一块，大房如马蹄，小者如人指面。每潮来，诸房皆开，有小虫入，则合之以充腹。海人取者，皆凿房以烈火逼之，挑取其肉当食品，其味美好，更有益也。海族为最贵。〔时珍曰〕南海人以其蛎房砌墙，烧灰粉壁，食其肉谓之蛎黄。〔保升曰〕又有蝲蛎，形短，不入药用。〔敩曰〕有石牡蛎，头边皆大，小夹沙石，真似牡蛎，只是圆如龟壳。海牡蛎可用，只丈夫服之，令人无髭也。其真牡蛎，用火煅过，以璧试之，随手走起者是也。璧乃千年琥珀。

【修治】〔宗奭曰〕凡用，须泥固烧为粉。亦有生用者。〔敩曰〕凡用牡蛎，先用二十个，以东流水入盐一两，煮一伏时，再入火中煅赤，研粉用。〔时珍曰〕按温隐居云：牡蛎将童尿浸四十九日，五日一换，取出，以硫黄末和米醋涂上，黄泥固济，煅过用。

【气味】 咸，平、微寒，无毒。〔之才曰〕贝母为之使，得甘草、牛膝、远志、蛇床子良。恶麻黄、辛夷、吴茱萸。伏硇砂。

【主治】 **伤寒寒热，温疟洒洒，惊恚怒气，除拘缓鼠瘘，女子带下赤白。久服，强骨节，杀邪鬼，延年**。本经。**除留热在关节营卫，虚热去来不定，烦满心痛气结，止汗止渴，除老血，疗泄精，涩大小肠，止大小便，治喉痹咳嗽，心胁下痞热**。别录。粉身，止大人、小儿盗汗。同麻黄根、蛇床子、干姜为粉，去阴汗。藏器。治女子崩中，止痛，除风热温疟，鬼交精出。孟诜。男子虚劳，补肾安神，去烦热，小儿惊痫。李珣。去胁下坚满，瘰疬，一切疮。好古。化痰软坚，清热除湿，止心脾气痛，痢下赤白浊，消疝瘕积块，瘿疾结核。时珍。

【发明】〔权曰〕病虚而多热者，宜同地黄、小草用之。〔好古曰〕牡蛎入足少阴，为软坚之剂。以柴胡引之，能去胁下硬；以茶引之，能消项上结核；以大黄引之，能消股间肿；以地黄为使，能益精收涩，止小便，肾经血分之药也。〔成无己曰〕牡蛎之咸，以消胸膈之满，以泄水气，使痞者消，硬者软也。〔元素曰〕壮水之主，以制阳光，则渴饮不思。故蛤蛎之类，能止渴也。

【附方】 旧七，新十四。**心脾气痛**气实有痰者，牡蛎煅粉，酒服二钱。丹溪心法。**疟疾寒热**牡蛎粉、杜仲等分为末，蜜丸梧子大。每服五十丸，温水下。普济方。**气虚盗汗**上方为末。每酒服方寸匕。千金方。**虚劳盗汗**牡蛎粉、麻黄根、黄芪等分为末。每服二钱，水二盏，煎七分，温服，日一。本事方。**产后盗汗**牡蛎粉、麦麸炒黄等分。每服一钱，用猪肉汁调下。经验。**消渴饮水**腊日或端午日，用黄泥固济牡蛎，煅赤研末。每服一钱，用活鲫鱼煎汤调下。只二三服愈。经验方。**百合变渴**伤寒传成百合病，如寒无寒，如热无热，欲卧不卧，欲行不行，欲食不食，口苦，小便赤色，得药则吐利，变成渴疾，久不瘥者。用牡蛎熬二两，栝楼根二两，为细末。每服方寸匕，用米饮调下，日三服取效。张仲景金匮玉函方。**病后常衄**小劳即作。牡蛎十分，石膏五分，为末，酒服方寸匕，亦可蜜丸，日三服。肘后方。**小便淋闷**服血药不效者。用牡蛎粉、黄檗炒等分为末。每服一钱，小茴香汤下，取效。医学集成。**小便数多**牡蛎五两烧灰，小便三升，煎二升，分三服。神效。乾坤生意。**梦遗便溏**牡蛎粉，醋糊丸梧子大。每服三十丸，米饮下，日二服。丹溪方。**水病囊肿**牡蛎煅粉二两，干姜炮一两，研末，冷水调糊扫上。须臾囊热如火，干则再上。小便利即愈。一方：用葱汁、白面同调。小儿不用干姜。初虞世古今录验方。**月水不止**牡蛎煅研，米醋搜成团，再煅研末，以米醋调艾叶末熬膏，丸梧子大。每醋汤下四五十丸。普济方。**金疮出血**牡蛎粉傅之。肘后。**破伤湿气**口噤强直。用牡蛎粉，酒服二钱，仍外傅之，取效。三因方。**发背初起**古贲粉灰，以鸡子白和，涂四围，频上取效。千金方。**痈肿未成**用此拔毒。水调牡蛎粉末涂之。干更上。姚僧坦集验方论。**男女瘰疬**经验：用牡蛎煅研末四两,玄参末三两,面糊丸梧子大。每服三十丸,酒下,日三服。服尽除根。初虞世云:瘰疬不拘已破未破。用牡蛎四两,甘草一两,为末。每食后,用腊茶汤调服一钱。其效如神。**甲疽溃痛**弩肉裹趾甲,脓血不瘥者。用牡蛎头厚处,生研为末。每服二钱,红花煎酒调下,日三服。仍用敷之,取效。胜金方。**面色黧黑**牡蛎粉研末,蜜丸梧子大。每服三十丸,白汤下,日一服。并炙其肉食之。普济方。

肉

【气味】 甘,温,无毒。

【主治】 煮食,治虚损,调中,解丹毒,妇人血气。以姜、醋生食,治丹毒,酒后烦热,止渴。藏器。炙食甚美,令人细肌肤,美颜色。苏颂。

蚌宋《嘉祐》

【释名】〔时珍曰〕蚌与蛤同类而异形。长者通曰蚌,圆者通曰蛤。故蚌从丰,蛤从合,皆象形也。后世混称蛤蚌者,非也。

【集解】〔弘景曰〕雀入大水为蜃。蜃即蚌也。〔藏器曰〕生江汉渠渎间,老蚌含珠,壳堪为粉。非大蛤也。〔时珍曰〕蚌类甚繁,今处处江湖中有之,惟洞庭、汉沔独多。大者长七寸,状如牡蛎辈;小者长三四寸,状如石决明辈。其肉可食,其壳可为粉。湖沔人皆印成锭市之,谓之蚌粉,亦曰蛤粉。古人谓之蜃灰,以饰墙壁,塓墓圹,如今用石灰也。

肉

【气味】 甘、咸,冷,无毒。〔宗奭曰〕性微冷。多食,发风动冷气。〔震亨曰〕马刀、蚌、蛤、蛳、蚬,大同小异。寇氏言冷,而不言湿。湿生热,热久则气上升而生痰生风,何冷之有。

【主治】 止渴除热,解酒毒,去眼赤。孟诜。明目除湿,主妇人劳损下血。藏器。除烦,解热毒,血崩带下,痔瘘,压丹石药毒。以黄连末纳入取汁,点赤眼、眼暗。日华。

蚌粉

【气味】 咸,寒,无毒。〔日华曰〕能制石亭脂。〔镜源曰〕能制硫黄。

【主治】 诸疳,止痢并呕逆。醋调,涂痈肿。日华。烂壳粉:治反胃,心胸痰饮,用米饮服。藏器。解热燥湿,化痰消积,止白浊带下痢疾,除湿肿水嗽,明目,搽阴疮湿疮痱痒。时珍。

蚌

【发明】〔时珍曰〕蚌粉与海蛤粉同功,皆水产也。治病之要,只在清热行湿而已。日华言其治疳。近有一儿病疳,专食此粉,不复他食,亦一异也。

【附方】 新六。**反胃吐食**用真正蚌粉,每服称过二钱,捣生姜汁一盏,再入米醋同调送下。急救良方。**痰饮咳嗽**用真蚌粉新瓦炒红,入青黛少许,用淡齑水滴麻油数点,调服二钱。类编云:徽宗时,李防御为入内医官时,有宠妃病痰嗽,终夕不寐,面浮如盘。徽宗呼李治之,诏令供状,三日不效当诛。李忧惶技穷,与妻泣别。忽闻外叫卖:咳嗽药一文一帖,吃了即得睡。李市帖视之,其色浅碧。恐药性狷悍,并二服自试之,无他。乃取三帖为一,入内授妃服之。是夕嗽止,比晓面消。内侍走报,天颜大喜,赐金帛直万缗。李恐索方,乃寻访前卖药人,饮以酒,厚价求之,则此方也。云自少时从军,见主帅有此方,剽得以度余生耳。**痈疽赤肿**用米醋和蚌蛤灰涂之。待其干,即易之。千金。**雀目夜盲**遇夜不能视物。用建昌军螺儿蚌粉三钱,为末,水飞过,雄猪肝一叶,披开纳粉扎定,以第二米泔煮七分熟,仍别以蚌粉蘸食,以汁送下。一日一作。与夜明砂同功。直指方。**脚指湿烂**用蚌蛤粉干搽之。寿域。**积聚痰涎**结于胸膈之间,心腹疼痛,日夜不止,或干呕哕食者,炒粉丸主之。用蚌粉一两,以巴豆七粒同炒赤,去豆不用,醋和粉丸梧子大,每服二十丸,姜酒下。丈夫脐腹痛,茴香汤下。女人血气痛,童便和酒下。孙氏仁存方。

马刀 《本经》下品

校正: 并入拾遗齐蛤。

【释名】 **马蛤**别录**齐蛤**吴普**蜌**尔雅。音陛。**蠯品、脾、排三音。**出周礼。**蟷蜋**音亭廲。**单母**音善母。**烻岸**烻音掣。〔时珍曰〕俗称大为马,其形象刀,故名。曰蛤、曰蠯,皆蚌字之音转也,古今方言不同也。说文云:圆者曰蛎,长者曰蠯。江汉人呼为单姥,汴人呼为烻岸。吴普本草言马刀即齐蛤,而唐、宋本草失收,陈藏器重出齐蛤,今并为一。

【集解】〔别录曰〕马刀生江湖池泽及东海。取无时。〔弘景曰〕李当之言:生江汉,长六七寸,食其肉似蚌。今人多不识,大抵似今蟷蜋而未见方用。〔韩保升曰〕生江湖中细长小蚌也。长三四寸,阔五六分。〔颂曰〕今处处有之。多在沙泥中。头小锐。人亦谓之蚌。〔藏器曰〕齐蛤生海中。状如蛤,两头尖小。海人食之,别无功用。〔时珍曰〕马刀似蚌而小,形狭而长。其类甚多,长短大小,厚薄斜正,虽有不同,而性味功用,大抵则一。

壳炼粉用。

【气味】 辛，微寒，有毒。得水，烂人肠。又云得水良。〔恭曰〕得火良。〔时珍曰〕按吴普云：神农、歧伯、桐君：咸，有毒。扁鹊：小寒，大毒。〔藏器曰〕远志、蜡，皆畏齐蛤。

【主治】 妇人漏下赤白，寒热，破石淋。杀禽兽，贼鼠。本经。能除五脏间热，肌中鼠蹊，止烦满，补中，去厥痹，利机关。别录。消水瘿、气瘿、痰饮。时珍。

肉同蚌。

蛴蝀音咸进。宋《嘉祐》

【释名】 生蝀嘉祐蛴蛤水土记。

【集解】〔藏器曰〕蛴蝀生东海。似蛤而扁，有毛。〔颂曰〕似蛤而长，身扁。〔宗奭曰〕顺安军界河中亦有之。与马刀相似。肉颇冷，人以作鲊食，不堪致远。

壳

【主治】 烧末服，治痔病。藏器。

肉〔宗奭曰〕多食发风。

蚬宋《嘉祐》

【释名】 扁螺。〔时珍曰〕蚬，蚬也。壳内光耀，如初出日采也。隋书云：刘臻父显嗜蚬，呼蚬为扁螺。

【集解】〔藏器曰〕处处有之。小如蚌黑色。能候风雨，以壳飞。〔时珍曰〕溪湖中多有之。其类亦多，大小厚薄不一。渔家多食之耳。

肉

【气味】 甘、咸，冷，无毒。〔藏器曰〕微毒。多食发嗽，及冷气消肾。

【主治】 治时气，开胃，压丹石药毒及疔疮，下湿气，通乳，糟煮食良。生浸取汁，洗疔疮。苏恭。去暴热，明目，利小便，下热气脚气湿毒，解酒毒目黄。浸汁服，治消渴。日华。生蚬浸水，洗痘痈，无瘢痕。时珍。

烂壳

【气味】 咸，温，无毒。

【主治】 止痢。弘景。治阴疮。苏恭。疗失精反胃。日华。烧灰饮服，治

蛴
蝀

蚬

反胃吐食，除心胸痰水。藏器。化痰止呕，治吞酸心痛及暴嗽。烧灰，涂一发湿疮，与蚌粉同功。时珍。

【附方】旧一，新二。**卒嗽不止**用白蚬壳捣为细末。以熟米饮调，每服一钱，日三服，甚效。出急救良方。**痰喘咳嗽**用白蚬壳多年陈者，烧过存性，为极细末。以米饮调服一钱，日三服。急救方。**反胃吐食**用黄蚬壳并田螺壳，并取久在泥中者，各等分，炒成白灰，每二两，入白梅肉四个，捣和为丸，再入砂盒子内，盖定泥固，煅存性，研细末。每服二钱，用人参、缩砂汤调下。不然，用陈米饮调服亦可。凡觉心腹胀痛，将发反胃，即以此药治之。百一方。

真珠宋《开宝》

【释名】珍珠开宝蚌珠南方志蠙珠禹贡。

【集解】〔李珣曰〕真珠出南海，石决明产也。蜀中西路女瓜出者是蚌蛤产，光白甚好，不及舶上者采耀。欲穿须得金刚钻也。〔颂曰〕今出廉州，北海亦有之。生于珠牡，亦曰珠母，蚌类也。按岭表录异云：廉州边海中有洲岛，岛上有大池，谓之珠池。每岁刺史亲监珠户，入池采老蚌，剖取珠以充贡。池虽在海上，而人疑其底与海通，池水乃淡，此不可测也。土人采小蚌肉作脯食，亦往往得细珠如米。乃知此池之蚌，大小皆有珠也。而今之取珠牡者，云得之海旁，不必是池中也。其北海珠蚌种类小别。人取其肉，或有得珠者，不甚光莹，亦不常有，不堪入药。又蚌中一种似江珧者，腹亦有珠，皆不及南海者奇而且多。〔宗奭曰〕河北溏泺中，亦有围及寸者，色多微红，珠母与廉州者不相类。但清水急流处，其色光白；浊水及不流处，其色暗也。〔时珍曰〕按廉州志云：合浦县海中有梅、青、婴三池。蜑人每以长绳系腰，携篮入水，拾蚌入篮即振绳，令舟人急取之。若有一线之血浮水，则葬鱼腹矣。又熊太古翼越集云：禹贡言淮夷蠙珠，后世乃出岭南。今南珠色红，西洋珠色白，北海珠色微青，各随方色也。予尝见蜑人入海，取得珠子树数担。其树状如柳枝，蚌生于树，不可上下。树生于石，蜑人凿石得树以求蚌，甚可异也。又南越志云：珠有九品，以五分至一寸八九分者为大品，有光彩；一边似度金者，名珰珠；次则走珠、滑珠等品也。格古论云：南番珠色白圆耀者为上，广西者次之。北海珠色微青者为上，粉白、油黄者下也。西番马价珠为上，色青如翠，其老色、夹石粉青、油烟者下也。凡蚌闻雷则瘦瘦。其孕珠如怀孕，故谓之珠胎。中秋无月，则蚌无胎。左思赋云蚌蛤珠胎，与月盈亏，是矣。陆佃云：蚌蛤无阴阳牝牡，须雀蛤化成，故能生珠，专一于阴精也。龙珠在颔,蛇珠在口,鱼珠在眼,鲛珠在皮,鳖珠在足,蚌珠在腹。皆不及蚌珠也。

【修治】〔李珣曰〕凡用,以新完未经钻缀者研如粉,方堪服食。不细则伤人脏腑。〔敩曰〕凡用以新者绢袋盛之。置牡蛎四两,平底铛中,以物四向支稳,然后着珠于上。乃下地榆、五花皮、五方草各剉四两,笼住,以浆水不住火煮三日夜。取出,用甘草汤淘净,于臼中捣细重筛,更研二万下,方可服食。〔慎微曰〕抱朴子云:真珠径寸以上,服食令人长生。以酪浆渍之,皆化如水银,以浮石、蜂巢、蛇黄等物合之,可引长三四尺,为丸服之。〔时珍曰〕凡入药,不用首饰及见尸气者。以人乳浸三日,煮过如上捣研。一法:以绢袋盛,入豆腐腹中,煮一炷香,云不伤珠也。

【气味】 咸、甘,寒,无毒。

【主治】 镇心。点目,去肤翳障膜。涂面,令人润泽好颜色。涂手足,去皮肤逆胪。绵裹塞耳,主聋。开宝。磨翳坠痰。甄权。除面䵟,止泄。合知母,疗烦热消渴。合左缠根;治小儿麸豆疮入眼。李珣。除小儿惊热。宗奭。安魂魄,止遗精白浊,解痘疔毒,主难产,下死胎胞衣。时珍。

【发明】〔时珍曰〕真珠入厥阴肝经,故能安魂定魄,明目治聋。

【附方】 旧三,新九。**安魂定魄**真珠末豆大一粒,蜜一蚬壳,和服,日三。尤宜小儿。肘后。**卒忤不言**真珠末,用鸡冠血和丸小豆大。以三四粒纳口中。肘后。**灰尘迷目**用大珠拭之则明也。格古论。**妇人难产**真珠末一两,酒服,立出。千金。**胞衣不下**真珠一两研末,苦酒服。千金。**子死腹中**真珠末二两,酒服,立出。外台。**癍痘不发**珠子七枚为末,新汲水调服。儒门事亲。**痘疮疔毒**方见谷部豌豆下。**肝虚目暗**茫茫不见。真珠末一两,白蜜二合,鲤鱼胆二枚,和合,铜器煎至一半,新绵滤过瓶盛。频点取瘥。圣惠方。**青盲不见**方同上。**小儿中风**手足拘急。真珠末水飞一两,石膏末一钱。每服一钱,水七分,煎四分,温服,日三。圣惠方。**目生顽翳**真珠一两,地榆二两,水二大碗煮干,取真珠以醋浸五日,热水淘去醋气,研细末用。每点少许,以愈为度。

石决明《别录》上品

【释名】 九孔螺日华壳名千里光。〔时珍曰〕决明、千里光,以功名也。九孔螺,以形名也。

【集解】〔弘景曰〕俗云是紫贝。人皆水渍,熨眼颇明。又云是鳆鱼甲。附石生,大者如手,明耀五色,内亦含珠。〔恭曰〕此是鳆鱼甲也。附石生,状如蛤,惟一片无对,七孔者良。今俗用紫贝,全非。〔颂曰〕今岭南州郡及莱州海边皆有之,采无时。旧注或以为紫贝,或以为鳆鱼甲。按紫贝即今研螺,殊非此类。鳆鱼乃王莽所嗜者,一边着石,光明可爱,自是一种,与决明相近也。决明壳大如手,小者如三两指大,可以浸水洗眼,七孔、九孔者良,十孔者不佳。海人亦啖其肉。〔宗奭曰〕登、莱海边甚多。人采肉供馔,及干充苞苴。肉与壳两可用。〔时珍曰〕石决明形长如小蚌而扁,外皮甚粗,细孔杂杂,内则光耀,背侧一行有孔如穿成者,生于石崖之上,海人泅水,乘其不意,即易得之。否则紧黏难脱也。陶氏以为紫贝,雷氏以为真珠母,杨倞注荀子以为龟脚,皆非矣。惟鳆鱼是一种二类,故功用相同。吴越人以糟决明、酒蛤蜊为美品者,即此。

【修治】〔珣曰〕凡用以面裹煨熟,磨去粗皮,烂捣,再乳细如面,方堪入药。〔敩曰〕每五两,用盐半两,同东流水入瓷器内煮一伏时,捣末研粉。再用五花皮、地榆、阿胶各十两,以东流水淘三度,日干,再研一万下,入药。服至十两,永不得食山龟,令人丧目。〔时珍曰〕今方家只以盐同东流水煮一伏时,研末水飞用。

壳

【气味】 咸,平,无毒。〔保升曰〕寒。〔宗奭曰〕肉与壳功同。

【主治】 **目障翳痛,青盲。久服,益精轻身**。别录。**明目磨障**。日华。**肝肺风热,青盲内障,骨蒸劳极**。李珣。**水飞,点外障翳**。寇宗奭。**通五淋**。时珍。

【附方】 旧一,新四。**羞明怕日**用千里光、黄菊花、甘草各一钱,水煎,冷服。明目集验方。**痘后目翳**用石决明火煅研、谷精草各等分,共为细末。以猪肝蘸食。鸿飞集。**小便五淋**用石决明去粗皮,研为末,飞过。熟水服二钱,每日二服。如淋中有软硬物,即加朽木末五分。胜金方。**肝虚目翳**凡气虚、血虚、肝虚,眼白俱赤,夜如鸡啄,生浮翳者。用海蚌壳烧过成灰、木贼焙各等分为末。每服三钱,用姜、枣同水煎,和渣通口服。每日服二次。经验方。**青盲雀目**用石决明一两,烧过存性,外用苍术三两,去皮为末。每服三钱,以猪肝批开,入药末在内扎定,砂罐煮熟,以气熏目。待冷,食肝饮汁。龙木论。**解白酒酸**用石决明不拘多少数个,以火炼过,研为细末。将酒烫热,以决明末搅入酒内,盖住。一时取饮之,其味即不酸。

海蛤《本经》上品

【释名】〔时珍曰〕海蛤者,海中诸蛤烂壳之总称,不专指一蛤也。旧本云一名魁蛤，则又指是一物矣。系是误书，今削之。

【集解】〔别录曰〕海蛤生东海。〔保升曰〕今登、莱、沧州海沙湍处皆有，四五月淘沙取之。南海亦有之。〔恭曰〕海蛤细如巨胜子，光净莹滑者好。其粗如半杏人者为狁耳蛤，不堪入药。〔时珍曰〕按沈存中笔谈云：海蛤即海边沙泥中得之。大者如棋子，小者如油麻粒，黄白色，或黄赤相杂。盖非一类，乃诸蛤之壳，为海水砇砺，日久光莹，都无旧质。蛤类至多，不能分别其为何蛤，故通谓之海蛤也。余见下条。

【正误】〔吴普曰〕海蛤头有文，文如锯齿。〔时珍曰〕此乃魁蛤，非海蛤也。盖误矣，今正之。〔弘景曰〕海蛤至滑泽，云从雁屎中得之，二三十过方为良。今人多取相类者磨荡之。〔日华曰〕此是雁食鲜蛤粪出者，有文彩为文蛤，无文彩为海蛤。乡人又以海边烂蛤壳，风涛打磨莹净者，伪作之。〔藏器曰〕二说皆非也。海蛤是海中烂壳，久在沙泥，风波淘洗，自然圆净无文，有大有小，以小者为佳，非一一从雁腹中出也。文蛤是未烂时壳犹有文者。二物本同一类。正如烂蚬、蚌壳，所主亦与生者不同也。假如雁食蛤壳，岂择文与不文耶？〔宗奭曰〕海蛤、文蛤，陈说极是。今海中无雁，岂有粪耶？蛤有肉时，犹可食也；肉既无矣，安得更粪过二三十次耶？陶说谬矣。〔时珍曰〕海蛤是诸蛤烂壳，文蛤自是一种。陈氏言文蛤是未烂时壳，则亦泛指诸蛤未烂者矣，其说未稳。但海中蛤蚌名色虽殊，性味相类，功用亦同，无甚分别也。

【修治】〔敩曰〕凡使海蛤，勿用游波虫骨。真相似，只是面上无光。误饵之，令人狂走欲投水，如鬼祟，惟醋解之立愈。其海蛤用浆水煮一伏时，每一两入地骨皮、柏叶各二两，同煮一伏时，东流水淘三次，捣粉用。〔保升曰〕取得，以半天河煮五十刻，以枸杞汁拌匀，入篁竹筒内蒸一伏时，捣用。

【气味】 **苦、咸，平，无毒。**〔吴普曰〕神农：苦。岐伯：甘。扁鹊：咸。〔权曰〕有小毒。〔之才曰〕蜀漆为之使。畏狗胆、甘遂、芫花。

【主治】 **咳逆上气，喘息烦满，胸痛寒热。**本经。**疗阴痿。**别录。**主十二水满急痛，利膀胱大小肠。**唐注。**治水气浮肿，下小便，治嗽逆上气，项下瘤瘿。**甄权。**疗呕逆，胸胁胀急，腰痛五痔，妇人崩中带下。**日华。**止消渴，润五脏，治服丹石人有疮。**萧炳。**清热利湿，化痰饮，消积聚。除血痢，妇人结胸，伤寒反汗搐搦，中风瘫痪。**时珍。

【附方】 旧二，新七。**水痫肿满**〔藏器曰〕用海蛤、杏仁、汉防己、枣肉各二两，葶苈六两，为末研，丸梧子大。一服十丸，服至利下水为妙。**水肿发热小便**

不通者,海蛤汤主之。海蛤、木通、猪苓、泽泻、滑石、黄葵子、桑白皮各一钱,灯心三分,水煎服,日二。圣惠方。**石水肢瘦**其腹独大者,海蛤丸主之。海蛤煅粉、防己各七钱半,葶苈、赤茯苓、桑白皮各一两,陈橘皮、郁李仁各半两,为末,蜜丸如梧子大。每米饮下五十丸,日二次。圣济总录。**气肿湿肿**用海蛤、海带、海藻、海螵蛸、海昆布、凫茨、荔枝壳等分,流水煎服,日二次。何氏。**血痢内热**海蛤末,蜜水调服二钱,日二。传信。**伤寒血结**胸胀痛不可近,仲景无方,宜海蛤散主之。并刺期门穴。用海蛤、滑石、甘草各一两,芒消半两,为末。每服二钱,鸡子清调服。更服桂枝红花汤,发其汗则愈。盖膻中血聚则小肠壅,小肠壅则血不行。服此则小肠通,血流行而胸膈利矣。朱肱活人书。**伤寒搐搦**〔寇宗奭曰〕伤寒出汗不彻,手脚搐者。用海蛤、川乌头各一两,穿山甲二两,为末,酒丸如弹子大,捏扁,置所患足心下。别擘葱白盖药,以帛缠定。于暖室中热水浸脚至膝上,水冷又添,候遍身汗出为度。凡一二日一作,以知为度。**中风瘫痪**方同上。又具鲮鲤甲下。**衄血不止**蛤粉一两,罗七遍,槐花半两炒焦,研匀。每服一钱,新汲水调下。杨氏家藏方。

文蛤《本经》上品

【释名】 花蛤。〔时珍曰〕皆以形名也。

【集解】〔别录曰〕文蛤生东海,表有文。取无时。〔弘景曰〕小大皆有紫斑。〔保升曰〕今出莱州海中。三月中旬采。背上有斑文。〔恭曰〕大者圆三寸,小者圆五六分。〔时珍曰〕按沈存中笔谈云:文蛤即今吴人所食花蛤也。其形一头小,一头大,壳有花斑的便是。

【修治】 同海蛤。

【气味】 咸,平,无毒。

【主治】 恶疮,蚀五痔。本经。**咳逆胸痹,腰痛胁急,鼠瘘大孔出血,女人崩中漏下。**别录。**能止烦渴,利小便,化痰软坚,治口鼻中蚀疳。**时珍。

【发明】〔时珍曰〕按成无己云:文蛤之咸走肾,以胜水气。

【附方】 旧一,新一。**伤寒文蛤散**〔张仲景云〕病在阳,当以汗解,反以冷水噀之,或灌之,更益烦热,意欲饮水,反不渴者,此散主之。文蛤五两为末,每服方寸匕,沸汤下,甚效。**疳蚀口鼻**数日欲尽。文蛤烧灰,以腊脂和,涂之。千金翼。

蛤蜊梨。宋《嘉祐》

【释名】〔时珍曰〕蛤类之利于人者,故名。

【集解】〔机曰〕蛤蜊,生东南海中,白壳紫唇,大二三寸者。闽、浙人以其肉充海错,亦作为酱醢。其壳火煅作粉,名曰蛤蜊粉也。

肉

【气味】 咸,冷,无毒。〔藏器曰〕此物性虽冷,乃与丹石人相反,食之令腹结痛。

【主治】 润五脏,止消渴,开胃,治老癖为寒热,妇人血块,宜煮食之。禹锡。煮食醒酒。弘景。

【发明】〔时珍曰〕按高武痘疹正宗云:俗言蛤蜊海错能发疹,多致伤损脾胃,生痰作呕作泻,此皆嘻笑作罪也。又言痘毒入目者,以蛤蜊汁点之可代空青。夫空青得铜之精气而生,性寒可治赤目。若痘毒是脏腑毒气上冲,非空青可治。蛤蜊虽寒,而湿中有火,亦不可不知矣。

蛤蜊粉

【释名】 海蛤粉。〔时珍曰〕海蛤粉者,海中诸蛤之粉,以别江湖之蛤粉、蚌粉也。今人指称,但曰海粉、蛤粉,寇氏所谓众蛤之灰是矣。近世独取蛤蜊粉入药,然货者亦多众蛤也。大抵海中蚌、蛤、蚶、蛎,性味咸寒,不甚相远,功能软散,小异大同;非若江湖蚌蛤,无咸水浸渍,但能清热利湿而已。今药肆有一种状如线粉者,谓之海粉,得水则易烂,盖后人因名售物也。然出海中沙石间,故功亦能化痰软坚。

【修治】〔震亨曰〕蛤粉,用蛤蜊烧煅成粉,不入煎剂。〔时珍曰〕按吴球云:凡用蛤粉,取紫口蛤蜊壳,炭火煅成,以熟栝楼连子同捣,和成团,风干用,最妙。

【正误】〔机曰〕丹溪有言,蛤粉即是海石,寇氏以海石注蛤粉,则二物可通用矣。海石即蛤粉,蛤粉即蛤蜊壳烧成也。〔时珍曰〕海石乃海中浮石也,详见石部。汪氏诬引朱、寇之说为证,陈嘉谟本草又引为据。今考二公本书,并无前说,今正其误。

【气味】 咸,寒,无毒。

【主治】 热痰湿痰,老痰顽痰,疝气白浊带下。同香附末,姜汁调服,主心痛。震亨。清热利湿,化痰饮,定喘嗽,止呕逆,消浮肿,利小便,止遗精白浊,心脾疼痛,化积块,解结气,消瘿核,散肿毒,治妇人血病。油调,涂汤火伤。时珍。

【发明】〔震亨曰〕蛤粉能降能消，能软能燥。〔时珍曰〕寒制火而咸润下，故能降焉；寒散热而咸走血，故能消焉，坚者软之以咸，取其属水而性润也；湿者燥之以渗，取其经火化而利小便也。〔好古曰〕蛤粉乃肾经血分之药，故主湿嗽肾滑之疾。

【附方】旧一，新三。**气虚水肿**昔滁州酒库攒司陈通，患水肿垂死，诸医不治。一妪令以大蒜十个捣如泥，入蛤粉，丸梧子大。每食前，白汤下二三十丸。服尽，小便下数桶而愈。普济方。**心气疼痛**真蛤粉炒过白，佐以香附末等分，白汤淬服。圣惠方。**白浊遗精**洁古云：阳盛阴虚，故精泄也，真珠粉丸主之。用蛤粉煅一斤，黄檗新瓦炒过一斤，为细末，白水丸如梧子大。每服一百丸，空心用温酒上，日二次。蛤粉味咸而且能补肾阴，黄檗苦而降心火也。**雀目夜盲**真蛤粉炒黄为末，以油蜡化和丸皂子大，内于猪腰子中，麻扎定，蒸食之。一日一服。儒门事亲。

蛏丑真切。宋《嘉祐》

【释名、集解】〔藏器曰〕蛏生海泥中。长二三寸，大如指，两头开。〔时珍曰〕蛏乃海中小蚌也。其形长短大小不一，与江湖中马刀、蚬、蚬相似，其类甚多。闽、粤人以田种之，候潮泥壅沃，谓之蛏田。呼其肉为蛏肠。

肉

【气味】甘，温，无毒。〔诜曰〕天行病后不可食。

【主治】补虚，主冷痢，煮食之。去胸中邪热烦闷，饭后食之，与服丹石人相宜。治妇人产后虚损。嘉祐。

担罗《拾遗》

【集解】〔藏器曰〕蛤类也。生新罗国，彼人食之。

【气味】甘，平，无毒。

【主治】热气消食。杂昆布作羹，主结气。藏器。

车螯宋《嘉祐》

【释名】蜃音肾。〔时珍曰〕车螯俗讹为昌娥。蜃与蛟蜃之蜃，同名异物。周礼鳖人掌互物,春献鳖蜃,秋献龟鱼。则蜃似为大蛤之通称,亦不专指车螯也。

【集解】〔藏器曰〕车螯生海中,是大蛤,即蜃也。能吐气为楼台。春夏依约岛溆,常有此气。〔颂曰〕南海、北海皆有之,采无时。其肉,食之似蛤蜊,而坚硬不及。近世痈疽多用其壳,北中者不堪用。背紫色者,海人亦名紫贝,非矣,〔时珍曰〕其壳色紫,璀粲如玉,斑点如花。海人以火炙之则壳开,取肉食之。钟岏云:车螯、蚶、蛎,眉目内缺,犷壳外缄。无香无臭,瓦砾何殊。宜充庖厨,永为口食。罗愿云:雀入淮为蛤,雉入海为蜃,大蛤也。肉可以食,壳可饰器物,灰可闉塞墙壁,又可为粉饰面,俗呼蛤粉,亦或生珠,其为用多矣。又临海水土记云:似车螯而角不正者曰移角。似车螯而壳薄者曰姑劳。似车螯而小者曰羊蹄,出罗江。昔人皆谓雉化者,乃蛟蜃之蜃,而陈氏、罗氏以为蛤蜃之蜃,似误。详鳞部蛟龙下。

肉

【气味】 甘、咸,冷,无毒。〔诜曰〕不可多食。

【主治】 解酒毒消渴,并痈肿。藏器。

壳

【气味】 同肉。

【主治】 疮疖肿毒。烧赤,醋淬二度为末,同甘草等分酒服。并以醋调傅之。日华。消积块,解酒毒,治痈疽发背焮痛。时珍。

【发明】〔时珍曰〕车螯味咸,气寒而降,阴中之阴也。入血分,故宋人用治痈疽,取恶物下,云有奇功。亦须审其气血虚实老少如何可也。今外科鲜知用者。

【附方】 新二。**车螯转毒散**治发背痈疽,不问浅深大小,利去病根,则免传变。用车螯即昌娥,紫背光厚者,以盐泥固济,煅赤出火毒,一两,生甘草末一钱半,轻粉五分,为末,每服四钱,用栝楼一个,酒一碗,煎一盏,调服。五更转下恶物为度,未下再服。甚者不过二服。外科精要。**六味车螯散**治症同上。用车螯四个,黄泥固济,煅赤出毒,研末。灯心三十茎,栝楼一个,取仁炒香,甘草节炒二钱,通作一服。将三味入酒二碗,煎半碗,去滓,入蜂蜜一匙,调车螯末二钱,腻粉少许,空心温服。下恶涎毒为度。本事。

魁蛤《别录》上品

校正:〔时珍曰〕宋嘉祐别出蚶条,今据郭璞说合并为一。

【释名】 **魁陆**别录**蚶**一作鲅。**瓦屋子**岭表录**瓦垄子**。〔时珍曰〕魁者羹斗之名,蛤形肖之故也。蚶味甘,故从甘。案岭表录异云:南人名空慈子。尚书卢钧以其壳似瓦屋之垄,改为瓦屋、瓦垄也。广人重其肉,炙以荐酒,呼为天脔。广人谓之蜜丁。名医别录云一名活东,误矣。活东,蝌斗也。见尔雅。**伏老**。〔颂曰〕说文云:老伏翼化为魁蛤,故名伏老。

【集解】〔别录曰〕魁蛤生东海。正圆,两头空,表有文。采无时。〔弘景曰〕形似纺轩,小狭长,外有纵横文理,云是老蝠所化,方用至少。〔保升曰〕今出莱州。形圆长,似大腹槟榔,两头有孔。〔藏器曰〕蚶生海中。壳如瓦屋。〔时珍曰〕按郭璞尔雅注云:魁陆即今之蚶也。状如小蛤而圆厚。临海异物志云:蚶之大者径四寸。背上沟文似瓦屋之垄,肉味极佳。今浙东以近海田种之,谓之蚶田。

肉

【气味】 **甘,平,无毒**。〔鼎曰〕寒。〔炳曰〕温。凡食讫,以饭压之。否则令人口干。〔时珍曰〕按刘恂曰:炙食益人。过多即壅气。

【主治】 **痿痹,泄痢便脓血**。别录。**润五脏,止消渴,利关节。服丹石人宜食之,免生疮肿热毒**。鼎。**心腹冷气,腰脊冷风,利五脏,健胃,令人能食**。藏器。**温中消食起阳**。萧炳。**益血色**。日华。

壳

【修治】〔日华曰〕凡用,取陈久者炭火煅赤,米醋淬三度,出火毒,研粉。

【气味】 **甘、咸,平,无毒**。

【主治】 **烧过,醋淬,醋丸服,治一切血气、冷气、癥癖**。日华。**消血块,化痰积**。震亨。**连肉烧存性研,傅小儿走马牙疳有效**。时珍。

【发明】〔时珍曰〕咸走血而软坚,故瓦垄子能消血块,散痰积。

车渠《海药》

校正:自玉石部移入此。

【释名】 **海扇**。〔时珍〕按韵会云:车渠,海中大贝也。背上垄文如车轮之渠,故名。车沟曰渠。刘绩霏雪录云:海扇,海中甲物也。其形如扇,背文如瓦屋。三月三日潮尽乃出。梵书谓之牟婆洛揭拉婆。

【集解】〔李珣曰〕车渠,云是玉石之类。生西国,形如蚌蛤,有文理。西域七宝,此其一也。〔时珍曰〕车渠,大蛤也。大者长二三尺,阔尺许,厚二三寸。壳外沟垄如蚶壳而深大,皆纵文如瓦沟,无横文也。壳内白皙如玉。亦不甚贵,番人以饰器物，谬言为玉石之类。或云玉中亦有车渠，而此蛤似之故也。沈存中笔谈云：车渠大者如箕，背有渠垄如蚶壳，以作器，致如白玉。杨慎丹铅录云：车渠作杯，注酒满过一分不溢。试之果然。

壳

【气味】 甘、咸，大寒，无毒。

【主治】 安神镇宅，解诸毒药及虫螫。同玳瑁等分，磨人乳服之，极验。珣。

【发明】〔时珍曰〕车渠盖瓦垄之大者，故其功用亦相仿佛。

贝子《本经》下品

【释名】 贝齿别录白贝日华海肥俗作贼，音巴。〔时珍曰〕贝字象形。其中二点，象其齿刻；其下二点，象其垂尾。古者货贝而宝龟，用为交易，以二为朋。今独云南用之，呼为海肥。以一为庄，四庄为手，四手为苗，五苗为索。〔颂曰〕贝腹下洁白，有刻如鱼齿，故曰贝齿。

【集解】〔别录曰〕贝子生东海池泽。采无时。〔弘景曰〕出南海。此是小小白贝子，人以饰军容服物者。〔珣曰〕云南极多，用为钱货交易。〔颂曰〕贝子，贝类之最小者。亦若蜗状，长寸许。色微白赤，有深紫黑者。今多穿与小儿戏弄，北人用缀衣及毡帽为饰，剃头家用以饰鉴，画家用以研物。〔时珍曰〕贝子，小白贝也。大如拇指顶，长寸许，背腹皆白。诸贝皆背隆重如龟背，腹下两开相向，有齿刻如鱼齿，其中肉如蝌斗，而有首尾。故魏子才六书精蕴云：贝，介虫也。背穹而浑，以象天之阳；腹平而拆，以象地之阴。贝类不一。按尔雅云：贝在陆曰猋，音标，在水曰蜬，音函，大曰魧，音杭，小曰鲼，音脊，黑曰玄，赤曰贻，黄质白文曰余贴，音池，白质黄文曰余泉，博而标曰蚆，音巴，大而险曰蜠，音困，小而狭曰蟦，音责。又古有相贝经甚详。其文云：朱仲受之于琴高，以遗会稽太守严助曰：径尺之贝，三代之正瑞，灵奇之秘宝。其次则盈尺，状如赤电黑云者，谓之紫贝。素质红章，谓之珠贝。青地绿文，谓之绶贝。黑文黄画，谓之霞贝。紫贝愈疾，珠贝明目，绶贝消气障，霞贝伏蛆虫。虽不能延龄增寿，其御害一也。复有下此者，鹰喙蝉脊，但逐湿去水，无奇功也。贝之大者如轮，可以明目。南海贝如珠砾白驳，性寒味甘，可止水毒。浮贝使人寡欲，勿近妇人，黑白各半是也。濯贝使人善惊，勿近童子，黄唇点齿有赤驳是也。虽贝使人病疟，黑鼻无皮是也。皭贝使人胎消，勿示孕妇，赤带通脊是也。惠贝使人善忘，赤炽内壳有赤络是也。嘗贝使童子愚,女人淫,青唇赤鼻是也。碧贝使人盗,脊上有缕勾唇,雨则重,霁则轻是也。委贝使人恶,夜行能伏鬼魅百兽,赤而中圆,雨则轻,霁则重,是也。

【修治】〔珣曰〕凡入药,烧过用。〔敩曰〕凡使,勿用花虫壳,真相似,只是无效。贝子以蜜、醋相对浸之,蒸过取出,以清酒淘,研。

【气味】 咸,平,有毒。

【主治】 目翳,五癃,利水道,鬼疰蛊毒,腹痛下血。本经。温疰寒热,解肌,散结热。别录。烧研,点目去翳。弘景。伤寒狂热。甄权。下水气浮肿,小儿疳蚀吐乳。李珣。治鼻渊出脓血,下痢,男子阴疮,解漏脯、面臕诸毒,射罔毒,药箭毒。时珍。

【附方】 旧四,新四。目花翳痛贝子一两,烧研如面,入龙脑少许点之。若息肉,加真珠末等分。千金。鼻渊脓血贝子烧研。每生酒服二钱,日三服。二便关格不通闷胀,二三日则杀人。以贝齿三枚,甘遂二铢,为末,浆水和服,须臾即通也。肘后方。小便不通白海𧵅一对,生一个,烧一个,为末,温酒服。田氏方。下疳阴疮白海𧵅三个,煅红研末,搽之。简便单方。食物中毒贝子一枚,含之自吐。圣惠:治漏脯毒,面臕毒,及射罔在诸肉中有毒。并用贝子烧研,水调半钱服。中射罔毒方同上。药箭镞毒贝齿烧研,水服三钱,日三服。千金方。

紫贝《唐本草》

【释名】 文贝纲目砑螺。〔时珍曰〕南州异物志云:文贝甚大,质白文紫,天姿自然,不假外饰而光彩焕烂。故名。〔颂曰〕画家用以砑物。故名曰砑螺也。

【集解】〔恭曰〕紫贝出东、南海中。形似贝子而大二三寸,背有紫斑而骨白。南夷采以为货市。〔宗奭曰〕紫贝背上深紫有黑点。〔颂曰〕贝类极多,古人以为宝货,而紫贝尤贵。后世以多见贱,而药中亦希使之。〔时珍曰〕按陆玑诗疏云:紫贝,质白如玉,紫点为文,皆行列相当。大者径一尺七八寸。交趾、九真以为杯盘。

【修治】 同贝子。

【气味】 咸,平,无毒。

【主治】 明目,去热毒。唐本。小儿痘疹目翳。时珍。

【附方】 新一。痘疹入目紫贝一个,即砑螺也,生研细末,用羊肝切片,掺上扎定,米泔煮熟,瓶盛露一夜,空心嚼食之。婴童百问。

珂《唐本草》

【释名】 马珂螺纲目玳恤。〔时珍曰〕珂,马勒饰也。此贝似之,故名。徐表作马珂。通典云:老鹛入海为玳。即珂也。

【集解】〔别录曰〕珂生南海。采无时。白如蚌。〔恭曰〕珂,贝类也。大如鳆,皮黄黑而骨白,堪以为饰。〔时珍曰〕按徐表异物志云:马珂螺,大者围九寸,细者围七八寸,长三四寸。

【修治】〔敩曰〕珂,要冬采色白腻者,并有白旋水文。勿令见火,即无用也。凡用以铜刀刮末研细,重罗再研千下,不入妇人药也。

【气味】 咸,平,无毒。

【主治】 目翳,断血生肌。唐本。消翳膜,及筋弩肉,刮点之。李珣。去面黑。时珍。

【附方】 新二。目生浮翳马珂三分,白龙脑半钱,枯过白矾一分,研匀点之。圣惠方。面黑令白马珂、白附子、珊瑚、鹰矢白等分,为末。每夜人乳调傅,旦以浆水洗之。同上。

石蜐音劫《纲目》

【释名】 紫蜐音劫,与蜐同。紫𧍧音桮。龟脚俗名。

【集解】〔时珍曰〕石蜐生东南海中石上,蚌蛤之属。形如龟脚,亦有爪状,壳如蟹螯,其色紫,可食。真腊记云:有长八九寸者。江淹石蜐赋云:亦有足翼,得春雨则生花。故郭璞赋云:石蜐应节而扬菢。荀子云东海有紫蜐、鱼、盐是矣。或指为紫贝及石决明者,皆非矣。

【气味】 甘、咸,平,无毒。

【主治】 利小便。时珍。

淡菜宋《嘉祐》

【释名】 壳菜浙人所呼。海蜌音陛。东海夫人。〔时珍曰〕淡以味,壳以形,夫人以似名也。

【集解】〔藏器曰〕东海夫人,生东南海中。似珠母,一头小,中衔少毛。味甘美，南人好食之。〔诜曰〕常时烧食即苦，不宜人。与少米先煮熟，后除去毛，再入萝卜，或紫苏，或冬瓜同煮，即更妙。〔日华曰〕虽形状不典，而甚益人。〔时珍曰〕按阮氏云：淡菜生海藻上，故治瘿与海藻同功。

【气味】 甘，温，无毒。〔日华曰〕不宜多食。多食令人头目闷暗，得微利即止。〔藏器曰〕多食发丹石，令人肠结。久食脱人发。

【主治】 虚劳伤惫，精血衰少，及吐血，久痢肠鸣，腰痛疝瘕，妇人带下，产后瘦瘠。藏器。产后血结，腹内冷痛，治癥瘕，润毛发，治崩中带下，烧食一顿令饱。孟诜。煮熟食之，能补五脏，益阳事，理腰脚气，能消宿食，除腹中冷气痃癖。亦可烧汁沸出食之。日华。消瘿气。时珍。

海螺《拾遗》

校正：〔时珍曰〕唐本甲香，今并为一。

【释名】 流螺图经假猪螺交州记厣名甲香。〔时珍曰〕蠃与螺同，亦作蠡。蠃从虫，蠃省文，盖虫之蠃形者也。厣音掩，闭藏之貌。

【集解】〔颂曰〕海螺即流螺，厣曰甲香，生南海。今岭外、闽中近海州郡及明州皆有之，或只以台州小者为佳。其螺大如小拳，青黄色，长四五寸。诸螺之中，此肉味最厚，南人食之。南州异物志云：甲香大者如瓯，面前一边直搀长数寸，围壳岨峿有刺。其厣，杂众香烧之益芳，独烧则臭。今医家稀用，惟合香者用之。又有小甲香，状若螺子，取其蒂修合成也。海中螺类绝有大者。珠螺莹洁如珠，鹦鹉螺形如鹦鹉头，并可作杯。梭尾螺形如梭，今释子所吹者。皆不入药。〔时珍曰〕螺，蚌属也。大者如斗，出日南涨海中。香螺厣可杂甲香，老钿螺光彩可饰镜背者，红螺色微红，青螺色如翡翠，蓼螺味辛如蓼，紫贝螺即紫贝也。鹦鹉螺质白而紫，头如鸟形，其肉常离壳出食，出则寄居虫入居，螺还则虫出也。肉为鱼所食，则壳浮出，人因取之作杯。

肉

【气味】 甘，冷，无毒。

【主治】 目痛累年，或三四十年。生螺，取汁洗之；或入黄连末在内，取汁点之。藏器。合菜煮食，治心痛。孙思邈。

甲香

【修治】〔敩曰〕凡使，用生茅香、皂角同煮半日，石臼捣筛用之。〔经验方曰〕凡使，用黄泥同水煮一日，温水浴过。再以米泔或灰汁煮一日，再浴过。以蜜、酒煮一日,浴过煿干用。〔颂曰〕传信方载其法云:每甲香一斤,以泔斗半,微火煮一复时,换泔再煮。凡二换漉出,众手刮去香上涎物。以白蜜三合,水一斗,微火煮干。又以蜜三合,水一斗,煮三伏时。乃以炭火烧地令热,洒酒令润,铺香于上,以新瓦盖上一伏时,待冷硬,石臼木杵捣烂。入沉香末三两,麝一分,和捣印成,以瓶贮之,埋过经久方烧。凡烧此香,须用大火炉,多着热灰、刚炭猛烧令尽,去之。炉旁着火暖水,即香不散。此法出于刘兖奉礼也。〔宗奭曰〕甲香善能管香烟,与沉、檀、龙、麝香用之,尤佳。

【气味】 咸,平,无毒。

【主治】 心腹满痛,气急,止痢下淋。唐本。和气清神,主肠风痔瘘。李珣。瘘疮疥癣,头疮馋疮甲疽,蛇、蝎、蜂螫。藏器。

甲煎《拾遗》

【集解】〔藏器曰〕甲煎,以诸药及美果、花烧灰和蜡成口脂。所主与甲香略同,三年者良。〔时珍曰〕甲煎,以甲香同沉麝诸药花物治成,可作口脂及焚爇也。唐·李义山诗所谓沉香甲煎为廷燎者,即此。

【气味】 辛,温,无毒。

【主治】 甲疽,小儿头疮吻疮,口旁馋疮,耳后月蚀疮,蜂蛇蝎之疮,并傅之。藏器。

田螺《别录》上品

【集解】〔弘景曰〕田螺生水田中,及湖渎岸侧。形圆,大如梨、橘,小者如桃、李,人煮食之。〔保升曰〕状类蜗牛而尖长,青黄色,春夏采之。〔时珍曰〕螺,蚌属也。其壳旋文。其肉视月盈亏,故王充云:月毁于天,螺消于渊。说卦云:离为螺,为蚌,为龟,为鳖,为蟹。皆以其外刚而内柔也。

肉
【气味】 甘,大寒,无毒。

【主治】 目热赤痛,止渴。别录。煮汁,疗热醒酒。用真珠、黄连末内入,良久,取汁注目中,止目痛。弘景。煮食,利大小便,去腹中结热,目下黄,脚气冲上,小腹急硬,小便赤涩,手足浮肿。生浸取汁饮之,止消渴。捣肉,傅热疮。藏器。压丹石毒。孟诜。利湿热,治黄疸。捣烂贴脐,引热下行,止噤口痢,下水气淋闭。取水，搽痔疮胡臭。烧研，治瘰疬癣疮。时珍。

【附方】 旧二，新二十一。**消渴饮水**日夜不止，小便数者。心镜用田螺五升，水一斗，浸一夜，渴即饮之。每日一换水及螺。或煮食饮汁亦妙。圣惠用糯米二升，煮稀粥一斗，冷定。入田中活螺三升在内，待食粥尽，吐沫出，乃收饮之，立效。**肝热目赤**药性论用大田螺七枚洗净，新汲水养去泥秽，换水一升浸洗取起。于净器中，着少盐花于甲内，承取自然汁点目，逐个用了，放去之。**烂弦风眼**方法同上，但以铜绿代盐花。**饮酒口糜**螺、蚌煮汁饮。圣惠。**酒醉不醒**用水中螺、蚌、葱、豉煮食饮汁，即解。肘后。**小便不通**腹胀如鼓。用田螺一枚，盐半匕，生捣，傅脐下一寸三分，即通。熊彦诚曾得此疾，异人授此方果愈。类编。**噤口痢疾**用大田螺二枚捣烂，入麝香三分作饼，烘热贴脐间。半日，热气下行，即思食矣。甚效，丹溪。**肠风下血**因酒毒者。大田螺五个，烧至壳白肉干，研末，作一服，热酒下。百一。**大肠脱肛**脱下三五寸者。用大田螺二三枚，将井水养三四日，去泥。用鸡爪黄连研细末，入厣内，待化成水。以浓茶洗净肛门，将鸡翎蘸扫之。以软帛托上，自然不再复发也。德生堂经验方。**反胃呕噎**田螺洗净水养，待吐出泥，澄取晒半干，丸梧子大。每服三十丸，藿香汤下。烂壳研服亦可。经验方。**水气浮肿**用大田螺、大蒜、车前子等分，捣膏摊贴脐上，水从便旋而下。象山县民病此，得是方而愈。仇远稗史。**酒疸诸疸**用田螺将水养数日，去泥，取出生捣烂，入好酒内，用布帛滤过，将汁饮之，日三服，日效。寿域。**脚气攻注**用生大田螺捣烂，傅两股上，便觉冷趋至足而安。又可傅丹田，利小便。董守约曾用有效。稗史。**痔漏疼痛**乾坤生意用田螺一个，入片脑一分在内，取水搽之。仍先以冬瓜汤洗净。孙氏：用田螺一枚，用针刺破，入白矾末同埋一夜，取螺内水扫疮上，又善能止痛也，甚妙。袖珍用马齿苋汤洗净，捣活螺蛳傅上，其病即愈。**腋气胡臭**乾坤生意用田螺一个，水养，俟厣开，挑巴豆仁一个在内，取置杯内，夏一夜，冬七夜，自然成水。常取搽之，久久绝根。又方：大田螺一个，入麝香二分在内，埋露地七七日，取出。看患洗拭，以墨涂上，再洗，看有墨处是患窍，以螺汁点之，三五次即瘥。**瘰疬溃破**用田螺连肉烧存性，香油调搽。集要方。**疔疮恶肿**用田螺入冰片，化水点疮上。普济。**风虫癣疮**用螺蛳十个，槿树皮末一两，同入碗内蒸熟，捣烂，入矾红三钱，以盐水调搽。孙氏。**绕指毒疮**生手足指上。以活田螺一枚，生用捣碎缚之，即瘥。多能鄙事。**妒精阴疮**大田螺二个，和壳烧存性，入轻粉同研，傅之，效。医林集要。

壳

【气味】 甘，平，无毒。

【主治】 烧研，主尸疰心腹痛，失精，止泻。别录。烂者烧研水服，止反胃，去卒心痛。藏器。烂壳研细末服之，止下血，小儿惊风有痰，疮疡脓水。时珍。

【附方】 新三。**心脾痛**不止者，水甲散主之。用田螺壳，溪间者亦可，以松柴片层层叠上，烧过火，吹去松灰，取壳研末。以乌沉汤、宽中散之类，调服二钱，不传之妙。集要。**小儿头疮**田螺壳烧存性，清油调，掺之。圣惠。**小儿急惊**远年白田螺壳烧灰，入麝香少许，水调灌之。普济。

蜗螺《别录》

【释名】 螺蛳。〔时珍曰〕师，众多也。其形似蜗牛，其类众多，故有二名。烂壳名鬼眼睛。

【集解】〔别录曰〕蜗螺生江夏溪水中，小于田螺，上有棱。〔时珍曰〕处处湖溪有之，江夏、汉沔尤多。大如指头，而壳厚于田螺，惟食泥水。春月，人采置锅中蒸之，其肉自出，酒烹糟煮食之。清明后，其中有虫，不堪用矣。〔藏器曰〕此物难死，误泥入壁中，数年犹活也。

肉

【气味】 甘，寒，无毒。

【主治】 烛馆，明目下水。别录。止渴。藏器。醒酒解热，利大小便，消黄疸水肿，治反胃痢疾，脱肛痔漏。时珍。又曰：烛馆二字疑讹误。

【附方】 新七。**黄疸酒疸**小螺蛳养去泥土，日日煮食饮汁，有效。永类。**黄疸吐血**病后身面俱黄，吐血成盆，诸药不效。用螺十个，水漂去泥，捣烂露一夜，五更取清服。二三次，血止即愈。一人病此，用之经验。小山怪证方。**五淋白浊**螺蛳一碗，连壳炒热，入白酒三碗，煮至一碗，挑肉食之，以此酒下，数次即效。扶寿精方。**小儿脱肛**螺蛳二三升，铺在桶内坐之，少顷即愈。简便。**痘疹目翳**水煮螺蛳，常食佳。济急仙方。**白游风肿**螺蛳肉，入盐少许，捣泥贴之，神效。叶氏摘玄方。

烂壳 〔时珍曰〕泥中及墙壁上年久者良。火煅过用。

【气味】 同。

【主治】 痰饮积及胃脘痛。震亨。反胃膈气，痰嗽鼻渊，脱肛痔疾，疮疖下疳，汤火伤。时珍。

【发明】〔时珍曰〕螺乃蚌蛤之属，其壳大抵与蚌粉、蛤粉、蚶、蚬之类同功。合而观之，自可神悟。

【附方】 新十。**卒得咳嗽**屋上白螺或白蚬壳，捣为末，酒服方寸匕。肘后方。**湿痰心痛**白螺蛳壳洗净，烧存性，研末。酒服方寸匕。立止。正传。**膈气疼痛**白玉散：用壁上陈白螺蛳烧研。每服一钱，酒下，甚效。孙氏。**小儿软疖**用鬼眼睛，即墙上白螺蛳壳，烧灰，入倒挂尘等分，油调涂之。寿域。**阴头生疮**用溪港年久螺蛳烧灰，傅之。奇效。**汤火伤疮**用多年干白螺蛳壳煅研，油调傅。澹寮。**杨梅疮烂**古墙上螺蛳壳、辰砂等分，片脑少许，为末，搽之。**小儿哮疾**向南墙上年久螺蛳为末，日晡时以水调成，日落时举手合掌皈依，吞之即效。叶氏摘玄方。**瘰疬已破**土墙上白螺蛳壳为末，日日傅之。谈野翁方。**痘疮不收**墙上白螺蛳壳，洗净煅研，掺之。医方摘要。

蓼螺《拾遗》

【集解】〔藏器曰〕蓼螺生永嘉海中。味辛辣如蓼。〔时珍曰〕按韵会云：蓼螺，紫色有斑文。今宁波出泥螺，状如蚕豆，可代充海错。

　　肉
【气味】 辛，平，无毒。
【主治】 飞尸游蛊，生食之。浸以姜、醋，弥佳。藏器。

寄居虫《拾遗》

【释名】 寄生虫。
【集解】〔藏器曰〕陶注蜗牛云：海边大有，似蜗牛，火炙壳便走出，食之益人。按寄居在螺壳间，非螺也。候螺蛤开，即自出食；螺蛤欲合，已还壳中。海族多被其寄。又南海一种似蜘蛛，入螺壳中，负壳而走。触之即缩如螺，火炙乃出。一名𧒻，无别功用。〔时珍曰〕按孙愐云：寄居在龟壳中者名曰蝐。则寄居非一种也。

【气味】 缺。
【主治】 益颜色，美心志。弘景。

海月《拾遗》

【释名】 **玉珧**音姚。**江珧　马颊　马甲**。〔藏器曰〕海月，蛤类也。似半月，故名。水沫所化,煮时犹变为水。〔时珍曰〕马甲、玉珧皆以形色名。万震赞云厥甲美发珧玉,是矣。

【集解】〔时珍曰〕刘恂岭表录异云:海月大如镜,白色正圆,常死海旁。其柱如搔头尖,其甲美如玉。段成式杂俎云:玉珧形似蚌,长二三寸,广五寸,上大下小。壳中柱炙食,味如牛头胘项。王氏宛委录云:奉化县四月南风起,江瑶一上,可得数百。如蚌稍大,肉腥韧不堪。惟四肉柱长寸许,白如珂雪,以鸡汁瀹食肥美。过火则味尽也。

【气味】 甘、辛,平,无毒。

【主治】 消渴下气,调中利五脏,止小便,消腹中宿物,令人易饥能食。生姜、酱同食之。藏器。

【附录】 海镜 〔时珍曰〕一名镜鱼,一名琐蛣,一名膏药盘,生南海。两片相合成形,壳圆如镜,中甚莹滑,映日光如云母。内有少肉如蚌胎。腹有寄居虫,大如豆,状如蟹。海镜饥则出食,入则镜亦饱矣。郭璞赋云琐蛣腹蟹,水母目虾,即此。

海燕《纲目》

【集解】〔时珍曰〕海燕出东海。大二寸,状扁面圆,背上青黑,腹下白脆,似海螵蛸,有纹如簟菵。口在腹下,食细沙。口旁有五路正勾,即其足也。临海水土记云:阳遂足,生海中,色青黑,腹白,有五足,不知头尾。生时体软,死即干脆。即此物也。临海异物志载燕鱼长五寸,阴雨则飞起丈余,此或同名者也。

【气味】 咸,温,无毒。

【主治】 阴雨发损痛,煮汁服,取汗即解。亦入滋阳药。时珍。

郎君子《海药》

【集解】〔珣曰〕郎君子生南海。有雌雄,状似杏仁,青碧色。欲验真假,口内含热放醋中,雌雄相逐,逡巡便合,即下卵如粟状者,真也。亦难得之物。〔时珍曰〕顾玠海槎录云:相思子状如螺,中实如石,大如豆,藏箧笥积岁不坏。若置醋中,即盘旋不已。按此即郎君子也。

【气味】 缺。

【主治】 妇人难产,手把之便生,极验。

本草纲目禽部目录第四十七卷

　　李时珍曰：二足而羽曰禽。师旷禽经云：羽虫三百六十，毛协四时，色合五方。山禽岩栖，原鸟地处。林鸟朝嘲，水鸟夜鸣。山禽味短而尾修，水禽味长而尾促。其交也，或以尾膘，或以睛睨，或以声音，或合异类。雉、孔与蛇交之类。其生也，或以翼孚卵，或以同气变，鹰化鸠之类。或以异类化，田鼠化鴽之类。或变入无情。雀入水为蛤之类。噫！物理万殊若此，学者其可不致知乎？五鸠九扈，少皞取以名官；雄雉鸤鸠，诗人得之观感。厥旨微矣。不妖夭，不覆巢，不殀卵，而庖人供六禽，翬音翅氏攻猛鸟，晢蔟覆夭鸟之巢。圣人之于物也，用舍仁杀之意，夫岂徒然哉？记曰：天产作阳。羽类则阳中之阳，大抵多养阳。于是集其可供庖药及毒恶当知者，为禽部，凡七十七种。分为四类：曰水，曰原，曰林，曰山。旧本禽部三品，共五十六种。今并入一种，自兽部移入一种，虫部移入一种，有名未用移入一种。

　　神农本草经五种梁·陶弘景注　名医别录一十一种梁·陶弘景注　唐本草二种唐·苏恭　本草拾遗二十六种唐·陈藏器　食疗本草二种唐·孟诜、张鼎　开宝本草一种宋·马志　嘉祐本草一十三种宋·掌禹锡　日华本草一种宋人大明　图经本草一种宋·苏颂　食物本草十种明·汪颖　本草纲目五种明·李时珍

　　〔附注〕魏·李当之药录　吴普本草　宋·雷敩炮炙　齐·徐之才药对　唐·甄权药性　萧炳四声　唐·李珣海药　孙思邈千

金　杨损之删繁　南唐·陈士良食性　蜀·韩保升重注　宋·寇宗奭衍义　唐慎微证类　陈承别说　金·张元素珍珠囊　元·李杲法象　王好古汤液　吴瑞日用　朱震亨补遗　明·徐用诚发挥　宁源食鉴　汪机会编　陈嘉谟蒙筌

禽之一_{水禽类二十三种}

鹤_{嘉祐}　鹳_{别录}　鸧鸡_{食物}　鸹鸖_附　阳乌_{拾遗}　鹈鹕_{食物}　鸀鳿_{纲目}　鹈鹕_{嘉祐}　即淘鹅　鹅_{别录}　雁_{本经}　鹄_{食物}　即天鹅　鸨_{纲目}　鹜_{别录}　即鸭　凫_{食疗}　即野鸭　鹭鹔_{拾遗}　鸳鸯_{嘉祐}　鸂鶒_{嘉祐}　鸡鹎_{拾遗}　旋目　方目_附　鹭_{食物}　鸥_{食物}　鹢_{拾遗}　鸬鹚_{别录}　鱼狗_{拾遗}　翡翠_附　蚊母鸟_{拾遗}

上附方旧七，新十七

本草纲目禽部第四十七卷

禽之一 ｜ 水禽类二十三种

鹤宋《嘉祐》

【释名】 **仙禽**纲目**胎禽**。〔时珍曰〕鹤字，篆文象翘首短尾之形。一云白色䧹䧹，故名。八公相鹤经云：鹤乃羽族之宗，仙人之骥，千六百年乃胎产。则胎、仙之称以此。世谓鹤不卵生者，误矣。

【集解】〔禹锡曰〕鹤有白有玄，有黄有苍。入药用者，他色次之。〔时珍曰〕鹤大于鹄，长三尺，高三尺余，喙长四寸。丹顶赤目，赤颊青脚、修颈凋尾，粗膝纤指。白羽黑翎，亦有灰色、苍色者。尝以夜半鸣，声唳云霄。雄鸣上风，雌鸣下风，声交而孕。亦唼蛇虺，闻降真香烟则降，其粪能化石，皆物类相感也。按相鹤经云：鹤，阳鸟也，而游于阴。行必依洲渚，止不集林木。二年落子毛，易黑点；三年产伏；又七年羽翮具；又七年飞薄云汉；又七年舞应节；又七年鸣中律；又七年大毛落，茸毛生，或白如雪，或黑如漆；百六十年雌雄相视而孕；千六百年形始定，饮而不食，乃胎化也。又按俞琰云：龟鹤能运任脉，故多寿。无死气于中也。鹤骨为笛，甚清越。

白鹤血

【气味】 **咸，平，无毒。**

【主治】 **益气力，补虚乏，去风益肺。**嘉祐。

【发明】〔禹锡曰〕按穆天子传云：天子至巨蒐二氏，献白鹤之血饮之。云益人气力也。

脑

【主治】 **和天雄、葱实服之，令人目明，夜能书字。**抱朴子。

卵

【气味】 **甘、咸，平，无毒。**

【主治】 **预解痘毒，多者令少，少者令不出。每用一枚煮，与小儿食之。**时珍。出活幼全书。

骨

【主治】　酥炙，入滋补药。时珍。

肫中砂石子

【主治】　磨水服，解蛊毒邪。嘉祐。

鹳《别录》下品

【释名】　皂君诗疏负釜同黑尻。〔时珍曰〕鹳字，篆文象形。其背、尾色黑，故陆玑诗疏有皂君诸名。

【集解】　〔弘景曰〕鹳有两种：似鹄而巢树者为白鹳，黑色曲颈者为乌鹳。今宜用白者。〔宗奭曰〕鹳身如鹤，但头无丹，项无乌带，兼不善唳，止以喙相击而鸣。多在楼殿吻上作窠。尝日夕观之，并无作池养鱼之说。〔时珍曰〕鹳似鹤而顶不丹，长颈赤喙，色灰白，翅尾俱黑。多巢于高木。其飞也，奋于层霄，旋绕如阵，仰天号鸣，必主有雨。其抱卵以影，或云以声聒之。禽经云：鹳生三子，一为鹤。巽极成震，阴变阳也。震为鹳，巽为鹳也。

【正误】　〔藏器曰〕人探巢取鹳子，六十里旱，能群飞激云雨也。其巢中以泥为池，含水满中，养鱼、蛇以哺子。鹳之伏卵恐冷，取礜石围之，以助燥气。〔时珍曰〕寥郭之大，阴阳升降，油然作云，沛然下雨。区区微鸟，岂能以私忿使天壤赤旱耶？况鹳乃水鸟，可以候雨乎？作池、取石之说，俱出自陆玑诗疏、张华博物志，可谓愚矣。

骨

【气味】　甘，大寒，无毒。〔藏器曰〕有小毒。入沐汤浴头，令发尽脱，更不生也。又杀树木。

【主治】　鬼蛊诸疰毒，五尸心腹痛。别录。〔甄权曰〕亦可单炙黄研，空心暖酒服方寸匕。〔时珍曰〕千金治尸疰，有鹳骨丸。

脚骨及嘴

【主治】　喉痹飞尸，蛇虺咬，及小儿闪癖，大腹痞满，并煮汁服之，亦烧灰饮服。藏器。

卵

【主治】　预解痘毒，水煮一枚，与小儿啖之，令不出痘，或出亦稀。时珍。出活幼全书。

鹳

屎

【主治】 小儿天钓惊风，发歇不定。炒研半钱，入牛黄、麝香各半钱，炒蝎五枚，为末。每服半钱，新汲水服。时珍。

鸧鸡《食物》

【释名】 鸧鸹尔雅麋鸹尔雅鸹鹿尔雅翼麦鸡。〔时珍曰〕按罗愿云：鸧麋，其色苍，如麋也。鸹鹿，其声也。关西呼曰鸹鹿，山东呼曰鸧鸹，讹为错落，南人呼为鸧鸡，江人呼为麦鸡。

【集解】〔颖曰〕鸧鸡状如鹤大，而顶无丹，两颊红。〔时珍曰〕鸧，水鸟也，食于田泽洲渚之间。大如鹤，青苍色，亦有灰色者。长颈高脚，群飞，可以候霜。或以为即古之鹔鹴，其皮可为裘，与凤同名者也。

肉

【气味】 甘，温，无毒。

【主治】 杀虫，解蛊毒。汪颖。

【发明】〔时珍曰〕鸧，古人多食之。故宋玉小招云：鹄酸臇凫煎鸿鸧。景差大招云：炙鸹蒸凫黏鹑陈。今惟俚人捕食，不复充馔品矣。

【附录】 鹔鹴 〔时珍曰〕按罗愿尔雅翼云：鹔鹴水鸟，雁属也。似雁而长颈，绿色，皮可为裘，霜时乃来就暖。故禽经云：鹴飞则霜，鹔飞则雨。鹴即商羊也。又西方之凤，亦名鹔鹴。

阳乌《拾遗》

【释名】 阳鸦拾遗。

【集解】〔藏器曰〕阳乌出建州。似鹳而殊小，身黑，颈长面白。

嘴

【主治】 烧灰酒服，治恶虫咬成疮。藏器。

鹈鸪《食物》

【释名】 扶老古今注鸄䳩俗作鹕鸪。〔时珍曰〕凡鸟至秋毛脱秃。此鸟头秃如秋毵，又如老人头童及扶杖之状，故得诸名。说文作秃鹙。

【集解】〔时珍曰〕秃鹙，水鸟之大者也。出南方有大湖泊处。其状如鹤而大，青苍色，张翼广五六尺，举头高六七尺，长颈赤目，头项皆无毛。其顶皮方二寸许，红色如鹤顶。其喙深黄色而扁直，长尺余。其嗉下亦有胡袋，如鹈鹕状。其足爪如鸡，黑色。性极贪恶，能与人斗，好啖鱼、蛇及鸟雏。诗云有鹙在梁，即此。自元入我朝，常赋犹有鸳鸯之供献。按饮膳正要云：鸳鸯有三种，有白者，黑者，花者。名为胡鸳鸯，肉色亦不同也。又案景焕闲谈云：海鸟爰居，即今之秃鹙。其说与环氏吴纪所谓鸟之大者秃鹙，小者鸂鶒相合。今潦年鹙或飞来近市，人或怪骇，此又同鲁人怪爰居之意，皆由不常见耳。

肉

【气味】咸，微寒，无毒。〔正要曰〕甘，温。

【主治】中虫、鱼毒。汪颖。补中益气，甚益人，炙食尤美。作脯馐食，强气力，令人走及奔马。时珍。出饮膳正要及古今注、禽经。

髓

【气味】甘，温，无毒。

【主治】补精髓。正要。

喙

【主治】鱼骨哽。汪颖。

毛

【主治】解水虫毒。时珍。出埤雅。

蠓蟥音蒙童《纲目》

【释名】越王鸟纲目鹤顶同鸂鶒同。

【集解】〔时珍曰〕案刘欣期交州志云：蠓蟥即越王鸟，水鸟也。出九真、交趾。大如孔雀。喙长尺余，黄白黑色，光莹如漆，南人以为饮器。罗山疏云：越王鸟状如乌鸢，而足长口勾，末如冠，可受二升许，以为酒器，极坚致。不践地，不饮江湖，不唼百草，不食鱼，惟啖木叶。粪似薰陆香，山人得之以为香，可入药用。杨慎丹铅录云：蠓蟥，即今鹤顶也。

粪

【主治】水和，涂杂疮。竺真罗山疏。

鹈鹕宋《嘉祐》

【释名】 **犁鹕** 鹙𪆰音户泽。**逃河**一作淘。**淘鹅**。〔禹锡曰〕昔有人窃肉入河，化为此鸟，今犹有肉，因名逃河。〔时珍曰〕此俚言也。案山海经云：沙水多犁鹕，其名自呼。后人转为鹈鹕耳。又吴谚云：夏至前来，谓之犁鹕，言主水也；夏至后来，谓之犁涂，言主旱也。陆玑云：遇水泽即以胡盛水，戽涸取鱼食，故曰鹙𪆰，曰淘河。俗名淘鹅，因形也。又讹而驼鹤。

【集解】〔禹锡曰〕鹈鹕，大如苍鹅。颐下有皮袋，容二升物，展缩由之，袋盛水以养鱼。云身是水沫，惟胸前有两块肉，列如拳。诗云：惟鹈在梁，不濡其咮。咮，喙也，言爱其嘴也。〔时珍曰〕鹈鹕处处有之，水鸟也。似鹗而甚大，灰色如苍鹅。喙长尺余，直而且广，口中正赤，颔下胡大如数升囊。好群飞，沉水食鱼，亦能竭小水取鱼。俚人食其肉，取其脂入药。用翅骨、胻骨作筒，吹喉、鼻药甚妙。其盛水养鱼、身是水沫之说，盖妄谈也。又案晁以道云：鹈之属有曰漫画者，以嘴画水求鱼，无一息之停；有曰信天缘者，终日凝立，不易其处，俟鱼过乃取之。所谓信天缘者，即俗名青翰者也，又名青庄。此可喻人之贪廉。

脂油 〔时珍曰〕剥取其脂，熬化掠取，就以其嗉盛之，则不渗漏。他物即透走也。

【气味】 **咸，温，滑，无毒。**

【主治】 **涂痈肿，治风痹，透经络，通耳聋。**时珍。

【发明】〔时珍曰〕淘鹅油性走，能引诸药透入病所拔毒，故能治聋、痹、肿毒诸病。

【附方】 新一。**耳聋**用淘油半匙，磁石一小豆，麝香少许，和匀，以绵裹成挺子，塞耳中，口含生铁少许。用三五次即有效。青囊。

嘴

【气味】 **咸，平，无毒。**

【主治】 **赤白久痢成疳，烧存性研末，水服一方寸匕。**嘉祐。

舌

【主治】 **疔疮。**时珍。

毛皮

【主治】 **反胃吐食，烧存性，每酒服二钱。**时珍。出普济。

<h1 style="text-align:center">鹅《别录》上品</h1>

【释名】 **家雁**纲目**舒雁**。〔时珍曰〕鹅鸣自呼。江东谓之舒雁,似雁而舒迟也。

【集解】〔时珍曰〕江淮以南多畜之。有苍、白二色,及大而垂胡者。并绿眼黄喙红掌,善斗,其夜鸣应更。师旷禽经云脚近臎者能步,鹅、鹜是也。又云鹅伏卵则逆月,谓向月取气助卵也。性能啖蛇及蚓,制射工,养之能辟虫虺,或言鹅性不食生虫者,不然。

白鹅膏腊月炼收

【气味】 甘,微寒,无毒。

【主治】 **灌耳,治卒聋**。别录。**润皮肤,可合面脂**。日华。**涂面急,令人悦白。唇渖,手足皴裂,消痈肿,解礜石毒**。时珍。

肉

【气味】 **甘,平,无毒**。〔日华曰〕白鹅:辛凉,无毒。苍鹅:冷,有毒,发疮肿。〔诜曰〕鹅肉性冷,多食令人霍乱,发痼疾。〔李鹏飞曰〕嫩鹅毒,老鹅良。

【主治】 **利五脏**。别录。**解五脏热,服丹石人宜之**。孟诜。**煮汁,止消渴**。藏器。

【发明】〔藏器曰〕苍鹅食虫,主射工毒为良;白鹅不食虫,止渴为胜。〔时珍曰〕鹅气味俱厚,发风发疮,莫此为甚,火熏者尤毒。曾目击其害,而本草谓其性凉利五脏,韩悆医通谓其疏风,岂其然哉?又葛洪肘后方云:人家养白鹅、白鸭,可辟、食射工。则谓白鹅不食虫、不发病之说,亦非矣。但比苍鹅薄乎云耳。若夫止渴,凡发胃气者皆能生津,岂独止渴者便曰性凉乎?参苓白术散乃治渴要药,何尝寒凉耶?

臎一名尾罌,尾肉也。〔时珍曰〕内则舒雁臎不可食,为气臊可厌耳,而俗夫嗜之。

【主治】 **涂手足皴裂。纳耳中,治聋及聤耳**。日华。

血

【气味】 **咸,平,微毒**。

【主治】 **中射工毒者,饮之,并涂其身**。陶弘景。**解药毒**。〔时珍曰〕祈祷家多用之。

胆

【气味】 **苦,寒,无毒**。

【主治】 解热毒及痔疮初起，频涂抹之，自消。时珍。

【附方】 新一。**痔疮有核**白鹅胆二三枚，取汁，入熊胆二分，片脑半分，研匀，瓷器密封，勿令泄气，用则手指涂之，立效。刘氏保寿堂方。

卵

【气味】 甘，温，无毒。

【主治】 补中益气。多食发痼疾。孟诜。

涎

【主治】 咽喉谷贼。时珍。

【发明】〔时珍曰〕按洪迈夷坚志云：小儿误吞稻芒，着咽喉中不能出者，名曰谷贼。惟以鹅涎灌之即愈。盖鹅涎化谷相制耳。

毛

【主治】 射工水毒。别录。小儿惊痫。又烧灰酒服，治噎疾。苏恭。

【发明】〔弘景曰〕东川多溪毒，养鹅以辟之，毛羽亦佳，并饮其血。鹅未必食射工，盖以威相制耳。〔时珍曰〕禽经云：鹅飞则蜮沉。蜮即射工也。又岭南异物志云：邕州蛮人选鹅腹毳毛为衣、被絮，柔暖而性冷。婴儿尤宜之，能辟惊痫。柳子厚诗云：鹅毛御腊缝山罽，即此。盖毛与肉性不同也。

【附方】 新二。**通气散**治误吞铜钱及钩绳。鹅毛一钱烧灰，磁石皂子大煅，象牙一钱，烧存性，为末。每服半钱，新汲水下。医方妙选。**噎食病**白鹅尾毛烧灰，米汤每服一钱。

掌上黄皮

【主治】 烧研，搽脚趾缝湿烂。焙研，油调，涂冻疮良。时珍。出谈野翁诸方。

屎

【主治】 绞汁服，治小儿鹅口疮。时珍。出秘录。苍鹅屎：傅虫、蛇咬毒。日华。

【附方】 新一。**鹅口疮**自内生出可治，自外生入不可治。用食草白鹅下清粪滤汁，入沙糖少许搽之；或用雄鹅粪眠倒者烧灰，入麝香少许搽之，并效。永类钤方。

雁《本经》上品

【释名】 鸿。〔时珍曰〕按禽经云：鸹以水言，自南而北，鶤以山言，自北而南，张华注云：鸹鵱并音雁。冬则适南，集于水干，故字从干；春则向北，集于山阜，故字从岸。小者曰雁，大者曰鸿。鸿，大也。多集江渚，故从江。梵书谓之僧娑。

【集解】〔别录曰〕雁生江南池泽，取无时。〔弘景曰〕诗疏云：大曰鸿，小曰雁。今雁类亦有大小，皆同一形。又有野鹅大于雁，似人家苍鹅，谓之驾鹅。雁在江湖，夏当产伏，故皆往北，恐雁门北人不食之也。虽采无时，以冬月为好。〔恭曰〕雁为阳鸟，与燕往来相反，冬南翔，夏北徂，孳育于北也。岂因北人不食之乎。〔宗奭曰〕雁热则即北，寒则即南，以就和气。所以为礼币者，一取其信，二取其和也。〔时珍曰〕雁状似鹅，亦有苍、白二色。今人以白而小者为雁，大者为鸿，苍者为野鹅，亦曰䳊鹅，尔雅谓之鵱鷜也。雁有四德：寒则自北而南，止于衡阳，热则自南而北，归于雁门，其信也；飞则有序，而前鸣后和，其礼也；失偶不再配，其节也；夜则群宿而一奴巡警，昼则衔芦以避缯缴，其智也。而捕者豢之为媒，以诱其类，是则一愚矣。南来时瘠瘦不可食，北向时乃肥，故宜取之。又汉、唐书，并载有五色雁云。

雁肪

【正误】 一名鹜肪。〔弘景曰〕鹜是野鸭，本经雁肪亦名鹜肪，是雁鹜相类而误耳。

【气味】 甘，平，无毒。

【主治】 风挛拘急偏枯，血气不通利。久服，益气不饥，轻身耐老。本经。心镜云：上证，用肪四两炼净。每日空心暖酒服一匙。长毛发须眉。别录。〔诜曰〕合生发膏用之。杀诸石药毒。吴普。治耳聋，和豆黄作丸，补劳瘦，肥白人。日华。涂痈肿耳疳，又治结热胸痞呕吐。〔时珍曰〕外台治此证有雁肪汤。

【附方】 新一。生发雁肪日日涂之。千金方。

肉

【气味】 甘，平，无毒。〔思邈曰〕七月勿食雁，伤人神。礼云食雁去肾，不利人也。

【主治】 风麻痹。久食动气，壮筋骨。日华。利脏腑，解丹石毒。时珍。

【发明】 〔弘景曰〕雁肪人不多食，其肉亦应好。〔宗奭曰〕人不食雁，谓其知阴阳之升降，少长之行序也。道家谓之天厌，亦一说耳。食之则治诸风。

骨

【主治】 烧灰和米泔沐头，发长。孟诜。

毛

【主治】 喉下白毛，疗小儿痫有效。苏恭。**自落翎毛，小儿佩之，辟惊痫。**日华。

【发明】〔时珍曰〕案酉阳杂俎云：临邑人，春夏罗取鸿雁毛以御暑。又淮南万毕术云：鸿毛作囊，可以渡江。此亦中流一壶之意，水行者不可不知。

屎白

【主治】 灸疮肿痛，和人精涂之。梅师。

鹄《食物》

【释名】 **天鹅。**〔时珍曰〕案师旷禽经云鹄鸣哠哠，故谓之鹄。吴僧赞宁云：凡物大者，皆以天名。天者，大也。则天鹅名义，盖亦同此。罗氏谓鹄即鹤，亦不然。

【集解】〔时珍曰〕鹄大于雁，羽毛白泽，其翔极高而善步，所谓鹄不浴而白，一举千里，是也。亦有黄鹄、丹鹄，湖、海、江、汉之间皆有之，出辽东者尤甚，而畏海青鹘。其皮毛可为服饰，谓之天鹅绒。案饮膳正要云：天鹅有四等，大金头鹅，似雁而长项，入食为上，美于雁；小金头鹅，形差小；花鹅，色花；一种不能鸣鹅，飞则翔响，其肉微腥。并不及大金头鹅，各有所产之地。

肉

【气味】 **甘，平，无毒。**〔颖曰〕冷。〔忽氏曰〕热。

【主治】 **腌炙食之，益人气力，利脏腑。**时珍。

油冬月取肪炼收。

【气味】 缺。

【主治】 **涂痈肿，治小儿疳耳。**时珍。

【附方】 新一。**疳耳出脓**用天鹅油调草乌末，入龙脑少许，和傅立效。无则以雁油代之。通玄论。

绒毛

【主治】 **刀杖金疮，贴之立愈。**汪颖。

鸨音保《纲目》

【释名】 **独豹。**〔时珍曰〕案罗愿云：鸨有豹文，故名独豹，而讹为鸨也。

陆佃云：鸨性群居，如雁有行列，故字从乀。乀音保，相次也。诗云鸨行是矣。

【集解】〔时珍曰〕鸨，水鸟也。似雁而斑文，无后趾。性不木止，其飞也肃肃，其食也飴，肥腯多脂，肉粗味美。闽语曰：鸨无舌，兔无脾。或云：纯雌无雄，与他鸟合。或云：鸨见鸳鸟，激粪射之，其毛自脱也。

肉

【气味】 **甘，平，无毒。**〔时珍曰〕礼记：不食鸨奥。奥者，肶胵也，深奥之处也。

【主治】 **补益虚人，去风痹气。**正要。

肪

【主治】 **长毛发，泽肌肤，涂痈肿。**时珍。

鹜音木《别录》上品

【释名】 **鸭**说文**舒凫**尔雅**家凫**纲目**鸹鸥**音末匹。〔时珍曰〕鹜通作木。鹜性质木，而无他心，故庶人以为贽。曲礼云：庶人执匹。匹，双鹜也。匹夫卑末，故广雅谓鸭为鸹鸥。禽经云鸭鸣呷呷，其名自呼。凫能高飞，而鸭舒缓不能飞，故曰舒凫。

【正误】〔弘景曰〕鹜即鸭。有家鸭、野鸭。〔藏器曰〕尸子云：野鸭为凫，家鸭为鹜，不能飞翔，如庶人守耕稼而已。〔保升曰〕尔雅云：野凫，鹜。而本草鹜肪，乃家鸭也。〔宗奭曰〕据数说，则凫、鹜皆鸭也。王勃滕王阁序云：落霞与孤鹜齐飞，则鹜为野鸭明矣。勃乃名儒，必有所据。〔时珍曰〕四家惟藏器为是。陶以凫、鹜混称，寇以鹜为野鸭，韩引尔雅错舒凫为野凫，并误矣，今正之。盖鹜有舒凫之名，而凫有野鹜之称，故王勃可以通用，而其义自明。案周礼庶人执鹜，岂野鸭乎？国风弋凫与雁，岂家鸭乎。屈原离骚云：宁与骐骥抗轭乎？将与鸡鹜争食乎？宁昂昂若千里驹乎？将泛泛若水中之凫乎？此以凫、鹜对言，则家也、野也，益自明矣。

【集解】〔时珍曰〕案格物论云：鸭，雄者绿头文翅，雌者黄斑色。但有纯黑、纯白者。又有白而乌骨者，药食更佳。鸭皆雄瘖雌鸣。重阳后乃肥腯味美。清明后生卵，则内陷不满。伏卵闻砻磨之声，则鷇而不成。无雌抱伏，则以牛屎妪而出之。此皆物理之不可晓者也。

鹜肪白鸭者良，炼过用。

【气味】 **甘，大寒，无毒。**〔思邈曰〕甘，平。

鹜

【主治】 风虚寒热，水肿。别录。

【附方】 新一。瘰疬汁出不止。用鸭脂调半夏末傅之。永类方。

肉

【气味】 甘，冷，微毒。〔弘景曰〕黄雌鸭为补最胜。〔诜曰〕白鸭肉最良。黑鸭肉有毒，滑中，发冷利、脚气，不可食。目白者，杀人。〔瑞曰〕肠风下血人不可食。〔时珍曰〕嫩者毒，老者良。尾臎不可食，见礼记。昔有人食鸭肉成癥，用秫米治之而愈。见秫米下。

【主治】 补虚除客热，和脏腑，利水道，疗小儿惊痫。别录。解丹毒，止热痢。日华。头生疮肿。和葱、豉煮汁饮之，去卒然烦热。孟诜。并用白鸭。

【发明】 〔刘完素曰〕鹜之利水，因其气相感而为使也。〔时珍曰〕鸭，水禽也。治水利小便，宜用青头雄鸭，取水木生发之象；治虚劳热毒，宜用乌骨白鸭，取金水寒肃之象也。

【附方】 旧三，新一。白凤膏葛可久云：治久虚发热，咳嗽吐痰，咳血，火乘金位者。用黑嘴白鸭一只，取血入温酒量饮，使直入肺经以润补之。将鸭干捍去毛，胁下开窍去肠拭净，入大枣肉二升，参苓平胃散末一升，缚定。用沙瓮一个，置鸭在内以炭火慢煨。将陈酒一瓶，作三次入之。酒干为度，取起，食鸭及枣。频作取愈。十药神书。大腹水病小便短少。百一方用青头雄鸭煮汁饮，厚盖取汗。心镜：治十种水病垂死。用青头鸭一只，如常治切，和米并五味煮作粥食。又方：用白鸭一只治净，以豉半升，同姜、椒入鸭腹中缝定，蒸熟食之。

头雄鸭者良。

【主治】 煮服，治水肿，通利小便。〔恭曰〕古方有鸭头丸。

【附方】 新一。鸭头丸治阳水暴肿，面赤，烦躁喘急，小便涩，其效如神，此裴河东方也。用甜葶苈炒二两，熬膏，汉防己末二两，以绿头鸭血同头全捣三千杵，丸梧子大。每木通汤下七十丸，日三服。一加猪苓一两。外台秘要。

脑

【主治】 冻疮，取涂之良。时珍。

血白鸭者良。

【气味】 咸，冷，无毒。

【主治】 解诸毒。别录。热饮，解野葛毒。已死者，入咽即活。孟诜。热血，解中生金、生银、丹石、砒霜诸毒，射工毒。又治中恶及溺水死者，灌之即活。蚯蚓咬疮，涂之即愈。时珍。

【附方】 新三。卒中恶死或先病痛，或卧而忽绝。并取雄鸭，向死人口断其头,沥血入口。外以竹筒吹其下部,极则易人,气通即活也。肘后。**解百蛊毒**白鸭血热饮之。广记。**小儿白痢**似鱼冻者。白鸭杀取血,滚酒泡服,即止也。摘玄方。

舌

【主治】 **痔疮杀虫,取相制也。**时珍。

涎

【主治】 **小儿痉风,头及四肢皆往后,以鸭涎滴之。又治蚯蚓吹小儿阴肿,取雄鸭抹之即消。**时珍。出海上。

胆

【气味】 **苦、辛,寒,无毒。**

【主治】 **涂痔核,良。又点赤目初起,亦效。**时珍。

肫衣即肫腔内皮也。

【主治】 **诸骨哽,炙研,水服一钱即愈,取其消导也。**时珍。

卵

【气味】 **甘、咸,微寒,无毒。**〔诜曰〕多食发冷气,令人气短背闷。小儿多食,脚软。盐藏食之,即宜人。〔士良曰〕生疮毒者食之,令恶肉突出。〔弘景曰〕不可合鳖肉、李子食,害人。合椹食,令人生子不顺。

【主治】 **心腹胸膈热。**日华。

【发明】 〔时珍曰〕今人盐藏鸭子,其法多端。俗传小儿泄痢,炙咸卵食之,亦间有愈者。盖鸭肉能治痢,而炒盐亦治血痢故耳。

白鸭通即鸭屎也。与马通同义。

【气味】 **冷,无毒。**

【主治】 **杀石药毒,解结缚,散畜热。**别录。**主热毒、毒痢。又和鸡子白,涂热疮肿毒,即消。涂蚯蚓咬,亦效。**孟诜。**绞汁服,解金、银、铜、铁毒。**时珍。

【附方】 旧一,新二。**石药过剂**白鸭屎为末,水服二钱,效。百一方。**乳石发动烦热。**用白鸭通一合,汤一盏渍之,澄清冷饮。圣惠方。**热疮肿痛**不可忍。用家鸭粪同鸡子清调傅,即消。圣惠。

凫《食疗》

【释名】 **野鸭**诗疏**野鹜**同上**鸼**音施。**沉凫。**〔时珍曰〕凫从几,音殊,短羽高飞貌,凫义取此。尔雅云:鸼,沉凫也。凫性好没故也。俗作晨凫,云凫常以晨

凫

飞,亦通。

【集解】〔时珍曰〕凫,东南江海湖泊中皆有之。数百为群,晨夜蔽天,而飞声如风雨,所至稻粱一空。陆玑诗疏云:状似鸭而小,杂青白色,背上有文,短喙长尾,卑脚红掌,水鸟之谨愿者,肥而耐寒。或云食用绿头者为上,尾尖者次之。海中一种冠凫,头上有冠,乃石首鱼所化也。并宜冬月取之。

肉

【气味】 甘,凉,无毒。〔诜曰〕九月以后,立春以前,即中食,大益病人,全胜家者,虽寒不动气。〔日华曰〕不可合胡桃、木耳、豆豉同食。

【主治】 补中益气,平胃消食,除十二种虫。身上有诸小热疮,年久不愈者,但多食之,即瘥。孟诜。治热毒风及恶疮疖,杀腹脏一切虫,治水肿。日华。

血

【主治】 解挑生蛊毒,热饮探吐。时珍。出摘玄。

鹝䴗音甓梯《拾遗》

【释名】 须赢尔雅水䴗音札。正要鹝鸤曰用刁鸭食疗油鸭俗。〔时珍曰〕鹝䴗、须赢,并未详。䴗、刁、零丁,皆状其小也。油,言其肥也。

【集解】〔藏器曰〕鹝䴗,水鸟也。大如鸠,鸭脚连尾,不能陆行,常在水中。人至即沉,或击之便起。其膏涂刀剑不锈。续英华诗云马衔苜蓿叶,剑莹鹝䴗膏,是也。〔韩保升曰〕野鸭有与家鸭相似者,有全别者。其甚小者名刁鸭,味最佳。〔时珍曰〕鹝䴗,南方湖溪多有之。似野鸭而小,苍白文,多脂味美。冬月取之,其类甚多。扬雄方言所谓野凫,甚小而好没水中者,南楚之外谓之鹝䴗,大者谓之鹘䴗,是也。

肉

【气味】 甘,平,无毒。

【主治】 补中益气。五味炙食,甚美。时珍。出正要。

膏

【主治】 滴耳,治聋。藏器。

鸳鸯宋《嘉祐》

【释名】 黄鸭纲目匹鸟。〔时珍曰〕鸳鸯终日并游,有宛在水中央之意也。

或曰：雄鸣曰鸳，雌鸣曰鸯。崔豹古今注云：鸳鸯雄雌不相离，人获其一，则一相思而死，故谓之匹鸟。涅槃经谓之婆罗迦邻提。

【集解】〔时珍曰〕鸳鸯，凫类也，南方湖溪中有之。栖于土穴中，大如小鸭，其质杏黄色，有文采，红头翠鬣，黑翅黑尾，红掌，头有白长毛垂之至尾。交颈而卧，其交不再。

肉

【气味】 咸，平，有小毒。〔孙曰〕苦，微温，无毒。〔瑞曰〕酸，无毒。〔诜曰〕多食。令人患大风。

【主治】 **诸瘘疥癣，以酒浸，炙令热，傅贴疮上，冷即易。**嘉祐。**清酒炙食，治瘘疮。作羹臛食之，令人肥丽。夫妇不和者，私与食之，即相爱怜。**孟诜。**炙食，治梦寐思慕者。**孙思邈。

【附方】 旧一，新一。**五瘘漏疮**鸳鸯一只，治如常法，炙熟细切，以五味醋食之。作羹亦妙。食医心镜。**血痔不止**鸳鸯一只，治净切片，以五味、椒、盐腌炙，空心食之。奉亲养老方。

鸂𪆟音溪敕。宋《嘉祐》

【释名】 **溪鸭**异物志**紫鸳鸯**。〔时珍曰〕按杜台御赋云：鸂𪆟寻邪而逐害。此鸟专食短狐，乃溪中敕逐害物者。其游于溪也，左雄右雌，群伍不乱，似有式度者，故说文又作溪鸬。其形大于鸳鸯，而色多紫，亦好并游，在故之紫鸳鸯也。

【集解】〔藏器曰〕鸂𪆟，南方有短狐处多有之。性食短狐也，所居处无复毒气，人家宜畜之。形小如鸭，毛有五采，首有缨，尾有毛如船柂形。

肉

【气味】 甘，平，无毒。冬月用之。

【主治】 **食之，去惊邪及短狐毒。**嘉祐。

鸡䳢音交睛《拾遗》

【释名】 **交睗**说文**茭鸡**俗**鹃**音坚。出尔雅。〔时珍曰〕按禽经云：白鹢相睨而孕，鸡䳢睛交而孕。又曰：旋目其名鹢，方目其名鸠，交目其名鹃。观其眸子，而命名之义备矣。说文谓之交睗，睗亦目瞳子也。俗呼茭鸡，云多居茭菰中，而脚高似鸡。其说亦通。

【集解】〔藏器曰〕鸂鶒，水鸟也，出南方池泽。似鸭绿衣。人家养之，驯扰不去。可厌火灾。博物志云：鸂鶒巢于高树，生子穴中，衔其母翼，飞下饮食。〔时珍曰〕鸂鶒大如凫、鹜，而高似鸡，长喙好啄，其顶有红毛如冠，翠鬣碧斑，丹嘴青胫。养之可玩。

肉

【气味】 甘、咸，平，无毒。

【主治】 炙食，解诸鱼、虾毒。时珍。

【附录】 旋目 水鸟也，生荆郢间。大如鹭而短尾，红白色，深目，目旁毛皆长而旋。上林赋云交睛旋目是矣。

方目一名鸿，音纺，一名泽虞，俗名护田鸟，西人谓之蛤蟆护，水鸟也。常在田泽中，形似鸥、鹭，苍黑色，头有白肉冠，赤足。见人辄鸣唤不去。渔人呼为乌鸡，闽人讹为姑鸡。

鹭《食物》

【释名】 鹭鸶禽经丝禽陆龟蒙雪客李昉所命春锄尔雅白鸟。〔时珍曰〕禽经云：鹳飞则霜，鹭飞则露，其名以此。步于浅水，好自低昂，如春如锄之状，故春锄。陆玑诗疏云：青齐之间谓之春锄，辽东、吴扬皆云白鹭。

【集解】〔时珍曰〕鹭，水鸟也。林栖水食，群飞成序。洁白如雪，颈细而长，脚青善翘，高尺余，解指短尾，喙长三寸。顶有长毛数十茎，毵毵然如丝，欲取鱼则弭之。郭景纯云：其毛可为睫䍦。变化论云：鹭以目盼而受胎。〔颖曰〕似鹭而头无丝、脚黄色者，俗名白鹤子。又有红鹤，相类色红，禽经所谓朱鹭是也。

肉

【气味】 咸，平，无毒。

【主治】 虚瘦，益脾补气，炙熟食之。汪颖。

头

【主治】 破伤风，肢强口紧，连尾烧研，以腊猪脂调傅疮口。救急方。

鸥《食物》

【释名】 鹥音医。水鸮。〔时珍曰〕鸥者浮水上，轻漾如沤也。鹥者，鸣声也。鸥者,形似也。在海者名海鸥,在江者名江鸥,江夏人讹为江鹅也。海中一种随潮往来,谓之信凫。

【集解】〔时珍曰〕鸥生南方江海湖溪间。形色如白鸽及小白鸡,长喙长脚,群飞耀日,三月生卵。罗氏谓青黑色,误矣。

肉

【气味】 缺。

鹨鸹音烛玉《拾遗》

【释名】 鸳鹭。〔时珍曰〕鹨鸹名义未详。案许慎说文云:鸳鹭,凤属也。又江中有鸳鹭,似凫而大,赤目。据此则鹨鸹,乃鸳鹭声转。盖此鸟有文彩如凤毛,故得同名耳。

【集解】〔藏器曰〕鹨鸹,山溪有水毒处即有之,因为食毒虫所致也。其状如鸭而大,长项,赤目斑嘴,毛紫绀色,如鸂鶒色也。〔时珍曰〕案三辅黄图及事类合璧,并以今人所呼白鹤子者为鹨鸹,谓其鸟洁白如玉也。与陈氏似鸭紫绀之说不同。白鹤子状白如鹭,长喙高脚,但头无丝耳。姿标如鹤,故得鹤名。林栖水食,近水处极多。人捕食之,味不甚佳。

毛及屎

【主治】 烧灰水服,治溪鸟毒、砂虱、水弩、射工、蜮、短狐、虾须等病。亦可将鸟近病人,即能唉人身,讫,以物承之,当有沙出,其沙即含沙射人之箭也。又可笼鸟近人,令鸟气相吸。藏器。

【发明】〔藏器曰〕已上数病,大略相似,俱是山水间虫含沙射影所致。亦有无水处患者。或如疟,或如天行寒热,或有疮无疮。但夜卧时以手摩身体,有辣痛处,熟视当有赤点如针头,急捻之,以芋叶入内,刮出细沙,以蒜封之则愈,否则寒热渐深也。惟虾须疮最毒,十活一二,桂岭独多。但早觉时,以芋及甘蔗叶,屈角入肉,勾出其根如虾须状则愈。迟则根入至骨,有如疔肿,最恶,好着人隐处。〔时珍曰〕水弩、短狐、射工、蜮,一物也。陈氏分为四,非矣。溪毒,有气无形。砂虱,沙中细虫也。

鸬鹚《别录》下品

【释名】 鹚音意。尔雅。水老鸦衍义。〔时珍曰〕案韵书,卢与兹并黑也。

此鸟色深黑，故名。鹚者，其声自呼也。

【集解】〔时珍曰〕鸬鹚，处处水乡有之。似鹛而小，色黑。亦如鸦，而长喙微曲，善没水取鱼。日集洲渚，夜巢林木，久则粪毒多令木枯也。南方渔舟往往縻畜数十，令其捕鱼。杜甫诗：家家养乌鬼，顿顿食黄鱼。或谓即此。又一种似鸬鹚，而蛇头长项，冬月羽毛落尽，栖息溪岸，见人不能行，即没入水者，此即尔雅所谓鹈头、鱼鹥者，不入药用。鹈音拗，〔藏器曰〕一种头细身长项上白者，名鱼鹥。不入药用。

【正误】〔弘景曰〕此鸟不卵生，口吐其雏，亦一异也。〔藏器曰〕此鸟胎生，从口出，如兔吐儿，故产妇执之易生。〔宗奭曰〕人言孕妇忌食鸬鹚，为其口吐雏。尝官于澧州，公廨后有一大木，上有三四十窠。日夕视之，既能交合，又有碧色卵壳布地。则陶、陈之说，误听人言也。〔时珍曰〕一种鹥鸟，或作鹥，似鸬鹚而色白，人误以为白鸬鹚是也。雌雄相视，雄鸣上风，雌鸣下风而孕，口吐其子。庄周所谓白鹥相视，眸子不运而风化者也。昔人误以吐雏为鸬鹚。盖鹛、鹚音相近耳。鹛善高飞，能风能水，故舟首画之。又有似鹛而短项，背上绿色，腹背紫白色者，名青鹛。一名乌鹥。陶氏谓乌贼鱼乃此鸟所化。或云即鸭，非也。

肉

【气味】 酸、咸，冷，微毒。

【主治】 大腹鼓胀，利水道。时珍。

【发明】〔时珍曰〕鸬鹚，别录不见功用。惟雷氏炮炙论·序云：体寒腹大，全赖鸬鹚。注云：治腹大如鼓体寒者，以鸬鹚烧存性为末，米饮服之，立愈。窃谓诸腹鼓大，皆属于热，卫气并循于血脉则体寒。此乃水鸟，其气寒冷而利水。寒能胜热，利水能去湿故也。又外台云：凡鱼骨哽者，但密念鸬鹚不已即下。此乃厌伏之意耳。

头

【气味】 微寒。

【主治】 哽及噎，烧研，酒服。别录。

骨

【主治】 烧灰水服，下鱼骨哽。弘景。

【附方】 新一。**雀卵面斑**鸬鹚骨烧研，入白芷末，猪脂和，夜涂旦洗。摘玄方。

喙

【主治】 噎病，发即衔之，便安。范汪。

嗉

【主治】 鱼哽，吞之最效。时珍。

翅羽

【主治】 烧灰，水服半钱，治鱼哽噎即愈。时珍。出太平御览。

蜀水花 〔别录曰〕鸬鹚屎也。〔弘景曰〕溪谷间甚多，当自取之，择用白处。市卖者不可信。〔颂曰〕屎多在山石上，色紫如花，就石刮取。别录谓屎即蜀水花，而唐面膏方中，二物并用，未知其的。〔时珍曰〕当以别录为正。唐方盖传写之讹误也。

【气味】 冷，微毒。

【主治】 去面上黑野靥痣。别录。疗面瘢疵，及汤火疮痕。和脂油，傅疗疮。大明。南人治小儿疳蛔，干研为末，炙猪肉蘸食，云有奇效。苏颂。杀虫。时珍。

【附方】 旧二，新一。鼻面酒齄鸬鹚屎一合研末，以腊月猪脂和之。每夜涂旦洗。千金。鱼骨哽咽鸬鹚屎研，水服方寸匕，并以水和涂喉外。范汪方。断酒鸬鹚屎烧研，水服方寸匕，日一服。外台。

鱼狗《拾遗》

【释名】 鵊尔雅天狗同水狗同鱼虎禽经鱼师同翠碧鸟。〔时珍曰〕狗、虎、师，皆兽之噬物者。此鸟害鱼，故得此类命名。

【集解】 〔藏器曰〕此即翠鸟也。穴土为窠。大者名翠鸟，小者名鱼狗。青色似翠，其尾可为饰。亦有斑白者，俱能水上取鱼。〔时珍曰〕鱼狗，处处水涯有之。大如燕，喙尖而长，足红而短，背毛翠色带碧，翅毛黑色扬青，可饰女人首物，亦翡翠之类。

肉

【气味】 咸，平，无毒。

【主治】 鱼哽，及鱼骨入肉不出，痛甚者，烧研饮服。或煮汁饮，亦佳。藏器。

【发明】 〔时珍曰〕今人治鱼骨哽，取得去肠，用阴阳瓦泥固煅存性，入药用。盖亦取其相制之意。

【附录】 翡翠 〔时珍曰〕尔雅谓之鷸，出交广南越诸地。饮啄水侧，穴居生子，亦巢于木，似鱼狗稍大。或云：前身翡，后身翠，如鹅翠、雁翠之义。或云：

鱼狗

1859

雄为翡,其色多赤;雌为翠,其色多青。彼人亦以肉作腊食之。方书不见用,功应与鱼狗相同。

<h1 style="text-align:center">蚊母鸟《拾遗》</h1>

【释名】 **吐蚊鸟** **鷏**尔雅。音田。

【集解】〔藏器曰〕此鸟大如鸡,黑色。生南方池泽茹藘中,江东亦多。其声如人呕吐,每吐出蚊一二升。夫蚊乃恶水中虫,羽化所生。而江东有蚊母鸟,塞北有蚊母草,岭南有虻母木。此三物异类而同功也。〔时珍曰〕郭璞云:蚊母似乌鸒而大,黄白杂文,鸣如鸽声。岭南异物志言:吐蚊鸟,大如青鷁,大嘴食鱼。岂各地之产差异耶。

翅羽

【主治】 **作扇辟蚊**。藏器。

本草纲目禽部目录第四十八卷

禽之二原禽类二十三种

鸡本经　雉别录　鹖雉食疗　即山鸡　鷩雉拾遗　即锦鸡

吐绶鸡附　鷮鸡拾遗　白鷢图经　鹧鸪唐本　竹鸡拾遗　杉鸡

附　英鸡拾遗　秧鸡食物　鹑嘉祐　鷃拾遗　鸊拾遗　鸽嘉祐

突厥雀拾遗　雀别录　蒿雀拾遗　巧妇鸟拾遗　即鹪鹩　燕别

录　石燕日华　伏翼本经　即蝙蝠　鸓鼠本经　即飞生　寒号

虫开宝　屎名五灵脂

上附方旧八十二, 新二百三十七

本草纲目禽部第四十八卷

禽之二 ｜ 原禽类二十三种

鸡《本经》上品

【释名】 烛夜。〔时珍曰〕按徐铉云：鸡者稽也，能稽时也。广志云：大者曰蜀，小者曰荆。其雏曰鷇。梵书名鸡曰鸠七咤。

【集解】〔别录曰〕鸡生朝鲜平泽。〔弘景曰〕鸡属甚多。朝鲜乃玄菟、乐浪，不应总是鸡所出也。〔马志曰〕入药取朝鲜者，良尔。〔颂曰〕今处处人家畜养，不闻自朝鲜来。〔时珍曰〕鸡类甚多，五方所产，大小形色往往亦异。朝鲜一种长尾鸡，尾长三四尺。辽阳一种食鸡，一种角鸡，味俱肥美，大胜诸鸡。南越一种长鸣鸡，昼夜啼叫。南海一种石鸡，潮至即鸣。蜀中一种鹖鸡，楚中一种伧鸡，并高三四尺。江南一种矮鸡，脚才二寸许也。鸡在卦属巽，在星应昴，无外肾而亏小肠。凡人家无故群鸡夜鸣者，谓之荒鸡，主不祥。若黄昏独啼者，主有天恩，谓之盗啼。老鸡能人言者，牝鸡雄鸣者，雄鸡生卵者，并杀之即已。俚人畜鸡无雄，即以鸡卵告灶而伏出之。南人以鸡卵画墨，煮熟验其黄，以卜凶吉。又以鸡骨占年。其鸣也知时刻，其栖也知阴晴。太清外术言：蓄蛊之家，鸡辄飞去。万毕术言：其羽焚之，可以致风。五行志言雄鸡毛烧着酒中饮之，所求必得。古人言鸡能辟邪，则鸡亦灵禽也，不独充庖而已。

诸鸡肉

【气味】 食忌。〔诜曰〕鸡有五色者，玄鸡白首者，六指者，四距者，鸡死足不伸者，并不可食，害人。〔时珍曰〕延寿书云：阉鸡能啼者有毒。四月勿食抱鸡肉，令人作痈成漏，男女虚乏。〔弘景曰〕小儿五岁以下食鸡生蛔虫。鸡肉不可合葫蒜、芥、李食，不可合犬肝、犬肾食，并令人泄痢。同兔食成痢，同鱼汁食成心痕，同鲤鱼食成痈疖，同獭肉食成遁尸，同生葱食成虫痔，同糯米食生蛔虫。

【发明】〔宗奭曰〕巽为风为鸡。鸡鸣于五更者，日至巽位，感动其气而然也。今有风病人食之，无不发作。巽为鸡，信可验矣。〔震亨曰〕鸡属土而有金、木、火，又属巽，能助肝火。寇言动风者，习俗所移也。鸡性补，能助湿中之火。病邪得之，为有助也。若鱼肉之类皆然。且西北多寒，中风者诚有之。东南气温多湿，有风者非风也，皆湿生痰，痰生热，热生风耳。〔时珍曰〕礼记云：天产作阳，地产作阴。鸡卵生而地产，羽不能飞，虽为阳精，实属风木，是阳中之阴也。故能生热动风，风火相扇，乃成中风。朱驳寇说为非，亦非矣。〔颂曰〕鸡肉虽有小毒，而补虚羸是要，故食治方多用之。

丹雄鸡肉

【气味】 甘，微温，无毒。〔扁鹊曰〕辛。

【主治】 **女人崩中漏下赤白沃。通神，杀恶毒，辟不祥。补虚温中止血。本经**。**能愈久伤乏疮不瘥者。别录。补肺。孙思邈。**

【发明】〔普曰〕丹雄鸡一名载丹。〔宗奭曰〕即朱鸡也。〔时珍曰〕鸡虽属木，分而配之，则丹雄鸡得离火阳明之象，白雄鸡得庚金太白之象，故辟邪恶者宜之；乌雄鸡属木，乌雌鸡属水，故胎产宜之；黄雌鸡属土，故脾胃宜之；而乌骨者，又得水木之精气，故虚热者宜之，各从其类也。吴球云：三年翔鸡，常食治虚损，养血补气。

【附方】 新二。**辟禳瘟疫**冬至日取赤雄鸡作腊，至立春日煮食至尽，勿分他人。肘后方。**百虫入耳**鸡肉炙香，塞耳中引出。总录。

白雄鸡肉

【气味】 酸，微温，无毒。〔藏器曰〕甘，寒。

【主治】 **下气，疗狂邪，安五脏，伤中消渴。别录。调中除邪，利小便，去丹毒风。日华。**

【发明】〔藏器曰〕白雄鸡养三年，能为鬼神所使。〔时珍曰〕按陶弘景真诰云：学道山中，宜养白鸡、白犬，可以辟邪。今术家祈禳皆用白鸡，其原本此。是乃异端一说耳，鸡亦何神何妖哉？

【附方】 旧三，新四。**癫邪狂妄**自贤自圣，行走不休。白雄鸡一只煮，以五味和作羹粥食。心镜。**惊愤邪僻**治因惊忧怖迫，或激愤惆怅，致志气错越，心行违僻者。白雄鸡一头，治如食法，真珠四两，薤白四两，水三升，煮二升，尽食之，饮汁令尽。肘后。**卒然心痛**白鸡一头，治如食法，水三升，煮二升，去鸡，煎取六合，入苦酒六合，真珠一钱，煎取六合，纳麝香二豆许，顿服之。肘后。**赤白痢下**白雄鸡一只，如常作臛及馄饨，空心食。心镜。**卒得咳嗽**白鸡一只，苦酒一斗，煮取三升，分三服，并淡食鸡。肘后。**水气浮肿**小豆一升，白雄鸡一只，治如食法，以水三斗煮熟食之，饮汁令尽。肘后方。**肉坏怪病**凡口鼻出腥臭水，以碗盛之，状如铁色虾鱼走跃，捉之即化为水，此肉坏也。但多食鸡馔即愈。夏子益奇疾方。

鸡

1863

乌雄鸡肉

【气味】 甘，微温，无毒。

【主治】 补中止痛。别录。止肚痛，心腹恶气，除风湿麻痹，诸虚羸，安胎，治折伤并痈疽。生捣，涂竹木刺入肉。日华。

【发明】〔时珍曰〕按李鹏飞云：黄鸡宜老人。乌鸡宜产妇，暖血。马益卿云：妊妇宜食牡鸡肉，取阳精之全于天产者。此亦胎教宜见虎豹之意耳。又唐·崔行功纂要云：妇人产死，多是富贵家，扰攘致妇惊悸气乱故耳。惟宜屏除一切人，令其独产，更烂煮牡鸡取汁，作粳米粥与食，自然无恙，乃和气之效也。盖牡鸡汁性滑而濡。不食其肉，恐难消也。今俗产家，每产后即食鸡啖卵，气壮者幸而无恙，气弱者因而成疾，皆由不解此意也。

【附方】 旧四，新六。补益虚弱诜曰：虚弱人用乌雄鸡一只治净，五味煮极烂。食生即反损人。或五味淹炙食，亦良。反胃吐食用乌雄鸡一只，治如食法，入胡荽子半斤在腹内，烹食二只愈。老人中风烦热语涩。每用乌雄鸡一只，切，葱白一握，煮臛，下麻子汁、五味，空心食之。养老书。脚气烦憒用乌雄鸡一只，治如食法，入米作羹食。养老书。寒疝绞痛用乌雄鸡一头，治如食法，生地黄七斤，同剉，着甑中蒸之，以器盛取汁。清旦温服，至晚令尽，当下诸寒癖证，以白粥食之。久疝不过三服。肘后。卒得咳嗽乌雄鸡一只，治如食法，酒渍半日饮之。肘后。肾虚耳聋乌雄鸡一只治净，以无灰酒三升煮熟，乘热食三五只，效。狐尿刺疮棘人，肿痛欲死。破乌鸡搨之，良。肘后方。猫眼睛疮身面上疮，似猫儿眼，有光采，无脓血，但痛痒不常，饮食减少，名曰寒疮。多吃鸡、鱼、葱、韭愈。夏子益奇疾方。打伤颠扑及牛马触动，胸腹破血，四肢摧折。以乌鸡一只，连毛杵一千二百下，苦酒三升和匀。以新布搨病处，将膏涂布上。觉寒振欲吐，徐徐取下，须臾再上。一鸡少，顷再作，以愈为度。肘后方。

黑雌鸡肉

【气味】 甘、酸，温、平。无毒。

【主治】 作羹食，治风寒湿痹，五缓六急，安胎。别录。安心定志，除邪辟恶气，治血邪，破心中宿血，治痈疽，排脓补新血，及产后虚羸，益色助气。日华。治反胃及腹痛，踠折骨痛，乳痈。又新产妇以一只治净，和五味炒香，投二升酒中，封一宿取饮，令人肥白。又和乌油麻二升熬香，入酒中极效。孟诜。

【发明】〔时珍曰〕乌色属水，牝象属阴，故乌雌所治，皆血分之病，各从其类也。

【附方】 新三。中风舌强不语，目睛不转，烦热。乌雌鸡一只治净，以酒五升,煮取二升去滓,分作三次,连服之。食葱姜粥,暖卧,取小汗。**饮膳正要**。**死胎不下**乌鸡一只去毛,以水三升,煮二升去鸡。用帛蘸汁摩脐下,自出。**妇人良方**。**虚损积劳**治男女因积虚或大病后,虚损沉困,酸疼盗汗,少气喘惙,或小腹拘急,心悸胃弱,多卧少起,渐至瘦削。若年深,五脏气竭,则难治也。用乌雌鸡一头,治如食法,以生地黄一斤,切,饴糖一升,纳腹内缚定,铜器贮,于瓶中蒸五升米熟,取出,食肉饮汁,勿用盐。一月一作,神效。**姚僧坦方**。

黄雌鸡肉

【气味】 甘、酸、咸,平,无毒。〔日华曰〕性温。患骨热人勿食。

【主治】 伤中消渴,小便数而不禁,肠澼泄痢,补益五脏,续绝伤,疗五劳,益气力。**别录**。治劳劣,添髓补精,助阳气,暖小肠,止泄精,补水气。**日华**。补丈夫阳气,治冷气疾着床者,渐渐食之,良。以光粉、诸石末和饭饲鸡,煮食甚补益。**孟诜**。治产后虚羸,煮汁煎药服,佳。**时珍**。

【发明】〔时珍曰〕黄者土色,雌者坤象,味甘归脾,气温益胃,故所治皆脾胃之病也。丹溪朱氏谓鸡属土者,当指此鸡而发,他鸡不得侔此。

【附方】 旧三,新六。**水癖水肿**〔诜曰〕腹中水癖水肿,以黄雌鸡一只,如常治净,和赤小豆一升同煮汁饮,日二夜一。**时行黄疾**时行发黄。用金色脚黄雌鸡,治如食法,煮熟食之,并饮汁令尽,不过再作。亦可少下盐豉。**肘后方**。**消渴饮水**小便数。以黄雌鸡煮汁冷饮,并作羹食肉。**心镜**。**下痢禁口**黄肥雌鸡一只,如常为臛,作面馄饨,空心食之。**心镜**。**脾虚滑痢**用黄雌鸡一只炙,以盐、醋涂,煮熟食之。**心镜**。**脾胃弱乏人痿黄瘦**。黄雌鸡肉五两,白面七两,切肉作馄饨,下五味煮熟,空心食之。日一作,益颜色,补脏腑。**寿亲**。**产后虚羸**黄雌鸡一只,去毛及肠肚,背上开破,入生百合三枚白粳米半升缝合,入五味汁中煮熟,开腹取百合并饭,和汁作羹食之,并食肉。**圣惠**。**病后虚汗**伤寒后虚弱,日夜汗出不止,口干心躁。用黄雌鸡一只,去肠胃,治净,麻黄根一两,水七大盏,煮汁三大盏,去滓及鸡,入肉苁蓉酒浸一宿,刮净一两,牡蛎煅粉二两,煎取一盏半,一日服尽。**圣惠**。**老大噎食**不通。黄雌鸡肉四两,切,茯苓二两,白面六两,作馄饨,入豉汁煮食,三五服效。**养老书**。

乌骨鸡

【气味】 甘,平,无毒。

【主治】 补虚劳羸弱,治消渴,中恶鬼击心腹痛,益产妇,治女人崩中带下,一切虚损诸病,大人小儿下痢禁口,并煮食饮汁,亦可捣和丸药。**时珍**。

【发明】〔时珍曰〕乌骨鸡,有白毛乌骨者,黑毛乌骨者,斑毛乌骨者,有骨

鸡

肉俱乌者,肉白骨乌者;但观鸡舌黑者,则肉骨俱乌,入药更良。鸡属木,而骨反乌者,巽变坎也,受水木之精气,故肝肾血分之病宜用之。男用雌,女用雄。妇人方科有乌鸡丸,治妇人百病,煮鸡至烂和药,或并骨研用之。按太平御览云:夏候弘行江陵,逢一大鬼引小鬼数百行。弘潜捉末后一小鬼问之。曰:此广州大杀也,持弓戟往荆、扬二州杀人。若中心腹者死,余处犹可救。弘曰:治之有方乎。曰:但杀白乌骨鸡,薄心即瘥。时荆、扬病心腹者甚众,弘用此治之,十愈八九。中恶用乌鸡,自弘始也。此说虽涉迂怪,然其方则神妙,谓非神传不可也。鬼击卒死,用其血涂心下,亦效。

【附方】 新三。**赤白带下**白果、莲肉、江米各五钱,胡椒一钱,为末。乌骨鸡一只,如常治净,装末入腹煮熟,空心食之。**遗精白浊**下元虚惫者。用前方食之良。**脾虚滑泄**乌骨母鸡一只治净,用豆蔻一两,草果二枚,烧存性,掺入鸡腹内,扎定煮熟,空心食之。

反毛鸡

【主治】 反胃。以一只煮烂,去骨,入人参、当归、食盐各半两,再同煮烂,食之至尽。时珍。出乾坤生意。

【发明】〔时珍曰〕反毛鸡,即翻翅鸡也,毛翮皆反生向前。治反胃者,述类之义耳。

泰和老鸡

【气味】 甘、辛,热,无毒。

【主治】 内托小儿痘疮。时珍。

【发明】〔时珍曰〕江西泰和、吉水诸县,俗传老鸡能发痘疮,家家畜之,近则五六年,远则一二十年。待痘疮发时,以五味煮烂,与儿食之,甚则加胡椒及桂、附之属。此亦陈文中治痘用木香、异功散之意,取其能助湿热发脓也。风土有宜不宜,不可以为法。

鸡头丹、白雄鸡者良。

【主治】 杀鬼,东门上者良。本经。治蛊,禳恶,辟瘟。时珍。

【发明】〔时珍曰〕古者正旦,磔雄鸡,祭门户,以辟邪鬼。盖鸡乃阳精,雄者阳之体,头者阳之会,东门者阳之方,以纯阳胜纯阴之义也。千金转女成男方中用之,亦取上义也。按应劭风俗通云:俗以鸡祀祭门户。鸡乃东方之牲,东方既作,万物触户而出也。山海经祠鬼神皆用雄鸡,而今治贼风有鸡头散,治蛊用东门鸡头,治鬼痱用雄鸡血,皆以御死辟恶也。又崔寔月令云:十二月,东门磔白鸡头,可以合药。周礼鸡人:凡祭祀禳衅,供其鸡牲。注云:禳郊及疆,却灾变也。作宫室器物,取血涂衅隙。淮南子曰:鸡头已瘘,此类之推也。

【附方】 新一。**卒魇死昏**东门上鸡头为末,酒服之。千金方。

鸡冠血三年雄鸡良。

【气味】 咸,平,无毒。

【主治】 乌鸡者,主乳难。别录。治目泪不止,日点三次,良。孟诜。亦点暴赤目。时珍。丹鸡者,治白癜风。日华。并疗经络间风热。涂颊,治口㖞不正;涂面,治中恶;卒饮之,治缢死欲绝,及小儿卒惊客忤。涂诸疮癣,蜈蚣、蜘蛛毒,马啮疮,百虫入耳。时珍。

【发明】〔时珍曰〕鸡冠血,用三年老雄者,取其阳气充溢也。风中血脉则口㖞僻,冠血咸而走血透肌,鸡之精华所聚,本乎天者亲上也。丹者阳中之阳,能僻邪,故治中恶、惊忤诸病。乌者阳形阴色,阳中之阴,故治产乳、目泪诸病。其治蜈蚣、蜘蛛诸毒者,鸡食百虫,制之以所畏也。高武痘疹正宗云:鸡冠血和酒服,发痘最佳。鸡属巽属风,顶血至清至高,故也。

【附方】 旧八,新十一。**益助阳气**〔诜曰〕丹雄鸡冠血,和天雄、太阳粉各四分,桂心二分,丸服之。**鬼击卒死**乌鸡冠血,沥口中令咽;仍破此鸡掩心下,冷乃弃之道边,妙。肘后。**卒死寝死**治卒死,或寝卧奄忽而绝,皆是中恶。用雄鸡冠血涂面上,干则再上,仍吹入鼻中,并以灰营死人一周。肘后方。**卒然忤死**不能言。用鸡冠血,和真珠,丸小豆大。纳三、四丸入口中,效。肘后方。**卒缢垂死**心下犹温者,勿断绳。刺鸡冠血滴口中,以安心神。或云:男用雌,女用雄。肘后。**小儿卒惊**似有痛处,不知疾状。用雄鸡冠血少许,滴口中,妙。谭氏小儿。**小儿解颅**丹雄鸡冠上血滴之,以赤芍药末粉之,甚良。普济。**阴毒卒痛**用雄鸡冠血,入热酒中饮之,暖卧取汗。伤寒蕴要。**女人阴血**女人交接违理,血出。用雄鸡冠血涂之。集验。**烂弦风眼**鸡冠血点之,日三五度。圣惠。**对口毒疮**热鸡血频涂之,取散。皆效方。**发背痈疽**用雄鸡冠血滴疽上,血尽再换,不过五六鸡,痛止毒散,数日自愈。保寿堂方。**浸淫疮毒**不早治,周身杀人。以鸡冠血涂之,日四五度。肘后。**燥癣作痒**雄鸡冠血,频频涂之。范汪方。**马咬成疮**肿痛。用鸡冠血涂之。驳马用雌鸡,牝马用雄鸡。肘后方。**蜈蚣咬疮**鸡冠血涂之。钱相公箧中方。**蜘蛛咬疮**同上。**中蜈蚣毒**舌胀出口是也。雄鸡冠血浸舌,并咽之。青囊杂纂。**诸虫入耳**鸡冠血滴入即出。胜金。

鸡血乌鸡、白鸡者良。

【气味】 咸,平,无毒。

【主治】 踒折骨痛及痿痹,中恶腹痛,乳难。别录。治剥驴马被伤,及马咬人，以热血浸之。白癜风、疬疡风，以雄鸡翅下血涂之。藏器。热血服之，主小儿下血及惊风，解丹毒蛊毒，鬼排阴毒，安神定志。〔时珍曰〕肘后治惊邪恍惚，大方中亦用之。

【附方】旧一，新九。**阴毒**鸡血冲热酒饮。**鬼排卒死**用乌雄鸡血涂心下，即苏。风俗通。**解百蛊毒**白鸡血，热饮之。广记。**惊风不醒**白乌骨雄鸡血，抹唇上即醒。集成。**缢死未绝**鸡血涂喉下。千金。**黄疸困笃**用半斤大雄鸡，背上破开，不去毛，带热血合患人胸前，冷则换之。日换数鸡，拔去积毒即愈。此鸡有毒，人不可食，犬亦不食也。唐瑶经验方。**筋骨折伤**急取雄鸡一只刺血，量患人酒量，或一碗，或半碗，和饮，痛立止，神验。青囊。**杂物眯目**不出。以鸡肝血滴少许，即出。圣惠。**蚰蜒入耳**生油调鸡心血，滴入即出。总录。**金疮肠出**以干人屎末抹入，桑皮线缝合，热鸡血涂之。生生编。

肪乌雄鸡者良。

【气味】甘，寒，无毒。

【主治】**耳聋**。别录。**头秃发落**。时珍。

【附方】新一。**年久耳聋**用炼成鸡肪五两，桂心十八铢，野葛六铢，同以文火煎三沸，去滓。每用枣许，以苇筒炙溶，倾入耳中。如此十日，聍聍自出，长寸许也。千金翼。

脑白雄鸡者良。

【主治】小儿惊痫。烧灰酒服，治难产。苏恭。

心乌雄鸡者良。

【主治】五邪。别录。

肝雄鸡者良。

【气味】甘、苦，温，无毒。〔时珍曰〕微毒。内则云食鸡去肝，为不利人也。

【主治】**起阴**。别录。**补肾**。治心腹痛，安漏胎下血，以一具切，和酒五合服之。孟诜。疗风虚目暗。治女人阴蚀疮，切片纳入，引虫出尽，良。时珍。

【附方】新三。**阴痿不起**用雄鸡肝三具，菟丝子一升，为末，雀卵和丸小豆大。每服一百丸，酒下，日二。千金。**肝虚目暗**老人肝虚目暗。乌雄鸡肝一具切，以豉和米作羹成粥食之。养老书。**睡中遗尿**雄鸡肝、桂心等分，捣丸小豆大。每服一丸，米饮下，日三服。遗精，加白龙骨。

胆乌雄鸡者良。

【气味】苦，微寒，无毒。

【主治】**目不明，肌疮**。别录。**月蚀疮**，绕耳根，日三涂之。孟诜。**灯心蘸**

点胎赤眼，甚良，水化搽痔疮，亦效。时珍。

【附方】 新四。**沙石淋沥**用雄鸡胆干者半两，鸡屎白炒一两，研匀。温酒服一钱，以利为度。十便良方。**耳病疣目**黑雌鸡胆汁之，日三。圣惠。**眼热流泪**五倍子、蔓荆子煎汤洗，后用雄鸡胆点之。摘玄方。**尘沙眯目**鸡胆汁点之。医说。

肾雄鸡者良。

【主治】 齆鼻作臭，用一对与脖前肉等分，入豉七粒，新瓦焙研，以鸡子清和作饼，安鼻前，引虫出。忌阴人、鸡、犬见。十便良方。

嗉

【主治】 小便不禁，及气噎食不消。时珍。

【附方】 新三。**气噎不通**鸡嗉两枚连食，以湿纸包，黄泥固，煅存性为末，入木香、沉香、丁香末各一钱，枣肉和丸梧子大。每汁下三丸。**小便不禁**雄鸡喉咙，及膍胵，并屎白，等分为末。麦粥清服之。卫生易简方。**发背肿毒**鸡嗉及肫内黄皮，焙研。湿则干掺，干则油调搽之。医林正宗。

膍胵里黄皮，一名鸡内金膍胵音脾鸱，鸡肫也。近人讳之，呼肫内黄皮为鸡内金。男用雌，女用雄。

【气味】 甘，平，无毒。

【主治】 泄痢，小便频遗，除热止烦。别录。止泄精并尿血，崩中带下，肠风泻血。日华。治小儿食疟，疗大人淋漓反胃，消酒积，主喉闭乳蛾，一切口疮，牙疳诸疮。时珍。

【附方】 旧二，新十八。**小便遗失**用鸡膍胵一具，并肠烧存性，酒服。男用雌，女用雄。集验。**小便淋沥痛不可忍。**鸡肫内黄皮五钱，阴干烧存性，作一服，白汤下，立愈。医林集要。**膈消饮水**鸡内金洗晒干、栝楼根炒五两，为末，糊丸梧桐子大。每服三十丸，温水下，日三。总录。**反胃吐食**鸡膍胵一具，烧存性，酒调服。男用雌，女用雄。千金。**消导酒积**鸡膍胵、干葛为末，等分，面糊丸梧子大。每服五十丸，酒上。袖珍方。**禁口痢疾**鸡内金焙研，乳汁服之。**小儿疟疾**用鸡膍胵黄皮烧存性，乳服。男用雌，女用雄。千金。**喉闭乳蛾**鸡肫黄皮勿洗，阴干烧末，用竹管吹之即破，愈。青囊方。**一切口疮**鸡内金烧灰傅之，立效。活幼新书。**鹅口白疮**鸡肫黄皮为末，乳服半钱。子母秘录。**走马牙疳**经验用鸡肫黄皮不落水者五枚，枯矾五钱，研搽立愈。心鉴用鸡肫黄皮，灯上烧存性，入枯矾、黄檗末等分，麝香少许。先以米泔洗漱后，贴之。**阴头疳蚀**鸡内金不落水拭净，新瓦焙脆，出火毒，为细末。先以米泔水洗疮，乃搽之。亦治口疳。经验

鸡

1869

方。**谷道生疮久不愈**。用鸡腺胵烧存性为末，干贴之，如神。总录。**脚胫生疮**雄鸡肶内皮，洗净贴之。一日一易，十日愈。小山奇方。**疮口不合**鸡腺胵皮，日贴之。**发背初起**用鸡肶黄皮不落水者阴干，临时温水润开贴之。随干随润，不过三五个，即消。杨氏经验方。**发背已溃**用鸡肶黄皮，同绵絮焙末搽之，即愈。**金腮疮蚀**初生如米豆，久则穿蚀。用鸡内金焙、郁金等分，为末。盐浆漱了贴之。忌米食。总录。**小儿疣目**鸡肶黄皮擦之，自落。集要。**鸡骨哽咽**活鸡一只打死，取出鸡内金洗净，灯草裹，于火上烧存性。竹筒吹入咽内，即消，不可见肉。摄生方。

　　肠男用雌，女用雄。

　　【主治】　遗溺，小便数不禁。烧存性，每服三指，酒下。别录。**止遗精、白浊、消渴**。时珍。

　　【附方】　旧一。**小便频遗**心镜用雄鸡肠一具作臛，和酒服。普济用雄鸡肠，水煎汁服，日三次。

　　肋骨乌骨鸡者良。

　　【主治】　小儿羸瘦，食不生肌。别录。

　　【附方】　新二。**小儿囟陷**因脏腑壅热，气血不荣。用乌鸡骨一两，酥炙黄，生地黄焙二两，为末。每服半钱，粥饮调下。圣惠方。**疮中朽骨**久疽久漏，中有朽骨。以乌骨鸡胫骨，实以砒石，盐泥固济，煅红出毒，以骨研末，饭丸粟米大。每以白纸捻送一粒入窍中，以拔毒膏药封之，其骨自出。医学正传。

　　距白雄鸡者良。

　　【主治】　产难，烧研酒服。苏恭。**下骨哽**，以鸡足一双，烧灰水服。时珍。出外台。

　　翮翎白雄鸡者良。

　　【主治】　下血闭。左翅毛，能起阴。别录。**治妇人小便不禁，消阴癞，疗骨哽，蚀痈疽。止小儿夜啼**，安席下，勿令母知。时珍。

　　【发明】〔时珍曰〕翅翮形锐而飞扬，乃其致力之处。故能破血消肿，溃痈下哽。按葛洪云：凡古井及五月井中有毒，不可辄入，即杀人。宜先以鸡毛试之，毛直下者无毒，回旋者有毒也。又感应志云：五酉日，以白鸡左翅烧灰扬之，风立至；以黑犬皮毛烧灰扬之，风立止也。巽为风，鸡属巽，于此可见。

　　【附方】　旧二，新七。**阴肿如斗**取鸡翅毛，一孔生两茎者，烧灰饮服。左肿取右翅，右肿取左翅，双肿并取。肘后方。**阴卒肿痛**鸡翮六枝烧存性，蛇床子末等分，随左右傅之。肘后方。**妇人遗尿**雄鸡翎烧灰，酒服方寸匕，日三。千金翼。**咽喉骨哽**白雄鸡左右翮大毛各一枚，烧灰水服。外台。**肠内生痈**雄鸡顶上毛并屎烧末，空心酒服。千金。**决痈代针**白鸡翅下两边第一毛，烧灰水服，即破。外台。**解蜀椒毒**鸡毛烧烟吸之，并水调一钱服之。千金方。**马汗入疮**鸡毛烧灰，酒服方寸匕。集验方。**蠼螋尿疮**乌鸡翅毛烧灰，油调傅之，虫畏鸡故也。琐碎录。

尾毛

【主治】 刺入肉中，以二七枚，和男子乳封之，当出。孟诜。解蜀椒毒，烧烟吸之，并以水调灰服。又治小儿痘疮后生痈，烧灰和水傅之。时珍。

【附方】 新一。**小便不禁**雄鸡翎烧研，酒服方寸匕。外台秘要。

屎白雄鸡屎乃有白，腊月收之，白鸡乌骨者更良。素问作鸡矢。

【气味】 微寒，无毒。

【主治】 消渴，伤寒寒热，破石淋及转筋，利小便，止遗尿，灭瘢痕。别录。治中风失音痰迷。炒服，治小儿客忤蛊毒。治白虎风，贴风痛。日华。治贼风、风痹，破血，和黑豆炒，酒浸服之。亦治虫咬毒。藏器。下气，通利大小便，治心腹鼓胀，消癥瘕，疗破伤中风，小儿惊啼。以水淋汁服，解金银毒。以醋和，涂蜈蚣、蚯蚓咬毒。时珍。

【发明】 〔颂曰〕按素问云：心腹满，旦食不能暮食，名为鼓胀。治之以鸡屎醴，一剂知，二剂已。王冰注云：本草鸡屎利小便，并不治鼓胀。今方法当用汤渍服之耳。〔时珍曰〕鼓胀生于湿热，亦有积滞成者。鸡屎能下气消积，通利大小便，故治鼓胀有殊功，此岐伯神方也。醴者，一宿初来之酒醅也。又按范汪方云：宋青龙中，司徒吏颜奋女苦风疾，一髀偏痛。一人令穿地作坑，取鸡屎、荆叶然，安胫入坑熏之，有长虫出，遂愈也。

【附方】 旧十四，新三十一。**鸡矢醴**普济方云：治鼓胀，旦食不能暮食。由脾虚不能制水，水反胜土，水谷不运，气不宣流，故令中满，其脉沉实而滑。宜鸡矢醴主之。何大英云：诸腹胀大，皆属于热。精气不得渗入膀胱，别走于腑，溢于皮里膜外，故成胀满，小便短涩。鸡矢性寒利小便，诚万金不传之宝也。用腊月干鸡矢白半斤，袋盛，以酒醅一斗，渍七日。温服三杯，日三。或为末，服二钱亦可。宣明用鸡矢、桃仁、大黄各一钱，水煎服。正传用鸡矢炒研，沸汤淋汁，调木香、槟榔末二钱服。一方：用鸡矢、川芎䓖等分为末，酒糊丸服。**牵牛酒**治一切肚腹、四肢肿胀，不拘鼓胀、气胀、湿胀、水胀等。有峨嵋一僧，用此治人得效，其人牵牛来谢，故名。用干鸡矢一升炒黄，以酒醅三碗，煮一碗，滤汁饮之。少顷，腹中气大转动，利下，即自脚下皮皱消也。未尽，隔日再作。仍以田

鸡

螺二枚，滚酒瀹食，后用白粥调理。积善堂经验方。**小儿腹胀**黄瘦。用干鸡矢一两，丁香一钱，为末，蒸饼丸小豆大。每米汤下十丸，日三服。活幼全书。**心腹鳖瘕**及宿癥，并卒得癥，以饭饲白雄鸡取粪，同小便于瓦器中熬黄为末，每服方寸匕，温酒服之，日四五服，或杂饭饲之，以消为度，亦佳。集验方。**食米成瘕**好食生米，口中出清水。以鸡矢同白米各半合，炒为末，以水一钟调服。良久，吐出如米形，即瘥。昔慎恭道病此，饥瘦如劳，蜀僧道广处此方而愈。医说。**反胃吐食**以乌骨鸡一只，与水饮四五日，勿与食。将五蒲蛇二条，竹刀切与食。待鸡下粪，取阴干为末，水丸粟米大，每服一分，桃仁汤下。五七服即愈。证治发明。**中诸菜毒**发狂，吐下欲死。用鸡矢烧末，水服方寸匕。葛氏方。**石淋疼痛**鸡矢白，日中半干，炒香为末。以酸浆饮服方寸匕，日二，当下石出。古今录验。**小儿血淋**鸡矢尖白如粉者，炒研，糊丸绿豆大。每服三五丸，酒下。四五服效。**产后遗溺**不禁。鸡矢烧灰，酒服方寸匕。产宝。**转筋入腹**其人臂脚直，其脉上下，微弦。用鸡矢为末，水六合，和方寸匕，温服。张仲景方。**中风寒痹**口噤，不知人。以鸡矢白一升炒黄，入酒三升搅，澄清饮。葛氏。**白虎风痛**〔诜曰〕铺饭于患处，以丹雄鸡食之。良久，取热粪封之。取讫，使伏于患人床下。**破伤中风**腰脊反张，牙紧口噤，四肢强直。用鸡矢白一升，大豆五升，炒黄，以酒沃之，微烹令豆澄下。随量饮，取汗避风。经验方。**产后中风**口噤瘈疭，角弓反张。黑豆二升半，同鸡矢白一升炒熟，入清酒一升半，浸取一升，入竹沥服，取汗。产宝。**角弓反张**四肢不随，烦乱欲死。鸡矢白一升，清酒五升，捣筛，合扬千遍，乃饮。大人服一升，少小五合，日三服，肘后。**小儿口噤**面赤者属心，白者属肺。用鸡矢白如枣大，绵裹，以水一合煮，分二服。一方：酒研服之。千金方。**小儿紧唇**鸡矢白，研末傅之。有涎易去。圣惠。**小儿惊啼**鸡矢白烧灰，米饮服二字。千金方。**头风痹木**用腊月乌鸡矢一升，炒黄为末，绢袋盛，渍三升酒中。频频温服令醉。千金方。**喉痹肿痛**鸡矢白含之咽汁。圣惠。**牙齿疼痛**鸡矢白烧末，绵裹咬痛处，立瘥。经验方。**鼻血不止**鸡矢取有白色半截者，烧灰吹之。唐氏经验方。**牙齿不生**不拘大人、小儿。用雄鸡矢、雌鸡矢十五颗焙研，入麝香少许，先以针挑破出血，傅之。年高者不过二十日，年少者十日必生。普济但用乌鸡雌雄粪，入旧麻鞋底烧存性，等分，入麝香少许，三日夜不住擦，令热为佳。李察院亮卿尝用，有效。**耳聋不听**鸡矢白炒半升，乌豆炒一升，以无灰酒二升，乘热投入服，取汗。耳如鼓鼙勿讶。外台。**面目黄疸**鸡矢白、小豆、秫米各二分，为末，分作三服，水下，当有黄汁出也。肘后方。**子死腹中**雌鸡粪二十一枚，水二升，五合煮之，下米作粥食。产宝。**乳妒乳痈**鸡矢白炒研，酒服方寸匕，三服愈。产宝。

乳头破裂方同上。**内痈未成**取伏鸡屎，水和服，即瘥。千金。**头疮白秃**雄鸡屎末，和陈酱、苦酒洗之。千金。**消灭瘢痕**以猪脂三升，饲乌鸡一只，三日后取矢，同白芷、当归各一两，煎十沸，去滓，入鹰矢白半两调傅。外台。**耳中恶疮**鸡矢白炒研，傅之。圣惠。**瘰疬瘘疮**雄鸡矢烧灰，腊猪脂和，傅之。千金。**食金中毒**已死。取鸡矢半升，水淋取汁一升，饮之，日三。肘后方。**缢死未绝**鸡矢白如枣大，酒半盏和，灌口鼻。肘后。**尸脚拆裂**无冬夏者。鸡屎煮汤，渍半日，取瘥乃止。千金。**射工溪毒**白鸡矢白者二枚，以饧和，涂疮上。肘后。**骨疽不合**骨从孔中出。掘地作坑，口小里大，深三尺。以干鸡屎二升，同艾及荆叶捣碎，入坑内，烧令烟出。以疽口就熏，用衣拥之。勿令泄气。半日当有虫出，甚效。千金方。**阴毒腹痛**鸡粪、乌豆、地肤子各一把，乱发一团，同炒，烟起，倾入好酒一碗浸之，去滓，热服即止。生生编。**小儿心痛**白乌骨屎五钱，晒研，松脂五钱，为末，葱头汁和丸梧子大，黄丹为衣。每醋汤服五丸。忌生冷、硬物，三四日立效。婴童百问。

　　鸡子即鸡卵也黄雌者为上，乌雌者次之。

　　【气味】　**甘，平，无毒**。〔思邈曰〕微寒。畏醇醋。〔鼎曰〕多食，令人腹中有声，动风气。和葱、蒜食之，气短；同韭子食，成风痛；共鳖肉食，损人；共獭肉食，成遁尸；同兔肉食，成泄痢。妊妇以鸡子、鲤鱼同食，令儿生疮；同糯米食，令儿生虫。〔时珍曰〕小儿患痘疹，忌食鸡子，及闻煎食之气，令生翳膜。

　　【主治】　**除热火灼烂疮、痫痉，可作虎魄神物**。别录。〔弘景曰〕用欲煆子，黄白混杂者，煮作之，极相似，惟不拾芥尔。又煮白，合银口含，须臾色如金也。**镇心，安五脏，止惊安胎，治妊娠天行热疾狂走，男子阴囊湿痒，及开喉声失音。醋煮食之，治赤白久痢，及产后虚痢。光粉同炒干，止疳痢，及妇人阴疮。和豆淋酒服，治贼风麻痹，醋浸令坏，傅疵黯。作酒，止产后血运，暖水脏，缩小便，止耳鸣。和蜡炒，治耳鸣、聋，及疳痢**。日华。**益气。以浊水煮一枚，连水服之，主产后痢。和蜡煎，止小儿痢**。藏器。**小儿发热，以白蜜一合，和三颗搅服，立瘥**。孟诜。太平御览云：正旦吞乌鸡子一枚，可以练形。峋嵝神书云：八月晦日夜半，面北吞乌鸡子一枚，有事可隐形。

　　【发明】　〔时珍曰〕卵白象天，其气清，其性微寒；卵黄象地，其气浑，其性温；卵则兼黄白而用之，其性平。精不足者补之以气，故卵白能清气，治伏热、目赤、咽痛诸疾；形不足者补之以味，故卵黄能补血，治下痢、胎产诸疾；卵则兼理气血，故治上列诸疾也。

　　【附方】　旧八，新二十三。**天行不解**已汗者。用新生鸡子五枚，倾盏中，入

鸡

水一鸡子搅浑，以水一升煮沸投入，纳少酱啜之，令汗出愈。许仁则方。**天行呕逆**食入即吐。鸡子一枚，水煮三五沸，冷水浸少顷，吞之。外台。**伤寒发狂烦躁**热极。吞生鸡子一枚，效。食鉴。**三十六黄**救急方：用鸡子一颗，连壳烧灰，研酢一合和之，温服，鼻中虫出为效。身体极黄者，不过三枚，神效。外台秘要。**白虎风病**〔藏器曰〕取鸡子揩病处，咒愿，送粪堆头上，不过三次瘥。白虎是粪神，爱吃鸡子也。**身面肿满**鸡子黄白相和，涂肿处。干再上。肘后方。**年深哮喘**鸡子略敲损，浸尿缸中三四日，煮食，能去风痰。集成。**心气作痛**鸡子一枚打破，醋二合调服。肘后。**小儿疳痢**肚胀。用鸡子一个开孔，入巴豆一粒，轻粉一钱，用纸五十重裹，于饭上蒸三度，放冷去壳研，入麝香少许，糊和丸米粒大。食后温汤下二丸至三丸。经验方。**预解痘毒**保和方：用鸡卵一枚，活地龙一条入卵内，饭上蒸熟，去地龙，与儿食，每岁立春日食一枚，终身不出痘也。李氏用鸡卵一枚，童便浸七日，水煮食之，永不出痘。李捷用头生鸡子三五枚，浸厕坑内五七日，取出煮熟与食，数日再食一枚，永不出痘。徐都司得于浙人之方。**痘疮赤瘢**鸡子一个，酒醋浸七日，白僵蚕二七枚，和匀，揩赤涂之，甚效。圣惠。**雀卵面疮**鸡卵醋浸坏，取出傅之。圣惠。**妊娠时疾**令胎不动。以鸡子七枚，纳井中令冷，取出打破吞之。子母秘录。**病欲去胎**鸡子一枚，入盐三指撮，服。张文仲方。**胎动下血**〔藏器曰〕鸡子二枚打破，以白粉和稀食之。**子死腹中**用三家鸡卵各一枚，三家盐各一撮，三家水各一升，同煮，令妇东向饮之。千金方。**产后血多不止**。乌鸡子三枚，醋半升，酒二升，和搅，煮取一升，分四服。拾遗。**产后心痛**鸡子煮酒，食即安。备急方。**产后口干舌缩**。用鸡子一枚打破，水一盏搅服。经验方。**妇人白带**用酒及艾叶煮鸡卵，日日食之。袖珍方。**头风白屑**新下乌鸡子三枚，沸汤五升搅，作三度沐之，甚良。集验。**腋下胡臭**鸡子两枚，煮熟去壳，热夹，待冷，弃之三叉路口，勿回顾。如此三次效。肘后方。**乳石发渴**水浸鸡子，取清生服，甚良。总录。**解野葛毒**已死者，以物开口后，灌鸡子三枚。须臾吐出野葛，乃苏。肘后方。**胡蔓野毒**即断肠草。一叶入口，百窍流血。惟急取凤凰胎，即鸡卵抱未成雏者，已成者不用，研烂，和麻油灌之。吐出毒物乃生，少迟即死。岭南卫生方。**痈疽发背**初作及经十日以上，肿赤焮热，日夜疼痛，百药不效者。用鸭鸡子一枚，新狗屎如鸡子大，搅匀，微火熬令稀稠得所，捻作饼子，于肿头上贴之，以帛包抹，时时看视，觉饼热即易，勿令转动及歇气，经一宿定。如日多者，三日贴之，一日一易，至瘥乃止。此方秽恶，不可施之贵人。一切诸方皆不能及，但可备择而已。千金方。**蛛蝎蛇伤**鸡子一个，轻敲小孔合之，立瘥。兵部手集。**蠼螋尿疮**同上法。**身体发热**不拘大人、小儿。用鸡卵三枚，白蜜一合和服，立瘥。普济。

卵白

【气味】 甘，微寒，无毒。

【主治】 目热赤痛，除心下伏热，止烦满咳逆，小儿下泄，妇人产难，胞衣不出，并生吞之。醋浸一宿，疗黄疸，破大烦热。别录。产后血闭不下，取白一枚，入醋一半搅服。藏器。和赤小豆末，涂一切热毒、丹肿、腮痛神效。冬月以新生者酒渍之，密封七日取出，每夜涂面，去䵟𪒟皯疱，令人悦色。时珍。

【发明】〔宗奭曰〕产后血运，身痉直，口、目向上牵急，不知人。取鸡子一枚，去壳分清，以荆芥末二钱调服即安，甚敏捷，乌鸡子尤善。

【附方】 旧四，新六。**时行发黄**醋酒浸鸡子一宿，吞其白数枚，肘后方。**下痢赤白**生鸡子一个，取白摊连纸上日干，折作四重，包肥乌梅十个，安熨斗中，以白炭烧存性，取出碗覆，冷定研末，入水银粉少许。大人分二服，小儿三服，空心井华水调下。如觉微利，不须再服。类证。**蛔虫攻心**口吐清水。以鸡子一枚去黄，纳好漆入鸡子壳中和合。仰头吞之，虫即出也。古今录验。**五种遁尸**其状腹胀，气急冲心，或礧磈踊起，或牵腰脊。以鸡卵白七枚，顿吞之良。千金方。**咽塞鼻疮**及干呕头痛，食不下。用鸡子一枚，开一窍，去黄留白，着米酢，燖火顿沸，取下更顿，如此三次。乘热饮之，不过一二度即愈。普济方。**面生疱疮**鸡子，以三岁苦酒浸之三宿，待软，取白涂之。肘后。**汤火烧灼**鸡子清和酒调洗，勤洗即易生肌。忌发物。或生傅之亦可。经验秘方。**头发垢腻**鸡子白涂之，少顷洗去，光泽不燥。濒湖。**面黑令白**鸡子三枚，酒浸，密封四七日。每夜以白傅面，如雪白也。普济。**涂面驻颜**鸡子一枚，开孔去黄留白，入金华胭脂及硇砂少许，纸封，与鸡抱之，俟别卵抱出，以涂面。洗之不落，半年尚红也。普济。

卵黄

【气味】 甘，温，无毒。

【主治】 醋煮，治产后虚痢，小儿发热。煎食，除烦热。炼过，治呕逆。和常山末为丸。竹叶汤服，治久疟。药性。炒取油，和粉，傅头疮。日华。卒干呕者，生吞数枚，良。小便不通者，亦生吞之，数次效。补阴血，解热毒，治下痢，甚验。时珍。

【发明】〔时珍曰〕鸡子黄，气味俱厚，阴中之阴，故能补形。昔人谓其与阿胶同功，正此意也。其治呕逆诸疮，则取其除热引虫而已。〔颂曰〕鸡子入药最多，而发煎方特奇，刘禹锡传信方云：乱发鸡子膏，治孩子热疮。用鸡子五枚煮熟，去白取黄，乱发如鸡子大，相和，于铁铫中炭火熬之。初甚干，少顷即发焦，

鸡

乃有液出。旋取置碗中，以液尽为度。取涂疮上，即以苦参末粉之。顷在武陵生子，蓐内便有热疮，涂诸药无益，而日益剧，蔓延半身，昼夜号啼，不乳不睡。因阅本草发髲条云：合鸡子黄煎之，消为水，疗小儿惊热、下痢。注云：俗中妪母为小儿作鸡子煎，用发杂熬之，良久得汁，与小儿服，去痰热，主百病。又鸡子条云：疗火疮。因是用之，果如神效也。

【附方】旧三，新十一。**赤白下痢**鸡卵一枚，取黄去白，入胡粉满壳，烧存性。以酒服一钱匕。葛氏方。**妊娠下痢**绞痛。用乌鸡子一枚，开孔去白留黄，入黄丹一钱在内，厚纸裹定，泥固煨干为末。每服三钱，米饮下。一服愈者是男，两服愈者是女。三因方。**子死腹中**鸡子黄一枚，姜汁一合，和服，当下。**小肠疝气**鸡子黄搅，温水服之。三服效。**小儿痫疾**鸡子黄和乳汁搅服。不过三两枚，自定。普济。**小儿头疮**煮熟鸡子黄，炒令油出，以麻油、腻粉搽之。事林广记。**鼠瘘已溃**鸡卵一枚，米下蒸半日，取黄熬令黑。先拭疮令干，以药纳孔中，三度即愈。千金方。**脚上臭疮**熟鸡子黄一个，黄蜡一钱，煎油涂之。**汤火伤疮**熟鸡子十个，取黄炒取油，入腻粉十文搅匀，扫上，三五日永除瘢痕。集验方。**杖疮已破**鸡子黄熬油搽之，甚效。唐瑶经验方。**天泡水疮**方同上。**消灭瘢痕**鸡子五七枚煮熟，取黄炒黑，拭涂，日三。久久自灭。圣惠方。**妊娠胎漏**血下不止，血尽则子死。用鸡子黄十四枚，以好酒二升，煮如饧服之。未瘥再作，以瘥为度。普济方。**耳疳出汁**鸡子黄炒油涂之，甚妙。谈野翁方。

抱出卵壳 〔时珍曰〕俗名混沌池、凤凰蜕。用抱出者，取其蜕脱之义也。李石续博物志云：踏鸡子壳，令人生白癜风。

【主治】**研末，磨障翳**。日华。**伤寒劳复，熬令黄黑为末，热汤和一合服，取汗出即愈**。苏颂。出深师方。**烧灰油调，涂癣及小儿头身诸疮。酒服二钱，治反胃**。时珍。

【附方】旧二，新七。**小便不通**鸡子壳、海蛤、滑石，等分为末。每服半钱，米饮下，日三。圣惠方。**小儿烦满欲死**。鸡子壳烧末，酒服方寸匕。子母秘录。**癍痘入目**鸡子壳烧研，入片脑少许，点之。鸿飞集。**头疮白秃**鸡子壳七个，炒研油和，傅之。秘录。**头上软疖**用抱出鸡卵壳，烧存性研末，入轻粉少许，清油调傅。危氏方。**耳疳出脓**用抱出鸡卵壳，炒黄为末，油调灌之，疼即止。杏林摘要。**玉茎下疳**鸡卵壳炒左，油调傅之。同上。**外肾痛疮**抱出鸡卵壳、黄连、轻粉等分，为细末。用炼过香油调涂。医林正宗。**痘疮恶证**癍痘倒陷，毒气壅遏于里，则为便血、昏睡不醒，其证甚恶，用抱出鸡子壳去膜，新瓦焙研。每服半钱，热汤调下。婴儿以酒调，抹唇、舌上，并涂风池、胸、背，神效。

卵壳中白皮

【主治】 久咳气结,得麻黄、紫菀服,立效。别录。

【发明】〔时珍曰〕按仙传外科云:有人偶含刀在口,割舌,已垂未断。一人用鸡子白皮袋之,掺止血药于舌根。血止,以蜡化蜜调冲和膏,敷鸡子皮上。三日接住,乃去皮,只用蜜蜡勤敷,七日全安。若无速效,以金枪药参治之。此用鸡子白皮无他,但取其柔软而薄,护舌而透药也。

【附方】 旧一,新二。**咳嗽日久**鸡子白皮炒十四枚,麻黄三两,焙,为末。每服方寸匕,饮下,日二。必效方。**风眼肿痛**鸡子白皮、枸杞白皮,等分为末。吹鼻中,一日三次。圣济总录。

鸡白蠹肥脂本经 〔弘景曰〕不知是何物。恐别一种耳。〔藏器曰〕今鸡亦有白蠹,如卵而硬,有白无黄,云是牡鸡所生,名父公蠹。蠹字似囊字,疑传误也。〔机曰〕此本经文,列于黑雌鸡条下,似指雌鸡之肥脂,如蠹虫之肥白,因其似而名之也。〔时珍曰〕蠹音妒,而藏器以为囊何耶? 今牡鸡生子,亦时或有之,然不当有肥脂字,当以机说为近。否则,必雌鸡之生肠也。本经有其名,不具其功,盖脱简之文。

窠中草

【主治】 头疮白秃,和白头翁草烧灰,猪脂调傅。日华。天丝入眼,烧灰淋清汁洗之。良。时珍。出不自秘方。

【附方】 新一。**小儿夜啼**鸡窠草安席下,勿令母知。日华本草。**产后遗尿**鸡窠草烧末,酒服一钱匕。圣惠方。

燖鸡汤

【主治】 消渴,饮水无度,用燖雄鸡水,滤澄服之。不过二鸡之水愈。神效。杨氏经验方。

【附方】 新一。**鸡眼作痛**剥去皮,以燖鸡汤洗之。简便方。

雉《别录》中品

【释名】 野鸡。〔宗奭曰〕雉飞若矢,一往而堕,故字从矢。今人取其尾置舟车上,欲其快速也。汉吕太后名雉。高祖改雉为野鸡。其实鸡类也。〔时珍曰〕黄氏韵会云:雉,理也。雉有文理也。故尚书谓之华虫,曲礼谓之疏趾。雉类甚多,亦各以形色为辨耳。禽经云:雉,介鸟也。素质五采备曰翚雉,青质五采备曰鹞雉,朱黄曰鷩雉,白曰鹎雉,音罩,玄曰海雉。尔雅云:鹞雉,青质五采。

雉

鸱雉，黄色自呼。翟雉，山雉也，长尾。鹞雉，长尾，走且鸣。秩秩，海雉也。梵书谓雉曰迦频阇罗。

【集解】〔时珍曰〕雉，南北皆有之。形大如鸡，而斑色绣翼。雄者文采而尾长，雌者文暗而尾短。其性好斗，其名曰鹮，鹮音杳，其交不再，其卵褐色。将卵时，雌避其雄而潜伏之，否则雄食其卵也。月令仲冬雉始雊。谓阳动则雉鸣而勾其颈也。孟冬，雉入大水为蜃。蜃，大蛤也。陆佃埤雅云：蛇交雉则生蜃。蜃，蛟类也。类书云：蛇与雉交而生子，曰蟂。蟂，水生虫也。陆禋续水经云：蛇雉遗卵于地，千年而为蛟龙之属，似蛇四足，能害人。鲁至刚俊灵机要云：正月蛇与雉交生卵，遇雷入土数丈为蛇形，经二三百年成蛟飞腾。若卵不入土，仍为雉耳。又任昉述异记云：江淮中有兽名能，音耐，乃蛇精所化也。冬则为雉，春复为蛇。晋时武库有雉。张华曰：必蛇化也。视之果得蛇蜕。此皆异类同情，造化之变易，不可臆测者也。

肉

【气味】 酸，微寒，无毒。〔恭曰〕温。〔日华曰〕平，微毒。秋冬益，春夏毒。有痢人不可食。〔颂曰〕周礼庖人供六禽，雉是其一，亦食品之贵。然有小毒，不可常食，损多益少。〔诜曰〕久食令人瘦。九月至十一月稍有补，他月则发五痔、诸疮疥。不与胡桃同食，发头风眩运及心痛。与菌蕈、木耳同食，发五痔，立下血。同荞麦食，生肥虫。卵，同葱食，生寸白虫。自死爪甲不伸者，杀人。

【正误】〔思邈曰〕黄帝书云：丙午日勿食鸡、雉肉，丈夫烧死目盲，女人血死妄见。野鸡肉同家鸡子食，成遁尸，尸鬼缠身。〔弘景曰〕雉非辰属，正是离禽。丙午不可食，明王于火也。〔时珍曰〕雉属离火，鸡属巽木。故鸡煮则冠变，雉煮则冠红，明其属火也。春夏不可食者，为其食虫蚁，及与蛇交，变化有毒也。能发痔及疮疥，令人瘦病者，为其能生虫，与鸡肉同也。有鄙人者，假黄帝为书，谓丙午日不可食，及成遁尸之说，乃不经谬谈；而陶氏和之，孙氏取之，皆误矣。今正其误。

【主治】 补中，益气力，止泄痢，除蚁瘘。别录。

【发明】〔时珍曰〕雉肉，诸家言其发痔，下痢人不可食，而别录用治痢、瘘何邪？盖雉在上应胃土，故能补中；而又食虫蚁，故能治蚁瘘，取其制伏耳。若久食及食非其时，则生虫有毒，故不宜也。

【附方】旧三，新一。**脾虚下痢**日夜不止，野鸡一只，如食法，入橘皮、葱、椒、五味，和作馄饨煮，空心食之。食医心镜。**产后下痢**用野鸡一只，作馄饨食之。同上。**消渴饮水小便数**用野鸡一只、五味煮取三升已来汁饮之。肉亦可食,甚效。同上。**心腹胀满**野鸡一只,不拘雄雌,茴香炒、马芹子炒、川椒炒、陈皮、生姜等分,用醋以一夜蒸饼和雉肉作馅料,外以面皮包作馄饨,煮熟食,仍早服嘉禾散,辰服此,午服导气枳壳丸。朱氏集验方。

脑

【主治】 **涂冻疮。**时珍。

嘴

【主治】 **蚁瘘。**孙思邈。

尾

【主治】 **烧灰和麻油,傅天火丹毒。**时珍。

屎

【主治】 **久疟。**时珍。

【附方】 新一。**久疟不止**雄野鸡屎、熊胆、五灵脂、恒山等分为末,醋糊丸黑豆大。正发时,冷水下一丸。圣惠。

鸐雉音狄《食疗》

【释名】 **鸐鸡**禽经**山鸡**同上**山雉**。〔时珍曰〕翟,美羽貌。雉居原野,鸐居山林,故得山名。大者为鸐。

【集解】〔颂曰〕伊洛、江淮间一种雉,小而尾长者,为山鸡,人多畜之樊中,即尔雅所谓鸐,山鸡也。〔时珍曰〕山鸡有四种,名同物异。似雉而尾长三四尺者,鸐雉也。似鸐而尾长五六尺,能走且鸣者,鷩雉也,俗通呼为鸐矣。其二则鷩雉、锦鸡也。鷩、鸐皆勇健自爱其尾,不入丛林,雨雪则岩伏木栖,不敢下食,往往饿死。故师旷云:雪封枯原,文禽多死。南方隶人,多插其尾于冠。其肉皆美于雉。传云:四足之美有麏,两足之美有鷩。

肉

【气味】 **甘,平,有小毒。**〔诜曰〕发五痔,久食瘦人。和荞麦食,生肥虫。同豉食,害人。卵同葱食,生寸白虫。余并同雉。

【主治】 **五脏气喘不得息者,作羹臛食。**孟诜。**炙食,补中益气。**时珍。

鷩雉敝、鳖二音《拾遗》

【释名】 **山鸡**禽经**锦鸡**同上**金鸡**纲目**采鸡**周书**鵕鸡**音峻仪。〔时珍曰〕鷩性憋急耿介，故名。鷩鸡，仪容俊秀也。周有鷩冕，汉有鷩鸡冠，皆取其文明俊秀之义。鷩与鸐同名山鸡，鸐大而鷩小；鷩与鹲同名锦鸡，鹲文在绶而鷩文在身，以此为异，大抵皆雉属也。按禽经云：首有采毛曰山鸡，腹有采色曰锦鸡，项有采囊曰避株。是山鸡、锦鸡又稍有分别，而俗通呼为一矣。盖是一类，不甚相远也。

【集解】〔藏器曰〕鷩似雉五色，山海经云小华之山多赤鷩，养之禳火灾，是也。〔时珍曰〕山鸡出南越诸山中，湖南、湖北亦有之。状如小鸡，其冠亦小，背有黄赤文，绿项红腹红嘴，利距善斗，以家鸡斗之，即可获。此乃尔雅所谓鷩，山鸡者也。逸周书谓之采鸡。锦鸡则小于鷩，而背文扬赤，膺前五色炫耀如孔雀羽。此乃尔雅所谓鹐，天鸡者也。逸周书谓之文鹐，音汗。二种大抵同类，而锦鸡文尤灿烂如锦。或云锦鸡乃其雄者，亦通。刘敬叔异苑云：山鸡爱其羽毛，照水即舞，目眩多死，照镜亦然。与鷩鸡爱尾饿死，皆以文累其身者也。

肉

【气味】 甘，温，微毒。

【主治】 食之令人聪慧。汪颖。养之禳火灾。藏器。

【附录】 吐绶鸡 〔时珍曰〕出巴峡及闽广山中，人多畜玩。大者如家鸡，小者如鸼鸽。头颊似雉，羽色多黑，杂以黄白圆点，如真珠斑。项有嗉囊，内藏肉绶，常时不见，每春夏晴明，则向日摆之。顶上先出两翠角，二寸许，乃徐舒其颔下之绶，长阔近尺，红碧相间，采色焕烂，逾时悉敛不见。或剖而视之，一无所覩。此鸟生亦反哺。行则避草木，故禽经谓之避株。食物本草谓之吐锦鸡，古今注谓之锦囊，蔡氏诗话谓之真珠鸡，倦游录谓之孝鸟。诗经谓之鹝，音厄，邛有旨鹝是矣。

鹖鸡 曷、渴二音《拾遗》

【释名】〔时珍曰〕其羽色黑黄而褐，故曰鹖。青黑色者名曰鸗，音介，性耿介也。青凤亦名鹖，取象于此也。

【集解】〔藏器曰〕鹖鸡出上党。魏武帝赋云：鹖鸡猛气，其斗期于必死。今人以鹖为冠。象此也。〔时珍曰〕鹖状类雉而大，黄黑色，首有毛角如冠。性爱其党，有被侵者，直往赴斗，虽死犹不置。故古者虎贲戴鹖冠。禽经云鹖，毅鸟也，毅不知死，是矣。性复粗暴，每有所攫，应手摧碎。上党即今潞州。

肉

【气味】 甘，平，无毒。

【主治】 炙食,令人勇健。藏器。炙食,令人肥润。汪颖。

白鹇《图经》

校正:原附雉条,今分出。

【释名】 白鷳音寒。闲客。〔时珍曰〕按张华云:行止闲暇,故曰鹇。李昉命为闲客,薛氏以为雉类,汪氏以为白雉。按尔雅白雉名鷳,南人呼闲字如寒,则鹇即鷳音之转也。当作白鷳,如锦鸡谓之文鷳也。鷳者,羽美之貌。又西京杂记云:南粤王献白鹇、黑鹇各一。盖雉亦有黑色者,名鸬雉,彼通呼为鷳矣。

【集解】〔颂曰〕白鹇出江南,雉类也。白色,而背有细黑文。可畜,彼人亦食之。〔颖曰〕即白雉也。〔时珍曰〕鹇似山鸡而色白,有黑文如涟漪,尾长三四尺,体备冠距,红颊赤嘴丹爪,其性耿介。李太白言其卵可以鸡伏。亦有黑鹇。

肉

【气味】 甘,平,无毒。

【主治】 补中解毒。汪颖。

鹧鸪《唐本草》

【释名】 越雉。〔时珍曰〕按禽经云:随阳,越雉也。飞必南翥。晋安曰怀南,江左曰逐影。张华注云:鹧鸪其名自呼,飞必南向。虽东西回翔,开翅之始,必先南翥。其志怀南,不徂北也。

【集解】〔孔志约曰〕鹧鸪生江南。行似母鸡,鸣云钩辀格磔者是。有鸟相似,不作此鸣者,则非矣。〔颂曰〕今江西、闽广、蜀夔州郡皆有之。形似母鸡,头如鹑,臆前有白圆点如真珠,背毛有紫赤浪文。〔时珍曰〕鹧鸪性畏霜露,早晚稀出,夜栖以木叶蔽身。多对啼,今俗谓其鸣曰行不得哥也。其性好洁,猎人因以糵竿粘之。或用媒诱取。南人专以炙食充庖,云肉白而脆,味胜鸡、雉。

肉

【气味】 甘,温,无毒。〔日华曰〕微毒。〔诜曰〕不可与竹笋同食,令人小腹胀。自死者不可食。或言此鸟,天地之神每月取一只飨至尊,所以自死者不可食。

【主治】 岭南野葛、菌子毒,生金毒,及温疟久病欲死者,合毛熬酒渍服之。或生捣取汁服,最良。唐本。酒服,主蛊气欲死。日华。能利五脏,益心力聪明。孟诜。

【发明】〔时珍曰〕按南唐书云：丞相冯延已，苦脑痛不已。太医吴廷绍曰：公多食山鸡、鹧鸪，其毒发也。投以甘草汤而愈。此物多食乌头、半夏苗，故以此解其毒尔。又类说云：杨立之通判广州，归楚州。因多食鹧鸪，遂病咽喉间生痈，溃而脓血不止，寝食俱废。医者束手。适杨吉老赴郡，邀诊之，曰：但先啖生姜一斤，乃可投药。初食觉甘香，至半斤觉稍宽，尽一斤，觉辛辣，粥食入口，了无滞碍。此鸟好啖半夏，毒发耳，故以姜制之也。观此二说，则鹧鸪多食，亦有微毒矣；而其功用又能解毒解蛊，功过不相掩也。凡鸟兽自死者，皆有毒，不可食，为其受厉气也。何独鹧鸪即神取飨帝乎？鄙哉其言也！

脂膏

【主治】 涂手皲瘃，令不龟裂。苏颂。

竹鸡《拾遗》

【释名】 山菌子藏器鸡头鹘苏东坡集泥滑滑。〔颖曰〕山菌子即竹鸡也。〔时珍曰〕菌子，言味美如菌也。蜀人呼为鸡头鹘，南人呼为泥滑滑，因其声也。

【集解】〔藏器曰〕山菌子生江东山林间。状如小鸡，无尾。〔时珍曰〕竹鸡今江南川广处处有之，多居竹林。形比鹧鸪差小，褐色多斑，赤文。其性好啼，见其俦必斗。捕者以媒诱其斗，因而网之。谚云：家有竹鸡啼，白蚁化为泥。盖好食蚁也。亦辟壁虱。

肉

【气味】 甘，平，无毒。〔时珍曰〕按唐小说云：崔魏公暴亡。太医梁新诊之，曰：中食毒也。仆曰：好食竹鸡。新曰：竹鸡多食半夏苗也。命捣姜汁折齿灌之，遂苏。则吴廷绍、杨吉老之治鹧毒，盖祖乎此。

【主治】 野鸡病，杀虫，煮炙食之。藏器。

【附录】 杉鸡 〔时珍曰〕按临海异物志云：闽越有杉鸡，常居杉树下。头上有长黄毛，冠颊正青色，如垂缕可食，如竹鸡。

英鸡《拾遗》

【集解】〔藏器曰〕英鸡出泽州有石英处，常食碎石英。状如鸡而短尾，体热无毛，腹下毛赤，飞翔不远，肠中常有石英。人食之，取英之功也。今人以石英末饲鸡,取卵食,终不及此。

肉

【气味】 甘,温,无毒。

【主治】 益阳道,补虚损,令人肥健悦泽,能食,不患冷,常有实气而不发也。藏器。

秧鸡《食物》

【集解】〔时珍曰〕秧鸡大如小鸡,白颊,长嘴短尾,背有白斑。多居田泽畔。夏至后夜鸣达旦,秋后即止。一种鹡音邓鸡,亦秧鸡之类也。大如鸡而长脚红冠。雄者大而色褐,雌者稍小而色斑。秋月即无,其声甚大,人并食之。

肉

【气味】 甘,温,无毒。

【主治】 蚁瘘。汪颖。

鹑《嘉祐》

【释名】〔时珍曰〕鹑性淳,窜伏浅草,无常居而有常匹,随地而安,庄子所谓圣人鹑居是矣。其行遇小草即旋避之,亦可谓淳矣。其子曰鳪。〔宗奭曰〕其卵初生谓之罗鹑,至秋初谓之早秋,中秋已后谓之白唐,一物四名也。

【集解】〔禹锡曰〕鹑,蛤蟆所化也。杨亿谈苑云:至道二年夏秋,汴人鬻鹑者,车载积市,皆蛙所化,犹有未全变者,列子所谓蛙变为鹑也。〔宗奭曰〕鹑有雌雄,常于田野屡得其卵,何得言化也。〔时珍曰〕鹑大如鸡雏,头细而无尾,毛有斑点,甚肥。雄者足高,雌者足卑。其性畏寒,其在田野,夜则群飞,昼则草伏。人能以声呼取之,畜令斗抟。万毕术云:蛤蟆得瓜化为鹑。交州记云:南海有黄鱼,九月变为鹑。以盐炙食甚肥美。盖鹑始化成,终以卵生,故四时常有之。鴽则始由鼠化,终复为鼠,故夏有冬无。

肉

【气味】 甘,平,无毒。〔禹锡曰〕四月以前未堪食。不可合猪肝食,令人生黑子;合菌子食,令人发痔。

【主治】 补五脏,益中续气,实筋骨,耐寒暑,消结热。和小豆、生姜煮食,止泄痢。酥煎食,令人下焦肥。嘉祐。小儿患疳,及下痢五色,旦旦食之,有效。

寇宗奭。

【发明】〔时珍曰〕按董炳集验方云：魏秀才妻，病腹大如鼓，四肢骨立，不能贴席，惟衣被悬卧。谷食不下者数日矣。忽思鹑食，如法进之，遂运剧。少顷雨汗，莫能言，但有更衣状。扶而圊，小便突出白液，凝如鹅脂。如此数次，下尽遂起。此盖中焦湿热积久所致也。详本草鹑解热结，疗小儿疳，亦理固然也。董氏所说如此。时珍谨按：鹑乃蛙化，气性相同，蛙与蛤蟆皆解热治疳，利水消肿，则鹑之消鼓胀，盖亦同功云。

鷃《拾遗》

【释名】 鴳一作鸎。鴽音宁。鴽音如。鳸。〔时珍曰〕鷃不木处，可谓安宁自如矣。庄子所谓腾跃不过数仞，下翔蓬蒿之间者也。张华注禽经谓之篱鷃，即此。鴳则鷃音之转也。青州谓之鴳母，亦曰鷃雀。又鳸有九种，此其一也。

【集解】〔藏器曰〕鷃是小鸟，鹑类也。一名鴽。郑玄注礼记雉、兔、鹑、鷃，以鷃为鴽。人多食之。〔时珍曰〕鷃，候鸟也。常晨鸣如鸡，趋民收麦，行者以为候。春秋运斗枢云立春、雨水鹌鷃鸣是矣。鴳与鹑两物也。形状相似，俱黑色，但无斑者为鴳也。今人总以鹌鹑名之。按夏小正云：三月田鼠化为鴽。八月鴽化为田鼠，注云：鴳也。尔雅云：鹑子，鸐；鴽子，鴾。注云：鹌，鹑属也。鴽，鴳也。礼记云：鹑羹，鴽酿之以蓼。注云：鴽小，不可为羹，以酒蓼酿之，蒸煮食也。据数说，则鹑与鴳为两物明矣。因其俱在田野，而形状仿佛，故不知别之。则夫鹑也，始由蛤蟆、海鱼所化，终即自卵生，故有斑而四时常有焉；鷃也，始由鼠化，终复为鼠，故无斑而夏有冬无焉。本原既殊，性疗当别，何可混邪。

肉

【气味】 甘，平，无毒。

【主治】 诸疮阴蜃。煮食去热。时珍。

鹬音述《拾遗》

【集解】〔藏器曰〕鹬如鹑，色苍觜长，在泥涂间作鹬鹬声，村民云田鸡所化，亦鹌鹑类也。苏秦所谓鹬蚌相持者，即此。〔时珍曰〕说文云：鹬知天将雨则鸣，故知天文者冠鹬。今田野间有小鸟，未雨则啼者是矣。与翡翠同名而物异。

肉

【气味】 甘,温,无毒。

【主治】 补虚,甚暖人。藏器。

鸽宋《嘉祐》

【释名】 鹁鸽食疗飞奴。〔时珍曰〕鸽性淫而易合,故名。鹁者,其声也。张九龄以鸽传书,目为飞奴。梵书名迦布德迦。

【集解】〔宗奭曰〕鸽之毛色,于禽中品第最多,惟白鸽入药。凡鸟皆雄乘雌,此独雌乘雄,故其性最淫。〔时珍曰〕处处人家畜之,亦有野鸽。名品虽多,大要毛羽不过青、白、皂、绿、鹊斑数色。眼目有大小,黄、赤、绿色而已。亦与鸠为匹偶。

白鸽肉

【气味】 咸,平,无毒。〔诜曰〕暖。

【主治】 解诸药毒,及人、马久患疥,食之立愈。嘉祐。调精益气,治恶疮疥癣,风瘙白癜,疬疡风,炒熟酒服。虽益人,食多恐减药力。孟诜。

【附方】 旧一,新一。消渴饮水不知足。用白花鸽一只,切作小片,以土苏煎,含咽。心镜。预解痘毒每至除夜,以白鸽煮炙饲儿,仍以毛煎汤浴之,则出痘稀少。

血

【主治】 解诸药、百蛊毒。时珍。出事林广记。

卵

【主治】 解疮毒、痘毒。时珍。

【附方】 新一。预解痘毒小儿食之,永不出痘,或出亦稀。用白鸽卵一对,入竹筒封,置厕中,半月取出,以卵白和辰砂三钱,丸绿豆大。每服三十丸,三豆饮下,毒从大小便出也。潜江方。

屎名左盘龙〔时珍曰〕野鸽者尤良。其屎皆左盘,故宣明方谓之左盘龙也。

【气味】 辛,温,微毒。

【主治】 人、马疥疮,炒研傅之。驴、马,和草饲之。嘉祐。消肿及腹中痞块。汪颖。消瘰疬诸疮,疗破伤风及阴毒垂死者,杀虫。时珍。

【附方】 旧四,新六。带下排脓〔宗奭曰〕野鸽粪一两,炒微焦,白术、麝香各一分,赤芍药、青木香各半两,延胡索炒赤一两,柴胡三分,为末。温无灰

鸽

酒空心调服一钱。候脓尽即止，后服补子脏药。**破伤中风**病传入里。用左蟠龙即野鸽粪、江鳔、白僵蚕各炒半钱，雄黄一钱，为末。蒸饼丸梧子大。每服十五丸。温酒下，取效。保命集。**阴症腹痛**面青甚者。鸽子粪一大抄，研末，极热酒一钟，和匀澄清，顿服即愈。刘氏。**蛊毒腹痛**白鸽屎烧研，饮和服之。外台。**冷气心痛**鸽屎烧存性，酒服一钱，即止。**项上瘰疬**左盘龙，炒研末，饭和丸梧桐子大。每服三五十丸，米饮下。张子和方。**头痒生疮**白鸽屎五合，醋煮三沸。杵傅之，日三上。圣惠。**头疮白秃**鸽粪研末傅之，先以醋、泔洗净。亦可烧研掺之。同上。**反花疮毒**初生恶肉如米粒，破之血出，肉随生，反出于外。用鹁鸽屎三两，炒黄为末。温浆水洗，后傅之。圣惠方。**鹅掌风**鸽屎白、雄鸡屎，炒研，煎水日洗。

突厥雀《拾遗》

【释名】 鹝鸠音夺。**寇雉**。〔藏器曰〕雀从北来，当有贼下，边人候之，故名。〔时珍曰〕案唐书云：高宗时，突厥犯塞，有鸣鹝群飞入塞。边人惊曰：此鸟一名突厥雀，南飞则突厥必入寇。已而果然。案此即尔雅鹝鸠，寇雉也。然则夺寇之义，亦由此矣。

【集解】〔藏器曰〕突厥雀，生塞北，状如雀而身赤。〔时珍曰〕案郭璞云：鹝鸠生北方沙漠地。大如鸽，形似雌雉，鼠脚无后趾，岐尾。为鸟憨急群飞。张华云：鹝生关西。飞则雌前雄后，随其行止。庄周云：青鹝，爱其子而忘其母。

肉
【气味】 甘，热，无毒。
【主治】 补虚暖中。藏器。

雀《别录》中品

【释名】 瓦雀　宾雀。〔时珍曰〕雀，短尾小鸟也。故字从小，从隹。隹音锥，短尾也。栖宿檐瓦之间，驯近阶除之际，如宾客然，故曰瓦雀、宾雀，又谓之嘉宾也。俗呼老而斑者为麻雀，小而黄口者为黄雀。

【集解】〔时珍曰〕雀，处处有之。羽毛斑褐，颔嘴皆黑。头如颗蒜，目如擘椒。尾长二寸许，爪距黄白色，跃而不步。其视惊矍，其目夜盲，其卵有斑，其性最淫。小者名黄雀，八九月群飞田间。体绝肥，背有脂如披绵。性味皆同，可以炙食，作鲊甚美。案逸周书云：季秋雀入大水为蛤。雀不入水，国多淫泆。又临海异物志云：南海有黄雀鱼，常以八月化为黄雀，十月入海为鱼。则所谓雀化蛤者盖此类。若家雀则未常变化也。又有白雀，纬书以为瑞应所感。

肉

【气味】 甘，温，无毒。〔弘景曰〕雀肉不可合李食，不可合诸肝食。妊妇食雀肉饮酒，令子多淫。食雀肉、豆酱，令子面䵟，凡服白术人忌之。

【主治】 冬三月食之。起阳道，令人有子。藏器。壮阳益气，暖腰膝，缩小便，治血崩带下。日华。益精髓。续五脏不足气。宜常食之，不可停辍。孟诜。

【发明】〔宗奭曰〕正月以前、十月以后，宜食之，取其阴阳静定未泄也。故卵亦取第一番者。〔颂曰〕今人取雀肉和蛇床子熬膏，和药丸服，补下有效，谓之驿马丸。此法起于唐世，云明皇服之有验。〔时珍曰〕圣济总录治虚寒雀附丸，用肥雀肉三四十枚，同附子熬膏丸药，亦祖此意也。

【附方】 新八。补益老人治老人脏腑虚损羸瘦，阳气乏弱。雀儿五只如常治，粟米一合，葱白三茎，先炒雀熟，入酒一合，煮少时，入水二盏，下葱、米作粥食。食治方。心气劳伤朱雀汤：治心气劳伤，因变诸疾。用雄雀一只，取肉炙，赤小豆一合，人参、赤茯苓、大枣肉、紫石英、小麦各一两，紫苑、远志肉、丹参各半两，甘草炙二钱半，细剉拌匀。每服三钱，用水一盏，煎六分，去滓，食远温服。奇效方。肾冷偏坠疝气。用生雀三枚，撩毛去肠，勿洗，以舶上茴香三钱，胡椒一钱，缩砂、桂肉各二钱，入肚内，湿纸裹，煨熟，空心食之，酒下良。直指方。小肠疝气用带毛雀儿一枚去肠，入金丝矾末五钱缝合，以桑柴火煨成炭，为末。空心无灰酒服。年深者，二服愈。瑞竹堂方。赤白痢下腊月取雀儿，去肠肚皮毛，以巴豆仁一枚入肚内，瓶固济，煅存性，研末。以好酒煮黄蜡百沸，取蜡和丸梧子大。每服一二十丸。红痢，甘草汤下；白痢，干姜汤下。普济方。内外目障治目昏生翳，远视似有黑花，及内障不见物。用雀儿十个，去翅足嘴，连肠胃骨肉研烂，磁石煅，醋淬七次水飞、神曲炒、青盐、肉苁蓉酒浸炙各一两，菟丝子酒浸三日晒三两，为末。以酒二升，少入炼蜜，同雀、盐研膏和丸梧子大。每温酒下二十丸，日二服。圣惠方。

雀卵

【气味】 酸，温，无毒。五月取之。

【主治】 下气，男子阴痿不起，强之令热，多精有子。别录。和天雄、菟丝子末为丸，空心酒下五丸，治男子阴痿不起，女子带下，便溺不利，除疝瘕。孟诜。

雀

【发明】〔弘景曰〕雀利阴阳，故卵亦然。术云：雀卵和天雄服之，令茎不衰。〔颂曰〕按素问云：胸胁支满者，妨于食，病至则先闻臊臭，出清液，先唾血，四肢清，目眩，时时前后血。病名血枯，得之年少时，有所大脱血，若醉入房，中气竭肝伤，故月事衰少不来。治之以乌鲗鱼骨、藘茹，二物并合之，丸以雀卵，大如小豆，以五丸为后饭，饮鲗骨汁，以利肠中及伤肝也。饮后药先为后饭。本草三药并不治血枯，而经法用之，是攻其所生所起耳。〔时珍曰〕今人知雀卵能益男子阳虚，不知能治女子血枯，盖雀卵益精血耳。

肝

【主治】 **肾虚阳弱**。圣惠四雄丸用之。

头血

【主治】 **雀盲**。别录。〔弘景曰〕雀盲，乃人患黄昏时无所见，如雀目夜盲也。日二，取血点之。

脑

【气味】 平。

【主治】 **绵裹塞耳，治聋。又涂冻疮**。孟诜。〔时珍曰〕按张子和方：腊月雀脑烧灰，油调涂之。亦可。

喙及脚胫骨

【主治】 **小儿乳癖，每用一具煮汁服。或烧灰，米饮调服**。时珍。

雄雀屎，一名白丁香俗名青丹拾遗雀苏炮炙论。

【修治】〔日华曰〕凡鸟左翼掩右者是雄，其屎头尖挺直。〔敩曰〕凡使，勿用雀儿粪。雀儿口黄，未经淫者也。其雀苏底坐尖在上是雄，两头圆者是雌，阴人使雄，阳人使雌。腊月采得，去两畔附着者，钵中研细，以甘草水浸一夜，去水焙干用。〔时珍曰〕别录止用雄雀屎，雌雄分用，则出自雷氏也。

【气味】 苦，温，微毒。

【主治】 **疗目痛，决痈疽，女子带下，溺不利，除疝瘕**。别录。**疗龋齿**。陶弘景。**和首生男子乳点目中，弩肉、赤脉贯瞳子者即消，神效。和蜜丸服，治癥瘕久痼诸病。和少干姜服之，大肥悦人**。苏恭。**痈疖不溃者，点涂即溃。急黄欲死者，汤化服之立苏。腹中疝癖、诸块、伏梁者，和干姜、桂心、艾叶为丸服之，能令消烂**。藏器。**和天雄、干姜丸服，能强阴**。孟诜。**消积除胀，通咽塞口噤，女人乳肿，疮疡中风，风虫牙痛**。

【发明】〔时珍曰〕雀食诸谷，易致消化。故所治疝瘕积胀痃癖，及目翳弩肉，痈疽疮疖，咽噤齿龋诸症，皆取其能消烂之义也。

【附方】旧六，新八。**霍乱不通**胀闷欲死，因伤饱取凉者。用雄雀粪二十一粒，研末，温酒服。未效，再服。总录。**目中翳膜**治目热生赤白膜。以雄雀屎和人乳点上，自烂。肘后方。**风虫牙痛**雄雀屎，绵裹塞孔中，日二易之，效。外台。**咽喉喋塞**雄雀屎末，温水灌半钱。外台。**小儿口噤**中风。用雀屎，水丸麻子大。饮下二丸，即愈。千金方。**小儿不乳**用雀屎四枚末之，与吮。总微。**小儿痘厴**白丁香末，入麝少许，米饮服一钱。保幼大全。**妇人吹乳**白丁香半两，为末。以温酒服一钱。圣惠。**破伤风疮**作白痂无血者，杀人最急。以黄雀粪直者研末，热酒服半钱。普济。**破决痈疖**诸痈已成脓，惧针者。取雀屎涂疮头，即易决。梅师方。**瘰疮作痛**用雀屎、燕窠土研，傅之。直指。**浸淫疮癣**洗净，以雀屎、酱瓣和研，日涂之。千金翼。**喉痹乳蛾**白丁香二十个，以沙糖和作三丸。每以一丸绵裹含咽，即时遂愈。甚者不过一丸，极有奇效。普济方。**面鼻酒齄**白丁香十二粒，蜜半两，早夜点，久久自去。圣惠。

蒿雀《拾遗》

【集解】〔藏器曰〕蒿雀似雀，青黑色，在蒿间，塞外弥多。食之，美于诸雀。

肉

【气味】**甘，温，无毒。**

【主治】**食之，益阳道，补精髓。**藏器。

脑

【主治】**涂冻疮，手足不皲。**藏器。

巧妇鸟《拾遗》

【释名】**鹪鹩**诗疏**桃虫**诗经**蒙鸠**荀子**女匠**方言**黄脰雀**俗。〔时珍曰〕按尔雅云：桃虫，鹪。其雌曰鴱。扬雄方言云：自关而东谓之巧雀，或谓之女匠。自关而西谓之袜雀，或谓之巧女。燕人谓之巧妇。江东谓之桃雀，亦曰有呼。鸠性拙，鹪性巧，故得诸名。

【集解】〔藏器曰〕巧妇小于雀，在林薮间为窠。窠如小袋。〔时珍曰〕鹪鹩处处有之。生蒿木之间，居藩篱之上，状似黄雀而小，灰色有斑，声如吹嘘，喙如利锥。取茅苇毛毳而窠，大如鸡卵，而系之以麻发，至为精密。悬于树上，或一房、二房。故曰巢林不过一枝，每食不过数粒。小人畜驯，教其作戏也。又一种

�鹑，尔雅谓之剖苇。似雀而青灰斑色，长尾，好食苇蠹，亦鹀类也。

肉

【气味】 甘，温，无毒。

【主治】 炙食甚美，令人聪明。汪颖。

窠

【主治】 烧烟熏手，令妇人巧蚕。藏器。治膈气噎疾。以一枚烧灰酒服，或一服三钱，神验。时珍。出卫生易简方。

燕《别录》中品

【释名】 乙鸟说文玄鸟礼记鸷鸟古今注鹥鹊庄子游波炮炙论天女易占。〔时珍曰〕燕字篆文象形。乙者，其鸣自呼也。玄，其色也。鹰鹘食之则死，能制海东青鹊，故有鸷鸟之称。能兴波祈雨，故有游波之号，雷敩云海竭江枯，投游波而立泛，是矣。京房云：人见白燕，主生贵女，故燕名天女。

【集解】 〔别录曰〕燕生高山平谷。〔弘景曰〕燕有两种：紫胸轻小者是越燕，不入药用；胸斑黑而声大者，是胡燕，可入药用。胡燕作窠长，能容二匹绢者，令人家富也。若窠户北向而尾屈色白者，是数百岁燕，仙经谓之肉芝，食之延年。〔时珍曰〕燕大如雀而身长，笊口丰领，布翅歧尾，背飞向宿，营巢避戊己日，春社来，秋社去。其来也，衔泥巢于屋宇之下；其去也，伏气蛰于窟穴之中。或谓其渡海者，谬谈也。玄鸟至时祈高禖，可以求嗣，或以为吞燕卵而生子者，怪说也。或云燕蛰于井底，燕不入屋，井虚也。燕巢有艾则不居。凡狐貉皮毛，见燕则毛脱。物理使然。

肉

【气味】 酸，平，有毒。〔弘景曰〕燕肉不可食，损人神气，入水为蛟龙所吞。亦不宜杀之。〔时珍曰〕淮南子言燕入水为蜃蛤，故高诱注谓蛟龙嗜燕，人食燕者不可入水，而祈祷家用燕召龙。窃谓燕乃蛰而不化者，化蛤之说未审然否？但燕肉既有毒，自不必食之。

【主治】 出痔虫、疮虫。别录。

胡燕卵黄

【主治】 卒水浮肿，每吞十枚。别录。

秦燕毛

【主治】 解诸药毒。取二七枚烧灰，水服。时珍。

屎

【气味】 辛,平,有毒。

【主治】 蛊毒鬼疰,逐不祥邪气,破五癃,利小便,熬香用之。别录。〔颂曰〕胡洽治疰病,青羊脂丸中用之。疗痔,杀虫,去目翳。苏恭。治口疮、疟疾。孙思邈。作汤,浴小儿惊痫。弘景。

【附方】 旧三,新三。解蛊毒〔藏器曰〕取燕屎三合炒,独蒜去皮十枚和捣,丸梧子大。每服三丸,蛊当随利而出。厌疟疾〔藏器曰〕燕屎方寸匕,发日平旦和酒一升,令病人两手捧住吸气。慎勿入口,害人。下石淋用燕屎末,以冷水服五钱。旦服,至食时,当尿石水下。通小便用燕屎、豆豉各一合,糊丸梧子大。每白汤下三丸,日三服。千金。止牙痛用燕子屎,丸梧桐子大。于疼处咬之,丸化即疼止。袖珍。小儿卒惊似有痛处而不知。用燕窠中粪,煎汤洗浴之。救急方。

窠中土见土部。

燕蓐草即窠草。见草部之九。

石燕《日华》

【释名】 土燕纲目。

【集解】 〔诜曰〕石燕在乳穴石洞中者。冬月采之,堪食。余月,止可治病。〔炳曰〕石燕似蝙蝠,口方,食石乳汁。〔时珍曰〕此非石部之石燕也。广志云:燕有三种,此则土燕乳于岩穴者是矣。

肉

【气味】 甘,暖,无毒。

【主治】 壮阳,暖腰膝,添精补髓,益气,润皮肤,缩小便,御风寒、岚瘴、温疫气。日华。〔诜曰〕治法:取石燕二七枚,和五味炒熟,以酒一斗浸三日。每夜卧时饮一二盏,甚能补益,令人健力能食。

伏翼《本经》上品

校正:〔时珍曰〕本经上品有伏翼条,又有天鼠屎,今依李当之本草合而为一。

【释名】 蝙蝠音编福。天鼠本经仙鼠唐本飞鼠宋本夜燕。〔恭曰〕伏翼者,以其昼伏有翼也。〔时珍曰〕伏翼，尔雅作服翼，齐人呼为仙鼠，仙经列为肉芝。

【集解】〔别录曰〕伏翼生太山谷，及人家屋间。立夏后采，阴干。天鼠屎生合浦山谷。十一月、十二月采。〔弘景曰〕伏翼非白色倒悬者，不可服。〔恭曰〕伏翼即仙鼠也。在山孔中食诸乳石精汁，皆千岁，纯白如雪，头上有冠，大如鸠、鹊。阴干服之，令人肥健长生，寿千岁。其大如鹑，未白者已百岁，而并倒悬，其脑重也。其屎皆白色，入药当用此屎。〔颂曰〕恭说乃仙经所谓肉芝者，然今蝙蝠多生古屋中，白而大者盖稀。其屎亦有白色，料其出乳石孔者，当应如此耳。〔宗奭曰〕伏翼日亦能飞，但畏鸷鸟不敢出耳。此物善服气，故能寿。冬月不食，可知矣。〔时珍曰〕伏翼形似鼠，灰黑色。有薄肉翅，连合四足及尾如一。夏出冬蛰，日伏夜飞，食蚊蚋。自能生育，或云䶃鼠化蝠，鼠亦化蝠，蝠又化魁蛤，恐不尽然。生乳穴者甚大。或云燕避戊己，蝠伏庚申，此理之不可晓者也。若夫白色者，自有此种尔。仙经以为千百岁，服之令人不死者，乃方士诳言也。陶氏、苏氏从而信之，迂矣。按李石续博物志云：唐·陈子真得白蝙蝠大如鸦，服之，一夕大泄而死。又宋·刘亮得白蝙蝠、白蟾蜍仙丹，服之立死。呜呼！书此足以破惑矣。其说始载于抱朴子书，葛洪误世之罪，通乎天下。又唐书云：吐番有天鼠，状如雀，大如猫，皮可为裘。此则别是一种鼠，非此天鼠也。

伏翼

【修治】〔敩曰〕凡使要重一斤者，先拭去肉上毛，及去爪、肠，留肉、翅并嘴、脚。以好酒浸一宿，取出以黄精自然汁五两，涂炙至尽，炙干用。〔时珍曰〕近世用者，多煅存性耳。

【气味】咸，平，无毒。〔日华曰〕微热，有毒。〔之才曰〕苋实、云实为之使。

【主治】目暝痒痛，明目，夜视有精光。久服令人喜乐媚好无忧。本经。〔日华曰〕久服解愁。疗五淋，利水道。别录。主女人生子余疾，带下病，无子。苏恭。治久咳上气，久疟瘰疬，金疮内漏，小儿魃病惊风。时珍。〔藏器曰〕五月五日，取倒悬者晒干，和桂心、薰陆香烧烟，辟蚊子。夜明砂、鳖甲为末，烧烟，亦辟蚊。

【发明】〔时珍曰〕蝙蝠性能泻人，故陈子真等服之皆致死。观后治金疮方，皆致下利，其毒可知。本经谓其无毒，久服喜乐无忧，日华云久服解愁者，皆误后世之言。适足以增忧益愁而已。治病可也，服食不可也。

【附方】旧三，新八。仙乳丸治上焦热，昼常好瞑。用伏翼五两重一枚，连肠胃炙燥，云实炒五两，威灵仙三两，牵牛炒、苋实各二两，丹砂、铅丹各一两，腻粉半两，为末，蜜丸绿豆大。每服七丸，木通汤下，以知为度。普济。久咳上气十年、二十年，诸药不效。用蝙蝠除翅、足，烧焦研末。米饮服之。百一方。**久疟不止**范汪方用蝙蝠七个，去头、翅、足，捣千下，丸梧子大。每服一丸，清汤下。鸡鸣时一丸，禺中一丸。**久疟不止**伏翼丸：蝙蝠一枚炙，蛇蜕皮一条烧，蜘蛛一枚去足炙，鳖甲一枚醋炙，麝香半钱，为末。五月五日午时研匀，入炼蜜和，丸麻子大。每温酒下五丸。圣惠方。**小儿惊痫**用入蛰蝙蝠一个，入成块朱砂三钱在腹内，以新瓦合，煅存性，候冷为末。空心分四服，儿小分五服，白汤下。医学集成。**小儿慢惊**返魂丹：治小儿慢惊，及天吊夜啼。用蝙蝠一枚，去肠、翅，炙黄焦，人中白、干蝎焙、麝香各一分，为末，炼蜜丸绿豆大。每服乳汁下三丸。圣惠方。**多年瘰疬**不愈，神效方：用蝙蝠一个，猫头一个，俱撒上黑豆，烧至骨化，为末掺之，干即油调傅，内服连翘汤。集要。**金疮出血**不止，成内漏。用蝙蝠二枚，烧末。水服方寸匕，当下水而血消也。鬼遗方。**腋下胡臭**用蝙蝠一个，以赤石脂末半两涂遍，黄泥包固，晒干煅存性。以田螺水调涂腋下，待毒气上冲，急服下药，行一二次妙。乾坤秘韫。**干血气痛**蝙蝠一个，烧存性。每酒服一钱，即愈。生生编。**妇人断产**蝙蝠一个烧研，以五朝酒浮调下。摘玄方。

　　脑

【主治】　涂面，去女子面疱。服之，令人不忘。藏器。

　　血及胆

【主治】　滴目，令人不睡，夜中见物。藏器。〔弘景曰〕伏翼目及胆，术家用为洞视法。

　　天鼠屎本经

【释名】　鼠法本经石肝同上夜明砂日华黑砂星。〔弘景曰〕方家不用，俗不识也。〔李当之曰〕即伏翼屎也，方言名天鼠尔。

【修治】　〔时珍曰〕凡采得，以水淘去灰土恶气，取细砂晒干焙用。其砂乃蚊蚋眼也。

【气味】　辛，寒。无毒。〔之才曰〕恶白敛、白微。

【主治】　面痈肿，皮肤洗洗时痛，腹中血气，破寒热积聚，除惊悸。本经。去面上黑𪒟。别录。烧灰，酒服方寸匕，下死胎。苏恭。炒服，治瘰疬。日华。治马扑损痛，以三枚投热酒一升，取清服立止，数服便瘥。〔苏颂〕出续传信方。熬捣为末，拌饭与三岁小儿食之，治无辜病，甚验。慎微。治疳有效。宗奭。治目盲障翳，明目除疟。时珍。

【发明】　〔时珍曰〕夜明砂及蝙蝠，皆厥阴肝经血分药也，能活血消积。故所治目翳盲障，疟魃疳惊，淋带，瘰疬痈肿，皆厥阴之病也。按类说云：定海徐道亨患赤眼，食蟹遂成内障。五年忽梦一僧，以药水洗之，令服羊肝丸。求其方。僧曰：用洗净夜明砂、当归、蝉蜕、木贼去节各一两，为末。黑羊肝四两，水煮烂和丸梧子大。食后熟水下五十丸。如法服之，遂复明也。

【附方】旧一，新十三。**内外障翳**夜明砂末，化入猪肝内，煮食饮汁，效。直指方。**青盲不见**夜明砂，糯米炒黄一两，柏叶炙一两，为末，牛胆汁和丸梧子大。每夜卧时，竹叶汤下二十丸；至五更，米饮下二十丸，瘥乃止。圣惠。**小儿雀目**夜明砂一两，炒研，猪胆汁和丸绿豆大。每米饮下五丸。一方：加黄芩等分为末。米泔煮猪肝，取汁调服半钱。**五疟不止**圣惠用夜明砂末，每冷茶服一钱，立效。又方：治疟发作无时，经久不瘥。用蝙蝠粪五十粒，朱砂半两，麝香一钱，为末，糯米饭丸小豆大，未发时，白汤下十丸。**胎前疟疾**夜明砂末三钱，空心温酒服。经验秘方。**咳嗽不止**蝙蝠去翅足，烧焦为末。一钱，食后白汤下。寿域神方。**小儿魃病**以红纱袋盛夜明砂，佩之。直指方。**一切疳毒**夜明砂五钱，入瓦瓶内，以精猪肉三两薄切，入瓶内，水煮熟。午前以肉与儿食，饮其汁，取下腹中胎毒。次用生姜四两，和皮切炒，同黄连末一两，糊丸黍米大，米饮服，日三次。全幼心鉴。**聤耳出汁**夜明砂二钱，麝香一字，为末。拭净掺之。圣惠。**溃肿排脓**夜明砂一两，桂半两，乳香一分，为末，入干砂糖半两。井水调傅。直指方。**腋下胡臭**夜明砂末，豉汁调。**风虫牙痛**夜明砂炒、吴茱萸汤泡炒，等分为末，蟾酥和丸麻子大。绵裹二丸含之，吐涎。普济方。

鸓鼠 累、垒二音《本经》下品

校正：鸓鼠原在兽部，今据尔雅、说文移入禽部。

【释名】**鼺鼠**本经**鼯鼠**尔雅**耳鼠**山海经**夷由**尔雅**鸓**禽经**飞生鸟**弘景。〔时珍曰〕案许慎说文云：鸓，飞走且乳之鸟也。故字从鸟，又名飞生。本经从鼠，以形似也。此物肉翅连尾，飞不能上，易至礌坠，故谓之鸓。俗谓痴物为鸓，义取乎此，亦名鼯鼠，与蝼蛄同名。

【集解】〔别录曰〕鸓鼠生山都平谷。〔弘景曰〕此鼠即鼯鼠飞生鸟也。状如蝙蝠，大如鸱鸢，毛紫色暗，夜行飞。人取其皮毛与产妇持之，令易生。〔颂曰〕今湖岭山中多有之。南人见之，多以为怪。〔宗奭曰〕关西山中甚有。毛极密，但向下飞，不能致远。人捕取皮为暖帽。〔时珍曰〕案郭氏注尔雅云：鼯鼠状如小狐，似蝙蝠肉翅四足。翅、尾、项、胁毛皆紫赤色，背上苍艾色，腹下黄色，喙、额杂白色。脚短爪长，尾长三尺许。飞而乳子，子即随母后。声如人呼，食火烟。

能从高赴下，不能从下上高。性喜夜鸣。山海经云：耳鼠状如鼠，兔首麋身，以其尾飞。食之不眯，可御百毒，即此也。其形，翅联四足及尾，与蝠同，故曰以尾飞。生岭南者，好食龙眼。

【气味】 微温，有毒。

【主治】 堕胎，令易产。本经。

【发明】〔颂曰〕人取其皮毛与产妇，临蓐时持之，令儿易生。而小品方乃入服药，用飞生一枚，槐子、故弩箭羽各十四枚合捣，丸梧子大，以酒服二丸，即易产也。〔时珍曰〕鼺能飞而且产，故寝其皮，怀其爪，皆能催生，其性相感也。济生方治难产，金液丸，用其腹下毛为丸服之。

寒号虫 宋《开宝》

校正：自虫部移入此。

【释名】 鹖鴠 独舂 屎名五灵脂。〔时珍曰〕杨氏丹铅录，谓寒号虫即鹖鴠，今从之。鹖鴠诗作盍旦，礼作曷旦，说文作鳱鴠，广志作侃旦，唐诗作渴旦，皆随义借名耳。扬雄方言云：自关而西谓之鹖鴠。自关而东谓之城旦，亦曰倒悬。周、魏、宋、楚谓之独舂。郭璞云：鹖鴠，夜鸣求旦之鸟。夏月毛盛，冬月裸体，昼夜鸣叫，故曰寒号，曰鹖鴠。古刑有城旦舂，谓昼夜舂米也。故又有城旦、独舂之名。月令云：仲冬，曷旦不鸣。盖冬至阳生渐暖故也。其屎名五灵脂者，谓状如凝脂而受五行之灵气也。

【集解】〔志曰〕五灵脂出北地，寒号虫粪也。〔禹锡曰〕寒号虫四足，有肉翅不能远飞。〔颂曰〕今惟河州郡有之。五灵脂色黑如铁，采无时。〔时珍曰〕曷旦乃候时之鸟也，五台诸山甚多。其状如小鸡，四足有肉翅。夏月毛采五色，自鸣若曰：凤凰不如我。至冬毛落如鸟雏，忍寒而号曰：得过且过。其屎恒集一处，气甚臊恶，粒大如豆。采之有如糊者，有粘块如糖者。人亦以沙石杂而货之。凡用以糖心润泽者为真。

肉

【气味】 甘，温，无毒。

【主治】 食之，补益人。汪颖。

五灵脂

【修治】〔颂曰〕此物多夹沙石，绝难修治。凡用研为细末，以酒飞去沙石，晒干收用。

【气味】 甘,温,无毒。恶人参,损人。

【主治】 心腹冷气,小儿五疳,辟疫,治肠风,通利气脉,女子血闭。开宝。疗伤冷积。苏颂。凡血崩过多者,半炒半生,酒服,能行血止血。治血气刺痛甚效。震亨。止妇人经水过多,赤带不绝,胎前产后血气诸痛,男女一切心腹、胁肋、少腹诸痛,疝痛,血痢肠风腹痛,身体血痹刺痛,肝疟发寒热,反胃消渴,及痰涎挟血成窠,血贯瞳子,血凝齿痛,重舌,小儿惊风,五痫癫疾,杀虫,解药毒,及蛇、蝎、蜈蚣伤。时珍。

【发明】〔宗奭曰〕五灵脂引经有功,不能生血,此物入肝最速也。尝有人病目中翳,往来不定,此乃血所病也。肝受血则能视,目病不治血,为背理也。用五灵脂之药而愈。又有人被毒蛇所伤,良久昏愦。一老僧以酒调药二钱灌之,遂苏。仍以滓傅咬处,少顷复灌二钱,其苦皆去。问之,乃五灵脂一两,雄黄半两,同为末耳。其后有中蛇毒者,用之咸效。〔时珍曰〕五灵脂,足厥阴经药也。气味俱厚,阴中之阴,故入血分。肝主血,诸痛皆属于木,诸虫皆生于风。故此药能治血病,散血和血而止诸痛。治惊痫,除疟痢,消积化痰,疗疳杀虫,治血痹、血眼诸症,皆属肝经也。失笑散,不独治妇人心痛血痛;凡男女老幼,一切心腹、胁肋、少腹痛,疝气,并胎前产后,血气作痛,及血崩经溢,百药不效者,俱能奏功,屡用屡验,真近世神方也。又案李仲南云:五灵脂治崩中,非止治血之药,乃去风之剂。风,动物也。冲任经虚,被风伤袭营血,以致崩中暴下,与荆芥、防风治崩义同。方悟古人识见,深奥如此。此亦一说,但未及肝血虚滞,亦自生风之意。

【附方】 旧六,新三十一。失笑散治男女老少,心痛腹痛,少腹痛,小肠疝气,诸药不效者,能行能止;妇人妊娠心痛,及产后心痛、少腹痛、血气痛尤妙。用五灵脂、蒲黄等分,研末。先以醋二杯调末,熬成膏,入水一盏,煎至七分,连药热服。未止再服。一方以酒代醋。一方以醋糊和丸,童尿、酒服。和剂局方。紫金丸治产后恶露不快,腰痛,小腹如刺,时作寒热,头痛不思饮食;又治久有瘀血,月水不调,黄瘦不食;亦疗心痛,功与失笑散同。以五灵脂水淘净炒末一两,以好米醋调稀,慢火熬膏,入真蒲黄末和丸龙眼大。每服一丸,以水与童子小便各半盏,煎至七分,温服,少顷再服,恶露即下。血块经闭者,酒磨服之。杨氏产乳。五灵脂散治丈夫脾积气痛,妇人血崩诸痛。飞过五灵脂炒烟尽,研末。每服一钱,温酒调下。此药气恶难吃,烧存性乃妙也。或以酒、水、童尿煎服,名抽刀散,治产后心腹、胁肋、腰胯痛。能散恶血。如心烦口渴者,加炒蒲黄减半,霹雳酒下。肠风下血者,煎乌梅、柏叶汤下。中风麻痹痛者,加草乌半钱,同童尿、水酒煎服。永类钤方。**产后血运**治产妇血运，不知人事。用五灵脂二两，半生半炒为末。每服一钱，白水调下。如口噤者，斡开灌之，入喉即愈。图经。**产后腹痛**五灵脂、香附、桃仁等分研末，醋糊丸，服一百丸。或用五灵脂末，神曲糊丸，白术、陈皮汤下。丹溪方。**儿枕作痛**五灵脂慢炒，研末。酒服二钱。产宝。**血气刺痛**五灵脂生研三钱，酒一盏煎沸，热服。灵苑方。**卒暴心痛**五灵脂炒一钱半，干姜炮三分，为末。热酒服，立愈。事林广记。**心脾虫痛**不拘男女。用五灵脂、槟榔等分为末，水煎石菖蒲调服三钱。先嚼猪肉一二片。海上仙方。**小儿蛔痛**五灵脂末二钱，白矾火飞半钱。每服一钱，水一盏，煎五分，温服。当吐虫出，愈。阎孝忠集效方。**经血不止**五灵脂炒烟尽，研。每服二钱，当归两片，酒一盏，煎六分，热服。三五度取效。经效方。**血崩不止**〔颂曰〕用五灵脂十两，研末，水五碗，煎三碗，澄清，再煎为膏，入神曲末二两，和丸梧子大。每服二十丸，空心温酒下，便止，极效。集要用五灵脂烧研，以铁秤锤烧红淬酒，调服。以效为度。**胎衣不下**恶血冲心。用五灵脂半生半炒研末。每服二钱，温酒下。产宝。**子肠脱出**五灵脂烧烟熏之。先以盐汤洗净。危氏。**吐血呕血**五灵脂一两，卢会三钱，研末，滴水丸芡子大，每浆水化服二丸。又治血妄行入胃，吐不止。五灵脂一两，黄耆半两，为末。新汲水服二钱。**吐逆不止**不拘男女，连日粥饮汤药不能下者，即效。五灵脂治净为末，狗胆汁和丸芡子大。每服一丸，煎生姜酒磨化，猛口热吞，不得漱口，急将温粥少许压之。经验。**化食消气**五灵脂一两，木香半两，巴豆四十枚煨熟去油，为末，糊丸绿豆大。每白汤下五丸。普济方。**久疟不止**或一日二发，或一日二三发，或二三日一发。用五灵脂、头垢各一钱，古城石灰二钱，研末，饭丸皂子大。每服一丸，五更无根水下即止，神效方也。海上。**消渴饮水**竹笼散：用五灵脂、黑豆去皮，等分为末。每服三钱，冬瓜皮汤下，无皮用叶亦可，日二服。不可更服热药，宜八味丸去附子，加五味子。若小渴者，二三服即止。保命集。**中风瘫缓**迫魂散：用五灵脂为末，以水飞去上面黑浊、下面沙石，研末。每服二钱，热酒调下，日一服。继服小续命汤。奇效方。**手足冷麻**〔宗曰〕风冷，气血闭，手足身体疼痛冷麻，五灵脂二两，没药一两，乳香半两，川乌头一两半，炮去皮，为末，滴水丸如弹子大。每用一丸，生姜温酒磨服。本草衍义。**骨折肿痛**五灵脂、白及各一两，乳香，没药各三钱，为末，熟水同香油调，涂患处。乾坤秘韫。**损伤接骨**五灵脂一两，茴香一钱，为末。先以乳香末于极痛处傅上，以小黄米粥涂之。乃掺二末于粥上，帛裹，木牌子夹定，三五日效。儒门事亲。**五疳潮热**肚胀发焦，不可用大黄、黄芩，损伤骨气，恐生别症。五灵脂水飞一两，胡黄连五钱，为末，雄猪胆汁丸黍米大。每服一二十丸，米饮下。

全幼心鉴。**咳嗽肺胀**皱肺丸：用五灵脂二两，胡桃仁八个，柏子仁半两，研匀，滴水和丸小豆大。每服二十丸，甘草汤下。普济。**痰血凝结**紫芝丸：用五灵脂水飞、半夏汤泡等分为末，姜汁浸蒸饼丸梧子大。每饮下二十丸。百一方。**酒积黄肿**五灵脂末一两，入麝香少许，饭丸小豆大。每米饮下一丸。普济方。**目生浮翳**五灵脂、海螵蛸各等分，为细末。熟猪肝日蘸食。明目经验方。**重舌胀痛**五灵脂一两，淘净为末，煎米醋漱。经验良方。**恶血齿痛**五灵脂末，米醋煎汁含咽。直指方。**血痣溃血**一人旧有一痣，偶抓破，血出一线，七日不止，欲死。或用五灵脂末掺上，即止也。杨拱医方选要。**血溃怪病**凡人目中白珠浑黑，视物如常，毛发坚直如铁条，能饮食而不语如醉，名曰血溃。以五灵脂为末，汤服二钱，即愈。夏子益奇疾方。**大风疮癞**油调五灵脂末，涂之。摘玄方。**虫虺螫蛊**凡蜈蚣、蛇、蝎毒虫伤，以五灵脂末涂之，立愈。金匮钩玄。**毒蛇伤螫**五灵脂为末，酒调二钱服。仍以少末掺疮口，妙。普济。

本草纲目禽部目录第四十九卷

禽之三林禽类一十七种

斑鸠_{嘉祐} 青鹤_{拾遗} 即黄褐侯 鸤鸠_{拾遗} 即布谷 桑鳸_{食物} 即蜡觜 伯劳_{嘉祐} 鹪鸠_附 鸜鸲_{唐本} 百舌_{拾遗} 练鹊_{嘉祐} 莺_{食物} 啄木鸟_{嘉祐} 慈乌_{嘉祐} 乌鸦_{嘉祐} 鹊_{别录} 山鹊_{食物} 鹘嘲_{嘉祐} 杜鹃_{拾遗} 鹦䳇_{食物} 秦吉了 鸟凤_附

上附方旧五,新九

禽之四山禽类一十三种,附二种

凤凰_{拾遗} 孔雀_{别录} 驼鸟_{拾遗} 鹰_{本经} 鹏_{纲目} 鹗_{纲目} 即鱼鹰 鸱_{别录} 鸱鸺_{拾遗} 鸮_{拾遗} 鸩_{别录} 姑获鸟_{拾遗} 治鸟_{纲目} 木客鸟 独足鸟_附 鬼车鸟_{拾遗} 诸鸟有毒_{拾遗}

上附方旧四,新九

禽之三 ｜ 林禽类一十七种

斑鸠 宋《嘉祐》

【释名】 **斑佳**音锥。**锦鸠**范汪方**鹁鸠**左传注**祝鸠**。〔时珍曰〕鸠也，鹁也，其声也。斑也，锦也，其色也。佳者，尾短之名也。古者庖人以尸祝登尊俎，谓之祝鸠。此皆鸠之大而有斑者。其小而无斑者，曰佳，曰鹦，音葵，曰荆鸠，曰楚鸠也。鸠之子曰鹁鸠，曰役鸠，曰糠鸠，曰郎皋，曰辟皋。扬雄方言混列诸鸠，不足据。

【集解】〔禹锡曰〕斑鸠是处有之。春分化为黄褐侯，秋分化为斑鹪。黄褐侯，青鹪也。〔宗奭曰〕斑鸠有有斑者，有无斑者，有灰色者，有大者，有小者。虽有此数色，其用则一也。尝养之数年，并不见春秋分变化。〔时珍曰〕鸣鸠能化鹰，而斑鸠化黄褐侯之说，不知所出处。今鸠小而灰色，及大而斑如梨花点者，并不善鸣。惟项下斑如真珠者，声大能鸣，可以作媒引鸠，入药尤良。鸠性愨孝，而拙于为巢，才架数茎，往往堕卵。天将雨即逐其雌，霁则呼而反之。故曰鹪巧而危，鸠拙而安。或云雄呼晴，雌呼雨。

鸠肉

【气味】 甘，平，无毒。

【主治】 **明目。多食，益气，助阴阳。**嘉祐。**久病虚损人食之，补气。**宗奭。**食之，令人不噎。**时珍。

【发明】〔时珍曰〕范汪方治目有斑鹪丸，总录治目有锦鸠丸，倪惟德氏谓斑鸠补肾，故能明目。窃谓鸠能益气，则能明目矣，不独补肾已尔。古者仲春罗氏献鸠以养国老，仲秋授年老者以鸠杖，云鸠性不噎，食之且复助气也。

血

【主治】 **热饮，解蛊毒，良。**时珍。

屎

【主治】 **治聤耳出脓疼痛，及耳中生叮聍，同夜明沙末等分，吹之。**时珍。

青鹁音锥《拾遗》

【释名】 **黄褐侯**拾遗。

【集解】〔藏器曰〕黄褐侯,状如鸠而绿褐色,声如小儿吹竽。〔时珍曰〕鸠有白鸠、绿鸠。今夏月出一种糠鸠,微带红色,小而成群,掌禹锡所谓黄褐侯秋化斑佳,恐即此也。好食桑椹及半夏苗。昔有人食之过多,患喉痹,医用生姜解之愈。

肉

【气味】 甘,平,无毒。

【主治】 蚁瘘恶疮。五味淹炙食之,极美。藏器。安五脏,助气补虚损,排脓活血,并一切疮疖痈瘘。嘉祐。

鸤鸠《拾遗》

【释名】 **布谷**列子**鸤鹔**音戛匊。**获谷**尔雅注**郭公**。〔藏器曰〕布谷,鸤鸠也。江东呼为获谷,亦曰郭公。北人名拨谷。〔时珍曰〕布谷名多,皆各因其声似而呼之。如俗呼阿公阿婆、割麦插禾、脱却破裤之类,皆因其鸣时可为农候故耳。或云:鸤鸠即月令鸣鸠也,鸤乃鸣字之讹,亦通。禽经及方言并谓鸤鸠即戴胜,郭璞云非也。

【集解】〔藏器曰〕布谷似鹞长尾,牝牡飞鸣,以翼相拂击。〔时珍曰〕案毛诗疏义云:鸣鸠大如鸠而带黄色,啼鸣相呼而不相集。不能为巢,多居树穴及空鹊巢中。哺子朝自上下,暮自下上也。二月谷雨后始鸣,夏至后乃止。张华禽经注云:仲春鹰化为鸠,仲秋鸠复化为鹰。故鸠之目,犹如鹰之目。列子云:鹞之为鹯,鹯之为布谷,布谷久复为鹞。是矣。禽经又云:鸠生三子,一为鹗。

肉

【气味】 甘,温,无毒。

【主治】 安神定志,令人少睡。汪颖。

脚胫骨

【主治】 令人夫妻相爱。五月五日收带之,各一,男左女右。云置水中,自能相随也。藏器。

桑扈《食物》

【释名】 窃脂尔雅青雀郭璞蜡觜雀。〔时珍曰〕扈意同扈，止也。左传少皞氏以鸟名官，九扈为九农正，所以止民无淫也。桑扈乃扈之在桑间者，其觜或淡白如脂，或凝黄如蜡，故古名窃脂，俗名蜡觜。浅色曰窃。陆玑谓其好盗食脂肉，殆不然也。

【集解】〔时珍曰〕扈鸟处处山林有之。大如鸲鹆，苍褐色，有黄斑点，好食粟稻。诗云交交桑扈，有莺其羽是矣。其觜喙微曲，而厚壮光莹，或浅黄浅白，或浅青浅黑，或浅玄浅丹。扈类有九种，皆以喙色及声音别之，非谓毛色也。尔雅云春扈鸧鹒，夏扈窃玄，秋扈窃蓝，冬扈窃黄，桑扈窃脂，棘扈窃丹，行扈唶唶，宵扈啧啧，老扈鷃鷃是矣。今俗多畜其雏，教作戏舞。

肉

【气味】 甘，温，无毒。

【主治】 肌肉虚羸，益皮肤。汪颖。

伯劳宋《嘉祐》

【释名】 伯鹪夏小正注博劳诗疏伯赵左传鵙豳诗。音昊。鵙孟子。音决。〔时珍曰〕案曹植恶鸟论云：鵙声嗅嗅，故以名之。感阴气而动，残害之鸟也。谓其为恶声者，愚人信之，通士略之。世传尹吉甫信后妻之谗，杀子伯奇，后化为此鸟。故所鸣之家以为凶者，好事傅会之言也。伯劳，象其声也。伯赵，其色皂也，赵乃皂讹。

【集解】〔时珍曰〕伯劳即鵙也。夏鸣冬止，乃月令候时之鸟。本草不著形状，而后人无误之者。郭璞注尔雅云：鵙似鶷鷯而大。服虔云：鶷鷯，音辖轧，白项鸦也。张华注禽经云：伯劳形似鸲鹆。鸲鹆喙黄，伯劳喙黑。许慎说文云：鸲鹆似鵙而有帻。颜师古注汉书，谓鵙为子规。王逸注楚词，谓鵙为巧妇。扬雄方言，谓鵙为鹨鸟。陈正敏遁斋闲览，谓鵙为枭。李肇国史补，谓鵙为布谷。杨慎丹铅录，谓鵙为驾梨。九说各异。窃谓鵙既可以候时，必非希见之鸟。今通考其失：王说已谬，不必致辩。据郭说，则似今苦鸟。据张、许二说，则似今之百舌，似鸲鹆而有帻者。然鵙好单栖，鸣则蛇结；而百舌不能制蛇，为不同也。据颜说，则子规名鹨鵙，音弟桂，伯劳名鵙，音决。且月令起于北方，子规非北鸟也。

据扬说，鹖鸪乃寒号虫，惟晋地有之。据陈说，则谓其目击，断然以为枭矣，而不具其形似，与陈藏器鸮即枭之说不合。而尔雅鸥鹒一名䳲鴶，与此不同。据李说，则布谷一名鹄鵴，字音相近，又与月令鸣鸠拂其羽相犯。据杨说，则驾犁乃鵙鸠，小如鹑鸲，三月即鸣，与礼记五月鵙始鸣、豳风七月鸣鵙之义不合。八说不同如此，要之当以郭说为准。案尔雅谓鹊鵙之丑，其飞也翪，敛足竦翅也。既以鹊、鵙并称，而今之苦鸟，大如鸠，黑色，以四月鸣，其鸣曰苦苦，又名姑恶，人多恶之。俗以为妇被其姑苦死所化，颇与伯奇之说相近，但不知其能制蛇否。淮南子云：伯劳之血涂金，人不敢取。

毛

【气味】 平，有毒。

【主治】 小儿继病，取毛带之。**继病者，母有娠乳儿，儿病如疟痢，他日相继腹大，或瘥或发。他人有娠，相近亦能相继也。北人未识此病。**嘉祐。

【发明】〔时珍曰〕案淮南子云：男子种兰，美而不芳，继子得食，肥而不泽，情不相往来也。盖情在腹中之子故也。继病亦作魃病，魃乃小鬼之名，谓儿羸瘦如魃鬼也，大抵亦丁奚疳病。

踏枝

【主治】 小儿语迟，鞭之即速语。嘉祐。

【发明】〔时珍曰〕案罗氏尔雅翼云：本草言伯劳所踏树枝鞭小儿令速语者，以其当万物不能鸣时而独能鸣之故，以类求之也。

【附录】 鵙鸠〔时珍曰〕鵙鸠，尔雅名䴔鵧，音批及，又曰鸥鸩，音匹汲，戴胜也。一曰鵯鵴，讹作批鵊鸟。罗愿曰：即祝鸠也。江东谓之乌曰，音觖，又曰鸦鶝。小于乌，能逐乌。三月即鸣，今俗谓之驾犁，农人以为候。五更辄鸣，曰架架格格，至曙乃止。故滇人呼为榨油郎，亦曰铁鹦鹉。能啄鹰鹘乌鹊，乃隼属也。南人呼为凤凰皂隶，汴人呼为夏鸡。古有催明之鸟，名唤起者，盖即此也。其鸟大如燕，黑色，长尾有歧，头上戴胜。所巢之处，其类不得再巢，必相斗不已。杨氏指此为伯劳，乃谓批颊为鵙鸡，俱误矣。月令：三月戴胜降于桑。

鸲鹆音劬欲《唐本草》

【释名】 鸲鹆周礼刷刷鸟广韵八哥俗名寒皋万毕术。〔时珍曰〕此鸟好浴水，其睛瞿瞿然，故名。王氏字说以为其行欲也尾而足勾，故曰鸲鹆，从勾从欲省，亦通。刷刷，其声也。天寒欲雪，则群飞如告，故寒皋。皋者，告也。

【集解】〔恭曰〕鸜鹆,似鹍而有帻者是也。〔藏器曰〕五月五日取雏,剪去舌端,即能效人言,又可使取火也。〔时珍曰〕鸜鹆巢于鹊巢、树穴,及人家屋脊中。身首俱黑,两翼下各有白点。其舌如人舌,剪剔能作人言。嫩则口黄,老则口白。头上有帻者,亦有无帻者。周礼鸜鹆不逾济,地气使然也。

肉

【气味】 甘,平,无毒。〔诜曰〕寒。

【主治】 五痔止血。炙食,或为散饮服。唐本。炙食一枚,治吃噎下气,通灵。日华。治老嗽。腊月腊日取得,五味腌炙食,或作羹食,或捣散蜜丸服之。非腊日者不可用。孟诜。

【附方】 缺。

目睛

【主治】 和乳汁研,滴目中,令人目明,能见霄外之物。藏器。

百舌《拾遗》

【释名】 反舌 鹊鹠音辖轧。〔时珍曰〕按易通卦验云:能反复如百鸟之音,故名鹊鹠,亦象声,今俗呼为牛屎喇哥,为其形曰鸲鹆百而气臭也。梵书名舍罗。

【集解】 〔藏器〕肖百舌,今之莺也。〔时珍曰〕百舌处处有之,居树孔、窟穴中。状如鸲鹆而小,身略长,灰黑色,微有斑点,喙亦尖黑,行则头俯,好食蚯蚓。立春后则鸣啭不已,夏至后则无声,十月后则藏蛰。人或畜之,冬月则死。月令仲夏反舌无声即此。蔡邕以为蛤蟆者,非矣。陈氏谓即莺,服虔通俗文以鹊鹠为白脰乌者,亦非矣。音虽相似,而毛色不同。

肉

【气味】 缺。

【主治】 炙食,治小儿久不语,及杀虫。藏器。

窠及粪

【主治】 诸虫咬,研末涂之。藏器。

练鹊宋《嘉祐》

【集解】 〔禹锡曰〕练鹊似鸲鹆而小,黑褐色。食槐子者佳。冬春间采之。〔时珍曰〕其尾有长白毛如练带者是也。禽经云:冠鸟性勇,缨鸟性乐,带鸟性仁。张华云：带鸟，练鹊之类是也。今俗呼为拖白练。

【气味】 甘，温、平，无毒。

【主治】 益气，治风疾。细剉炒香，袋盛浸酒中，每日取酒温饮服之。嘉祐。

莺《食物》

【释名】 **黄鸟**诗经**离黄**说文**鹒黄**尔雅**仓庚**月令。尔雅作商庚。**青鸟**左传**黄伯劳**〔时珍曰〕禽经云鹒鸣嘤嘤，故名。或云鹒项有文，故从赓。赓。项饰也。或作莺，鸟羽有文也。诗云有莺有羽是矣。其色黄而带鹒，故有黄鹂诸名。陆玑云：齐人谓之抟黍，周人谓之楚雀，幽州谓之黄莺，秦人谓之黄鹂鹠，淮人谓之黄伯劳，唐玄宗呼为金衣公子，或谓之黄袍。

【集解】〔时珍曰〕莺处处有之。大于鹡鸰，雌雄双飞，体毛黄色，羽及尾有黑色相间，黑眉尖觜，青脚。立春后即鸣，麦黄椹熟时尤甚，其音圆滑，如织机声，乃应节趋时之鸟也。月令云：仲春仓庚鸣。说文云：仓庚鸣则蚕生。冬月则藏蛰，入田塘中，以泥自裹如卵，至春始出。

肉
【气味】 甘，温，无毒。

【主治】 补益阳气，助脾。汪颖。食之不妒。时珍。

【发明】〔颖曰〕此鸟感春阳先鸣，所以补人。〔时珍曰〕按山海经云：黄鸟食之不妒。杨夔止妒论云：梁武帝郗后性妒，或言仓庚为膳疗忌，遂令茹之，妒果减半。

啄木鸟宋《嘉祐》

【释名】 **斫木**尔雅**鴷**。〔时珍曰〕此鸟斫裂树木取蠹食，故名。禽经云：鴷志在木，鹈志在水。

【集解】〔禹锡曰〕异物志云：啄木有大有小，有褐有斑，褐者是雌，斑者是雄，穿木食蠹，俗云雷公采药吏所化也。山中一种大如鹊，青黑色，头上有红毛者，土人呼为山啄木。〔时珍曰〕啄木小者如雀，大者如鸦，面如桃花，喙、足皆青色，刚爪利觜。觜如锥，长数寸。舌长于味，其端有针刺，啄得蠹，以舌钩出食之。博物志云：此鸟能以觜画字，令虫自出。鲁至刚云：今闽广蜀人、巫家收

莺

啄木鸟

其符字，以收惊、疗疮毒也。其山啄木头上有赤毛，野人呼为火老鸦，能食火炭。王元之诗云：淮南啄木大如鸦，顶似仙鹤堆丹砂。即此也。亦入药用，其功相同。

肉

【气味】 甘、酸，平，无毒。

【主治】 痔瘘，及牙齿疳䘌虫牙。烧存性，研末，纳孔子中，不过三次。嘉祐。追劳虫，治风痫。时珍。

【发明】〔禹锡曰〕淮南子云：啄木愈龋，以类相摄也。荆楚岁时记云：野人以五月五日取啄木，主齿痛。〔时珍曰〕追劳、治痫、治瘘，皆取制虫之义也。

【附方】 旧一，新二。瘘疮脓水不止，不合。用啄木一只，或火老鸦亦可，盐泥固济，煅存性研末，酒下二钱匕。姚大夫方。追劳取虫用啄木禽一只，朱砂四两，精猪肉四两。饿令一昼夜，将二味和匀，喂之至尽。以盐泥固济，煅一夜。五更取出，勿打破，连泥埋入上中二尺。次日取出破开，入银、石器内研末。以无灰酒入麝香少许，作一服。须谨候安排，待虫出，速钳入油锅煎之。后服局方嘉禾散一剂。胡云翱劳瘵方。多年痫病取腊月啄木鸟一个，无灰酒三升。先以瓦罐铺荆芥穗一寸厚，安鸟于上，再以穗盖一寸，倾酒入内，盐泥固济，炭火煅之，酒干为度。放冷取出为末，入石膏二两，铁粉一两，炮附子一两，朱砂、麝香各一分，龙脑一钱，共研匀。每服一钱，先服温水三两口，以温酒一盏调服即卧。发时又一服，间日再服，不过十服即愈。保幼大全。

舌

【主治】 龋齿作痛，以绵裹尖，咬之。梅师。

【附方】 新一。啄木散治虫牙。啄木舌一枚，巴豆一枚，研匀，每以猪鬃一茎，点少许于牙根上，立瘥。圣惠。

血

【主治】 庚日向西热饮，令人面色如朱，光采射人。时珍。出岣嵝神书。

脑

【主治】 鲁至刚俊灵机要云：三月三日取啄木，以丹砂、大青拌肉饵之，一年取脑，和雄黄半钱，作十丸。每日向东水服一丸。久能变形，怒则如神鬼，喜则常人也。

慈乌宋《嘉祐》

【释名】 慈鸦嘉祐孝乌说文寒鸦。〔时珍曰〕乌字篆文，象形。鸦亦作鸦，禽经鸦鸣哑哑,故谓之鸦。此鸟初生,母哺六十日,长则反哺六十日,可谓慈孝矣。北人谓之寒鸦,冬月尤甚也。

【集解】〔禹锡曰〕慈乌北土极多,似乌鸦而小,多群飞作鸦鸦声,不膻臭可食。〔时珍曰〕乌有四种:小而纯黑,小觜反哺者,慈乌也;似慈乌而大觜,腹下白,不反哺者,雅乌也;似鸦乌而大,白项者,燕乌也;似鸦乌而小,赤觜穴居者,山乌也。山乌一名鹘,出西方。燕乌一名白脰,一名鬼雀,一名鹳鹳,音辖轧。禽经云:慈乌反哺,白脰不祥,大觜善警,玄乌吟夜。又云:乌鸟背飞而向啼也。又蜀徼有火鸦,能衔火。

肉

【气味】 酸、咸,平,无毒。

【主治】 补劳治瘦,助气止咳嗽。骨蒸羸弱者,和五味淹炙食之,良。嘉祐。〔诜曰〕北帝摄鬼录中亦用慈鸦卵。

乌鸦宋《嘉祐》

【释名】 鸦乌小尔雅老雅雅与鸦同。鸒音预。鹎鹍音匹居。楚乌诗义问大觜乌禽经。

【集解】〔时珍曰〕乌鸦大觜而性贪鸷,好鸣善避缯缴,古有鸦经以占吉凶。然北人喜鸦恶鹊,南人喜鹊恶鸦,惟师旷以白项者为不祥,近之。

肉

【气味】 酸,涩,平,无毒。〔诜曰〕肉涩臭不可食,止可治病。〔藏器曰〕肉及卵食之,令人昏忘,把其毛亦然。盖未必昏,为其膻臭耳。

【主治】 瘦病咳嗽,骨蒸劳疾。腊月以瓦瓶泥固烧存性,为末,每饮服一钱。又治小儿痫疾及鬼魅。嘉祐。治暗风痫疾,及五劳七伤,吐血咳嗽,杀虫。时珍。

【发明】〔颂曰〕乌鸦今人多用治急风,而本经不著。宜于腊月捕取翅羽、觜、足全者,泥固煅过,入药治诸风。乌犀丸中用之,见和剂局方。〔时珍曰〕圣济总录治破伤中风,牙关紧急,四肢强直,有金乌散,煅过入药,品多不录。

【附方】 新五。五劳七伤吐血咳嗽,乌鸦一枚,栝楼瓤一枚,白矾少许,入鸦肚中,缝扎煮熟,作四服。寿域神方。暗风痫疾用腊月乌鸦一个,盐泥固济,于瓶中煅过,放冷取出为末,入朱砂末半两。每服一钱,酒下,日三服,不过十日愈。又方:用浑乌鸦一个,瓶固煅研,胡桃七枚,苍耳心子七枚,为末。每服一钱，空心热酒下。并保幼大全。**疝气偏坠**即前胡桃、苍耳方，加入新生儿胎衣一副，煅研入之。同上。**经脉不通**积血不散，用乌鸦散主之。乌鸦去皮毛炙三分，当归焙、好墨各三分，延胡索炒、蒲黄炒、水蛭以糯米炒过各半两，芫青糯米炒过一分，为末。每服一钱，酒下。总录。**虚劳瘵疾**乌鸦一只，绞死去毛肠，入人参片、花椒各五钱，缝合，水煮熟食，以汤下。鸦骨、参、椒焙研，枣肉丸服。吴球便民食疗。

乌目

【气味】 无毒。

【主治】 吞之，令人见诸魅。或研汁注目中，夜能见鬼。藏器。

头

【主治】 土蜂瘘，烧灰傅之。圣惠。

心

【主治】 卒得咳嗽，炙熟食之。肘后。

胆

【主治】 点风眼红烂。时珍。

翅羽

【主治】 从高坠下，瘀血抢心，面青气短者，取右翅七枚，烧研酒服，当吐血便愈。苏颂。出肘后。治针刺入肉，以三五枚，炙焦研末，醋调傅之，数次即出。甚效。又治小儿痘疮不出复入。时珍。

【附方】 新一。**痘疮复陷**十二月取老鸦左翅，辰日烧灰，用獭猪血和，丸芡子大。每服一丸，以獭猪尾血同温水化服，当出也。闻人规痘疹论。

鹊《别录》下品

【释名】 **飞驳乌**陶弘景**喜鹊**禽经**干鹊**新语。〔时珍曰〕鹊古文作舄，象形。鹊鸣唶唶，故谓之鹊。鹊色驳杂，故谓之驳。灵能报喜，故谓之喜。性最恶湿，故谓之干。佛经谓之乌尼，小说谓之神女。

【集解】 〔时珍曰〕鹊，乌属也。大如鸦而长尾，尖觜黑爪，绿背白腹，尾翘黑白驳杂。上下飞鸣，以音感而孕，以视而抱，季冬始巢，开户背太岁向太乙。知来岁风多，巢必卑下。故曰干鹊知来，狌狌知往。段成式云：鹊有隐巢木如梁，令鸷鸟不见。人若见之，主富贵也。鹊至秋则毛毰头秃，淮南子云：鹊矢中蝟，蝟即反而受啄，火胜金也。

雄鹊肉

【气味】 甘，寒，无毒。〔日华曰〕凉。

【主治】 石淋，消结热。可烧作灰，以石投中解散者，是雄也。别录。〔藏器曰〕烧灰淋汁饮之，令淋石自下。**治消渴疾、去风及大小肠涩，并四肢烦热，胸膈痰结。妇人不可食。**苏颂。**冬至埋鹊于圊前，辟时疾温气。**时珍。出肘后。

【发明】〔弘景曰〕凡鸟之雌雄难别者，其翼左覆右者是雄，右覆左者是雌。又烧毛作屑纳水中，沉者是雌，浮者是雄。今云投石，恐止是鹊，余鸟未必尔。

脑

【主治】〔弘景曰〕五月五日取鹊脑，入术家用。〔时珍曰〕按淮南万毕术云：丙寅鹊脑令人相思。高诱注云：取鹊脑雌雄各一，道中烧之，丙寅日入酒中，令人相思，又媚药方中亦有用之者，则陶氏所谓术家者，亦此类耳。

巢

【主治】 多年者，烧之水服，疗颠狂鬼魅及蛊毒，仍呼祟物名号。亦傅瘘疮，良。日华。**正旦烧灰撒门内，辟盗。其重巢柴烧研，饮服方寸匕，一日三服，治积年漏下不困笃者，一月取效。**时珍。出洞天录及千金方。重巢者，连年重产之巢也。

【附方】 新一。**小便不禁**重鹊巢中草一个，烧灰，每服二钱匕，以蔷薇根皮二钱，煎汤服之，日二。圣惠。

山鹊《食物》

【释名】 鸒渥、学二音。尔雅鹝音汗。同上。**山鹧俗名赤嘴乌**酉阳杂俎。

【集解】〔时珍曰〕山鹊，处处山林有之。状如鹊而乌色，有文采，赤嘴赤足，尾长不能远飞，亦能食鸡、雀。谚云：朝鸒叫晴，暮鸒叫雨。说文以此为知来事之鸟。字说云能效鹰鹯之声而性恶，其类相值则搏者，皆指此也。郑樵以为喜鹊，误矣。有文采如戴花胜，人名戴鸰、戴鸺。

【气味】 甘，温，无毒。

【主治】 食之解诸果毒。汪颖。

鹘嘲宋《嘉祐》。鹘，骨、猾二音

【释名】 鹘鸼尔雅鹘鸠左传屈鸠尔雅鸒鸠渥、学二音。阿鹝杂俎鹝鹨音蓝吕。〔时珍曰〕其目似鹘，其形似鸜。�，山鹊也，其声啁嘲，其尾屈促，其羽如缦缕，故有诸名。阿鹠乃�鸠之讹也。陆佃云：凡鸟朝鸣曰嘲，夜鸣曰唳。此鸟喜朝鸣故也。禽经云林鸟朝嘲，水鸟夜唳，是矣。

【集解】〔禹锡曰〕鹘嘲，南北总有。似山鹊而小，短尾，有青毛冠，多声，青黑色，在深林间，飞翔不远。北人呼为鹠鹆鸟。东都赋云：鹘嘲春鸣是也。〔时珍曰〕此鸟春来秋去，好食桑椹，易醉而性淫。或云鹘嘲即戴胜，未审是否？郑樵以为鹡鸰，非矣。

肉

【气味】 咸，平，无毒。

【主治】 助气益脾胃，主头风目眩。煮炙食之。顿尽一枚，至验。嘉祐。今江东俚人呼头风为瘴头。先从两项边筋起，直上入头，头闷目眩者是也。

杜鹃 《拾遗》

【释名】 杜宇禽经子巂音携子规亦作秭归。鹈鹕音弟桂。亦作鶗鸪。催归亦作思归怨鸟 周燕说文阳雀。〔时珍曰〕蜀人见鹃而思杜宇，故呼杜鹃。说者遂谓杜宇化鹃，讹矣。鹃与子巂、子规、鹈鹕、催归诸名，皆因其声似，各随方音呼之而已。其鸣若曰不如归去。谚云阳雀叫，鹈鹕央，是矣。禽经云：江左曰子规，蜀右曰杜宇，瓯越曰怨鸟。服虔注汉书，以鹈鹕为伯劳，误矣，名同物异也。伯劳一名鴂，音决，不音桂。

【集解】〔藏器曰〕杜鹃小如鹨，鸣呼不已。蜀王本纪云：杜宇为望帝，淫其臣鳖灵妻，乃禅位亡去。时子规鸟鸣，故蜀人见鹃鸣而悲望帝。荆楚岁时记云：杜鹃初鸣，先闻者主别离，学其声令人吐血，登厕闻之不祥。厌法，但作狗声应之。异苑云：有人山行，见一群，聊学之，呕血便殒。人言此鸟啼至血出乃止，故有呕血之事。〔时珍曰〕杜鹃出蜀中，今南方亦有之。状如雀、鹨而色惨黑，赤口有小冠。春暮即鸣，夜啼达旦，鸣必向北，至夏尤甚，昼夜不止，其声哀切。田家候之，以兴农事。惟食虫蠹，不能为巢，居他巢生子。冬月则藏蛰。

肉

【气味】 甘，平，无毒。

【主治】 疮瘘有虫，薄切炙热贴之，虫尽乃已。时珍。

【发明】〔时珍曰〕按吕氏春秋云：肉之美者巂燕之翠。则昔人亦尝食之矣。

鹦鹉《食物》

【释名】 **鹦哥**俗名干皋。〔时珍曰〕按字说云鹦鹉如婴儿之学母语,故字从婴母。亦作鹦鹉。熊太古云:大者为鹦鹉,小者为鹦哥。则鹉义又取乎此。师旷谓之干皋,李昉呼为陇客,梵书谓之臊陀。

【集解】〔时珍曰〕鹦鹉有数种:绿鹦鹉出陇蜀,而滇南、交广近海诸地尤多,大如乌鹊,数百群飞,南人以为鲊食;红鹦鹉紫赤色,大亦如之;白鹦鹉出西洋、南番,大如母鸡;五色鹦鹉出海外诸国,大于白而小于绿者,性尤慧利。俱丹味钩吻,长尾赤足,金睛深目,上下目睑皆能眨动,舌如婴儿。其趾前后各二,异于众鸟。其性畏寒,即发颤如瘴而死,饲以余甘子可解。或云:摩其背则瘖,或云:雄者喙变丹,雌者喙黑不变。张思正倦游录云海中有黄鱼能化鹦鹉,此必又一种也。有秦吉了、鸟凤,皆能人言,并附于下。

鹦鹉肉

【气味】 **甘、咸,温,无毒。**

【主治】 **食之,已虚嗽。**汪颖。

【附录】 **秦吉了** 〔时珍曰〕即了哥也,唐书作结辽鸟,番音也。出岭南容、管、廉、邕诸州峒中。大如鸜鹆,绀黑色,夹脑有黄肉冠,如人耳。丹味黄距,人舌人目,目下连颈有深黄文,顶尾有分缝。能效人言,音颇雄重。用熟鸡子和饭饲之。亦有白色者。

鸟凤 按范成大虞衡志云:鸟凤出桂海左右两江峒中,大如喜鹊,绀碧色。项毛似雄鸡,头上有冠。尾垂二弱骨,长一尺四五寸,至秒始有毛。其形略似凤。音声清越如笙箫,能度小曲合宫商,又能为百鸟之音。彼处亦自难得。

禽之四 | 山禽类一十三种,附一种

凤凰《拾遗》

【释名】 **瑞鹖。**〔时珍曰〕禽经云:雄凤雌凰,亦曰瑞鹖。鹖者,百鸟偃伏也。羽虫三百六十,凤为之长,故从鸟从凡。凡,总也。古作朋字,象形。凰,美也,大也。

【集解】〔时珍曰〕凤，南方朱鸟也。按韩诗外传云：凤之象，鸿前麟后，燕颔鸡喙，蛇颈鱼尾，鹳颡鸳腮，龙文龟背。羽备五采，高四五尺。翱翔四海，天下有道则见。其翼若干，其声若箫，不啄生虫，不折生草。不群居，不侣行。非梧桐不栖，非竹实不食，非醴泉不饮。山海经云：丹穴之山有鸟，状如鸡，五采而文，饮食自然，自歌自舞，见则天下安宁。蔡衡云：象凤有四：赤多者凤，青多者鸾，黄多者鹓，紫多者鸑鷟，白多者鹔鹴。又群书立名知异，文繁不录。按罗存斋尔雅翼云：南恩州北甘山，壁立千仞，猿狄不能至。凤凰巢其上，惟食虫鱼，遇大风雨飘堕其雏，小者犹如鹤，而足差短。

凤凰台

【气味】 辛，平，无毒。

【主治】 劳损积血，利血脉，安神。治惊邪，癫痫鸡痫，发热狂走，水磨服之。藏器。

【发明】〔藏器曰〕凤凰脚下白物如石者，名凤凰台。凤虽灵鸟，时或来仪。候其栖止处，掘土二三尺取之，状如圆石、白似卵者，是也。然凤非梧桐不栖，非竹实不食，那复近地而有台入土乎。正物有自然之理，不可晓也。今有凤处未必有竹，有竹处未必有凤，恐是麟凤洲有之。如汉时所贡续弦胶，煎凤髓造成者，曷足怪哉？〔时珍曰〕按吕氏春秋云：流沙之西，丹山之南，有凤鸟之卵，沃民所食。则所产之地不以为异也。续弦胶，洞冥记以为鸾血作成。故雷公炮炙论云：断弦折剑，遇鸾血而如初。陈氏以为凤髓所作，要皆诳言，不必深辩。

孔雀《别录》下品

【释名】 越鸟。〔时珍曰〕孔，大也。李昉呼为南客。梵书谓之摩由逻。

【集解】〔弘景曰〕出广、益诸州。方家罕用。〔恭曰〕交广多有，剑南元无。〔时珍曰〕按南方异物志云：孔雀，交趾、雷、罗诸州甚多，生高山乔木之上。大如雁，高三四尺，不减于鹤。细颈隆背，头戴三毛长寸许。数十群飞，栖游冈陵。晨则鸣声相和，其声曰都护。雌者尾短无金翠。雄者三年尾尚小，五年乃长二三尺。夏则脱毛，至春复生。自背至尾有圆文，五色金翠，相绕如钱。自爱其尾，山栖必先择置尾之地。雨则尾重不能高飞，南人因往捕之。或暗伺其过，生断其尾，以为方物。若回顾，则金翠顿减矣。山人养其雏为媒，或探其卵，鸡伏出之。饲以猪肠、生菜之属。闻人拍手歌舞，则舞。其性妒，见采服者必啄之。北户录云：孔雀不匹，以音影相接而孕。或雌鸣下风，雄鸣上风，亦孕。翼越集云：孔雀虽有雌雄,将乳时登木哀鸣,蛇至即交,故其血、胆犹伤人。禽经云孔见蛇则宛而跃者是矣。

肉

【气味】 **咸,凉,微毒。**〔藏器曰〕无毒。

【主治】 **解药毒、蛊毒。**日华。

【发明】〔时珍曰〕按纪闻云:山谷夷人多食之,或以为脯腊,味如鸡、鹜,能解百毒。人食其肉者,自后服药必不效,为其解毒也。又续博物志云:李卫公言,鹅惊鬼,孔雀辟恶,**鸤鹋**厌火。

血

【主治】 **生饮,解蛊毒,良。**日华。

【发明】〔时珍曰〕熊太古言,孔雀与蛇交,故血、胆皆伤人;而日华及异物志言,其血与首,能解大毒,似不相合。按孔雀之肉既能解毒,何血独伤人耶?盖亦犹雄与蛇交时即有毒,而蛇伏蛰时即无毒之意耳。

屎

【气味】 **微寒。**

【主治】 **女子带下,小便不利。**别录。**治崩中带下,可傅恶疮。**日华。

尾

【气味】 **有毒。**〔宗奭曰〕不可入目,令人昏翳。

驼鸟《拾遗》

【释名】 **驼蹄鸡**纲目**食火鸡**同上**骨托禽。**〔时珍曰〕驼,象形。托亦驼字之讹。

【集解】〔藏器曰〕驼鸟如驼,生西戎。高宗永徽中,吐火罗献之。高七尺,足如橐驼,鼓翅而行,日三百里,食铜铁也。〔时珍曰〕此亦是鸟也,能食物所不能食者。按李延寿后魏书云:波斯国有鸟,形如驼,能飞不高,食草与肉,亦啖火,日行七百里。郭义恭广志云:安息国贡大雀,雁身驼蹄,苍色,举头高七八尺,张翅丈余,食大麦,其卵如瓮,其名驼鸟。刘郁西使记云:富浪有大鸟,驼蹄,高丈余,食火炭,卵大如升。费信星槎录云:竹步国、阿丹国俱出驼蹄鸡,高者六七尺,其蹄如驼。彭乘墨客挥犀云:骨托禽出河州,状如鹏,高三尺余,其名自呼,能食铁石。宋祁唐书云:开元初,康国贡驼鸟卵。郑晓吾学编云:洪武初,三佛齐国贡火鸡,大于鹤,长三四尺,颈、足亦似鹤,锐嘴软红冠,毛色如青羊,足二指，利爪，能伤人腹致死，食火炭。诸书所记稍有不同，实皆一物也。

屎

【气味】 无毒。

【主治】 人误吞铁石入腹，食之立消。藏器。

鹰《本经》中品

【释名】 **角鹰**纲目**鹞鸠**。〔时珍曰〕鹰以膺击，故谓之鹰。其顶有毛角，故角鹰。其性爽猛，故曰鹞鸠。昔少皞氏以鸟名官，有祝鸠、雎鸠、鹘鸠、雎鸠、鹞鸠五氏。盖鹰与鸠同气禅化，故得称鸠也。禽经云：小而鸷者皆曰隼，大而鸷者皆曰鸠，是矣。尔雅翼云：在北为鹰，在南为鹞。一云大为鹰，小为鹞。梵书谓之嘶那夜。

【集解】 〔时珍曰〕鹰出辽海者上，北地及东北胡者次之。北人多取雏养之，南人八九月以媒取之。乃鸟之疏暴者。有雉鹰、兔鹰，其类以季夏之月习击，孟秋之月祭鸟。隋·魏彦深鹰赋颇详，其略云：资金方之猛气，擅火德之炎精。指重十字，尾贵合卢。觜同钩利，脚等荆枯。或白如散花，或黑如点漆。大文若锦，细斑似缬。身重若金，爪刚如铁。毛衣屡改，厥色无常。寅生西就，总号为黄。二周作鹞，三岁成苍。雌则体大，雄则形小。察之为易，调之实难。姜以取热，酒以排寒。生于窟者好眠，巢于木者常立。双骹长者起迟，六翮短者飞急。

肉

【气味】 缺。

【主治】 食之治野狐邪魅。藏器。

头

【主治】 五痔，烧灰饮服。药性。治痔瘘，烧灰，入麝香少许，酥酒服之。治头风眩运，一枚烧灰，酒服。时珍。出王右军法帖及温隐居海上方。

【附方】 新一。头目虚运车风一个，即鹰头也，去毛焙，川芎一两，为末。酒服三钱。选奇方。

觜及爪

【主治】 五痔狐魅，烧灰水服。藏器。

睛

【主治】 和乳汁研之，日三注眼中，三日见碧霄中物，忌烟熏。药性。

骨

【主治】 伤损接骨。烧灰，每服二钱，酒服。随病上下，食前、食后。时珍。

毛

【主治】 断酒。水煮汁饮，即止酒也。千金。

屎白

【气味】 微寒，有小毒。

【主治】 伤挞灭痕。本经。烧灰酒服，治中恶。药性。烧灰，酒服方寸匕，主邪恶，勿令本人知。苏恭。消虚积，杀劳虫，去面疱黚䵟。时珍。

【发明】〔弘景曰〕单用不能灭瘢。须合僵蚕、衣鱼之属为膏，乃效。

【附方】 旧二，新四。奶癖〔宗曰〕凡小儿膈下硬如有物，乃俗名奶癖者也。只服温脾化积丸药，不可转泻。用黄鹰屎一钱，密陀僧一两，舶上硫黄一分，丁香二十一个，为末。每服一字，三岁已上半钱，用乳汁或白面汤调下。并不转泄，一复时取下青黑物。后服补药：以醋石榴皮炙黑半两，蟏蛸一分，木香一分，麝香半钱，为末。每服一字，薄酒调下，连吃二服。面疱鹰屎白二分，胡粉一分，蜜和傅之。外台。灭痕千金用鹰屎白和人精傅，日三。圣惠用鹰屎二两，僵蚕一两半，为末，蜜和傅。总录用鹰屎白、白附子各一两，为末，醋和傅，日三五次，痕灭止。食哽鹰粪烧灰，水服方寸匕。外台。

鹏音凋《纲目》

【释名】 鹫音就。山海经 鶨说文。音团。〔时珍曰〕禽经云：鹰以膺之，鹘以猾之，隼以尹之，鹏以周之，鹫以就之，鶨以搏之，皆言其击搏之异也。梵书谓之揭罗闍。

【集解】〔时珍曰〕鹏似鹰而大，尾长翅短，土黄色，鸷悍多力，盘旋空中，无细不睹。皂鹏即鹫也，出北地，色皂。青鹏出辽东，最俊者谓之海东青。羌鹫出西南夷，黄头赤目，五色皆备。鹏类能搏鸿鹄、獐鹿、犬豕。又有虎鹰，翼广丈余，能搏虎也。鹰、鹏虽鸷而畏燕子，物无大小也。其翮可为箭羽。刘郁西使记云：皂鹏一产三卵者，内有一卵化犬。短毛灰色，与犬无异，但尾背有羽毛数茎耳。随母影而走，所逐无不获者，谓之鹰背狗。

骨

【气味】 缺。

【主治】 折伤断骨。烧灰，每服二钱，酒下，在上食后，在下食前，骨即接如

鹏

初。时珍。出接骨方。

【发明】〔时珍曰〕鹰、鹗、鹍骨，皆能接骨。盖鸷鸟之力在骨，故以骨治骨，从其类也。

屎

【主治】诸鸟兽骨哽。烧灰，酒服方寸匕。时珍。出外台秘要。

鹗《纲目》

【释名】鱼鹰禽经鹍鸡诗疏雎鸠周南王雎音疸。沸波淮南子下窟乌。〔时珍曰〕鹗状可愕，故谓之鹗。其视雎健，故谓之雎。能入穴取食，故谓之下窟乌。翱翔水上，扇鱼令出，故曰沸波。禽经云：王雎，鱼鹰也。尾上白者名白鹭。

【集解】〔时珍曰〕鹗，鹍类也。似鹰而土黄色，深目好峙。雄雌相得，鸷而有别，交则双翔，别则异处。能翱翔水上捕鱼食，江表人呼为食鱼鹰。亦啖蛇。诗云：关关雎鸠，在河之洲。即此。其肉腥恶，不可食。陆玑以为鹭，扬雄以为白鹭，黄氏以为杜鹃，皆误矣。禽经云：鸠生三子，一为鹗鸠，尸鸠也。杜预以王雎为尸鸠，或以此也。

骨

【主治】接骨。时珍。

【附方】新一。接骨用下窟乌即鹗也，取骨烧存性，以古铜钱一个，煅红醋淬七次，为末等分。酒服一钱，不可过多。病在下空心，在上食后服，极有效验。须先夹缚定，乃服此。唐·蔺道人方。

觜

【主治】蛇咬。烧存性研末，一半酒服，一半涂之。时珍。

鸱《别录》下品

【释名】雀鹰诗疏鸢诗经鹯音淫。隼本作䳕。音笋。鹘。〔时珍曰〕鸱、鸢二字，篆文象形。一云：鸱，其声也。鸢，攫物如射也。隼，击物准也。鹘，目击遥也。诗疏云：隼有数种，通称为鹘。雀鹰，春化布谷。尔雅谓之茅鸱，齐人谓之击正，或谓之题肩。尔雅云：鹯，负雀也。梵书谓之阿黎耶。

【集解】〔弘景曰〕鸱，即俗呼老鸱者。又有鹍、鹗，并相似而大。〔时珍曰〕鸱似鹰而稍小，其尾如舵，极善高翔，专捉鸡、雀。鸱类有数种。按禽经云：善抟者曰鹗,窍玄者曰鹛,骨曰鹘,了曰鹬,展曰鸇,夺曰鹢。又云:鹘生三子,一为鸱。鹘,小于鸱而最猛捷,能击鸠、鸽,亦名鹞子,一名笼脱。鸇,色青,向风展翅迅摇,搏捕鸟雀,鸣则大风,一名晨风。鹢,小于鸇,其脰上下,亦取鸟雀如攘掇也,一名鹞子。又月令:二月鹰化为鸠,七月鸠化为鹰。列子云:鹞为鸇,鸇为布谷,布谷复为鹞。皆指此属也。隼鹘虽鸷而有义,故曰鹰不击伏,隼不击胎。鹘握鸠而自暖,乃至旦而见释,此皆杀中有仁也。

鸱头

【修治】〔弘景曰〕虽不限雌雄,雄者当胜。用须微炙,不用蠹者。古方治头面方有鸱头酒。

【气味】 咸,平,无毒。〔时珍曰〕按段成式云:唐肃宗张后专权,每进酒置鸱脑于内,云令人久醉健忘。则鸱头亦有微毒矣。

【主治】 头风目眩颠倒,痫疾。别录。

【附方】 旧二。癫痫瘈疭飞鸱头三枚,铅丹一斤,为末,蜜丸梧子大。每酒服三丸,日三次。千金方。旋风眩冒鸱头丸:用鸱头一枚炒黄,真蘦茹、白术各一两,川椒半两,炒去汗,为末,蜜和丸梧子大。每酒下二十丸。圣惠。

肉

【气味】 缺。

【主治】 食之,治癫痫。孟诜。食之,消鸡肉、鹌鹑成积。时珍。

骨

【主治】 鼻衄不止。取老鸱翅关大骨,微炙研末,吹之。时珍。出圣济总录。

鸱鸺《拾遗》

【释名】 角鸱说文怪鸱尔雅萑音丸。老兔尔雅钩鵅音格。鸮鹏音忌欺。觳辘鹰蜀人所呼。呼哶鹰楚人所呼。夜食鹰吴人所呼。〔时珍曰〕其状似鸱而有毛角,故曰鸱,曰角。曰萑,萑字象鸟头目有角形也。老兔,象头目形。鸺、怪,皆不祥也。钩鵅、觳辘、呼哶,皆其声似也。蜀人又讹钩格为鬼各哥。

【集解】〔藏器曰〕钩鵅,即尔雅鸮鹏也。江东呼为钩鵅。其状似鸱有角,怪鸟也。夜飞昼伏,入城城空,入室室空。常在一处则无害。若闻其声如笑者,宜速去之。北土有训狐,二物相似,各有其类。训狐声呼其名,两目如猫儿,大如鸲鸽,作笑声,当有人死。又有鸺鹠,亦是其类,微小而黄,夜能入人家,拾人手爪，知人吉凶。有人获之，嗉中犹有爪甲。故除爪甲者，埋之户内，为此也。〔时珍曰〕此物有二种：鸱鸺大如鸱鹰，黄黑斑色，头目如猫，有毛角两耳。昼伏夜出，鸣则雌雄相唤，其声如老人，初若呼，后若笑，所至多不祥。庄子云：鸱鸺夜拾蚤，察毫末，昼出瞋目而不见丘山。何承天纂文云：鸱鸺白日不见人，夜能拾蚤虱。俗讹蚤为人爪，妄矣。一种鸺鹠，大如鸲鹆，毛色如鹠，头目亦如猫，鸣则后窍应之，其声连转，如云休留休留，故名曰鸺鹠。江东呼为车载板，楚人呼为快扛鸟，蜀人呼为春哥儿，皆言其鸣主有人死也。试之亦验。说文谓之雈，音爵，言其小也。藏器所谓训狐者，乃鸮也；所谓鸺鹠者，乃鸱鸺之小者也。并误矣。周礼硩蔟氏掌覆夭鸟之巢，以方书十日之号，十二支之号，十二月之号，十二岁之号，二十有八宿之号，悬其巢则去。续博物志云：鸺鹠、鸓、鹊，其抱以聏。

肉

【气味】 缺。

【主治】 **疟疾。用一只，去毛肠，油炸食之。**时珍。出阴宪副方。

【附方】 新一。**风虚眩运**大头鹰闭杀去毛，煮食；以骨烧存性，酒服。便民食疗。

肝

【主治】 **入法术家用。**时珍。

鸮《拾遗》

【释名】 枭鸱音娇。土枭尔雅山鸮晋灼鸡鸮十六国史鵩汉书训狐拾遗流离诗经魖魂。〔时珍曰〕鸮、枭、训狐，其声也。鵩，其色如服色也。俚人讹训狐为幸胡者，是也。鸱与鸮，二物也。周公合而咏之，后人遂以鸱鸮为一鸟，误矣。魖字韵书无考，当作匈拥切。魖魂、流离，言其不祥也。吴球方作逐魂。枭长则食母，故古人夏至磔之，而其字从鸟首在木上。

【集解】 〔藏器曰〕鸮即枭也，一名鵩，吴人呼为鵩魂，恶声鸟也。贾谊云：鵩似鸮，其实一物也，入室主人当去。此鸟盛午不见物，夜则飞行，常入人家捕鼠食。周礼硩蔟氏掌覆夭鸟之巢。注云：恶鸣之鸟，若鸮、鵩、鬼车之属。〔时珍曰〕鸮、鵩、鸺鹠、枭，皆恶鸟也，说者往往混注。贾谊谓鵩似鸮，藏器谓鸮与训狐为二物，许慎、张华谓鸮鵩、鸺鹠训为一物，王逸谓鵩即训狐，陈正敏谓枭为伯劳，宗懔谓土枭为鸲鹆，各执一说。今通考据，并咨询野人，则鸮、枭、鵩、训狐，一物也。鸺鹠，一物也。藏器所谓训狐之状者，鸺鹠也。鸮，即今俗所呼幸胡者是也，处处山林时有之。少美好而长丑恶，状如母鸡，有斑文，头如鸲鹆，目如猫目，其名自呼，好食桑椹。古人多食之，故礼云不食鸮胖，谓胁侧薄弱也。庄子云：见弹而求鸮炙。前凉录云：张天锡言，北方美物，桑椹甘香，鸡鸮革飨。皆指此物也。按巴蜀异物志：鹏如小鸡，体有文色，土俗因名之。不能远飞，行不出域。盛弘之荆州记云：巫县有鸟如雌鸡，其名为鸮。楚人谓之鹏。陆玑诗疏云：鸮大如鸠，绿色，入人家凶，贾谊所赋鹏是也。其肉甚美，可为羹臛、炙食。刘恂岭表录异云：北方枭鸣，人以为怪。南中昼夜飞鸣，与乌、鹊无异。桂林人家家罗取，使捕鼠，以为胜狸也。合诸说观之，则鸮、鹏、训狐之为一物明矣。又按郭义恭广志云：鸮，楚鸠所生也，不能滋乳，如骡、驱骡焉。然枭长则食母，是自能挈乳矣，抑所食者即鸠耶？淮南子云：甄瓦投之，能止枭鸣，性相胜也。

肉

【气味】 **甘，温，无毒。**

【主治】 **鼠瘘，炙食之。**藏器。**风痫，噎食病。**时珍。

【附方】 新二。**风痫**风痫，考宝鉴第九卷名神应丹。惺神散，医方大成下册。**噎食**取鹏鸟未生毛者一对，用黄泥固济，煅存性为末。每服一匙，以温酒服。寿域神方。

头

【主治】 **痘疮黑陷。用腊月者一二枚，烧灰，酒服之，当起。**时珍。出云岐子保命集。

目

【主治】 **吞之，令人夜见鬼物。**藏器。

鸩音沉去声《别录》下品

校正：自外类移入此。

【释名】 鸩日与运日同。别录**同力鸟**陶弘景。

【集解】 〔别录曰〕鸩生南海。〔弘景曰〕鸩与鸩日是两种。鸩鸟，状如孔雀，五色杂斑，高磊，黑颈赤喙，出广之深山中。鸩日状如黑伧鸡，作声似云同力，故江东人呼为同力鸟。并啖蛇，人误食其肉立死，并疗蛇毒。昔人用鸩毛为毒酒，故名鸩酒，顷不复尔。又海中有物赤色，状如龙，名海姜，亦有大毒，甚于鸩羽。〔恭曰〕鸩鸟出商州以南江岭间大有，人皆谙识，其肉腥有毒不堪啖。云羽画酒杀

鸩

人，亦是浪证。郭璞云：鸩大如鹏，长颈赤喙，食蛇。说文、广雅、淮南子，皆以鸩为鸩日。交广人亦云鸩日即鸩，一名同力鸟，更无如孔雀者。陶为人所诳也。〔时珍曰〕按尔雅翼云：鸩似鹰而大，状如枭，紫黑色，赤喙黑目，颈长七八寸。雄名运日，雌名阴谐。运日鸣则晴，阴谐鸣则雨。食蛇及橡实。知木石有蛇，即为禹步以禁之，须臾木倒石崩而蛇出也。蛇入口即烂。其屎溺着石，石皆黄烂。饮水处，百虫吸之皆死。惟得犀角即解其毒。又杨廉夫铁厓集云：鸩出蕲州黄梅山中，状类训狐，声如击腰鼓。巢于大木之颠，巢下数十步皆草不生也。

毛

【气味】 有大毒。入五脏，烂杀人。别录。

喙

【主治】 带之，杀蝮蛇毒。别录。〔时珍曰〕蛇中人，刮末涂之，登时愈也。

姑获鸟《拾遗》

【释名】 乳母鸟玄中记夜行游女同天帝少女同无辜鸟同隐飞玄中记鬼鸟拾遗谯谯杜预左传注钩星岁时记。〔时珍曰〕昔人言此鸟产妇所化，阴匿为妖，故有诸名。

【集解】 〔藏器曰〕姑获能收人魂魄。玄中记云：姑获鸟，鬼神类也。衣毛为飞鸟，脱毛为女人。云是产妇死后化作，故胸前有两乳，喜取人子养为己子。凡有小儿家，不可夜露衣物。此鸟夜飞，以血点之为志。儿辄病惊痫及疳疾，谓之无辜疳也。荆州多有之。亦谓之鬼鸟。周礼庭氏以救日之弓，救月之矢，射夭鸟，即此也。〔时珍曰〕此鸟纯雌无雄，七八月夜飞，害人尤毒也。

治鸟《纲目》

【集解】 〔时珍曰〕按干宝搜神记云：越地深山有治鸟，大如鸠，青色。穿树作窠，大如五六升器，口径数寸，饰以土垩，赤白相间，状如射侯。伐木者见此树即避之，犯之则能役虎害人，烧人庐舍。白日见之，鸟形也；夜闻其鸣，鸟声也；时或作人形，长三尺，入涧中取蟹，就人间火炙食，山人谓之越祝之祖。又段成式酉阳杂俎云：俗说昔有人遇洪水，食都树皮，饿死化为此物。居树根者为猪都，居树中者为人都，居树尾者为鸟都。鸟都左胁下有镜印，阔二寸一分。南人食其窠，味如木芝也。窃谓兽有山都、山猱、木客，而鸟亦有治鸟、山萧、木客鸟。

此皆戾气所赋,同受而异形者欤? 今附于下。

窠表

【主治】 作履屟,治脚气。时珍。出杂俎。

【附录】 **木客鸟** 〔时珍曰〕按异物志云:木客鸟,大如鹊,千百为群,飞集有度。俗呼黄白色,有翼有绶,飞独高者为君长,居前正赤者为五伯,正黑者为铃下,绀色杂赤者为功曹,左胁有白带者为主簿,各有章色。庐陵郡东有之。

独足鸟一名山萧鸟。广州志云:独足鸟,闽广有之。大如鹊,其色苍,其声自呼。临海志云:独足,文身赤口,昼伏夜飞,或时昼出,群鸟谋之,惟食虫豸,不食稻粱,声如人啸,将雨转鸣。即孔子所谓一足之鸟,商羊者也。山海经云:瑜次之山,有鸟状如枭,人面而一足,名曰橐蜚,音肥,冬则蛰,服之不畏雷。孙�溮唐韵云:鹜,土精也,似雁,一足黄色,毁之杀人。

鬼车鸟《拾遗》

【释名】 **鬼鸟**拾遗**九头鸟**同上**苍鸆**白泽图**奇鸧**。〔时珍曰〕鬼车,妖鸟也,取周易载鬼一车之义。似鸧而异,故曰奇鸧。

【集解】〔藏器曰〕鬼车,晦暝则飞鸣,能入人家,收人魂气。相传此鸟昔有十首,犬啮其一,犹余九首。其一常滴血,血着人家则凶。荆楚人夜闻其飞鸣,但灭灯、打门、捩狗耳以厌之,言其畏狗也。白泽图苍鸆有九首,及孔子与子夏见奇鸧九首,皆此物也。荆楚岁时记以为姑获者,非矣。二鸟相似,故同名鬼鸟。〔时珍曰〕鬼车状如鹧鹠,而大者翼广丈许,昼盲夜了,见火光辄堕。按刘恂岭表录异云:鬼车出秦中,而岭外尤多。春夏之交,稍遇阴晦,则飞鸣而过,声如刀车鸣。爱入人家,铄人魂气。血滴之家,必有凶咎。便民图纂云:冬月鬼车夜飞,鸣声自北而南,谓之出巢,主雨;自南而北,谓之归巢,主晴。周密齐东野语云:宋·李寿翁守长沙,曾捕得此鸟。状类野凫,赤色,身圆如箕。十颈环簇,有九头,其一独无而滴鲜血。每颈两翼,飞则霍霍并进。又周汉公主病,此鸟飞至砧石即毙。鸣呼! 怪气所钟,妖异如此,不可不知。

诸鸟有毒《拾遗》

凡鸟自死目不闭,自死足不伸,白鸟玄首,玄鸟白首,三足,四距,六指,四翼,异形异色,并不可食,食之杀人。

本草纲目兽部目录第五十卷

李时珍曰：兽者四足而毛之总称，地产也。豢养者谓之畜。素问曰五畜为益是矣。周制庖人供六畜马、牛、鸡、羊、犬、豕。六兽麋、鹿、狼、麕、兔、野豕也。辨其死生鲜薧之物。兽人辨其名物。凡祭祀宾客，供其死兽生兽。皮毛筋骨，入于玉府。冥氏攻猛兽，穴氏攻蛰兽。呜呼！圣人之于养生事死、辨物用物之道，可谓慎且备矣。后世如黄羊黄鼠，今为御供；牖尾貂皮，盛为时用。山獭之异，狗宝之功，皆服食所须，而典籍失载。羵羊之问，宣父独知；鼲鼠之对，终军能究。地生之羊，彭侯之肉，非博雅君子，孰能别之？况物之性理万殊，人之用舍宜慎，盖不但多识其名而已也。于是集诸兽之可供膳食、药物、服器者为兽类，凡八十六种，分为五类：曰畜，曰兽，曰鼠，曰寓，尔雅·释兽有鼠属、寓属。邢昺注曰：猴类渐肖于人，寄寓山林，故曰寓属。曰怪。旧本兽部三品，共五十八种。今并入五种，移一种入鳞部，一种入禽部，自虫部移入三种。

明·宁源 **本草纲目二十三种**明·李时珍

【附注】 魏·李当之药录 吴普本草 宋·雷敩炮炙论 齐·徐之才药对 唐·甄权药性 孙思邈千金 唐·李珣海药 杨损之删繁 萧炳四声 唐·孟诜食疗 南唐·陈士良食性 宋人大明日华 金·张元素珍珠囊 李杲法象 王好古汤液 元·朱震亨补遗 明·汪机会编 王纶集安 陈嘉谟蒙筌

兽之一畜类二十六种

豕本经 **狗**本经 **羊**本经 大尾羊 胡羊 洮羊 牂羊 封羊 地生羊 羖羊附 **黄羊**纲目 **牛**本经 **马**本经 **驴**唐本 **骡**食鉴 **驼**开宝 **酪**唐本 **酥**别录 **醍醐**唐本 **乳腐**嘉祐 **阿胶**本经 **黄明胶**纲目 **牛黄**本经 **鲊答**纲目 **狗宝**纲目 **底野迦**唐本 **诸血**拾遗 **诸朽骨**拾遗 **震肉**拾遗 **败鼓皮**别录 **毡**拾遗 **六畜毛蹄甲**本经 **六畜心**纲目 **诸肉有毒**拾遗 **解诸肉毒**纲目

上附方旧一百五十六,新五百三十七

本草纲目兽部第五十卷

兽之一 ｜ 畜类二十八种

豕《本经》下品

【释名】 猪本经豚同上豭音加。彘音滞。豵音坟。〔时珍曰〕按许氏说文云：豕字象毛足而后有尾形。林氏小说云：豕食不洁，故谓之豕。坎为豕，水畜而性趋下喜秽也。牡曰豭，曰牙；牝曰彘，曰豝，音巴，曰𤞔，音娄。牡去势曰豶。四蹄白曰豥。猪高五尺曰𤜶，音厄。豕之子，曰猪，曰豚，曰㝅，音斛。一子特，二子曰师，三子曰豵，末子曰么。生三月曰豯，六月曰䝮。何承天纂文云：梁州曰㺒，音摄，河南曰彘，吴楚曰猪，音喜。渔阳以大猪为豝，齐徐以小猪为䝠，音锄。〔颂曰〕按扬雄方言曰：燕朝鲜之间谓猪为豭，关东谓之彘，或曰豕，南楚曰猪，吴扬曰猪。其实一种也。礼记谓之刚鬣。崔豹古今注谓之参军。

【集解】〔颂曰〕凡猪骨细，少筋多膏，大者有重百余斤。食物至寡，甚易畜养之，甚易生息。〔时珍曰〕猪天下畜之，而各有不同。生青兖徐淮者耳大，生燕冀者皮厚，生梁雍者足短，生辽东者头白，生豫州者味短，生江南者耳小，谓之江猪，生岭南者白而极肥。猪孕四月而生，在畜属水，在卦属坎，在禽应室星。

豭猪肉

【气味】 酸，冷，无毒。凡猪肉：苦，微寒，有小毒。江猪肉：酸，平，有小毒。豚肉：辛，平，有小毒。〔别录曰〕豭猪肉治狂病。凡猪肉能闭血脉，弱筋骨，虚人肌，不可久食，病人金疮者尤甚。〔思邈曰〕凡猪肉久食，令人少子精，发宿病。豚肉久食，令人遍体筋肉碎痛乏气。江猪多食，令人体重。作脯，少有腥气。〔诜曰〕久食杀药，动风发疾。伤寒疟痢痰痼痔漏诸疾，食之必再发。〔时珍曰〕北猪味薄，煮之汁清；南猪味厚，煮之汁浓，毒尤甚。入药用纯黑豭猪。凡白猪、花猪、豥猪、牝猪、病猪、黄膘猪、米猪，并不可食。黄膘煮之汁黄，米猪肉中有米。说文豕食于星下则生息米，周礼豕盲视而交睫者星，皆指此也。反乌梅、桔梗、黄连、胡黄连，犯之令人泻利，及苍耳令人动风。合生姜食，生面䵟发风；合荞麦食，落毛发，患风病；合葵菜食，少气；合百花菜、吴茱萸食，发痔疾；合胡荽食，烂人脐；合牛肉食，生虫；合羊肝、鸡子、鲫鱼、豆黄食，滞气；合龟、鳖肉食，伤人。凡煮猪肉，得皂荚子、桑白皮、高良姜、黄蜡，不发风气；得旧篱篾，易熟也。

【主治】疗狂病久不愈。别录。**压丹石，解热毒，宜肥热人食之。**拾遗。**补肾气虚竭。**千金。**疗水银风，并中土坑恶气。**日华。

【发明】〔时珍曰〕按钱乙治小儿疳病麝香丸，以猪胆和丸，猪肝汤服。疳渴者，以猪肉汤或炸猪汤服。其意盖以猪属水而气寒，能去火热耶？〔弘景曰〕猪为用最多，惟肉不宜多食，令人暴肥，盖虚风所致也。〔震亨曰〕猪肉补气，世俗以为补阴误矣，惟补阳尔。今之虚损者，不在阳而在阴。以肉补阴，是以火济水。盖肉性入胃便作湿热，热生痰，痰生则气不降而诸证作矣。谚云：猪不姜，食之发大风，中年气血衰，面发黑黚也。〔韩悉曰〕凡肉有补，惟猪肉无补，人习之化也。

【附方】旧五，新十五。**禁口痢疾**腊肉脯，煨熟食之，妙。李楼奇方。**小儿刮肠**痢疾，禁口闭目至重者。精猪肉一两，薄切炙香，以腻粉末半钱，铺上令食，或置鼻头闻香，自然要食也。活幼口议。**上气咳嗽烦满。**用猪肉切作馄子，猪脂煎熟食之。心镜。**浮肿胀满不食。**用猪脊肉一双，切生，以蒜、薤食之。心镜。**身肿攻心**用生猪肉以浆水洗，压干切脍，蒜、薤啖之，一日二次，下气去风，乃外国方也。张文仲方。**破伤风肿**新杀猪肉，乘热割片，贴患处。连换三片，其肿立消。简便。**白虎风病**用猪肉三串，以大麻子一合，酒半盏相和，口含噀上。将肉擘向病处，咒曰：相州张如意、张得兴，是汝白虎本师，急出。乃安肉于床下，瘥则送于路，神验。近效。**风狂歌笑**行走不休。用豭猪肉一斤，煮熟切脍，和酱食。或羹粥炒，任服之。食医心镜。**解丹石毒**发热困笃。用肥猪肉五斤，葱、薤半斤，煮食或作臛食。必腹鸣毒下，以水淘之，沙石尽则愈。千金翼。**解钟乳毒**下利不止，食猪肉则愈。千金翼。**服石英法**白石英一斤，袋盛，水三斗，煎四升，以猪肉一斤，盐豉煮食。一日一作。同上。**伤损不食**凡打扑伤损，三五日水食不入口。用生猪肉二大钱，打烂，温水洗去血水，再擂烂，以阴阳汤打和。以半钱用鸡毛送入咽内，却以阴阳汤灌下之。其食虫闻香寔开瘀血而上，胸中自然开解。此乃损血凝聚心间，虫食血饱，他物虫不来探故也。谓之骗通之法。邵氏。**打伤青肿**炙猪肉搨之。千金。**小儿重舌**取三家屠肉，切指大，摩舌上，儿立啼。千金方。**小儿痘疮**猪肉煮汁洗之。谭氏方。**小儿火丹**猪肉切片贴之。**漆疮作痒**宜啖猪肉，嚼穄谷涂之。千金。**男女阴蚀**肥猪肉煮汁洗，不过三十斤瘥。千金方。**山行辟蛭**山中草木上，有石蛭着人足，则穿肌入肉中，害人。但以腊猪膏和盐涂足胫趾，即不着人也。千金方。**竹刺入肉**多年熏肉，切片包裹之，即出。救

豕

1925

急方。

豴猪头肉已下并用豴猪者良，豮猪亦可。

【气味】 **有毒。**〔时珍曰〕按生生编云：猪肉毒惟在首，故有病者食之，生风发疾。

【主治】 **寒热五癃鬼毒。**千金。**同五味煮食，补虚乏气力，去惊痫五痔，下丹石，亦发风气。**食疗。

腊猪头：烧灰，治鱼脐疮。

【发明】 〔时珍曰〕按名医录云：学究任道病体疮肿黑，状狭而长。北医王通曰：此鱼脐疮也。一因风毒蕴结，二因气血凝滞，三因误食人汗而然。乃以一异散傅之，日数易而愈。恳求其方。曰：但雪玄一味耳。任遍访四方无知之者。有名医郝允曰：圣惠方治此，用腊猪头烧灰，鸡卵白调敷，即此也。又图纂云：五月戊辰日，以猪头祀灶，所求如意；以腊猪耳悬梁上，令人丰足，此亦厌禳之物也。

项肉俗名槽头肉，肥脆，能动风。

【主治】 **酒积，面黄腹胀。以一两切如泥，合甘遂末一钱作丸，纸裹煨香食之，酒下，当利出酒布袋也。**时珍。出普济。

脂膏

【修治】 〔时珍曰〕凡凝者为肪为脂，释者为膏为油，腊月炼净收用。〔恭曰〕十二月上亥日，取入新瓶，埋亥地百日用之，名胚脂。每升入鸡子白十四枚，更良。〔弘景曰〕勿令中水，腊月者历年不坏。项下膏谓之负革肪，入道家炼五金用。

【气味】 **甘，微寒，无毒。反乌梅、梅子。**

【主治】 **煎膏药，解斑蝥、芫青毒。**别录。**解地胆、亭长、野葛、硫黄毒，诸肝毒，利肠胃，通小便，除五疸水肿，生毛发。**时珍。**破冷结，散宿血。**孙思邈。**利血脉，散风热，润肺。入膏药，主诸疮。**苏颂。**杀虫，治皮肤风，涂恶疮。**日华。**治痈疽。**苏恭。**悦皮肤。作手膏，不皲裂。**陶弘景。**胎产衣不下，以酒多服，佳。**徐之才。**髻膏：生发悦面。**别录。

【附方】 旧五，新二十八。**伤寒时气**猪膏如弹丸，温水化服，日三次。肘后方。**五种疸疾**黄疸、谷疸、酒疸、黑疸、女劳疸。黄汗如黄檗汁，用猪脂一斤，温热服，日三，当利乃愈。肘后方。**赤白带下**炼猪脂三合，酒五合，煎沸顿服。千金方。**小便不通**猪脂一斤，水二升，煎三沸，饮之立通。千金方。**关格闭塞**猪脂、姜汁各二升，微火煎至二升，下酒五合，和煎分服。千金。**痘疮便秘**四五日。

用肥猪膘一块,水煮熟,切如豆大,与食。自然脏府滋润,痂疕易落,无损于儿。陈文中方。**卒中五尸**仲景用猪脂一鸡子,苦酒一升,煮沸灌之。肘后方。**中诸肝毒**猪膏顿服一升。千金方。**食发成瘕**心腹作痛,咽间如有虫上下,嗜食与油者是也。用猪脂二升,酒三升,煮三沸服,日三次。**上气咳嗽**猪肪四两,煮百沸以来,切,和酱、醋食之。心镜。**肺热暴喑**猪脂油一斤炼过,入白蜜一斤,再炼少顷,滤净冷定。不时挑服一匙,即愈。无疾常服,亦润肺。万氏方。**小儿噤风**小儿百日内风噤,口中有物如蜗牛,或如黄头白虫者。薄猪肪擦之即消。圣惠方。**小儿蛔病**羸瘦。猪膏服之。千金方。**产后虚汗**猪膏、姜汁、白蜜各一升,酒五合,煎五上五下。每服方寸匕。千金翼。**胞衣不下**猪脂一两,水一盏,煎五七沸,服之当下。圣惠方。**吹奶寒热**用猪肪冷水浸揭,热即易之,立效。子母秘录。**发落不生**以酢泔洗净,布揩令热。以腊猪脂,入生铁,煮三沸,涂之遍生。千金翼。**冬月唇裂**炼过猪脂,日日涂之。十便良方。**热毒攻手**肿痛欲脱,猪膏和羊屎涂之。外台。**手足皲破**猪脂着热酒中洗之。千金方。**代指疼痛**猪膏和白墡土傅之。小品方。**口疮塞咽**用猪膏、白蜜一斤,黄连末一两,合煎取汁熬稠,每服枣许,日五服。千金。**疥疮有虫**猪膏煎芫花,涂之。肘后。**鼠瘘瘰疬**用猪膏淹生地黄,煎六七沸,涂之。**漏疮不合**以纸粘腊猪脂纳疮中,日五夜三。千金翼。**漆疮作痒**猪膏频涂之。千金。**咽喉骨鲠**吞脂膏一团,不瘥更吞之。千金方。**身面疣目**以猪脂揩之。令血出少许,神验不可加。千金。**误吞针钉**猪脂多食令饱,自然裹出。普济方。**杂物入目**猪脂煮取水面如油者,仰卧去枕点鼻中,不过数度,与物俱出。圣惠方。**蜈蚣入耳**炙猪肪,掩耳自出。梅师。**虫蚁入耳**方法同上。**发背发乳**猪脂切片,冷水浸贴。日易四五十片,甚妙。急救方。

脑

【气味】 甘,寒,有毒。〔时珍曰〕礼记云:食豚去脑。孙真人食忌云:猪脑损男子阳道,临房不能行事,酒后尤不可食。延寿书云:今人以盐酒食猪脑,是自引贼也。

【主治】 风眩脑鸣,冻疮。别录。主痈肿,涂纸上贴之,干则易,治手足皲裂出血,以酒化洗,并涂之。时珍。

【附方】 新一。喉痹已破疮口痛者。猪脑髓蒸熟,入姜、醋吃之,即愈。普济方。

髓

【气味】 甘,寒,无毒。

【主治】 扑损恶疮。颂。涂小儿解颅、头疮,及脐肿、眉疮、病疥。服之,补骨髓，益虚劳。时珍。

【发明】〔时珍曰〕按丹溪治虚损补阴丸，多用猪脊髓和丸。取其通肾命，以骨入骨，以髓补髓也。

【附方】 新七。**骨蒸劳伤**猪脊髓一条，猪胆汁一枚，童便一盏，柴胡、前胡、胡黄连、乌梅各一钱，韭白七根，同煎七分，温服。不过三服，其效如神。瑞竹堂方。**小儿颅解**猪牙车骨煎取髓傅三日。千金方。**小儿脐肿**猪颊车髓十二铢，杏仁半两，研傅。千金。**小儿眉疮**猪颈骨髓六七枚，白胶香二钱，同入铜器熬稠，待冷为末，麻油调涂。**小儿病疮**猪牙车骨年久者捶碎，炙令髓出，热取涂之。小品。**小儿头疮**猪筒骨中髓，和腻粉成剂，火中煨香，研末，先温盐水洗净，敷之。亦治肥疮出汁。普济方。**小儿疳疮**方同上。

　血

【气味】 咸，平，无毒。〔思邈曰〕涩，平。〔时珍曰〕服地黄、何首乌诸补药者忌之，云能损阳也。同黄豆食，滞气。

【主治】 生血：疗奔豚暴气，及海外瘴气。日华。**中风绝伤，头风眩运，及淋沥**。苏恭。**卒下血不止，清酒和炒食之**。思邈。**清油炒食，治嘈杂有虫**。时珍。**压丹石，解诸毒**。吴瑞。

【发明】〔时珍曰〕按陈自明云：妇人嘈杂，皆血液泪汗变而为痰，或言是血嘈，多以猪血炒食而愈，盖以血导血归原之意尔。此固一说，然亦有蛔虫作嘈杂者，虫得血腥则饱而伏也。

【附方】 新五。**交接阴毒**腹痛欲死。猳猪血乘热和酒饮之。肘后。**中满腹胀**旦食不能暮食。用不着盐水猪血，漉去水，晒干为末，酒服取泄，甚效。李楼奇方。**杖疮血出**猪血一升，石灰七升，和剂烧灰，再以水和丸，又烧，凡三次，为末敷之，效。外台。**中射罔毒**猪血饮之即解。肘后。**蜈蚣入腹**猪血灌之。或饱食，少顷饮桐油，当吐出。

　心血

【主治】 调朱砂末服，治惊痫癫疾。吴瑞。**治卒恶死，及痘疮倒靥**。时珍。

【发明】〔时珍曰〕古方治惊风癫痫痘疾，多用猪心血，盖以心归心，以血导血之意。用尾血者，取其动而不息也。猪为水畜，其血性寒而能解毒制阳故也。韩飞霞云：猪心血能引药入本经，实非其补。沈存中云：猪血得龙脑直入心经，是矣。

【附方】 新三。**心病邪热**蕊珠丸：用猪心一个取血，靛花末一匙，朱砂末一两，同研，丸梧子大。每酒服二十丸。奇效。**痘疮黑陷**腊月收獖猪心血，瓶干之,每用一钱,入龙脑少许,研匀服。须臾红活,神效。无干血,用生血。沈存中方。**妇人催生**开骨膏:用猪心血和乳香末,丸梧子大,朱砂为衣。面东酒吞一丸,未下再服。妇人良方。

尾血

【主治】 痘疮倒靥,用一匙,调龙脑少许,新汲水服。又治卒中恶死。时珍。

【附方】 旧一,新一。**卒中恶死**断猪尾取血饮,并缚豚枕之,即活。此乃长桑君授扁鹊法也。出魏夫人传。肘后方。**蛇入七孔**割母猪尾血,滴入即出也。千金方。

心

【气味】 甘、咸,平,无毒。〔颂曰〕多食,耗心气,不可合吴茱萸食。

【主治】 惊邪忧恚。别录。虚悸气逆,妇人产后中风,血气惊恐。思邈。补血不足,虚劣。苏颂。五脏:主小儿惊痫,出汗。苏恭。

【发明】 〔刘完素曰〕猪,水畜也,故心可以镇恍惚。

【附方】 旧一,新三。**心虚自汗**不睡者。用獖猪心一个,带血破开,入人参、当归各二两,煮熟去药食之。不过数服,即愈。证治要诀。**心虚嗽血**沉香末一钱,半夏七枚,入猪心中,以小便湿纸包煨熟,去半夏食之。证治要诀。**产后风邪**心虚惊悸。用猪心一枚,五味,豉汁煮食之。心镜。**急心疼痛**猪心一枚,每岁入胡椒一粒,同盐、酒煮食。

肝入药用子肝。

【气味】 苦,温,无毒。〔时珍曰〕饵药人,不可食之。合鱼鲙食,生痈疽;合鲤鱼肠、鱼子食,伤人神;合鹌鹑食,生面黚。延寿书云:猪临杀,惊气入心,绝气归肝,俱不可多食,必伤人。

【主治】 小儿惊痫。苏恭。切作生,以姜、醋食,主脚气,当微泄。若先利,即勿服。藏器。治冷劳脏虚,冷泄久滑赤白,带下,以一叶薄批,揾着诃子末炙之,再揾再炙,尽末半两,空腹细嚼,陈米饮送下。苏颂。补肝明目,疗肝虚浮肿。时珍。

【发明】 〔时珍曰〕肝主藏血,故诸血病用为向导入肝。千金翼治痢疾有猪肝丸,治脱肛有猪肝散,诸眼目方多有猪肝散,皆此意也。

【附方】 旧六,新八。**休息痢疾**獖猪肝一具切片,杏仁炒一两,于净锅内,一重肝,一重杏仁,入童子小便二升,文火煎干。取食,日一次。千金。**乳肿胀满不下食**。猪肝一具洗切,着葱、豉、姜、椒炙食之。或单煮羹亦可。心镜。**身**

豕

面卒肿生猪肝一具细切，醋洗，入蒜、醋食之。勿用盐。**肿自足起**方法同上。**风毒脚气**猪肝作生脍，食之取利。**水肿溲涩**猪肝尖三块，绿豆四撮，陈仓米一合，同水煮粥食，毒从小便出也。**中蛊腹痛**支太医秘方：以猪肝一具，蜜一升，共煎，分二十服，或为丸服。肘后。**食即汗出**乃脾胃虚也。猪肝一斤薄切，瓦上曝干为末，煮白粥，布绞汁，众手丸梧子大。空心饮下五十丸，日五。心镜。**目难远视**肝虚也。猪肝一具，细切去皮膜，葱白一握，用豉汁作羹，待熟下鸡子三个，食之。普济方。**肝热目赤磣痛**用猪肝一具薄切，水洗净，以五味食之。食医心镜。**牙疳危急**猪肝一具煮熟，蘸赤芍药末，任意食之。后服平胃散二三贴，即效。节要。**女人阴痒**炙猪肝纳入，当有虫出，肘后。**打击青肿**炙猪肝贴之。千金。**急劳瘦悴**日晚即寒热，惊悸烦渴。用獖猪肝一具，切丝，生甘草末十五两，于铛中布肝一重，掺甘草一重，以尽为度，取童便五升，文武火煮干，捣烂，众手丸梧子大。每空心米饮下二十丸，渐加三十丸。圣惠方。

脾俗名联贴。

【气味】 涩，平，无毒。〔时珍曰〕诸兽脾味如泥，其属土也可验。〔思邈曰〕凡六畜脾，人一生莫食之。

【主治】 脾胃虚热，同陈橘红、人参、生姜、葱白，陈米煮羹食之。苏颂。

【附方】 新二。**脾积痞块**猪脾七个，每个用新针一个刺烂，以皮消一钱擦之，七个并同，以瓷器盛七日，铁器焙干。又用水红花子七钱，同捣为末，以无灰酒空心调下。一年以下者，一服可愈；五年以下者，二服；十年以下者，三服。保寿堂方。**疟发无时**胡椒、吴茱萸、高良姜各二钱，为末，以猪脾一条，作脍炒熟，一半滚药，一半不滚，以墨记定，并作馄饨煮熟。有药者吞之，无药者嚼下，一服效。卫生家宝方。

肺

【气味】 甘，微寒，无毒。〔颂曰〕得大麻仁良。不与白花菜合食，令人气滞发霍乱。八月和饴食，至冬发疽。

【主治】 补肺。苏颂。**疗肺虚咳嗽**，以一具，竹刀切片，麻油炒熟，同粥食。又治肺虚嗽血，煮蘸薏苡仁末食之。时珍。出要诀诸方。

肾俗名腰子。

【气味】 咸，冷，无毒。〔思邈曰〕平。〔日华曰〕虽补肾，而久食令人少子。〔诜曰〕久食，令人伤肾。〔颂曰〕冬月不可食，损人真气，兼发虚壅。

【主治】 理肾气，通膀胱。别录。**补膀胱水脏，暖膝，治耳聋**。日华。**补虚壮气，消积滞**。苏颂。**除冷利**。孙思邈。**止消渴，治产劳虚汗，下痢崩中**。

时珍。

【发明】〔时珍曰〕猪肾，别录谓其理肾气，通膀胱。日华亦曰补水脏膀胱，暖腰膝。而又曰虽补肾，久食令人少子。孟诜亦曰：久食令人肾虚。两相矛盾如此，何哉？盖猪肾性寒，不能补命门精气。方药所用，借其引导而已。别录理字、通字，最为有理；日华暖腰膝、补膀胱水脏之说为非矣。肾有虚热者，宜食之；若肾气虚寒者，非所宜矣。今人不达此意，往往食猪肾为补，不可不审。又千金治消渴有猪肾荠苊汤，补肾虚劳损诸病有肾沥汤，方甚多，皆用猪、羊肾煮汤煎药，俱是引导之意。

【附方】旧四，新十九。**肾虚遗精**多汗，夜梦鬼交。用猪肾一枚，切开去膜，入附子末一钱，湿纸裹煨熟，空心食之，饮酒一杯。不过三五服，效。经验方。**肾虚阴痿**赢瘦，精衰少力。用獖猪肾一对，切片，枸杞叶半斤，以豉汁一盏，同椒、盐煮羹食。经验方。**肾虚腰痛**用猪腰子一枚切片，以椒、盐淹去腥水，入杜仲末三钱在内，荷叶包煨食之，酒上。本草权度。**闪朒腰痛**用獖猪肾一枚批片，盐、椒淹过，入甘遂末三钱，荷叶包煨熟食，酒送下。儒门事亲。**老人耳聋**猪肾一对去膜切，以粳米二合，葱白二根，薤白七根，人参二分，防风一分，为末，同煮粥食。奉亲养老方。**老人脚气**呕逆者。用猪肾一对，以醋、蒜、五味治食之，日作一服。或以葱白、粳米同煮粥食亦可。奉亲养老方。**卒然肿满**用猪肾批开，入甘遂末一钱，纸裹煨熟食。以小便利为效，否则再服。肘后方。**肘伤冷痛**猪肾一对，桂心二两，水八升，煮三升，分三服。肘后。**卒得咳嗽**猪肾二枚，干姜三两，水七升，煮二升，稍服取汗。肘后方。**久嗽不瘥**猪肾二枚，入椒四七粒，水煮啖之。张文仲方。**心气虚损**猪腰子一枚，水二碗，煮至一碗半，切碎，入人参、当归各半两，煮至八分。吃腰子，以汁送下。未尽者，同滓作丸服。百一选方。**酒积面黄**腹胀不消。猪腰子一个，批开七刀，葛根粉一钱，掺上合定，每边炙三遍半，手扯作六块，空心吃之，米汤送下。圣济总录。**久泄不止**猪肾一个批开，掺骨碎补末，煨熟食之，神效。濒湖集简方。**赤白下痢**腰痛。用猪肾二枚研烂，入陈皮、椒、酱，作馄饨，空心食之。食医心镜。**赤白带下**常炙猪肾食之。张文仲方。**崩中漏下**方同上。**产后蓐劳**寒热。用猪肾一对，切细片，以盐、酒拌之。先用粳米一合，葱、椒煮粥，盐、醋调和。将腰子铺于盆底，以热粥倾于上盖之，如作盒生粥食之。济生。**产后虚汗**发热，肢体疼痛，亦名蓐劳。永类钤方用猪肾一对切，水三升，粳米半合，椒、盐、葱白煮粥食。梅师：用猪肾同葱、豉和成，作稀臛食之。**小儿躯啼**小儿五十日以来，胎寒腹痛，躯啼弄舌，微热而惊，此痫候也。猪肾一具，当归一两，焙，以清酒一升，煮七合。每以杏仁大与咽之，日三夜

豕

1931

一。圣惠方。**小儿头疮**猪腰子一个,批开去心、膜,入五倍子、轻粉末等分在内,以沙糖和面固济,炭火炙焦为末。清油调涂。经验良方。**传尸劳瘵**猪腰子一对,童子小便二盏,无灰酒一盏,新瓷瓶盛之,泥封,炭火温养,自戌至子时止。待五更初温熟,取开饮酒,食腰子。病笃者,只一月效。平日瘦怯者,亦可用之。盖以血养血,绝胜金石草木之药也。邵真人经验方。**痈疽发背**初起者。用豮猪腰子一双,同飞面捣如泥,涂之即愈。

胲音夷。亦作胰。〔时珍曰〕一名肾脂。生两肾中间,似脂非脂,似肉非肉,乃人物之命门,三焦发原处也。肥则多,瘦则少。盖颐养赖之,故谓之胲。

【气味】 甘,平,微毒。〔颂曰〕男子多食损阳。

【主治】 **肺痿咳嗽**,和枣肉浸酒服。亦治痃癖羸瘦。藏器。又合膏,练缯帛。**疗肺气干胀喘急**,润五脏,去皯疱黯黵,杀斑蝥、地胆毒,治冷痢成虚。苏颂。**一切肺病咳嗽**,脓血不止。以薄竹筒盛,于煻火中煨熟,食上啖之,良。心镜。**通乳汁**。之才。

【附方】 旧二,新九。**猪胰酒**治冷痢久不瘥。此是脾气不足,暴冷入脾,舌上生疮,饮食无味,或食下还吐,小腹雷鸣,时时心闷,干皮细起,膝胫酸痛,羸瘦,渐成鬼气,及妇人血气不通,逆饭忧烦,四肢无力,丈夫痃癖,两肋虚胀,变为水气,服之皆效。此法出于传尸方。取猪胰一具细切,与青蒿叶相和。以无灰酒一大升,微火温之,乘热纳胰中,使消尽。又取桂心末一小两,内酒中。每旦温服一小盏,午、夜各再一服,甚验。忌面、油腻等食。崔元亮海上方。**膜内气块**猪胆一具炙,蘸玄胡索末食之。卫生易简方。**肺气咳嗽**猪胰一具,苦酒煮食,不过二服。肘后方。**二十年嗽**猪胰三具,大枣百枚,酒五升渍之,秋冬七日,春夏五日,绞去滓,七日服尽,忌盐。**远年肺气**猪胰一具,腻粉一两,瓷瓶固济,上留小窍,煅烟尽为末。每服二钱,浆水下。**服石发热**猪肾脂一具,勿中水,以火炙取汁。每服三合,日夜五六服,石随大便下。总录。**拨云去翳**用猪胰子一枚五钱,蕤仁五分,青盐一钱,共捣千下,令如泥。每点少许,取下膜翳为效。孙氏集效方。**赤白癜风**猪胰一具,酒浸一时,饭上蒸熟食。不过十具。寿域方。**面粗丑**黑皮厚皯黵者:猪胰五具,芜青子二两,杏仁一两,土瓜根一两,淳酒浸之。夜涂旦洗,老者少,少者白,神验。肘后。**手足皴裂**以酒挼猪胰,洗并傅之。肘后。**唇燥紧裂**猪胰浸酒搽之。叶氏摘玄方。

肚

【气味】 甘,微温,无毒。

【主治】 **补中益气止渴,断暴痢虚弱**。别录。**补虚损,杀劳虫**。酿黄糯米蒸捣为丸,治劳气,并小儿疳蛔黄瘦病。日华。**主骨蒸热劳,血脉不行,补羸助气,四季宜食**。苏颂。**消积聚癥瘕,治恶疮**。吴普。

【发明】〔时珍曰〕猪水畜而胃属土,故方药用之补虚,以胃治胃也。

【附方】旧二,新九。**补益虚羸**用猪肚一具,入人参五两,蜀椒一两,干姜一两半,葱白七个,粳米半升在内,密缝,煮熟食。千金翼。**水泻不止**用豮猪肚一枚,入蒜煮烂捣膏,丸梧子大。每米饮服三十丸。丁必卿云:予每日五更必水泻一次,百药不效。用此方,入平胃散末三两,丸服,遂安。普济。**消渴饮水**日夜饮水数斗者。心镜用雄猪肚一枚,煮取汁,入少豉,渴即饮之,肚亦可食。煮粥亦可。仲景猪肚黄连丸:治消渴。用雄猪肚一枚,入黄连末五两,栝楼根、白粱米各四两,知母三两,麦门冬二两,缝定蒸熟,捣丸如梧子大。每服三十丸,米饮下。食医心镜。**老人脚气**猪肚一枚,洗净切作生,以水洗,布绞干,和蒜、椒、酱、醋五味,常食。亦治热劳。养老方。**温养胎气**胎至九月消息。用猪肚一枚,如常着五味,煮食至尽。千金髓。**赤白癜风**白煮猪肚一枚,食之顿尽。忌房事。外台。**疥疮痒痛**猪肚一枚,同皂荚煮熟,去荚食之。救急。**头疮白秃**普济用新破猪肚勿洗,热揾之,须臾虫出,不尽再作。孙氏方:用猪肚一个,入砒一两,扎定,以黄泥固济,煅存性为末,油和傅。以椒汤洗。**虫牙疼痛**用新杀猪肚尖上涎,绢包咬之。数次虫尽即愈。唐氏用枳壳末拌之。

肠

【气味】甘,微寒,无毒。

【主治】**虚渴,小便数,补下焦虚竭**。孟诜。**止小便**。日华。**去大小肠风热,宜食之**。苏颂。**润肠治燥,调血痢脏毒**。时珍。**洞肠:治人洞肠挺出,血多**。孙思邈。洞肠,广肠也。

【附方】新三。**肠风脏毒**救急用猪大肠一条,入芫荽在内,煮食。奇效用猪脏,入黄连末在内,煮烂,捣丸梧子大。每米饮服三十丸。又方:猪脏入槐花末令满,缚定,以醋煮烂,捣为丸如梧桐子大。每服二十丸,温酒下。**胁热血痢**方法同上。**脏寒泄泻**体倦食减。用猪大脏一条,去脂洗净,以吴茱萸末填满,缚定蒸熟,捣丸梧子大。每服五十丸,米饮下。奇效良方。

脬亦作胞。

【气味】甘、咸,寒,无毒。

【主治】**梦中遗溺,疝气坠痛,阴囊湿痒,玉茎生疮**。

【发明】〔时珍曰〕猪胞所主,皆下焦病,亦以类从尔。蕲有一妓,病转脬,小便不通,腹胀如鼓,数月垂死。一医用猪脬吹胀,以翎管安上,插入廷孔,捻脬

豕

气吹入,即大尿而愈。此法载在罗天益卫生宝鉴中,知者颇少,亦机巧妙术也。

【附方】 新八。**梦中遗溺**用猪脬洗炙食之。千金。**产后遗尿**猪胞、猪肚各一个,糯米半升,入脬内,更以脬入肚内,同五味煮食。医林集要。**产后尿床**方法同上。**疝气坠痛**用猪脬一枚洗,入小茴香、大茴香、破故纸、川楝子等分填满,入青盐一块缚定,酒煮熟食之,酒下。其药焙捣为丸,服之。**消渴无度**干猪胞十个,剪破去蒂,烧存性为末。每温酒服一钱。圣济总录。**肾风囊痒**用猪尿胞火炙,以盐酒吃之。救急。**玉茎生疮**臭腐。用猪胞一枚,连尿,去一半,留一半,以煅红新砖焙干为末,入黄丹一钱。掺之,三五次瘥。先须以葱、椒汤洗。奇效方。**白秃癞疮**洗刮令净,以猪胞乘热裹之,当引虫出。

胆

【气味】 苦,寒,无毒。

【主治】 **伤寒热渴**。别录。**骨热劳极,消渴,小儿五疳,杀虫**。苏颂。**敷小儿头疮。治大便不通,以苇筒纳入下部三寸灌之,立下**。藏器。**通小便,敷恶疮,杀疳䘌,治目赤目翳,明目,清心脏,凉肝脾。入汤沐发,去腻光泽**。时珍。

【发明】〔成无己曰〕仲景以猪胆汁和醋少许,灌谷道中,通大便神效。盖酸苦益阴润燥而泻便也。又治少阴下利不止,厥逆无脉,干呕烦者,以白通汤如猪胆汁主之。若调寒热之逆者,冷热必行,则热物冷服,下嗌之后,冷体既消,热性便发,故病气自愈。此所以和人尿、猪胆咸苦之物,于白通热剂之中,使其气相从,而无拒格之患也。又云:霍乱病吐下已断,汗出而厥,四肢厥急,脉微欲绝者,通脉四逆汤加猪胆汁主之。盖阳气太虚,阴气独胜。纯与阳药,恐阴气格拒不得入。故加猪胆汁,苦入心而通脉,寒补肝而和阴,不致格拒也。〔汪机曰〕朱奉议治伤寒五六日癍出,有猪胆鸡子汤。〔时珍曰〕方家用猪胆,取其寒能胜热,滑能润燥,苦能入心,又能去肝胆之火也。

【附方】 旧六,新十四。**少阴下利**不止,厥逆无脉,干呕者,以白通汤加猪胆汁主之。葱白四茎,干姜一两,生附子一枚,水三升,煮一升,入人尿五合,猪胆汁一合,分服。仲景伤寒论。**或泻或止**久而不愈。二圣丸:用黄连、黄檗末各一两,以猪胆煮熟和,丸如绿豆大。量儿大小,每米饮服之。总微论。**赤白下痢**十二月腊猪胆百枚,俱盛黑豆入内,着麝香少许,阴干。每用五七粒为末。生姜汤调服。奇效方。**湿䘌下痢**不止,干呕羸瘦,多睡面黄。以胆汁和姜汁、酽醋同灌下部,手急捻,令醋气上至咽喉乃止,当下五色恶物及虫而愈也。拾遗。**热病蚀䘌**上下。用猪胆一枚,醋一合,煎沸服,虫立死也。梅师。**瘦病咳嗽**猪胆和人溺、姜汁、橘皮、诃黎勒皮同煮汁,饮之。拾遗方。**小便不通**猪胆一枚,热酒和服。又用猪胆连汁,笼住阴头。一二时汁入自通。**消渴无度**雄猪胆五个,定粉一两,同煎成,丸芡子大。每含化二丸咽下,日二。圣济总录。**伤寒癍出**猪胆鸡子汤:用猪胆汁、苦酒各三合,鸡子一个,合煎三沸,分服,汗出即愈。张文仲方。**疗疮恶肿**十二月猪胆风干,和生葱捣傅。普济方。**目翳目盲**猪胆一枚,文火煎稠,丸黍米大。每纳一粒目中,良。**目赤肿痛**猪胆汁一枚,和盐绿五分点之。普济方。**火眼赤痛**猪胆一个,铜钱三文,同置盏内蒸干,取胆丸粟米大,安眼中,圣惠方。**拔白换黑**猪胆涂孔中,即生黑者。圣惠方。**小儿初生**猪胆入汤浴之,不生疮疥。姚和众。**产妇风疮**因出风早。用猪胆一枚,柏子油一两,和傅。杏林摘要。**汤火伤疮**猪胆调黄檗末,涂之。外台。**癧疬出汗**生手足肩背,累累如赤豆,剥净,以猪胆涂之。千金。**喉风闭塞**腊月初一目,取猪胆不拘大小五六枚,用黄连、青黛、薄荷、僵蚕、白矾、朴消各五钱,装入胆内,青纸包了。将地掘一孔,方深各一尺。以竹横悬此胆在内,以物盖定。候至立春日取出,待风吹,去胆皮、青纸,研末密收。每吹少许神验,乃万金不传之方。邵真人经验方。

胆皮

【主治】 目翳如重者,取皮曝干,作两股绳如箸大,烧灰出火毒,点之,不过三五度瘥。时珍。出外台秘要。

肤

〔汪机曰〕猪肤,王好古以为猪皮,吴绶以为燖猪时刮下黑肤,二说不同。今考礼运疏云:革,肤内厚皮也;肤,革外厚皮也。则吴说为是(浅肤之义)。

【气味】 甘,寒,无毒。

【主治】 少阴下痢,咽痛。时珍。

【发明】 〔张仲景曰〕下利,咽痛,胸满心烦者,猪肤汤主之。用猪肤一斤、水一斗,煮五升,取汁,入白蜜一升,白粉五合,熬香,分六服。〔成无己曰〕猪,水畜也。其气先入肾,解少阴客热。加白蜜以润燥除烦,白粉以益气断利也。

耳垢

【主治】 蛇伤狗咬,涂之。别录。

鼻 唇

【气味】 甘、咸,微寒,无毒。多食动风。

【主治】 上唇:治冻疮痛痒。思邈。煎汤,调蜀椒目末半钱,夜服治盗汗。宗奭。鼻:治目中风翳,烧灰水服方寸匕,日二服。时珍。出千金。

舌

【主治】 健脾补不足,令人能食,和五味煮汁食。孟诜。

靥音掩,俗名咽舌是矣。又名猪气子。王玺曰:在猪喉系下,肉团一枚,大 豕如枣,微扁色红。

【主治】 项下瘰气,瓦焙研末,每夜酒服一钱。时珍。

【发明】 见羊靥下。

【附方】 新二。瘰气杏林摘要用猪靥七枚,酒熬三钱,入水瓶中露一夜,取出炙食。二服效。医林集要开结散:猪靥焙四十九枚,沉香二钱,真珠砂罐煅四十九粒,沉香二钱,橘红四钱,为末。临卧冷酒徐徐服二钱。五服见效,重者一料愈。以除日合之。忌酸、咸、油腻、涩气之物。

齿

【气味】 甘,平。

【主治】 小儿惊痫,五月五日取,烧灰服。别录。又治蛇咬。日华。中牛肉毒者,烧灰水服一钱。又治痘疮倒陷。时珍。

骨

【主治】 中马肝、漏脯、果、菜诸毒,烧灰,水服方寸匕,日三服。颊骨:烧灰,治痘陷;煎汁服,解丹药毒。时珍。

【附方】 新三。三消渴疾猪脊汤:用猪脊骨一尺二寸,大枣四十九枚,新莲肉四十九粒,炙甘草二两,西木香一钱,水五碗,同煎取汁,渴则饮之。三因方。浸淫诸疮猪牙车骨年久者椎破,烧令脂出,乘热涂之。普济。下痢红白腊猪骨烧存性,研末,温酒调服三钱。

豚卵

【释名】 豚颠本经猪石子。〔别录曰〕阴干藏之,勿令败。〔颂曰〕豚卵,当是猪子也。〔时珍曰〕豚卵,即牡猪外肾也。牡猪小者多犗去卵,故曰豚卵,济生方谓之猪石子者是也。三因治消渴方中有石子荠苨汤,治产后蓐劳有石子汤,并用猪肾为石子,误矣。

【气味】 甘、温,无毒。

【主治】 惊痫癫疾,鬼疰蛊毒,除寒热,贲豚五癃,邪气挛缩。本经。除阴茎中痛。孙思邈。治阴阳易病,少腹急痛,用热酒吞二枚,即瘥。时珍。又古今录验治五痫,茛菪散中用之。

【附方】 新一。惊痫中风壮热掣疭,吐舌出沫,用豚卵一双细切,当归二分,以醇酒三升,煮一升,分服。普济。

母猪乳 〔时珍曰〕取法:须驯猪,待儿饮乳时提后脚,急以手将而承之。非此法不得也。

【气味】 甘、咸,寒,无毒。

【主治】 小儿惊痫，及鬼毒去来，寒热五癃，绵蘸唯之。苏恭。小儿天吊，大人猪、鸡痫病。日华。

【发明】〔时珍曰〕小儿体属纯阳，其惊痫亦生于风热。猪乳气寒，以寒治热，谓之正治。故钱乙云：初生小儿至满月，以猪乳频滴之，最佳。张焕云：小儿初生无乳，以猪乳代之，出月可免惊痫痘疹之患。杨士瀛云：小儿口噤不开，猪乳饮之甚良。月内胎惊，同朱砂、牛乳少许，抹口中甚妙。此法诸家方书未知用，予传之。东宫吴观察子病此，用之有效。

【附方】旧一。**断酒**白猪乳一升饮之。千金。

蹄已下并用母猪者。

【气味】 甘、咸，小寒，无毒。

【主治】 煮汁服，下乳汁，解百药毒，洗伤挞诸败疮。别录。滑肌肤，去寒热。苏颂。煮羹，通乳脉，托痈疽，压丹石。煮清汁，洗痈疽，溃热毒，消毒气，去恶肉，有效。时珍。外科精要洗痈疽有猪蹄汤数方，用猪蹄煮汁去油，煎众药蘸洗也。

【附方】旧五，新二。**妇人无乳**外台用母猪蹄一具，水二斗，煮五六升，饮之，或加通草六分。广济用母猪蹄四枚，水二斗，入土瓜根、通草、漏芦各三两，再煮六升，去滓，纳葱、豉作粥或羹食之。或身体微热，有少汗出佳。未通再作。**痈疽发背**母猪蹄一双，通草六分，绵裹煮羹食之。梅师。**乳发初起**方同上。**天行热毒**攻手足肿痛欲断。用母猪蹄一具去毛，以水一斗，葱白一握，煮汁，入少盐渍之。肘后。**老人面药**令面光泽，用母猪蹄一具，煮浆如胶。夜以涂面，晓则洗去。千金翼。**硇砂损阴**猪蹄一具，浮萍三两，水三升，煮汁半升，渍之。冷即出，以粉傅之。外台。

悬蹄甲一名猪退。〔思邈曰〕酒浸半日，炙焦用。〔时珍曰〕按古方有用左蹄甲者，又有用后蹄甲者，未详其义也。

【气味】 咸，平，无毒。

【主治】 五痔，伏热在腹中，肠痈内蚀。本经。同赤木烧烟熏，辟一切恶疮。仲景。

【附方】旧二，新五。**肺气齁喘**猪爪甲二枚烧灰研，入麝香一枚同研，茶服。普济。**定喘化痰**用猪蹄甲四十九个，洗净，每甲纳半夏、白矾各一字，罐盛固济，煅赤为末，入麝香一钱匕。每用糯米饮下半钱。经验良方。**久咳喘急**猪蹄甲四十九枚，以瓶子盛之，安天南星一枚，盖之，盐泥固济，煅烟出为度。取出，入款冬花半两，麝香，龙脑少许，研匀。每服一钱，食后煎桑白皮汤下。名黑金散。

豕

总录。**小儿寒热及热气中人**。用猪后蹄甲烧灰,乳汁调服一撮,日二服。千金。**痘疮入目**猪蹄爪甲烧灰,浸汤滤净,洗之甚妙。普济方。**癫痘生翳**半年已上者,一月取效;一年者不治。用猪悬蹄二两,瓦瓶固济,煅,蝉蜕一两,羚羊角一分,为末。每岁一字,三岁已上三钱,温水调服,一日三服。钱氏小儿方。**小儿白秃**猪蹄甲七个,每个入白矾一块,枣儿一个,烧存性研末,入轻粉,麻油调搽,不过五上愈。

尾

【主治】 腊月者,烧灰水服,治喉痹。和猪脂,涂赤秃发落。时珍。出千金。

毛

【主治】 烧灰,麻油调,涂汤火伤,留窍出毒则无痕。时珍。出袖珍。

【附方】 新一。**赤白崩中**猪毛烧灰三钱,以黑豆一碗,好酒一碗半,煮一碗,调服。

屎一名猪零。〔日华曰〕取东行牡猪者为良。〔颂曰〕今人又取南行猪零,合太乙丹。〔时珍曰〕古方亦有用豮猪屎者,各随本方。猪零者,其形累累零而下也。

【气味】 寒,无毒。

【主治】 寒热黄疸湿痹。别录。主蛊毒,天行热病。并取一升浸汁,顿服。日华。烧灰,发痘疮,治惊痫,除热解毒,治疮。时珍。血溜出血不止,取新屎压之。吴瑞。

【发明】 〔时珍曰〕御药院方治痘他黑陷无价散、钱仲阳治急惊风痫惺惺丸皆用之,取其除热解毒也。

【附方】 旧一,新十六。**小儿客忤**偃啼面青,豮猪屎二升,水绞汁,温浴之。**小儿夜啼**猪屎烧灰,淋汁浴儿,并以少许服之。圣惠方。**小儿阴肿**猪屎五升,煮热袋盛,安肿上。千金方。**雾露瘴毒**心烦少气,头痛心烦项强,颤掉欲吐。用新猪屎二升,酒一升,绞汁暖服,取汗瘥。千金。**中猪肉毒**猪屎烧灰,水服方寸匕。外台。**妇人血崩**老母猪屎烧灰,酒服三钱。李楼方。**解一切毒**母猪屎,水和服之。千金。**搅肠沙痛**用母猪生儿时抛下粪,日干为末,以白汤调服。**口唇生核**猪屎绞汁温服。千金方。**白秃发落**腊月猪屎烧灰敷。肘后。**疔疮入腹**牡猪屎和水绞汁,服三合,立瘥。圣惠方。**十年恶疮**母猪粪烧存性,傅之。外台方。**消蚀恶肉**腊月豮猪粪烧存性一两,雄黄、槟榔各一钱,为末。湿者渗,干者麻油、轻粉调抹。直指方。**脐疽青烂**生于腨胫间,恶水淋漓,经年疮冷,败为深疽青黑,好肉虚肿,百药不瘥,或瘥而复发。先以药蚀去恶肉,后用豭猪屎散,甚效。以猪屎烧研为末,纳疮孔令满,白汁出,吮去更傅。有恶肉,再蚀去乃傅,以平为期,有验。千金方。**男女下疳**母猪粪,黄泥包,煅存性为末。以米泔洗净,搽立效。简便单方。**雀瘘有虫**母猪屎烧灰,以腊月猪膏和敷,当有虫出。千金方。**赤游火丹**母猪屎,水绞汁,服并傅之。外台。

焊猪汤

【主治】 解诸毒虫魇。苏颂。**产后血刺,心痛欲死,温饮一盏。**汪机。**治消渴,滤净饮一碗,勿令病人知。又洗诸疮,良。**时珍。

猪窠中草

【主治】 小儿夜啼,密安席下,勿令母知。日华。

缚猪绳

【主治】 小儿惊啼,发歇不定,用腊月者烧灰,水服少许。藏器。

狗《本经》中品

【释名】 **犬**说文**地羊**。〔时珍曰〕狗,叩也。吠声有节,如叩物也。或云为物苟且,故谓之狗,韩非云蝇营狗苟是矣。卷尾有悬蹄者为犬,犬字象形,故孔子曰:视犬字如画狗。齐人名地羊。俗又讳之以龙、称狗有乌龙、白龙之号。许氏说文云:多毛曰尨,长喙曰猲,音敛,短喙曰猲,音歇,去势曰猗,高四尺曰獒,狂犬曰猘,音折。生一子曰獆、曰獅,音其,二子曰狮,三子曰狘。

【集解】〔时珍曰〕狗类甚多,其用有三:田犬长喙善猎,吠犬短喙善守,食犬体肥供馔。凡本草所用,皆食犬也。犬以三月而生,在畜属木,在卦属艮,在禽应娄星。豺见之跪,虎食之醉,犬食番木鳖则死,物性制伏如此。又辽东有鹰背狗,乃鹰产三卵,一鹰一鹞一犬也。以禽乳兽,古所未闻。详见鹰条。又有老木之精,状如黑狗而无尾,名曰彭侯,可以烹食。无情化有情,精灵之变也。

肉黄犬为上,黑犬、白犬次之。

【气味】 **咸、酸,温,无毒。**反商陆,畏杏仁。同蒜食,损人。同菱食,生癫。〔思邈曰〕白犬合海鮋食,必得恶病。〔时珍曰〕鮋,小鱼也。道家以犬为地厌,不食之。凡犬不可炙食,令人消渴。妊妇食之,令子无声。热病后食之,杀人。服食人忌食。九月勿食犬,伤神。瘦犬有病,猘犬发狂,自死犬有毒,悬蹄犬伤人,赤股而躁者气臊,犬目赤者,并不可食。

【主治】 **安五脏,补绝伤,轻身益气。**别录。**宜肾。**思邈。**补胃气,壮阳**

狗

1939

道,暖腰膝,益气力。日华。补五劳七伤,益阳事,补血脉,厚肠胃,实下焦,填精髓,和五味煮,空心食之。凡食犬不可去血,则力少不益人。孟诜。

【发明】〔弘景曰〕白狗、乌狗入药用。黄狗肉大补虚劳,牡者尤胜。〔大明曰〕黄犬大补益人,余色微补。古言薯蓣凉而能补,犬肉暖而不补。虽有此言,服终有益。但因食秽,不食者众。〔震亨曰〕世言犬能治劳损阳虚之疾,然人病多是阴虚。若阳果虚,其死甚易,亦安能措手哉?〔时珍曰〕脾胃属土,喜暖恶寒。犬性温暖,能治脾胃虚寒之疾。脾胃温和,而腰肾受荫矣。若素常气壮多火之人,则宜忌之。丹溪独指阴虚立说,矫枉过正矣。济生治真阳虚惫诸虚证,有黄犬肉丸,药多不载。

【附方】 旧三,新五。**戊戌酒**大补元气。用黄犬肉一只,煮一伏时,捣如泥,和汁拌炊糯米三斗,入曲如常酿酒。候熟,每旦空心饮之。养老方。**戊戌丸**治男子、妇人一应诸虚不足,骨蒸潮热等证。用黄童子狗一只,去皮毛肠肚同外肾,于砂锅内用酒醋八分,水二升,入地骨皮一斤,前胡、黄芪、肉苁蓉各四两,同煮一日。去药,再煮一夜。去骨,再煮肉如泥,擂滤。入当归末四两,莲肉、苍术末各一斤,厚朴、橘皮末十两,甘草末八两,和杵千下,丸梧子大。每空心盐酒下五七十丸。乾坤秘韫。**脾胃虚冷**腹满刺痛。肥狗肉半斤。以米同盐、豉煮粥,频食一两顿。心镜。**虚寒疟疾**黄狗肉煮臛,入五味,食之。**气水鼓胀**狗肉一斤切,和米煮粥,空腹食之。心镜。**浮肿屎涩**肥狗肉五斤熟蒸,空腹食之。心镜。**卒中恶死**破白狗搨心上,即活。肘后方。**痔漏有虫**钤方用狗肉煮汁,空腹服,能引虫也。危氏用熟犬肉蘸蓝汁,空心食,七日效。

蹄肉

【气味】 酸,平。

【主治】 煮汁,能下乳汁。别录。

血白狗者良。

【气味】 咸,温,无毒。〔弘景曰〕白狗血和白鸡肉、乌鸡肉、白鹅肝、白羊肉、蒲子羹等食,皆病人。〔时珍曰〕黑犬血灌蟹烧之,集鼠。

【主治】 白狗血:治癫疾发作。乌狗血:治产难横生,血上抢心,和酒服之。别录。**补安五脏**。日华。**热饮,治虚劳吐血,又解射罔毒。点眼,治痘疮入目。又治伤寒热病发狂见鬼及鬼击病,辟诸邪魅。**时珍。

【发明】〔时珍曰〕术家以犬为地厌,能禳辟一切邪魅妖术。按史记云秦时杀狗磔四门以御灾,杀白犬血题门以辟不祥,则自古已然矣。又华陀别传云:琅琊有女子,右股病疮,痒而不痛,愈而复作。陀取稻糠色犬一只系马,马走五十里，乃断头向痒处合之。须臾一蛇在皮中动，以钩引出，长三尺许，七日而愈。此亦怪证，取狗之血腥，以引其虫耳。

【附方】 旧二，新四。**热病发狂**伤寒、时气、温病六七日，热极发狂，见鬼欲走。取白狗从背破取血，乘热摊胸上，冷乃去之。此治垂死者亦活。无白犬，但纯色者亦可。肘后方。**鬼击之病**胁腹绞痛，或即吐血、衄血、下血，一名鬼排。白犬头取热血一升，饮之。百一方。**小儿卒痫**刺白犬血一升，含之。并涂身上。葛氏方。**卒得病疮**常时生两脚间。用白犬血涂之，立愈。肘后方。**两脚癣疮**白犬血涂之，立瘥。奇效。**疗疮恶肿**取白犬血频涂之，有效。肘后。

心血

【主治】 心痹心痛。取和蜀椒末，丸梧子大。每服五丸，日五服。时珍。出肘后。

乳汁白犬者良。

【主治】 十年青盲。取白犬生子目未开时乳，频点之。狗子目开即瘥。藏器。**赤秃发落**，频涂甚妙。时珍。

【附方】 新二。**拔白**白犬乳涂之。千金。**断酒**白犬乳，酒服。千金。

脂并脏白犬者良。

【主治】 手足皴皱。入面脂，去黚黵。柔五金。时珍。

脑

【主治】 头风痹，鼻中息肉，下部蜃疮。别录。**猘犬咬伤**，取本犬脑敷之，后不复发。时珍。出肘后。

【附方】 新一。**眉发火瘢**不生者。蒲灰，以正月狗脑和敷，日三，则生。圣惠方。

涎

【主治】 诸骨哽脱肛，及误吞水蛭。时珍。

【附方】 新三。**诸骨哽咽**狗涎频滴骨上，自下。仇远稗史。**大肠脱肛**狗涎抹之，自上也。扶寿精方。**误吞水蛭**以蒸饼半个，绞出狗涎，吃之，连食二三，其物自散。德生堂方。

心

【主治】 忧恚气，除邪。别录。**治风痹鼻衄**，及下部疮，狂犬咬。日华。

肾

【气味】 平，微毒。〔时珍曰〕内则食犬去肾，为不利人也。

【主治】 妇人产后肾劳如疟者。妇人体热用猪肾，体冷用犬肾。藏器。

狗

1941

肝〔时珍曰〕按沈周杂记云：狗肝色如泥土，臭味亦然。故人夜行土上则肝气动，盖相感也。又张华物类志云：以狗肝和土泥灶，令妇妾孝顺。则狗肝应土之说相符矣。

【主治】 肝同心捣，涂狂犬咬。又治脚气攻心，切生，以姜、醋进之，取泄。先泄者勿用。藏器。

【附方】 旧一，新一。**下痢腹痛**狗肝一具切，入米一升煮粥，合五味食。心镜。**心风发狂**黄石散：用狗肝一具批开，以黄丹、消石各一钱半，研匀擦在肝内，用麻缚定，水一升煮熟。细嚼，以本汁送下。杨氏家藏。

胆青犬、白犬者良。

【气味】 苦，平，有小毒。〔敩曰〕鲑鱼插树，立便干枯；狗胆涂之，却还荣盛。

【主治】 明目。本经。〔鼎曰〕上伏日采胆，酒服之。**敷痂疡恶疮**。别录。**疗鼻齆，鼻中息肉**。甄权。**主鼻衄聤耳，止消渴，杀虫除积，能破血。凡血气痛及伤损者，热酒服半个，瘀血尽下**。时珍。**治刀箭疮**。日华。**去肠中脓水。又和通草、桂为丸服，令人隐形**。孟诜

【发明】 〔慎微曰〕按魏志云：河内太守刘勋女病左膝疮痒。华陀视之，用绳系犬后足不得行，断犬腹取胆向疮口，须臾有虫若蛇着疮上出，长三尺，病愈也。

【附方】 旧二，新七。**眼赤涩痒**犬胆汁注目中，效。圣惠。**肝虚目暗**白犬胆一枚，萤火虫二七枚，阴干为末，点之。圣惠。**目中脓水**上伏日采犬胆，酒服之。圣济总录。**聤耳出脓**用狗胆一枚，枯矾一钱，调匀。绵裹塞耳内，三四次即瘥。奇效良方。**拔白换黑**狗胆汁涂之。千金。**血气撮痛**不可忍者。用黑狗胆一个，半干半湿剜开，以篦子排丸绿豆大，蛤粉滚过。每服四十丸，以铁淬酒送下，痛立止。经验方。**反胃吐食**不拘丈夫妇人老少，远年近日。用五灵脂末，黄狗胆汁和，丸龙眼大，每服一丸，好酒半盏磨化服。不过三服，即效。本事。**痞块疳积**五灵脂炒烟尽、真阿魏去砂研等分，用黄雄狗胆汁和，丸黍米大。空心津咽三十丸。忌羊肉、醋、面。简便。**赤白下痢**腊月狗胆一百枚，每枚入黑豆充满，麝香少许。每服一枚，赤以甘草、白以干姜汤送下。奇效良方。

牡狗阴茎

【释名】 狗精。六月上伏日取，阴干百日。别录。

【气味】 咸，平，无毒。〔思邈曰〕酸。

【主治】 **伤中，阴痿不起，令强热大，生子，除女子带下十二疾**。本经。治

绝阳及妇人阴痿。日华。补精髓。孟诜。

阴卵

【主治】 妇人十二疾,烧灰服。苏诜。

皮

【主治】 腰痛,炙热黄狗皮裹之。频用取瘥。烧灰,治诸风。时珍。

【发明】〔时珍曰〕淮南万毕术云:黑犬皮毛烧灰扬之,止天风。则治风之义,有取乎此也。

毛

【主治】 产难。苏恭。颈下毛:主小儿夜啼,绛囊盛,系儿两手。藏器。烧灰汤服一钱,治邪疟。尾:烧灰,敷犬伤。时珍。

【附方】 旧一。汤火伤疮狗毛细翦,以烊胶和毛敷之。痂落即瘥。梅师。

齿

【气味】 平,微毒。

【主治】 癫痫寒热,卒风痱,伏日取之。别录。磨汁,治犬痫。烧研醋和,敷发背及马鞍疮。同人齿烧灰汤服,治痘疮倒陷,有效。时珍。

头骨黄狗者良。

【气味】 甘、酸,平,无毒。

【主治】 金疮止血。别录。烧灰,治久痢、劳痢。和干姜、莨菪炒见烟,为丸,空心白饮服十丸,极效。甄权。烧灰,壮阳止疟。日华。治痈疽恶疮,解颅,女人崩中带下。时珍。颔骨:主小儿诸痫、诸瘘,烧灰酒服。苏恭。

【附方】 旧三,新十。小儿久痢狗头烧灰,白汤服。千金。小儿解颅黄狗头骨炙为末,鸡子白和,涂之。直指。赤白久痢腊月狗头骨一两半,烧灰,紫笋茶末一两,为末。每服二钱,米饮下。圣惠方。赤白带下不止者。狗头烧灰,为末。每酒服一钱,日三服。圣惠。产后血乱奔入四肢,并违堕。以狗头骨灰,酒服二钱,甚效。经验方。打损接骨狗头一个,烧存性为末。热醋调涂,暖卧。卫生易简。附骨疽疮狗头骨烧烟,日熏之。圣惠。痈疽疔毒狗头骨灰、芸薹子等分为末,水和敷之。千金。恶疮不愈狗头骨灰同黄丹末等分,敷之。寿域方。长肉生肌老狗头脑骨瓦炒二两,桑白皮一两,当归二钱半,为末。麻油调敷。直指。鼻中息肉狗头灰方寸匕,苦丁香半钱,研末吹之,即化为水。或同硇砂少许,尤妙。朱氏集验。梦中泄精狗头鼻梁骨烧研,卧时酒服一钱。头风白屑作痒。狗头骨烧灰,淋汁沐之。圣惠方。

骨白狗者良。

【气味】 甘,平,无毒。

【主治】 烧灰,生肌,敷马疮。别录。烧灰,疗诸疮瘘,及妒乳痈肿。弘景。烧灰,补虚,理小儿惊痫客忤。蜀本。煎汁,同米煮粥,补妇人,令有子。藏器。烧灰,米饮日服,治休息久痢。猪脂调,敷鼻中疮。时珍。

【附方】 旧二。产后烦懑不食者。白犬骨烧研,水服方寸匕。千金翼。桃李哽咽狗骨煮汤,摩头上。子母秘录。

屎白狗者良。

【气味】 热,有小毒。丹房镜源云:白狗粪煮铜。

【主治】 疔疮。水绞汁服,治诸毒不可入口者。苏恭。癥疸彻骨痒者,烧灰涂疮,勿令病者知。又和腊猪脂,敷瘘疮肿毒,疗肿出根。藏器。烧灰服,发痘疮倒黡,治霍乱癥积,止心腹痛,解一切毒。时珍。

【发明】 〔时珍曰〕狗屎所治诸病,皆取其解毒之功耳。

【附方】 旧三,新五。小儿霍乱卒起者。用白狗屎一丸,绞汁服之。心痛欲死狗屎炒研,酒服二钱,神效。劳疟瘴疟久不愈。用白狗粪烧灰,发前冷水服二钱。圣惠方。月水不调妇人产后,月水往来,乍多乍少。白狗粪烧末,酒服方寸匕,日三服。千金。鱼肉成癥并治诸毒。用狗粪五升烧末,绵裹,于五升酒中浸二宿,取清,日三服,癥即便出也。外台。漏脯中毒犬屎烧末,酒服方寸匕。肘后。发背痈肿用白犬屎半升,水绞取汁服,以滓敷之,日再。外台。疔疮恶肿牡狗屎五月五日,烧灰涂敷,数易之。又治马鞍疮,神验。圣惠。

屎中粟白狗者良。一名白龙沙。

【主治】 噎膈风病,痘疮倒陷,能解毒也。时珍。

【附方】 新二。噎膈不食黄犬干饿数日,用生粟或米干饲之。俟其下粪,淘洗米粟令净,煮粥,入薤白一握,泡熟去薤,入沉香末二钱食之。永类钤方。痘疮倒黡用白狗或黑狗一只,喂以生粟米。候下屎,取未化米为末,入麝香少许,新汲水服二钱。保幼大全。

屎中骨

【主治】 寒热,小儿惊痫。别录。

羊《本经》中品

校正:别录另出羊乳,今并为一。

【释名】 羖亦作粘。羘音低。羯。〔时珍曰〕说文云:羊字象头角足尾之形。

孔子曰：牛羊之字，以形似也。董子云：羊，祥也。故吉礼用之。牡羊曰羖，曰羝；牝羊曰牂，曰羒，音臧。白曰羒，黑曰羭。多毛曰羖䍤，胡羊曰羖羘，无角曰羳，曰羖。去势曰羯。羊子曰羔，羔五月曰䍩，音宁，六月曰羜，音务，七月曰羍，音达，未卒岁曰挑，音兆。内则谓之柔毛，又曰少牢。古今注谓之长髯主簿云。

【集解】〔别录曰〕羖羊生河西。〔弘景曰〕羊有三四种。入药以青色羖羊为胜，次则乌羊。其羖羘羊及虏中无角羊，止可啖食，为药不及都下者，然其乳、髓则肥好也。〔颂曰〕羊之种类甚多，而羖羊亦有褐色、黑色、白色者。毛长尺余，亦谓之羖䍤羊，北人引大羊以此为羊首，又谓之羊头。〔诜曰〕河西羊最佳，河东羊亦好。若驱至南方，则筋力自劳损，安能补益人？今南方羊多食野草、毒草，故江浙羊少味而发疾。南人食之，即不忧也。惟淮南州郡或有佳者，可亚北羊。北羊至南方一二年，亦不中食，何况于南羊，盖土地使然也。〔宗奭曰〕羖䍤羊出陕西、河东，尤狠健，毛最长而厚，入药最佳。如供食，则不如北地无角白大羊也。又同、华之间有小羊，供馔在诸羊之上。〔时珍曰〕生江南者为吴羊，头身相等而毛短。生秦晋者为夏羊，头小身大而毛长。土人二岁而剪其毛，以为毡物，谓之绵羊。广南英州一种乳羊，食仙茅，极肥，无复血肉之分，食之甚补人。诸羊皆孕四月而生。其目无神，其肠薄而萦曲。在畜属火，故易繁而性热也。在卦属兑，故外柔而内刚也。其性恶湿喜燥，食钩吻而肥，食仙茅而肪，食仙灵脾而淫，食踯躅而死。物理之宜忌，不可测也。契丹以其骨占灼，谓之羊卜，亦有一灵耶？其皮极薄，南番以书字，吴人以画采为灯。

羊肉

【气味】 苦、甘，大热，无毒。〔诜曰〕温。〔颂曰〕本经云甘，素问云苦。盖经以味言，素问以理言。羊性热属火，故配于苦。羊之齿、骨、五脏皆温平，惟肉性大热也。〔时珍曰〕热病及天行病、疟疾病后食之，必发热致危。妊妇食之，令子多热。白羊黑头、黑羊白头、独角者，并有毒，食之生痈。礼曰：羊乱毛而毳者膻。又云：煮羊以杏仁或瓦片则易糜，以胡桃则不膻，以竹䈊则助味。中羊毒者，饮甘草汤则解。铜器煮之，男子损阳，女子暴下。物性之异如此，不可不知。〔汪机曰〕反半夏、菖蒲。同荞面、豆酱食，发痼疾。同醋食，伤人心。

【主治】 暖中，字乳余疾，及头脑大风汗出，虚劳寒冷，补中益气，安心止惊。别录。止痛，利产妇。思邈。治风眩瘦病，丈夫五劳七伤，小儿惊痫。孟诜。开胃健力。日华。

【发明】 〔颂曰〕肉多入汤剂。胡洽方有大羊肉汤，治妇人产后大虚，心腹绞痛厥逆，医家通用大方也。〔宗奭曰〕仲景治寒疝，羊肉汤，服之无不验者，一

羊

1945

妇冬月生产，寒入子户，腹下痛不可按，此寒疝也。医欲投抵当汤。予曰：非其
治也。以仲景羊肉汤减水，二服即愈。〔李杲曰〕羊肉有形之物，能补有形肌肉之
气。故曰补可去弱，人参、羊肉之属。人参补气，羊肉补形。凡味同羊肉者，皆
补血虚，盖阳生则阴长也。〔时珍曰〕按开河记云：隋大总管麻叔谋病风逆，起坐
不得。炀帝命太医令巢元方视之。曰：风入腠理，病在胸臆。须用嫩肥羊蒸熟，
掺药食之，则瘥。如其言，未尽剂而痊。自后每杀羊羔，同杏酪、五味日食数枚。
观此则羊肉补虚之功，益可证矣。

【附方】 旧八，新十六。**羊肉汤**张仲景治寒劳虚羸，及产后心腹疝痛。用
肥羊肉一斤，水一斗，煮汁八升，入当归五两，黄芪八两，生姜六两，煮取二升，
分四服。胡洽方无黄芪，千金方有芍药。金匮要略。**产后厥痛**胡洽大羊肉汤：
治妇人产后大虚，心腹绞痛，厥逆。用羊肉一斤，当归、芍药、甘草各七钱半，用
水一斗煮肉，取七升，入诸药，煮二升服。**产后虚羸**腹痛，冷气不调，及脑中风
汗自出。白羊肉一斤，切治如常，调和食之。心镜。**产后带下**产后中风，绝孕，
带下赤白。用羊肉二斤，香豉、大蒜各三两，水一斗，煮五升，纳酥一升，更煮三
升服。千金方。**崩中垂死**肥羊肉三斤，水二斗，煮一斗三升，入生地黄汁一升，
干姜、当归三两，煮三升，分四服。千金。**补益虚寒**用精羊肉一斤，碎白石英三
两，以肉包之，外用荷叶裹定，于一石米下蒸熟，取出去石英，和葱、姜作小馄饨
子。每日空腹，以冷浆水吞一百枚，甚补益。千金翼。**壮阳益肾**用白羊肉半斤切
生，以蒜、薤食之。三日一度，甚妙。心镜。**五劳七伤**虚冷。用肥羊肉一腿，密
盖煮烂，绞取汁服，并食肉。**骨蒸久冷**羊肉一斤，山药一斤，各烂煮研如泥，下米
煮粥食之。饮膳正要。**骨蒸传尸**用羊肉一拳大，煮熟，皂荚一尺炙，以无灰酒一
升，铜铛内煮三五沸，去滓，入黑饧一两。令病人先啜肉汁，乃服一合，当吐虫如
马尾为效。外台。**虚寒疟疾**羊肉作臛饼，饱食之，更饮酒暖卧取汗。燕国公常见
有验。集验方。**脾虚吐食**羊肉半斤作生，以蒜、薤、酱、豉、五味和拌，空腹食之。
心镜。**虚冷反胃**羊肉去脂作生，以蒜薤空腹食之，立效。外台。**壮胃健脾**羊肉三
斤切，梁米二升同煮，下五味作粥食。饮膳正要。**老人膈痞**不下饮食。用羊肉四
两切，白面六两，橘皮末一分，姜汁搜如常法，入五味作臛食，每日一次，大效。
多能鄙事。**胃寒下痢**羊肉一片，莨菪子末一两和，以绵纳下部，二度瘥。外台
方。**身面浮肿**商陆一升，水二斗，煮取一斗，去滓；羊肉一斤，切，入内煮熟，下
葱、豉、五味调和如臛法，食之。肘后方。**腰痛脚气**木瓜汤：治腰膝痛，脚气。羊
肉一脚，草果五枚，粳米二升，回回豆即胡豆半升，木瓜二斤，取汁，入砂糖四两，
盐少许，煮肉食之。正要。**消渴利水**羊肉一脚，瓠子六枚，姜汁半合，白面二两，

同盐、葱炒食。正要。**损伤青肿**用新羊肉贴之。千金方。**妇人无乳**用羊肉六两，獐肉八两，鼠肉五两，作臛啖之。崔氏。**伤目青肿**羊肉煮熟熨之。圣惠方。**小儿嗜土**买市中羊肉一斤，令人以绳系，于地上拽至家，洗净，炒炙食。或煮汁亦可。姚和众。**头上白秃**羊肉如作脯法，炙香，热搨上，不过数次瘥。肘后方。

头 蹄白羊者良。

【气味】 甘，平，无毒。

〔大明曰〕凉。〔震亨曰〕羊头、蹄肉，性极补水。水肿人食之，百不一愈。

【主治】 **风眩瘦疾，小儿惊痫。**苏恭。**脑热头眩。**日华。**安心止惊，缓中止汗补胃，治丈夫五劳骨热，热病后宜食之，冷病人勿多食。**孟诜。心镜云：已上诸证，并宜白羊头，或蒸或煮，或作脍食。**疗肾虚精竭。**

【附方】 新三。**老人风眩**用白羊头一具，如常治食之。**五劳七伤**白羊头、蹄一具净治，更以稻草烧烟，熏令黄色，水煮半熟，纳胡椒、毕拨、干姜各一两，葱、豉各一升，再煮去药食。日一具，七日即愈。千金。**虚寒腰痛**用羊头、蹄一具，草果四枚，桂一两，姜半斤，哈昔泥一豆许，胡椒煮食。正要。

皮

【主治】 **一切风，及脚中虚风，补虚劳，去毛作羹、臛食。**孟诜。**湿皮卧之，散打伤青肿；干皮烧服，治蛊毒下血。**时珍。

脂青羊者良。

【气味】 甘，热，无毒。丹房镜源云：柔银软铜。

【主治】 生脂：**止下痢脱肛，去风毒，产后腹中绞痛。**思邈。**治鬼疰。**苏颂。胡治方有青羊脂丸。**去游风及黑䵟。**日华。熟脂：**主贼风痿痹飞尸，辟瘟气，止劳痢，润肌肤，杀虫治疮癣。入膏药，透肌肉经络，彻风热毒气。**时珍。

【附方】 新十三。**下痢腹痛**羊脂、阿胶、蜡各二两，黍米二升，煮粥食之。千金。**妊娠下痢**羊脂如棋子大十枚，温酒一升服，日三。千金。**虚劳口干**千金用羊脂一鸡子大，淳酒半升，枣七枚，渍七日食，立愈。外台用羊脂鸡子大，纳半斤酢中一宿，绞汁含之。**卒汗不止**牛、羊脂，温酒频化，服之。外台。**脾横爪赤**煎羊脂摩之。外台。**产后虚羸**令人肥白健壮。羊脂二斤，生地黄汁一斗，姜汁五升，白蜜三升，煎如饴。温酒服一杯，日三。小品。**妇人阴脱**煎羊脂频涂之。广利方。**发背初起**羊脂、猪脂切片，冷水浸贴，热则易之。数日瘥。外台。**牙齿疼䘌**黑殺羊脂、莨菪子等分，入杯中烧烟，张口熏之。千金方。**小儿口疮**羊脂煎薏苡根涂之。活幼心书。**豌豆如疥**赤黑色者。煎青羊脂摩之。千金方。**赤丹如疥**不治杀人。煎青羊脂摩之，数次愈。集验。**误吞钉针**多食猪羊脂，久则自出。

羊

1947

肘后。

血白羊者良。

【气味】 咸,平,无毒。〔时珍曰〕按夏子益奇疾方云:凡猪、羊血久食,则鼻中毛出,昼夜长五寸,渐如绳,痛不可忍,摘去复生。惟用乳石、硇砂等分为丸,临卧服十丸,自落也。

【主治】 女人血虚中风,及产后血闷欲绝者,热饮一升即活。苏恭。**热饮一升,治产后血攻,下胎衣,治卒惊九窍出血,解莽草毒、胡蔓草毒,又解一切丹石毒发。时珍。出延寿诸方。**

【发明】〔时珍曰〕外台云:凡服丹石人,忌食羊血十年,一食前功尽亡。此物能制丹砂、水银、轻粉、生银、硇砂、砒霜、硫黄乳、石钟乳、空青、曾青、云母石、阳起石、孔公蘗等毒。凡觉毒发,刺饮一升即解。又服地黄、何首乌诸补药者,亦忌之。岭表录异言其能解胡蔓草毒。羊血解毒之功用如此,而本草并不言及,诚缺文也。

【附方】 旧二,新五。**衄血一月**不止。刺羊血热饮即瘥。圣惠。**产后血攻**或下血不止,心闷面青,身冷欲绝者。新羊血一盏饮之。三两服妙。梅师。**大便下血**羊血煮熟,拌醋食,最效。吴球便民食疗。**硫黄毒发**气闷。用羊血热服一合效。圣惠方。**食菹吞蛭**蛭唼脏血,肠痛黄瘦。饮热羊血一二升,次早化猪脂一升饮之。蛭即下也。肘后方。**误吞蜈蚣**刺猪、羊血灌之,即吐出。昔有店妇吹火筒中有蜈蚣入腹,店妇仆地,号叫可畏。道人刘复真用此法而愈。三元延寿书。**妊娠胎死**不出,及胞衣不下,产后诸疾狼狈者。刺羊血热饮一小盏,极效。圣惠方。

乳白羖者佳。

【气味】 甘,温,无毒。

【主治】 补寒冷虚乏。别录。润心肺,治消渴。甄权。疗虚劳,益精气,补肺、肾气,和小肠气。合脂作羹,补肾虚,及男女中风。张鼎。利大肠,治小儿惊痫。含之,治口疮。日华。主心卒痛,可温服之。又蚰蜒入耳,灌之即化成水。孟诜。治大人干呕及反胃,小儿哕晼及舌肿,并时时温饮之。时珍。**解蜘蛛咬毒。**〔颂曰〕刘禹锡传信方云:贞元十年,崔员外言:有人为蜘蛛咬,腹大如妊,遍身生丝,其家弃之,乞食。有僧教唼羊乳,未几疾平也。

【发明】〔弘景曰〕牛羊乳实为补润,故北人食之多肥健。〔恭曰〕北人肥健,由不唼咸腥,方土使然,何关饮乳?陶以未达,故屡有此言。〔时珍曰〕方土饮食,两相资之。陶说固偏,苏说亦过。丹溪言反胃人宜时时饮之,取其开胃脘、大肠之燥也。

【附方】 旧一，新二。**小儿口疮**羊乳细滤入含之，数次愈。小品方。**漆疮作痒**羊乳敷之。千金翼。**面黑令白**白羊乳三斤，羊胰三副，和捣。每夜洗净涂之，旦洗去。总录。

脑

【气味】 **有毒。**〔诜曰〕发风病。和酒服，迷人心，成风疾。男子食之，损精气，少子。白羊黑头，食其脑，作肠痈。

【主治】 **入面脂手膏，润皮肤，去䵟䵞，涂损伤、丹瘤、肉刺。**时珍。

【附方】 新二。**发丹如瘤**生绵羊脑，同朴消研，涂之。瑞竹堂方。**足脂肉刺**刺破，以新酒酢和羊脑涂之，一合愈。古今录验。

髓

【气味】 **甘，温，无毒。**

【主治】 **男子女人伤中、阴阳气不足，利血脉，益经气，以酒服之。**别录。**却风热，止毒。久服不损人。**孙思邈。**和酒服，补血。主女人血虚风闷。**孟诜。**润肺气，泽皮毛，灭瘢痕。**时珍。删繁治肺虚毛悴，酥髓汤中用之。

【附方】 新五。**肺痿骨蒸**炼羊脂、炼羊髓各五两煎沸，下炼蜜及生地黄汁各五合，生姜汁一合，不住手搅，微火熬成膏，每日空心温酒调服一匙，或入粥食。饮膳正要。**目中赤翳**白羊髓敷之。千金。**舌上生疮**羊胫骨中髓，和胡粉涂之，妙。圣惠。**白秃头疮**生羊骨髓，调轻粉搽之。先以泔水洗净。一日二次，数日愈。经验方。**痘痂不落**痘疮痂不落。灭瘢方：用羊䯒骨髓炼一两，轻粉一钱，和成膏，涂之。陈文中方。

心

下并也用白牝羊者良。

【气味】 **甘，温，无毒。**〔日华曰〕有孔者杀人。

【主治】 **止忧恚膈气。**别录。**补心。**藏器。

【附方】 新一。**心气郁结**羊心一枚，咱夫兰即回回红花，浸水一盏，入盐少许，徐徐涂心上，炙熟食之，令人心安多喜。正要。

肺

【气味】 **同心。**〔诜曰〕自三月至五月，其中有虫，状如马尾，长二三寸。须去之，不去令人痢下。

【主治】 **补肺，止咳嗽。**别录。**伤中，补不足，去风邪。**思邈。**治渴，止小便数，**同小豆叶煮食之。苏恭。**通肺气，利小便，行水解蛊。**时珍。

【附方】 旧一，新六。**久嗽肺痿作燥。**羊肺汤：用羊肺一具洗净，以杏仁、

羊

柿霜、真豆粉、真酥各一两,白蜜二两,和匀,灌肺中,白水煮食之。葛可久方。**咳嗽上气**积年垂死。用莨菪子炒、熟羊肺切曝等分为末,以七月七日醋拌。每夜服二方寸匕,粥饮下。隔日一服。千金。**水肿尿短**青羖羊肺一具,微煤切曝为末,莨菪子一升,以三年醋渍,捣烂,蜜丸梧子大。食后麦门冬饮服四丸,日三。小便大利,佳。千金。**小便频数**下焦虚冷也。羊肺一具切作羹,入少羊肉,和盐、豉食。不过三具。集验方。**渴利不止**羊肺一具,入少肉和盐、豉作羹食。不过三具愈。普济方。**解中蛊毒**生羊肺一具割开,入雄黄、麝香等分,吞之。济生方。**鼻中息肉**羊肺汤:用干羊肺一具,白术一两,肉苁蓉、通草、干姜、芎劳各二两,为末。食后米饮服五两。千金方。

肾

【气味】 同心。

【主治】 补肾气虚弱,益精髓。别录。补肾虚耳聋阴弱,壮阳益胃,止小便,治虚损盗汗。日华。合脂作羹,疗劳痢甚效。蒜、薤食之一升,疗癥瘕。苏恭。治肾虚消渴。时珍。

【发明】 〔时珍曰〕千金、外台、深师诸方,治肾虚劳损,消渴脚气,有肾沥汤方甚多,皆用羊肾煮汤煎药。盖用为引向,各从其类也。

【附方】 旧三,新六。**下焦虚冷**脚膝无力,阳事不行。用羊肾一枚煮熟,和米粉六两,炼成乳粉,空腹食之,妙。心镜。**肾虚精竭**羊肾一双切,于豉汁中,以五味、米糅作羹、粥食。心镜。**五劳七伤**阳虚无力。经验用羊肾一对,去脂切,肉苁蓉一两,酒浸一夕去皮,和作羹,下葱、盐、五味食。正要治阳气衰败,腰脚疼痛,五劳七伤。用羊肾三对,羊肉半斤,葱白一茎,枸杞叶一斤,同五味煮成汁,下米作粥食之。**虚损劳伤**羊肾一枚,术一升,水一斗,煮九升服,日三。肘后方。**肾虚腰痛**千金用羊肾去膜,阴干为末。酒服二方寸匕,日三。正要治卒腰痛。羊肾一对,咱夫兰一钱,水一盏浸汁,入盐少许,涂抹肾上,徐徐炙熟,空腹食之。**老人肾硬**治老人肾脏虚寒,内肾结硬,虽服补药不入。用羊肾子一对,杜仲长二寸阔一寸一片,同煮熟,空心食之。令人内肾柔软,然后服补药。鸡峰备急方。**胁破肠出**以香油抹手送入,煎人参、枸杞子汁温淋之。吃羊肾粥十日,即愈。危氏。

羊石子即羊外肾也。

【主治】 肾虚精滑。时珍。本事金锁丹用之。

肝青羖羊者良。

【气味】 苦,寒,无毒。〔颂曰〕温。〔弘景曰〕合猪肉及梅子、小豆食,伤人心。〔思邈曰〕合生椒食，伤人五脏，最损小儿。合苦笋食，病青盲。妊妇食之，令子多厄。

【主治】 补肝，治肝风虚热，目赤暗痛，热病后失明，并用子肝七枚，作生食，神效。亦切片水浸贴之。苏恭。解蛊毒。吴瑞。

【发明】〔时珍曰〕按倪维德原机启微集云：羊肝，补肝与肝合，引入肝经。故专治肝经受邪之病。今羊肝丸治目有效，可征。〔汪机曰〕按三元延寿书云：凡治目疾，以青羊肝为佳。有人年八十余，瞳子瞭然，夜读细字。云别无服药，但自小不食畜兽肝耳。或以本草羊肝明目而疑之。盖羊肝明目性也。他肝则否。凡畜兽临杀之时，恣气聚于肝。肝之血不利于目，宜矣。

【附方】旧四，新十一。**目赤热痛**看物如隔纱，宜补肝益睛。用青羊肝一具切洗，和五味食之。心镜。**肝虚目赤**青羊肝，薄切水浸，吞之极效。龙木论。**病后失明**方同上。**小儿赤眼**羊肝切薄片，井水浸贴。普济。**翳膜羞明**有泪，肝经有热也。用青羊子肝一具，竹刀切，和黄连四两，为丸梧子大。食远茶清下七十丸，日三服。忌铁器、猪肉、冷水。医镜。**目病眊眊**以铜器煮青羊肝，用面饼覆器上，钻两孔如人眼大，以目向上熏之。不过三度。千金方。**目病失明**青羖羊肝一斤，去膜切片，入新瓦内炕干，同决明子半升，蓼子一合，炒为末。以白蜜浆服方寸匕，日三。不过三剂，目明。至一年，能夜见文字。食疗。**不能远视**羊肝一具，去膜细切，以葱子一勺，炒为末，以水煮熟，去滓，入米煮粥食。多能鄙事。**青盲内障**白羊子肝一具，黄连一两，熟地黄二两，同捣，丸梧子大。食远茶服七十丸，日三服。崔承元病内障丧明，有人惠此方报德，服之遂明。传信方。**牙疳肿痛**羖羊肝一具煮熟，蘸赤石脂末，任意食之。医林集要。**虚损劳瘦**用新猪脂煎取一升，入葱白一握煎黄，平旦服。至三日，以枸杞一斤，水三斗煮汁，入羊肝一具，羊脊膂肉一条，曲末半斤，着葱、豉作羹食。千金方。**病后呕逆**天行病后呕逆，食即反出。用青羊肝作生淡食，不过三度，食不出矣。外台。**休息痢疾**五十日以上，一二年不瘥，变成痔，下如泔淀者。用生羊肝一具切丝，入三年醋中吞之。心闷则止，不闷更服。一日勿食物。或以姜薤同食亦可。不过二三具。外台。**小儿痫疾**青羊肝一具，薄切水洗，和五味、酱食之。**妇人阴䘌作痒**。羊肝纳入引虫。集简方。

胆青羖羊者良。

【气味】 苦，寒，无毒。

【主治】 青盲，明目。别录。点赤障、白翳、风泪眼，解蛊毒。甄权。疗疳湿时行热熛疮，和醋服之，良。苏恭。治诸疮，能生人身血脉。思邈。同蜜蒸九

羊

次,点赤风眼,有效。朱震亨。

【发明】〔时珍曰〕肝开窍于目,胆汁减则目暗。目者,肝之外候,胆之精华也。故诸胆皆治目病。夷坚志载:二百味草花膏治烂弦风赤眼,流泪不可近光,及一切暴赤目疾。用羖羊胆一枚,入蜂蜜于内蒸之,候干研为膏。每含少许,并点之。一日泪止,二日肿消,三日痛定。盖羊食百草,蜂采百花,故有二百花草之名。又张三丰真人碧云膏:腊月取羖羊胆十余枚,以蜜装满,纸套笼住,悬檐下,待霜出扫下,点之神效也。

【附方】旧三,新四。**病后失明**羊胆点之,日二次。肘后。**大便秘塞**羊胆汁灌入即通。千金。**目为物伤**羊胆二枚,鸡胆三枚,鲤鱼胆二枚,和匀,日日点之。圣惠方。**面黑皯疱**殺羊胆、牛胆各一个,淳酒三升,煮三沸,夜夜涂之。肘后。**产妇面黜**产妇面如雀卵色。以羊胆、猪胰、细辛等分,煎三沸。夜涂,且以浆水洗之。录验。**代脂作痛**崔氏云:代指乃五脏热注而然。刺热汤中七度,刺冷水中,三度,即以羊胆涂之,立愈甚效。外台方。**小儿疳疮**羊胆二枚,和酱汁灌下部。外台。

胃一名羊膍胵。

【气味】**甘,温,无毒**。〔思邈曰〕羊肚和饭饮久食,令人多唾清水,成反胃,作噎病。

【主治】**胃反,止虚汗,治虚羸,小便数,作羹食,三五瘥**。孟诜。

【附方】旧一,新六。**久病虚羸**不生肌肉,水气在胁下,不能饮食,四肢烦热者。用羊胃一枚,白术一升,切,水二斗,煮九升,分九服,日三。不过三剂瘥。张文仲方。**补中益气**羊肚一枚,羊肾四枚,地黄三两,干姜、昆布、地骨皮各二两,白术、桂心、人参、厚朴、海藻各一两五钱,甘草、秦椒各六钱,为末,同肾入肚中,缝合蒸熟,捣烂晒为末。酒服方寸匕。千金。**中风虚弱**羊肚一具,粳米二合,和椒、姜、豉、葱作羹食之。正要。**胃虚消渴**羊肚烂煮,空腹食之。古今录验。**下虚尿床**羊肚盛水令满,煮熟,空腹食,四五顿瘥。千金。**项下瘰疬**用羊膍胵烧灰,香油调敷。**蛇伤手肿**新剥羊肚一个,带粪,割一口,将手入浸,即时痛止肿消。集要。

胇

【主治】**下虚遗溺。以水盛入,炙熟,空腹食之,四五次愈**。孙思邈。

胰白羊者良。

【主治】**润肺燥,诸疮疡。入面脂,去皯𪏈,泽肌肤,灭瘢痕**。时珍。

【附方】新三。**远年咳嗽**羊胰三具,大枣百枚,酒五升,渍七日,饮之。肘后方。**妇人带下**羊胰一具，以酢洗净，空心食之，不过三次。忌鱼肉滑物，犯之即死。外台。**痘疮瘢痕**羊胰二具，羊乳一升，甘草末二两，和匀涂之。明旦，以猪蹄汤洗去。千金。

舌

【主治】 **补中益气**。正要。用羊舌二枚，羊皮二具，羊肾四枚，蘑菰、糟姜，作羹、肉汁食之。

靥即会咽也。

【气味】 **甘、淡，温，无毒。**

【主治】 **气瘿。** 时珍。

【发明】 〔时珍曰〕按古方治瘿多用猪、羊靥，亦述类之义，故王荆公瘿诗有内疗烦羊靥之句。然瘿有五：气、血、肉、筋、石也。夫靥属肺，肺司气。故气瘿之证，服之或效。他瘿恐亦少力。

【附方】 旧一，新二。**项下气瘿**外台：用羊靥一具，去脂酒浸，炙熟含之咽汁。日一具，七日瘥。千金用羊靥七枚阴干，海藻、干姜各二两，桂心、昆布、逆流水边柳须各一两，为末，蜜丸芡子大。每含一丸，咽津。杂病治例用羊靥、猪靥各二枚，昆布、海藻、海带各二钱洗焙，牛蒡子炒四钱，上为末，捣二靥和丸弹子大。每服一丸，含化咽汁。

睛

【主治】 **目赤及翳膜**。曝干为末，点之。时珍。出千金。熟羊眼中白珠二枚，于细石上和枣核磨汁，点目翳羞明，频用三四日瘥。孟诜。

【发明】 〔时珍曰〕羊眼无瞳，其睛不应治目，岂以其神藏于内耶？

筋

【主治】 **尘物入目**，熟嚼纳眦中，仰卧即出。千金翼。

羖羊角青色者良。

【气味】 **咸，温，无毒。**〔别录曰〕苦，微寒。取之无时。勿使中湿，湿即有毒。〔甄权曰〕大寒。兔丝为之使。镜源云：羖羊角灰缩贺。贺，锡也。出贺州。

【主治】 **青盲，明目，止惊悸寒泄**。久服，安心益气轻身。杀疥虫。入山烧之，辟恶鬼虎狼。本经。**疗百节中结气，风头痛，及蛊毒吐血，妇人产后余痛**。别录。**烧之，辟蛇。灰治漏下，退热，主山障溪毒。** 日华。

【附方】 旧三，新七。**风疾恍惚心烦腹痛**，或时闷绝复苏。以青羖羊角屑，微炒为末，无时温酒服一钱。圣惠。**气逆烦满**水羊角烧研，水服方寸匕。普济方。**吐血喘咳**青羖羊角炙焦二枚，桂末二两，为末。每服一匕，糯米饮下，日三

羊

1953

服。同上。**产后寒热心闷极胀百病。**羖羊角烧末，酒服方寸匕。子母秘录。**水泄多时**羖羊角一枚，白矾末填满，烧存性为末。每新汲水服二钱。圣惠方。**小儿痫疾**羖羊角烧存性，以酒服少许。普济。**赤秃发落**羖羊角、牛角烧灰等分，猪脂调敷。普济。**赤瘢瘰子**身面卒得赤瘢，或瘰子肿起，不治杀人。羖羊角烧灰，鸡子清和涂，甚妙。肘后。**打扑伤痛**羊角灰，以沙糖水拌，瓦焙焦为末。每热酒下二钱，仍揉痛处。简便。**脚气疼痛**羊角一副，烧过为末，热酒调涂，以帛裹之，取汗，永不发也。

齿三月三日取之。

【气味】 温。

【主治】 小儿羊痫寒热。别录。

头骨已下并用羖羊者良。

【气味】 甘，平，无毒。〔时珍曰〕按张景阳七命云：耶溪之铤，赤山之精。销以羊骨，镤以锻成。注云：羊头骨能消铁也。

【主治】 风眩瘦疾，小儿惊痫。苏恭。

脊骨

【气味】 甘，热，无毒。

【主治】 虚劳寒中羸瘦。别录。补肾虚，通督脉，治腰痛下痢。时珍。

【附方】 旧一，新八。**老人胃弱**羊脊骨一具捶碎，水五升，煎取汁二升，入青粱米四合，煮粥常食。食治方。**老人虚弱**白羊脊骨一具剉碎，水煮取汁，枸杞根剉一斗，水五斗，煮汁一斗五升，合汁同骨煮至五升，去骨，瓷盒盛之。每以一合，和温酒一盏调服。多能鄙事。**肾虚腰痛**心镜用羊脊骨一具，捶碎煮，和蒜薤食，饮少酒妙。正要用羊脊骨一具捶碎，肉苁蓉一两，草果五枚，水煮汁，下葱、酱作羹食。**肾虚耳聋**羖羊脊骨一具炙研，磁石煅醋淬七次、白术、黄芪、干姜炮、白茯苓各一两，桂三分，为末。每服五钱，水煎服。普济。**虚劳白浊**羊骨为末，酒服方寸匕，日三。千金。**小便膏淋**羊骨烧研，榆白皮煎汤，服二钱。圣惠方。**洞注下痢**羊骨灰，水服方寸匕。千金方。**痔疮成漏**脓水不止。用羊羔儿骨，盐泥固济，煅过研末五钱，入麝香、雄黄末各一钱，填疮口。三日外必合。总微论。

尾骨

【主治】 益肾明目，补下焦虚冷。正要。

【附方】 新一。**虚损昏聋**大羊尾骨一条，水五碗，煮减半，入葱白五茎，荆芥一握，陈皮一两，面三两，煮熟，取汁搜面作索饼，同羊肉四两煮熟，和五味食。多能鄙事。

胫骨音行。亦作骱，又名骱骨，胡人名颇儿必。入药煅存性用。

【气味】 甘，温，无毒。〔诜曰〕性热，有宿热人勿食。镜源云：羊骱骨伏硇。

【主治】 **虚冷劳。**孟诜。**脾弱，肾虚不能摄精，白浊，除湿热，健腰脚，固牙齿，去黯黵，治误吞铜钱。**时珍。

【发明】 〔杲曰〕齿者骨之余，肾之标。故牙疼用羊胫骨以补之。〔时珍曰〕羊胫骨灰可以磨镜，羊头骨可以消铁，故误吞铜铁者用之，取其相制也。按张景阳七命云：耶溪之铤，赤山之精。消以羊骨，镆以锻成。注云：羊头骨能消铁也。又名医录云：汉上张成忠女七八岁，误吞金锁子一只，胸膈痛不可忍，忧惶无措。一银匠炒末药三钱，米饮服之，次早大便取下。叩求其方，乃羊胫灰一物耳。谈野翁亦有此方，皆巧哲格物究理之妙也。

【附方】 新十一。**擦牙固齿**食鉴用火煅羊胫骨为末，入飞盐二钱，同研匀，日用。又方：烧白羊胫骨灰一两，升麻一两，黄连五钱，为末，日用。濒湖方：用羊胫骨烧过、香附子烧黑各一两，青盐煅过、生地黄烧黑各五钱，研用。**湿热牙疼**用羊胫骨灰二钱，白芷、当归、牙皂、青盐各一钱，为末，擦之。东垣方。**脾虚白浊**过虑伤脾，脾不能摄精，遂成此疾。以羊胫骨灰一两，姜制厚朴末二两，面糊丸梧子大。米饮下百丸，日二服。一加茯苓一两半。济生方。**虚劳瘦弱**用颇儿必四十枚，以水一升，熬减大半，去滓及油，待凝任食。正要。**筋骨挛痛**用羊胫骨，酒浸服之。**月水不断**羊前左脚胫骨一条，纸裹泥封令干，煅赤，入棕榈灰等分。每服一钱，温酒服之。**黯黵丑陋**治人面体黧黑，皮厚状丑。用羖羊胫骨为末，鸡子白和敷，旦以白粱米泔洗之。三日如素，神效。肘后。**误吞铜钱**羊胫骨烧灰，以煮稀粥食，神效。谈野翁方。**咽喉骨哽**羊胫骨灰，米饮服一钱。圣惠。

悬蹄

毛

【主治】 转筋，醋煮裹脚。孟诜。又见毡。

须羖羊者良。

【主治】 小儿口疮，蟆螋尿疮，烧灰和油敷。时珍。出广济。

【附方】 新二。**香瓣疮**生面上耳边，浸淫水出，久不愈。用羖羊须、荆芥、干枣肉各二钱，烧存性，入轻粉半钱。每洗拭，清油调搽。二三次必愈。圣惠方。**口吻疮**方同上。

溺

【主治】 伤寒热毒攻手足，肿痛欲断。以一升，和盐、豉捣，渍之。李时珍。

屎青羖羊者良。

羊

【气味】 苦,平,无毒。〔时珍曰〕制粉霜。

【主治】 燔之,主小儿泄痢,肠鸣惊痫。别录。烧灰,理聤耳,并署竹刺入肉,治箭镞不出。日华。烧灰淋汁沐头,不过十度,即生发长黑。和雁肪涂头亦良。藏器。〔颂曰〕屎纳鲫鱼腹中,瓦缶固济,烧灰涂发,易生而黑,甚效。煮汤灌下部,治大人小儿腹中诸疾,疳、湿,大小便不通。烧烟熏鼻,治中恶心腹刺痛,亦熏诸疮中毒、痔瘘等。治骨蒸弥良。苏恭。

【附方】 旧五,新十六。**疳痢欲死**新羊屎一升,水一升,渍一夜,绞汁顿服,日午乃食。极重者,不过三服。总录。**呕逆酸水**羊屎十枚,酒二合,煎一合,顿服。未定,更服之。兵部手集。**反胃呕食**羊粪五钱,童子小便一大盏,煎六分,去滓,分三服。圣惠。**小儿流涎**白羊屎频纳口中。千金。**心气疼痛**不问远近。以山羊粪七枚,油头发一团,烧灰酒服。永断根。孙氏集效方。**妊娠热病**青羊屎研烂涂脐,以安胎气。外台秘要。**伤寒肢痛**手足疼欲脱。取羊屎煮汁渍之,瘥乃止。或和猪膏涂之,亦佳。外台。**时疾阴肿**囊及茎皆热肿。以羊屎、黄檗煮汁洗之。外台。**疔疮恶肿**青羊屎一升,水二升,渍少时,煮沸,绞汁一升,顿服。广济方。**里外臁疮**羊屎烧存性,研末,入轻粉涂之。集要。**痘风疮证**羊屎烧灰,清油调,敷之。全幼心鉴。**小儿头疮**羊粪煎汤洗净,仍以羊粪烧灰,同屋上悬煤,清油调涂。普济。**头风白屑**乌羊粪煎汁洗之。圣惠。**发毛黄赤**羊屎烧灰,和腊猪脂涂之,日三夜一,取黑乃止。圣惠方。**木刺入肉**干羊屎烧灰,猪脂和涂,不觉自出。千金。**箭镞入肉**方同上。**反花恶疮**鲫鱼一个去肠,以羯羊屎填满,烧存性。先以米泔洗过,搽之。**瘰疬已破**羊屎烧五钱,杏仁烧五钱,研末,猪骨髓调搽。海上。**湿癣浸淫**新羊屎绞汁涂之。干者烧烟熏之。圣济总录。**雷头风病**羊屎焙研,酒服二钱。普济方。**慢脾惊风**活脾散:用羊屎二十一个,炮,丁香一百粒,胡椒五十粒,为末。每服半钱,用六年东日照处壁土煎汤调下。圣济录。

羊胲子乃羊腹内草积块也。

【主治】 翻胃。煅存性,每一斤入枣肉、平胃散末一半,和匀。每服一钱,空心沸汤调下。叶氏摘玄。

【附录】 **大尾羊** 〔时珍曰〕羊尾皆短,而哈密及大食诸番有大尾羊。细毛薄皮,尾上旁广,重一二十斤,行则以车载之。唐书谓之灵羊,云可疗毒。

胡羊 方国志云:大食国出胡羊。高三尺余,其尾如扇。每岁春月割取脂,再缝合之,不取则胀死。叶盛水东日记云:庄浪卫近雪山,有饕羊。土人岁取其脂,不久复满。

洮羊 出临洮诸地,大者重百斤。郭义恭广志云:西域驴羊,大如驴。即此类也。

羖羊 此思切。出西北地，其皮蹄可以割漆。

封羊 其背有肉封如驼，出凉州郡县，亦呼为驼羊。

地生羊 出西域。刘郁出使西域记：以羊脐种于土中，溉以水，闻雷而生，脐与地连。及长，惊以木声，脐乃断，便能行啮草。至秋可食，脐内复有种，名垄种羊。段公路北户录云：大秦国有地生羊，其羔生土中，国人筑墙围之。脐与地连，割之则死。但走马击鼓以骇之，惊鸣脐绝，便逐水草。吴策渊颖集云：西域地生羊，以胫骨种土中，闻雷声，则羊子从骨中生。走马惊之，则脐脱也。其皮可为褥。一云：漠北人种羊角而生，大如兔而肥美。三说稍异，未知果种何物也。当以刘说为是，然亦神矣。造化之妙，微哉。

羵羊 土之精也，其肝土也，有雌雄，不食，季桓子曾掘土得之。又千岁树精，亦为青羊。

黄羊《纲目》

【释名】 羳羊音烦。茧耳羊。〔时珍曰〕羊腹带黄，故名。或云幼稚曰黄，此羊肥小故也。尔雅谓之羳，出西番也。其耳甚小，西人谓之茧耳。

【集解】 〔时珍曰〕黄羊出关西、西番及桂林诸处。有四种，状与羊同，但低小细肋，腹下带黄色，角似殺羊，喜卧沙地。生沙漠，能走善卧，独居而尾黑者，名黑尾黄羊。生野草内，或群至数十者，名曰黄羊。生临洮诸处，甚大而尾似獐、鹿者，名洮羊。其皮皆可为衾褥。出南方桂林者，则深褐色，黑脊白斑，与鹿相近也。

肉
【气味】 甘，温，无毒。正要云：煮汤少味。脑不可食。
【主治】 补中益气，治劳伤虚寒。时珍。

髓
【主治】 补益功同羊髓。正要。

牛《本经》中品

校正： 别录上品牛乳，拾遗犊脐屎，今并为一。
【释名】 〔时珍曰〕按许慎云：牛，件也。牛为大牲，可以件事分理也。其文象角头三、封及尾之形。周礼谓之大牢。牢乃豢畜之室，牛牢大，羊牢小，故皆得牢名。内则谓之一元大武。元，头也。武，足迹也。牛肥则迹大。犹史记称牛为四蹄，今人称牛为一头之义。梵书谓之瞿摩帝。牛之牡者曰牯，曰特，曰牨，曰犕；牝者曰牸，曰牯。南牛曰㹀，北牛曰㹴。纯色曰牺，黑曰㹩，白曰牻，赤曰牮，驳曰犁。去势曰犍，又曰犗。无角曰牠。子曰犊，生二岁曰㸬，三岁曰犙，四岁曰牭，五岁曰㸤，六岁曰犌。

【集解】〔藏器曰〕牛有数种，本经不言黄牛、乌牛、水牛，但言牛尔。南人以水牛为牛，北人以黄牛、乌牛为牛。牛种既殊，入用当别。〔时珍曰〕牛有㹴牛、水牛二种。㹴牛小而水牛大。㹴牛有黄、黑、赤、白、驳杂数色。水牛色青苍，大腹锐头，其状类猪，角若担矛，能与虎斗，亦有白色者，郁林人谓之周留牛。又广南有犦牛，即果下牛，形最卑小，尔雅谓之犩牛，王会篇谓之纨牛是也。牛齿有下无上，察其齿而知其年，三岁二齿，四岁四齿，五岁六齿，六岁以后，每年接脊骨一节也。牛耳聋，其听以鼻。牛瞳竖而不横。其声曰牟，项垂曰胡，蹄肉曰䏶，百叶曰膍，角胎曰䚡，鼻木曰牶，嚼草复出曰齝，腹草未化曰圣齑。牛在畜属土，在卦属坤，土缓而和，其性顺也。造化权舆云：乾阳为马，坤阴为牛，故马蹄圆，牛蹄坼。马病则卧，阴胜也；牛病则立，阳胜也。马起先前足，卧先后足，从阳也；牛起先后足，卧先前足，从阴也。独以乾健坤顺为说，盖知其一而已。

黄牛肉

【气味】 甘，温，无毒。〔弘景曰〕㹴牛惟胜，青牛为良，水牛惟可充食。〔日华曰〕黄牛肉微毒，食之发药毒动病，不如水牛。〔诜曰〕黄牛动病，黑牛尤不可食。牛者稼穑之资，不可多杀。若自死者，血脉已绝，骨髓已竭，不可食之。〔藏器曰〕牛病死者，发痼疾疮癣，令人洞下痃病。黑牛白头者不可食。独肝者有大毒，令人痢血至死。北人牛瘦，多以蛇从鼻灌之，故肝独也。水牛则无之。〔时珍曰〕张仲景云：啖蛇牛，毛发向后顺者是也。人乳可解其毒。内则云：牛夜鸣则痻，臭不可食。病死者有大毒，令人生疔暴亡。食经云：牛自死、白首者食之杀人。疥牛食之发痒。黄牛、水牛肉，合猪肉及黍米酒食，并生寸白虫；合韭、薤食，令人热病；合生姜食，损齿。煮牛肉，入杏仁、芦叶易烂，相宜。〔诜曰〕恶马食牛肉即驯，亦物性也。

【主治】 安中益气，养脾胃。别录。补益腰脚，止消渴及唾涎。孙思邈。

【发明】〔时珍曰〕韩愗言：牛肉补气，与黄芪同功。观丹溪朱氏倒仓法论而引申触类，则牛之补土，可心解矣。今天下日用之物，虽严法不能禁，亦因肉甘而补，皮角有用也。朱震亨倒仓论曰：肠胃为积谷之室，故谓之仓。倒者，推陈以致新也。胃属土，受物而不能自运。七情五味，有伤中宫，停痰积血，互相缠纠。发为瘫痪，为劳瘵，为蛊胀，成形成质，为窠为臼，以生百病而中宫怂和，自非丸散所能去也。此方出自西域异人。其法：用黄肥牡牛肉二十斤，长流水煮成糜，去滓滤取液，再熬成琥珀色收之。每饮一钟，随饮至数十钟，寒月温饮。病在上则令吐，在下则令利，在中则令吐而利，在人活变。吐利后渴，即服其小便一二碗，亦可荡涤余垢。睡二日，乃食淡粥。养半月，即精神强健，沉疴悉亡也。须五年忌牛肉。盖牛，坤土也。黄，土色也。以顺德配乾牡之用也。肉者胃之药也，熟而为液，无形之物也。故能由肠胃而透肌肤，毛窍爪甲，无所不到。在表者因吐而得汗，在清道者自吐而去，在浊道者自利而除。有如洪水泛涨，陈莝顺流而去，益然焕然，润泽枯槁，而有精爽之乐也。〔王纶云〕牛肉本补脾胃之物，非吐下药也，特饮之既满而溢尔。借补为泻，故病去而胃得补，亦奇法也。但病非肠胃者，似难施之。

【附方】 新五。**小刀圭**〔韩飞霞曰〕凡一切虚病，皆可服之。用小牛犊儿未交感者一只，腊月初八日或戊己日杀之，去血烊毛洗净，同脏腑不遗分寸，大铜锅煮之。每十斤，入黄芪十两，人参四两，茯苓六两，官桂、良姜各五钱，陈皮三两，甘草、蜀椒各二两，食盐二两，淳酒二斗同煮，水以八分为率，文火煮至如泥，其骨皆捶碎，并滤取稠汁。待冷以瓮盛之，埋于土内，露出瓮面。凡饮食中，皆任意食之，或以酒调服更妙。肥犬及鹿，皆可依此法作之。**返本丸**补诸虚百损。用黄犍牛肉去筋膜切片，河水洗数遍，仍浸一夜，次日再洗三遍，水清为度。用无灰好酒同入坛内，重泥封固，桑柴文武火煮一昼夜，取出如黄沙为佳，焦黑无用，焙干为末听用。山药盐炒过、莲肉去心盐炒过，并去盐、白茯苓、小茴香炒各四两，为末。每牛肉半斤，入药末一斤，以红枣蒸熟去皮和捣，丸梧子大。每空心酒下五十丸，日三服。乾坤生意。**腹中痞积**牛肉四两切片，以风化石灰一钱擦上，蒸熟食。常食痞积自下。经验秘方。**腹中癖积**黄牛肉一斤，恒山三钱，同煮熟。食肉饮汁，癖必自消，甚效。笔峰杂兴。**牛皮风癣**每五更炙牛肉一片食，以酒调轻粉敷方。直指方。

水牛肉

【气味】 甘，平，无毒。〔日华曰〕冷，微毒。宜忌同黄牛。

【主治】 消渴，止哕泄，安中益气，养脾胃。别录。补虚壮健，强筋骨，消水肿，除湿气。藏器。

【附方】 旧二，新一。**水肿尿涩**牛肉一斤熟蒸，以姜、醋空心食之。心镜。**手足肿痛**伤寒时气，毒攻手足，肿痛欲断，牛肉裹之，肿消痛止。范汪方。**白虎**

牛

风痛寒热发歇，骨节微肿。用水牛肉脯一两，炙黄，燕窠土、伏龙肝、飞罗面各二两，吡黄一钱，为末。每以少许，新汲水和作弹丸大，于痛处摩之。痛止，即取药抛于热油铛中。圣惠。

头蹄水牛者良。

【气味】 凉。食经云：患冷人勿食蹄中巨筋。多食令人生肉刺。

【主治】 下热风。孟诜。

【附方】 旧一。**水肿**胀满，小便涩者。用水牛蹄一具去毛，煮汁用羹，切食之。或以水牛尾一条，切作腊食。或煮食亦佳。食医心镜。

鼻水牛者良。

【主治】 消渴，同石燕煮汁服。藏器。治妇人无乳，作羹食之，不过两日，乳下无限，气壮人尤效。孟诜。疗口眼㖞斜。不拘干湿者，以火炙热，于不患处一边熨之，即渐正。宗奭。

皮水牛者良。

【主治】 水气浮肿、小便涩少。以皮蒸熟，切入豉汁食之。心镜。**熬胶最良**。详阿胶。

乳

【气味】 甘，微寒，无毒。〔弘景曰〕牸牛乳佳。〔恭曰〕牸牛乳性平，生饮令人利，热饮令人口干，温可也。水牛乳作酪，浓厚胜牸牛，造石蜜须之。〔藏器曰〕黑牛乳胜黄牛。凡服乳，必煮一二沸，停冷啜之，热食即壅。不欲顿服，与酸物相反，令人腹中癥结，患冷气人忌之。合生鱼食，作瘕。〔时珍曰〕凡取，以物撞之则易得。余详乳酪下。制秦艽、不灰木。

【主治】 补虚羸，止渴。别录。养心肺，解热毒，润皮肤。日华。冷补，下热气。和蒜煎沸食，去冷气痃癖。藏器。患热风人宜食之。孟诜。老人煮食有益。入姜、葱，止小儿吐乳，补劳。思邈。治反胃热哕，补益劳损，润大肠，治气痢，除疸黄，老人煮粥甚宜。时珍。

【发明】 〔震亨曰〕反胃噎膈，大便燥结，宜牛、羊乳时时咽之，并服四物汤为上策。不可用人乳，人乳有饮食之毒，七情之火也。〔时珍曰〕乳煎荜茇，治痢有效。盖一寒一热，能和阴阳耳。按独异志云：唐太宗苦气痢，众医不效，下诏访问。金吾长张宝藏曾困此疾，即具疏以乳煎荜茇方上，服之立愈。宣下宰臣与五品官。魏征难之，逾月不拟。上疾复发，复进之又平。因问左右曰：进方人有功，未见除授何也。征惧曰：未知文武二吏。上怒曰：治得宰相，不妨授三品，我岂不及汝耶？即命与三品文官，授鸿胪寺卿。其方用牛乳半斤，荜茇三钱，同煎减半,空腹顿服。

【附方】 旧三,新八。**风热毒气**煎过牛乳一升,生牛乳一升,和匀。空腹服之,日三服。千金方。**小儿热哕**牛乳二合,姜汁一合,银器文火煎五六沸,量儿与服之。**下虚消渴**心脾中热,下焦虚冷,小便多者。牛羊乳,每饮三四合。广利方。**病后虚弱**取七岁以下、五岁以上黄牛乳一升,水四升,煎取一升,稍稍饮,至十日止。外台方。**补益劳损**千金翼崔尚书方:钟乳粉一两,袋盛,以牛乳一升,煎减三分之一,去袋饮乳,日三。又方:白石英末三斤和黑豆,与十岁以上生犊牸牛食,每日与一两。七日取牛乳,或热服一升,或作粥食。其粪以种菜食。百无所忌,能润脏腑,泽肌肉,令人壮健。**脚气痹弱**牛乳五升,硫黄三两,煎取三升,每服三合。羊乳亦可。或以牛乳五合,煎调硫黄末一两服,取汗尤良。肘后。**肉人怪病**人顶生疮五色,如樱桃状,破则自顶分裂,连皮剥脱至足,名曰肉人。常饮牛乳自消。夏子益奇疾方。**重舌出涎**特牛乳饮之。圣惠。**蚰蜒入耳**牛乳少少滴入即出。若入腹者,饮一二升即化为水。圣惠方。**蜘蛛疮毒**牛乳饮之良。生生编。

血

【气味】 咸,平,无毒。

【主治】 解毒利肠,治金疮折伤垂死,又下水蛭。煮拌醋食,治血痢便血。时珍。

【发明】 〔时珍曰〕按元史云:布智儿从太祖征回回,身中数矢,血流满体,闷仆几绝。太祖命取一牛剖其腹,纳之牛腹中,浸热血中,移时遂苏。又云:李庭从伯颜攻郢州,炮伤左胁,矢贯于胸,几绝。伯颜命剖水牛腹纳其中,良久而苏。何孟春云:予在职方时,问各边将无知此术者,非读元史弗知也。故书于此,以备缓急。

【附方】 新一。**误吞水蛭**肠痛黄瘦。牛血热饮一二升,次早化猪脂一升饮之,即下出也。肘后。

脂黄牛者良,炼过用。

【气味】 甘、温,微毒。多食发痼疾、疮疡。镜源云:牛脂软铜。

【主治】 诸疮疥癣白秃,亦入面脂。时珍。

【附方】 新五。**消渴不止**栝楼根煎:用生栝楼根切十片,以水三斗,煮至一斗,滤净,入炼净黄牛脂一合,慢火熬成膏,瓶收。每酒服一杯,日三。总录。**腋下胡臭**牛脂和胡粉涂之,三度永瘥。姚氏。**食物入鼻**介介作痛不出。用牛脂一枣大,纳鼻中吸入,脂消则物随出也。外台方。**走精黄病**面目俱黄,多睡,舌紫,

牛

甚面裂,若爪甲黑者死。用豉半两,牛脂一两,煮过,绵裹烙舌,去黑皮一重,浓煎豉饮之。三十六黄方。

髓黑牛、黄牛、牮牛者良,炼过用。

【气味】 甘,温,无毒。

【主治】 补中,填骨髓。久服增年。本经。安五脏,平三焦,续绝伤,益气力。止泄利,去消渴,皆以清酒暖服之。别录。平胃气,通十二经脉。思邈。治瘦病,以黑牛髓、地黄汁、白蜜等分,煎服。孟诜。润肺补肾,泽肌悦面,理折伤,擦损痛,甚妙。时珍。

【附方】 新三。补精润肺壮阳助胃。用炼牛髓四两,胡桃肉四两,杏仁泥四两,山药末半斤,炼蜜一斤,同捣成膏,以瓶盛汤煮一日。每服一匙,空心服之。瑞竹方。劳损风湿陆抗膏:用牛髓、羊牛脂各二升,白蜜、姜汁、酥各三升,煎三上三下,令成膏。随意以温酒和服之。经心录。手足皲裂牛髓敷之。

脑水牛、黄牛者良。

【气味】 甘,温,微毒。〔心镜曰〕牛热病死者,勿食其脑,令生肠痈。

【主治】 风眩消渴。苏恭。脾积痞气。润皲裂,入面脂用。时珍。

【附方】 新四。吐血咯血五劳七伤。用水牛脑一枚,涂纸上阴干。杏仁煮去皮、胡桃仁、白蜜各一斤,香油四两,同熬干为末。每空心烧酒服二钱匕。乾坤秘韫。偏正头风不拘远近,诸药不效者,如神。用白芷、芎劳各三钱,为细末。以黄牛脑子搽末在上,瓷器内加酒顿熟,乘热食之,尽量一醉。醒则其病如失,甚验。保寿堂方。脾积痞气牛脑丸:治男妇脾积痞病,大有神效。黄牮牛脑子一个,去皮筋,擂烂,皮消末一斤,蒸饼六个,晒研,和匀,糊丸梧子大。每服三十丸,空心好酒下,日三服。百日有验。圣济总录。气积成块牛脑散:用牛脑子一个,去筋,雄鸡肫一个,连黄,并以好酒浸一宿,捣烂,入木香、沉香、砂仁各三两,皮消一碗,杵千下,入生铜锅内,文武火焙干为末,入轻粉三钱,令匀。每服二钱,空心烧酒服,日三服。同上。

心已下黄牛者良。

【主治】 虚忘,补心。别录。

脾

【主治】 补脾。藏器。腊月淡煮,日食一度,治痔瘘。和朴消作脯食,消痞块。时珍。出千金、医通。

肺已下水牛者良。

【主治】 补肺。藏器。

肝

【主治】 补肝，明目。别录。治疟及痢，醋煮食之。孟诜。妇人阴𧏾，纳之引虫。时珍。

肾

【主治】 补肾气，益精。别录。治湿痹。孙思邈。

胃黄牛、水牛俱良。

【气味】 甘，温，无毒。〔弘景曰〕青牛肠胃，合犬肉、犬血食，病人。

【主治】 消渴风眩，补五脏，醋煮食之。孟诜。补中益气，解毒，养脾胃。时珍。

【附方】 新一。唻蛇牛毒牛肚细切，水一斗，煮一升服，取汗即瘥。金匮要略。

膍一名百叶〔时珍曰〕膍，音毗，言其有比列也。牛羊食百草，与他兽异也。故其胃有膍，有胘，有蜂窠，亦与他兽异也。胘即胃之厚处。

【主治】 热气水气，治痢，解酒毒药毒、丹石毒发热，同肝作生，以姜、醋食之。藏器。

胆腊月黄牛、青牛者良。〔弘景曰〕胆原附黄条中，今拔出于此，以类相从耳。

【气味】 苦，大寒，无毒。

【主治】 可丸药。本经。除心腹热渴，止下痢及口焦燥，益目精。别录。腊月酿槐子服，明目，治疳湿弥佳。苏恭。酿黑豆，百日后取出，每夜吞一枚，镇肝明目。药性。酿南星末，阴干，治惊风有奇功。苏颂。除黄杀虫，治痈肿。时珍。

【发明】 〔时珍曰〕淮南子万毕术云：牛胆涂热釜，釜即鸣。牛胆涂桂，莫知其谁。注云：能变乱人形。详见本书。岣嵝云：蛙得牛胆则不鸣。此皆有所制也。

【附方】 旧一，新二。谷疸食黄用牛胆汁一枚，苦参三两，龙胆草一两，为末，和少蜜丸梧子大。每姜汤下五十丸。男子阴冷以食茱萸纳牛胆中，百日令干。每取二七枚，嚼纳阴中，良久如火。千金。痔瘘出水用牛胆、猬胆各一枚，腻粉五十文，麝香二十文，以三味和匀，入牛胆中，悬四十九日取出，为丸如大麦大。以纸捻送入疮内，有恶物流出为验也。经验。

胞衣

【附方】 新一。臁疮不敛牛胞衣一具，烧存性，三搽。海上方。

牛

喉白水牛者良。

【主治】 小儿呷气。思邈。疗反胃吐食，取一具去膜及两头，逐节以醋浸炙燥，烧存性，每服一钱，米饮下，神效。时珍。出法天生意。

【发明】〔时珍曰〕牛喉咙治呷气、反胃，皆以类相从也。按普济方云：反胃吐食，药物不下，结肠三五日至七八日，大便不通，如此者必死。昔全州周禅师得正胃散方于异人，十瘥八九，君子收之，可济人命。用白水牛喉一条，去两头节并筋、膜、脂、肉，节节取下如阿胶黑片，收之。临时旋炙，用米醋一盏浸之，微火炙干淬之，再炙再淬，醋尽为度。研末，厚纸包收。或遇阴湿时，微火烘之再收。遇此疾，每服一钱，食前陈米饮调下。轻者一服立效。

厴水牛者良。

【主治】 喉痹气瘿，古方多用之。时珍。

齿

【主治】 小儿牛痫。外台。

【发明】〔时珍曰〕六畜齿治六痫，皆比类之义也。耳珠先生有固牙法：用牛齿三十枚，瓶盛固济，煅赤为末。每以水一盏，末二钱，煎热含漱，冷则吐去。有损动者，以末揩之。此亦以类从也。

牛角䚡

【释名】 角胎〔时珍曰〕此即角尖中坚骨也。牛之有䚡，如鱼之有鳃，故名。胎者，言在角内也。〔藏器曰〕水牛、黄犊牛者可用，余皆不及。久在粪土烂白者，亦佳。

【气味】 苦，温，无毒。〔甄权曰〕苦、甘。

【主治】 下闭血瘀血疼痛，女人带下血。燔之酒服。本经。烧灰，主赤白痢。藏器。黄牛者烧之，主妇人血崩，大便下血，血痢。宗奭。水牛者烧之，止妇人血崩，赤白带下，冷痢泻血，水泄。药性。治水肿。时珍。千金徐王煮散用之。

【发明】〔时珍曰〕牛角䚡，筋之粹，骨之余，而䚡又角之精也。乃厥阴、少阴血分之药，烧之则性涩，故止血痢、崩中诸病。

【附方】旧四，新二。大肠冷痢犍牛角䚡烧灰，饮服二钱，日二次。小儿滞下犍牛角胎烧灰，水服方寸匕。千金。大便下血黄牛角䚡一具，煅末，煮豉汁服二钱，日三，神效。近效方。赤白带下牛角䚡烧令烟断、附子以盐水浸七度去皮，等分为末，每空心酒服二钱匕。孙用和方。鼠乳痔疾牛角䚡烧灰，酒服方寸匕。塞上方。蜂虿螫疮牛角䚡烧灰，醋和傅之。肘后方。

角

【气味】 苦,寒,无毒。〔之才曰〕平。

【主治】 水牛者燔之,治时气寒热头痛。别录。煎汁,治热毒风及壮热。日华。牸牛者治喉痹肿塞欲死,烧灰,酒服一钱。小儿饮乳不快似喉痹者,取灰涂乳上,咽下即瘥。苏颂。出崔元亮方。治淋破血。时珍。

【附方】 旧二,新一。石淋破血牛角烧灰,酒服方寸匕,日五服。总录。血上逆心烦闷刺痛。水牛角烧末,酒服方寸匕。子母秘录。赤秃发落牛角、羊角烧灰等分,猪脂调涂。圣惠方。

骨

【气味】 甘,温,无毒。

【主治】 烧灰,治吐血鼻洪,崩中带下,肠风泻血,水泻。日华。治邪疟。烧灰同猪脂,涂疳疮蚀人口鼻,有效。时珍。出十便。

【发明】 〔时珍曰〕东夷以牛骨占卜吉凶,无往不中。牛非含智之物,骨有先事之灵,宜其可入药治病也。

【附方】 新二。鼻中生疮牛骨、狗骨烧灰,腊猎脂和敷。千金。水谷痢疾牛骨灰同六月六日曲炒等分为末,饮服方寸匕,乃御传方也。张文仲方。

蹄甲青牛者良。

【主治】 妇人崩中,漏下赤白。苏恭。烧灰水服,治牛痫。和油,涂臁疮。研末贴脐,止小儿夜啼。时珍。出集要诸方。

【附方】 新五。卒魇不寤以青牛蹄或马蹄临人头上,即活。肘后。损伤接骨牛蹄甲一个,乳香、没药各一钱为末,入甲内烧灰,以黄米粉糊和成膏,敷之。秘韫。牛皮风癣牛蹄甲、驴粪各一两,烧存性研末,油调,抓破敷之。五七日即愈。蔺氏经验方。臁胫烂疮牛蹄甲烧灰,桐油和敷。海上方。玉茎生疮牛蹄甲烧灰,油调敷之。奚囊。

阴茎黄牛、乌牛、水牛并良。

【主治】 妇人漏下赤白,无子。苏恭。

牯牛卵囊

【主治】 疝气。一具煮烂,入小茴香,盐少许拌食。吴球。

毛

【主治】 脐毛,治小儿久不行。苏恭。耳毛、尾毛、阴毛,并主通淋闭。时珍。

【发明】 〔时珍曰〕古方牛耳毛、阴毛、尾毛,治淋多用之,岂以牛性顺而毛

牛

1965

性下行耶？又治疝病，盖禳之之义耳。

【附方】 旧一，新二。**卒患淋疾**牛耳中毛烧取半钱，水服。尾毛亦可。集验方。**小儿石淋**特牛阴头毛烧灰，浆水服一刀圭，日再。张文仲方。**邪气疟疾**外台用牛尾烧末，酒服方寸匕，日三服。一用牯牛阴毛七根，黄荆叶七片，缚内关上，亦效。

口涎 〔日华曰〕以水洗老牛口，用盐涂之，少顷即出。或以荷叶包牛口使耕，力乏涎出，取之。

【主治】 **反胃呕吐。**日华。**水服二匙，终身不噎。**思邈。**呹小儿，治客忤。灌一合，治小儿霍乱。入盐少许，顿服一盏，治喉闭口噤。**时珍。出外台胡居士方。

【附方】 新七。**噎膈反胃**集成用糯米末，以牛涎拌作小丸，煮熟食。危氏得效香牛饮：用牛涎一盏，入麝香少许，银盏顿热。先以帛紧束胃脘，令气喘，解开，乘热饮之。仍以丁香汁入粥与食。普济千转丹：用牛涎、好蜜各半斤，木鳖仁三十个研末，入铜器熬稠。每以两匙和粥与食，日三服。**小儿流涎**取东行牛口中涎沫，涂口中及颐上，自愈。外台方。**小儿口噤**身热吐沫不能乳。方同上。圣惠方。**损目破睛**牛口涎日点二次，避风。黑睛破者亦瘥。肘后。**身面疣目**牛口涎频涂之，自落。千金。

鼻津

【主治】 **小儿中客忤，水和少许灌之。又涂小儿鼻疮及湿癣。**时珍。出外台诸方。

耳垢乌牛者良。〔时珍曰〕以盐少许入牛耳中，痒即易取。

【主治】 **蛇伤，恶载毒。**恭。载，毛虫也。**治痈肿未成脓，封之即散。疳虫蚀鼻生疮，及毒蛇螫人，并敷之。**时珍。

【附方】 新三。**疔疮恶肿**黑牛耳垢敷之。圣惠方。**胁漏出水**不止。用乌牛耳垢傅之，即瘥。**鼻衄不止**牛耳中垢、车前子末等分和匀，塞之良。总录。

溺黄犍牸牛、黑牯牛者良。

【气味】 **苦、辛，微温，无毒。**〔之才曰〕寒。

【主治】 **水肿，腹胀脚满，利小便。**别录。

【附方】 旧三，新五。**水肿尿涩**小品用乌犍牛尿半升，空腹饮。小便利，良。肘后用黄犍牛尿，每饮三升。老、幼减半。**水气喘促**小便涩。用牸牛尿一斗，诃黎皮末半斤。先以铜器熬尿至三升，入末熬至可丸，丸梧子大。每服茶下三十丸，日三服。当下水及恶物为效。普济方。**风毒脚气**以铜器，取乌犍牛尿三升，饮之。小便利则消。肘后。**脚气胀满尿涩**。取乌犊牛尿一升，一日分服，消乃止。杨炎南行方。**久患气胀**乌牛尿一升，空心温服，气散止。广济方。**癥癖鼓胀**乌牛尿一升，微火煎如稠饧，空心服枣许，当鸣转病出。隔日更服之。千金翼。**霍乱厥逆**服乌牛尿二升。千金方。**刺伤中水**服乌牛尿二升，三服止。梅师。

屎稀者名牛洞。乌牡、黄牡牛者良。

【气味】 苦，寒，无毒。镜源云：牛屎抽铜晕。烧火，能养一切药方。

【主治】 水肿恶气。干者燔之，**敷鼠瘘恶疮**。别录。**烧灰，敷炙疮不瘥**。藏器。**敷小儿烂疮烂痘，及痈肿不合，能灭瘢痕**。时珍。**绞汁，治消渴黄瘅，脚气霍乱，小便不通**。苏恭。

【发明】〔时珍曰〕牛屎散热解毒利溲，故能治肿、疸、霍乱、疳痢、伤损诸疾。烧灰则收湿生肌拔毒，故能治痈疽、疮瘘、烂痘诸疾也。宋书：孙法宗苦头创。夜有女人至，曰：我天使也。事本不关善人，使者误及尔。但取牛粪煮敷之，即验。如其言果瘥。此亦一异也。

【附方】 旧七，新二十二。**水肿溲涩**黄牛屎一升，绞汁饮，溲利瘥，勿食盐。梅师。**湿热黄病**黄牛粪日干为末，面糊丸梧子大。每食前，白汤下七十丸。简便方。**霍乱吐下**不止，四肢逆冷。外台用黄牛屎半升，水二升，煮三沸，服半升止。圣惠用乌牛粪绞汁一合，以百日儿乳汁一合和，温服。**疳痢垂死**新牛屎一升，水一升，搅澄汁服。不过三服。必效方。**卒死不省**四肢不收。取牛洞一升，和温酒灌之。或以湿者绞汁亦可。此扁鹊法也。肘后。**卒阴肾痛**牛屎烧灰，酒和敷之，良。梅师。**脚跟肿痛**不能着地。用黄牛屎，入盐炒热，罨之。王永辅惠济方。**妊娠腰痛**牛屎烧末，水服方寸匕，日三。外台。**妊娠毒肿**臻牛屎烧灰，水服方寸匕，日三。并以酢和封。千金方。**子死腹中**湿牛粪涂腹上，良。产宝。**小儿口噤**白牛粪涂口中取瘥。总录。**小儿夜啼**牛屎一块安席下，勿令母知。食疗。**小儿头疮**野外久干牛屎不坏者烧灰，入轻粉，麻油调搽。普济。**小儿白秃**牛屎厚封之。秘录。**小儿烂疮**牛屎烧灰封之。灭瘢痕。千金。**痘疮溃烂**王兑白龙散：以腊月黄牛屎烧取白灰敷之，或卧之。即易痂疕，而无瘢痕。**痈肿不合**牛屎烧末，用鸡子白和封，干即易之，神验也。千金月令。**鼠瘘瘰疬**千金五白散：白牛屎、白马屎、白羊屎、白鸡屎、白猪屎各一升，于石上烧灰，漏芦末二两，以猪膏一升，煎乱发一两，同熬五六沸涂之，神验。肘后：治鼠瘘有核脓血。用热牛屎封之，日三。**蜣螂瘘疾**热牛屎封之，日数易，当有蜣螂出。千金。**乳痈初起**牛屎和酒敷

牛

之,即消。姚僧坦方。**燥病疮痒**热牛屎涂之。千金。**疮伤风水**痛剧欲死者。牛屎烧灰,熏令汗出即愈。外台秘要。**跌磕伤损**黄牛屎炒热封之,裹定即效。简便。**汤火烧灼**湿牛屎捣涂之。姚和众。**恶犬咬伤**洗净毒,以热牛屎封之,即时痛止。千金。**蜂虿螫痛**牛屎烧灰,苦酒和敷。千金方。**背疮溃烂**黄黑牛粪多年者,晒干为末,入百草霜匀细,糁之。谈野翁方。

黄犊子脐屎新生未食草者,收干之。

【主治】　九窍四肢指歧间血出,乃暴怒所为。烧此末,水服方寸匕,日四五服,良。藏器。出姚僧坦方。主中恶霍乱,及鬼击吐血。以一升,和酒三升,煮汁服。时珍。出肘后。

屎中大豆洗晒收用。

【主治】　小儿惊痫,妇人难产。苏恭。

【附方】　旧一,新二。**小儿牛痫**白牛屎中豆,日日服之,良。总微论。**妇人难产**牛屎中大豆一枚,擘作两片,一书父,一书子。仍合住,水吞之,立产。昝殷产宝。**齿落不生**牛屎中大豆十四枚,小开豆头,以注齿根,数度即生。千金方。

圣齑〔时珍曰〕按刘恂岭表录异云:广之容南好食水牛肉,或炮或炙,食讫即啜圣齑消之,调以姜、桂、盐、醋,腹遂不胀。圣齑如青苔状,乃牛肠胃中未化草也。

【主治】　食牛肉作胀,解牛肉毒。时珍。

齝草音痴。**一名牛转草**即牛食而复出者,俗曰回噍。

【主治】　绞汁服,止哕。藏器。疗反胃霍乱,小儿口噤风。时珍。

【发明】〔时珍曰〕牛齝治反胃噎膈,虽取象回噍之义,而沾濡口涎为多,故主疗与涎之功同。

【附方】　新四。**反胃噎膈**大力夺命丸:牛转草、杵头糠各半斤,糯米一升,为末,取黄母牛涎和,丸龙眼大,煮熟食之。入砂糖二两,尤妙。医学正传。**霍乱吐利不止**用乌牛齝草一团,人参、生姜各三两,甜浆水一升半,煮汁五合服。刘涓子鬼遗方。**小儿流涎**用牛噍草绞汁,少少与服。普济方。**初生口噤**十日内者。用牛口齝草绞汁灌之。圣惠。

鼻拳音卷。穿鼻绳木也。

【主治】　木拳:主小儿痫。别录。治消渴,煎汁服;或烧灰,酒服。时珍。草拳:烧研,傅小儿鼻下疮。别录。烧灰,吹缠喉风,甚效。时珍。

【附方】　新一。**消渴**牛鼻木二个洗剉,男用牝牛,女用牡牛,人参、甘草半两,大白梅十个,水四碗,煎三碗,热服甚妙。普济方。

马《本经》中品

校正:别录上品出马乳,今并为一。

【释名】〔时珍曰〕按许慎云:马,武也。其字象头、髦、尾、足之形。牡马曰骘,音质,曰儿;牝马曰骒,曰课,曰草。去势曰骟。一岁曰𫘝(音注),二岁曰驹,三岁曰𫘦,四岁曰𬳵,音桃。名色甚多,详见尔雅及说文。梵书谓马为阿湿婆。

【集解】〔别录曰〕马出云中。〔弘景曰〕马色类甚多,入药以纯白者为良。其口、眼、蹄皆白者,俗中时有两三尔。小小用则不必拘也。〔时珍曰〕别录以云中马为良。云中,今大同府也。大抵马以西北方者为胜,东南者劣弱不及。马应月,故十二月而生。其年以齿别之。在畜属火,在辰属午。或云:在卦属乾,属金。马之眼光照人全身者,其齿最少;光愈近,齿愈大。马食杜衡善走,食稻则足重,食鼠屎则腹胀,食鸡粪则生骨眼。以僵蚕、乌梅拭牙则不食,得桑叶乃解。挂鼠狼皮于槽亦不食。遇侮马骨则不行。以猪槽饲马,石灰泥马槽,马汗着门,并令马落驹。系猕猴于厩,辟马病。皆物理当然耳。

肉以纯白牡马者为良。

【气味】 **辛、苦,冷,有毒。**〔诜曰〕有小毒。〔士良曰〕有大毒。〔思邈曰〕无毒。〔日华曰〕只堪煮食,余食难消。渍以清水,搦洗血尽乃煮。不然则毒不出,患疔肿。或曰以冷水煮之,不可盖釜。〔鼎曰〕马生角,马无夜眼,白马青蹄,白马黑头者,并不可食,令人癫。马鞍下肉色黑及马自死者,并不可食,杀人。马黑脊而斑臂者漏,不可食。〔萧炳曰〕患痢、生疥人勿食,必加剧。妊妇食之,令子过月;乳母食之,令子疳瘦。〔诜曰〕同仓米、苍耳食,必得恶病,十月九死。同姜食,生气嗽。同猪肉食,成霍乱。食马肉毒发心闷者,饮清酒则解,饮浊酒则加。〔弘景曰〕秦穆公云:食骏马肉不饮酒,必杀人。〔时珍曰〕食马中毒者,饮芦菔汁、食杏仁可解。

【主治】 **伤中除热下气,长筋骨,强腰脊,壮健,强志轻身,不饥。作脯,治寒热痿痹。**别录。**煮汁,洗头疮白秃。**时珍。出圣惠。

【附方】 旧一。**豌豆疮毒**马肉煮清汁,洗之。兵部手集。**鬐膏鬐**,项上也。白马者良。

【气味】 **甘,平,有小毒。**〔镜源云〕马脂柔五金。

【主治】　生发。别录。治面䵴,手足皴粗。入脂泽,用疗偏风口㖞僻。时珍。

【发明】〔时珍曰〕按灵枢经云:卒口僻急者,颊筋有寒,则急引颊移,颊筋有热,则纵缓不收。以桑钩钩之,以生桑灰置坎中坐之,以马膏熨其急颊,以白酒和桂末涂其缓颊,且饮美酒,啖炙肉,为之三拊而已。灵枢无注本,世多不知此方之妙。窃谓口颊㖞僻,乃风中血脉也。手足阳明之筋络于口,会太阳之筋络于目。寒则筋急而僻,热则筋缓而纵。故左中寒则逼热于右,右中寒则逼热于左,寒者急而热者缓也。急者皮肤顽痹,荣卫凝滞。治法急者缓之,缓者急之。故用马膏之甘平柔缓,以摩其急,以润其痹,以通其血脉。用桂酒之辛热急束,以涂其缓,以和其荣卫,以通其经络。桑能治风痹,通节窍也。病在上者,酒以行之,甘以助之;故饮美酒,啖炙肉云。

乳〔时珍曰〕汉时以马乳造为酒,置挏马之官,谓挏撞而成也。挏音同。

【气味】　甘,冷,无毒。〔思邈曰〕性冷利。同鱼鲙食,作瘕。

【主治】　止渴治热。别录。作酪,性温,饮之消肉。苏恭。

心已下并用白马者良。

【主治】　喜忘。别录。肘后方:治心昏多忘。牛、马、猪、鸡心,干之为末。酒服方寸匕,日三,则闻一知十。〔诜曰〕患痫人食马心,则痞闷加甚。

肺

【主治】　寒热,小儿茎痿。〔掌禹锡曰〕小儿无茎萎,疑误。〔时珍曰〕按千金方无小儿二字。

肝

【气味】　有大毒。〔弘景曰〕马肝及鞍下肉,杀人。〔时珍曰〕按汉武帝云:食肉毋食马肝。又云:文成食马肝而死。韦庄云:食马留肝。则其毒可知矣。方家以豉汁、鼠矢解之。

【附方】　新一。**月水不通**心腹滞闷,四肢疼痛。用赤马肝一片炙研,每食前热酒服一钱。通乃止。圣惠。

肾〔时珍曰〕按熊太古冀越集云:马有墨在肾,牛有黄在胆,造物之所钟也。此亦牛黄、狗宝之类,当有功用。惜乎前人不知,漫记于此以俟。

白马阴茎

【修治】〔藏器曰〕凡收,当取银色无病白马,春月游牝时,力势正强者,生取阴干,百日用。〔敩曰〕用时以铜刀破作七片,将生羊血拌蒸半日,晒干,以粗布去皮及干血,剉碎用。

【气味】 甘、咸,平,无毒。

【主治】 伤中,绝脉阴不起,强志益气,长肌肉肥健,生子。本经。小儿惊痫。别录。益丈夫阴气。〔诜曰〕阴干,同肉苁蓉等分为末,蜜丸梧子大。每空心酒下四十丸,日再。百日见效。〔甄权曰〕主男子阴痿,房中术偏用之。

驹胞衣

【主治】 妇人天癸不通。煅存性为末,每服三钱,入麝香少许,空腹新汲水下,不过三服,良。孙氏集效。

眼白马者,生杀取之。

【气味】 平,无毒。

【主治】 惊痫腹满疟疾。别录,小儿魃病,与母带之。苏恭。

夜眼在足膝上。马有此能夜行,故名。

【主治】 卒死尸厥,龋齿痛。时珍。

【附方】 旧一,新二。卒死尸厥用白马前脚夜目二枚,白马尾十四茎,合烧,以苦酒丸如小豆大。白汤灌下二丸,须臾再服即苏。肘后。虫牙龋痛用马夜眼如米大,绵裹纳孔中,有涎吐去,永断根源。或加生附子少许。玉机微义用马夜眼烧存性敷之,立愈。

牙齿已下并用白马者良。

【气味】 甘,平,有小毒。

【主治】 小儿马痫。水磨服。别录。烧灰唾和,涂痈疽疔肿,出根效。藏器。

【附方】 旧一,新三。肠痈未成马牙烧灰,鸡子白和,涂之。千金方。疔肿未破白马齿烧灰,先以针刺破乃封之,用湿面围肿处,醋洗去之,根出大验。肘后。赤根疔疮马牙齿捣末,腊猪脂和敷,根即出也。烧灰亦可。千金方。虫牙作痛马牙一枚,煅热投醋中,七次,待冷含之,即止。唐瑶经验方。

骨

【气味】 有毒。

【主治】 烧灰和醋,敷小儿头疮及身上疮。孟诜。止邪疟。烧灰和油,敷小儿耳疮、头疮、阴疮、瘭疽有浆如火灼。敷乳头饮儿,止夜啼。时珍。出小品、外台诸方。

【附方】 旧一。辟瘟疫气绛袋盛马骨佩之,男左女右。肘后方。

头骨

【气味】 甘,微寒,有小毒。〔韩保升曰〕大热。〔藏器曰〕头骨埋于午地,宜

马

1971

蚕;浸于上流,绝水蜞虫。

【主治】 喜眠,令人不睡。烧灰,水服方寸匕,日三夜一。作枕亦良。别录。治齿痛。烧灰,傅头、耳疮。日华。疗马汗气入疮痛肿,烧灰傅之,白汁出,良。时珍。

【附方】 新三。胆虚不眠用马头骨灰、乳香各一两,酸枣仁炒二两,为末。每服二钱,温酒服。圣惠。胆热多眠马头骨灰、铁粉各一两,朱砂半两,龙脑半分,为末,炼蜜丸梧子大。每服三十丸,竹叶汤下。圣惠方。臁疮溃烂三四年。马牙匡骨烧研,先以土窖过,小便洗数次,搽之。

胫骨

【气味】 甘,寒,无毒。

【主治】 煅存性,降阴火,中气不足者用之,可代黄芩、黄连。朱震亨。

悬蹄赤、白马俱入用。

【气味】 甘,平,无毒。〔甄权曰〕热。

【主治】 惊邪瘈疭乳难,辟恶气鬼毒,蛊疰不祥。本经。止衄内漏,龋齿。赤马者治妇人赤崩,白马者治漏下白崩。别录。主癫痫、齿痛。蜀本。疗肠痈,下瘀血,带下,杀虫。又烧灰入盐少许,掺走马疳蚀,甚良。时珍。出钩玄诸方。赤马者辟温疟。孟诜。

【附方】 旧四,新五。损伤瘀血在腹。用白马蹄烧烟尽,研末。酒服方寸匕,日三夜一,血化为水也。刘涓子鬼遗方。妇人血病方同上。五色带下白马左蹄烧灰。酒服方寸匕,日三。外台。肠痈腹痛其状两耳轮甲错,腹痛,或绕脐有疮如粟,下脓血。用马蹄灰和鸡子白涂,即拔毒气出。千金。虫蚀肛烂见五脏则死。以猪脂和马蹄灰,绵裹导入下部。日数度瘥。肘后方。龋齿疼痛削白马蹄塞之,不过三度。千金方。赤秃头疮出脓,昼开夜合。马蹄烧灰,生油调涂。圣惠方。小儿夜啼马蹄末,敷乳上饮之。总录。辟禳瘟疫以绛囊盛马蹄屑佩之,男左女右。肘后。

皮

【主治】 妇人临产,赤马皮催生,良。孟诜。治小儿赤秃,以赤马皮、白马蹄烧灰,和腊猪脂敷之,良。时珍。出圣惠。

鬐毛即鬃也。一名鬣。

【气味】 有毒。

【主治】 小儿惊痫,女子崩中赤白。别录。〔思邈曰〕赤用赤马,白用白马。烧灰,服止血,涂恶疮。日华。

尾

【主治】 女人崩中,小儿客忤。时珍。

【发明】〔时珍曰〕马尾,济生方治崩中,十灰散中用之。又延寿书云:刷牙用马尾,令齿疏损。近人多用烧灰揩拭,最腐齿龈。不可不知。

【附方】 旧二。小儿客忤小儿中马毒客忤。烧马尾烟于前,每日熏之,瘥乃止。圣惠方。腹内蛇瘕白马尾切细,酒服。初服五分一匕,次服三分一匕,更服二分一匕,不可顿服,杀人。千金翼。

脑

【气味】 有毒。〔诜曰〕食之令人癫。

【主治】 断酒,腊月者温酒服之。孙思邈。

血

【气味】 有大毒。〔诜曰〕凡生马血入人肉中,一二日便肿起,连心即死。有人剥马伤手,血入肉,一夜致死。

汗

【气味】 有大毒。〔弘景曰〕患疮人,触马汗、马气、马毛、马尿、马屎者,并令加剧。〔诜曰〕马汗入疮,毒攻心欲死者,烧粟秆灰淋汁浸洗,出白沫,乃毒气也。岭南有人用此得力。

【附方】 新二。黥刺雕青以白马汗搽上,再以汗调水蛭末涂之。子和。饮酒欲断刮马汗,和酒服之。千金。

白马溺

【气味】 辛,微寒,有毒。

【主治】 消渴,破癥坚积聚,男子伏梁积疝,妇人瘕积,铜器承饮之。别录。洗头疮白秃,渍恶刺疮,日十次,愈乃止。孟诜。热饮,治反胃杀虫。时珍。

【发明】〔时珍曰〕马尿治癥瘕有验。按祖台之志怪云:昔有人与其奴皆患心腹痛病。奴死剖之,得一白鳖,赤眼仍活。以诸药纳口中,终不死。有人乘白马观之,马尿堕鳖而鳖缩。遂以灌之,即化成水。其人乃服白马尿而疾愈。此其征效也。反胃亦有虫积者,故亦能治之。

【附方】 旧二,新七。肉癥思肉用白马尿三升,饮之。当吐肉出,不出者死。千金。食发成瘕咽中如有虫上下是也。白马尿饮之,佳。千金。伏梁心积铜器盛白马尿一升,旦旦服之,妙。小品。妇人乳肿马尿涂之,立愈。产宝。小儿赤疵生身上者。马尿频洗之。千金。虫牙疼痛随左右含马溺,不过三五度瘥。千金方。利骨取牙白马尿浸茄科三日,炒为末,点牙即落。或煎巴豆点牙亦落。

马

勿近好牙。鲍氏。**狐尿刺疮**痛甚者。热白马尿渍之。千金。**痞块心痛**僵蚕末二钱,白马尿调服,并傅块上。摘玄方。

白马通 〔时珍曰〕马屎曰通,牛屎曰洞,猪屎曰零,皆讳其名也。凡屎必达胴肠乃出,故曰通,曰洞。胴,即广肠也。

【气味】 微温,无毒。镜源云:马屎煨火,养一切药力。

【主治】 止渴,止吐血、下血、鼻衄,金疮出血,妇人崩中。别录。敷顶,止衄。徐之才。绞汁服,治产后诸血气,伤寒时疾当吐下者。藏器。治时行病起合阴阳垂死者,绞汁三合,日夜各二服。又治杖疮、打损伤疮中风作痛者,炒热,包熨五十遍,极效。孟诜。绞汁灌之,治卒中恶死。酒服,治产后寒热闷胀。烧灰水服,治久痢赤白。和猪脂,涂马咬人疮,及马汗入疮,剥死马骨刺伤人,毒攻欲死者。时珍。出小品诸方。

【附方】 旧五,新十五。**吐血不止**烧白马通,以水研,绞汁一升服。梅师方。**衄血不止**录验用绵裹白马屎塞之。千金用赤马粪绞汁,饮一二升,并滴鼻内。干者浸水亦可。**口鼻出血**用赤马粪烧灰,温酒服一钱。铃方。**久痢赤白**马粪一丸烧灰,水服。肘后方。**卒中恶死**吐利不止,不知是何病,不拘大人小儿,马粪一丸,绞汁灌之,干者水煮汁亦可。此扁鹊法也。肘后。**搅肠沙痛**欲死者。用马粪研汁饮之,立愈。经验方。**小儿卒忤**马屎三升烧末,以酒三斗,煮三沸,取汁浴儿。避风。千金。**小儿躯啼**面青腹强,是忤客气。新马粪一团,绞汁灌之。总录。**伤寒劳复**马屎烧末,冷酒服方寸匕,便验。圣惠。**热毒攻肢**手足肿痛欲脱。以水煮马屎汁渍之。外台。**风虫牙痛**白马屎汁,随左右含之,不过三口愈。圣惠。**鼻齆不闻**新马屎汁,含满口,灌入即通。圣惠。**筋骨伤破**以热白马屎傅之,无瘢。千金。**疔肿伤风**作肿。以马屎炒,熨疮上五十遍,极效。圣惠方。**多年恶疮**或痛痒生胬。用马粪并齿同研烂,傅上,不过数次。武丞相在蜀时,胫有疮,痒不可忍,用此而瘥。兵部手集。**诸疮伤水**或伤风寒痛剧。用马屎烧烟熏,令汁出愈。千金方。**冻指欲堕**马粪煮水,渍半日即愈。千金。**积聚胀满**白马粪同蒜捣膏,傅患处,效。活人心统。**一切漏疾**白马通汁,每服一升,良。千金。

屎中粟

【主治】 金创,小儿寒热客忤不能食。苏恭。治小儿胁痛。时珍。千金有马通粟丸。

【附方】 旧一。**剥马中毒**被骨刺破欲死。以马肠中粟屎捣傅,以尿洗之,大效。绞汁饮之亦可。外台。

白马头蛆见虫部

马绊绳

【主治】 煎水，洗小儿痫。苏恭。烧灰，掺鼻中生疮。时珍。

东行马蹄下土 〔弘景曰〕作方术，可知女人外情。〔时珍曰〕淮南万毕术云：东行白马蹄下土，合三家并中泥，置人脐下，即卧不能起也。

驴《唐本草》

【释名】〔时珍曰〕驴，胪也。胪，腹前也。马力在膊，驴力在胪也。

【集解】〔时珍曰〕驴，长颊广额，磔耳修尾，夜鸣应更，性善驮负。有褐、黑、白三色，入药以黑者为良。女直、辽东出野驴，似驴而色驳，鬃尾长，骨骼大，食之功与驴同。西土出山驴，有角如羚羊，详羚羊下。东海岛中出海驴，能入水不濡。又有海马、海牛、海猪、海獭等物，其皮皆供用。〔藏器曰〕海驴、海马、海牛皮毛在陆地，皆候风潮则毛起。物性如此。

肉已下通用乌驴者良。

【气味】 甘，凉，无毒。〔思邈曰〕酸，平。〔吴瑞曰〕食驴肉，饮荆芥茶，杀人。妊妇食之，难产。同凫茈食，令人筋急。病死者有毒。

【主治】 解心烦，止风狂。酿酒，治一切风。日华。主风狂，忧愁不乐，能安心气。同五味煮食，或以汁作粥食。孟诜。补血益气，治远年劳损，煮汁空心饮。疗痔引虫。时珍。野驴肉功同。正要。

【发明】〔宗奭曰〕驴肉食之动风，脂肥尤甚，屡试屡验。日华子以为止一切风狂，未可凭也。

头肉

【主治】 煮汁，服二三升，治多年消渴，无不瘥者。又以渍曲酝酒服，去大风动摇不休者。孟诜。亦洗头风风屑。日华。同姜齑煮汁日服，治黄疸百药不治者。时珍。出张文仲方。

【附方】 旧一。中风头眩心肺浮热，肢软骨疼，语謇身颤。用乌驴头一枚，如食法，豉汁煮食。心镜。

脂

【主治】 敷恶疮疥癣及风肿。日华。和酒服三升，治狂癫，不能语，不识人。和乌梅为丸，治多年疟，未发时服二十丸。又生脂和生椒捣熟，绵裹塞耳，治积年聋疾。孟诜。和酒等分服，治卒咳嗽。和盐、涂身体手足风肿。时珍。出千金。

【附方】 旧一,新一。**滴耳治聋**乌驴脂少许,鲫鱼胆一个,生油半两,和匀,纳楼葱管中,七日取滴耳中,日二。圣惠。**眼中息肉**驴脂、白盐等分,和匀,注两目眦头,日三次,一月瘥。千金方。

髓

【气味】 甘,温,无毒。

【主治】 耳聋。时珍。

【附方】 新二。**多年耳聋**重者用三两度,初起者一上便效。用驴前脚胫骨打破,向日中沥出髓,以瓷盒盛收。每用绵点少许入耳内,侧卧候药行。其髓不可多用,以白色者为上,黄色者不堪。又方:驴髓以针砂一合,水二合,浸十日。取清水少许,和髓搅匀,滴少许入耳中。外以方新砖半个烧赤,泼醋,铺磁石末一两在砖上,枕之至晚。如此三度,即通。并普济方。

血 〔时珍曰〕热血,以麻油一盏,和搅去沫,煮熟即成白色。此亦可异,昔无言及者。

【气味】 咸,凉,无毒。

【主治】 利大小肠,润燥结,下热气。时珍。

乳

【气味】 甘,冷利,无毒。〔思邈曰〕酸,寒。

【主治】 小儿热急黄。多服使利。唐本。疗大热,止消渴。孙思邈。小儿热,急惊邪赤痢。萧炳。小儿痫疾,客忤天吊风疾。日华。卒心痛连腰脐者,热服三升。孟诜。蜘蛛咬疮,器盛浸之。蚰蜒及飞虫入耳,滴之当化成水。藏器。频热饮之,治气郁,解小儿热毒,不生痘疹。浸黄连取汁,点风热赤眼。时珍。出千金诸方。

【附方】 旧一,新三。**心热风痫**黑驴乳,暖服三合,日再服。广利方。**小儿口噤**驴乳、猪乳各二升,煎一升五合服。千金。**重舌出涎**方同上。**撮口胎风**先灸两乳中三壮,后用此方大验。用乌驴乳一合,以东引槐枝三寸长十根,火煨,一头出津,拭净,浸乳中。取乳滴口中甚妙。圣惠方。

阴茎

【气味】 甘,温,无毒。

【主治】 强阴壮筋。时珍。

驹衣

【主治】 断酒。煅研,酒服方寸匕。外台。

皮

【主治】 煎胶食之,治一切风毒,骨节痛,呻吟不止。和酒服更良。孟诜。煎胶食,主鼻洪吐血,肠风血痢,崩中带下。其生皮,覆疟疾人良。日华。详见阿胶。

【附方】 旧一,新一。**中风喝僻**骨疼烦躁者。用乌驴皮烊毛,如常治净蒸熟,入豉汁中,和五味煮食。心镜。**牛皮风癣**生驴皮一块,以朴消腌过,烧灰,油调搽之。名一扫光。李楼奇方。

毛

【主治】 头中一切风病,用一斤炒黄,投一斗酒中,渍三日。空心细饮令醉,暖卧取汗。明日更饮如前。忌陈仓米、面。孟诜。

【附方】 新二。**小儿客忤**剪驴膊上旋毛一弹子大,以乳汁煎饮。外台。**褓襁中风**取驴背前交脊中毛一拇指大,入麝香豆许,以乳汁和,铜器中慢炒为末。乳汁和,灌之。千金。

骨

【主治】 煮汤,浴历节风。孟诜。**牝驴骨**煮汁服,治多年消渴,极效。时珍。

头骨

【主治】 烧灰和油,涂小儿颅解。时珍。

悬蹄

【主治】 烧灰,傅痈疽,散脓水。和油,傅小儿解颅,以瘥为度。时珍。

【附方】 旧一,新三。**肾风下注**生疮。用驴蹄二十片烧灰,密陀僧、轻粉各一钱,麝香半钱,为末,傅之。奇效方。**天柱毒疮**生脊大椎上,大如钱,赤色,出水。驴蹄二片,胡粉熬一分,麝香少许,为末。醋和涂之。干则掺之。圣惠。**饮酒穿肠**饮酒过度,欲至穿肠者。用驴蹄硬处削下,水煮浓汁,冷饮之。襄州散将乐小蛮,得此方有效。经验方。**鬼疟不止**用白驴蹄剉炒、砒霜各二分,大黄四分,绿豆三分,雄黄一分,朱砂半分,研,丸梧子大。未发平旦冷水服二丸,即止。七日忌油。肘后。

溺

【气味】 辛,寒,有小毒。

【主治】 浸蜘蛛咬疮,良。藏器。治反胃噎病,狂犬咬伤,癣疬恶疮,并多饮取瘥。风虫牙痛,频含漱之,良。时珍。出千金诸方。

【发明】 〔震亨曰〕一妇病噎,用四物加驴尿与服,以防其生虫,数十帖而愈。

驴

〔时珍曰〕张文仲备急方言：幼年患反胃，每食羹粥诸物，须臾吐出。贞观中，许奉御兄弟及柴、蒋诸名医奉敕调治，竟不能疗。渐疲困，候绝旦夕。忽一卫士云：服驴小便极验。遂服二合，后食止吐一半。哺时再服二合，食粥便定。次日奏知，则宫中五六人患反胃者同服，一时俱瘥。此物稍有毒，服时不可过多。须热饮之。病深者七日当效。后用屡验。

【附方】 新三。**狐尿刺疮**驴尿顿热渍之。千金。**白癜风**驴尿、姜汁等分，和匀频洗。圣济录。**耳聋**人中白一分，干地龙一条，为末，以乌驴驹尿一合和匀，瓷器盛之。每滴少许入耳。圣惠。

屎

【主治】 熬之，熨风肿漏疮。绞汁，主心腹疼痛，诸痓忤癥癖，反胃不止，牙齿痛，治水肿，每服五合良。画体成字者为燥水，用牝驴屎不成字者为湿水，用驳驴屎。唐本。烧灰吹鼻，止衄甚效。和油，涂恶疮湿癣。时珍。

【附方】 新四。**卒心气痛**驴屎绞汁五合，热服即止。肘后方。**经水不止及血崩**。用黑驴屎烧存性研末，面糊丸梧子大。每空心黄酒下五七十丸，神妙。龚云林医鉴。**疗疮中风肿痛**。用驴屎炒，熨疮上五十遍，极效。普济方。**小儿眉疮**黑驴屎烧研，油调涂，立效。圣惠方。

耳垢

【主治】 刮取涂蝎螫。崔氏。

尾轴垢

【主治】 新久疟无定期者。以水洗汁，和面如弹丸二枚，作烧饼。未发前食一枚，发时食一枚，效。恭。

溺下泥

【主治】 傅蜘蛛伤。藏器。

驴槽

【主治】 小儿拗哭不止，令三姓妇人抱儿卧之，移时即止，勿令人知。藏器。

【发明】〔时珍曰〕锦囊诗云：系蟹悬门除鬼疾，画驴挂壁止儿啼。言关西人以蟹壳悬之，辟邪疟；江左人画倒驴挂之，止夜啼。与驴槽止哭之义同，皆厌禳法耳。

骡《食鉴》

【释名】〔时珍曰〕骡古文作赢。从马，从赢，谐声。

【集解】〔时珍曰〕骡大于驴而健于马，其力在腰。其后有锁骨不能开，故不孳乳。其类有五：牡驴交马而生者，骡也；牡马交驴而生者，为駃騠，音决题；牡驴交牛而生者，为𩦺𩥫，音宅陌；牡牛交驴而生者，为𩢷𩢏，音谪蒙；牡牛交马而生者，为駏驉。今俗通呼为骡矣。

肉

【气味】 辛、苦，温，有小毒。〔宁源曰〕骡性顽劣，肉不益人，孕妇食之难产。〔时珍曰〕古方未见用骡者，近时小籍时有其方云。按吕氏春秋云：赵简子有白骡甚爱之。其臣阳城胥渠有疾。医云得白骡肝则生，不得则死。简子闻之，曰：杀畜活人，不亦仁乎？乃杀骡取肝与之。胥渠病愈。此亦剪须以救功臣之意，书之于此，以备医案。

蹄

【主治】 难产。烧灰，入麝香少许，酒服一钱。普济方。

屎

【主治】 打损，诸疮，破伤中风，肿痛，炒焦裹熨之，冷即易。时珍。

驼宋《开宝》

【释名】 橐驼汉书骆驼。〔时珍曰〕驼能负橐囊，故名。方音讹为骆驼也。

【集解】〔马志曰〕野驼、家驼生塞北、河西。其脂在两峰内，入药俱可。〔颂曰〕野驼，今惟西北番界有之。家驼，则此中人家蓄养生息者，入药不及野驼。〔时珍曰〕驼状如马，其头似羊，长项垂耳，脚有三节，背有两肉峰如鞍形，有苍、褐、黄、紫数色，其声曰圈，其食亦龁。其性耐寒恶热，故夏至退毛至尽，毛可为氍。其粪烟亦直上如狼烟。其力能负重，可至千斤，日行二三百里。又能知泉源水脉风候。凡伏流人所不知，驼以足踏处即得之。流沙夏多热风，行旅遇之即死，风将至驼必聚鸣，埋口鼻于沙中，人以为验也。其卧而腹不着地，屈足露明者名明驼，最能行远。于阗有风脚驼，其疾如风，日行千里。土番有独峰驼。西域传云：大月氏出一封驼，脊上有一峰隆重起若封土，故俗呼为封牛，亦曰犝牛。穆天子传谓之牥牛，尔雅谓之犦牛，岭南徐闻县及海康皆出之。南史云：滑国有两脚驼，诸家所未闻也。

驼脂即驼峰。脂在峰内，谓之峰子油。入药以野驼者为良。〔宗奭曰〕家驼峰、蹄最精，人多煮熟糟食。

【气味】 甘，温，无毒。〔镜源曰〕能柔五金。

驼

【主治】 顽痹风瘙,恶疮毒肿死肌,筋皮挛缩,踠损筋骨。火炙摩之,取热气透肉。亦和米粉作煎饼食之,疗痔。开宝。治一切风疾,皮肤痹急,及恶疮肿漏烂,并和药傅之。大明。主虚劳风,有冷积者,以烧酒调服之。正要。

【附方】 新一。周痹野驼脂炼净一斤,入好酥四两,和匀。每服半匙,加至一匙,日三服。圣济总录。

肉

【气味】 甘,温,无毒。

【主治】 诸风下气,壮筋骨,润肌肤,主恶疮。大明。

乳

【气味】 甘,冷,无毒。

【主治】 补中益气,壮筋骨,令人不饥。正要。

黄

【气味】 苦,平,微毒。

【主治】 风热惊疾。时珍。

【发明】〔时珍曰〕骆驼黄,似牛黄而不香。戎人以乱牛黄,而功不及之。

毛

【主治】 妇人赤白带下,最良。苏恭。颔毛:疗痔,烧灰,酒服方寸匕。时珍。出崔行功纂要。

【附方】 新一。阴上疳疮驼绒烧灰,水澄过,入炒黄丹等分为末,搽之即效。龚氏经验方。

屎

【主治】 干研�插鼻,止衄。寇宗奭。烧烟,杀蚊虱。博物志。

酪音洛《唐本草》

【释名】 潼音董。

【集解】〔恭曰〕牛、羊、水牛、马乳,并可作酪。水牛乳作者,浓厚味胜。牦牛、马乳作酪性冷。驴乳尤冷,不堪作酪也。〔藏器曰〕酪有干、湿,干酪更强。〔时珍曰〕酪潼,北人多造之。水牛、牦牛、犛牛、羊、马、驼之乳,皆可作之。入药以牛酪为胜,盖牛乳亦多尔。按饮膳正要云:造法用乳半杓,锅内炒过,入余乳熬数十沸,常以杓纵横搅之,乃倾出罐盛。待冷,掠取浮皮以为酥。入旧酪少许,纸封放之,即成矣。又干酪法:以酪晒结,掠去浮皮再晒,至皮尽,却入釜中炒少时,器盛、曝令可作块,收用。

【气味】 甘、酸,寒,无毒。〔时珍曰〕水牛、马、驼之酪冷,牦牛、羊乳酪温。〔诜曰〕患冷、患痢人,勿食羊乳酪,合酢食,成血瘕。

【主治】 热毒,止渴,解散发利,除胸中虚热,身面上热疮、肌疮。唐本。止烦渴热闷,心膈热痛。日华。润燥利肠,摩肿,生精血,补虚损,壮颜色。时珍。

【发明】〔时珍曰〕按戴原礼云:乳酪,血液之属,血燥所宜也。

【附方】 旧三。火丹瘾疹以酪和盐煮热,摩之即消。千金翼。蚰蜒入耳华陀方:用牛酪灌入即出。若入腹,则饮二升,即化为黄水。广利方。马出黑汗水化干酪灌之。藏器。

酥《别录》上品

【释名】 酥油北虏名马思哥油。

【集解】〔弘景曰〕酥出外国,亦从益州来。本牛、羊乳所作也。〔恭曰〕酥乃酪作,其性与酪异。然牛酥胜羊酥,其牦牛酥复胜家牛也。〔思邈曰〕牦牛、牦牛乳者为上,白羊者次之。〔诜曰〕水牛酥与羊酥同功。其羊酥胜牛酥。〔汪机曰〕牛乳冷,羊乳温。牛酥不离寒,病之兼热者宜之;羊酥不离温,病之兼寒者宜之。各有所长也。牦酥虽胜,然而难得。〔时珍曰〕酥乃酪之浮面所成,今人多以白羊脂杂之,不可不辨。按臞仙神隐云:造法以乳入锅煮二三沸,倾入盆内冷定,待面结皮,取皮再煎,油出去渣,入在锅内,即成酥油。一法:以桶盛牛乳,以木安板,捣半日,候沫出,撇取煎,去焦皮,即成酥也。凡入药,以微火熔化滤净用之良。

牦牛、白羊酥
【气味】 甘,微寒,无毒。
【主治】 补五脏,利大小肠,治口疮。别录。除胸中客热,益心肺。思邈。除心热肺痿,止渴止嗽,止吐血,润毛发。日华。益虚劳,润脏腑,泽肌肤,和血脉,止急痛。治诸疮。温酒化服,良。时珍。

牦牛酥
【气味】 甘,平,无毒。
【主治】 去诸风湿痹,除热,利大便,去宿食。思邈。合诸膏,摩风肿踠跌血瘀。藏器。

【发明】〔时珍曰〕酥本乳液,润燥调营,与血同功。按生生编云:酥能除腹内尘垢,又追毒气发出毛孔间也。

【附方】旧二,新一。**蜂螫**用酥涂之,妙。圣惠。**虫咬**以酥和盐涂之。圣惠方。**眯目**以酥少许,随左右纳鼻中。垂头少顷,令流入目中,物与泪同出也。圣济总录。

醍醐《唐本草》

【集解】〔弘景曰〕佛书称乳成酪,酪成酥,酥成醍醐。色黄白作饼,甚甘肥,是也。〔恭曰〕醍醐出酥中,乃酥之精液也。好酥一石,有三四升醍醐。熟抨炼,贮器中待凝,穿中至底便津出,取之。陶言黄白作饼,乃未达之言也。〔韩保升曰〕在酥中,盛冬不凝、盛夏不融者,是也。〔宗奭曰〕作酪时,上一重凝者为酥,酥上如油者为醍醐。熬之即出,不可多得,极甘美,用处亦少。〔敩曰〕醍醐乃酪之浆。凡用以重绵滤过,铜器煎三两沸用。〔藏器曰〕此物性滑,物盛皆透;惟鸡子壳及壶卢盛之,乃不出也。

【气味】甘,冷利,无毒。

【主治】风邪痹气,通润骨髓,可为摩药,功优于酥。唐本。添精补髓,益中填骨。久服延年,百炼弥佳。孙思邈。主惊悸,心热头疼,明目,傅脑顶心。日华。治月蚀疮,润养疮痂最宜。宗奭。

【发明】〔机曰〕酥、酪、醍醐,大抵性皆润滑,宜于血热枯燥之人,其功亦不甚相远也。

【附方】旧三,新二。**风虚湿痹**醍醐二两,温酒,每服一匙,效。心镜。**中风烦热皮肤瘙痒**。醍醐四两,每服半匙,温酒和服,日一。**一切肺病**咳嗽脓血不止。用好酥五十斤,炼三遍,当出醍醐。每服一合,日三服,以瘥为度,神效。外台。**鼻中涕血**以三炼酥中精液灌鼻中。日三夜一,良。外台。**小儿鼻塞**不通,不能食乳。刘氏:用醍醐二合,木香、零陵香各四分,汤煎成膏。涂头上,并塞鼻中。外台。

乳腐宋《嘉祐》

【释名】乳饼。

【集解】〔时珍曰〕诸乳皆可造,今惟以牛乳者为胜尔。臞仙神隐书云:造乳饼法,以牛乳一斗,绢滤入釜,煎五沸,水解之。用醋点入,如豆腐法,渐渐结成,漉出以帛裹之。用石压成,入盐,瓮底收之。又造乳团法:用酪五升煎滚,入冷浆水半升,必自成块。未成,更入浆一盏。至成,以帛包搦,如乳饼样收之。又造乳线法:以牛乳盆盛,晒至四边清水出,煎热,以酸浆点成。漉出揉擦数次,扯成块,又入釜荡之。取出,捻成薄皮,竹签卷扯数次,臛定晒干,以油炸熟食。

【气味】 甘,微寒,无毒。〔诜曰〕水牛乳凉,牸牛乳温。

【主治】 **润五脏,利大小便,益十二经脉**。**微动气**。孟诜。**治赤白痢,切如豆大,面拌,酸浆水煮二十沸,顿服。小儿服之,弥良**。萧炳。

【附方】 新一。**血痢不止**乳腐一两,浆水一钟,煎服。普济方。

阿胶《本经》上品

【释名】 **傅致胶**本经。〔弘景曰〕出东阿,故名阿胶。〔时珍曰〕阿井,在今山东兖州府阳谷县东北六十里,即古之东阿县也。有官舍禁之。郦道元水经注云东阿有井大如轮,深六七丈,岁常煮胶以贡天府者,即此也。其井乃济水所注,取井水煮胶,用搅浊水则清。故人服之,下膈疏痰止吐。盖济水清而重,其性趋下,故治淤浊及逆上之痰也。

【集解】 〔别录曰〕阿胶出东平郡东阿县,煮牛皮作之。〔弘景曰〕今东都亦能作之。用皮有老少,胶有清浊。熬时须用一片鹿角即成胶,不尔不成也。胶有三种:清而薄者,画家用;清而厚者名覆盆胶,入药用;浊而黑者不入药,但可胶物尔。〔颂曰〕今郓州亦能作之,以阿县城北井水作煮者为真。其井官禁,真胶极难得,货者多伪。其胶以乌驴皮得阿井水煎成乃佳尔。今时方家用黄明胶,多是牛皮;本经阿胶,亦用牛皮,是二皮可通用。但今牛皮胶制作不甚精,止可胶物,故不堪入药也。陈藏器言诸胶皆能疗风止泄补虚,而驴皮胶主风为最,此阿胶所以胜诸胶也。〔时珍曰〕凡造诸胶,自十月至二三月间,用牸牛、水牛、驴皮者为上,猪、马、骡、驼皮者次之,其旧皮、鞋、履等物者为下。俱取生皮,水浸四五日,洗刮极净。熬煮,时时搅之,恒添水。至烂,滤汁再熬成胶,倾盆内待凝,近盆底者名坌胶,煎胶水以咸苦者为妙。大抵古方所用多是牛皮,后世乃贵驴皮。若伪者皆杂以马皮、旧革、鞍、靴之类,其气浊臭,不堪入药。当以黄透如琥珀色,或光黑如瑿漆者为真。真者不作皮臭,夏月亦不湿软。

【修治】 〔弘景曰〕凡用皆火炙之。〔敩曰〕凡用,先以猪脂浸一夜,取出,柳木火上炙燥研用。〔时珍曰〕今方法或炒成珠，或以面炒，或以酥炙，或以蛤粉炒，或以草灰炒，或酒化成膏，或水化膏，当各从本方。

【气味】 甘，平，无毒。〔别录曰〕微温。〔张元素曰〕性平味淡，气味俱薄，浮而升，阳也。入手太阴、足少阴、厥阴经。得火良。薯蓣为之使。畏大黄。

【主治】 心腹内崩，劳极洒洒音藓。如疟状，腰腹痛，四肢酸痛，女子下血，安胎。久服，轻身益气。本经。丈夫小腹痛，虚劳羸瘦，阴气不足，脚酸不能久立，养肝气。别录。坚筋骨，益气止痢。药性。〔颂曰〕止泄痢，得黄连、蜡尤佳。疗吐血衄血，血淋尿血，肠风下痢。女人血痛血枯，经水不调，无子，崩中带下，胎前产后诸疾。男女一切风病，骨节疼痛，水气浮肿，虚劳咳嗽喘急，肺痿唾脓血，及痈疽肿毒。和血滋阴，除风润燥，化痰清肺，利小便，调大肠，圣药也。时珍。

【发明】〔藏器曰〕诸胶皆主风、止泄、补虚，而驴皮主风为最。〔宗奭曰〕驴皮煎胶，取其发散皮肤之外也。用乌者，取乌色属水，以制热则生风之义，如乌蛇、乌鸦、乌鸡之类皆然。〔时珍曰〕阿胶大要只是补血与液，故能清肺益阴而治诸证。按陈自明云：补虚用牛皮胶，去风用驴皮胶。成无己云：阴不足者补之以味，阿胶之甘以补阴血。〔杨士瀛云〕凡治喘嗽，不论肺虚肺实，可下可温，须用阿胶以安肺润肺。其性和平，为肺经要药。小儿惊风后瞳人不正者，以阿胶倍人参煎服最良。阿胶育神，人参益气也。又痢疾多因伤暑伏热而成，阿胶乃大肠之要药。有热毒留滞者，则能疏导；无热毒留滞者，则能平安。数说足以发明阿胶之蕴矣。

【附方】 旧四，新十四。摊缓偏风治摊缓风及诸风，手脚不遂，腰脚无力者。驴皮胶微炙熟。先煮葱豉粥一升，别贮。又以水一升，煮香豉二合，去滓入胶，更煮七沸，胶烊如饧，顿服之乃暖，吃葱豉粥。如此三四剂即止。若冷吃粥，令人呕逆。广济方。肺风喘促涎潮眼窜。用透明阿胶切炒，以紫苏、乌梅肉焙研等分，水煎服之。直指。老人虚秘阿胶炒二钱，葱白三根，水煎化，入蜜二匙，温服。胞转淋闭阿胶三两，水二升，煮七合，温服。千金方。赤白痢疾黄连阿胶丸：治肠胃气虚，冷热不调，下痢赤白，里急后重，腹痛，小便不利。用阿胶炒过，水化成膏一两，黄连三两，茯苓二两，为末，捣丸梧子大。每服五十丸，粟米汤下，日三。和剂局方。吐血不止千金翼用阿胶炒二两，蒲黄六合，生地黄三升，水五升，煮三升，分服。经验：治大人、小儿吐血。用阿胶炒、蛤粉各一两，辰砂少许，为末。藕节捣汁，入蜜调服。肺损呕血并开胃。用阿胶炒三钱，木香一钱,糯米一合半,为末。每服一钱,百沸汤点服,日一。普济。**大衄不止**口耳俱出。用阿胶炙,蒲黄半两,每服二钱,水一盏,生地黄汁一合,煎至六分,温服。急以帛系两乳。圣惠。**月水不调**阿胶一钱,蛤粉炒成珠,研末,热酒服即安。一方入辰砂末半钱。**月水不止**阿胶炒焦为末,酒服二钱。秘韫。**妊娠尿血**阿胶炒黄为末,食前粥饮下二钱。圣惠。**妊娠血痢**阿胶二两,酒一升半,煮一升,顿服。**妊娠下血**不止。阿胶三两炙为末,酒一升半煎化,一服即愈。又方:用阿胶末二两,生地黄半斤捣汁,入清酒二升,分三服。梅师方。**妊娠胎动**删繁用阿胶炙研二两,香豉一升,葱一升,水三升,煮取一升,入胶化服。产宝胶艾汤:用阿胶炒,熟艾叶二两,葱白一升,水四升,煮一升,分服。**产后虚闷**阿胶炒、枳壳炒各一两,滑石二钱半,为末,蜜丸梧子大。每服五十丸,温水下。未通,再服。和剂局方。**久嗽经年**阿胶炒、人参各二两,为末。每用三钱,豉汤一盏,葱白少许,煎服,日三次。圣济总录。

黄明胶《纲目》

【释名】 **牛皮胶**食疗**水胶**外台**海犀膏**。

【正误】〔权曰〕白胶,一名黄明胶。〔颂曰〕今方家所用黄明胶,多是牛皮。本经阿胶亦用牛皮。是二胶亦通用。但今牛皮胶制作不精,故不堪用,止以胶物耳。而鹿角胶本经谓之白胶,处处能作;但功倍于牛胶,故鲜有真者。〔时珍曰〕案本经,白胶一名鹿角胶,煮鹿角作之;阿胶一名傅致胶,煮牛皮作之。其说甚明。黄明胶即今水胶,乃牛皮所作,其色黄明,非白胶也,但非阿井水所作耳。甄权以黄明为鹿角白胶,唐慎微又采黄明诸方附之,并误矣。今正其误,析附阿胶之后。但其功用,亦与阿胶仿佛。苟阿胶难得,则真牛皮胶亦可权用。其性味皆平补,宜于虚热。若鹿角胶则性味热补,非虚热者所宜,不可不致辩也。

【气味】 甘,平,无毒。

【主治】 吐血、衄血、下血、血淋下痢,妊妇胎动血下,风湿走注疼痛,打扑伤损,汤火灼疮,一切痈疽肿毒,活血止痛,润燥,利大小肠。时珍。

【附方】 新二十四。**肺痿吐血**黄明胶炙干、花桑叶阴干各二两,研末。每服三钱,生地黄汁调下。普济方。**肺破出血**或嗽血不止。用海犀膏即水胶一大片炙黄,涂酥再炙,研末。用白汤化三钱服之,即止。斗门方。**吐血咯血**黄明胶一两切片炙黄,新绵一两烧研。每服一钱,食后米饮服,日再。食疗。**衄血不止**黄明胶荡软,贴山根至发际。三因。**妊娠下血**黄明胶二两,酒煮化,顿服之。肘后方。**咳嗽不瘥**黄明胶炙研。每服一钱，人参末二钱，薄豉汤二盏，葱白少许，煎沸。嗽时温呷三五口，即止。食疗。**肾虚失精**水胶三两，研末。以酒二碗化服，日三服。千金。**面上木痹**牛皮胶化，和桂末，厚涂一二分，良。叶氏摘玄方。**寒湿脚气**牛皮胶一块细切，面炒成珠，研末。每服一钱，酒下，其痛立止。万氏。**风湿走痛**牛皮胶一两，姜汁半杯，同化皮膏，摊纸上，热贴之，冷即易，甚效。一加乳香、没药一钱。邓笔峰方。**脚底木硬**牛皮胶，生姜汁化开，调南星末涂上，烘物熨之。**尸脚坼裂**烊胶着布上，烘贴之。千金方。**破伤中风**黄明胶烧存性，研末。酒服二钱，取汗。普济方。**跌扑伤损**真牛皮胶一两，干冬瓜皮一两剉，同炒存性，研末。每服五钱，热酒一钟调服。仍饮酒二三钟，暖卧，微汗痛止，一宿接元如故。蔺氏。**汤火伤灼**水煎胶如糊，冷扫涂之。斗门。**一切肿毒**已成未成。用水胶一片，水渍软，当头开孔贴之。未有脓者自消，已溃者令脓自出。王焘外台秘要。**诸般痈肿**黄明胶一两，水半升化开，入黄丹一两煮匀，以翎扫上疮口。如未成者，涂其四围自消。本事方。**便毒初起**水胶熔化，涂之即散。直指方。**乳疖初发**黄明水胶，以浓醋化，涂之立消。杨起简便方。**背疽初发**阮氏经验方用黄明牛皮胶四两，酒一碗，重汤顿化，随意饮尽。不能饮者，滚白汤饮之。服此毒不内攻，不传恶症。谈野翁试效方以新瓦上烧存性研末，酒二碗服之。唐氏经验方又加穿山甲四片，同烧存性。云极妙无比。**瘰疬结核**黑牛皮胶熔化，摊膏贴之。已溃者，将膏搓作线，长寸许，纴入孔中，频换试之，取效。杨氏经验。**小儿痘瘢**黄明胶炒研末，温酒调服一钱匕。痘已出者，服之无瘢；未出者，服之泻下。**物入耳中**以麻绳剪令头散，着胶粘上，徐引出之。千金。

牛黄 《本经》上品

【释名】 丑宝。〔时珍曰〕牛属丑，故隐其名。金光明经谓之瞿卢折娜。

【集解】〔别录曰〕牛黄生陇西及晋地，特牛胆中得之，即阴干百日使燥，无令见日月光。〔普曰〕牛死则黄入胆中，如鸡子黄也。〔弘景曰〕旧云神牛出入鸣吼者有之，夜视有光走入牛角中，以盆水承而吐之，即堕落水中。今人多就胆中得之。一子大如鸡子黄，相重叠。药中之贵，莫复过此。一子及三二分，好者值五六千至一万也。多出梁州、益州。〔恭曰〕牛黄今出莱州、密州、淄州、青州、巂州、戎州。牛有黄者，必多吼唤，喝迫而得者，谓之生黄，最佳。黄有三种：散黄粒如麻豆；漫黄若鸡卵中黄糊，在肝胆间；圆黄为块，形有大小，并在肝胆中。多生于犊特牛，其犍牛未闻有黄也。〔颂曰〕今出登、莱州。他处或有，不甚佳。凡牛有黄者，身上夜有光，眼如血色，时复鸣吼，恐惧人。又好照水，人以盆水承之，伺其吐出，乃喝迫，即堕下水中，取得阴干百日。一子如鸡子黄大，重叠可揭折，轻虚而气香者佳。然人多伪之，试法但揩摩手甲上，透甲黄者为真。〔雷曰〕此有四种：喝迫而得者，名生神黄；杀死在角中得者，名角中黄；牛病死后心中剥得者，名心黄，初在心中如黄浆汁，取得便投水中，沾水乃硬，如碎蒺藜及豆与帝珠子者是也；肝胆中得者，名肝黄，大抵皆不及生黄为胜。〔宗奭曰〕牛黄轻松，自然微香。西戎有牦牛黄，坚而不香。又有骆驼黄，极易得，亦能相乱，不可不审之。

【修治】〔敩曰〕凡用，单捣细研如尘，绢裹定，以黄嫩牛皮裹，悬井中一宿，去水三四尺，明早取之。

【气味】 苦，平，有小毒。〔日华曰〕甘，凉。〔普曰〕无毒。〔之才曰〕人参为之使。得牡丹、菖蒲，利耳目。恶龙骨、龙胆、地黄、常山、蜚蠊，畏牛膝、干漆。〔时珍曰〕别录言牛黄恶龙胆，而钱乙治小儿急惊疳病，凉惊丸、麝香丸皆两用之，何哉？龙胆治惊痫解热杀虫，与牛黄主治相近，亦肝经药也，不应相恶如此。

【主治】 惊痫寒热，热盛狂痓，除邪逐鬼。本经。疗小儿百病，诸痫热，口不开，大人狂癫，又堕胎。久服，轻身增年，令人不忘。别录。主中风失音口噤，妇人血噤惊悸，天行时疾，健忘虚乏。日华。安魂定魄，辟邪魅，卒中恶，小儿夜啼。甄权。益肝胆，定精神，除热，止惊痫，辟恶气，除百病。思邈。清心化热，利痰凉惊。宁源。痘疮紫色，发狂谵语者可用。时珍。出王氏方。

【发明】〔李杲曰〕牛黄入肝，治筋病。凡中风入脏者，必用牛、雄、脑、麝之剂，入骨髓，透肌肤，以引风出。若风中腑及血脉者用之，恐引风邪流入于骨髓，如油入面，莫之能出也。〔时珍曰〕牛之黄，牛之病也。故有黄之牛，多病而易死。诸兽皆有黄，人之病黄者亦然。因其病在心及肝胆之间，凝结成黄，故还能治心及肝胆之病。正如人之淋石，复能治淋也。按宋史云：宗泽知莱州，使者取牛黄。泽云：方春疫疠，牛饮其毒则结为黄。今和气流行，牛无黄矣。观此，则黄为牛病，尤可征矣。

【附方】 旧四，新四。初生三日去惊邪，辟恶气。以牛黄一豆许，以赤蜜如酸枣许，研匀，绵蘸令儿吮之，一日令尽。姚和众方。七日口噤牛黄为末，以淡竹沥化一字，灌之。更以猪乳滴之。外台。初生胎热或身体黄者。以真牛黄一豆大，入蜜调膏，乳汁化开，时时滴儿口中。形色不实者，勿多服。钱氏小儿

方。**小儿热惊**牛黄一杏仁大，竹沥、姜汁各一合，和匀与服。总微论。**惊痫嚼舌**
迷闷仰目。牛黄一豆许研，和蜜水灌之。广利方。**小儿惊候**小儿积热毛焦，睡中
狂语，欲发惊者。牛黄六分，朱砂五钱，同研。以犀角磨汁，调服一钱。总微论。
腹痛夜啼牛黄一豆许，乳汁化服。仍书田字于脐下。圣惠方。**痘疮黑陷**牛黄二
粒，朱砂一分，研末。蜜浸胭脂，取汁调搽，一日一上。王氏痘疹方。

鲊答 《纲目》

【集解】〔时珍曰〕鲊答生走兽及牛马诸畜肝胆之间，有肉囊裹之，多至升
许，大者如鸡子，小者如栗如榛。其状白色，似石非石，似骨非骨，打破层叠。
嘉靖庚子年，蕲州侯屠杀一黄牛得此物，人无识者。有番僧云：此至宝也，牛马
猪畜皆有之。可以祈雨，西域有密咒，则霖雨立至；不知咒者，但以水浸搬弄，亦
能致雨。后考陶九成辍耕录所载鲊答，即此物也。其言曰：蒙古人祷雨，惟以净
水一盆，浸石子数枚，淘漉玩弄，密持咒语，良久辄雨。石子名鲊答，大者如鸡
卵，小者不等，乃走曾腹中所产，狗、牛、马者最妙，盖牛黄、狗宝之类也。又按
京房易占云：兵强主武，则牛腹生石。据此则鲊答、狗宝同一类也。但生于狗腹
者，为狗宝耳。

【气味】 甘、咸，平，无毒。

【主治】 惊痫毒疮。时珍。

狗宝 《纲目》

【集解】〔时珍曰〕狗宝生癞狗腹中，状如白石，带青色，其理层叠，亦难得
之物也。按贾似道悦生随抄云：任丘县民家一犬甚恶，后病衰，为众犬所噬而
死。剖之，其心已化，似石非石，其重如石，而包膜络之如寒灰，观其脉理犹是
心，不知何缘致此？尝闻人患石淋，有石块刀斧不能破。又尝见龙胫骨中髓皆
白石，虎目光落地亦成白石，星之光气也落则成石，松亦化石，蛇、蟹、蚕皆能成
石。万物变化如此，不可一概断也。时珍尝静思之，牛之黄，狗之宝，马之墨，鹿
之玉，犀之通天，兽之鲊答，皆物之病，而人以为宝。人灵于物，而犹不免此病，
况物乎？人之病淋有沙石者，非兽之鲊答乎？人之病癖，有心似金石者，非狗之
宝乎。此皆囿于物而不能化者，故禽鸟有生卵如石者焉。按程氏遗书载：有波斯
人发闽中古冢，棺内俱尽，惟心坚如石。锯开观之，有山水青碧如画，傍有一女，

靓妆凭烂。盖此女有爱山癖，朝夕注意，故融结如此。又宋潜溪文集载：临川浮屠法循，行般舟三昧法，示寂后火焚，惟心不化，出五色光，有佛像高三寸，非骨非石，百体具足。又徽水有优婆塞，行禅观之法，及死火葬，心内包观音像如刻成。此皆志局于物，用志不分，精灵气液，因感而凝形，正如孕女感异像而成鬼胎之类，非祥也，病也，有情之无情也。

【气味】 **甘、咸，平，有小毒。**

【主治】 **噎食及痈疽疮疡。** 时珍。

【附方】 新四。**噎食病数月不愈者。**用狗宝为末。每服一分，以威灵仙二两，盐二钱，捣如泥，将水一钟搅匀，去滓调服，日二。不过三日愈，后服补剂。杏林摘要。**狗宝丸**治痈疽发背诸毒，视觉壮热烦渴者。用癞狗宝一两，腊月黑狗胆、腊月鲤鱼胆各一枚，蟾酥二钱，蜈蚣炙七条，硇砂、乳香、没药、轻粉、雄黄、乌金石各一钱，粉霜三钱，麝香一分，同为末。用首生男儿乳一合，黄蜡三钱，熬膏和丸绿豆大。每服一丸或三丸，以白丁香七枚研，调新汲水送下。暖卧，汗出为度。不过三服立效，后食白粥补之。济生方。**赤疔疮**狗宝丸：用狗宝八分，蟾酥二钱，龙脑二钱，麝香一钱，为末，好酒和丸麻子大。每服三丸，以生葱三寸同嚼细，用热葱酒送下，暖卧，汗出为度。后服流气追毒药，贴拔毒膏，取愈。通玄论。**反胃膈气**丁丹崖祖传狗宝丸：用硫黄、水银各一钱，同炒成金色，入狗宝三钱，为末。以鸡卵一枚，去白留黄，和药搅匀，纸封泥固，煻火煨半日，取出研细。每服五分，烧酒调服，不过三服见效。杨氏颐真堂方。

底野迦 《唐本草》

【集解】〔恭曰〕出西戎。彼人云：用诸胆作之。状似久坏丸药，赤黑色。胡人时将至此，甚珍重之。试用有效。〔颂曰〕宋时南海亦或有之。

【气味】 **苦，寒，无毒。**

【主治】 **百病中恶，客忤邪气，心腹积聚。** 唐本草。

诸血 《拾遗》

【集解】〔时珍曰〕兽畜有水陆之产，方土之殊，寒热温凉之不同，有毒无毒之各异。陈氏概以诸血立条，主病似欠分明，姑存其旧而已。其各血主治，俱见本条。

【气味】 甘,平。

【主治】 补人身血不足,或患血枯,皮上肤起,面无颜色者,皆不足也,并宜生饮。又解诸药毒、菌毒,止渴,除丹毒,去烦热。藏器。

诸朽骨《拾遗》

【集解】〔时珍曰〕朽骨不分何骨,然亦当取所知无毒之骨可也。

【主治】 骨蒸。东墙腐骨:磨醋,涂痕令灭。又涂疬疡风疮癣白烂者,东墙向阳也。藏器。治风牙痛,止水痢。时珍。

【附方】 旧一,新三。骨蒸发热多取诸朽骨,洗净土气,釜煮;入桃柳枝各五斗,煮枯;再入棘针三斗,煮减半;去滓,以酢浆水和之,煮三五沸。令患者正坐散发,以汤从顶淋之,唯热为佳。若心闷,可少进冷粥,当得大汗,出恶气。汗干乃粉身,食豉粥。拾遗。水痢不止朽骨灰、六月六日曲,炒等分,为末,饮服方寸匕。乃御传方也。张文仲。风牙作痛东墙下朽骨,削之如疼牙齿许大,爆灰中煨热,病处咬之,冷即易。外台秘要。打击青肿墙上朽骨,和唾于石上磨,涂之,干即易。千金方。

震肉《拾遗》

【集解】〔藏器曰〕此六畜为天雷所霹雳者,因其事而用之也。〔时珍曰〕按雷书云:雷震六畜肉,不可食,令人成大风疾。

【主治】 小儿夜惊,大人因惊失心,作脯食之。藏器。

败鼓皮《别录》下品

校正:原在草部,宋本移入兽部。

【集解】〔宗奭曰〕此是穿败者,不言是何皮,马、驴皮皆可为之,当以黄牛皮者为胜。唐·韩退之所谓牛溲马勃,败鼓之皮,医师收畜,待用无遗者也。今用处绝少,尤好煎胶。

【气味】 平,无毒。

【主治】 中蛊毒。别录。〔弘景曰〕烧作屑,水和服之。病人即唤蛊主姓名,往呼本主取蛊即瘥,与白蘘荷同功。治小便淋沥,涂月蚀耳疮,并烧灰用。时珍。出药对。

【附方】 旧三。**中蛊毒**梅师方云：凡中蛊毒，或下血如鹅肝，或吐血，或心腹切痛，如有物咬。不即治之，食人五脏即死。欲知是蛊，但令病人吐水，沉者是，浮者非也。用败鼓皮烧灰，酒服方寸匕。须臾，自呼蛊主姓名。外台秘要云：治蛊，取败鼓皮广五寸，长一尺，蔷薇根五寸，如拇指大，水一升，酒三升，煮二升，服之。当下蛊虫即愈。**月蚀疮**集验用救月蚀鼓皮，掌大一片，以苦酒三升渍一宿，涂之。或烧灰，猪脂调涂。外台。

毡《拾遗》

【集解】〔时珍曰〕毡属甚多，出西北方，皆畜毛所作。其白、其黑者，本色也。其青、乌、黄、赤者，染色也。其毡毯、褐缏、氍毹、毾㲪等称者，因物命名也。大抵入药不甚相远。

乌毡

【气味】 无毒。

【主治】 火烧生疮，令不着风水，止血，除贼风。烧灰，酒服二钱匕，治产后血下不止。久卧，吸人脂血，损颜色，上气。藏器。

【附方】 新四。**坠损疼痛**故马毡两段，酒五升，盐一抄，煮热裹之，冷即易，三五度瘥。广济方。**牙疳鼻疳**毡褐不拘红黑烧存性、白矾烧枯各一钱，尿桶白碱一钱半，烧过，同研搽，神效。简便。**夜梦魇寐**以赤缏一尺，枕之即安。肘后。**赤白崩漏**毡烧灰，酒服二钱。白崩用白毡，红崩用红毡。海上。

六畜毛蹄甲《本经》下品

【集解】〔弘景曰〕六畜，谓牛、羊、猪、马、鸡、狗也。驴、骡亦其类，各条已有主疗，亦不必出此矣。〔时珍曰〕此系本经一品，姑存以见古迹。

【气味】 咸，平，有毒。

【主治】 鬼疰蛊毒，寒热惊痫，癫痉狂走。骆驼毛尤良。本经。

六畜心《纲目》

【集解】〔时珍曰〕古方多用六畜心治心病，从其类也。而又有杀时惊气入心，怒气入肝、诸心损心、诸肝损肝之说，与之相反。

【主治】 心昏多忘，心虚作痛，惊悸恐惑。时珍。

【附方】 新二。健忘心孔昏塞，多忘喜误。取牛、马、猪、鸡、羊、犬心，干之为末。向日酒服方寸匕，日三服，闻一知十。外台。蛔虫心痛用六畜心，生切作四窠，纵横割路，纳朱砂或雄黄于中，吞之，虫死即愈。集验。

诸肉有毒《拾遗》

牛独肝　黑牛白头　牛马生疔死　羊独角　黑羊白头　猪羊心肝有孔　马生角　白羊黑头　马鞍下黑肉　马肝　白马黑头　六畜自死首北向　马无夜眼　白马青蹄　六畜自死口不闭　猘犬肉　犬有悬蹄　六畜疫病疮疥死　鹿白臆　鹿文如豹　诸畜带龙形　兽歧尾　诸兽赤足　诸畜肉中有米星　兽并头　禽兽肝青　诸兽中毒箭死　脯沾屋漏　米瓮中肉脯　六畜肉热血不断　祭肉自动　诸肉经宿未煮　六畜五脏着草自动　脯曝不燥　生肉不敛水　六畜肉得咸酢不变色　肉煮不熟　肉煮熟不敛水　六畜肉堕地不沾尘　肉落水浮　肉汁器盛闭气　六畜肉与犬，犬不食者　乳酪煎脍

已上并不可食，杀人病人，令人生痈肿疔毒。

诸心损心　诸脑损阳滑精　六畜脾一生不可食　诸肝损肝　诸血损血败阳　经夏臭脯，瘘人阴，成水病　鱼馁肉败　诸脂燃灯损目　本生命肉，令人神魂不安　春不食肝　夏不食心　秋不食肺　冬不食肾　四季不食脾

解诸肉毒《纲目》

中六畜肉毒六畜干屎末，伏龙肝末，黄檗末，赤小豆烧末，东壁土末，白扁豆，并水服。饮人乳汁，头垢一钱，水服。起死人，豆豉汁服。

马肉毒芦根汁，甘草汁，嚼杏仁，饮美酒。

马肝毒猪骨灰，狗屎灰，牡鼠屎，人头垢，豆豉，并水服。

牛马生疔泽兰根擂水，猪牙灰，水服，生菖蒲擂酒，甘菊根擂水，甘草煎汤服，取汗。

牛肉毒猪脂化汤饮，甘草汤，猪牙灰，水服。

独肝牛毒人乳服之。

狗肉毒杏仁研水服。

羊肉毒甘草煎水服。

猪肉毒杏仁研汁,猪屎绞汁,韭菜汁,朴硝煎汁,猪骨灰调水,大黄汤。

药箭肉毒大豆煎汁,盐汤。

诸肉过伤本畜骨灰水服,生韭汁,芫荽煎汁。

食肉不消还饮本汁即消,食本兽脑亦消。

本草纲目兽部目录第五十一卷

兽之二兽类三十八种

狮纲目　虎别录　酉耳　驳　渠搜　黄腰　鼬鼠附　豹别
录　貘图经　啮铁　犴　狡兔附　象开宝　犀本经　聋牛纲目
犂牛　犩牛　海牛　月支牛　山牛附　牦牛纲目　野马纲目
野猪唐本草　豪猪纲目　熊本经　羆　魋附　麢羊本经　山驴
附　山羊日用　鹿本经　麋本经　双头鹿拾遗　麂开宝　獐别
录　麝本经　灵猫拾遗　猫蜀本草　狸别录　风狸拾遗　狐别
录　貉衍义　貒唐本草　貛食物　木狗纲目　豺唐本草　狼
拾遗　兔别录　败笔唐本草　山獭纲目　水獭别录　海獭拾遗
腽肭兽开宝　猾炮炙论

上附方旧八十七,新二百四十六种

兽之三鼠类一十二种

鼠别录　鼹鼠　鼢鼠　鼫鼩　鼩鼱　水鼠　冰鼠　火鼠
鼹鼠　鼸鼠附　鼷鼠别录　隐鼠拾遗　鼵鼠纲目　竹𪕏纲目
土拨鼠拾遗　貂鼠纲目　黄鼠纲目　鼬鼠纲目　即鼠狼　鼹鼠
拾遗　食蛇鼠纲目　猬本经

上附方旧二十四,新四十二

兽之四寓类怪类共八种

猕猴证类　玃　㺪附　狨拾遗　猿　独附　果然拾遗　蒙
颂　獑猢附　猩猩纲目　野女附　狒狒拾遗　山都　山㺃

木客　山獠附　罔两_{纲目}　彭侯_{纲目}　封_{纲目}
　　上附方旧一，新无

本草纲目兽部第五十一卷

兽之二 | 兽类三十八种

狮《纲目》

【释名】狻猊音酸倪。尔雅作狻麑。虓许交切。〔时珍曰〕狮为百兽长,故谓之狮。虓,象其声也。梵书谓之僧伽彼。说文云:一名白泽。今考瑞应图,白泽能言语,非狮也。

【集解】〔时珍曰〕狮子出西域诸国,状如虎而小,黄色,亦如金色猱狗,而头大尾长。亦有青色者,铜头铁额,钩爪锯牙,弭耳昂鼻,目光如电,声吼如雷。有髯鬛,牡者尾上茸毛大如斗,日走五百里,为毛虫之长。怒则威在齿,喜则威在尾。每一吼则百兽辟易,马皆溺血。尔雅言其食虎豹。虞世南言其拉虎吞貔,裂犀分象。陶九成言其食诸禽兽,以气吹之,羽毛纷落。熊太古言其乳入牛羊马乳中,皆化成水。虽死后,虎豹不敢食其肉,蝇不敢集其尾。物理相畏如此。然博物志载:魏武帝至白狼山,见物如狸,跳至狮子头杀之。唐史载高宗时,伽毗耶国献天铁兽,能擒狮象。则狮虽猛悍,又有制之者也。西域畜之,七日内取其未开目者调习之,若稍长则难驯矣。

屎〔时珍曰〕陶氏注苏合香,误以为狮屎。陈氏正其误,言狮屎极臭,赤黑色。今考补于此。

【主治】 服之破宿血,杀百虫。烧之去鬼气。藏器。

虎《别录》中品

【释名】乌麋音徒。左传作於菟,汉书作乌檡。大虫肘后李耳。〔时珍曰〕虎,象其声也。魏子才云:其文从虍从几,象其蹲踞之形。从人者非也。扬雄方言云:陈魏之间,谓之李父。江淮南楚之间,谓之李耳,或谓之鹏麋。自关东西谓之伯都。珍按:李耳当作狸儿。盖方音转狸为李,儿为耳也。今南人犹呼虎为猫,即此意也。郭璞谓虎食物,值耳则止,故呼李耳,触其讳。应邵谓南郡李翁化为虎,故呼李耳。皆穿凿不经之言也。尔雅云:虎,浅毛曰虦猫,音栈。白虎曰魖,音含。黑虎曰䖘,音育。似虎而五指曰豿,音伛,似虎而非真曰彪,似虎而有角曰虒，音嘶。

【集解】〔颂曰〕虎，本经不载所出，今多山林处皆有之。〔时珍曰〕按格物论云：虎，山兽之君也。状如猫而大如牛，黄质黑章，锯牙钩爪，须健而尖，舌大如掌，生倒刺，项短鼻䶔。夜视，一目放光，一目看物，声吼如雷，风从而生，百兽震恐。易通卦验云：立秋虎始啸，仲冬虎始交。或云月晕时乃交。又云虎不再交，孕七月而生。又云虎知冲破，能画地观奇偶以卜食。今人效之，谓之虎卜。虎噬物，随月旬上下而啮其首尾。其搏物，三跃不中则舍之。人死于虎，则为伥鬼，导虎而行。虎食狗则醉，狗乃虎之酒也。闻羊角烟则走，恶其臭也。虎害人、兽，而蝟、鼠能制之，智无大小也。狮、驳、酋耳、黄腰、渠搜能食虎，势无强弱也。抱朴子云：虎五百岁则变白。又海中有虎鲨能变虎。古有伥虎变人，伥人变虎之说，亦自有是理也。

虎骨

【修治】〔颂曰〕虎骨用头及胫骨，色黄者佳。凡虎身数物，俱用雄虎者胜。药箭射杀者，不可入药，其毒浸溃骨血间，能伤人也。〔时珍曰〕凡用虎之诸骨，并捶碎去髓，涂酥或酒或醋，各随方法，炭火炙黄入药。

【气味】 辛，微热，无毒。〔之才曰〕平。

【主治】 邪恶气，杀鬼疰毒，止惊悸，治恶疮鼠瘘。头骨尤良。别录。治筋骨毒风挛急，屈伸不得，走注疼痛，治尸疰腹痛，伤寒温气，温疟，杀犬咬毒。甄权。杂朱画符，疗邪。头骨作枕，辟恶梦魇。置户上，辟鬼。陶弘景。煮汁浴之，去骨节风毒肿。和醋浸膝，止脚痛肿，胫骨尤良。初生小儿煎汤浴之，辟恶气，去疮疥，惊痫鬼疰，长大无病。孟诜。追风定痛健骨，止久痢脱肛，兽骨哽咽。时珍。

【发明】〔颂曰〕李绛兵部手集有虎骨酒，治臂胫痛。崔元亮海上方治腰脚不随，并有虎胫骨酒方。〔宗奭曰〕风从虎者，风，木也；虎，金也。木受金制，焉得不从。故虎啸而风生，自然之道也。所以治风病挛急，屈伸不得，走疰，骨节风毒，癫疾惊痫诸病，皆此义也。〔汪机曰〕虎之强悍，皆赖于胫，虽死而胫犹立不仆，故治脚胫无力用之。〔时珍曰〕虎骨通用。凡辟邪疰，治惊痫温疟，疮疽头风，当用头骨；治手足诸风，当用胫骨；腰背诸风，当用脊骨，各从其类也。按吴球诸证辨疑云：虎，阴也；风，阳也。虎啸风生，阳出阴藏之义，故其骨能追风定痛。虎之一身筋节气力，皆出前足，故以胫骨为胜。

【附方】 旧十，新八。**健忘惊悸**预知散：用虎骨酥炙、白龙骨、远志肉等分，为末。生姜汤服，日三服。久则令人聪慧。永类钤方。**臂胫疼痛**虎骨酒治之，不

虎

计深浅皆效。用虎胫骨二大两，捣碎炙黄，羚羊角屑一大两，新芍药二大两，切。三物以无灰酒浸之，养至七日，秋冬倍之。每日空腹饮一杯，若要速服，即以银器物盛，于火炉中暖养三二日，即可服也。兵部手集。**腰脚不随**挛急冷痛。取虎胫骨五六寸，刮去肉膜，涂酥炙黄，捣细，绢袋盛之，以瓶盛酒一斗浸之，煻火微温，七日后，任情饮之，当微利便效也。又方：虎腰脊骨一具，前两脚全骨一具，并于石上以斧捶碎，安铁床上，文炭火炙，待脂出则投无灰浓酒中密封，春夏七日，秋冬三七日，任性日饮三度。患十年以上者，不过三剂；七年以下者，一剂必瘥。崔元亮海上方。**白虎风痛**走注，两膝热肿。用虎胫骨，涂酥炙黄、黑附子炮裂去皮各一两，为末。每服二钱，酒下，日再。经验良方。**历节痛风**虎胫骨酒炙三两，没药半两，为末。每服二钱，温酒下，日三服，圣济总录。**历节走痛**百节皆痛不可忍。用虎头骨一具，涂酥炙黄捶碎，绢袋盛，置二斗清酒中，浸五宿，随性饮之，妙。圣惠方。**筋骨急痛**虎骨和通草煮汁，空肚服半升，覆卧，少时汗出为效。切忌热食，损齿。小儿齿生未足，不可与食，恐齿不生。食疗。**休息痢疾**经年不愈。取大虫骨黄焦，捣末。饮服方寸匕，日三，取效。张文仲方。**痔漏脱肛**虎胫骨两节，以蜜二两炙赤，捣末，蒸饼丸梧子大。每凌晨温酒下二十丸，取效。胜金。**肛门凸出**虎骨烧末，水服方寸匕，日三，外台。**兽骨哽咽**虎骨为末，水服方寸匕。外台。**恶犬咬伤**虎骨刮末，水服方寸匕，并傅之。小品方。**汤火伤灼**虎骨炙焦研敷，神效。龚氏易简方。**月蚀疳疮**虎头骨二两捣碎，猪脂一斤，熬膏涂之。神效方。**小儿白秃**虎骨末，油调涂之。普济。**足疮嵌甲**以橘皮汤浸洗，轻剪去甲，以虎骨末敷之，痛即止。便民图纂。**臁胫烂疮**以蓏汁洗拭，刮虎骨末敷之。便民图纂。

威骨 〔藏器曰〕虎有威骨如乙字，长一寸，在胁两傍，破肉取之。尾端亦有，不及胁骨。令人有威，带之临官佳。无官则为人所憎。

肉

【气味】 **酸，平，无毒。**〔宗奭曰〕微咸。〔弘景曰〕俗方言：热食虎肉，坏人齿。〔诜曰〕正月勿食虎，伤神。〔时珍曰〕虎肉作土气，味不甚佳。盐食稍可。

【主治】 **恶心欲呕，益气力，止多唾。**别录。**食之治疟，辟三十六种精魅。入山，虎见畏之。**孟诜。

【附方】 新一。**脾胃虚弱**恶心不欲饮食。虎肉半斤切，以葱、椒、酱调，炙熟，空心冷食。寿亲养老方。

膏

【主治】 **狗啮疮。**别录。**纳下部，治五痔下血。**孟诜。**服之治反胃，煎消，**

涂小儿头疮白秃。时珍。

【附方】 新一。**一切反胃**虎脂半斤切，清油一斤，瓦瓶浸一月，密封勿令泄气。每以油一两，入无灰酒一盏，温服，以瘥为度。油尽再添。寿域神方。

血

【主治】 **壮神强志**。〔时珍曰〕猎人李次口云：热刺虎之心血饮之，能壮神志。又抱朴子云：三月三日杀取虎血、鸭血，等分和合，以初生草似胡麻子，取其实合用，可以移形易貌。

肚

【主治】 **反胃吐食。取生者勿洗，存滓秽，新瓦固煅存性，入平胃散末一两和匀。每白汤服三钱，神效**。时珍。出保寿堂方。

肾

【主治】 **瘰疬**。〔时珍曰〕千金治瘰疬，雌黄芍药丸中用之。袁达禽虫述云：虎肾悬于腹，象口隐于颐。

胆

【主治】 **小儿惊痫**。藏器。**小儿疳痢，神惊不安，研水服之**。孟诜。

睛

【修治】 〔颂曰〕虎睛多伪，须自获者乃真。〔斅曰〕凡使虎睛，须问猎人。有雌有雄，有老有嫩，有杀得者。惟中毒自死者勿用之，能伤人。虎睛，以生羊血浸一宿漉出，微火焙干，捣粉用。〔时珍曰〕千金治狂邪，有虎睛汤、虎睛丸，并用酒浸，炙干用。

【主治】 **癫疾**。别录。**疟病，小儿热疾惊悸**。孟诜。**惊啼客忤，疳气，镇心安神**。日华。**明目去翳**。时珍。

【附方】 旧二，新一。**虎睛丸**治痫疾发作，涎潮搐搦，时作谵语。虎睛一对，微炒，犀角屑、大黄、远志去心各一两，栀子仁半两，为末，炼蜜丸绿豆大。每温酒服二十丸。**小儿惊痫**瘛疭。用虎睛细研，水调灌之，良。经验方。**小儿夜啼**用大虫眼睛一只，为散，以竹沥调少许与吃。姚和众方。**邪疟时作**生虎睛一枚，腊月猪血少许，朱砂、阿魏各一分，为末。端午日取粽尖七枚和，丸黍米大，每绵包一丸，塞耳中，男左女右。圣惠方。

虎魄 〔藏器曰〕凡虎夜视，一目放光，一目看物。猎人候而射之，弩箭才及，目光即堕入地，得之如白石者是也。〔宗奭曰〕陈氏所谓乙骨及目光堕地之说，终不免于诬也。〔时珍曰〕乙骨之说不为怪。目光之说，亦犹人缢死则魄入于地，随即掘之，状如麸炭之义。按茅亭客话云：猎人杀虎，记其头项之处，月黑掘下尺余方得,状如石子、琥珀。此是虎之精魄沦入地下,故主小儿惊痫之疾。其说甚详。寇氏未达此理耳。

【主治】 **惊邪,辟恶镇心**。藏器。

鼻

【主治】 **癫疾,小儿惊痫**。别录。**悬户上,令生男**。弘景。〔时珍曰〕按河鱼图云:虎鼻悬门中一年,取熬作屑,与妇饮,便生贵子。勿令人及妇知,知则不验。又云:悬于门上,宜子孙带印绶。此与古者胎教欲见虎豹,皆取其勇壮之义同也。

牙

【主治】 **丈夫阴疮及疽瘘**。孙思邈。**杀劳虫,治猘犬伤,发狂。刮末,酒服方寸匕**。时珍。

【附方】 新一。**白虎风痛**大虎牙一副四个,赤足蜈蚣十条,酒浸三日,晒干,天麻二两,乳香、没药各一两,麝香半两,为末。每服二钱,温酒下,一日三服。圣济总录。

爪 〔颂曰〕爪并指、骨、毛俱可用,以雄虎为胜。

【主治】 **系小儿臂,辟恶魅**。别录。〔时珍曰〕外台辟恶魅,用虎爪、蟹爪、赤朱、雄黄为末,松脂和丸,每正旦焚之。

皮一名臯毗。见庄子。

【主治】 **疟疾**。藏器。**辟邪魅**。时珍。

【发明】〔时珍曰〕按应劭风俗通云:虎者阳物,百兽之长,能辟鬼魅,今人卒中恶病,烧皮饮之,或系衣服,亦甚验也。起居杂记云:虎豹皮上睡,令人神惊。其毛入疮,有大毒。

须

【主治】 **齿痛**。弘景。酉阳杂俎云:许远齿痛,仙人郑思远拔虎须令插之,痛即愈。

屎

【主治】 **恶疮**。别录。**鬼气**。藏器,**疗瘰疬痔漏。烧研酒服,治兽骨哽**。时珍。

【附方】 旧一。**瘰疬**着手、足、肩、背,累累如米起,色白,刮之汁出,愈而复发。虎屎白者,以马尿和之,晒干烧灰粉之。千金。

屎中骨

【主治】 **为屑,治火疮**。别录。**破伤风**。时珍。

【附方】 新一。**断酒**牙屎中骨烧灰，酒服方寸匕，即不饮。千金方。

【附录】 **酋耳** 瑞应图云：酋耳似虎绝大，不食生物，见虎豹即杀之，太平则至。郭璞云：即驺虞也。白虎黑文，尾长于身。

驳 山海经云：驳状如马，白身黑尾，一角锯牙，能食虎豹。周书谓之兹白。说苑云：师旷言鹊食猬，猬食骏驳，骏驳食豹，豹食驳，驳食虎。

渠搜 逸周书云：渠搜，西戎露犬也，能食虎豹。一云豣，胡犬也，能逐虎。

黄腰 蜀志名黄腰兽。鼬身狸首，长则食母，形虽小，而能食虎及牛、鹿也。又孙愐云：觳音斛，似豹而小，腰以上黄，以下黑，形类犬，食猕猴，名黄腰。

䑕鼠 见猬下。

豹《别录》中品

【释名】 **程**列子**失剌孙**。〔时珍曰〕豹性暴，故曰豹。按许氏说文云：豹之脊长，行则脊隆豸豸然，具司杀之形，故字从豸、从勺。王氏字说云：豹性勺物而取，程度而食，故字从勺，又名曰程。列子云：青宁生程，程生马。沈氏笔谈云：秦人谓豹为程，至今延州犹然。东胡谓之失剌孙。

【集解】〔弘景曰〕豹至稀有，入用亦鲜，惟尾可贵。〔恭曰〕阴阳家有豹尾神，车驾卤簿有豹尾车，名可尊重耳。真豹有何可贵？未审陶据奚说。〔颂曰〕今河洛、唐、郢间或有之。然豹有数种，山海经有玄豹；诗有赤豹，尾赤而文黑也；尔雅有白豹，即貘也，毛白而文黑。郭璞注云：貘能食铜铁。与貘同名。不知入药果用何类。古今医方鲜见。〔宗奭曰〕豹毛赤黄，其文黑，如钱而中空，比比相次。又有土豹，毛更无纹，色亦不赤，其形亦小。此各有种，非能变形也，圣人假喻耳，恐医家不知，故书之。〔时珍曰〕豹，辽东及西南诸山时有之。状似虎而小，白面团头，自惜其毛采。其文如钱者，曰金钱豹，宜为裘。如艾叶者，曰艾叶豹，次之。又西域有金线豹，文如金线，海中有水豹，上应箕宿。禽虫述云：虎生三子，一为豹。则豹有变者，寇氏未知耳。豹畏蛇与䑕鼠，而狮、驳、渠搜能食之。淮南子云：猬令虎申，蛇令豹止，物有所制也。广志云：狐死首丘，豹死首山，不忘本也。豹胎至美，为八珍之一。

肉

【气味】 **酸，平，无毒**。〔思邈曰〕温，微毒。正月勿食，伤神损寿。

【主治】 **安五脏，补绝伤，轻身益气，久服利人**。别录。**壮筋骨，强志气，耐寒暑，令人猛健**。日华。**辟鬼魅神邪，宜肾**。孙思邈。

【发明】〔诜曰〕豹肉令人志性粗豪，食之便觉，少顷消化乃定。久食亦然。〔宗奭曰〕此兽猛捷过虎，故能安五脏，补绝伤，轻身，壮筋骨也。

脂

【主治】**合生发膏，朝涂暮生。**孟诜。**亦入面脂。**时珍。

鼻

【主治】**狐魅。同狐鼻，水煮服。**藏器。〔时珍曰〕按外台治梦与鬼交及狐狸精魅，载崔氏方中用之。

头骨

【主治】**烧灰淋汁，去头风白屑。**孟诜。**作枕辟邪。**时珍。出五行志。

皮　〔藏器曰〕不可藉睡，令人神惊。其毛入人疮中，有毒。〔时珍曰〕按林邑记云：广西南界有唼腊虫，食死人尸，不可驱逐。惟以豹皮覆之，则畏而不来。

貘音陌。亦作貊。宋《图经》

校正：原附豹下，今分出。

【释名】〔时珍曰〕按陆佃云：皮为坐毯卧褥，能消膜外之气，故字从膜省文。

【集解】〔颂曰〕郭璞云：似熊而头小脚卑，黑白驳文，毛浅有光泽。能舐食铜铁，及竹骨蛇虺。其骨节强直，中实少髓。或云与尔雅貘，白豹同名。唐世多画貘作屏，白乐天有赞序之。今黔、蜀及峨眉山中时有。貘，象鼻犀目，牛尾虎足。土人鼎釜，多为所食，颇为山居之患，亦捕以为药。其齿骨极坚，以刀斧椎锻，铁皆碎，落火亦不能烧。人得之诈充佛牙、佛骨，以诳俚俗。〔时珍曰〕世传羚羊角能碎金刚石者即此，物相畏耳。按说文云：貘似熊，黄白色，出蜀中。南中志云：貘大如驴，状似熊，苍白色，多力，舐铁消千斤，其皮温暖。埤雅云：貘似熊，狮首豺髲，锐鬐卑脚，粪可为兵切玉，尿能消铁为水。又有啮铁、豻、昆吾兔，皆能食铜铁，亦貘类也。并附之。

皮

【主治】**寝之，可驱温疠，辟湿气、邪气。**苏颂。

膏

【主治】**痈肿，能通肌骨。**〔时珍曰〕段成式云：貘膏性利，铜、铁、瓦器盛之悉透，惟以骨盛则不漏。

尿

【主治】 吞铜、铁入腹者，水和服之，即化为水。

【附录】 啮铁 〔时珍曰〕按神异经云：南方有兽，角足大小状如水牛，毛黑如漆，食铁而饮水，粪可为兵，其利如钢，名曰啮铁。唐史云：叶火罗献大兽，高七尺，食铜铁，日行三百里。

犴 禽书云：犴应井星，胡狗也。状似狐而黑，身长七尺，头生一角，老则有鳞，能食虎、豹、蛟、龙、铜、铁。猎人亦畏之。

狡兔 拾遗记云：狡兔生昆吾山，形如兔，雄黄雌白，食丹、石、铜、铁。昔吴王武库兵器皆尽，掘得二兔，一白一黄，腹中肾、胆皆铁，取铸为剑，切玉如泥。

象 宋《开宝》

【释名】〔时珍曰〕许慎说文云：象字篆文，象耳、牙、鼻、足之形。王安石字说云：象牙感雷而文生，天象感气而文生。故天象亦用此字。南越志云：象闻雷声则牙花暴出，逡巡复没。古语云：犀因望月纹生角，象为闻雷花发牙。**伽耶**出北户录。

【集解】〔颂曰〕尔雅云：南方之美者，有梁山之犀、象焉。今多出交趾、潮、循诸州。彼人捕得，争食其肉，云肥堪作炙。陈藏器云：象具十二生肖肉，各有分段，惟鼻是其本肉，炙食、糟食更美。又胆不附肝，随月在诸肉间，如正月即在虎肉也。徐铉云：象胆随四时，春在前左足，夏在前右足，秋后左足，冬后右足也。淳化中一象春毙。太宗命取胆不获，使问铉。铉以此对，果得于前左足。世传荆蛮山中亦有野象。然楚、粤之象皆青黑，惟西方拂林、大食诸国，乃多象。樊绰云南记皆言其事。〔时珍曰〕象出交、广、云南及西域诸国。野象多至成群。番人皆畜以服重，酋长则饰而乘之。有灰、白二色，形体拥肿，面目丑陋。大者身长丈余，高称之，大六尺许。肉倍数牛，目才若豕，四足如柱，无指而有爪甲，行则先移左足，卧则以臂着地。其头不能俯，其颈不能回，其耳下鞬。其鼻大如臂，下垂至地。鼻端甚深，可以开合。中有小肉爪，能拾针芥。食物饮水皆以鼻卷入口，一身之力皆在于鼻，故伤之则死耳。后有穴，薄如鼓皮，刺之亦死。口内有食齿，两吻出两牙夹鼻，雄者长六七尺，雌者才尺余耳。交牝则在水中，以胸相贴，与诸兽不同。许慎云：三年一乳。古训云：五岁始产，六十年骨方足，其性能久识。嗜刍、豆、甘蔗与酒，而畏烟火、狮子、巴蛇。南人杀野象，多设机穽以陷之；或埋象鞋于路，以贯其足。捕生象则以雌象为媒而诱获之，饲而狎之，久则渐解人言。使象奴牧之，制之以钩，左右前后罔不如命也。其皮可作甲鞬鼓，湿时切条，可贯器物。〔甄权曰〕西域重象牙，用饰床座。中国贵之以为笏。象每蜕牙，自埋藏之，昆仑诸国人以木牙潜易取焉。〔日华曰〕象蹄底似犀，可作带。

牙真腊风土记云：象牙，杀取者上也。自死者次之，蜕于山中多年者下矣。或谓一岁一换牙者，非也。

【气味】 甘，寒无毒。

【主治】 **诸铁及杂物入肉，刮牙屑和水敷之，立出。治痫病。刮齿屑，炒黄研末，饮服。**开宝。**生煮汁服，治小便不通。烧灰饮服，治小便多。**日华。**诸物刺咽中，磨水服之亦出。旧梳屑尤佳。**苏颂。**主风痫惊悸，一切邪魅精物，热疾骨蒸及诸疮，并宜生屑入药。**时珍。

【发明】 〔时珍曰〕世人知然犀可见水怪，而不知沉象可驱水怪。按周礼壶涿氏掌水虫，欲杀其神者，以橭木贯象齿而沉之，则其神死而渊为陵。注云：橭木，山榆也。以象齿作十字，贯于木而沉之，则龙、罔象之类死也。又按陶贞白云：凡夏月合药，宜置象牙于傍：合丹灶，以象牙夹灶，得雷声乃能发光。观此，则象之辟邪，又不止于驱怪而已，宜乎其能治心肝惊痫、迷惑邪魅之疾也。而昔人罕解用之，何哉？

【附方】 旧二，新四。**小便不通胀急者。**象牙生煎服之。救急。**小便过多**象牙烧灰，饮服之。总录。**痘疹不收**象牙屑，铜铫炒黄红色为末。每服七八分或一钱，白水下。王氏痘疹方。**诸兽骨鲠**象牙磨水吞之。永类方。**骨刺入肉**象牙刮末，以水煮白梅肉调涂，自软。简要济众。**针箭入肉**象牙刮末，水和敷之，即出也。

肉

【气味】 甘、淡，平，无毒。

【主治】 **烧灰，和油涂秃疮。多食，令人体重。**开宝。

【发明】 〔时珍曰〕按吕氏春秋云：肉之美者，旄象之约。又尔雅翼云：象肉肥脆，少类猪肉，味淡而含滑。则其通小便者，亦淡渗滑窍之义。烧之则从火化，故又能缩小便也。

胆

【修治】 〔敩曰〕凡使勿用杂胆。其象胆干了，上有青竹文斑光腻，其味微带甘。入药勿便和众药，须先捣成粉，乃和众药。

【气味】 苦，寒，微毒。

【主治】 **明目治疳。**日华。**治疮肿，以水化涂之。治口臭，以绵裹少许贴齿**

根，平旦漱去，数度即瘥。海药。

【发明】〔时珍曰〕象胆明目，能去尘膜也，与熊胆同功。雷敩炮炙论云：象胆挥粘是矣。

【附方】新一。**内障目翳**如偃月，或如枣花。用象胆半两，鲤鱼胆七枚，熊胆一分，牛胆半两，麝香一分，石决明末一两，为末，糊丸绿豆大。每茶下十丸，日二。总录。

睛

【主治】**目疾，和人乳滴目中。**藏器。

皮

【主治】**下疳，烧灰和油敷之。又治金疮不合。**时珍。

【发明】〔时珍曰〕象肉臃肿，人以斧刃刺之，半日即合。故近时治金疮不合者，用其皮灰。

骨

【主治】**解毒。**时珍。**胸前小横骨，烧灰酒服，令人能浮。**开宝。

【附方】新一。**象骨散**治脾胃虚弱，水谷不消，噫气吞酸，吐食霍乱，泄泻脓血，脐腹疼痛，里急频并，不思饮食诸证。用象骨四两炒，肉豆蔻炮、枳壳炒各一两，诃子肉炮、甘草各二两，干姜半两炮，为末。每服三钱，水一盏半，煎至八分，和滓热服，食前，日三次。宣明方。

犀《本经》中品

【释名】〔时珍曰〕犀字，篆文象形。其牸名兕，亦曰沙犀。尔雅翼云：兕与牸字音相近，犹豻之为牦也。大抵犀、兕是一物，古人多言兕，后人多言犀，北音多言兕，南音多言犀，为不同耳。详下文。梵书谓犀曰揭伽。

【集解】〔别录曰〕犀出永昌山谷及益州。永昌，即今滇南也。〔弘景曰〕今出武陵、交州、宁州诸远山。犀有二角，以额上者为胜。又有通天犀角，上有一白缕，直上至端，夜露不濡，入药至神验。或云此是水犀角，出水中，汉书所谓骇鸡犀者，置米饲鸡，皆惊骇不敢啄；置屋上，乌鸟不敢集。又有牸犀，角甚长，文理似犀，不堪入药。〔恭曰〕牸是雌犀，文理腻细，斑白分明，俗谓之斑犀。服用为上，入药不如雄犀。〔藏器曰〕犀无水陆二种，但以精粗言之。通天者，脑上之角，经千岁，长且锐，白星彻端，能出气通天，则能通神、破水、骇鸡，故曰通天。抱朴子言此犀刻为鱼，衔之入水，水开三尺是也。〔颂曰〕犀角，今以南海者为

犀

上，黔、蜀者次之。犀似水牛，猪首、大腹、卑脚。脚似象，有三蹄。黑色。舌上有刺，好食棘刺，皮上每一孔生三毛，如豕。有一角、二角、三角者。尔雅云：兕似牛，犀似豕。郭璞注云：兕一角，色青，重千斤。犀似水牛，三角：一在顶上，一在额上，一在鼻上。鼻上者食角也。又名奴角，小而不椭。亦有一角者。刘恂岭表录异云：犀有二角：一角额上为兕犀，一在鼻上为胡帽犀。牯犀亦有二角，皆谓之毛犀，而今人多传一角之说。此数种角俱有粟文，观纹之粗细为贵贱。贵者有通天花文，犀有此角者，必自恶其影，常饮浊水，不照见也。绝品者有百物之形。或云犀之通天者乃其病，理不可知也。角文有插者，一半已下通；有正插者，一半已上通；有腰鼓插者，中断不通。其类极多，故波斯呼象牙为白暗，犀角为黑暗，言难识也。犀中最大者堕罗犀，一株重七八斤，云是牯犀额角。其花多作撒豆斑，色深者，堪作带胯；斑散色浅者，可作器皿耳。或云兕乃犀之雌者，亦似水牛而青色，皮坚厚可以为铠，未知的否。唐医吴士皋言：海人取犀，先于山路多植朽木，如猪羊栈。其犀前脚直，常依木而息，烂木忽折，倒仆久不能起，因格杀之。又云：犀每岁一退角，必自埋于山中，海人潜作木角易之，再三不离其处。若直取之，则后藏于别处，不可寻矣。〔李珣曰〕通天犀乃胎时见天上物过，形于角上，故曰通天。但于月下水盆映之则知。按五溪记云：山犀食竹木，其小便即竟日不尽。夷獠以弓矢采之，名曰黔犀。又异物志云：山东海水中有牛，乐闻丝竹。彼人动乐，则牛出听，因而采之。有鼻角、顶角，以鼻角为上。本草止知山犀，未见水犀。〔宗奭曰〕川犀、南犀纹细，乌犀有纹显露，黄犀纹绝少，皆不及西番者，纹高、雨脚显也。物象黄、外黑者正透，物象黑、外黄者为倒透。盖以乌色为正，以形象肖物为贵。既曰通犀，必须文头显著，黄黑分明，有雨脚润滑者为第一。〔时珍曰〕犀出西番、南番、滇南、交州诸处。有山犀、水犀、兕犀三种，又有毛犀似之。山犀居山林，人多得之，水犀出入水中，最为难得。并有二角，鼻角长而额角短。水犀皮有珠甲，而山犀无之。兕犀即犀之牸者，亦曰沙犀，止有一角在顶，文理细腻，斑白分明，不可入药。盖牯角文大，而牸角文细也。洪武初，九真曾贡之，谓之独角犀，是矣。陈藏器谓犀无水陆，郭璞谓犀有三角，苏颂谓毛犀为牯犀，皆出讹传，今并正之。毛犀即旄牛也，见本条。犀角纹如鱼子形，谓之粟纹。纹中有眼，谓之粟眼。黑中有黄花者为正透，黄中有黑花者为倒透，花中复有花者为重透，并名通犀，乃上品也；花如椒豆斑者次之；乌犀纯黑无花者为下品。其通天夜视有光者，名夜明犀，故能通神开水，飞禽走兽见之皆惊。又山海经有白犀，白色；开元遗事有辟寒犀，其色如金，交趾所贡，冬月暖气袭人；白孔六帖有辟暑犀，唐文宗得之，夏月能清暑气；岭表录异有辟尘犀，为簪梳带胯，尘不近身；杜阳编有蠲忿犀，云为带，令人蠲去忿怒，此皆希世之珍，故附见之。

犀角番名低密。

【修治】〔弘景曰〕入药惟雄犀生者为佳。若犀片及见成器物皆被蒸煮，不堪用。〔颂曰〕凡犀入药有黑白二种，以黑者为胜，角尖又胜。生犀不独未经水火者，盖犀有捕得杀取者为上，蜕角者次之。〔宗奭曰〕鹿取茸，犀取尖，其精锐之力尽在是也。以西番生犀磨服为佳，入汤、散则屑之。〔斅曰〕凡使，勿用奴犀、牸犀、病水犀、孿子犀、无润犀。惟取乌黑肌皱、坼襞光润者错屑，入臼杵，细研万匝乃用。〔李珣曰〕凡犀角锯成，当以薄纸裹于怀中蒸燥，乘热捣之，应手如粉，故归田录云：翡翠屑金，人气粉犀。

【气味】 **苦、酸、咸，寒，无毒**。〔别录曰〕微寒。〔李珣曰〕大寒，无毒。〔甄权曰〕牯犀角，甘、辛，有小毒。〔张元素曰〕苦、酸，寒，阳中之阴也。入阳明经。〔之才曰〕松脂为之使。恶雷丸、蘿菌。〔时珍曰〕升麻为之使。恶乌头、乌喙。〔斅曰〕忌盐，及妊妇勿服，能消胎气。

【主治】 **百毒蛊疰，邪鬼瘴气，杀钩吻、鸩羽、蛇毒，除邪，不迷惑魇寐。久服轻身**。本经。**伤寒温疫，头痛寒热，诸毒气。令人骏健**。别录。**辟中恶毒气，镇心神，解大热，散风毒，治发背痈疽疮肿，化脓作水，疗时疾，热如火，烦，毒入心，狂言妄语**。药性。**治心烦，止惊，镇肝明目，安五脏，补虚劳，退热消痰，解山瘴溪毒**。日华。**主风毒攻心，毷氉热闷，赤痢，小儿麸豆，风热惊痫**。海药。**烧灰水服，治卒中恶心痛，饮食中毒，药毒热毒，筋骨中风，心风烦闷，中风失音，皆瘥。以水磨服，治小儿惊热。山犀、水犀，功用相同**。孟诜。**磨汁，治吐血、衄血、下血，及伤寒畜血，发狂谵语，发黄发斑，痘疮稠密，内热黑陷，或不结痂，泻肝凉心，清胃解毒**。时珍。

【发明】〔时珍曰〕犀角，犀之精灵所聚，足阳明药也。胃为水谷之海，饮食药物必先受之，故犀角能解一切诸毒。五藏六府，皆禀气于胃，风邪热毒，必先干之。故犀角能疗诸血，及惊狂斑痘之证。抱朴子云：犀食百草之毒，及众木之棘，所以能解毒。凡蛊毒之乡，有饮食，以此角搅之，有毒则生白沫，无毒则否。以之煮毒药，则无复毒势也。北户录云：凡中毒箭，以犀角刺疮中，立愈。由犀食百毒棘刺也。昔温峤过武昌牛渚矶，下多怪物。峤然犀角照之，而水族见形。淮南子云：犀角置穴，狐不敢归。则犀之精灵辟邪不惑，于此益可见矣。

【附方】 旧六，新七。**吐血不止似鹅鸭肝**。用生犀角、生桔梗各一两为末。每酒服二钱。总录。**中忤中恶鬼气**。其证或暮夜登厕，或出郊外，蓦然倒地，厥

犀

冷握拳，口鼻出清血，须臾不救，似乎尸厥，但腹不鸣，心腹暖尔。勿移动，令人围绕，烧火打鼓，或烧苏合香、安息香、麝香之类，候醒乃移动。用犀角五钱，麝香、朱砂各二钱五分，为末。每水调二钱服，即效。华佗方。**卧忽不寤**若以火照之则杀人。但唾其面，痛啮其踵及大趾甲际，即活。以犀角为枕，即令不魇。**小儿惊痫**不知人，嚼舌仰目者。犀角浓磨水服之，立效。为末亦可。广利方。**痘疮稠密**不拘大人小儿。生犀，于涩器中，新汲水磨浓汁冷饮服之。钱氏小儿方。**消毒解热**生犀角尖，磨浓汁，频饮之。同上。**服药过剂**犀角烧末，水服方寸匕。外台。**中毒烦困**方同上。**食雉中毒**吐下不止。用生犀角末方寸匕，新汲水调服，即瘥。圣惠方。**蠼螋尿疮**状如茱萸，中央白脓，恶寒壮热。磨犀角汁涂之。千金方。**瘭疽毒疮**喜着十指，状如代指，根深至肌，能坏筋骨，毒气入脏杀人。宜烧铁烙之，或灸百壮，日饮犀角汁取瘥。千金方。**山岚瘴气**犀角磨水服之。良。集简方。**下痢鲜血**犀角、地榆、生地黄各一两，为末，炼蜜丸弹子大。每服一丸，水一升，煎五合，去滓温服。圣惠方。

犛牛 毛、俚、来三音《纲目》

【释名】 **毛犀**广志**猫牛**汉书注**摩牛**音麻。**牦牛**音作。**竹牛**昨梦录**犨牛**音抽。〔时珍曰〕犛者髦也，其髦可为旌旄也。其体多长毛，而身角如犀，故曰毛犀，汲冢周书作摩牛，颜师古作猫牛，尔雅作摩牛，音皆相近也。山海经作牦牛，西人呼为竹牛，因角理如竹也。或云竹即牦音之转，而犨又竹音之转也。杨慎丹铅录云：毛犀即象也。状如犀而角小，善知吉凶。古人呼为猫猪，交、广人谓之猪神是矣。

【集解】〔时珍曰〕犛牛出西南徼外，居深山中野牛也。状及毛、尾俱同牦牛，牦小而犛大，有重千斤者，其尾名曰牦，亦可为旌旄缨帽之用。唐、宋西徼诸州贡之。中山经云：荆山多犛牛。郭璞注云：牦牛之属也，其色黑。又昨梦录云：西夏竹牛，重数百斤，角甚长而黄黑相间，制弓极劲。彼人以伪犀角，卒莫能辨。曹昭格古论云：毛犀即犛牛也，角之花斑，皆类山犀，而无粟纹。其理似竹，不甚为奇，故谓毛犀。观此，则犛之角胜于牦，而牦之毛尾胜于犛也。又有野牛与此相类者，并附于左。

角

【气味】 酸、咸，凉，无毒。

【主治】 惊痫热毒，诸血病。时珍。

黄

【气味】 原缺。

【主治】 **惊痫癫狂。**

【发明】〔时珍曰〕犛牛亦有黄，彼人以乱牛黄，但坚而不香，云功用亦相近也。其角亦可乱犀，但无粟纹，苏颂图经误以为牯犀角者是也。亦可用，而功不及犀，咋梦录、格古论说之详矣。

【附录】 **犪牛**音危　又名夔牛。如牛而大，肉重数千斤，出蜀山中。

犤牛　广志云：出日南及浔州大宾县。色青黄，与蛇同穴。性嗜盐，人裹手涂盐取之。其角如玉，可为器。

海牛　齐地志云：出登州海岛中。形似牛，鼍脚鲇毛，其皮甚软，可供百用。脂可然灯。环宇志名潜牛，广志名忬牛。

月支牛　玄中记云：出西胡及大月氏国。今日割取肉，明日其创即复合也。

山牛　状如牛，而角有枝，如鹿茸。

牦牛音毛《纲目》

【释名】 **犦牛**音毚。尔雅**犏牛**音偏。〔时珍曰〕牦与旄同，或作毛。后汉书云：冉駹夷出牦牛，一名犦牛，重千斤，毛可为旄，观此则旄牛之名，盖取诸此。颜师古云：牦牛即犏牛也。而叶盛水东日记云：毛牛与封牛合，则生犏牛，亦类毛牛，偏气使然。故谓之犏。然则犏又毛之遗种耶？

【集解】〔时珍曰〕牦牛出甘肃临洮，及西南徼外，野牛也。人多畜养之。状如水牛，体长多力，能载重，迅行如飞，性至粗梗。髀、膝、尾、背、胡下皆有黑毛，长尺许。其尾最长，大如斗，亦自爱护，草木钩之，则止而不动。古人取为旌旄，今人以为缨帽。毛杂白色者，以茜染红色。山海经云：潘侯之山有旄牛，状如牛而四足节生毛。即此也。其肉味美，故吕氏春秋云：肉之美者，牦、象之肉也。

喉靥

【主治】 **项下瘿气。** 时珍。

【发明】〔时珍曰〕牦牛，古方未见用者，近世臞仙寿域方载治瘿气方，用其喉靥，亦因类之义也。其方用犏牛喉脆骨二寸许一节，连两边扇动脆骨取之，或煮或烧，仰卧顿服。仍取巧舌，即靥子也，嚼烂噙之，食顷乃咽。病人容貌必瘦减，而瘿自内消矣。不过二服即愈，云神妙无比也。

野马《纲目》

【集解】〔时珍曰〕按郭璞云：野马似马而小，出塞外。今西夏、甘肃及辽东山中亦有之。取其皮为裘，食其肉，云如家马肉，但落地不沾沙耳。尔雅云：驈如马，一角似鹿茸。不角者，騏也。山海经云：北海有兽，状如马，色青，名曰駒騟。此皆野马类也。

肉

【气味】 甘，平，有小毒。

【主治】 **人病马痫，筋脉不能自收，周痹肌肉不仁。**思邈。心镜治上证，用肉一斤，豉汁煮熟，入五味、葱白，作腌腊及羹粥，频食之。白煮亦可。

阴茎

【气味】 酸、咸，温，无毒。

【主治】 **男子阴痿缩，少精。**思邈。

【发明】〔时珍曰〕野马，孙思邈千金方载有功用，而本草不收，今采补之。

野猪《唐本草》

【集解】〔宗奭曰〕野猪，陕、洛间甚多。形如家猪，但腹小脚长，毛色褐，作群行，猎人惟敢射最后者，若射中前者，则散走伤人。其肉赤色如马肉，食之胜家猪，牝者肉更美。〔诜曰〕冬月在林中食橡子。其黄在胆中，三岁乃有，亦不常得。〔时珍曰〕野猪处处深山中有之，惟关西者时或有黄。其形似猪而大，牙出口外，如象牙。其肉有至二三百斤者。能与虎斗。或云：能掠松脂、曳沙泥涂身，以御矢也。最害田稼，亦啖蛇虺。淮南子曰：野彘有艽莦槎栉，窟虚连比，以象宫室，阴以防雨，景以蔽日。亦其知也。范致能虞衡志云：岭南一种嫩妇，似山猪而小，善害田禾。惟以机轴纺织之器置田所，则不复近也。

肉

【气味】 甘，平，无毒。〔宗奭曰〕微动风。〔诜曰〕不发病、减药力，与家猪不同。但青蹄者不可食，微动风。〔时珍曰〕服巴豆药者忌之。

【主治】 **癫痫，补肌肤，益五脏，令人虚肥，不发风虚气。**孟诜。**炙食，治肠风泻血，不过十顿。**日华。

【附方】旧一。**久痔下血**野猪肉二斤，着五味炙，空腹食之。作羹亦得。食医心镜。

脂腊月炼过取之。

【主治】 炼净和酒日三服,令妇人多乳,十日后,可供三四儿。素无乳者亦下。孟诜。悦色,除风肿毒,治疥癣。日华。

黄

【气味】 甘,平,无毒。

【主治】 金疮,止血生肉。疗癫痫,水研如枣核许服之,日三服,效。唐本。研水服,治血痢痑病。藏器。治恶毒风,小儿疳气,客忤天吊。日华。

胆

【主治】 恶热毒气。孟诜。鬼癫痫,小儿诸疳,水研枣许服,日二。时珍。出卫生方。

齿

【主治】 烧灰水服,治蛇咬毒。藏器。

头骨

【主治】 邪疟。圣惠方中用之。

【附方】 新一。积年下血野猪头一枚,桑西枝一握,附子一枚,同入瓶内煅过为末,每服二钱,粥饮空心服。圣惠方。

外肾

【主治】 连皮烧存性研,米饮服,治崩中带下,及肠风泻血,血痢。日华。

皮

【主治】 烧灰,涂鼠瘘恶疮。时珍。外台方中用。

豪猪《纲目》

【释名】 蒿猪唐本山猪通志貆貐音原俞。狟猪音丸。鸾猪。〔时珍曰〕说文云:豪,豕鬣如笔管者,能激毫射人故也。郭璞曰:吴楚呼为鸾猪。星禽云:壁水貐,豪猪也。

【集解】〔颂曰〕豪猪,陕、洛、江东诸山中有之。髦间有豪如箭,能射人。〔时珍曰〕豪猪处处深山中有之,多者成群害稼。状如猪,而项脊有棘鬣,长近尺许,粗如箸,其状似笋及帽刺,白本而黑端。怒则激去,如矢射人。羌人以其皮为靴。郭璞云:狟猪自为牝牡而孕也。张师正倦游录云:南海有泡鱼,大如斗,身有棘刺,能化为豪猪,巽为鱼,坎为豕,岂巽变坎乎?

肉

【气味】 甘，大寒，有毒。〔颂曰〕不可多食。发风，令人虚赢。

【主治】 多膏，利大肠。苏颂。

肚及屎

【气味】 寒，无毒。

【主治】 水病，热风，鼓胀。同烧存性，空心温酒服二钱匕。用一具即消。孟诜。干烧服之，治黄疸。苏恭。连屎烧研，酒服，治水肿，脚气，奔豚。时珍。

【发明】 〔诜曰〕此猪多食苦参，故能治热风水胀，而不治冷胀也。〔时珍曰〕豪猪本草不载，惟孟氏食疗本草猬条说之。

熊《本经》上品

【释名】 〔时珍曰〕熊者雄也。熊字篆文象形。俗呼熊为猪熊，罴为人熊、马熊，各因形似以为别也。述异记云：在陆曰熊，在水曰能，即鲧所化者。故熊字从能。续搜神记云：熊居树孔中，东土人击树，呼为子路则起，不呼则不动也。又狒狒亦名人熊，见本条。

【集解】 〔别录曰〕熊生雍州山谷。十一月取之。〔弘景曰〕今东西诸山皆有之，自非易得。〔颂曰〕今雍、洛、河东及怀庆、卫山中皆有之。形类大豕，而性轻捷，好攀缘，上高木，见人则颠倒自投于地。冬蛰入穴，春月乃出。其足名蹯，为八珍之一，古人重之，然胹之难熟。熊性恶盐，食之即死，出淮南子。〔时珍曰〕熊如大豕而竖目，人足黑色。春夏膘肥时，皮厚筋弩，每升木引气，或坠地自快，俗呼跌膘，即庄子所谓熊经鸟申也。冬月蛰时不食，饥则舐其掌，故其美在掌，谓之熊蹯。其行山中，虽数十里，必有跧伏之所，在石岩枯木，山中人谓之熊馆。刘敬叔异苑云：熊性恶秽物及伤残，捕者置此物于穴，则合穴自死。或为棘刺所伤，出穴爪之，至骨即毙也。陆佃埤雅云：其胆春近首，夏在腹，秋在左足，冬在右足。熊、罴皆壮毅之物，属阳，故书以喻不二心之臣，而诗以为男子之祥也。

脂

【释名】 熊白。〔弘景曰〕脂即熊白，乃背上肪，色白如玉，味甚美，寒月则有，夏月则无。其腹中肪及身中脂，煎炼过亦可作药，而不中啖。

【修治】 〔敩曰〕凡取得，每一斤入生椒十四个，同炼过，器盛收之。

【气味】 甘，微寒，无毒。〔别录曰〕微温。〔日华曰〕凉。其脂燃灯，烟损人眼，令失光明。

【主治】　风痹不仁筋急，五脏腹中积聚，寒热羸瘦，头疡白秃，面上鼾疱。久服强志不饥，轻身长年。本经。饮食呕吐。别录。治风，补虚损，杀劳虫，酒炼服之。日华。长发令黑，悦泽人面。苏恭。治面上鼾黯及疮。药性。

【附方】　旧二，新一。令发长黑熊脂、蔓荆子末等分和匀，醋调涂之。圣惠方。发毛黄色以熊脂涂发梳散头，入床底，伏地一食顷，即出，便尽黑。不过用脂一升效。千金翼。白秃头癣熊白傅之。杨氏产乳。

肉

【气味】　甘，平，无毒。〔别录曰〕微温。〔弘景曰〕有痼疾不可食熊肉，令终身不除。〔鼎曰〕若腹中有积聚寒热者食之，永不除也。十月勿食之。伤神。

【主治】　风痹，筋骨不仁。功与脂同。孙思邈。补虚羸。孟诜。

【发明】　〔时珍曰〕按刘河间云：熊肉振羸，兔目明视。因其气有余，以补不足也。

【附方】　旧二。中风痹疾中风，心肺风热，手足风痹不随，筋脉五缓，恍惚烦躁。熊肉一斤切，入豉汁中，和葱姜椒盐作腌腊，空腹食之。脚气风痹五缓筋急。用熊肉半斤，如上法食之。并食医心镜。

掌

【修治】　圣惠方云：熊掌难胹，得酒、醋、水三件同煮，熟即大如皮球也。

【主治】　食之可御风寒，益气力。日华。

胆〔颂曰〕熊胆阴干用。然多伪者，但取一粟许滴水中，一道若线不散者为真。〔时珍曰〕按钱乙云：熊胆佳者通明。每以米粒点水中，运转如飞者良。余胆亦转，但缓尔。周密齐东野语云：熊胆善辟尘。试之以净水一器，尘幕其上，投胆米许，则凝尘豁然而开也。

【气味】　苦，寒，无毒。〔权曰〕恶防己、地黄。

【主治】　时气热盛，变为黄疸，暑月久痢，疳䘌心痛，疰忤。苏恭。治诸疳、耳鼻疮、恶疮、杀虫。日华。小儿惊痫瘈疭，以竹沥化两豆许服之，去心中涎，甚良。孟诜。退热清心，平肝明目，去翳，杀蛔、蛲虫。时珍。

【发明】　〔时珍曰〕熊胆，苦入心，寒胜热，手少阴、厥阴、足阳明经药也。故能凉心平肝杀虫，为惊痫疰忤、翳障痔痔、虫牙蛔痛之剂焉。

【附方】　旧四新六。赤目障翳熊胆丸：每以胆少许化开，入冰片一二片，铜器点之，绝奇。或泪痒，加生姜粉些须。齐东野语。初生目闭由胎中受热也。以熊胆少许蒸水洗之，一日七八次。如三日不开，服四物加甘草、天花粉。全幼心鉴。小儿鼻蚀熊胆半分，汤化抹之。圣惠方。十年痔疮熊胆涂之神效，一切方不

熊

及也。外台。**肠风痔漏**熊胆半两，入片脑少许研，和猪胆汁涂之。寿域方。**蛔虫心痛**熊胆一大豆，和水服之，大效。外台。**小儿惊痫**方见主治。**风虫牙痛**熊胆三钱，片脑四分，每以猪胆汁调少许搽之。摄生方。**水弩射人**熊胆涂之。更以雄黄同酒磨服，即愈。斗门方。**诸疳羸瘦**熊胆、使君子末等分研匀，瓷器蒸溶，蒸饼丸麻子大。每米饮下二十丸。保幼大全。

脑髓

【主治】　诸聋。苏恭。疗头旋。摩顶，去白秃风屑，生发。日华。

血

【主治】　小儿客忤。苏恭。

骨

【主治】　作汤，浴历节风，及小儿客忤。孟诜。

【附录】　黑　魋音颓。〔时珍曰〕熊、黑、魋，三种一类也。如豕色黑者，熊也；大而色黄白者，黑也；小而色黄赤者，魋也。建平人呼魋为赤熊，陆玑黑为黄熊是矣。黑，头长脚高，猛憨多力，能拔树木，虎亦畏之。遇人则人立而攫之，故俗呼为人熊。关西呼豭熊。罗愿尔雅翼云：熊有猪熊，形如豕；有马熊，形如马。即黑也。或云黑即熊之雄者。其白如熊白，而理粗味减，功用亦同。

麢羊《本经》中品

【释名】　羚羊俗麢羊音钤九尾羊。〔时珍曰〕按王安石字说云：鹿则比类，而环角外向以自防，麢则独栖，悬角木上以远害，可谓灵也。故字从鹿，从灵省文。后人作羚。许慎说文云：麢，山羊也，大而细角。山海经作羬，云：状如羊而马尾。费信星槎胜览云：阿丹国羚羊，自胸中至尾，垂九块，名九尾羊。

【集解】　〔别录曰〕羚羊角出石城山谷及华阴山。采无时。〔弘景曰〕今出建平、宜都诸蛮山中及西域。多两角，一角者为胜。角多节，蹙蹙圆绕。别有山羊角极长，惟一边有节，节亦疏大，不入药用。乃尔雅名羱羊者，羌夷以为羚羊，能陟峻坂。〔恭曰〕羚羊，南山、商、洛间大有，今出梁州，真州、洋州亦贡。其角细如人指，长四五寸，而文蹙细。山羊或名野羊，大者如牛，角可为鞍桥，又有山驴，大如鹿，皮可作靴，有两角，大小如山羊角，俗人亦用之。陶氏所谓一边有粗文者是此，非山羊也。〔藏器曰〕山羊、山驴、羚羊，三种相似，而羚羊有神，夜宿防患，以角挂树不着地。但角弯中深锐紧小，有挂痕者为真。如此分别，其疏慢无痕者非也。真角，耳边听之集集鸣者良。陶言一角者谬也。〔颂曰〕今秦、陇、龙、蜀、金、商州山中皆有之，戎人多捕得来货。其形似羊，青色而大。其角长一二尺，有节如人手指握痕，又最紧劲。郭璞注尔雅云：麢似羊而大，其角细而圆锐，好在山崖间，羱似吴羊，其角大而椭，出西方。本草诸注各异。观今所市者，与尔雅之羱羊，陶注之山羊，苏注之山驴，大都相似。今人相承用之，以为羚羊。细角长四五寸，如人指多节蹙蹙圆绕者，其间往往弯中有磨角成痕处，京师极多。详诸说，此乃真羚羊角，而世多不用何也？又闽、广山中，出一种野羊，彼人亦谓之羚羊也。陈氏谓耳边听之鸣者良。今牛羊诸角，但杀之者，听之皆有声，不独羚角也。自死角则无声矣。〔宗奭曰〕诸角附耳皆集集有声，不如有挂痕一说为尽之。然有伪作者，宜察焉。〔时珍曰〕羚羊似羊，而青色毛粗，两角短小；羱羊似吴羊，两角长大；山驴，驴之身而羚之角，但稍大而节疏慢耳。陶氏言羚羊有一角者，而陈氏非之。按环宇志云：安南高石山出羚羊，一角极坚，能碎金刚石。则羚固有一角者矣。金刚石出西域，状如紫石英，百炼不消，物莫能击，惟羚羊角扣之，则自然冰泮也。又貘骨伪充佛牙，物亦不能破，用此角击之即碎，皆相畏耳。羚羊皮，西人以作座褥。

羚羊角

【修治】〔斅曰〕凡用，有神羊角甚长，有二十四节，内有天生木胎。此角有神力，抵千牛。凡使不可单用，须要不拆元对，绳缚，铁锉剉细，重重密裹，避风，以旋旋取用，捣筛极细，更研万匝入药，免刮人肠。

【气味】**咸，寒，无毒。**〔别录曰〕苦，微寒。〔甄权曰〕甘，温。能缩银。

【主治】**明目，益气起阴，去恶血注下，辟蛊毒恶鬼不祥，常不魇寐。**本经。**除邪气惊梦，狂越僻谬，疗伤寒时气寒热，热在肌肤，温风注毒，伏在骨间，及食噎不通。久服，强筋骨轻身，起阴益气，利丈夫。**别录。**治中风筋挛，附骨疼痛。作末蜜服，治卒热闷及热痢血，疝气。摩水涂肿毒。**孟诜。**治一切热毒风攻注，中恶毒风，卒死昏乱不识人，散产后恶血冲心烦闷，烧末酒服之。治小儿惊痫，治山瘴及噎塞。**药性。**治惊悸烦闷，心胸恶气，瘰疬恶疮溪毒。**藏器。**平肝舒筋，定风安魂，散血下气，辟恶解毒，治子痫痉疾。**时珍。

【发明】〔时珍曰〕羊，火畜也，而羚羊则属木，故其角入厥阴肝经甚捷，同气相求也。肝主木，开窍于目。其发病也，目暗障翳，而羚羊角能平之。肝主风，在合为筋，其发病也，小儿惊痫，妇人子痫，大人中风搐搦，及筋脉挛急，历节掣痛，而羚羊角能舒之。魂者，肝之神也，发病则惊骇不宁，狂越僻谬，魇寐卒死，而羚角能安之。血者，肝之藏也，发病则瘀滞下注，疝痛毒痢，疮肿瘘疬，产后血气，而羚角能散之。相火寄于肝胆，在气为怒，病则烦懑气逆，噎塞不通，寒热及伤寒伏热，而羚角能降之。羚之性灵，而筋骨之精在角，故又能辟邪恶而解诸毒，碎佛牙而烧烟走蛇虺也。本经、别录甚著其功，而近俗罕能发扬，惜哉！

【附方】 旧七，新四。**噎塞不通**羚羊角屑为末，饮服方寸匕，并以角摩噎上。外台。**胸胁痛满**羚羊角烧末，水服方寸匕。子母秘录。**腹痛热满**方同上。**堕胎腹痛**血出不止。羚羊角烧灰三钱，豆淋酒下。普济。**产后烦闷**汗出，不识人。千金用羚羊角烧末，东流水服方寸匕。未愈再服。又方：加芍药、枳实等分炒，研末，汤服。**血气逆烦**羚羊角烧末，水服方寸匕。肘后方。**临产催生**羚羊角一枚，刮尖末，酒服方寸匕。产宝。**小儿下痢**羚羊角中骨烧末，饮服方寸匕。秘录。**遍身赤丹**羚羊角烧灰，鸡子清和，涂之，神效。外台。**赤癜如疮**瘙痒，甚则杀人。羚羊角磨水，摩之数百遍为妙。肘后方。**山岚瘴气**羚羊角末，水服一钱。集简方。

肉

【气味】 甘，平，无毒。

【主治】 恶疮。藏器。和五味炒熟，投酒中，经宿饮之，治筋骨急强，中风。北人恒食，南人食之，免蛇、虫伤。孟诜。

肺

【气味】 同肉。

【主治】 水肿鼓胀，小便不利。时珍。

【发明】 〔时珍曰〕羚羊肺本草不收。千金翼载太医山连治韦司业水肿莨菪丸用之，盖取其引药入肺，以通小便之上源也。其方用羚羊肺一具，沸汤微煤过，曝干为末。莨菪子一升，用三年酢浸一伏时，蒸熟捣烂，和丸梧子大。每用四十丸，麦门冬汤食后服，候口中干、妄语为验。数日小便大利，即瘥。无羚羊，以青羊肺代之亦可。

胆

【气味】 苦，寒，无毒。

【主治】 面上䵟黵，如雀卵色，以酒二升，同煮三沸，涂四五次良。时珍。

【附方】 新一。**面鼆**羚羊胆、牛胆各一枚，醋二升，同煮三沸，频涂之。外台。

鼻

【主治】 炙研，治五尸遁尸邪气。时珍。外台方中用之。

【附录】 山驴 〔恭曰〕见上文。〔时珍曰〕南史云：滑国出野驴，有角。广志云：驴羊似驴。山海经云：晋阳悬瓮之山、女几之山、荆山、纶山，并多闾，郭璞注云：闾即羭也。似驴而歧蹄，马尾，角如麢羊，一名山驴。俗人亦用其角以代羚羊。又北山经云：太行之山，有兽名䑏，状如麢羊，而四角马尾，有距善旋，其鸣自叫。此亦山驴之类也。

山羊《日用》

【释名】 野羊图经羱羊。〔时珍曰〕羊之在原野者，故名。

【集解】〔弘景曰〕山羊即尔雅羱羊，出西夏，似吴羊而大角、角椭者，能陟峻坂，羌夷以为羚羊，角极长，惟一边有节，节亦疏大，不入药用。〔恭曰〕山羊大如牛，或名野羊，善斗至死，角堪为鞍桥。〔颂曰〕闽、广山中一种野羊，彼人谓之羚羊，其皮厚硬，不堪炙食，其肉颇肥。〔吴瑞曰〕山羊似羚羊，色青。其角有挂痕者为羚羊，无者为山羊。〔时珍曰〕山羊有二种：一种大角盘环，肉至百斤者；一种角细者，说文谓之莧羊，音桓。陆氏云：羱羊状如驴而群行，其角甚大；以时堕角，暑天尘露在上，生草戴行。故代都赋云：羱羊养草以盘桓。

肉

【气味】 甘，热，无毒。〔颂曰〕南方野羊，多啖石香薷，故肠藏颇热，不宜多食之。

【主治】 南人食之，肥软益人，治冷劳山岚疟痢，妇人赤白带下。苏颂。疗筋骨急强、虚劳，益气，利产妇，不利时疾人。吴瑞。

鹿《本经》中品

校正：本经上品白胶，中品鹿茸，今并为一条。

【释名】 斑龙。〔时珍曰〕鹿字篆文，象其头、角、身、足之形。尔雅云：鹿牡曰麚，音加，牝曰麀，音攸，其子曰麛，音迷，绝有力曰麉，音坚。斑龙名出澹寮方。按乾宁记云：鹿与游龙相戏，必生异角。则鹿得称龙，或以此欤？梵书谓之密利迦罗。

【集解】〔时珍曰〕鹿，处处山林中有之。马身羊尾，头侧而长，高脚而行速。牡者有角，夏至则解，大如小马，黄质白斑，俗称马鹿。牝者无角，小而无斑，毛杂黄白色，俗称麀鹿，孕六月而生子。鹿性淫，一牡常交数牝，谓之聚麀。性喜食龟，能别良草。食则相呼，行则同旅，居则环角外向以防害，卧则口朝尾间，以通督脉。殷仲堪云：鹿以白色为正。述异记云：鹿千岁为苍，又五百岁为白，又五百岁为玄。玄鹿骨亦黑，为脯食之，可长生也。埤雅云：鹿乃仙兽，自能乐性，六十年必怀琼于角下，角有斑痕，紫色如点，行则有涎，不复急走。故曰：鹿戴玉而角斑，鱼怀珠而鳞紫。沈存中笔谈云：北狄有驼鹿，极大而色苍黄，无斑。角大而有文，坚莹如玉，茸亦可用。名苑云：鹿之大者曰麈，群鹿随之，视其尾为准。其尾能辟尘，拂毡则不蠹，置茜帛中，岁久红色不黯也。

鹿茸

【修治】〔别录曰〕四月、五月解角时取，阴干，使时燥。〔恭曰〕鹿茸，夏收之阴干，百不收一，且易臭，惟破之火干大好。〔斅曰〕凡使鹿茸，用黄精自然汁浸两日夜，漉出切焙捣用，免渴人也。又法：以鹿茸锯作片，每五两用羊脂三两，拌天灵盖末涂之，慢火炙令内外黄脆，以鹿皮裹之，安室中一宿，则药魂归矣。乃慢火焙干，捣末用。〔日华曰〕只用酥炙炒研。〔宗奭曰〕茸上毛，先以酥薄涂匀，于烈焰中灼之，候毛尽微炙。不以酥，则火焰伤茸矣。〔时珍曰〕澹寮、济生诸方，有用酥炙、酒炙及酒蒸焙用者，当各随本方。

【发明】〔抱朴子曰〕南山多鹿，每一雄游，牝百数至，春羸瘦，入夏惟食菖蒲即肥。当角解之时，其茸甚痛。猎人得之，以索系住取茸，然后毙鹿，鹿之血未散也。〔宗奭曰〕茸，最难得不破及不出却血者，盖其力尽在血中故也。此以如紫茄者为上，名茄子茸，取其难得耳。然此太嫩，血气未具，其实少力。坚者又太老，惟长四五寸，形如分歧马鞍，茸端如玛瑙红玉，破之肌如朽木者最善，人亦将麋角伪为之，不可不察。按沈存中笔谈云：月令冬至麋角解，夏至鹿角解。阴阳相反如此，今人以麋、鹿茸作一种者疏矣。或刺麋、鹿血以代茸，云茸亦血，此大误矣。麋茸利补阳，鹿茸利补阴，须佐以他药则有功。凡含血之物，肉差易长，筋次之，骨最难长。故人自胚胎至成人，二十年骨髓方坚。惟麋、鹿角自生至坚，无两月之久，大者至二十余斤。计一日夜须生数两，凡骨之生，无速于此。虽草木易生，亦不及之。此骨之至强者，所以能补骨血，坚阳道，益精髓也。头者诸阳之会，上钟于茸角，岂可与凡血为比哉？〔时珍曰〕按熊氏礼记疏云：鹿是山兽，属阳，情淫而游山，夏至得阴气解角，从阳退之象；麋是泽兽，属阴，情淫而游泽，冬至得阳气而解角，从阴退之象也。余见角下。

【气味】甘，温，无毒。〔别录曰〕酸，微温。〔甄权曰〕苦、辛。麻勃为之使。〔诜曰〕鹿茸不可以鼻嗅之。中有小白虫，视之不见，入人鼻必为虫颡，药不及也。

【主治】漏下恶血，寒热惊痫，益气强志，生齿不老。本经。疗虚劳，洒洒如疟，羸瘦，四肢酸疼，腰脊痛，小便数利，泄精溺血，破瘀血在腹，散石淋痈肿，骨中热疽，养骨，安胎下气，杀鬼精物，久服耐老。不可近丈夫阴，令痿。别录。

补男子腰肾虚冷，脚膝无力，夜梦鬼交，精溢自出，女人崩中漏血，赤白带下，炙末，空心酒服方寸匕。甄权。**壮筋骨。**日华。**生精补髓，养血益阳，强筋健骨，治一切虚损，耳聋目暗，眩运虚痢。**时珍。

【发明】〔时珍曰〕按澹寮方云：昔西蜀市中，尝有一道人货斑龙丸，一名茸珠丹。每大醉高歌曰：尾闾不禁沧海竭，九转灵丹都漫说。惟有斑龙顶上珠，能补玉堂关下穴。朝野遍传之。其方盖用鹿茸、鹿角胶、鹿角霜也。又戴原礼证治要诀：治头眩运，甚则屋转眼黑，或如物飞，或见一为二，用茸珠丹甚效。或用鹿茸半两，无灰酒三盏，煎一盏，入麝香少许，温服亦效。云茸生于头，类之相从也。

【附方】旧一，新八。**斑龙丸**治诸虚。用鹿茸酥炙，或酒炙亦可、鹿角胶炒成珠、鹿角霜、阳起石煅红酒淬、肉苁蓉酒浸、酸枣仁、柏子仁、黄芪蜜炙各一两，当归、黑附子炮、地黄九蒸九焙各八钱，辰朱砂半钱，各为末，酒糊丸梧子大。每空心温酒下五十丸。澹寮。**鹿茸酒**治阳事虚痿，小便频数，面色无光。用嫩鹿茸一两，去毛切片，山药末一两，绢袋裹，置酒坛中，七日开瓶，日饮三盏。将茸焙作丸服。普济方。**肾虚腰痛**不能反侧。鹿茸炙、兔丝子各一两，舶茴香半两，为末，以羊肾二对，法酒煮烂，捣泥和，丸梧子大，阴干。每服三五十丸，温酒下，日三服。本事方。**精血耗涸**面色黧黑，耳聋目昏，口渴腰痛，白浊，上燥下寒，不受峻补者。鹿茸酒蒸、当归酒浸各一两，焙为末，乌梅肉煮膏捣，丸梧子大。每米饮服五十丸。济生方。**腰膝疼痛**伤败者。鹿茸涂酥炙紫为末，每酒服一钱。续十全方。**小便频数**鹿茸一对，酥炙为末。每服二钱，温酒下，日三服。郑氏家传方。**虚痢危困**因血气衰弱者。鹿茸酥炙一两为末，入麝香五分，以灯心煮枣肉，和丸梧子大。每空心米饮下三五十丸。济生方。**饮酒成泄**骨立不能食，但饮酒即泄。用嫩鹿茸酥炙、肉苁蓉煨一两，生麝香五分，为末，陈白米饭丸梧子大。每米饮下五十丸。名香茸丸。普济方。**室女白带**因冲任虚寒者。鹿茸酒蒸焙二两，金毛狗脊、白敛各一两，为末，用艾煎醋，打糯米糊丸梧子大。每温酒下五十丸，日二。济生。

角〔颂曰〕七月采角。以鹿年久者，其角更好。煮以为胶，入药弥佳。〔敩曰〕鹿角要黄色紧重尖好者。此鹿食灵草，所以异众鹿也。

【修治】〔敩曰〕凡用鹿角、麋角，并截段锉屑，以蜜浸过，微火焙，令小变色，曝干，捣筛为末。或烧飞为丹，服之至炒。以角寸截，泥裹，于器中大火烧一日，如玉粉也。〔时珍曰〕按崔行功纂要方鹿角粉法：以鹿角寸截，炭火烧过，捣末，水和成团，以绢袋三五重盛之，再煅再和，如此五度，以牛乳和，再烧过研用。

鹿

【气味】 咸，温，无毒。杜仲为之使。

【主治】 恶疮痈肿，逐邪恶气，留血在阴中。除少腹血痛，腰脊痛，折伤恶血，益气。别录。猫鬼中恶，心腹疼痛。苏恭。水磨汁服，治脱精尿血，夜梦鬼交。醋磨汁涂疮痈肿热毒。火炙热，熨小儿重舌、鹅口疮。日华。蜜炙研末酒服，轻身强骨髓，补阳道绝伤。又治妇人梦与鬼交者，清酒服一撮，即出鬼精。烧灰，治女子胞中余血不尽欲死，以酒服方寸匕，日三，甚妙。孟诜。

【发明】〔时珍曰〕鹿角，生用则散热行血，消肿辟邪；熟用则益肾补虚，强精活血；炼霜熬膏，则专于滋补矣。

【附方】 旧十六，新十九。**服鹿角法**鹿角屑十两，生附子三两去皮脐，为末。每服二钱，空心温酒下。令人少睡，益气力，通神明。彭祖方。**肾消尿数**鹿角一具，炙捣筛，温酒每服方寸匕，日二。外台。**骨虚劳极**面肿垢黑，脊痛不能久立。血气衰惫，发落齿枯，甚则喜唾，用鹿角二两，牛膝酒浸焙一两半，为末，炼蜜丸梧子大。每服五十丸，空心盐酒下。济生。**肾虚腰痛**如锥刺不能动摇。鹿角屑三两，炒黄研末。空心温酒服方寸匕，日三。肘后方。**卒腰脊痛**不能转侧。鹿角五寸烧赤，投二升酒中，浸一宿饮。梅师。**妇人腰痛**鹿角屑熬黄研，酒服方寸匕，日五六服。杨氏产乳。**妊娠腰痛**鹿角截五寸长，烧赤，投一升酒中，又烧又浸，如此数次，细研。空心酒服方寸匕。产宝。**产后腹痛**血不尽者。鹿角烧研，豉汁服方寸匕，日二。子母秘录。**妊娠下血**不止，鹿角屑、当归各半两，水三盏，煎减半，顿服，不过二服。普济方。**胎死腹中**鹿角屑三寸匕，煮葱豉汤和服，立出。百一方。**堕胎血瘀**不下，狂闷寒热。用鹿角屑一两为末，豉汤服一钱，日三。须臾血下。圣惠方。**胞衣不下**鹿角屑三分为末，姜汤调下。产乳。**产后血运**鹿角一段，烧存性，出火毒，为末酒调，灌下即醒。杨拱医方摘要。**妇人白浊滑数**虚冷者。鹿角屑炒黄为末，酒服二钱。妇人良方。**筋骨疼痛**鹿角烧存性，为末。酒服一钱，日二。**食后喜呕**鹿角烧末二两，人参一两，为末。姜汤服方寸匕，日三。肘后方。**小儿哕疾**鹿角粉、大豆末等分，相和乳调，涂乳上饮之。古今录验。**小儿疟疾**鹿角生研为末，先发时以乳调一字服。千金。**小儿滞下赤白**者。用鹿角灰、发灰等分，水服三钱，日二。千金方。**小儿重舌**鹿角末涂舌下，日三。姚和众方。**小儿流涎**脾热也。鹿角屑末，米饮服一字。普济方。**面上皯疱**鹿角尖磨浓汁，厚涂之，神效。**面上风疮**鹿角尖磨酒涂之。圣惠。**咽喉骨哽**鹿角为末，含之咽津。斗门方。**蹉跌损伤**血瘀骨痛。鹿角末，酒服方寸匕，日三。千金方。**竹木入肉**不出者。鹿角烧末，水和涂上，立出。久者不过一夕。千金方。**蟰蛸尿疮**鹿角烧末，苦酒调敷。外台。**五色丹毒**鹿角烧末，猪脂和敷。肘后方。**发背初起**鹿角烧灰，醋和涂之，日五六易。千金方。**乳发初起**不治杀人。鹿角磨浓汁涂之。并令人嗍去黄水，随手即散。梅师方。**吹奶掀痛**鹿角屑炒黄为末，酒服二钱。仍以梳梳之。唐氏经验方。**下注脚疮**鹿角烧存性，入轻粉同研，油调涂之。集要。**疔毒肿毒**鹿角尖磨浓汁涂之，甚妙。濒湖方。**痈疽有虫**鹿角烧末，苦酒和涂。磨汁亦可。**妖魅猫鬼**病人不肯言鬼。以鹿角屑捣末，水服方寸匕，即言实也。录验。

白胶一名鹿角胶本经**粉名鹿角霜**。〔甄权曰〕白胶一名黄明胶。〔时珍曰〕正误见黄明胶。

【修治】〔别录曰〕白胶生云中，煮鹿角作之。〔弘景曰〕今人少复煮作，惟合角弓用之。其法：先以米泔汁渍七日令软，煮煎如作阿胶法耳。又一法：刮角令细，入干牛皮一片，即易消烂。不尔，虽百年无一熟也。〔恭曰〕鹿角、麋角，但煮浓汁重煎，即为胶矣，何必使烂？欲求烂亦不难，陶未见耳。〔诜曰〕作胶法：细破寸截，以河水浸七日令软，方煮之。〔敩曰〕采全角锯开，并长三寸，以物盛，于急水中浸一百日取出，刀刮去黄皮，拭净。以碗醋煮七日，旋旋添醋，勿令少歇。戌时不用着火，只从子至戌也。日足，角软如粉，捣烂，每一两入无灰酒一镒，煮成胶，阴干研筛用。〔时珍曰〕今人呼煮烂成粉者，为鹿角霜；取粉熬成胶，或只以浓汁熬成膏者，为鹿角胶。按胡琏卫生方云：以米泔浸鹿角七日令软，入急流水中浸七日，去粗皮，以东流水、桑柴火煮七日，旋旋添水，入醋少许，捣成霜用。其汁加无灰酒，熬成胶用。又邵以正济急方云：用新角三对，寸截，盛于长流水浸三日，刮净，入楮实子、桑白皮、黄蜡各二两，铁锅中水煮三日夜，不可少停。水少即添汤。日足，取出刮净，晒研为霜。韩悉医通云：以新鹿角寸截，囊盛，于流水中浸七日，以瓦缶入水，桑柴火煮，每一斤入黄蜡半斤，以壶掩住，水少旋添。其角软，以竹刀刮净，捣为霜用。

【气味】甘，平，无毒。〔别录曰〕温。得火良，畏大黄。

【主治】**伤中劳绝，腰痛羸瘦，补中益气。妇人血闭无子，止痛安胎。久服，轻身延年。**本经。**疗吐血下血，崩中不止，四肢作痛，多汗淋露，折跌伤损。**别录。**男子肾脏气，气弱劳损，吐血。妇人服之，令有子，安胎去冷，治漏下赤白。**药性。**炙捣酒服，补虚劳，长肌益髓，令人肥健，悦颜色；又治劳嗽，尿精尿血，疮疡肿毒。**时珍。

【发明】〔敩曰〕凡使，鹿角胜于麋角。〔颂曰〕今医家多用麋茸、麋角，云力紧于鹿也。〔时珍曰〕苏东坡良方云：鹿阳兽，见阴而角解；麋阴兽，见阳而角解。故补阳以鹿角为胜，补阴以麋角为胜。其不同如此，但云鹿胜麋，麋胜鹿，疏矣。

鹿

按此说与沈存中鹿茸利补阴，麋茸利补阳之说相反。以理与功推之，苏说为是。详见茸下。

【附方】 旧七，新一。**异类有情丸**韩氏医通云：此方自制者。凡丈夫中年觉衰，便可服铒。盖鹿乃纯阳，龟、虎属阴，血气有情，各从其类，非金石草木比也。其方用鹿角霜，治法见上，龟板酒浸七日，酥炙研，各三两六钱，鹿茸熏干，酒洗净，酥涂炙，研，虎胫骨，长流水浸七日，蜜涂酥炙，各二两四钱，水火炼蜜，入獭猪脊髓九条捣，丸梧子大。每空心盐汤下五七九十丸，如厚味善饮者，加猪胆汁一二合，以寓降火之义。**盗汗遗精**鹿角霜二两，生龙骨炒、牡蛎煅各一两，为末，酒糊丸梧子大。每盐汤下四十丸。普济。**虚劳尿精**白胶二两，炙为末，酒二升和，温服。外台。**虚损尿血**白胶三两炙，水二升，煮一升四合，分再服。外台。**小便不禁**上热下寒者，鹿角霜为末，酒糊和丸梧桐子大，每服三四十丸，空心温酒下。普济。**小便频数**鹿角霜、白茯苓等分，为末，酒糊丸梧子大，每服三十丸，盐汤下。梁氏总要。**男子阳虚**甚有补益。方同上。**汤火灼疮**白胶水煎，令稀稠得所，待冷涂之。斗门方。

齿

【主治】 鼠瘘，留血，心腹痛。不可近丈夫阴。苏恭。

△骨

【气味】 甘，微热，无毒。

【主治】 安胎下气，杀鬼精物，久服耐老，可酒浸服之。孟诜。作酒，主内虚，续绝伤，补骨除风。思邈。烧灰水服，治小儿注下痢。时珍。

【附方】 新一。**补益虚羸**。鹿骨煎：用鹿骨一具，枸杞根二升，各以水一斗，煎汁五升，和匀，共煎五升，日二服。千金。

肉

【气味】 甘，温，无毒。〔诜曰〕九月已后，正月已前，堪食。他月不可食，发冷痛。白臆者、豹文者，并不可食。鹿肉脯，炙之不动，及见水而动，或曝之不燥者，并杀人。不可同雉肉、蒲白、鲍鱼、虾食，发恶疮。礼记云：食鹿去胃。

【主治】 补中益气力，强五脏。生者疗中风口僻，割片薄之。别录。华佗云：中风口偏者，以生肉同生椒捣贴，正即除之。补虚瘦弱，调血脉。孟诜。养血生容，治产后风虚邪僻。时珍。外台有鹿肉汤。

【发明】 〔思邈曰〕壶居士言鹿性多警烈，能别良草，止食葛花葛叶、鹿葱、鹿药、白蒿、水芹、甘草、荠苨、齐头蒿、山苍耳，他草不食，处必山冈，故产则归下泽，饮神用其肉者，以其性烈清净也。凡药饵之人，久食鹿肉，服药必不得力，为其食解毒之草制诸药也。〔弘景曰〕野兽之中，獐、鹿可食生，则不羶腥。又非十二辰属，八卦无主，且温补，于人生死无尤，道家许听为脯，过其余，虽鸡、犬、牛、羊补益，于亡魂有愆责，并不足食。〔宗奭曰〕三礼取鹿腊，亦取此义，且味亦胜他肉。〔时珍曰〕邵氏言：鹿之一身皆益人，或煮，或蒸，或脯，同酒食之良。大抵鹿乃仙兽，纯阳多寿之物，能通督脉，又食良草，故其肉、角有益无损，陶说亦妄耳。

头肉

【气味】 平。

【主治】 **消渴，夜梦鬼物，煎汁服，作胶弥善。** 苏恭。〔宗奭曰〕头可酿酒，须于作浆时，稍益葱、椒。

【附方】 新一。**老人消渴** 鹿头一个，去毛煮烂，和五味，空心食，以汁咽之。鄙事。

蹄肉

【气味】 平。

【主治】 **诸风，脚膝骨中疼痛，不能践地，同豉汁、五味煮食。** 孙思邈。

脂

【主治】 **痈肿死肌，温中，四肢不随，头风，通腠理。不可近阴。** 苏恭。〔时珍曰〕此乃本经麋脂正文，而苏氏以注鹿脂，二脂功或同耶？

【附方】 新一。**面上皯疱** 鹿脂涂之，日再。圣惠方。

髓炼净入药。

【气味】 甘，温，无毒。

【主治】 **丈夫女子伤中绝脉，筋急痛，咳逆，以酒和，服之良。** 别录。**同蜜煮服，壮阳道，令有子。地黄汁煎膏服，填骨髓，壮筋骨，治呕吐。** 日华。**补阴强阳，生精益髓，润燥泽肌。** 时珍。

【发明】 〔颂曰〕髓可作酒，唐方多有其法。〔时珍曰〕鹿髓，近方稀用者。删繁方治肺虚毛悴，酥髓汤用之。御药院方滋补药，用其脊髓和酒熬膏丸药，甚为有理。白飞霞医通云：取鹿脑及诸骨髓炼成膏，每一两，加炼蜜二两炼匀，瓷器密收，用和滋补丸药剂甚妙。凡腰痛属肾虚寒者，以和古方摩腰膏，姜汁化一粒擦肾堂，则暖气透入丹田如火，大补元阳，此法甚佳，人鲜知之。

【附方】 新一。**鹿髓煎** 治肺痿咳嗽，伤中脉绝，用鹿髓、生地黄汁各七合，酥、蜜各一两，杏仁、桃仁各三两去皮炒，酒一升，同捣取汁，先煎杏仁、桃仁、地黄汁减半，入三味煎如稀饧。每含一匙咽下，日三。圣惠。

鹿

脑

【主治】 入面脂，令人悦泽。苏颂。刺入肉内不出，以脑敷之，燥即易，半日当出。深师。

精

【主治】 补虚羸劳损。时珍。

【发明】〔韩悉曰〕王师授予鹿峻丸方云：鹿禀纯阳，而峻者，天地初分之气，牝牡相感之精也。医书称鹿茸、角、血、髓大有补益，而此峻则入神矣。其法：用初生牡鹿三五只，苑圃驯养。每日以人参煎汤，同一切草药，任其饮食。久之，以硫黄细末和入，从少至多，燥则渐减，周而复始。大约三年之内，一旦毛脱筋露，气盛阳极。却以牝鹿隔苑诱之，欲交不得，则精泄于外；或令其一交，即设法取其精，瓦器收之，香黏如饧，是为峻也。用和鹿角霜一味为丸，空心盐酒下，大起胎羸、虚瘵危疾，凡服滋补丸药，用此入炼蜜和剂绝妙。〔时珍曰〕按老子云：骨弱筋柔而握固，未知牝牡之合而峻作者，精之至也。峻音子催切，赤子阴也。今作鹿精之名，亦未为稳。

血

【主治】 阴痿，补虚，止腰痛、鼻衄，折伤，狂犬伤。苏恭。和酒服，治肺痿吐血，及崩中带下。日华。诸气痛欲危者，饮之立愈。汪颖。大补虚损，益精血，解痘毒、药毒。时珍。

【发明】〔颂曰〕近世有服鹿血酒者，云得于射生者，因采捕入山失道，数日饥渴将委顿。惟获一生鹿，刺血数升饮之，饥渴顿除。及归，遂觉血气充盛异人。有效而服之者，刺鹿头角间血，酒和饮之更佳。〔时珍曰〕近世韩飞霞补益方有斑龙宴法，孙氏解痘毒有阴阳二血丸，皆古所未知者。而沈存中又以刺血代茸之非，亦一说也。

【附方】 新三。斑龙丸用驯养牡鹿一二只，每日以人参一两煎水与饮，将滓拌土产草料米豆，以时喂之，勿杂他水草。百日之外，露筋可用矣。宴法：夜前减其食，次早空心，将布缚鹿于床，首低尾昂，令有力者抱定前足，有角者执定角，无角者以木囊头拘之，使头不动。用三棱针刺其眼之大眦前毛孔，名天池穴。以银管长三寸许插向鼻梁，坐定，咂其血，饮药酒数杯。再咂再饮，以醉为度。鼻中流出者，亦可接和酒饮。饮毕避风，行升降工夫，为一宴也。用生肌药敷鹿穴，养之。月可一度，一鹿可用六七年。不拘男女老少，服之终身无疾而寿，乃仙家服食丹方二十四品之一也。药酒以八珍散加沉香，木香煮之。阴阳二血丸治小儿痘疮，未出者稀，已出者减。用鹿血、兔血，各以青纸盛，置灰上，晒干,乳香、没药各一两,雄黄、黄连各五钱,朱砂、麝香各一钱,为末。炼蜜丸绿豆大。每服十丸,空心酒下。儿小者减之。孙氏集效方。**鼻血时作**干鹿血炒枯,将酒浮熏二三次,仍用酒浮半杯和服之。

肾

【气味】 **甘,平,无毒。**

【主治】 **补肾气。** 别录。**补中,安五脏,壮阳气,作酒及煮粥食之。** 日华。

【附方】 旧一。**肾虚耳聋**用鹿肾一对,去脂膜切,以豉汁入粳米二合煮粥食。亦可作羹。圣惠方。

胆

【气味】 **苦,寒,无毒。**

【主治】 **消肿散毒。** 时珍。

筋

【主治】 **劳损续绝。** 苏恭。**尘沙眯目者,嚼烂接入目中,则粘出。** 时珍。

【附方】 旧一。**骨鲠**鹿筋渍软,搓索令紧,大如弹丸。持筋端吞至鲠处,徐徐引之,鲠着筋出。外台。

靥

【主治】 **气瘿,以酒渍,炙干,再浸酒中,含咽汁,味尽更易,十具乃愈。** 深师。

皮

【主治】 **一切漏疮,烧灰和猪脂纳之,日五六易,愈乃止。** 时珍。

粪

【主治】 **经日不产,干、湿各三钱,研末,姜汤服,立效。** 经验。

胎粪

【主治】 **解诸毒。** 〔时珍曰〕按范晔后汉书云:冉駹夷出鹿,食药草,其胎中麂粪,可疗毒也。

麋《本经》下品

【释名】〔时珍曰〕陆佃云:麋喜音声。班固云:麋性淫迷。则麋之名义取乎此。尔雅云:牡曰麌,音咎;牝曰麎,音辰;其子曰麆,音夭。

【集解】〔别录曰〕麋生南山山谷及淮海边。十月取之。〔弘景曰〕今海陵间最多。千百为群,多牝少牡。〔时珍曰〕麋,鹿属也。牡者有角。鹿喜山而属阳,

麋

故夏至解角；麋喜泽而属阴，故冬至解角。麋似鹿而色青黑，大如小牛，肉蹄，目下有二窍为夜目。故淮南子云：孕女见麋而子四目也。博物志云：南方麋千百为群，食泽草，践处成泥，名曰麋畯，人因耕获之，其鹿所息处，谓之鹿场也。今猎人多不分别，往往以麋为鹿。牡者犹可以角退为辨，牝者通目为麀鹿矣。

麋脂 一名宫脂本经。〔时珍曰〕别录言十月取脂，炼过收用，而周礼冬献狼，夏献麋。注云：狼膏聚，麋膏散。聚则温，散则凉，以顺时也。

【气味】 **辛，温，无毒**。忌桃李，畏大黄。

【主治】 **痈肿恶疮，死肌，寒热风寒，温痹，四肢拘缓不收，风头肿气，通腠理**。本经。**柔皮肤，不可近阴，令痿**。别录。**治少年气盛，面生疮疱，化脂涂之**。时珍。

〔**正误**〕〔弘景曰〕人言麋一牡辄交十余牝，交毕即死。其脂堕地，经年，人得之名曰遁脂，酒服至良。夫麋性乃尔淫快，不应痿人阴。一方言不可近阴，令阴不痿，此乃有理。〔恭曰〕游牝毕即死者，虚传也。遍问山泽人，无此说。

肉

【气味】 **甘，温，无毒**。〔诜曰〕多食令人弱房，发脚气。妊妇食之，令子目病。〔弘景曰〕不可合猪肉、雉肉食，发痼疾。合虾及生菜、梅、李食，损男子精气。

【主治】 **益气补中，治腰脚**。孟诜。**补五脏不足气**。禹锡。

【发明】 〔时珍曰〕按陆农师云：鹿以阳为体，其肉食之燠；麋以阴为体，其肉食之寒。观此，则别录麋脂令人阴痿，孟诜言多食肉令人弱房，及角、肉不同功之说，亦此意也。

茸

【修治】 与鹿茸同。

【气味】 **甘，温，无毒**。

【主治】 **阴虚劳损，一切血病，筋骨腰膝酸痛，滋阴益肾**。时珍。

麋角

【修治】 〔敩曰〕麋角以顶根上有黄毛若金线，兼旁生小尖，色苍白者为上。〔诜曰〕凡用麋角，可五寸截之，中破，炙黄为末，入药。〔时珍曰〕麋鹿茸角，今人罕能分别。陈自明以小者为鹿茸，大者为麋茸，亦臆见也。不若亲视其采取时为有准也。造麋角胶、麋角霜，并与鹿角胶、鹿角霜同法。又集灵方云：用麋角一双，水浸七日，刮去皮，错屑，以银瓶盛牛乳浸一日，乳耗再加，至不耗乃止。用油纸密封瓶口。别用大麦铺锅中三寸，上安瓶，再以麦四周填满。入水浸一伏时,水耗旋加,待屑软如面取出。焙研成霜用。

【气味】 甘,热,无毒。

【主治】 风痹,止血,益气力。别录。刮屑熬香,酒服,大益人。弘景。出彭祖传中。酒服,补虚劳,添精益髓,益血脉,暖腰膝,壮阳悦色。疗风气,偏治丈夫。日华。作粉常服,治丈夫冷气及风,筋骨疼痛。若卒心痛,一服立瘥。浆水磨泥涂面,令人光华,赤白如玉可爱。孟诜。滋阴养血,功与茸同。时珍。

【发明】〔诜曰〕麋角常服,大益阳道,不知何因与肉功不同也。煎胶与鹿角胶同功,茸亦胜鹿茸,仙方甚重之。〔恭曰〕麋茸功力胜鹿茸,角煮胶亦胜白胶。详见鹿茸、鹿角下。〔日华曰〕麋角属阴,故治腰膝不仁,补一切血病也。〔时珍曰〕鹿之茸角补阳,右肾精气不足者宜之;麋之茸角补阴,左肾血液不足者宜之。此乃千古之微秘。前人方法虽具,而理未发出,故论者纷纭。又杨氏家藏方,治虚损有二至丸,两角并用。但其药性过温,止宜于阳虚寒湿血痹者耳,于左肾无与焉。孙思邈千金方言:麋角丸凡一百一十方,惟容成子羔所服者,特出众方之外,子羔服之羽化。今观其方,比二至丸似可常服,并集于下。

【附方】 新五。麋角丸补心神,安脏腑,填骨髓,理腰脚,能久立,聪耳明目,发白更黑,貌老还少。凡麋角,取当年新角连脑顶者为上,看角根有斫痕处,亦堪用。蜕角根下平者,不堪。取角五具,或四具、三具、二具、一具为一剂。去尖一大寸,即角长七八寸,取势截断,量把镑得。即于长流水中,以竹器盛悬浸十宿。如无长流水处,即于净盆中满着水浸,每夜易换。软即将出,削去皱皮,以利镑镑取白处,至心即止。以清粟米泔浸两宿,初经一宿即干,握沥去旧水,置新绢上曝干,择去恶物粗骨皮及镑不匀者。以无灰美酒于大瓷器中浸,经两宿,其药及酒俱入净釜中。初用武火煮一食久,后以文火微煎,如蟹目沸。以柳木篦徐徐搅,不得住手,时时添酒,以成煎为度。煎时皆须平旦下手,不得经宿。仍看屑如稀胶,即以牛乳五升,酥一斤,以次渐下后项药。仍以麋角一条,炙令黄为末,与诸药同制之。槟榔、通草、秦艽、肉苁蓉、人参、兔丝子酒浸两宿,别捣晒干,甘草各一两,右捣为末。将胶再煎一食顷,似稀稠粥即止火。少时投诸药末相和,稠粘堪作丸,即以新器盛贮,以众手一时丸如梧子大。如粘手,着少酥涂手。其服饵之法:空腹以酒下之,初服三十丸,日加一丸,加至五十丸为度,日二服,至一百日内,忌房室。服经一月,腹内诸疾自相驱逐,有微利勿怪。渐后多泄气能食。患气者,加枳实、青木香各一两。服至二百日,面皱光泽。一年,齿落更生,强记,身轻若风,日行数百里。二年,令人肥饱少食;七十已上服之,却成后生。三年,肠作筋髓,预见未明。四年,常饱不食,自见仙人。三十下

麋

服之不辍，颜一定而不变。修合时须在净室中，勿令阴人、鸡、犬、孝子等见。妇人服之尤佳。如饮酒食面，口干眼涩内热者，即服三黄丸微利之。如此一度发动已后，方始调畅也。千金。**二至丸**补虚损，生精血，去风湿，壮筋骨。用鹿角镑细，以真酥一两，无灰酒一升，慢火炒干，取四两，麋角镑细，以真酥二两，米醋一升煮干，慢火炒干，取半两；苍耳子酒浸一宿焙，半斤，山药、白茯苓、黄芪蜜炙各四两，当归酒浸焙，五两，肉苁蓉酒浸，焙，远志去心、人参、沉香各二两，熟附子一两，通为末，酒煮糯米糊丸梧子大。每服五十丸，温酒、盐汤任下，日二服。杨氏家藏方。**麋角丸**治五痿，皮缓毛瘁，血脉枯槁，肌肤薄着，筋骨羸弱，饮食不美，四肢无力，爪枯发落，眼昏唇燥。用麋角屑一斤，酒浸一宿，大附子生，去皮脐一两半，熟地黄四两，用大麦米一升，以一半藉底，以一半在上，以二布巾隔覆，炊一日，取出药、麦，各焙为末，以浸药酒，添清酒煮麦粉为糊和，杵三下，丸如梧子大。每服五十丸，食前用温酒或米汤送下，日三服。一方只用麋角镑屑，酥炒黄色五两，熟附子末半两，酒糊丸服。**麋角霜丸**补元脏，驻颜色。用麋角一副，水浸七日，刮去皱皮，镑为屑，盛在一银瓶内，以牛乳汁浸一日，常令乳高二寸，如乳耗更添，直候不耗，用油单纸重密封瓶口，别用大麦一斗，安别甑内，约厚三寸，上安麋角瓶，更用大麦周围填实，露瓶口，不住火蒸一复时，如锅内水耗，即旋添热汤，须频看角屑粉烂如面，即住火取出，用细筛子漉去乳，焙干，每料八两；附子炮裂去皮、干山药各三两，右为末，蒸枣肉和丸如梧子大。每服十五丸至二十丸，空心用温盐酒送下。炼蜜丸亦可。总录。**麋角丸**彭祖云：使人丁壮不老，房室不劳损，气力颜色不衰者，莫过麋角。其法：刮为末十两，用生附子一枚合之，雀卵和丸，日服二十丸，温酒下，二十日大效。亦可单熬为末酒服，亦令人不老，但性缓不及附子者。彭祖服食经。

骨

【主治】 虚劳至良。煮汁酿酒饮，令人肥白，美颜色。禹锡。

皮

【主治】 作靴、袜，除脚气。孟诜。

双头鹿《拾遗》

【释名】 荼苜机。〔时珍曰〕荼苜机，音蔡茂机，番言也。出博物志。旧本讹作蔡苴机，又作余义，亦荼苜之讹也。

【集解】 〔藏器曰〕按张华博物志云：荼苜机出永昌郡，是两头鹿名也，似鹿两头。其胎中屎，以四月取之。范晔后汉书云：云阳县有神鹿，两头，能食毒草。华阳国志云：此鹿出云阳南郡熊舍山。即余义也。〔时珍曰〕按盛弘之荆州记云：武陵郡云阳点苍山，产两头兽，似鹿，前后有头，一头食，一头行，山人时或见之，段成式杂俎云：双头鹿胎矢名耶希。夷人谓鹿为耶，谓屎为希。按唐韵屎字又音希。即此义也。

胎中屎

【主治】 **敷恶疮，蛇虺毒。**藏器。

麂宋《开宝》

【释名】 **麠即古麂字。**〔时珍曰〕麂味甘旨，故从旨。又字说云：山中有虎，麂必鸣以告，其声几几然，故曰麂。大者曰麎。

【集解】〔马志曰〕麂生东南山谷。〔颂曰〕今有山林处皆有之，而均、房、湘、汉间尤多，乃獐类也。按尔雅云：麂，大麎，旄尾狗足。谓毛长也。南人往往食其肉，然坚韧不及獐味美。其皮作履舄，胜于诸皮。又有一种类麂而大者名麎，不堪药用。山海经云：女几之山多麎麂。即此。〔宗奭曰〕麂，獐属而小于獐。其口两边有长牙，好斗。其皮为第一，无出其右者，但皮多牙伤痕。其声如击破钹。四方皆有，山深处颇多。〔时珍曰〕麂居大山中，似獐而小，牡者有短角，黧色豹脚，脚矮而力劲，善跳越。其行草莽，但循一径。皮极细腻，靴、袜珍之。或云亦好食蛇。符瑞志有银麂，白色，今施州山中出一种红麂，红色。

肉

【气味】 **甘，平，无毒。**

【主治】 **五痔病。煤熟，以姜、醋进之，大有效。**藏器。

头骨

【气味】 **辛，平，无毒。**

【主治】 **烧灰饮服，治飞尸。**藏器。

皮

【主治】 **作靴、袜，除湿气脚痹。**时珍。

獐《别录》中品

【释名】 **麕音君。亦作麇。**〔时珍曰〕猎人舞采，则獐、麋注视。獐喜文章，

麂

獐

故字从章。陆氏曰：獐性惊憻，故谓之獐。又善聚散，故又名麇。囷，圆仓也。尔雅云：麇，牡曰麚，音语，牝曰麜，音栗，其子曰麕，音助。大者曰麎，音疱，古语云：四足之美有麎，是矣。

【集解】〔颂曰〕獐，今陂泽浅草中多有之。其类甚多，麇乃总名也。有有牙者，有无牙者，其牙不能噬啮。〔时珍曰〕獐秋冬居山，春夏成对。似鹿而小，无角，黄黑色，大者不过二三十斤。雄者有牙出口外，俗称牙獐。其皮细软，胜于鹿皮，夏月毛毡而皮厚，冬月毛多而皮薄也。符瑞志有银獐白色，云王者刑罚中理则出。运斗枢云：枢星散为獐。

【正误】〔诜曰〕獐中往往得香，如栗子大，不能全香。亦治恶病。〔时珍曰〕獐无香，有香者麝也。俗称土麝，呼为香獐是矣。今正之。

肉

【气味】 甘，温，无毒。〔诜曰〕八月至十一月食之，胜羊；十二月至七月食之，动气。多食，令人消渴。若瘦恶者，食之发痼疾。不可合鹄肉食，成瘕疾，又不可合梅、李、虾食，病人。

【主治】 补益五脏。别录。

【发明】〔弘景曰〕俗云白肉是獐。其胆白，易惊怖也。〔诜曰〕肉同麋肉酿酒，良。道家以其肉供养，名为白脯，云是属十二辰，不是腥腻，无禁忌也。〔时珍曰〕獐胆白性怯，饮水见影辄奔，道书谓獐鹿无魂也。〔藏器曰〕人心粗豪者，以其心肝曝干为末，酒服一具，便即小胆；若怯者食之，则转怯不知所为。

【附方】 旧一，新一。**通乳**獐肉煮食，勿令妇知。子母秘录。**消瘤**用獐肉或鹿肉剖如厚脯，炙热搨之。可四炙四易，出脓便愈。不除，再以新肉用之。外台秘要。

髓脑

【主治】 益气力，悦泽人面。别录。治虚风。〔时珍曰〕千金治暗风，薯蓣煎，治虚损，天门冬煎，并用之。〔颂曰〕唐方有獐髓煎并獐骨酒，并补下。

骨

【气味】 甘，微温，无毒。

【主治】 虚损泄精。别录。益精髓，悦颜色。日华。〔时珍曰〕千金治产后虚损，有獐骨汤，煮汁煎药。酿酒，有祛风之功。宁原。

麝《本经》上品

【释名】 **射父**尔雅**香獐**。〔时珍曰〕麝之香气远射,故谓之麝。或云麝父之香来射,故名,亦通。其形似獐,故俗呼香獐。梵书谓麝香曰莫诃婆伽。

【集解】〔别录曰〕麝生中台山谷,及益州、雍州山中。春分取香,生者益良。〔弘景曰〕麝形似獐而小,黑色,常食柏叶,又啖蛇。其香正在阴茎前皮内,别有膜袋裹之。五月得香,往往有蛇皮骨。今人以蛇蜕皮裹香,云弥香,是相使也。麝夏月食蛇、虫多,至寒则香满,入春脐内急痛,自以爪剔出,着屎溺中覆之,常在一处不移。曾有遇得乃至一斗五升者,此香绝胜杀取者。昔人云是精、溺凝作,殊不尔也。今出羌夷者多真好,出随郡、义阳、晋溪诸蛮中者亚之。出益州者形扁,仍以皮膜裹之,多伪。凡真香,一子分作三四子,刮取血膜,杂以余物,裹以四足膝皮而货之,货者又复伪之。彼人言但破看一片,毛共在裹中者为胜。今惟得活者看取,必当全真耳。〔颂曰〕今陕西、益州、河东诸路山中皆有,而秦州、文州诸蛮中尤多。蕲州、光州或时亦有,其香绝小,一子才若弹丸,往往是真,盖彼人不甚作伪尔。其香有三等:第一生香,名遗香,乃麝自剔出者,然极难得,价同明珠。其香聚处,远近草木不生或焦黄也。今人带香过园林,则瓜果皆不实,是其验也。其次脐香,乃捕得杀取之。其三心结香,乃麝见大兽捕逐,惊畏失心,狂走坠死。人有得之,破心见血流出脾上,作干血块者,不堪入药。又有一种水麝,其香更奇,脐中皆水,沥一滴于斗水中,用洒衣物,其香不歇。唐天宝中,虞人曾一献之,养于圃中,每以针刺其脐,捻以真雄黄,则脐复合,其香倍于肉麝。此说载在酉阳杂俎,近不复闻有之,或有之而人不识矣。〔慎微曰〕杨亿谈苑云:商汝山中多麝,遗粪常在一处不移,人以是获之。其性绝爱其脐,为人逐急,即投岩,举爪剔裂其香,就絷而死,犹拱四足保其脐。故李商隐诗云:投岩麝退香。许浑诗云:寻麝采生香。〔时珍曰〕麝居山,獐居泽,以此为别,麝出西北者香结实,出东南者谓之土麝,亦可用,而力次之。南中灵猫囊,其气如麝,人以杂之。见本条。

麝脐香

【修治】〔敩曰〕凡使麝香,用当门子尤妙。以子日开之,微研用,不必苦细也。

【气味】 **辛,温,无毒**。〔甄权曰〕苦、辛。忌大蒜。〔李鹏飞曰〕麝香不可近鼻,有白虫入脑,患癞。久带其香透关,令人成异疾。

【主治】 **辟恶气,杀鬼精物,去三虫蛊毒,温疟惊痫。久服,除邪,不梦寤**

麝

魇魅。本经。疗诸凶邪鬼气，中恶，心腹暴痛，胀急痞满，风毒，去面䵟、目中肤
翳，妇人产难堕胎，通神仙。别录。佩服及置枕间，辟恶梦，及尸疰鬼气。又疗
蛇毒。弘景。〔抱朴子云〕入山辟蛇，以麝香丸着足爪中有效。因麝啖蛇，故以厌
之也。治蛇、蚕咬，沙虱溪瘴毒，辟蛊气，杀脏腑虫，治疟疾，吐风痰，疗一切虚
损恶病。纳子宫，暖水脏，止冷带下。日华。熟水研服一粒，治小儿惊痫客忤，
镇心安神，止小便利。又能蚀一切痈疮脓水。药性。又云入十香丸服，令人百毛
九窍皆香。除百病，治一切恶气及惊怖恍惚。孟诜。疗鼻窒，不闻香臭。好古。
通诸窍，开经络，透肌骨，解酒毒，消瓜果食积，治中风、中气、中恶，痰厥，积聚
癥瘕。时珍。

【发明】〔李杲曰〕麝香入脾治内病。凡风病在骨髓者宜用之，使风邪得出。
若在肌肉用之，反引风入骨，如油入面之不能出也。〔朱震亨曰〕五脏之风，不可
用麝香以泻卫气。口鼻出血，乃阴盛阳虚，有升无降，当补阳抑阴，不可用脑、麝
轻扬飞窜之剂。妇人以血为主，凡血海虚而寒热盗汗者，宜补养之，不可用麝
之散，琥珀之燥，〔严用和曰〕中风不省者，以麝香、清油灌之，先通其关，则后免
语謇瘫痪之证，而他药亦有效也。〔时珍曰〕严氏言风病必先用麝香，而丹溪谓
风病、血病必不可用，皆非通论。盖麝香走窜，能通诸窍之不利，开经络之壅遏。
若诸风、诸气、诸血、诸痛、惊痫、癥瘕诸病，经络壅闭，孔窍不利者，安得不用为
引导以开之、通之耶？非不可用也，但不可过耳。济生方治食瓜果成积作胀者用
之，治饮酒成消渴者用之，云果得麝则坏，酒得麝则败，此得用麝之理者也。

【附方】旧七，新十三。**中风不省**麝香二钱研末，入清油二两和匀，灌之，
其人自苏也。济生方。**中恶客忤**项强欲死。麝香少许，乳汁涂儿口中取效。醋
调亦可。广利方。**小儿惊啼**发歇不定。真麝香一字，清水调服，日三。广利。**小
儿中水**单以麝香如大豆三枚，奶汁调，分三四服。杨氏产乳。**破伤风水**毒肿痛不
可忍。麝香末一字纳疮中，出尽脓水，便效。普济方。**中恶霍乱**麝香一钱，醋半
盏，调服。圣惠方。**小儿邪疟**以麝香研墨，书去邪辟魔四字于额上。经验。**诸果
成积**伤脾作胀，气急。用麝香一钱，生桂末一两，饭和，丸绿豆大。大人十五丸，
小儿七丸，白汤下。盖果得麝则落，木得桂即枯故也。济生。**消渴饮水**因饮酒或
食果实过度，虽能食而口渴饮水，数尿。以麝香当门子，酒相和作十余丸，枳椇
子煎汤送下。盖麝香败酒坏果，枳椇亦败酒也。济生。**偏正头痛**久不除者。晴
明时，将发分开，用麝香五分，皂角末一钱，薄纸裹置患处。以布包炒盐于上熨
之，冷则易。如此数次，永不再发。简便单方。**五种蛊毒**麝香、雄黄等分为末，
以生羊肝如指大，以刀割开，裹药吞之。卫生。**口内肉球**有根如线五寸余，如钗

股,吐出乃能食物,捻之则痛彻心者,麝香一钱研水服之,日三,自消。夏子益奇疾方。**催生易产**续十全方:麝香一钱,水研服,立下。济生胜金散:治人弱难产。麝香一钱,盐豉一两,以旧青布裹之,烧红为末,以秤锤淬酒,服二钱即下。郭稽中云:妇人产难及横逆生者,乃儿枕破而败血裹子,服胜金散逐其败血,自生也。**死胎不下**麝香当门子一枚,桂心末二钱,温酒服,即下。本事方。**痔疮肿毒**麝香当门子、印城盐等分涂之。不过三次。外台。**鼠咬成疮**麝香封之妙。经验。**蚕咬成疮**蜜调麝香傅之。广利方。**山岚瘴气**水服麝香三分解之。集简方。**虫牙作痛**香油抹箸头,蘸麝香末,绵裹炙热咬之。换二三次,其虫即死,断根甚妙。医方摘要。

肉

【气味】 甘,温,无毒。〔诜曰〕蛮人常食之,似獐肉而腥气,云食之不畏蛇毒也。

【主治】 腹中癥病。时珍。

【附方】 新一。**小儿癥病**麝肉二两,切焙,蜀椒三百枚,炒捣末,以鸡子白和,丸小豆大。每服二三丸,汤下,以知为度。范汪方。

灵猫《拾遗》

【释名】 **灵狸**作蛉者非。**香狸**杂俎**神狸**离骚注**类**。〔时珍曰〕自为牝牡,又有香气,可谓灵而神矣。

【集解】〔藏器曰〕灵猫生南海山谷,状如狸,自为牝牡。其阴如麝,功亦相似。按异物志云:灵狸一体自为阴阳。刳其水道连囊,以酒洒阴干,其气如麝,若杂入麝香中,罕能分别,用之亦如麝焉。〔颂曰〕香狸出南方,人以作脍生,如北地狐生法,其气甚香,微有麝气。〔时珍曰〕按段成式言,香狸有四外肾,则自能牝牡者,或由此也。刘郁西使记云:黑契丹出香狸,文似土豹,其肉可食,粪溺皆香如麝气。杨慎丹铅录云:予在大理府见香猫如狸,其文如金钱豹。此即楚辞所谓乘赤豹兮载文狸,王逸注为神狸者也。南山经所谓亶爰之山有兽焉,状如狸而有髦,其名曰类,自为牝牡,食者不妒。列子亦云:亶爰之兽,自孕而生,曰类,疑即此物也。又星禽真形图,心月狐有牝牡两体,其神狸乎?珍按:刘、杨二说与异物志所说相合,则类即灵狸无疑矣,类、狸字音亦相近也。

肉

【气味】 甘,温,无毒。

阴

【气味】 辛,温,无毒。

【主治】 中恶气,飞尸蛊疰,心腹卒痛,狂邪鬼神,鬼疟疫气,梦寐邪魇,镇心安神。藏器。

猫《蜀本草》

【释名】 家狸。〔时珍曰〕猫,苗、茅二音,其名自呼。陆佃云:鼠害苗而猫捕之,故字从苗。礼记所谓迎猫,为其食田鼠也。亦通。格古论云:一名乌圆。或谓蒙贵即猫,非矣。

【集解】〔时珍曰〕猫,捕鼠小兽也,处处畜之。有黄、黑、白、驳数色,狸身而虎面,柔毛而利齿。以尾长腰短,目如金银,及上颚多棱者为良。或云:其睛可定时:子、午、卯、酉如一线,寅、申、巳、亥如满月,辰、戌、丑、未如枣核也。其鼻端常冷,惟夏至一日则暖。性畏寒而不畏暑,能画地卜食,随月旬上下啮鼠首尾,皆与虎同,阴类之相符如此。其孕也两月而生,一乳数子,恒有自食之者。俗传牝猫无牡,但以竹帚扫背数次则孕,或用斗覆猫于灶前,以刷帚头击斗,祝灶神而求之亦孕。此与以鸡子祝灶而抱雏者相同。俱理之不可推者也。猫有病,以乌药水灌之,甚良。世传薄荷醉猫,死猫引竹,物类相感然耳。

肉

【气味】 甘,酸,温,无毒。

【主治】 劳疰,鼠瘘蛊毒。

【发明】〔时珍曰〕本草以猫、狸为一类注解。然狸肉入食,猫肉不佳,亦不入食品。故用之者稀。胡滰易简方云:凡预防蛊毒,自少食猫肉,则蛊不能害。此亦隋书所谓猫鬼野道之蛊乎。肘后治鼠瘘核肿,或已溃出脓血者,取猫肉如常作羹,空心食之,云不传之法也。昔人皆以病子为鼠涎毒所致。此乃淮南子狸头治瘕及鼠啮人疮。又云狐目狸脑,鼠去其穴,皆取相制之义耳。

头骨

【气味】 甘,温,无毒。

【主治】 鬼疰蛊毒,心腹痛,杀虫治疳,及痘疮变黑,瘰疬鼠瘘恶疮。时珍。

【发明】〔时珍曰〕古方多用狸,今人多用猫,虽是二种,性气相同。故可通用。孙氏治痘疮倒靥,用人、猫、猪、犬四头骨,方见人类。

【附方】 新九。**心下鳖瘕**用黑猫头一枚烧灰,酒服方寸匕,日三。寿域。**痰**

齁发喘猫头骨烧灰，酒服三钱，便止。医学正传。**猫鬼野道**病，歌哭不自由。腊月死猫头烧灰，水服一钱匕，日二。千金方。**多年瘰疬**不愈。用猫头、蝙蝠各一个，俱撒上黑豆，同烧存性，为末掺之。干则油调。内服五香连翘汤，取效。集要。**走马牙疳**黑猫头烧灰，酒服方寸匕。寿域方。**小儿阴疮**猫头骨烧灰，傅之即愈。**鼠咬疮痛**猫头烧灰，油调敷之，以瘥为度。赵氏方。**收敛痈疽**猫头一个煅研，鸡子十个煮熟去白，以黄煎出油，入白蜡少许，调灰敷之，外以膏护住，神妙。医方摘要。**对口毒疮**猫头骨烧存性，研。每服三五钱，酒服。吴球便民食疗方。

脑纸上阴干。

【主治】 瘰疬鼠瘘溃烂，同荠草等分为末，纳孔中。时珍。出千金。

眼睛

【主治】 瘰疬鼠瘘，烧灰，井华水服方寸匕，日三。出外台。

牙

【主治】 小儿痘疮倒靥欲死，同人牙、猪牙、犬牙烧炭，等分研末，蜜水服一字，即便发起。时珍。

【发明】〔时珍曰〕痘疮归肾则变黑。凡牙皆肾之标，能入肾发毒也。内有猫牙，又能解毒，而热证亦可用云。

舌

【主治】 瘰疬鼠瘘，生晒研敷。千金。

涎

【主治】 瘰疬，刺破涂之。时珍。

肝

【主治】 劳瘵杀虫，取黑猫肝一具，生晒研末，每朔、望五更酒调服之。时珍。出直指。

胞衣

【主治】 反胃吐食，烧灰，入朱砂末少许，压舌下，甚效。时珍。出杨氏经验。

皮毛

【主治】 瘰疬诸瘘，痈疽溃烂。时珍。

【附方】 新六。**乳痈溃烂**见内者。猫儿腹下毛，坩锅内煅存性，入轻粉少许，油调封之。济生秘览。**瘰疬鼠瘘**以石菖蒲生研盒之，微破，以猫儿皮连毛烧灰，用香油调傅。内服白敛末，酒下，多多为上。仍以生白敛捣烂，入酒少许，傅之效。证治要诀。**鬂边生疖**猫颈上毛、猪颈上毛各一把，鼠屎一粒，烧研，油调

猫

2035

傅之。寿域。**鬼舐头疮**猫儿毛烧灰，膏和傅之。千金。**鼻擦破伤**猫儿头上毛剪碎，唾粘傅之。卫生易简。**鼠咬成疮**猫毛烧灰，入麝香少许，唾和封之。猫须亦可。救急易方。

尿以姜或蒜擦牙、鼻，或生葱纤鼻中，即遗出。

【主治】 **蜓蚰诸虫入耳，滴入即出。**时珍。出儒门事亲。

屎

【修治】 腊月采干者，泥固，烧存性，收用。

【主治】 **痘疮倒陷不发，瘰疬溃烂，恶疮蛊疰，蝎螫鼠咬。**时珍。痘厴有无价散，见人类。**烧灰水服，治寒热鬼疟，发无期度者，极验。**蜀本草。

【附方】 旧一，新七。**小儿疟疾**乌猫屎一钱，桃仁七枚，同煎，服一盏立瘥。温居士方。**腰脚锥痛**支腿者。猫儿屎烧灰，唾津调，涂之。永类钤方。**蛊疰腹痛**雄猫屎烧灰，水服。外台。**瘰疬溃烂**腊月猫屎，以阴阳瓦合，盐泥固济，煅过研末，油调搽之。儒门事亲。**鬼舐头秃**猫儿屎烧灰，腊猪脂和，傅之。千金。**鼠咬成疮**猫屎揉之，即愈。寿域方。**蝎螫作痛**猫儿屎涂之，三五次即瘥。心镜。**齁哮痰咳**猫粪烧灰，砂糖汤服一钱。叶氏摘玄。

狸《别录》中品

【释名】 野猫。〔时珍曰〕按埤雅云：兽之在里者，故从里，穴居薶伏之兽也。尔雅云：狸子曰豰，音曳。其足蹯，其迹内，音钮，指头处也。

【集解】〔弘景曰〕狸类甚多，今人用虎狸，无用猫狸者，然猫狸亦好。又有色黄而臭者，肉亦主鼠瘘。〔颂曰〕狸，处处有之。其类甚多，以虎斑文者堪用，猫斑者不佳。南方一种香狸，其肉甚香，微有麝气。〔宗奭曰〕狸形类猫，其文有二：一如连钱，一如虎文，皆可入药。肉味与狐不相远。江南一种牛尾狸，其尾如牛，人多糟食，未闻入药。〔时珍曰〕狸有数种：大小如狐，毛杂黄黑有斑，如猫而圆头大尾者为猫狸，善窃鸡鸭，其气臭，肉不可食。有斑如貙虎，而尖头方口者为虎狸，善食虫鼠果实，其肉不臭，可食；似虎狸而尾有黑白钱文相间者，为九节狸，皮可供裘领，宋史安陆州贡野猫、花猫，即此二种也。有文如豹，而作麝香气者为香狸，即灵猫也。南方有白面而尾似牛者，为牛尾狸，亦曰玉面狸，专上树木食百果，冬月极肥，人多糟为珍品，大能醒酒。张揖广雅云：玉面狸，人捕畜之，鼠皆帖伏不敢出也。一种似猫狸而绝小，黄斑色，居泽中，食虫鼠及草根者名豜，音迅。又登州岛上有海狸，狸头而鱼尾也。

肉

【气味】 甘,平,无毒。〔诜曰〕温,正月勿食,伤神。〔时珍曰〕内则:食狸去正脊,为不利人也。反藜芦。

【主治】 诸疰。别录。**治温鬼毒气,皮中如针刺。**时珍。出太平御览。**作羹臛,治痔及鼠瘘,不过三顿,甚妙。**苏颂。出外台。**补中益气,去游风。**孙思邈。

【附方】 新二。**肠风痔瘘**下血年深日近者。如圣散:用腊月野狸一枚,蟠在罐内;炒大枣半升,枳壳半斤,甘草四两,猪牙皂荚二两,同入罐内盖定,瓦上穿一孔,盐泥固济,煅令干。作一地坑,以十字瓦支住罐子,用炭五秤,煅至黑烟尽、青烟出取起,湿土罨一宿,为末。每服二钱,盐汤下。一方:以狸作羹,其骨烧灰酒服。杨氏家藏方。**风冷下血**脱肛疼痛。野狸一枚,大瓶盛之,泥固,火煅存性,取研,入麝香二钱。每食前米饮服二钱。圣惠方。

膏

【主治】 **鼷鼠咬人成疮,用此摩之,并食狸肉。**时珍。

肝

【主治】 **鬼疟。**时珍。

【附方】 新一。**鬼疟**经久或发或止。野猫肝一具,瓶盛,热猪血浸之,封口,悬干去血,取肝研末;猢狲头骨、虎头骨、狗头骨各一两,麝香一分,为末,醋糊丸芡子大。发时手把一丸嗅之。仍以绯帛包一丸系中指上。圣惠方。

阴茎

【主治】 **女人月水不通,男子阴癫,烧灰,东流水服。**别录。

骨头骨尤良。

【气味】 甘,温,无毒。

【主治】 **风疰、尸疰、鬼疰、毒气,在皮中淫濯,如针刺着,心腹痛,走无常处,及鼠瘘恶疮。**别录。**烧灰酒服,治一切游风。**日华。**炒末,治噎病,不通饮食。**药性。**烧灰水服,治食野鸟肉中毒。头骨炙研或烧灰,酒服二钱,治尸疰、邪气腹痛及痔瘘,十服后见验。**孟诜。〔宗奭曰〕炙骨,和雄黄、麝香为丸服,治痔及瘘甚效。**杀虫,治疳瘰疬。**时珍。

【发明】 〔颂曰〕华佗治尸疰有狸骨散,用其头。〔时珍曰〕狸骨、猫骨性相近,可通用之。卫生宝鉴治诸风心痫神应丹,用狸全身烧过入药。

【附方】 旧一,新一。**瘰疬**肿痛久不瘥。用狸头、蹄骨,并涂酥炙黄为散。每日空心米饮下一钱匕。圣惠。**瘰疬已溃**狸头烧灰,频傅之。千金。

狸

屎五月收干。

【主治】 烧灰，水服，主鬼疟寒热。孟诜。烧灰，和腊猪脂，敷小儿鬼舐头疮。千金

风狸《拾遗》

校正：原附狸下，今分出。

【释名】 风母纲目风生兽同平猴同猯猯音吉屈。〔时珍曰〕风狸能因风腾越，死则得风复生，而又治风疾，故得风名。猯猯言其诘崛也。

【集解】〔藏器曰〕风狸生邕州以南。似兔而短，栖息高树上，候风而吹至他树，食果子，其屎如乳，甚难得，人取养之乃可得。〔时珍曰〕今考十洲记之风生兽，广州异物志之平猴，岭南异物志之风狸，酉阳杂俎之猯猯，虞衡志之风狸，皆一物也。但文有大同小异尔。其兽生岭南及蜀西徼外山林中，其大如狸如獭，其状如猿猴而小，其目赤，其尾短如无，其色青黄而黑，其文如豹。或云一身无毛，惟自鼻至尾一道有青毛，广寸许，长三四分。其屎如乳汁，其性食蜘蛛，亦啖薰陆香，昼则伏不动如猬，夜则因风腾跃甚捷，越岩过树，如鸟飞空中。人网得之，见人则如羞而叩头乞怜之态。人挝击之，倏然死矣，以口向风，须臾复活。惟碎其骨、破其脑乃死。一云刀斫不入，火焚不焦，打之如皮囊，虽铁击其头破，得风复起；惟石菖蒲塞其鼻，即死也。一云此兽常持一杖，指飞走悉不能去，见人则弃之。人获得击打至极，乃指示人。人取以指物，令所欲如意也。二说见十洲记及岭南志，未审然否。

脑
【主治】 酒浸服，愈风疾。时珍。出岭南志。和菊花服至十斤，可长生。十洲记。

尿
【主治】 诸风。藏器。大风疾。虞衡志。

狐《别录》下品

【释名】〔时珍曰〕埤雅云：狐，孤也。狐性疑，疑则不可以合类，故其字从孤省。或云狐知虚实，以虚击实，实即孤也，故从孤，亦通。

【集解】〔弘景曰〕江东无狐，狐出北方及益州。形似狸而黄，善为魅。〔恭

曰〕形似小黄狗，而鼻尖尾大，全不似狸。〔颂曰〕今江南亦时有之，汴、洛尤多。北土作脍生食之。其性多疑审听，故捕者多用置。〔时珍曰〕狐，南北皆有之，北方最多。有黄、黑、白三种，白色者尤稀。尾有白钱文者亦佳。日伏于穴，夜出窃食。声如婴儿，气极臊烈。毛皮可为裘，其毛纯白，谓之狐白。许慎云：妖兽，鬼所乘也。有三德：其色中和，小前大后，死则首丘。或云狐知上伏，不度阡陌。或云狐善听冰，或云狐有媚珠，或云狐至百岁，礼北斗而变化为男、女、淫妇以惑人。又能击尾出火。或云狐魅畏狗。千年老狐，惟以千年枯木然照，则见真形。或云犀角置穴，狐不敢归。山海经云：青丘之山，有狐九尾，能食人，食之不蛊。〔鼎曰〕狐魅之状，见人或叉手有礼，或祗揖无度，或静处独语，或裸形见人也。

肉

【气味】 甘，温，无毒。〔诜曰〕有小毒。礼记云：食狐去首，为害人也。

【主治】 **同肠作臛食，治疮疥久不瘥。**苏恭。**煮炙食，补虚损，又及五脏邪气，患蛊毒寒热者，宜多服之。**孟诜。**作脍生食，暖中去风，补虚劳。**苏颂。

【附方】 旧一。**狐肉羹**治惊痫恍惚，语言错谬，歌笑无度，及五脏积冷，蛊毒寒热诸病。用狐肉一片及五脏治净，入豉汁煮熟，入五味作羹，或作粥食。京中以羊骨汁、鲫鱼代豉汁，亦妙。食医心镜。

五脏及肠肚

【气味】 苦，微寒，有毒。

【主治】 **蛊毒寒热，小儿惊痫。**别录。**补虚劳，随脏而补，治恶疮疥。生食，治狐魅。**日华。**作羹臛，治大人见鬼。**孟诜。**肝烧灰，治风痫及破伤风，口紧搐强。**时珍。古方治诸风心痫，有狐肝散及卫生宝鉴神应散，普济方治破伤中风金乌散中并用之。

【附方】 新四。**劳疟瘴疟**野狐肝一具阴干，重五日更初，北斗下受气为末，粳米作丸绿豆大。每以一丸绯帛裹，系手中指，男左女右。圣惠。**鬼疟寒热**野狐肝胆一具，新瓶内阴干，阿魏一分，为末，醋糊丸茨子大。发时男左女右把一丸嗅之。仍以绯帛包一丸，系手中指。圣惠。**中恶蛊毒**腊月狐肠烧末，水服方寸匕。千金。**牛病疫疾**〔恭曰〕狐肠烧灰，水灌之，胜獭也。

胆腊月收之。

【主治】 **人卒暴亡，即取雄狐胆温水研灌，入喉即活。移时者无及矣。**苏颂。出续传信方。**辟邪疟，解酒毒。**时珍。万毕术云：狐血渍黍，令人不醉。高诱注云：以狐血渍黍米、麦门冬，阴干为丸。饮时以一丸置舌下含之，令人不醉也。

【附方】 新一。**狐胆丸**治邪疟发作无时。狐胆一个，朱砂、砒霜备半两，阿

狐

魏、麝香、黄丹、绿豆粉各一分，为末，五月五日午时，粽子尖和，丸梧子大。空心及发前，冷醋汤服二丸。忌热物。圣惠方。

阴茎

【气味】 甘，微寒，有毒。〔思邈曰〕有小毒。

【主治】 **女子绝产，阴中痒，小儿阴癞卵肿。**别录。**妇人阴脱。**时珍。

【附方】 新一。**小儿阴肿**狐阴茎炙为末，空心酒服。千金方。

头

【主治】 **烧之辟邪。同狸头烧灰，傅瘰疬。**时珍。千金。

目

【主治】 **破伤中风。**时珍。

【发明】 〔时珍曰〕狐目治破伤风，方见刘氏保寿堂方，云神效无比。腊月收取狐目阴干，临时用二目一副，炭火微烧存性，研末，无灰酒服之。又淮南万毕术云：狐目狸脑，鼠去其穴。谓涂穴辟鼠也。

鼻

【主治】 **狐魅病，同豹鼻煮食。**时珍。

唇

【主治】 **恶刺入肉，杵烂，和盐封之。**圣惠。

口中涎液

【主治】 **入媚药。**〔嘉谟曰〕取法：小口瓶盛肉，置狐常行处。狐爪不得，徘徊于上，涎入瓶中，乃收之也。

四足

【主治】 **痔漏下血。**时珍。

【附方】 新一。**痔漏反花泻血者。**用狐手足一副阴干，穿山甲、猬皮各三两，黄明胶、白附子、五灵脂、蜀乌头、川芎䓖、乳香各二两，剉细，入砂锅内，固济候干，炭火煅红为末。入木香末一两，以芜荑煎酒调下二钱，日三服，屡效。永类钤方。

皮

【主治】 **辟邪魅。**时珍。

尾

【主治】 **烧灰辟恶。**日华。头尾烧灰，治牛疫，和水灌之。

雄狐屎〔恭曰〕在竹、木、及石上，尖头者是也。

【主治】 **烧之辟恶。**别录。**去瘟疫气。**苏恭。**治肝气心痛，颜色苍苍如死**

灰，喉如喘息者，以二升烧灰，和姜黄三两捣末，空腹酒下方寸匕，日再，甚效。苏颂。出崔元亮海上方。**疗恶刺入肉，烧灰，腊月猪脂封之。**千金。

【附方】旧一，新一。**鬼疟寒热**雄狐屎、蝙蝠屎各一分，为末，醋糊丸芡子大。发时男左女右，手把一丸嗅之。**一切恶瘘**中有冷息肉者。用正月狐粪干末，食前新汲水下一钱匕。日二。千金。

貉音鹤《衍义》

校正：原系貒下，今分出。

【释名】〔时珍曰〕按字说云：貉与貛同穴各处，故字从各。说文作貈。亦作狢。尔雅：貈子曰貆，音陌，其子曰貔，音恼。原本以貆作狟者，讹矣。

【集解】〔宗奭曰〕貉形如小狐，毛黄褐色。〔时珍曰〕貉生山野间。状如狸，头锐鼻尖，斑色。其毛深厚温滑，可为裘服。与貛同穴而异处，日伏夜出，捕食虫物，出则貛随之。其性好睡，人或畜之，以竹叩醒，已而复寐，故人好睡者谓之貉睡。俗作渴睡，谬矣。俚人又言其非好睡，乃耳聋也，故见人乃知趋走。考工记云：貉逾汶则死，土气使然也。王浚川言北曰狐，南曰貉；星禽书言氐土貉是千岁独狐化成者，并非也。

肉

【气味】**甘，温，无毒。**

【主治】**元脏虚劳及女子虚惫。**苏颂。

貒音湍《唐本草》

【释名】**貛㹠**藏器**猪貛。**〔时珍曰〕貒，团也，其状团肥也。尔雅云：貒子曰貗，其足蹯，其迹内。蹯，足掌也。内，指头迹也。

【集解】〔颂曰〕貒，似犬而矮，尖喙黑足，褐色。与貛、貉三种，大抵相类，而头、足小别。郭璞注尔雅云：貒，一名貛，以为一物，然方书说其形状差别也。〔宗奭曰〕貒肥矮，毛微灰色，头连脊毛一道黑，短尾，尖嘴而黑。蒸食极美。〔时珍曰〕貒即今猪貛也。处处山野有之。穴居，状似小猪㹠，形体肥而行钝。其耳聋，见人乃走。短足短尾，尖喙褐毛，能孔地食虫蚁瓜果。其肉带土气，皮毛不如狗貛。苏颂所注乃狗貛，非貒也。郭璞谓貛即貒，亦误也。

肉

【气味】 甘,酸,平,无毒。

【主治】 水胀久不瘥、垂死者,作羹食之,下水大效。苏恭。圣惠用粳米、葱、豉作粥食。服丹石动热,下痢赤白久不瘥,煮肉露一宿,空腹和酱食,一顿即瘥。瘦人煮和五味食,长肌肉。孟诜。〔宗奭曰〕野兽中惟貒肉最甘美,益瘦人。治上气虚乏,咳逆劳热,和五味煮食。吴瑞。

膏

【主治】 蜣螂蛊毒,胸中哽噎怵怵如虫行,咳血,以酒和服,或下或吐或自消也。崔行功。

胞

【主治】 蛊毒,以腊月者,汤摩如鸡子许,空腹服之。唐本草。

骨

【主治】 上气咳嗽,炙研,酒服三合,日二,取瘥。孟诜。

貛《食物》

【释名】 狗貛音欢。天狗。〔时珍曰〕貛又作貆,亦状其肥钝之貌。蜀人呼为天狗。

【集解】〔汪颖曰〕狗貛,处处山野有之,穴土而居,形如家狗,而脚短,食果实。有数种相似。其肉味甚甘美,皮可为裘。〔时珍曰〕貒,猪貛也;貛,狗貛也,二种相似而略殊。狗貛似小狗而肥,尖喙矮足,短尾深毛,褐色。皮可为裘领。亦食虫蚁瓜果。又辽东女直地面有海貛皮,可供衣裘,亦此类也。

肉

【气味】 甘、酸,平,无毒。

【主治】 补中益气,宜人。汪颖。小儿疳瘦,杀蛔虫,宜啖之。苏颂。功与貒同。时珍。

木狗《纲目》

【集解】〔时珍曰〕按熊太古翼越集云:木狗生广东左右江山中。形如黑狗,能登木。其皮为衣裤,有运动血气。元世祖有足疾,取以为裤,人遂贵重之,此前所未闻也。珍尝闻蜀人言:川西有玄豹,大如狗,黑色,尾亦如狗。其皮作裘、褥，甚暖。冬月远行，用其皮包肉食，数日犹温，彼土亦珍贵之。此亦木狗之属也。故附见于此云。

皮

【主治】 **除脚痹风湿气，活血脉，暖腰膝。** 时珍。

豺音侪《唐本草》

【释名】 **豺狗。**〔时珍曰〕按字说云：豺能胜其类，又知祭兽，可谓才矣，故字从才。埤雅云：豺，柴也。俗名体瘦如豺是矣。

【集解】〔时珍曰〕豺，处处山中有之，狼属也。俗名豺狗，其形似狗而颇白，前矮后高而长尾，其体细瘦而健猛，其毛黄褐而挲挲，其牙如锥而噬物，群行虎亦畏之。又喜食羊，其声如犬，人恶之，以为引魅不祥。其气臊臭可恶。罗愿云：世传狗为豺之舅，见狗辄跪，亦相制耳。

肉

【气味】 **酸，热，有毒。**〔诜曰〕豺肉食之，损人精神，消人脂肉，令人瘦。

皮

【气味】 **热。**

【主治】 **冷痹软脚气，熟之以缠裹病上，即瘥。** 苏恭。**疗诸疳痢，腹中诸疮，煮汁饮，或烧灰酒服之。亦可傅蟨齿疮。** 孟诜。又曰：烧灰和酒灌解槽，牛马便驯良附人。**治小儿夜啼，百法不效，同狼屎中骨烧灰等分，水服少许，即定。** 时珍。出总录。

狼《拾遗》

【释名】 **毛狗。**〔时珍曰〕禽书云：狼逐食，能倒立，先卜所向，兽之良者也。故字从良。尔雅云：牡曰獾，牝曰狼，其子曰獥，音叫。

【集解】〔藏器曰〕狼大如狗，苍色，鸣声则诸孔皆沸。〔时珍曰〕狼，豺属也，处处有之。北方尤多，喜食之，南人呼为毛狗是矣。其居有穴。其形大如犬，而锐头尖喙，白颊骈胁，高前广后，脚不甚高，能食鸡鸭鼠物。其色杂黄黑，亦有苍灰色者。其声能大能小，能作儿啼以魅人，野俚尤恶其冬鸣。其肠直，故鸣则后窍皆沸，而粪为蜂烟，直上不斜。其性善顾而食戾践藉。老则其胡如袋，所以跋胡疐尾，进退两患。其象上应奎星。〔颖曰〕狈足前短，知食所在；狼足后短，负

豺
狼

2043

之而行,故曰狼狈。

狼筋 〔藏器曰〕狼筋如织络袋子,又若筋胶所作,大小如鸭卵。人有犯盗者,熏之即脚挛缩,因之获贼也。或言是狼腺下筋,又言是虫所作,未知孰是。〔时珍曰〕按李石续博物志云:唐时有狼巾,一作狼筋,状如大蜗,两头光,带黄色。有段祐失金帛,集奴婢于庭焚之,一婢脸眴,乃窃器者。此即陈氏所谓狼筋也。愚谓其事盖术者所为,未必实有是理,而罗氏尔雅翼解为狼腺中筋,大于鸡卵,谬矣。

肉

【气味】 咸,热,无毒。味胜狐、犬。

【主治】 补益五脏,厚肠胃,填精髓,腹有冷积者宜食之。时珍。出饮膳正要。

膏

【主治】 补中益气,润燥泽皱,涂诸恶疮。时珍。

【发明】 〔时珍曰〕腊月炼净收之。礼记云:小切狼臅膏,与稻米为酏。谓以狼胸臆中膏,和米作粥糜也。古人多食狼肉,以膏煎和饮食。故内则食狼去肠,周礼兽人冬献狼,取其膏聚也。诸方亦时用狼之臄、牙、皮、粪,而本草并不著其功用,止有陈藏器述狼筋疑似一说,可谓缺矣。今通据饮膳正要诸书补之云。

牙

【主治】 佩之,辟邪恶气。刮末水服,治猘犬伤。烧灰水服方寸匕,治食牛中毒。时珍。出小品诸方。

喉靥

【主治】 噎病,日干为末,每以半钱入饭内食之。妙。圣惠。

皮

【主治】 暖人,辟邪恶气。嗉下皮,搓作条,勒头,能去风止痛。正要。淮南万毕术云:狼皮当户,羊不敢出。

尾

【主治】 系马胸前,辟邪气,令马不惊。正要。

屎

【主治】 瘰疬,烧灰,油调封之。又治骨哽不下,烧灰,水服之。时珍。出外台、千金方。

屎中骨

【主治】 小儿夜啼,烧灰,水服二黍米大,即定。又能断酒。千金。

【附方】 新一。**破伤风**狼、虎穿肠骨四钱炙黄，桑花、蝉蜕各二钱，为末。每服一钱，米汤调下。若口干者，不治。经验方。

兔《别录》中品

【释名】 **明视**。〔时珍曰〕按魏子才六书精要云：兔子篆文象形。一云：吐而生子，故曰兔。礼记谓之明视，言其目不瞬而了然也。说文兔子曰娩，音万。狡兔曰㺜，音俊，曰㺍，音谗。梵书谓兔为舍迦。

【集解】〔颂曰〕兔处处有之，为食品之上味。〔时珍曰〕按事类合璧云：兔大如狸而毛褐，形如鼠而尾短，耳大而锐。上唇缺而无脾，长须而前足短。尻有九孔，趺居，趫捷善走。舐雄豪而孕，五月而吐子。其大者为㲋，音绰，似兔而大，青色，首与兔同，足与鹿同。故字象形。或谓兔无雄，而中秋望月中顾兔以孕者，不经之说也。今雄兔有二卵，古乐府有雄兔脚扑速，雌兔眼迷离，可破其疑矣。主物簿云：孕环之兔，怀于左腋，毛有文采，至百五十年，环转于脑，能隐形也。王延相雅述云：兔以潦而化为鳖，鳖以旱而化为兔。荧惑不明，则雄生兔。

肉
【气味】 辛，平，无毒。〔诜曰〕酸，冷。〔时珍曰〕甘，寒。按内则云食兔去尻，不利人也。风俗通云：食兔髌多，令人面生髌骨。〔弘景曰〕兔肉为羹，益人。妊娠不可食，令子缺唇。不可合白鸡肉及肝、心食，令人面黄。合獭肉食，令人病遁尸。与姜、橘同食，令人心痛、霍乱。又不可同芥食。〔藏器曰〕兔尻有孔，子从口出，故妊妇忌之，非独为缺唇也。大抵久食绝人血脉，损元气、阳事，令人痿黄。八月至十月可食，余月伤人神气。兔死而眼合者杀人。

【主治】 **补中益气**。别录。**热气湿痹，止渴健脾。炙食，压丹石毒**。日华。**腊月作酱食，去小儿豌豆疮**。药性。**凉血，解热毒，利大肠**。时珍。

【发明】〔宗奭曰〕兔者，明月之精。有白毛者，得金之气，入药尤效。凡兔至秋深时可食，金气全也，至春、夏则味变矣。然作酱必用五味，既患豌豆疮，又食此物，发毒太甚，恐斑烂损人。〔时珍曰〕兔至冬月龁木皮，已得金气而气内实，故味美；至春食草麦，而金气衰，故不美也。今俗以饲小儿，云令出痘稀，盖亦因其性寒而解热耳。故又能治消渴，压丹石毒。若痘已出，及虚寒者宜戒之。刘纯治例云：反胃，结肠甚者难治，常食兔肉则便自行。又可证其性之寒利矣。

【附方】 旧一。**消渴羸瘦**用兔一只，去皮、爪、五脏，以水一斗半煎稠，去滓澄冷，渴即饮之。极重者不过二兔。崔元亮海上方。

血

【气味】 咸，寒，无毒。

【主治】 凉血活血，解胎中热毒，催生易产。时珍。

【附方】 新六。**蟾宫丸**乾坤秘韫：治小儿胎毒，遇风寒即发痘疹，服此可免，虽出亦稀。用兔二只，腊月八日刺血于漆盘内，以细面炒熟和，丸绿豆大。每服三十丸，绿豆汤下。每一儿食一剂，永安甚效。杨氏经验方：加朱砂三钱，酒下。名**兔砂丸**。**兔血丸**小儿服之，终身不出痘疮，或出亦稀少。腊月八日，取生兔一只刺血，和荞麦面，少加雄黄四五分，候干，丸如绿豆大。初生小儿，以乳汁送下二三丸。遍身发出红点，是其微验也。但儿长成，常以兔肉啖之，尤妙。刘氏保寿堂方。**催生丹**治产难。腊月兔血，以蒸饼染之，纸裹阴干为末。每服二钱，乳香汤下。指迷方。**心气痛**瑞竹堂方：用腊兔血和茶末四两，乳香末二两，捣丸芡子大。每温醋化服一丸。谈野翁方：腊月八日，取活兔血和面，丸梧子大。每白汤下二十一丸。

脑

【主治】 涂冻疮。别录。催生滑胎。时珍。同髓治耳聋。苏恭。

【附方】 旧二，新二。**催生散**用腊月兔脑髓一个，摊纸上令匀，阴干剪作符子，于面一书生字一个。候母痛极时，用钗股夹定，灯上烧灰，煎丁香酒调下。博济方。**催生丹**腊月取兔脑髓一个，涂纸上吹干，入通明乳香末二两，同研令匀。于腊日前夜，安桌子上，露星月下。设茶果，斋戒焚香，望北拜告曰：大道弟子某，修合救世上难生妇人药，愿降威灵，佑助此药，速令生产。祷毕，以纸包药，露一夜，天未明时，以猪肉捣和，丸芡子大，纸袋盛，悬透风处。每服一丸，温醋汤下。良久未下，更用冷酒下一丸，即瘥。乃神仙方也。经验方。**手足皲裂**用兔脑髓生涂之。圣惠。**发脑发背**及痈疽热疖恶疮。用腊月兔头捣烂，入瓶内密封，惟久愈佳。每用涂帛上厚封之，热痛即如冰也。频换取瘥乃止。胜金。

骨

【主治】 热中，消渴，煮汁服。别录。〔颂曰〕崔元亮海上方：治消渴羸瘦，小便不禁。兔骨和大麦苗煮汁服，极效。煮汁服，止霍乱吐利。时珍。外台用之。治鬼疰，疮疥刺风。日华。〔藏器曰〕醋磨涂久疥，妙。

头骨腊月收之。

【气味】 甘、酸，平，无毒。

【主治】 头眩痛，癫疾。别录。连皮毛烧存性，米饮服方寸匕，治天行呕吐不止，以瘥为度。苏颂。出必效方。**连毛烧灰酒服，治产难下胎，及产后余血不下**。日华。陆氏用葱汤下。**烧末，傅妇人产后阴脱，痛疽恶疮。水服，治小儿疳痢。煮汁服，治消渴不止**。时珍。

【附方】 旧一，新一。**预解痘毒**十二月取兔头煎汤浴小儿，除热去毒，令出痘稀。饮膳正要。**产后腹痛**兔头炙热摩之，即定。必效。

肝

【主治】 **目暗**。别录。**明目补劳，治头旋眼眩**。日华。**和决明子作丸服，甚明目。切洗生食如羊肝法，治丹石毒发上冲，目暗不见物**。孟诜。

【发明】〔时珍曰〕按刘守真云：兔肝明目，因其气有余，以补不足也。眼科书云：兔肝能泻肝热。盖兔目瞭而性冷故也。

【附方】 新一。**风热目暗**肝肾气虚，风热上攻，目肿暗。用兔肝一具，米三合，和豉汁，如常煮粥食。普济。

皮毛腊月收之。

【主治】 **烧灰，酒服方寸匕，治产难后胞衣不出，余血抢心，胀刺欲死者，极验**。苏恭。**煎汤，洗豌豆疮**。药性。头皮灰：**主鼠瘘，及鬼疰毒气在皮中如针刺者**。毛灰：**主灸疮不瘥**。藏器。皮灰：**治妇人带下**。毛灰：**治小便不利**。余见败笔下。时珍。

【附方】 旧一，新一。**妇人带下**兔皮烧烟尽，为末。酒服方寸匕，以瘥为度。外台。**火烧成疮**兔腹下白毛贴之。候毛落即瘥。百一方。

屎腊月收之。

【释名】 **明目砂**圣惠**玩月砂**集验**兔蕈**炮炙论。

【主治】 **目中浮翳，劳瘵五疳，疳疮痔瘘，杀虫解毒**。时珍。

【发明】〔时珍曰〕兔屎能解毒杀虫，故治目疾、疳劳、疮痔方中往往用之。诸家本草并不言及，亦缺漏也。按沈存中良方云：江阴万融病劳，四体如焚，寒热烦躁，一夜梦一人腹拥一月，光明使人心骨皆寒。及寤而孙元规使人遗药，服之遂平。扣之，则明月丹也，乃悟所梦。

【附方】 旧二，新五。**明目丹**治劳瘵，追虫。用兔屎四十九粒，硇砂如兔屎大四十九粒，为末，生蜜丸梧子大。月望前，以水浸甘草一夜，五更初取汁送下七丸。有虫下，急钳入油锅内煎杀。三日不下，再服。苏沈良方。**五疳下痢**兔屎炒半两，干蛤蟆一枚，烧灰为末，绵裹如莲子大，纳下部，日三易之。圣惠方。**大小便秘**明月砂一匙安脐中，冷水滴之令透，自通也。圣惠。**痔疮下血**不止者。用玩月砂，慢火炒黄为末。每服二钱，入乳香五分，空心温酒下，日三服。即兔粪

兔

也。集验方。**月蚀耳疮**望夜，取兔屎纳蛤蟆腹中，同烧末，傅之。肘后。**痘疮入目生翳**。用兔屎日干为末。每服一钱，茶下即安。普济方。**痘后目翳**直往山中东西地上，不许回顾，寻兔屎二七粒，以雌、雄槟榔各一个同磨，不落地，井水调服。百无一失，其效如神。蔺氏经验方。

败笔《唐本草》

【集解】〔时珍曰〕上古杀青书竹帛，至蒙恬以兔毫作笔，后世复以羊、鼠诸毛为之，惟兔毫入药用。

笔头灰

【气味】微寒，无毒。

【主治】水服，治小便不通，小便数难淋沥，阴肿脱肛，中恶。唐本。**酒服二钱**，治男子交婚之夕茎萎。药性。**酒服二钱**，治难产。浆饮服二钱，治咽喉痛，不下饮食。时珍。出范汪方。

【发明】〔时珍曰〕笔不用新而用败者，取其沾濡胶墨也。胶墨能利小便、胎产故耳。

【附方】旧二，新一。**小便不通**数而微肿。用陈久笔头一枚烧灰，水服。外台。**心痛不止**败笔头三个烧灰，无根水服，立效。经验方。**难产催生**胜金方：圣妙寸金散：用败笔头一枚烧灰研，生藕汁一盏调下，立产。若母虚弱及素有冷疾者，温汁服之。陆氏治难产第一方：用兔毫笔头三个烧灰，金箔三片，以蜡和丸，酒服。

山獭《纲目》

【集解】〔时珍曰〕山獭出广之宜州嵙峒及南丹州，土人号为插翘。其性淫毒，山中有此物，凡牝兽皆避去，獭无偶则抱木而枯。瑶女春时成群入山，以采物为事。獭闻妇人气，必跃来抱之，次骨而入，牢不可脱，因扼杀之。负归，取其阴一枚，直金一两，若得抱木死者尤奇贵。峒獠甚珍重之，私货出界者罪至死。然本地亦不常有，方士多以鼠璞、猴胎伪之。试之之法，但令妇人摩手极热，取置掌心，以气呵之，即蠢然而动，盖阴气所感也。此说出范石湖虞衡志、周草窗齐东野语中，而不载其形状，亦缺文也。

阴茎

【气味】 甘,热,无毒。

【主治】 阳虚阴痿,精寒而清者,酒磨少许服之。疗人以为补助要药。时珍。

骨

【主治】 解药箭毒,研少许敷之,立消。时珍。

水獭《别录》下品

【释名】 水狗。〔时珍曰〕王氏字说云:正月、十月獭两祭鱼,知报本反始,兽之多赖者。其形似狗,故字从犬,从赖。大者曰猵,音宾,曰獱,音编。又桓宽盐铁论以独为猵,群为獭,如猿之与独也。

【集解】 〔弘景曰〕獭多出溪岸边。有两种:入药惟取以鱼祭天者;一种猵獭,形大则头如马,身似蝙蝠,不入药用。〔颂曰〕江湖多有之,四足俱短,头与身尾皆编,毛色若故紫帛。大者身与尾长三尺余。食鱼,居水中,亦休木上。尝縻置大水瓮中,在内旋转如风,水皆成旋涡。西戎以其皮饰毳服领袖,云垢不着染。如风霾翳目,但就拭之即去也。〔时珍曰〕獭状似青狐而小,毛色青黑,似狗,肤如伏翼,长尾四足,水居食鱼。能知水信为穴,乡人以占潦旱,如鹊巢知风也。古有熊食盐而死,獭饮酒而毙之语,物之性也。今川、沔渔舟,往往驯畜,使之捕鱼甚捷。亦有白色者。或云猵獭无雌,以猿为雌,故云猿鸣而獭候。

肉

【气味】 甘、寒,无毒〔思邈曰〕甘,温。〔弘景曰〕不可杂兔肉食。

【主治】 煮汁服,疗疫气温病,及牛马时行病。别录。水气胀满,热毒风。日华。骨蒸热劳,血脉不行,荣卫虚满,及女子经络不通,血热,大小肠秘。消男子阳气,不宜多食。苏颂。

【发明】 〔诜曰〕患热毒风水虚胀者。取水獭一头,去皮,连五脏及骨、头炙干为末。水服方寸匕,日二服,十日瘥。若冷气胀者,甚益也。只治热,不治冷,为其性寒耳。

【附方】 旧一。**折伤**水獭一个支解,入罐内固济,待干煅存性为末。以黄米煮粥摊患处,掺獭末于粥上,布裹之。立止疼痛。经验后方。

肝 〔颂曰〕诸畜肝叶,皆有定数。惟獭肝一月一叶,十二月十二叶,其间又有退叶。用之须见形乃可验。不尔多伪也。

【气味】 甘,温,有毒。〔甄权曰〕咸,微热,无毒。〔颂曰〕肉及五脏皆寒,惟肝温也。

【主治】 **鬼疰蛊毒,止久嗽,除鱼鲠,并烧灰酒服之。**别录。**治上气咳嗽,虚劳嗽病。**药性。**传尸劳极,虚汗客热,四肢寒疟及产劳。**苏颂。**杀虫。**时珍。

【发明】〔宗奭曰〕獭肝治劳,用之有验。〔颂曰〕张仲景治冷劳有獭肝丸,崔氏治九十种蛊疰、传尸骨蒸、伏连殗殜、诸鬼毒疾疠,有獭肝丸,二方俱妙。〔诜曰〕疰病,一门悉患者,以肝一具烧,水服方寸匕,日再服之。〔葛洪云〕尸疰鬼疰,乃五尸之一,又挟诸鬼邪为害。其病变动,乃有三十六种至九十九种。大略使人寒热,沉沉默默,不知病之所苦,而无处不恶。积月累年,淹滞至死。死后传人,乃至灭门。觉有此候,惟以獭肝一具,阴干为末,水服方寸匕,日三。以瘥为度。〔时珍曰〕按朝野金载云:五月五日午时,急砍一竹,竹节中必有神水,沥以和獭肝为丸,治心腹积聚病甚效也。

【附方】 旧二,新一。**鬼魅**獭肝末,水服方寸匕,日三。千金翼。**肠痔有血。**獭肝烧末,水服一钱。肘后方。**久痔**下血不止,用獭肝一副煮熟,入五味食之妙。饮膳正要。

肾

【气味】 同肉。

【主治】 **益男子。**苏颂。

胆

【气味】 苦寒,无毒。

【主治】 **眼翳黑花,飞蝇上下,视物不明。入点药中。**苏颂。

【正误】〔宗奭曰〕古语云:蟾肪软玉,獭胆分杯。谓以胆涂竹刀或犀角篦上,画酒中即分也。尝试之不验,盖妄传耳。但涂杯唇,使酒稍高于盏面耳。不可不正之。

【附方】 新一。**月水不通**獭胆丸:用干獭胆一枚,干狗胆、硇砂、川椒炒去汗、目各一分,水蛭炒黄十枚,为末,醋糊丸绿豆大。每服五丸,当归酒下,日一服。圣惠方。

髓

【主治】 **去瘢痕。**时珍。

【发明】〔时珍曰〕按集异记云:吴主邓夫人为如意伤颊,血流啼叫,太医云:得白獭髓,杂玉与琥珀傅之,当灭此痕。遂以百金购得白獭,合膏而痊。但琥珀太多,犹有赤点如痣。

骨

【主治】 含之,下鱼骨鲠。陶弘景。煮汁服,治呕哕不止。药性。

足

【主治】 手足皴裂。苏恭。煮汁服,治鱼骨鲠,并以爪爬喉下。藏器。为末
酒服,杀劳瘵虫。时珍。

皮毛

【主治】 煮汁服,治水瘕病。亦作褥及履屩着之。藏器。产母带之。易产。
张杰。

屎

【主治】 鱼脐疮,研末水和敷之,即脓出痛止。〔藏器曰〕亦主驴马虫颡,及
牛疫疾,研水灌之。治下痢,烧末,清旦饮服一小盏,三服愈。赤用赤粪,白用白
粪。时珍。出古今录验。

海獭《拾遗》

【集解】〔藏器曰〕海獭生海中。似獭而大如犬,脚下有皮如胼拇,毛着水
不濡。人亦食其肉。海中又有海牛、海马、海驴等,皮毛在陆地,皆候风潮,犹能
毛起。说出博物志。〔时珍曰〕大曰猴小曰獭,此亦獭也。今人以其皮为风领,云亚于
貂焉。如淳注博物志云:海猴头如马,自腰以下似蝙蝠,其毛似獭,大者五六十
斤,亦可烹食。

膃肭兽 上乌忽切,下女骨切。宋《开宝》

【释名】 骨貀说文作貀,与肭同。海狗。〔时珍曰〕唐韵:膃肭,肥貌。或作
骨貀,讹为骨讷,皆番言也。

【集解】〔藏器曰〕骨貀兽,生西番突厥国,胡人呼为阿慈勃他你。其状似
狐而大,长尾。脐似麝香,黄赤色,如烂骨。〔甄权曰〕膃肭脐,是新罗国海内狗
外肾也。连而取之。〔李珣曰〕按临海志云:出东海水中。状若鹿形,头似狗,长
尾。每日出即浮在水面,昆仑家以弓矢射之,取其外肾阴干,百日味甘香美也。
〔颂曰〕今东海旁亦有之。旧说似狐长尾。今沧州所图,乃是鱼类,而豕首两足。
其脐红紫色,上有紫斑点,全不相类,医家多用之。异鱼图云:试其脐,于腊月冲
风处,置盂水浸之,不冻者为真也。〔敩曰〕膃肭脐多伪者。海中有兽号曰水乌

龙，海人取其肾，以充腽肭脐，其物自别。真者，有一对则两重薄皮裹丸核；其皮上自有肉黄毛，一穴三茎；收之器中，年年湿润如新；或置睡犬头上，其犬忽惊跳若狂者，为真也。〔宗奭曰〕今出登、莱州。其状非狗非兽，亦非鱼也。但前脚似兽而尾即鱼。身有短密淡青白毛，毛上有深青黑点，久则亦淡，腹胁下全白色。皮厚韧如牛皮，边将多取以饰鞍鞯。其脐治腹脐积冷精衰，脾肾劳极有功，不待别试也。似狐长尾之说，今人多不识之。〔时珍曰〕按唐书云：骨貀兽出辽西、营州及结骨国。一统志云：腽肭脐出女直及三佛齐国。兽似狐，高如犬，走如飞，取其肾渍油名腽肭脐。观此，则似狐之说非无也。盖似狐似鹿者，其毛色尔；似狗者，其足形也；鱼者，其尾形也。入药用外肾而曰脐者，连脐取之也。又异物志：貀兽出朝鲜，似狸，苍黑色，无前两足，能捕鼠。郭璞云：晋时召陵·扶夷县获一兽，似狗豹文，有角两脚。据此则貀有水陆二种，而藏器所谓似狐长尾者，其此类欤？

腽肭脐　一名海狗肾。

【修治】〔敩曰〕用酒浸一日，纸裹炙香剉捣。或于银器中，以酒煎熟合药。〔时珍曰〕以汉椒、樟脑同收，则不坏。

【气味】**咸，大热，无毒。**〔李珣曰〕味甘香，美，大温。

【主治】**鬼气尸疰，梦与鬼交，鬼魅狐魅，心腹痛，中恶邪气，宿血结块，痃癖羸瘦。**藏器。**治男子宿癥气块，积冷劳气，肾精衰损，多色成劳，瘦悴。**药性。**补中益肾气，暖腰膝，助阳气，破癥结，疗惊狂痫疾。**日华。**五劳七伤，阴痿少力，肾虚，背膊劳闷，面黑精冷，最良。**海药。

【发明】〔时珍曰〕和剂局方治诸虚损，有腽肭脐丸，今人滋补丸药中多用之，精不足者补之以味也。大抵与苁蓉、琐阳之功相近。亦可同糯米、面酿酒服。

猾音滑《炮炙论》

【集解】〔敩曰〕海中有兽名曰猾，其髓入油中，油即沾水，水中生火，不可救止，以酒喷之即灭。不可于屋下收。故曰水中生火，非猾髓而莫能。〔时珍曰〕此兽之髓，水中生火，与樟脑相同。其功亦当与樟脑相似也。第今无识之者。

兽之三 | 鼠类一十二种

鼠《别录》下品

校正：旧在虫鱼部，今据尔雅移入兽部。

【释名】 **鼫鼠**音锥。**老鼠**纲目**首鼠**史记**家鹿**。〔时珍曰〕此即人家常鼠也。以其尖喙善穴，故南阳人谓之鼫鼠。其寿最长，故俗称老鼠。其性疑而不果，故曰首鼠。岭南人食而讳之，谓为家鹿。鼠字篆文，象其头、齿、腹、尾之形。

【集解】〔弘景曰〕入药用牡鼠，即父鼠也。其胆才死便消，不易得也。〔时珍曰〕鼠形似兔而小，青黑色。有四齿而无牙，长须露眼。前爪四，后爪五。尾文如织而无毛，长与身等。五脏俱全，肝有七叶，胆在肝之短叶间，大如黄豆，正白色，贴而不垂。卫生家宝方言其胆红色者何耶？鼠孕一月而生，多者六七子。惠州獠民取初生闭目未有毛者，以蜜养之，用献亲贵。挟而食之，声犹唧唧。谓之蜜唧。淮南子云：鱼食巴豆而死，鼠食巴豆而肥。段成式云：鼠食盐而身轻，食砒而即死。易云：艮为鼠。春秋运斗枢云：玉枢星散而为鼠。抱朴子云：鼠寿三百岁，善凭人而卜，名曰仲。能知一年中吉凶，及千里外事。鼠类颇繁。尔雅、说文所载，后世不能悉知，后世所知者，二书复未尽载。可见格物无穷也。

牡鼠

【气味】 甘，微温，无毒。〔日华曰〕凉。牝鼠并不入药。

【主治】 **疗踒折，续筋骨，生捣傅之，三日一易**。别录。**猪脂煎膏，治打扑折伤、冻疮、汤火伤**。〔诜曰〕腊月以油煎枯，去滓熬膏收用。〔颂曰〕油煎入蜡，傅汤火伤、灭瘢痕极良。**治小儿惊痫**。日华。**五月五日同石灰捣收，傅金疮神效**。时珍。**腊月烧之，辟恶气**。弘景。梅师云：正旦朝所居处埋鼠，辟瘟疫也。

【发明】〔刘完素曰〕鼠善穿而用以治疮瘘者，因其性而为用也。

【附方】 旧五，新八。**鼠瘘溃烂**鼠一枚，乱发一鸡子大，以三岁腊月猪脂煎，令消尽，以半涂之，以半酒服。姚云不传之妙法也。葛氏。**灭诸瘢痕**大鼠一枚，以腊猪脂四两，煎至销尽，滤净，日涂三五次。先以布拭赤，避风。普济方。**疮肿热痛**灵鼠膏：用大雄鼠一枚，清油一斤煎焦，滴水不散，滤再煎，下炒紫黄丹五两，柳枝不住搅匀，滴水成珠，下黄蜡一两，熬带黑色成膏，瓷瓶收之，出火毒。每用摊贴，去痛而凉。经验方。**溃痈不合**老鼠一枚，烧末傅之。千金方。**蛇骨刺人痛甚**。用死鼠烧傅。肘后。**破伤风病**角弓反张，牙噤肢强。用鼠一头和尾烧灰，以腊猪脂和傅之。梅师。**项强身急**取活鼠去五脏，乘热贴之，即瘥也。肘后。**妇人狐瘕**因月水来，或悲或惊，或逢疾风暴雨被湿，致成狐瘕，精神恍惚，令人月水不通，胸、腰、背痛，引阴中，小便难，嗜食欲呕，如有孕状。其瘕手足成形者，杀人；未成者，可治。用新鼠一枚，以新絮裹之，黄泥固住，入地坎中，桑薪烧其上，一日夜取出，去絮，入桂心末六铢，为末。每酒服方寸匕。不过二服，当自下。外台·素女经。**令子易产**取鼠烧末，井花水服方寸匕，日三。子母秘录。**乳汁清少**死鼠一头烧末，酒服方寸匕，勿令妇知。同上。**杖疮肿痛**未毛鼠同桑椹子入麻油中浸酿。临时取涂，甚效。西湖志。**汤火伤疮**小老鼠泥包烧研，菜油调涂之。谈野翁方。**小儿伤乳**腹胀烦闷欲睡。烧鼠二枚为末，日服二钱，汤下。保幼大全。

鼠肉已下并用牡鼠。

【气味】 甘，热，无毒。

【主治】 小儿哺露大腹，炙食之。别录。小儿疳疾。腹大贪食者，黄泥裹，烧熟去骨，取肉和五味豉汁作羹食之。勿食骨，甚瘦人。孟诜。主骨蒸劳极，四肢劳瘦，杀虫及小儿疳瘦。酒熬入药。苏颂。炙食，治小儿寒热诸疳。时珍。

【附方】 旧三，新一。**水鼓石水**腹胀身肿者。以肥鼠一枚，取肉煮粥。空心食之，两三顿即愈。心镜。**小儿癥瘕**老鼠肉煮汁作粥食之。姚和众方。**乳汁不通**鼠肉作羹食，勿令知之。产书。**箭镞入肉**大雄鼠一枚取肉，薄批焙研。每服二钱，热酒下。疮痒，则出矣。集要。

肝

【主治】 箭镞不出。捣涂之。聤耳出汁，每用枣核大，乘热塞之，能引虫也。时珍。

胆

【主治】 目暗。弘景。点目，治青盲雀目不见物。滴耳，治聋。时珍。

【发明】 〔时珍曰〕癸水之位在子，气通于肾，开窍于耳，注精于瞳子，其标为齿。鼠亦属子宫癸水，其目夜明，在卦属艮，其精在胆，故胆能治耳聋、青盲，睛能明目，而骨能生齿，皆肾病也。诸家本草不言鼠胆治聋，而葛洪肘后方甚称其妙，云能治三十年老聋，若卒聋者不过三度也。有人侧卧沥胆入耳，尽胆一个，须臾汁从下耳出。初时益聋，十日乃瘥矣。后世群方祖此，亦多用之。

【附方】 旧一，新三。**耳卒聋闭**以鼠胆汁二枚滴之，如雷鸣时即通。本事方。**多年老聋**卫生家宝方：胜金透关散：用活鼠一枚系定，热汤浸死，破喉取胆，真红色者是也。用川乌头一个炮去皮、华阴细辛二钱，胆矾半钱，为末，以胆和匀,再焙干研细,入麝香半字。用鹅翎管吹入耳中,口含茶水,日二次。十日见效,永除根本。圣惠:治久聋。腊月取鼠胆二枚,熊胆一分,水和,旋取绿豆大,滴耳中,日二次。**青盲不见**雄鼠胆、鲤鱼胆各二枚,和匀滴之,立效。圣惠方。

鼠印即外肾也。

【主治】 **令人媚悦。**〔时珍曰〕按南宫从屼嵝神书鼠印合欢注云:雄鼠外肾之上,有文似印,两肾相对,有符篆朱文九遍者尤佳。以十一二月,或五月五日、七月七日,正月朔旦子时,面北向子位,刮取阴干,如篆刻下,佩于青囊中,男左女右,系臂上。人见之无不欢悦,所求如心也。

脂

【主治】 **煎之,亦疗诸疮。**弘景。**汤火伤。**苏颂。**耳聋。**时珍。

【附方】 新一。**久聋**鼠脂半合,青盐一钱,蚯蚓一条,同和化,以绵蘸捻滴耳中,塞之。圣惠方。

脑

【主治】 **针棘竹木诸刺,在肉中不出,捣烂厚涂之即出。箭镝针刃在咽喉胸膈诸隐处者,同肝捣涂之。又涂小儿解颅。以绵裹塞耳,治聋。**时珍。出肘后、总录。

头

【主治】 **瘘疮鼻齆,汤火伤疮。**时珍。

【附方】 旧一,新二。**鼻齆脓血**正月取鼠头烧灰,以腊月猪脂调敷之。外台。**汤火伤**灼死鼠头,以腊月猪脂煎令消尽,傅之则不作瘢,神效。千金方。**断酒不饮**腊鼠头烧灰、柳花末等分,每睡时酒服一杯。千金。

目

【主治】 **明目,能夜读书,术家用之。**陶弘景。

【发明】 见胆下。

【附方】 旧一。**目涩好眠**取一目烧研,和鱼膏点入目眦。兼以绛囊盛两枚佩之。肘后。

涎

【气味】 **有毒。**坠落食中,食之令人生鼠瘘,或发黄如金。

脊骨

【主治】 **齿折多年不生者,研末,日日揩之,甚效。**藏器。

【发明】 见胆下。雷公炮炙论序云:长齿生牙,赖雄鼠之骨末。

【附方】 新一。**牙齿疼痛**老鼠一个去皮,以硇砂擦上,三日肉烂化尽,取骨

鼠

瓦焙为末，入蟾酥二分，樟脑一钱。每用少许，点牙根上立止。孙氏集效方。

四足及尾

【主治】 妇人堕胎易出。别录。烧服，催生。日华。

皮

【主治】 烧灰，封痈疽口冷不合者。生剥，贴附骨疽疮，即追脓出。时珍。

粪 〔弘景曰〕两头尖者是牡鼠屎。

【气味】 甘，微寒，无毒。〔时珍曰〕有小毒。食中误食，令人目黄成疸。

【主治】 小儿痞疾大腹。葱、豉同煎服，治时行劳复。别录。〔颂曰〕张仲景及古今名方多用之。治痫疾，明目。日华。煮服，治伤寒劳复发热，男子阴易腹痛，通女子月经，下死胎。研末服，治吹奶乳痈，解马肝毒，涂鼠瘘疮。烧存性，傅折伤、疔肿诸疮、猫犬伤。时珍。

【发明】 〔时珍曰〕鼠屎入足厥阴经，故所治皆厥阴血分之病，上列诸证是矣。

【附方】 旧八，新十五。**伤寒劳复**外台用雄鼠屎二十枚，豉五合，水二升，煮一升，顿服。活人书：鼠屎豉汤：治劳复发热。用雄鼠屎二七枚，栀子十四枚，枳壳三枚，为粗末。水一盏半，葱白二寸，豉三十粒，煎一盏，分三服。**男子阴易**及劳复。猳鼠屎汤：用鼠屎两头尖者十四枚，韭根一大把，水二盏，煎一盏，温服，得粘汗为效。未汗再服。南阳活人方。**大小便秘**雄鼠屎末，傅脐中，立效。普济。**室女经闭**牡鼠屎一两炒研，空心温酒服二钱。千金方。**子死腹中**雄鼠屎二七枚，水三升，煮一升，取汁作粥食。胎即下。**产后阴脱**以温水洗软，用雄鼠屎烧烟熏之即入。熊氏。**妇人吹奶**鼠屎七粒，红枣七枚去核包屎，烧存性，入麝香少许，温酒调服。集要方。**乳痈初起**鼠屎七枚研末，温酒服，取汗即散。寿域方。**乳痈已成**用新湿鼠屎、黄连、大黄各等分为末，以黍米粥清和，涂四边，即散。姚僧坦方。**鼠瘘溃坏**新鼠屎一百粒，收密器中五六十日，杵碎，即傅之，效。千金方。**疔疮恶肿**鼠屎、乱发等分烧灰，针疮头纳入，大良。普济方。**鬼击吐血**胸腹刺痛，鼠屎烧末，水服方寸匕。不省者，灌之。肘后方。**折伤瘀血**伤损筋骨疼痛。鼠屎烧末，猪脂和傅，急裹，不过半日痛止。梅师方。**中马肝毒**雄鼠屎三七枚，和水研，饮之。梅师。**马咬踏疮**肿痛作热。鼠屎二七枚，故马鞘五寸，和烧研末，猪脂调敷之。梅师。**狂犬咬伤**鼠屎二升，烧末傅之。梅师方。**猫咬成疮**雄鼠屎烧灰，油和傅之。曾经效验。寿域。**儿齿不生**雌鼠屎两头圆者三七枚，一日一枚拭其齿。勿食咸酸。或入麝香少许尤妙。小品。**小儿白秃**鼠屎瓦煅存性，同轻粉、麻油涂之。百一方。**小儿盐豼**鼠屎烧研，水酒空心服之。一岁一钱。**小儿燕窝**生疮。鼠屎研末，香油调搽。**毒蛇伤螫**野鼠屎，水调涂之。邵真人经验方。

【附录】 **鼮鼠**音终　郭璞云：其大如拳，其文如豹，汉武帝曾获得以问终军者。

鼀鼠音平　许慎云：一名鼢鼠，音含。斑文。

鼶鼳音离艾　孙愐云：小鼠也，相衔而行。李时珍云：按秦州记及草木子皆载群鼠数万，相衔而行，以为鼠妖者，即此也。

鼩鼱音劬精　似鼠而小。即今地鼠也。又尔雅、说文有鼶、鼳、鼮、鼢、鼬、鼵、鼯、鼶八鼠，皆无考证。音欷、斯、廷、吠、时、文、鹤、博也。

水鼠　李时珍云：似鼠而小，食菱、芡、鱼、虾。或云小鱼、小蟹所化也。

冰鼠　东方朔云：生北荒积冰下，皮毛甚柔，可为席，卧之却寒，食之已热。

火鼠　李时珍云：出西域及南海火洲。其山有野火，春夏生，秋冬死。鼠产于中，甚大。其毛及草木之皮，皆可织布，污则烧之即洁，名火浣布。

鼵鼠音突　郭璞云：鸟鼠同穴山，在今陇西首阳山之西南。其鸟为鵌，音涂，状如家雀而黄黑色。其鼠为鼵，状如家鼠而色小黄，尾短。鸟居穴外，鼠居穴内。

蹷鼠音蹶　尔雅云：西方有比肩兽焉，与邛邛巨虚比，为啮甘草。即有难，邛邛巨虚负而走。其名曰蹷。〔李时珍曰〕今契丹及交河北境有跳兔。头、目、毛色皆似兔，而爪足似鼠。前足仅寸许，后足近尺。尾亦长，其端有毛。一跳数尺，止即蹷仆，此即蹷鼠也。土人掘食之。郭璞以邛邛巨虚为兽名，兔前鼠后。张揖注汉书云：邛邛青兽，状如马。巨虚似骡而小。本草称巨虚食庵䕡子而仙，则是物之至骏者也。

鼹鼠音偃《别录》下品

【释名】 **田鼠**礼记**鼢鼠**音愤。**隐鼠**。〔时珍曰〕田鼠偃行地中，能壅土成坌，故得诸名。

【集解】〔别录曰〕鼹鼠在土中行。五月取令干，燔之。〔弘景曰〕此即鼢鼠也，一名隐鼠。形如鼠而大，无尾黑色，尖鼻甚强，常穿地中行，讨掘即得。今山林中别有大如水牛者，一名隐鼠。〔藏器曰〕隐鼠，阴穿地中而行，见日月光则死，于深山林木下土中有之。其大者，名同物异耳。〔颂曰〕处处田垄间多有之。月令田鼠化为鴽者即此。其形类鼠而肥，多膏，旱岁为田害。〔宗奭曰〕鼹，脚绝短,但能行,尾长寸许,目极小,项尤短,最易取,或安竹弓射取饲鹰。陶引如水牛者释之,误矣。〔时珍曰〕许慎言鼢乃伯劳所化。月令季春田鼠化为鴽,夏小正八月鴽为鼠,是二物交化,如鹰、鸠然也。鴽乃鹑类。隆庆辛未夏秋大水,蕲、黄濒江之地,鼢鼠遍野,皆柑鱼所化。芦稼之根,啮食殆尽,则鼢之化,不独一种也。

肉

【气味】 咸,寒,无毒。

【主治】 燔之,疗痈疽、诸瘘,蚀恶疮、阴蠿烂疮,别录。久食去风,主疮疥痔瘘。藏器。治风热久积,血脉不行,结成痈疽,可消。又小儿食之,杀蛔虫。苏颂。

膏

【主治】 摩诸疮。藏器。

粪

【主治】 蛇虺螫伤肿痛,研末,猪脂调涂。时珍。

隐鼠《拾遗》

【释名】 鼹鼠音偃。偃鼠纲目鼠母同鼹古役反。

【集解】 〔弘景注鼹鼠曰〕诸山林中,有兽大如水牛,形似猪,灰赤色,下脚似象,胸前尾上皆白,有力而钝,亦名隐鼠。人取食之,肉亦似牛,多以作脯。乃云是鼠王,其精溺一滴落地,辄成一鼠,灾年则多出也。〔藏器曰〕此是兽类,非鼠之俦。大如牛而前脚短,皮入鞋靴用。庄子所谓鼹鼠饮河,不过满腹者。陶言是鼠王,精滴成鼠。遍访山人无其说,亦不能土中行。此乃妄说,陶误信尔。〔颂曰〕鼹鼠出沧州及胡中。似牛而鼠首黑足,大者千斤。多伏于水,又能堰水放沫。彼人食其肉。〔时珍曰〕按异物志云:鼠母头脚似鼠,口锐苍色,大如水牛而畏狗。见则主水灾。晋书云:宣城郡出隐鼠,大如牛,形似鼠,脚类象而驴蹄,毛灰赤色,胸前尾上白色。有力而钝。金楼子云:晋宁县境出大鼠,状如牛,土人谓之偃鼠。时出山游,毛落田间,悉成小鼠,苗稼尽耗。梁书云:倭国有山鼠如牛,又有大蛇能吞之。据此则隐鼠非无,而陶说有本,诸家辟之太甚者,未深考耳。又尔雅云:鼹身似鼠而马蹄,长须而贼,一岁千斤,秦人谓之小驴者,即此物也。

膏

【主治】 痔瘘恶疮。陶弘景。

鼫鼠音石《纲目》

【释名】 硕鼠与鼫同。出周易。鮖鼠音酌。出广雅。雀鼠出埤雅。鵕鼠音俊。出唐韵。〔时珍曰〕硕，大也，似鼠而大也。关西方音转鼫为鮖，讹鮖为雀。蜀人谓之鵕鼠，取其毛作笔。俊亦大也。

【集解】〔时珍曰〕鼫鼠处处有之。居土穴树孔中，形大于鼠，头似兔，尾有毛，青黄色，善鸣，能人立，交前两足而舞。好食粟、豆，与鼢鼠俱为田害。鼢小居田，而鼫大居山也。范成大云：宾州鼫鼠专食山豆根，土人取其腹干之入药，名鼫鼠肚。陆玑谓此亦有五技，与蝼蛄同名者，误矣。

肚

【气味】 甘，寒，无毒。

【主治】 咽喉痹痛，一切热气，研末含咽，神效。时珍。出虞衡志。

竹䶉留、柳二音《纲目》

【释名】 竹狁。〔时珍曰〕䶉状其肥，狁言其美也。

【集解】〔时珍曰〕竹䶉，食竹根之鼠也。出南方，居土穴中。大如兔，人多食之，味如鸭肉。燕山录云：煮羊以䶉，煮鳖以蚊。物性相感也。

肉

【气味】 甘，平，无毒。

【主治】 补中益气，解毒。时珍。

土拨鼠《拾遗》

【释名】 鼧鼥音驼拨。答剌不花出正要。〔时珍曰〕按唐书有鼧鼥鼠，即此也。鼧鼥，言其肥也。唐韵作䑎䑎，音仆朴，俗讹为土拨耳。蒙古人名答剌不花。

【集解】〔藏器曰〕土拨鼠，生西番山泽间，穴土为窠，形如獭。夷人掘取食之。魏志云：大秦国出辟毒鼠，近似此也。〔时珍曰〕皮可为裘，甚暖，湿不能透。

肉

【气味】 甘，平，无毒。〔时珍曰〕按饮膳正要云：虽肥而煮之无油，味短，多食难克化，微动风。

【主治】 野鸡瘘疮，煮食肥美宜人。藏器。

头骨

【主治】 小儿夜卧不宁，悬之枕边，即安。时珍。

貂鼠《纲目》

【释名】 **栗鼠**尔雅翼**松狗**。〔时珍曰〕貂亦作鼦。罗愿云：此鼠好食栗及松皮，夷人呼为栗鼠、松狗。

【集解】〔时珍曰〕按许慎说文云：貂，鼠属，大而黄黑色，出丁零国。今辽东、高丽及女真、鞑靼诸胡皆有之。其鼠大如獭而尾粗。其毛深寸许，紫黑色，蔚而不耀。用皮为裘、帽、风领，寒月服之，得风更暖，着水不濡，得雪即消，拂面如焰，拭眯即出，亦奇物也。惟近火则毛易脱。汉制侍中冠，金珰饰首，前插貂尾，加以附蝉，取其内劲而外温。毛带黄色者，为黄貂，白色者，为银貂。

肉

【气味】 甘，平，无毒。

毛皮

【主治】 尘沙眯目，以裘袖抆之，即去。时珍。

黄鼠《纲目》

【释名】 **礼鼠**韩文**拱鼠**同上**鼳鼠**音浑**貔狸**。〔时珍曰〕黄鼠，晴暖则出坐穴口，见人则交其前足，拱而如揖，乃窜入穴。即诗所谓相鼠有体，人而无礼。韩文所谓礼鼠拱而立者也。古文谓之鼳鼠，辽人呼为貔狸，或以貔狸为竹䶂、狸、獾者非，胡人亦名令邦。

【集解】〔时珍曰〕黄鼠出太原、大同、延、绥及沙漠诸地皆有之，辽人尤为珍贵。状类大鼠，黄色，而足短善走，极肥。穴居有土窖如床榻之状者，则牝牡所居之处，秋时畜豆、栗、草木之实以御冬，各为小窖，别而贮之。村民以水灌穴而捕之。味极肥美，如豚子而脆。皮可为裘领。辽、金、元时以羊乳饲之，用供上膳，以为珍馔。千里赠遗。今亦不甚重之矣。最畏鼠狼，能入穴衔出也。北胡又有青鼠，皮亦可用。银鼠，白色如银，古名顾鼠，音吸。抱朴子言南海白鼠重数斤，毛可为布也。百感录云：西北有兽类黄鼠，短喙无目，性狡善听，闻人足音辄逃匿，不可卒得，土人呼为瞎撞。亦黄鼠类也。

肉

【气味】甘平,无毒。正要云:多食发疮。

【主治】润肺生津。煎膏贴疮肿,解毒止痛。时珍。

【发明】〔时珍曰〕黄鼠,北方所食之物,而方书无载。按经验良方有灵鼠膏,云治诸疮肿毒,去痛退热。用大黄鼠一个,清油一斤,慢火煎焦,水上试油不散,乃滤滓澄清再煎。次入炒紫黄丹五两,柳枝不住搅匀,滴水成珠,下黄蜡一两,熬黑乃成。去火毒三日,如常摊贴。

鼬鼠音佑《纲目》

【释名】黄鼠狼纲目鼪鼠音生去声。鼪鼠音谷。地猴。〔时珍曰〕按广雅,鼠狼即鼬也。江东呼为鼪。其色黄赤如柚,故名。此物健于捕鼠及禽畜,又能制蛇虺。庄子所谓骐骥捕鼠,不如狸鼪者,即此。

【集解】〔时珍曰〕鼬,处处有之。状似鼠而身长尾大,黄色带赤,其气极臊臭。许慎所谓似貂而大,色黄而赤者,是也。其毫与尾可作笔,严冬用之不折,世所谓鼠须、栗尾者,是也。

肉

【气味】甘,臭,温,有小毒。

【主治】煎油,涂疮疥,杀虫。时珍。

心、肝

【气味】臭,微毒。

【主治】心腹痛,杀虫。时珍。

【附方】新一。心腹痛用黄鼠心、肝、肺一具,阴干,瓦焙为末,入乳香、没药、孩儿茶、血竭末各三分。每服一钱,烧酒调下,立止。海上仙方。

鼷鼠《拾遗》

【释名】甘口鼠。〔时珍曰〕鼷乃鼠之最小者,啮人不痛,故曰甘口。今处处有之。

【集解】〔藏器曰〕鼷鼠极细,卒不可见。食人及牛、马等皮肤成疮,至死不觉。尔雅云:有螫毒,左传云:食郊牛角者,皆此物也。博物志云:食人死肤,令人患恶疮;医书云:正月食鼠残,多为鼠瘘,小孔下血者,皆此病也。治之之法,以猪膏摩之，及食狸肉为妙。鼹无功用，而为人害，故著之。

食蛇鼠《纲目》

【集解】〔时珍曰〕按唐书云：罽宾国贡食蛇鼠，喙尖尾赤，能食蛇。有被蛇螫者，以鼠嗅而尿之即愈。今虽不闻说此，恐时有贡者，存此以备考证。

尿

【主治】 蛇虺伤螫。时珍。

猬《本经》中品

校正：旧在虫鱼部，今据尔雅移入兽部。

【释名】 彚古猬字。俗作蝟毛剌尔雅蝟鼠。〔时珍曰〕按说文彚字篆文象形，头足似鼠，故有鼠名。〔宗奭曰〕蝟皮治胃逆，形胃气有功。其字从虫从胃，深有理焉。

【集解】〔别录曰〕猬生楚山川谷田野，取无时，勿使中湿。〔弘景曰〕处处野中时有此兽。人犯之，便藏头足，毛刺人，不可得。能跳入虎耳中，而见鹊便自仰腹受啄，物相制如此。其脂烊铁，中入少水银则柔如铅锡。〔蜀图经曰〕猬状如貒、豚。大者如豚，小者如瓜。脚短，尾长寸余。苍白色，脚似猪蹄者佳；鼠脚者次之。去肉，取皮火干。又有山枳鼠，皮正相似，但尾端有两歧为别；又有虎鼠，皮亦相类，但以味酸为别；又有山豚，颇相似，而皮类兔皮，其色褐，味甚苦，俱不堪用。〔时珍曰〕猬之头、觜似鼠，刺毛似豪猪，蜷缩则形如芡房及栗房，攒毛外刺，尿之即开。炙毂子云：刺端分两头者为猬，如棘针者为蝟。与蜀说不同。广韵云：似猬而赤尾者，名䝙居。〔宗奭曰〕干猬皮并刺作刷，治纸帛绝佳。世有养者，去而复来。

【正误】〔恭曰〕猬极狞钝，大如豚，小如瓜，恶鹊声，故反腹受啄，欲掩取之，犹鹬、蚌也。虎耳不受鸡卵，且去地三尺，猬何能跳之而入？野俗鄙言，遂为雅记，深可怪也。〔宗奭曰〕唐本注摈陶，理亦当然。〔时珍曰〕按淮南子云：猬使虎申，蛇令豹止。又云：鹊屎中猬。纬书云：火烁金，故鹊啄猬。观此则陶说非妄也，而苏氏斥之，寇氏和之，非矣。蜈蚣制龙、蛇，蜓蚰，蛞蝓制蜈蚣，岂在大小利钝耶？物畏其天耳。蜀图经所谓虎鼠即鼮鼠，亦猬中一种也。孙愐云：鼮，鼠属，能飞，食虎豹。谈薮云：虎不敢入山林，而居草薄者，畏木上有鼨鼠也。鼠见虎过，则咆哮拔毛投之，虎必生虫疮溃烂至死。貐、趣音相近耳。猬能制虎，观此益可征矣。今正其误。

皮

【修治】 细剉，炒黑入药。

【气味】 苦，平，无毒。〔甄权曰〕甘，有小毒。得酒良。畏桔梗、麦门冬。

【主治】 五痔阴蚀、下血赤白、五色血汁不止，阴肿，痛引腰背，酒煮杀之。本经。疗腹痛疝积，烧灰酒服。别录。治肠风泻血，痔痛有头，多年不瘥，炙末，饮服方寸匕。烧灰吹鼻，止衄血。甚解一切药力。药性。

【附方】 旧五，新八。**五痔下血**衍义云：用猬皮合穿山甲等分烧存性，入肉豆蔻一半。空腹热米饮服一钱，妙。外台用猬皮三指大，熏黄如枣大，熟艾一钱，穿地作坑，调和取便熏之，取口中有烟气为佳。火气稍尽即停，三日将息，更熏之，三度永瘥。勿犯风冷，羹臛将养，切忌鸡、鱼、猪、生冷，二十日后补之。**肠痔有虫**猬皮烧末，生油和涂。肘后方。**肠风下血**白刺猬皮一枚铫内煿焦，去皮留刺，木贼半两炒黑，为末。每服二钱，热酒调下。杨氏家藏方。**蛊毒下血**猬皮烧末，水服方寸匕，当吐出毒。千金翼。**五色痢疾**猬皮烧灰，酒服二钱，寿域方。**大肠脱肛**猬皮一斤烧，磁石煅五钱，桂心五钱，为末。每服二钱，米饮下。叶氏摘玄。**塞鼻止衄**猬皮一枚，烧末。半钱，绵裹塞之。圣惠方。**鼻中息肉**猬皮炙为末，绵裹塞之三日。千金。**眼睫倒刺**猬刺、枣针、白芷、青黛等分为末，随左右目嗜鼻中，口含冷水。瑞竹堂方。**反胃吐食**猬皮烧灰，酒服。或煮汁，或五味淹炙食。普济。**小儿惊啼**状如物刺。用猬皮三寸烧末，傅乳头饮儿。子母秘录。**猘犬咬伤**猬皮、头发等分烧灰，水服。外台方。

肉

【气味】 甘，平，无毒。〔藏器曰〕食之去骨。食令人瘦劣，诸节渐小也。

【主治】 反胃，炙黄食之。亦煮汁饮。又主瘘。藏器。炙食，肥下焦，理胃气，令人能食。孟诜。

脂

【气味】 同肉。〔诜曰〕可煮五金八石，伏雄黄，柔铁。

【主治】 肠风泻血。日华。溶滴耳中，治聋。藏器。涂秃疮疥癣，杀虫。时珍。

【附方】 新一。**虎爪伤人**刺猬脂，日日傅之。内服香油。

脑

【主治】 狼瘘。时珍。

心、肝

【主治】 蚁瘘蜂瘘,瘰疬恶疮,烧灰,酒服一钱。时珍。

胆

【主治】 点目,止泪。化水,涂痔疮。时珍。治鹰食病。寇宗奭。

【附方】 新一。痘后风眼发则两睑红烂眵泪。用刺猬胆汁,用簪点入,痒不可当,二三次即愈。尤胜乌鸦胆也。董炳集验方。

兽之四 | 寓类、怪类共八种

猕猴《证类》

【释名】 沐猴史记为猴说文胡孙格古论王孙柳文马留倦游录狙。〔时珍曰〕按班固白虎通云:猴,候也。见人设食伏机,则凭高四望,善于候者也。猴好拭面如沐,故谓之沐,而后人讹为母,又讹母为猕,愈讹愈失矣。说文云:为字象母猴之形。即沐猴也,非牝也。猴形似胡人,故曰胡孙。庄子谓之狙,养马者厩中畜之,能辟马病,胡俗称马留云。梵书谓之摩斯咤。

【集解】〔慎微曰〕猕猴有数种,总名禺属。取色黄、面赤、尾长者。用人家养者不主病,为其食杂物,违本性也。按抱朴子云:猴八百岁变为猿,猿五百岁变为玃,玃千岁变为蟾蜍。〔时珍曰〕猴,处处深山有之。状似人,眼如愁胡,而平颊陷嗛。嗛音歉,藏食处也。腹无脾以行消食,尻无毛而尾短。手足如人,亦能竖行。声嗝嗝若咳。孕五月而生子,生子多浴于涧。其性躁动害物,畜之者使坐杙上,鞭捶旬月乃驯也。其类有数种:小而尾短者,猴也;似猴而多髯者,豦也;似猴而大者,玃也;大而尾长赤目者,禺也;小而尾长仰鼻者,狖也;似狖而大者,果然也;似狖而小者,蒙颂也;似狖而善跃越者,獑䴦也;似猴而长臂者,猿也;似猿而金尾者,狨也;似猿而大,能食猿、猴者,独也。不主病者,并各以类附之。

肉

【气味】 酸,平,无毒。

【主治】 诸风劳,酿酒弥佳。作脯食,治久疟。慎微。食之,辟瘴疫。时珍。

【发明】〔时珍曰〕异物志言：南方以猕猴头为鲊。临海志言：粤民喜啖猴头羹。又巴徼人捕猴，盐藏，火熏食，云甚美。

头骨

【主治】 瘴疟。作汤，浴小儿惊痫，鬼魅寒热。慎微。

【附方】 旧一。鬼疟进退不定。用胡孙头骨一枚，烧研。空心温酒服一钱，临发再服。圣惠方。

手

【主治】 小儿惊痫口噤。慎微。

屎

【主治】 涂蜘蛛咬。慎微。小儿脐风撮口，及急惊风，烧末，和生蜜少许灌之。时珍。出心鉴及卫生方。

皮

〔慎微曰〕治马疫气。〔时珍曰〕马经言：马厩畜母猴，辟马瘟疫。逐月有天癸流草上，马食之。永无疾病矣。

【附录】 玃音却 〔时珍曰〕玃，老猴也。蜀西徼外山中，似猴而大，色苍黑，能人行。善攫持人物，又善顾盼，故谓之玃。纯牡无牝，故又名玃父，亦曰猳玃。善摄人妇女为偶，生子。又神异经云：西方有兽名猳，大如驴，状如猴，善缘木。纯牝无牡，群居要路，执男子合之而孕。此亦玃类，而牝牡相反者。

虏 音据 按郭璞云：建平山中有之。大如狗，状如猴，黄黑色，多髯鬣。好奋头举石掷人。西山经云：崇吾之山有兽焉，状如禺而长臂善投，名曰举父。即此也。

狨戎、松二音《拾遗》

【释名】 猱难逃切。〔时珍曰〕狨毛柔长如绒，可以藉，可以缉，故谓之狨，而猱字亦从柔也。或云生于西戎，故从戎也。猱古文作夒，象形。今呼长毛狗为猱，取此象。

【集解】〔藏器曰〕狨生山南山谷中，似猴而大，毛长，黄赤色。人将其皮作鞍褥。〔时珍曰〕杨亿谈苑云：狨出川峡深山中。其状大小类猿，长尾作金色，俗名金线狨。轻捷善缘木，甚爱其尾。人以药矢射之，中毒即自啮其尾也。宋时文武三品以上许用狨座，以其皮为褥也。

肉及血

【气味】 缺。

狨

【主治】 食之，调五痔病，久坐其皮亦良。藏器。

脂

【主治】 疮疥，涂之妙。同上。

【附录】 猿 〔时珍曰〕猨善援引，故谓之猨，俗作猿。产川、广深山中。似猴而长大，其臂甚长，能引气，故多寿。或言其能通臂者，误矣。臂骨作笛，甚清亮。其色有青、白、玄、黄、绯数种。其性静而仁慈，好食果实。其居多在林木，能越数丈，着地即泄泻死，惟附子汁饮之可免。其行多群，其雄善啼，一鸣三声，凄切入人肝脾。范氏桂海志云：猿有三种：金丝者，黄色；玉面者，黑色；及身面俱黑者。或云纯黄是牡，黑是牝，牝能啸，牡不能也。王济日询记云：广人言猿初生毛黑而雄，老则变黄，溃去势囊，转雄为雌，与黑者交而孕。数百岁，黄又白也。时珍按：此说与列子貐变化为猿，庄子猿狙以猿为雌之言相合，必不妄也。

独 〔时珍曰〕独，似猿而大，其性独，一鸣即止，能食猿猴。故谚曰独一鸣而猿散。独夫盖取诸此。或云即黄腰也，又见虎下。

果然《拾遗》

【释名】 禺音遇。狖音又。或作貁、𤠣蜼狖、㺿二音。或作玃。**仙猴**。〔时珍曰〕郭璞云：果然，自呼其名，罗愿云：人捕其一，则举群啼而相赴，虽杀之不去也；谓之果然，以来之可必也。大者为然，为禺；小者为狖，为蜼。南人名仙猴，俗作猓猻。

【集解】 〔藏器曰〕案南州异物志云：交州有果然兽，其名自呼。状大于猿，其体不过三尺，而尾长过头。鼻孔向天，雨则挂木上，以尾塞鼻孔。其毛长柔细滑，白质黑文，如苍鸭胁边斑毛之状，集之为裘褥，甚温暖。尔雅：蜼，仰鼻而长尾，即此也。〔时珍曰〕果然，仁兽也。出西南诸山中。居树上，状如猿，白面黑颊，多髯而毛采斑斓，尾长于身，其末有歧，雨则以歧塞鼻也。喜群行，老者前，少者后。食相让，居相爱，生相聚，死相赴。柳子所谓仁让孝慈者是也。古者画蜼为宗彝，亦取其孝让而有智也。或云犹豫之犹，即狖也。其性多疑，见人则登树，上下不一，甚至奔触，破头折胫。故人以比心疑不决者，而俗呼骇愚为痴獚也。

肉

【气味】 咸，平，无毒。

【主治】 疟瘴寒热，同五味煮臛食之，并坐其皮，取效。藏器。

【发明】〔时珍曰〕案钟毓果然赋云：似猴象猿，黑颊青身。肉非佳品。惟皮可珍。而吕氏春秋云：肉之美者，貜猱之炙。亦性各有不同耶。

【附录】蒙颂〔时珍曰〕蒙颂一名蒙贵，乃蜼之又小者也。紫黑色，出交趾，畜以捕鼠，胜于猫、狸。

狦猢音惭胡　许氏说文作斩䝟，乃蝯蜼之属。黑身，白腰如带，手有长毛，白色，似握版之状，蜀地志云：狦猢似猴而甚捷，常在树上，欻然腾跃，如飞鸟也。

猩猩本作狌。音生《纲目》

【释名】〔时珍曰〕猩猩能言而知来，犹惺惺也。

【集解】〔时珍曰〕猩猩自尔雅、逸周书以下数十说，今参集之云：出哀牢夷及交趾封溪县山谷中。状如狗及猕猴，黄毛如猿，白耳如豕，人面人足，长发，头颜端正，声如儿啼，亦如犬吠，成群伏行。阮汧云：封溪俚人以酒及草屦置道侧，猩猩见即呼人祖先姓名，骂之而去。顷复相与尝酒着屦，因而被擒，槛而养之。将烹则推其肥者，泣而遣之。西胡取其血染毛罽不黯，刺血必箠而问其数，至一斗乃已。又按礼记亦云猩猩能言，而郭义恭广志云猩猩不能言，山海经云猩猩能知人言，三说不同。大抵猩猩略似人形，如猿类耳。纵使能言，当若鹦鹉之属，亦不必尽如阮氏所说也。又罗愿尔雅翼：古之说猩猩者，如豕、如狗、如猴。今之说猩猩者，与狒狒不相远。云如妇人被发祖足，无膝群行，遇人则手掩其形，谓之野人。据罗说则似乎后世所谓野女、野婆者也。岂即一物耶？

肉
【气味】**甘、咸，温，无毒。**

【主治】**食之不昧不饥，令人善走，穷年无厌，可以辟谷。**时珍。出逸书、山海经、水经。

【发明】〔时珍曰〕逸书言猩猩肉食之令人不昧。其惺惺可知矣。古人以为珍味，故荀子言猩猩能言笑，二足无毛，而人啜其羹，食其肉。吕氏春秋云肉之美者，猩猩之唇，貜貜之炙，是矣。

【附录】野女　唐蒙博物志云：日南有野女，群行觅夫。其状白色，遍体无衣襦。周密齐东野语云：野婆出南丹州，黄发椎髻，裸形跣足，俨然若一媪也。群雌无牡。上下山谷如飞猱。自腰已下有皮盖膝，每遇男子必负去求合。尝为健夫所杀，至死以手护腰间。剖之得印方寸，莹若苍玉，有文类符篆也。〔时珍曰〕合此二说与前阮氏、罗氏之说观之，则野女似即猩猩矣。又雄鼠卵有文如符篆,治鸟腋下有镜印,则野婆之印篆非异也。亦当有功用,但人未知耳。

狒狒 音费《拾遗》

【释名】 𤞤𤞤与狒同。亦作𤡔。枭羊山海经野人方舆志人熊。〔时珍曰〕尔雅作狒,说文作𤞤,从𥄎,从凶,从内,象形。许慎云:北人呼为土蝼。今人呼为人熊。按郭璞谓山都即狒狒,稍似差别,抑名同物异欤?

【集解】〔藏器曰〕狒狒出西南夷,尔雅云:狒狒,如人被发,迅走食人。山海经:枭羊人面,长唇黑身,有毛反踵,见人则笑,笑则上唇掩目。郭璞云:交广及南康郡山中,亦有此物。大者长丈余,俗呼为山都。宋孝建中,獠人进雌雄二头。帝问土人丁銮。銮曰:其面似人,红赤色,毛似猕猴,有尾。能人言,如鸟声。善知生死,力负千钧。反踵无膝,睡则倚物。获人则先笑而后食之。猎人因以竹筒贯臂诱之,俟其笑时,抽手以锥钉其唇着额,任其奔驰,候死而取之。发极长,可为头髦。血堪染靴及绯,饮之使人见鬼也。帝乃命工图之。〔时珍曰〕按方舆志云:狒狒,西蜀及处州山中亦有之,呼为人熊。人亦食其掌,剥其皮。闽中沙县幼山有之,长丈余,逢人则笑,呼为山大人,或曰野人及山魈也。又邓德明南康记云:山都,形如昆仑人,通身生毛。见人辄闭目,开口如笑。好在深涧中翻石,觅蟹食之。珍按:邓氏所说,与北山经之山𤝢、述异记之山都、永嘉记之山鬼、神异经之山獠、玄中记之山精、海录碎事之山丈、文字指归之旱魃、搜神记之治鸟,俱相类,乃山怪也。今并附之。以备考证。

肉

【气味】 无毒。

【主治】 作脯,连脂薄割炙热,贴人癣疥,能引虫出,频易取瘥。藏器。

【附录】 山都 〔时珍曰〕任昉述异记云:南康有神曰山都。形如人,长二丈余,黑色,赤目黄发。深山树中作窠,状如鸟卵,高三尺余,内甚光彩,体质轻虚,以鸟毛为褥,二枚相连,上雄下雌。能变化隐形,罕睹其状,若木客、山獠之类也。

山𤝢 〔时珍曰〕北山经云:山𤝢状如犬而人面,善投,见人则笑,其行如风,见则天下大风。

木客 〔又曰〕幽明录云:生南方山中。头面语言不全异人,但手脚爪如钩利。居绝岩间,死亦殡殓。能与人交易,而不见其形也。今南方有鬼市,亦类此。又有木客鸟,见禽部。

山獠 〔又曰〕东方朔神异经云:西方深山有人,长丈余,袒身,捕虾、蟹,就人火炙食之。名曰山繰，其名自呼。人犯之则发寒热。盖鬼魅耳，所在亦有之。惟畏爆竹爆熚声。刘义庆幽明录云：东昌县山岩间有物如人，长四五尺，裸身被发，发长五六寸，能作呼啸声，不见其形。每从涧中发石取虾、蟹，就火炙食。永嘉记云：安国县有山鬼，形如人面，一脚，仅长一尺许。好盗伐木人盐，炙石蟹食。人不敢犯之，能令人病及焚居也。玄中记云：山精如人，一足，长三四尺。食山蟹，夜出昼伏。千岁蟾蜍能食之。抱朴子云：山精形如小儿，独足向后。夜喜犯人，其名曰魁，呼其名则不能犯人。白泽图云：山之精，状如鼓，色赤，一足，名曰夔，亦曰挥文，呼之可使取虎豹。海录碎事云：岭南有物，一足反踵，手足皆三指。雄曰山丈，雌曰山姑，能夜叩人门求物也。神异经云：南方有魁，一名旱母，长二三尺，裸形，目在顶上，行走如风。见则大旱，遇者得之投溷中，则旱除。文字指归云：旱魁，山鬼也。所居之处天不雨。女魁入人家，能窃物以出；男魁入人家，能窃物以归。时珍谨按：诸说虽少有参差，大抵俱是怪类，今俗所谓独脚鬼者是也。迩来处处有之。能隐形入人家淫乱，致人成疾，放火窃物，大为家害。法术不能驱，医药不能治，呼为五通、七郎诸神而祀之，盖未知其原如此。故备载之，非但博闻而已。其曰呼其名则无害，千岁蟾蜍能食之者，非治法欤？引申触类，必有能制之者。又有治鸟，亦此类，见禽部。精怪之属甚伙，皆为人害。惟白泽图、玄中记、抱朴子、酉阳杂俎诸书载之颇悉，起居者亦不可不知。然正人君子，则德可胜妖，自不敢近也。

罔两《纲目》

【集解】〔时珍曰〕罔两一作魍魉。又作方良，周礼方相氏执戈入圹，以驱方良，是矣。罔两好食亡者肝，故驱之。其性畏虎、柏，故墓上树石虎，植柏。国语云：木石之怪，夔、罔两；水石之怪，龙、罔象。即此。述异记云：秦时陈仓人猎得兽，若彘若羊。逢二童子曰：此名弗述，又名蝹，在地下食死人脑。但以柏插其首则死。此即罔两也。虽于药石无与，而于死人有关，故录之。其方相有四目，若二目者为魁，皆鬼物也，古人设人像之。昔费长房识李娥药丸用方相脑，则其物亦入辟邪方药，而法失传矣。

彭侯《纲目》

【集解】〔时珍曰〕按白泽图云：木之精名曰彭侯，状如黑狗，无尾，可烹食。

千岁之木有精曰贾胐,状如豚,食之味如狗。搜神记云:吴时敬叔伐大樟树血出,中有物,人面狗身。敬叔云:此名彭侯。乃烹而食之,味如狗也。

肉

【气味】 甘、酸,温,无毒。

【主治】 食之辟邪,令人志壮。白泽。

封《纲目》

【集解】〔时珍曰〕按江邻几杂志云:徐积于庐州河次得一小儿,手无指无血,惧而埋之。此白泽图所谓封,食之多力者也。田汝成西湖志云:董表仪撤屋掘土,得一肉块。术士云:太岁也。弃之,亦无害。又山海经务隅之山,及开明南、北,东南海外并有视肉。郭璞注云:聚肉形如牛肝,有两目。食之无尽,寻复生如旧也。此皆封类可食者,但人不知耳。又海中一种土肉,正黑,长五寸,大如小儿臂,有腹无口目,有三十足,可炙食。此又虫、鱼之属,类乎封者也。

本草纲目人部目录第五十二卷

李时珍曰:《神农本草》人物惟发髪一种,所以别人于物也。后世方伎之士,至于骨、肉、胆、血,咸称为药,甚哉不仁也。今于此部凡经人用者,皆不可遗。惟无害于义者,则详述之。其惨忍邪秽者则略之,仍辟断于各条之下。通计三十七种,不复分类。旧本二十五种。今移五种入服器部,自玉石部移入一种。

神农本草经一种梁·陶弘景注　名医别录五种梁·陶弘景注唐本草一种唐·苏恭　本草拾遗八种唐·陈藏器　日华本草二种宋人大明　开宝本草一种宋·马志　嘉祐本草四种宋·掌禹锡证类本草一种宋·唐慎微　本草蒙筌一种明·陈嘉谟　本草纲目一十三种明·李时珍

【附注】魏·吴普本草　李当之药录　宋·雷敩炮炙　齐·徐之才药对　唐·孙思邈千金　甄权药性　孟诜食疗蜀·韩保升重注　宋·寇宗奭衍义　元·李杲法象　王好古汤液朱震亨补遗　明·汪机会编

人之一凡三十七种,附二条。

发髪本经　乱发别录　头垢别录　耳塞日华　膝垢纲目爪甲纲目　牙齿日华　人屎别录　小儿胎屎纲目　人尿别录溺白垽唐本　即人中白　秋石蒙筌　淋石嘉祐　癖石纲目　乳汁别录　妇人月水嘉祐　人血拾遗　人精嘉祐　口津唾纲目齿垽嘉祐　人汗纲目　眼泪纲目　人气纲目　人魄纲目　髭须

证类　阴毛拾遗　人骨拾遗　天灵盖开宝　人胞拾遗　胞衣水
拾遗　初生脐带拾遗　人势纲目　人胆拾遗　人肉拾遗　木乃
伊纲目　方民纲目　人傀纲目

上附方旧六十七，新二百二十

本草纲目人部第五十二卷

人之一 ｜ 凡三十五种，附二条

发髲音被《本经》

【释名】鬒音总。甄立言。髮髢音剃。亦作鬄。〔李当之曰〕发髲是童男发。〔弘景曰〕不知发髲审是何物。髲字书记所无。或作蒜字，今人呼斑发为蒜发，书家亦呼乱发为鬈，恐即髲也。童男之理，或未全明。〔恭曰〕此发髲根也，年久者用之神效。字书无髲字，即发字之误矣。既有乱发，则发髲去病。用陈久者，如船茹、败天公、蒲席，皆此例也。甄立言本草作鬒，鬒亦发也。鬄乃发美貌，有声无质，陶说非矣。〔宗奭曰〕发髲、乱发，自是两等。发髲味苦，即陈旧经年岁者，如橘皮、半夏取陈者主药更良之义。今人谓之头髲。其乱发条中自无用髲之义，二义甚明，不必过搜索也。〔时珍曰〕发髲，乃剪髢下发也；乱发，乃梳栉下发也。按许慎说文云：大人曰髡，小儿曰剃。顾野王玉篇云：髲，鬄也。鬄，发髲也。二说甚明。古者刑人鬄发，妇人以之被髻，故谓之发髲。周礼云王后夫人之服，有以发髢为首饰者是矣。又诗云：鬒发如云，不屑髢也。甄权所谓发鬒，雷敩所谓二十男子顶心剪下发者，得之矣。李当之以为童男发，陶弘景以为鬄发，苏恭以为发根，宗奭以为陈发者，并误矣。且顾野王在苏恭之前，恭不知玉篇有髲字，亦欠考矣。毛苌诗传云：被之僮僮。被，首饰也。编发为之，即此髢也。

【修治】〔敩曰〕发髲，是男子年二十已来，无疾患，颜貌红白，于顶心剪下者。入丸药膏中用，先以苦参水浸一宿，漉出入瓶子，以火煅赤，放冷研用。〔时珍曰〕今人以皂荚水洗净，晒干，入罐固济，煅存性用，亦良。

【气味】苦，温，无毒。别录：小寒。

【主治】**五癃关格不通，利小便水道，疗小儿惊，大人痉。仍自还神化。**本经。**合鸡子黄煎之，消为水，疗小儿惊热百病。**别录。**止血闷血运，金疮伤风，血痢，入药烧存性。用煎膏，长肉消瘀血。**大明。

【发明】〔韩保升曰〕本经云：自还神化。李当之云：神化之事，未见别方。按异苑云：人发变为鳝鱼。神化之异，应此者也。又〔藏器曰〕生人发挂果树上，乌鸟不敢来食其实。又人逃走，取其发于纬车上却转之，则迷乱不知所适。此皆神化。〔时珍曰〕发者血之余。埋之土中，千年不朽，煎之至枯，复有液出。误食入腹，变为瘕虫；煅治服饵，令发不白。此正神化之应验也。

【附方】旧二，新四。**石淋痛涩**发髲烧存性，研末。每服用一钱，井水服之。肘后方。**伤寒黄病**发髲烧研，水服一寸匕，日三。伤寒类要。**胎衣不下**乱发、头髲结，撩喉、口中。孙真人方。**小儿客忤**因见生人所致。取来人囟上发十茎、断儿衣带少许，合烧研末。和乳饮儿，即愈。千金方。**急肚疼病**用本人头发三十根，烧过酒服。即以水调芥子末，封在脐内，大汗如雨，即安。谈野翁方。**瘰疬恶疮**生发灰，米汤服二钱。外以生发灰三分，皂荚刺灰二分，白及一分，为末。干掺，或以猪胆汁调。直指方。

乱发《别录》

【释名】**血余**纲目**人退**。〔时珍曰〕头上曰发，属足少阴、阳明；耳前曰鬓，属手、足少阳；目上曰眉，属手、足阳明；唇上曰髭，属手阳明；颏下曰须，属足少阴、阳明；两颊曰髯，属足少阳。其经气血盛，则美而长；气多血少，则美而短；气少血多，则少而恶；气血俱少，则其处不生。气血俱热，则黄而赤；气血俱衰，则白而落。素问云：肾之华在发。王冰注云：肾主髓，脑者髓之海，发者脑之华，脑减则发素。滑寿注云：水出高原，故肾华在发。发者血之余，血者水之类也。今方家呼发为血余，盖本此义也。龙木论谓之人退焉。叶世杰草木子云：精之荣以须，气之荣以眉，血之荣以发。类苑云：发属心，禀火气而上生；须属肾，禀水气而下生；眉属肝，禀木气而侧生。故男子肾气外行而有须，女子、宦人则无须，而眉发不异也。说虽不同，亦各有理，终不若分经者为的的。刘君安云：欲发不落，梳头满千遍。又云：发宜多梳，齿宜数叩。皆摄精益脑之理尔。又昆斋吴玉有白发辨，言发之白，虽有迟早老少，皆不系寿之修短，由祖传及随事感应而已。援引古今为证，亦自有理。文多不录。

【气味】苦，微温，无毒。

【主治】咳嗽，五淋，大小便不通，小儿惊痫，止血。鼻衄，烧灰吹之立已。别录。烧灰，疗转胞，小便不通，赤白痢，哽噎，痈肿，狐尿刺，尸疰，疗肿骨疽杂疮。苏恭。消瘀血，补阴甚捷。震亨。

【发明】〔时珍曰〕发乃血余，故能治血病，补阴，疗惊痫，去心窍之血。刘君安以己发合头垢等分烧存性，每服豆许三丸，名曰还精丹，令头不白。又老唐方，亦用自己乱发洗净，每一两入川椒五十粒，泥固，入瓶煅黑研末，每空心酒服一钱，令发长黑。此皆补阴之验也。用椒者，取其下达尔。〔弘景曰〕俗中妪母为小儿作鸡子煎，用其父梳头乱发，杂鸡子黄熬，良久得汁，与儿服，去痰热，疗百病。

【附方】旧十六，新二十四。**孩子热疮**乱发一团如梨子大，鸡子黄十个，煮熟，同于铫子内熬，至甚干始有液出，旋置盏中，液尽为度。用傅疮上，即以苦参粉粉之，神妙。详见鸡子黄下。刘禹锡传信方。**小儿斑疹**发灰，饮服三钱。子母秘录。**小儿断脐**即用清油调发灰傅之，不可伤水。脐湿不干，亦傅之。**小儿重舌**欲死者。以乱发灰半钱，调傅舌下。不住用之。简要济众。**小儿燕口**两角生疮。烧乱发，和猪脂涂之。子母秘录。**小儿吻疮**发灰，和猪脂涂之。圣惠方。**小儿惊啼**乱发烧研，乳汁或酒服少许，良。千金。**鼻血眩冒**欲死者。乱发烧研，水服方寸匕，仍吹之。梅师方。**鼻血不止**血余，烧灰吹之，立止，永不发。男用母发，女用父发。圣惠：用乱发灰一钱，人中白五分，麝香少许，为末，嗋鼻。名三奇散。**肺疽吐血**发灰一钱，米醋二合，白汤一盏，调服。三因方。**咳嗽有血**小儿胎发灰，入麝香少许，酒下。每个作一服，男用女，女用男。朱氏集验。**齿缝出血**头发切，入铫内炒存性，研，掺之。华佗中藏经。**肌肤出血**胎发烧灰，傅之即止。或吹入鼻中。证治要诀。**诸窍出血**头发、败棕、陈莲蓬，并烧灰等分。每服三钱，木香汤下。圣惠方。**上下诸血**或吐血，或心衄，或内崩，或舌上出血如簪孔，或鼻衄，或小便出血，并用乱发灰，水服方寸匕，一日三服。圣济。**无故遗血**乱发及爪甲烧灰，酒服方寸匕。千金方。**小便尿血**发灰二钱，醋汤服。永类方。**血淋苦痛**乱发烧存性二钱，入麝少许，米饮服。圣惠方。**大便泻血**血余半两烧灰，鸡冠花、柏叶各一两，为末。卧时酒服二钱，来早以温酒一盏投之。一服见效。普济。**胎产便血**发灰，每饮服二钱。昝殷产宝。**女人漏血**乱发洗净烧研，空心温酒服一钱。妇人良方。**月水不通**童男、童女发各三两烧灰，斑蝥二十一枚，糯米炒黄，麝香一钱，为末。每服一钱，食前热姜酒下。普济方。**妇人阴吹**胃气下泄，阴吹而正喧，此谷气之实也，宜猪膏发煎导之。用猪膏半斤，乱发鸡子大三枚，和煎，发消药成矣。分再服，病从小便中出也。张仲景方。**女劳黄疸**因大热大劳交接后入水所致。身目俱黄，发热恶寒，小腹满急，小便难。用膏发煎治之，即上方。肘后方。**黄疸尿赤**乱发灰，水服一钱，日三次，秘方也。肘后。**大小便闭**乱发灰三指撮，投半升水服。姚氏。**干霍乱病**胀满烦躁。乱发一团烧灰，盐汤二升，和服取吐。十便良方。**尸疰中恶**子母秘录用乱发如鸡子大，烧研，水服。一方：用乱发灰半两，杏仁半两去皮、尖，研，炼蜜丸梧子大。每温酒日下二三十丸。**破伤中风**乱发如鸡子大，无油器中熬焦黑，研，以好酒一盏沃之，入何首乌末二钱，灌之。少顷再灌。本草衍义。**沐发中风**方同上。**令发长黑**乱发洗晒，油煎焦枯，研末，擦发良。圣惠。**擦落耳鼻**头发瓶盛泥固，煅过研末，以擦落耳、鼻，乘热蘸发灰缀定，软帛缚住，勿令动，自生合也。经验良方。**耳卒肿痛**裹杏仁末塞之。圣惠方。**吞发在咽**取自己乱发烧灰，水服一钱。延龄至宝方。**蜈蚣螫咬**头发烧烟熏之。**疔肿恶疮**乱发、鼠屎等分，烧灰。针入疮内，大良。圣惠方。**疮口不合**乱发、露蜂房、蛇蜕皮各烧存性一钱，用温酒食前调服，神妙。苏沈良方。**下疳湿疮**发灰一钱，枣核七个，烧研，洗贴。心镜。**大风疠疮**用新竹筒十个，内装黑豆一层，头发一层，至满，以稻糠火盆内煨之。候汁滴出，以盏接承，翎扫疮上，数日即愈。亦治诸疮。邵真人经验方。

头垢《别录》

【释名】 梳上者名曰百齿霜。〔弘景曰〕术云，头垢浮针，以肥腻故耳。今当用悦泽人者，其垢可丸也。

【气味】 咸、苦，温，有毒。

【主治】 淋闭不通。别录。**疗噎疾，酸浆煎膏用之，立愈。又治劳复。**弘景。**中蛊毒、蕈毒，米饮或酒化下，并取吐为度。**大明。

【附方】 旧九，新十五。**天行劳复**含头垢枣核大一枚，良。类要。**预防劳复**伤寒初愈，欲令不劳复者。头垢烧研，水丸梧子大，饮服一丸。外台秘要。**头身俱痛**烦闷者。头垢豆许，水服。囊盛蒸豆，熨之。肘后。**小儿霍乱**梳垢，水服少许。**小儿哭疰**方同上。**百邪鬼魅**方同上。并千金。**妇人吹乳**百齿霜，以无根水丸梧子大。每服三丸，食后屋上倒流水下，随左右暖卧，取汗甚效。或以胡椒七粒，同百齿霜和丸，热酒下，得汗立愈。卫生宝鉴。**妇人乳疖**酒下梳垢五丸，即退消。**妇人足疮**经年不愈，名裙风疮。用男子头垢，桐油调作隔纸膏，贴之。并简便。**臁胫生疮**头垢、枯矾研匀，猪胆调傅。寿域方。**下疳湿疮**蚕茧盛头垢，再以一茧合定，煅红，出火毒研，搽。杨氏。**小儿紧唇**头垢涂之。肘后方。**菜毒脯毒**由野菜、诸脯肉、马肝、马肉毒。以头垢枣核大，含之咽汁，能起死人。或白汤下亦可。小品方。**自死肉毒**故头巾中垢一钱，热水服，取吐。**猘犬毒人**头垢、猬皮等分烧灰，水服一杯，口噤者灌之。犬咬人疮重发者，以头垢少许纳疮中，用热牛屎封之。**诸蛇毒人**梳垢一团，尿和傅之。仍炙梳出汗，熨之。并千金方。**蜈蚣螫人**头垢、苦参末，酒调傅之。箧中。**蜂虿螫人**头垢封之。**虫蚁螫人**同上。并集简。**竹木刺肉**不出。头垢涂之，即出。刘涓子。**飞丝入目**头上白屑少许，揾之即出。物类相感志。**赤目肿痛**头垢一芥子，纳入取泪。摘玄方。**噫吐酸浆**浆水煎头垢豆许,服一杯效。普济方。

耳塞《日华》

【释名】 **耳垢**纲目**脑膏**日华**泥丸脂**。〔时珍曰〕修真指南云:肾气从脑右畔上入于耳,化为耳塞。耳者,肾之窍也。肾气通则无塞,塞则气不通,故谓之塞。

【气味】 **咸、苦,温,有毒。**

【主治】 **颠狂鬼神及嗜酒。**大明。**蛇、虫、蜈蚣螫者,涂之良。**时珍。

【附方】 新六。**蛇虫螫伤**入耳垢、蚯蚓屎,和涂,出尽黄水,立愈。寿域方。**破伤中风**用病人耳中膜,并刮爪甲上末,唾调,涂疮口,立效。儒门事亲方。**抓疮伤水**肿痛难忍者。以耳垢封之,一夕水尽出而愈。郑师甫云:余常病此,一丐传此方。**疔疽恶疮**生人脑,即耳塞也、盐泥等分,研匀,以蒲公英汁和作小饼封之,大有效。圣惠。**一切目疾**耳塞晒干。每以粟许,夜夜点之。圣惠方。**小儿夜啼惊热。**用人耳塞,石莲心、人参各五分,乳香二分,灯花一字,丹砂一分,为末。每薄荷汤下五分。普济。

膝头垢《纲目》

【主治】 **唇紧疮,以绵裹烧研傅之。**外台。

爪甲《纲目》

【释名】 **筋退**。〔时珍曰〕爪甲者,筋之余,胆之外候也。灵枢经云:肝应爪,爪厚色黄者胆厚,爪薄色红者胆薄;爪坚色青者胆急,爪软色赤者胆缓;爪直色白者胆直,爪恶色黑者胆结。

【气味】 **甘、咸,无毒。**

【主治】 **鼻衄,细刮嗜之,立愈。众人甲亦可。**宗奭。**催生,下胞衣,利小便,治尿血,及阴阳易病,破伤中风,去目翳。**时珍。**怀妊妇人爪甲:取末点目,去翳障。**藏器。

【附方】 旧三,新二十。**斩三尸法**太上玄科云:常以庚辰日去手爪,甲午日去足爪。每年七月十六日将爪甲烧灰,和水服之。三尸九虫皆灭,名曰斩三尸。一云:甲寅日三尸游两手,翦去手爪甲;甲午日三尸游两足,翦去足爪甲。**消除**

脚气每寅日割手足甲，少侵肉，去脚气。外台秘要。**破伤中风**手足十指甲，香油炒研，热酒调。呷服之，汗出便好。普济治破伤风，手足颤掉，搐摇不已。用人手足指甲烧存性六钱，姜制南星、独活、丹砂各二钱，为末。分作二服，酒下，立效。**阴阳易病**用手足爪甲二十片，中衣裆一片，烧灰。分三服，温酒下。男用女，女用男。**小儿腹胀**父母指爪烧，傅乳上饮之。千金。**小便转胞**自取爪甲，烧灰水服。**男女淋疾**同上。并肘后。**小便尿血**人指甲半钱，头发一钱半，烧研末。每服一钱，空心温酒下。圣济录。**妊娠尿血**取夫爪甲烧灰，酒服。千金方。**胞衣不下**取本妇手足爪甲，烧灰酒服。即令有力妇人抱起，将竹筒于胸前赶下。圣惠。**诸痔肿痛**蚕茧内入男子指甲充满，外用童子顶发缠裹，烧存性，研末，蜜调傅之。仍日日吞牛胆制过槐子，甚效。万表积善堂方。**针刺入肉**凡针折入肉，及竹木刺者。刮人指甲末，同酸枣捣烂，涂之。次日定出。圣惠方。**飞丝入目**刮爪甲末，同津液点之，其丝自聚拔出也。危氏得效方。**物入目中**左手爪甲，刀刮屑末，灯草蘸点翳上，三次即出也。**瘢痘生翳 一切目疾**并以木贼擦取爪甲末，同朱砂末等分，研匀，以露水搜，丸芥子大。每以一粒点入目内。圣惠。**目生花翳**刀刮爪甲细末，和乳点之。集简方。**目生珠管**手爪甲烧灰、贝齿烧灰、龙骨各半两为末，每用少许，点珠管上，日点三四次。圣惠方。**积年泻血**百药不效。用人指甲炒焦、麝香各二钱半，干姜炮三两，白矾枯过、败皮巾烧灰各一两，为末。每粥饮一钱，日二服。圣济总录。**鼻出衄血**刀刮指甲细末，吹之即止，试验。简便方。

牙齿《日华》

【释名】〔时珍曰〕两旁曰牙，当中曰齿。肾主骨，齿者骨之余也。女子七月齿生，七岁齿龀，三七肾气平而真牙生，七七肾气衰，齿槁发素。男子八月齿生，八岁齿龆，三八肾气平而真牙生，五八肾气衰，齿槁发堕。钱乙云：小儿变蒸蜕齿，如花之易苗。不及三十二齿者，由蒸之不及其数也。

【气味】 甘、咸，热，有毒。

【主治】 除劳治疟，蛊毒气。入药烧用。藏器。治乳痈未溃，痘疮倒黡。时珍。

【发明】〔时珍曰〕近世用人牙治痘疮陷伏，称为神品，然一概用之，贻害不浅。夫齿者，肾之标，骨之余也。痘疮则毒自肾出，方长之际，外为风寒秽气所冒，腠理闭塞，血涩不行，毒不能出，或变黑倒黡。宜用此物，以酒、麝达之，窜入肾经，发出毒气，使热令复行，而疮自红活，盖劫剂也。若伏毒在心，昏冒不省人事，及气虚色白，痒塌不能作脓，热痱紫泡之证，止宜解毒补虚。苟误用此，则郁闷声哑，反成不救，可不慎哉？高武痘疹管见云：左仲恕言变黑归肾者，宜用人牙散。夫既归肾矣，人牙岂能复治之乎？

【附方】旧一，新七。**痘疮倒黡**钱氏小儿方用人牙烧存性，入麝香少许，温酒服半钱。闻人规痘疹论云：人牙散：治痘疮方出，风寒外袭，或变黑，或青紫，此倒黡也。宜温肌发散，使热气复行而斑自出。用人齿脱落者，不拘多少，瓦罐固济，煅过出火毒，研末。出不快而黑陷者，猣猪血调下一钱；因服凉药，血涩倒陷者，入麝香，温酒服之，其效如神。无价散：用人牙、猫牙、猪牙、犬牙等分，火煅研末，蜜水调服一字。**乳痈未溃**人牙齿烧研，酥调贴之。肘后方。**五般聤耳**出脓血水。人牙烧存性，麝香少许，为末吹之。名佛牙散。普济方。**漏疮恶疮**干水生肌。用人牙灰、油发灰、雄鸡内金灰，各等分为末，入麝香、轻粉少许，油调傅之。直指方。**阴疽不发**头凹沉黯，不疼无热，服内补散不起。必用人牙煅过、穿山甲炙各一分，为末。分作两服，用当归、麻黄煎酒下。外以姜汁和面傅之。又方：川乌头、硫黄、人牙煅过为末，酒服亦妙。杨仁斋直指方。

人屎《别录》。附人中黄

【释名】　**人粪**别录**大便**。〔时珍曰〕屎粪乃糟粕所化，故字从米，会意也。

【气味】　**苦，寒，无毒**。

【主治】　**时行大热狂走，解诸毒**，捣末，沸汤沃服之。别录。**伤寒热毒，水渍饮之，弥善。新者，封疔肿，一日根烂**。苏恭。**骨蒸劳复，痈肿发背疮漏，痘疮不起**。时珍。

　　粪清

【释名】　**黄龙汤**弘景**还元水**菽园记**人中黄**。〔弘景曰〕近城市人以空罂塞口，纳粪中，积年得汁，甚黑而苦，名为黄龙汤，疗温病垂死者皆瘥。〔大明曰〕腊月截淡竹去青皮，浸渗取汁，治天行热疾中毒，名粪清。浸皂荚、甘蔗，治天行热疾，名人中黄。〔震亨曰〕人中黄，以竹筒入甘草末于内，竹木塞两头，冬月浸粪缸中，立春取出，悬风处阴干，破竹取草，晒干用。〔汪机曰〕用棕皮绵纸上铺黄土，浇粪汁淋土上，滤取清汁，入新瓮内，碗覆定，埋土中一年取出，清若泉水，全无秽气，年久者弥佳，比竹筒渗法更妙。

【主治】　**天行热狂热疾，中毒，蕈毒，恶疮**。大明。**热毒湿毒，大解五脏实**

热。饭和作丸，清痰，消食积，降阴火。震亨。

【附方】旧十三，新二十。**劳复食复**人屎烧灰，酒服方寸匕。千金方。**热病发狂**奔走似癫，如见鬼神，久不得汗，及不知人事者。以人中黄入大罐内，以泥固济，煅半日，去火毒，研末。新汲水服三钱。未退再服。斗门方。**大热狂渴**干陈人屎为末，于阴地净黄土中作五六寸小坑，将末三两匙于坑中，以新汲水调匀，良久澄清，细细与饮即解。世俗谓之地清。寇宗奭衍义。**劳极骨蒸**亦名伏连传尸，此方甚验。用人屎、小便各一升，新粟米饭五升，六月六日曲半饼，以瓶盛，封密室中，二七日并消，亦无恶气。每旦服一合，午再服之，神效。张文仲备急方。**骨蒸热劳**取人屎干者，烧令外黑，纳水中澄清。每旦服一小升，薄晚服童便一小升，以瘥为度。既常服，可就作坑，烧屎三升，夜以水三升渍之，稍稍减服。此方神妙，非其人莫浪传之。外台秘要。**呕血吐痰**心烦骨蒸者。人中黄为末，每服三钱，茜根汁、竹沥、姜汁和匀，服之。丹溪心法。**鼻衄不止**人屎尖烧灰，水服一二钱，并吹鼻中。千金方。**噎膈反胃**诸药不效。真阿魏一钱，野外干人屎三钱，为末，五更以姜片蘸食，能起死人。乃赵玉渊方也。永类钤方。**噎食不下**人屎入萝卜内，火炼三炷香，取研，每服三分，黄酒下，三服效。海上名方。**痘疮不起**儒门事亲：治痘疮倒黡及灰白下陷。用童子粪干者，新瓦煅过。每一两入龙脑一分，研匀。每服半钱至一钱，蜜水调下。四灵无价散：治痘疮黑陷，腹胀危笃者，此为劫剂。用人粪、猫粪、犬粪等分，腊月初旬收埋高燥黄土窖内，至腊八日取出，砂罐盛之，盐泥固济，炭火煅令烟尽为度。取出为末，入麝香少许，研匀，瓷器密封收之。一岁一字，二岁半钱，三岁一钱，蜜水调下，须臾疮起。此乃以毒攻毒。用火化者，从治之义也。**发背欲死**烧屎灰，醋和傅之，干即易。肘后方。**一切痈肿**未溃。用干人屎末、麝香各半钱，研匀，以豆大，津调贴头外，以醋面作钱护之。脓溃去药。宗奭衍义。**疗肿初起**刮破，以热屎尖傅之，干即易。不过十五遍，即根出立瘥。千金。**五色丹毒**黄龙汤饮二合，并涂之，良。千金方。**九漏有虫**干人屎、干牛屎，隔绵贴之，虫闻其气即出。若痒则易之，虫尽乃止。千金。**疳蚀口鼻**唇颊穿者。绵裹人屎贴之，必有虫出。十便良方。**小儿唇紧**人屎灰傅之。崔知悌方。**小儿阴疮**人屎灰傅之。外台秘要。**产后阴脱**人屎炒赤为末，酒服方寸匕，日二服。千金方。**鬼舐头疮**取小儿粪，和腊猪脂傅之。千金方。**金疮肠出**干人屎末粉之，即入。千金方。**针疮血出**不止。用人屎烧研，傅之。千金方。**马血入疮**肿痛。用人粪一鸡子大服之，并涂之。千金方。**毒蛇咬螫**人屎厚封之，即消。千金。**蛊毒百毒**及诸热毒，时气热病，口鼻出血。用人屎尖七枚烧砂，水调顿服，温覆取汗即愈，勿轻此方，神验者也。外台秘要。**诸毒**

卒恶热闷欲死者。新粪汁、水和服。或干者烧末，渍汁饮。名破棺汤。苏恭。**解药箭毒**毒箭有三种：交广夷人用焦铜作箭镞，岭北诸处以蛇毒螫物汁著筒中渍箭镞，此二种才伤皮肉，便洪脓沸烂而死。若中之，便饮汁并涂之，惟此最妙。又一种用射冈煎涂箭镞，亦宜此方。姚僧坦集验方。**野葛芋毒山中毒菌**欲死者。并饮粪汁一升，即活。肘后方。**漏肉脯毒**人屎烧研，酒服方寸匕。肘后方。**恶犬咬伤**左盘龙，即人屎也，厚封之，数日即愈。蔺氏经验方。**心腹急痛**欲死。用人屎同蜜擂匀，新汲水化下。生生编。

小儿胎屎《纲目》

【主治】 恶疮，食息肉，除面印字，一月即瘥。藏器。治小儿鬼舐头，烧灰和腊猪脂涂之。时珍。

人尿奴吊切，亦作溺《别录》

【释名】 溲素问小便素问轮回酒纲目还元汤。〔时珍曰〕尿，从尸从水，会意也。方家谓之轮回酒、还元汤，隐语也。饮入于胃，游溢精气，上输于脾；脾气散精，上归于肺，通调水道，下输膀胱。水道者，阑门也。主分泌水谷，糟粕入于大肠，水汁渗入膀胱。膀胱者，州都之官，津液之府，气化则能出矣。阴阳应象论云：清阳为天，浊阴为地；地气上为云，天气下为雨。故清阳出上窍，浊阴出下窍。

【气味】 咸，寒，无毒。

【主治】 寒热头痛，温气。童男者尤良。别录。主久嗽上气失声，及癥积满腹。苏恭。明目益声，润肌肤，利大肠，推陈致新，去咳嗽肺痿，鬼气痓病。停久者，服之佳。恐冷，则和热汤服。藏器。止劳渴，润心肺，疗血闷热狂，扑损，瘀血在内运绝，止吐血鼻衄，皮肤皴裂，难产，胎衣不下，蛇犬咬。大明。滋阴降火甚速。震亨。杀虫解毒，疗疟中暍。时珍。

【发明】 〔弘景曰〕若人初得头痛，直饮人尿数升，亦多愈；合葱、豉作汤服，弥佳。〔宗奭曰〕人溺，须童子者佳。产后温饮一杯，压下败血恶物。有饮过七日者。过多恐久远血脏寒，令人发带病，人亦不觉。若气血虚无热者，尤不宜多服。此物性寒，故热劳方中用之。〔震亨曰〕小便降火甚速。常见一老妇，年逾八十，貌似四十。询其故。常有恶病，人教服人尿，四十余年矣，且老健无他病,而何谓之性寒不宜多服耶?凡阴虚火动,热蒸如燎,服药无益者,非小便不能除。〔时珍曰〕小便性温不寒,饮之入胃,随脾之气上归于肺,下通水道而入膀胱,乃其旧路也。故能治肺病,引火下行。凡人精气,清者为血,浊者为气;浊之精者为津液,精之浊者为小便,小便与血同类也。故其味咸而走血,治诸血病也。按褚澄遗书云:人喉有窍,则咳血杀人。喉不停物,毫发必咳,血既渗入,愈渗愈咳,愈咳愈渗。惟饮溲溺,则百不一死;若服寒凉,则百不一生。又吴球诸证辨疑云:诸虚吐衄咯血,须用童子小便,其效甚速。盖溲溺滋阴降火,消瘀血,止吐衄诸血。但取十二岁以下童子,绝其烹炮咸酸,多与米饮,以助水道。每用一盏,入姜汁或韭汁二三点,徐徐服之,日进二三服。寒天则重汤温服,久自有效也。又成无己云:伤寒少阴证,下利不止,厥逆无脉,干呕欲饮水者。加人尿、胆汁咸苦寒物于白通汤姜、附药中,其气相从,可去格拒之患也。

【附方】旧七,新三十八。**头痛至极**童便一盏,豉心半合,同煎至五分,温服。圣济总录。**热病咽痛**童便三合,含之即止。圣惠方。**骨蒸发热**三岁童便五升,煎取一升,以蜜三匙和之。每服二碗,半日更服。此后常取自己小便服之,轻者二十日,重者五十日瘥。二十日后,当有虫如蚰蜒,在身常出。十步内闻病人小便臭者,瘥也。台州丹仙观道士张病此,自服神验。孟诜必效方。**男妇怯证**男用童女便,女用童男便,斩头去尾,日进二次,干烧饼压之,月余全愈。圣惠。**久嗽涕唾**肺痿时时寒热,颊赤气急。用童便去头尾少许五合,取大粉甘草一寸,四破浸之,露一夜,去甘草,平旦顿服,或入甘草末一钱同服亦可,一日一剂。童子忌食五辛热物。姚僧坦集验。**肺痿咳嗽 鬼气疰病**停久臭溺,日日温服之。集验方。**吐血鼻洪**人溺,姜汁和匀,服一升。日华子。**齿缝衄血**童便温热含之,立止。圣惠方。**消渴重者**众人溺坑中水,取一盏服之。勿令病人知,三度瘥。圣惠方。**癥积满腹**诸药不瘥者。人溺一服一升,下血片块,二十日即出也。苏恭本草。**绞肠沙痛**童子小便服之,即止。圣惠方。**卒然腹痛**令人骑其腹,溺脐中。肘后方。**下痢休息**杏仁去皮,麸炒,研,以猪肝一具,切片,水洗血净,置净锅中,一重肝,一重杏仁,铺尽,以童便二升同煎干,放冷,任意食之。圣惠方。**疟疾渴甚**童便和蜜,煎沸,顿服。简便方。**瘰疬诸疮**无问新久。童便一升,入白蜜二匙,搅去白沫,顿服,取吐碧绿痰出为妙。若不然,终不除也。圣惠。**中暍昏闷**夏月人在途中热死,急移阴处,就掬道上热土拥脐上作窝,令人溺满,暖气透脐即苏,乃服地浆、蒜水等药。林亿云:此法出自张仲景,其意殊绝,非常情所能及,本草所能关,实救急之大术也。盖脐乃命蒂,暑暍伤气,温脐所以接其元气之意。**中恶不醒**令人尿其面上即苏。此扁鹊法也。肘后方。**三十年痫 一切**

气块 宿冷恶病苦参二斤,童子小便一斗二升,煎取六升,和糯米及曲,如常法作酒服。但腹中诸疾皆治。酒放二三年不坏,多作救人神效。圣惠。**金疮中风**自己小便,日洗二三次,不妨入水。圣惠。**金疮血出**不止。饮人尿五升。千金方。**打伤瘀血**攻心者。人尿煎服一升。日一服。苏恭本草。**折伤跌扑童便入少**酒饮之。推陈致新,其功甚大。薛己云:予在居庸,见覆车被伤七人,仆地呻吟,俱令灌此,皆得无事。凡一切伤损,不问壮弱,及有无瘀血,俱宜服此。若胁胀,或作痛,或发热烦躁口渴,惟服此一瓯,胜似他药。他药虽效,恐无瘀血,反致误人。童便不动脏腑,不伤气血,万无一失。军中多用此,屡试有验。外科发挥。**杖疮肿毒**服童便良。千金方。**火烧闷绝**不省人事者。新尿顿服二三升良。千金方。**刺在肉中**温小便渍之。千金。**人咬手指**瓶盛热尿,浸一夜,即愈。通变要法。**蛇犬咬伤**日华子云:以热尿淋患处。千金方治蝮蛇伤人,令妇人尿于疮上,良。**蛇缠人足**就令尿之便解。肘后方。**蜂虿螫伤**人尿洗之。肘后方。**蜘蛛咬毒**久臭人溺,于大瓮中坐浸;仍取乌鸡屎炒,浸酒服之。不尔,恐毒杀人。陈藏器本草。**百虫入耳**小便少少滴入。圣惠方。**劳聋已久**童子小便,乘热少少频滴之。圣惠方。**赤目肿痛**自己小便,乘热抹洗,即闭目少顷。此以真气退去邪热也。普济方。**腋下狐臭**自己小便,乘热洗两腋下,日洗数次,久则自愈。集简方。**伤胎血结**心腹痛。取童子小便,日服二升,良。杨氏产乳。**子死腹中**以夫尿二升,煮沸饮之。千金方。**中土菌毒** **合口椒毒**人尿饮之。肘后方。**解诸菜毒**小儿尿和乳汁,服二升。海上方。**催生下胞**人溺一升,入葱、姜各一分,煎二三沸,热饮便下。日华子本草。**痔疮肿痛**用热童尿,入矾三分服之,一日二三次,效。救急方。

溺白垽音鱼靳切《唐本草》

【释名】 人中白。〔时珍曰〕滓淀为垽,此乃人溺澄下白垽也。以风日久干者为良。入药并以瓦煅过用。

【气味】 咸,平,无毒。〔大明曰〕凉。

【主治】 鼻衄,汤火灼疮。唐本。烧研,恶疮。苏恭。治传尸热劳,肺痿,心膈热,羸瘦渴疾。大明。降火,消瘀血,治咽喉口齿生疮疳蟹,诸窍出血,肌肤汗血。时珍。

【发明】〔震亨曰〕人中白,能泻肝火、三焦火并膀胱火,从小便中出,盖膀胱乃此物之故道也。〔时珍曰〕人中白,降相火,消瘀血,盖咸能润下走血故也。

今人病口舌诸疮用之有效，降火之验也。张杲医说云：李七常苦鼻衄，仅存喘息。张思顺用人中白散，即时血止。又延陵镇官曾棠鼻血如倾，白衣变红，头空空然。张润之用人中白药治之即止，并不再作。此皆散血之验也。

【附方】旧一，新十四。**大衄久衄**人中白一团鸡子大，绵五两，烧研。每服二钱，温水服。圣惠方。**诸窍出血**方同上。**鼻衄不止**五七日不住者。人中白，新瓦焙干，入麝香少许，温酒调服，立效。经验方。**肤出汗血**方同上。**偏正头痛**人中白、地龙炒等分为末，羊胆汁丸芥子大。每新汲水化一丸，注鼻中嗜之。名一滴金。普济方。**水气肿满**人尿，煎令可丸。每服一小豆大，日三服。千金方。**脚气成漏**跟有一孔，深半寸许，其痛异常。用人中白煅，有水出，滴入疮口。戴原礼证治要诀。**小儿霍乱**尿滓末，乳上服之良。千金方。**鼻中息肉**人中白瓦焙，每温汤服一钱。朱氏集验方。**痘疮倒陷**腊月收人中白，火煅为末。温水服三钱，陷者自出。儒门事亲。**口舌生疮**溺桶垩七分，枯矾三分，研匀。有涎拭去，数次即愈。集简方。**小儿口疳**人中白煅、黄檗蜜炙焦为末等分，入冰片少许，以青布拭净，掺之，累效。陆氏经验方。**走马牙疳**以小便盆内白屑，取下入瓷瓶内，盐泥固济，煅红研末，放麝香少许贴之。此汴梁李提领方也。又方：用妇人尿桶中白垢火煅一钱，铜绿三分，麝香一分，和匀贴之，尤有神效。**痘疹烦热**人中白或老粪缸白垢，洗净研末。每白汤或酒服二钱。痘疹便览方。

秋石《蒙筌》

【释名】**秋冰**。〔时珍曰〕淮南子丹成，号曰秋石，言其色白质坚也。近人以人中白炼成白质，亦名秋石，言其亦出于精气之余也。再加升打，其精致者，谓之秋冰，此盖仿海水煎盐之义。方士亦以盐入炉火煅成伪者，宜辨之。〔嘉谟曰〕秋石须秋月取童子溺，每缸入石膏末七钱，桑条搅，澄定倾去清液。如此二三次，乃入秋露水一桶，搅澄。如此数次，滓秽涤净，咸味减除。以重纸铺灰上晒干，完全取起，轻清在上者为秋石，重浊在下者刮去。古人立名，实本此义。男用童女溺，女用童男溺，亦一阴一阳之道也。世医不取秋时，杂收人溺，但以皂荚水澄，晒为阴炼，煅为阳炼。尽失于道，何合于名？媒利败人，安能应病？况经火炼，性却变温耶？

【气味】咸，温，无毒。

【主治】**虚劳冷疾，小便遗数，漏精白浊**。时珍。**滋肾水，养丹田，返本还元，归根复命，安五脏，润三焦，消痰咳，退骨蒸，软坚块，明目清心，延年益寿**。

嘉谟。

【发明】〔时珍曰〕古人惟取人中白、人尿治病，取其散血、滋阴降火、杀虫解毒之功也。王公贵人恶其不洁，方士遂以人中白设法煅炼，治为秋石。叶梦得水云录，极称阴阳二炼之妙；而琐碎录乃云秋石味咸走血，使水不制火，久服令人成渴疾。盖此物既经煅炼，其气近温。服者多是淫欲之人，借此放肆，虚阳妄作，真水愈涸，安得不渴耶？况甚则加以阳药，助其邪火乎？惟丹田虚冷者，服之可耳。观病淋者水虚火极，则煎熬成沙成石，小便之炼成秋石，与此一理也。

【附方】新十二。**秋石还元丹**久服去百病，强骨髓，补精血，开心益志，补暖下元，悦色进食。久则脐下常如火暖，诸般冷疾皆愈。久年冷劳虚惫者，服之亦壮盛。其法：以男子小便十石，更多尤妙。先支大锅一口于空室内，上用深瓦甑接锅口，以纸筋杵石灰泥甑缝并锅口，勿令通风。候干，下小便约锅中七八分以来，灶下用焰火煮之。若涌出，即少少添冷小便。候煎干，即人中白也。入好罐子内，如法固济，入炭炉中煅之。旋取二三两，再研如粉，煮枣瓢和，丸如绿豆大。每服五七丸，渐加至十五丸，空心温酒或盐汤下。其药常要近火，或时复养火三五日，则功效更大也。经验良方。**阴阳二炼丹**世之炼秋石者，但得火炼一法。此药须兼阴阳二炼，方为至药。火炼乃阳中之阴，得火而凝，入水则释，归于无体，盖质去味存，此离中之虚也。水炼乃阴中之阳，得水而凝，遇曝而润，千岁不变，味去质留，此坎中之实也。二物皆出于心肾二脏，而流于小肠，水火螣蛇玄武正气，外假天地之水火，凝而为体。服之还补太阳、相火二脏，实为养命之本。空心服阳炼，日午服阴炼。此法极省力，与常法功用不侔，久疾服之皆愈。有人得瘦疾且嗽，诸方不效，服此即瘳。有人病颠腹鼓，日久加喘满，垂困，亦服此而安也。阳炼法：用人尿十余石，各用桶盛。每石入皂荚汁一碗，竹杖急搅百千下，候澄去清留垽。并作一桶，如前搅澄，取浓汁一二斗滤净，入锅熬干，刮下捣细。再以清汤煮化，筲箕铺纸淋过，再熬。如此数次，直待色白如雪方止。用沙盒固济，火煅成质，倾出。如药未成，更煅一二次，候色如莹玉，细研。入砂盒内固济，顶火养七昼夜，取出摊土上，去火毒，为末，枣膏丸梧桐子大。每空心温酒下三十丸。阴炼法：用人尿四五石，以大缸盛。入新水一半，搅千回，澄定，去清留垽。又入新水搅澄，直候无臭气，澄下如腻粉，方以曝干。刮下再研，以男儿乳和如膏，烈日晒干，盖假太阳真气也。如此九度，为末，枣膏和，丸梧子大。每午后温酒下三十丸。叶石林水云录。**秋冰乳粉丸**固元阳，壮筋骨，延年不老，却百病。用秋冰五钱，头生男乳晒粉五钱，头生女乳晒粉五钱，乳香二钱五分，麝香一分，为末。炼蜜丸芡子大，金箔为衣，乌金纸包，黄蜡匮收，勿令泄气。每月用乳汁化服一丸，仍日饮乳汁助之。秋冰法：用童男、童女尿垽各一桶，入大锅内，桑柴火熬干，刮下，入河水一桶搅化，隔纸淋过。复熬刮下，再以水淋炼之。如此七次，其色如霜，或有一斤。入罐内，上用铁灯盏盖定，盐泥固济，升打三炷香。看秋石色白如玉，再研，再如前升打。灯盏上用水徐徐擦之，不可多，多则不结；不可少，少则不升。自辰至未，退火冷定。其盏上升起者，为秋冰，味淡而香，乃秋石之精英也，服之滋肾水，固元阳，降痰火。其不升者，即寻常秋石也。味咸苦，蘸肉食之，亦有小补。杨氏颐贞堂经验方。**直指秋石丸**治浊气干清，精散而成膏淋，黄白赤黯，如肥膏、蜜、油之状。用秋石、鹿角胶炒、桑螵蛸炙各半两，白茯苓一两，为末，糕糊丸梧子大。每服五十丸，人参汤下。仁斋指方。**秋石交感丹**治白浊遗精。秋石一两，白茯苓五钱，菟丝子炒五钱，为末。用百沸汤一盏，井华水一盏，煮糊丸梧子大。每服一百丸，盐汤下。郑氏传方。**秋石四精丸**治思虑色欲过度，损伤心气，遗精，小便数。秋石、白茯苓各四两，莲肉、芡实各二两，为末，蒸枣肉和，丸梧子大。每空心盐汤下三十丸。永类钤方。**秋石五精丸**常服补益。秋石一两，莲肉六两，真川椒红五钱，小茴香五钱，白茯苓二两，为末，枣肉和，丸梧子大。每服三十丸，盐汤、温酒空心下。秋石法：用童男、童女洁净无体气、疾病者，沐浴更衣，各聚一石。用洁净饮食及盐汤与之，忌葱、蒜、韭、姜、辛辣、膻腥之物。待尿满缸，以水搅澄，取人中白，各用阳城瓦罐，盐泥固济，铁线扎定，打火一炷香。连换铁线，打七火。然后以男、女者秤匀，和作一处，研末，以河水化之，隔纸七层滤过，仍熬成秋石，其色雪白。用洁净香浓乳汁和成，日晒夜露，但干即添乳汁，取日精月华，四十九日数足，收贮配药。刘氏保寿堂经验方。**肿胀忌盐**只以秋石拌饮食。待肿胀消，以盐入罐煅过，少少用之。摘玄方。**赤白带下**真秋石研末，蒸枣肉捣，丸梧子大。每服六十丸，空心醋汤下。摘玄方。**噎食反胃**秋石，每用一钱，白汤下，妙。医方摘要。**服丹发热**有人服伏火丹药多，脑后生疮，热气冉冉而上。一道人教灸风市数十壮而愈。仍时复作，又教以阴炼秋石，用大豆黄卷煎汤下，遂愈。和其阴阳也。王清明余话方。

淋石宋《嘉祐》

校正：自玉石部移入此。

【集解】〔藏器曰〕此是患石淋人溺中出者，正如小石，收之为用。〔时珍曰〕此是淫欲之人，精气郁结，阴火煎熬，遂成坚质。正如滚水结碱，卤水煎盐，小便炼成秋石，同一义理也。

【气味】 咸，温，无毒。

【主治】 石淋，水磨服之，当得碎石随溺出。大明。噎病吐食，俗名涩饭病。藏器。

癖石《纲目》

【集解】〔时珍曰〕有人专心成癖，及病块，凝结成石。如牛黄、狗宝、鲊答之类，皆诸兽之病也。观夫星陨为石，沙淋、石淋及释氏颅囟结成舍利子，皆精气凝结而然。故格物论云：石者，气之核也。群书所载，如宝圭化石，老树化石，皆无情之变异也。鱼、蛇、虾、蟹，皆能化石，乃有情之变异也。世说载贞妇登山望夫，化而为石，此盖志一不分，遂入于无情也。宋史载石工采石，陷入石穴，三年掘出犹活，见风遂化为石，此盖吞纳石气，久而与之俱化也。夫生形尚全化石，则顽心癥癖之化石，亦其理也。程子遗书云：波斯人发古墓，见肌肤都尽，惟心坚如石。锯开，中有山有如画，旁有一女，凭阑凝睇，盖此女有爱山水癖，遂致融结如此。宋濂云：一浮屠行大般舟三昧法，元寂后，焚之，惟心不化，状如佛像，非金非石。又一人行禅观法，及死火葬，心内包观音像悉具。医书云：一人病癥死，火化有块如石，此皆癥癖顽凝成石之迹，故并录之。

【主治】 消坚癖，治噎膈。时珍。

乳汁《别录》

【释名】 奶汁纲目仙人酒。〔时珍曰〕乳者化之信，故字从孚、化省文也。方家隐其名，谓之仙人酒、生人血、白朱砂，种种名色。兽乳乃阴血所化，生于脾胃，摄于冲任。未受孕则下为月水，既受孕则留而养胎，已产则赤变为白，上为乳汁，此造化玄微，自然之妙也。邪术家乃以童女娇揉取乳，及造反经为乳诸说，巧立名谓，以弄贪愚。此皆妖人所为，王法所诛，君子当斥之可也。凡入药并取首生男儿，无病妇人之乳，白而稠者佳。若色黄赤清而腥秽如涎者，并不可用。有孕之乳，谓之忌奶，小儿饮之吐泻，成疳魃之病，最为有毒也。

【气味】 甘、咸，平，无毒。〔大明曰〕凉。

【主治】 补五脏，令人肥白悦泽。疗目赤痛多泪，解独肝牛肉毒，合浓豉汁服之，神效。别录。和雀屎，去目中弩肉。苏恭。益气，治瘦悴，悦皮肤，润毛发，点眼止泪。大明。

【发明】〔弘景曰〕汉·张苍年老无齿，妻妾百数，常服人乳，故年百岁余，身肥如瓠。〔宗奭曰〕人乳汁治目之功多，何也？人心生血，肝藏血，肝受血则能视。盖水入于经，其血乃成。又曰上则为乳汁，下则为月水，故知乳汁则血也。用以点眼，岂不相宜？血为阴，故性冷。脏寒人，如乳饼酥酪之类，不可多食。虽曰牛羊乳，然亦不出乎阴阳之造化耳。老人患口疮不能食，但饮人热乳甚良。〔时珍曰〕人乳无定性。其人和平，饮食冲淡，其乳必平。其人暴躁，饮酒食辛，或有火病，其乳必热，凡服乳，须热饮。若晒曝为粉，入药尤佳。南史载：宋·何尚之积年劳病，饮妇人乳而瘥。又言：穰城老人年二百四十岁，惟饮曾孙妇乳也。按白飞霞医通云：服人乳，大能益心气，补脑髓，止消渴，治风火证，养老尤宜。每用一吸，即以纸塞鼻孔，按唇贴齿而嗽，乳与口津相和，然后以鼻内引上吸，使气由明堂入脑，方可徐徐咽下，如此五七吸为一度。不漱而吸，何异饮酪？止于肠胃而已。

【附方】旧三，新十二。**服乳歌**仙家酒，仙家酒，两个壶卢盛一斗，五行酿出真醍醐，不离人间处处有。丹田若是干涸时，咽下重楼润枯朽。清晨能饮一升余，返老还童天地久。**虚损劳瘵**德生丹：用无病妇人乳三酒杯，将瓷碟晒极热，置乳于中，次入麝香末少许，木香末二分，调匀服；后饮浓茶一酒盏，即阳败。次日服接命丹。接命丹：用乳三酒杯，如前晒碟盛人乳，并人胞末一具调服，服毕面、膝俱赤，如醉思睡，只以白粥少少养之。集简方。**虚损风疾**接命丹：治男妇气血衰弱，痰火上升，虚损之证；又治中风不误，左瘫右缓，手足疼痛，动履不便，饮食少进诸证。用人乳二杯，香甜白者为佳，以好梨汁一杯和匀，银石器内顿滚滚。每日五更一服，能消痰补虚，生血延寿。此乃以人补人，其妙无加。摄生众妙方。**中风不语**舌根强硬，三年陈酱五合，人乳汁五合，相和研，以生布绞汁，随时少少与服，良久当语。圣惠方。**卒不得语**人乳半合，美酒半升，和服。范汪方。**失音不语**人乳、竹沥各二合，温服。摘玄。**月经不通**日饮人乳三合。千金方。**眼热赤肿**人乳半合，古铜钱十文，铜器中磨令变色，稀稠成煎，瓶收，日点数次。或以乳浸黄连，蒸热洗之。圣惠方。**初生不尿**人乳四合，葱白一寸，煎滚，分作四服，即利。刘涓子鬼遗方。**初生吐乳**人乳二合，篷簌簌少许，盐二粟大，同煎沸，入牛黄粟许，与服。刘涓子鬼遗方。**痈脓不出**人乳和面傅之，比晓脓尽出。不可近手。千金方。**臁胫生疮**人乳、桐油等分，和匀，以鹅翎扫涂，神效。摘玄。**啖蛇牛毒**牛啖蛇者，毛发向后，其肉杀人。但饮人乳汁一升，立愈。金匮要略。**中牛马毒**人乳饮之良。千金。**百虫入耳**人乳滴之即出。圣惠方。

妇人月水 宋《嘉祐》附月经衣

【释名】 月经素问天癸素问红铅。〔时珍曰〕女子，阴类也，以血为主。其血上应太阴，下应海潮。月有盈亏，潮有朝夕，月事一月一行，与之相符，故谓之月水、月信、月经。经者，常也，有常轨也。天癸者，天一生水也。邪术家谓之红铅，谬名也。女人之经，一月一行，其常也；或先或后，或通或塞，其病也。复有变常而古人并未言及者，不可不知。有行期只吐血衄血，或眼耳出血者，是谓逆行。有三月一行者，是谓居经，俗名按季。有一年一行，是谓避年，有一生不行而受胎者，是谓暗经。有受胎之后，月月行经而产子者，是谓盛胎，俗名垢胎，有受胎数月，血忽大下而胎不陨者，是谓漏胎，此虽以气血有余不足言，而亦异于常矣。女子二七天癸至，七七天癸绝，其常也。有女年十二、十三而产子，如褚记室所载，平江苏达卿女，十二受孕者。有妇年五十、六十而产子，如辽史所载，亟普妻六十余，生二男一女者，此又异常之尤者也。学医者之于此类，恐亦宜留心焉。

【气味】 咸，平，无毒。

【主治】 解毒箭并女劳复。弘景。

月经衣

【主治】 金疮血涌出，炙热熨之。又主虎狼伤及箭镞入腹。藏器。

【发明】〔时珍曰〕女人入月，恶液腥秽，故君子远之，为其不洁，能损阳生病也。煎膏治药，出痘持戒，修炼性命者，皆避忌之，以此也。博物志云：扶南国有奇术，能令刀斫不入，惟以月水涂刀便死。此是秽液坏人神气，故合药忌触之。此说甚为有据。今有方士邪术，鼓弄愚人，以法取童女初行经水服食，谓之先天红铅，巧立名色，多方配合，谓参同契之金华，悟真篇之首经，皆此物也。愚人信之，吞咽秽滓，以为秘方，往往发出丹疹，殊可叹恶。按萧了真金丹诗云：一等旁门性好淫，强阳复去采他阴。口含天癸称为药，似恁泇沮枉用心。呜呼！愚人观此，可自悟矣。凡红铅方，今并不录。

【附方】 旧七，新五。**热病劳复**丈夫热病后，交接复发，忽卵缩入肠，肠痛欲死。烧女人月经赤衣为末，熟水服方寸匕，即定。扁鹊方。**女劳黄疸**气短声沉。用女人月经和血衣烧灰，酒服方寸匕，一日再服，三日瘥。孟诜必效方。**霍乱困笃**童女月经衣和血烧灰，酒服方寸匕。百方不瘥者用之。千金方。**小儿惊痫**发热。取月候血和青黛水调服一钱，入口即瘥。量儿加减。圣惠方。**令妇不**

妒取妇人月水布裹蛤蟆，于厕前一尺，入地五寸埋之。张华博物志。**痈疽发背**一切肿毒，用胡燕窠土、鼠壝土、榆白皮、栝楼根，等分为末，以女人月经衣，水洗取汁和傅肿上，干即易之。溃者封其四围。五日瘥。千金方。**男子阴疮**因不忌月事行房，阴物溃烂，用室女血衲，瓦上烧存性，研末，麻油调，傅之。**解药箭毒**交州夷人，以焦铜为镝，涂毒药于镞锋上，中人即沸烂，须臾骨坏，但服月水、屎汁解之。博物志。**箭镞入腹**或肉中有聚血。以妇人月经衣烧灰，酒服方寸匕。千金方。**马血入疮**　剥马刺伤以妇人月水涂之，神效。姚僧坦集验方。**虎狼伤疮**月经衣烧末，酒服方寸匕，日三。陈藏器。

人血《拾遗》

【集解】〔时珍曰〕血犹水也。水谷入于中焦，泌别熏蒸，化其精微，上注于肺。流溢于中，布散于外。中焦受汁，变化而赤，行于隧道，以奉生身，是之谓血，命曰营气。血之与气，异名同类；清者为营，浊者为卫；营行于阴，卫行于阳；气主煦之，血主濡之。血体属水，以火为用，故曰气者血之帅也。气升则升，气降则降；气热则行，气寒则凝；火活则红，火死则黑。邪犯阳经则上逆，邪犯阴经则下流。盖人身之血，皆生于脾，摄于心，藏于肝，布于肺，而施化于肾也。仙家炼之，化为白汁，阴尽阳纯也。苌弘死忠，血化为碧，人血入土，年久为磷，皆精灵之极也。

【气味】　**咸，平，有毒。**

【主治】　**羸病人皮肉干枯，身上麸片起，又狂犬咬，寒热欲发者，并刺血热饮之。**藏器。

【发明】〔时珍曰〕肉干麸起，燥病也，不可卒润也。饮人血以润之。人之血可胜刺乎？夫润燥、治狂犬之药亦夥矣，奚俟于此耶？始作方者，不仁甚矣，其无后乎？虐兵、残贼，亦有以酒饮人血者，此乃天戮之民，必有其报，不必责也。诸方用血，惟不悖于理者，收附于下。

【附方】　新六**吐血不止**就用吐出血块，炒黑为末。每服三分，以麦门冬汤调服。盖血不归元，则积而上逆；以血导血归元，则止矣。吴球诸证辨疑。**衄血不止**圣济总录用白纸一张，接衄血令满，于灯上烧灰，作一服，新汲水下。勿用病人知。儒门事亲：就用本衄血，纸捻蘸点眼内，左点右，右点左。此法大妙。**金疮内漏**取疮内所出血，以水和，服之。千金。**产乳血运**取酽醋，和产妇血如枣大，服之。圣惠方。**小儿赤疵**针父脚中，取血贴之，即落。千金方。**小儿疣目**以针决其四边,取患疮脓汁傅之。忌水三日,即溃落也。千金。

人精宋《嘉祐》

【集解】〔时珍曰〕营气之粹,化而为精,聚于命门。命门者,精血之府也。男子二八而精满一升六合。养而充之,可得三升;损而丧之,不及一升。谓精为峻者,精非血不化也;谓精为宝者,精非气不养也。故血盛则精长,气聚则精盈。邪术家蛊惑愚人,取童女交媾,饮女精液;或以己精和其天癸,吞咽服食。呼为铅汞,以为秘方,放恣贪淫,甘食秽滓,促其天年。吁!愚之甚矣,又将谁尤?按鲍景翔云:神为气主,神动则气随;气为水母,气聚则水生。故人之一身,贪心动则津生,哀心动则泪生,愧心动则汗生,欲心动则精生。

【气味】 甘,温。

【主治】 和鹰屎,灭瘢。弘景。涂金疮血出,汤火疮。时珍。

【附方】 旧三,新一。面上黡子人精和鹰屎白涂之,数日愈。千金方。身上粉瘤人精一合,青竹筒盛,于火上烧,以器承取汁,密封器中。数数涂之,取效止。肘后方。瘰疬肿毒女人精汁,频频涂之。汤火伤灼令不痛,易愈无痕。肘后用人精、鹰屎白,日日涂之。千金用女人精汁,频频涂之。

口津唾《纲目》

【释名】 灵液纲目神水纲目金浆纲目醴泉。〔时珍曰〕人舌下有四窍:两窍通心气,两窍通肾液。心气流入舌下为神水,肾液流入舌下为灵液。道家谓之金浆玉醴。溢为醴泉,聚为华池,散为津液,降为甘露,所以灌溉脏腑,润泽肢体。故修养家咽津纳气,谓之清水灌灵根。人能终日不唾,则精气常留,颜色不槁;若久唾,则损精气,成肺病,皮肤枯涸。故曰远唾不如近唾,近唾不如不唾。人有病,则心肾不交,肾水不上,故津液干而真气耗也。秦越人难经云:肾主五液。入肝为泪,入肺为涕,入脾为涎,入心为汗,自入为唾也。

【气味】 甘、咸,平,无毒。

【主治】 疮肿、疥癣、皲疱,五更未语者,频涂擦之。又明目退翳,消肿解毒,辟邪,粉水银。时珍。

【发明】 〔时珍曰〕唾津,乃人之精气所化。人能每旦漱口擦齿,以津洗目,及常时以舌舐拇指甲,揩目,久久令人光明不昏。又能退翳,凡人有云翳,但每日令人以舌舐数次，久则真气熏及，自然毒散翳退也。范东阳方云：凡人魇死，不得叫呼，但痛咬脚跟及拇指甲际，多唾其面，徐徐唤之，自省也。按黄震日抄云：晋时南阳宗定伯夜遇鬼，问之。答曰：我新死鬼也。问其所恶。曰：不喜唾耳。急持之，化为羊。恐其变化，因大唾之，卖得千钱。乃知鬼真畏唾也。

【附方】 新四。**代指肿痛**以唾和白硇砂，搜面作碗子，盛唾令满，著硇末少许，以指浸之，一日即瘥。千金方。**手足发疣**以白粱米粉，铁铛炒赤，研末，以众人唾和，傅厚一寸，即消。肘后方。**腋下狐气**用自己唾擦腋下数过，以指甲去其垢，用热水洗手数遍，如此十余日则愈。**毒蛇螫伤**急以小便洗去血，随取口中唾，频频涂之。杨拱医方摘要。

齿垽音居近切。宋《嘉祐》

【释名】 齿垢。

【气味】 咸，温，无毒。

【主治】 和黑虱研涂，出箭头及恶刺，破痈肿。苏恭。**涂蜂螫**。时珍。

【附方】 新二。**竹木入肉针拨不尽者**。以人齿垢封之，即不烂也。叶氏通变要法。**毒蛇螫伤**先以小便洗去血，次以牙垽封而护之，甚妙，且不痛肿。医方摘要。

人汗《纲目》

【集解】〔时珍曰〕汗出于心，在内则为血，在外则为汗。故曰夺汗者无血，夺血者无汗。

【气味】 咸，有毒。饮食食之，令人生疔毒。时珍。

眼泪《纲目》

【集解】〔时珍曰〕泪者肝之液，五脏六腑津液皆上渗于目。凡悲哀笑咳，则火激于中，心系急而脏腑皆摇，摇则宗脉感而液道开，津上溢，故涕泣出焉。正如甑上水滴之意也。

【气味】 咸，有毒。凡母哭泣堕子目，令子伤睛生翳。时珍。

人气《纲目》

【主治】 下元虚冷，日令童男女，以时隔衣进气脐中，甚良。凡人身体骨节痹痛，令人更互呵熨，久久经络通透。又鼻衄金疮，嘘之能令血断。时珍。

【发明】〔时珍曰〕医家所谓元气相火，仙家所谓元阳真火，一也。天非此火不能生物，人非此火不能有生。故老人、虚人，与二七以前少阴同寝，借其熏蒸，最为有益，杜甫诗云：暖老须燕玉，正此意也。但不可行淫，以丧宝促生耳。近时术家，令童女以气进入鼻窍、脐中、精门，以通三田，谓之接补。此亦小法，不得其道者，反以致疾。按谢承续汉书云：太医史循宿禁中，寒疝病发，求火不得。众人以口更嘘其背，至旦遂愈。刘警叔异苑云：孙家奚奴治虎伤蛇噬垂死者，以气禁之，皆安。又葛洪抱朴子云：人在气中，气在人中，天地万物，无不须气以生。善行气者，内以养身，外以却恶。然行之有法：从子至巳为生气之时，从午至亥为死气之时，常以生气时，鼻中引气，入多出少，闭而数之，从九九、八八、七七、六六、五五而止，乃微吐之，勿令耳闻。习之既熟，增至千数，此为胎息。或春食东方青气，夏食南方赤气，秋食西方白气，冬食北方黑气，四季食中央黄气，亦大有效。故善行气者，可以避饥渴，可以延年命，可以行水上，可以居水中，可以治百病，可以入瘟疫。以气嘘水则水逆流，嘘火则火灭；嘘沸汤则手可探物，嘘金疮则血即自止，嘘兵刃则刺不能入，嘘箭矢则矢反自射，嘘犬则不吠，嘘虎狼则伏退，嘘蛇蜂则不动。吴越有禁咒行气之法，遇有大疫，可与同床，不相传染。遇有精魅，或闻声，或现形，掷石放火，以气禁之，皆自绝。或毒蛇所伤，嘘之即愈。若在百里之外，遥以我手嘘咒，男左女右，亦即可安。夫气出于无形，用之其效至此，而况绝谷延年乎？时珍按：此即吾内浩然灵气也。符箓家取祖气即此，但彼徒皆气馁，庸人依仿，安得验哉？

人魄《纲目》

【集解】〔时珍曰〕此是缢死人，其下有物如麸炭，即时掘取便得，稍迟则深入矣。不掘则必有再缢之祸。盖人受阴阳二气，合成形体。魂魄聚则生，散则死。死则魂升于天，魄降于地。魄属阴，其精沉沦入地，化为此物。亦犹星陨为石，虎死目光坠地化为白石，人血入地为磷为碧之意也。

【主治】 镇心，安神魄，定惊怖颠狂，磨水服之。时珍。

髭须 《证类》

【集解】〔时珍曰〕髭上曰髭,颐下曰须,两颊曰髯。详见下。

【主治】 **烧研,傅痛疮。**慎微。

【发明】〔慎微曰〕唐·李勣病。医云:得须灰服之,方止。太宗闻之,遂自剪髭烧灰赐服,复令傅痛立愈。故白乐天诗云:剪须烧药赐功臣。又宋·吕夷简疾。仁宗曰:古人言髭可治疾,今朕剪髭与之合药,表朕意也。

阴毛 《拾遗》

【主治】 **男子阴毛:主蛇咬,以口含二十条咽汁,令毒不入腹。**藏器。**横生逆产,用夫阴毛二七茎烧研,猪膏和,丸大豆大,吞之。**千金方。**妇人阴毛:主五淋及阴阳易病。**时珍。

【附方】 新二。**阴阳易病**病后交接,卵肿或缩入腹,绞痛欲死。取妇人阴毛烧灰饮服,仍以洗阴水饮之。圣济总录。**牛胀欲死**妇人阴毛,草裹与食,即愈。外台秘要。

人骨 《拾遗》

【释名】〔时珍曰〕许慎云:骨者,肉之核也。灵枢经云:肾主骨。有骨度篇,论骨之大小、长短、广狭甚详,见本书。

【主治】 **骨病,接骨,𦡉疮,并取焚弃者。**藏器。

【发明】〔时珍曰〕古人以掩暴骨为仁德,每获阴报,而方伎之流,心乎利欲,乃收人骨为药饵,仁术固如此乎?且犬不食犬骨,而人食人骨可乎?父之白骨,惟亲生子刺血沥之即渗入。又酉阳杂俎云:荆州一人损胫,张七政以药酒,破肉去碎骨一片,涂膏而愈,二年复痛。张曰:所取骨寒也。寻之尚在床下,以汤洗绵裹收之,其痛遂止。气之相应如此,孰谓枯骨无知乎。仁者当悟矣。

【附方】 新四。**代杖**烧过人骨为末,空心酒服三钱,受杖不肿不作疮,久服皮亦厚也。医林集要。**接骨**烧过童子骨一两,乳香二钱,喜红绢一方,烧灰为末,热酒调服。先以桐木片扎定,立效。医林集要。**𦡉疮**烧过人骨,碎者,为末,掺之。寿域神方。**折伤**死童子骨煅过,香瓜子仁炒干,为末。好酒下,止痛极速。扶寿精方。

天灵盖宋《开宝》

【释名】 脑盖骨纲目仙人盖纲目头颅骨。〔志曰〕此乃死人顶骨十字解者，方家婉其名耳。〔藏器曰〕此是天生天赐，盖押一身之骨，囟门未合，即未有也。〔时珍曰〕人之头圆如盖，穹窿象天，泥丸之宫，神灵所集。修炼家取坎补离，复其纯乾，圣胎圆成，乃开颅囟而出入之，故有天灵盖诸名也。

【修治】〔藏器曰〕凡用弥腐烂者乃佳。有一片如三指阔者，取得，用煻灰火罨一夜。待腥秽气尽，却用童男溺，于瓷锅子中煮一伏时，漉出。于屋下掘一坑，深一尺，置骨于中一伏时，其药魂归神妙。阳人使阴，阴人使阳。〔好古曰〕方家有用檀香汤洗过，酥炙用，或烧存性者。男骨色不赤，女骨色赤，以此别之也。

【气味】 咸，平，无毒。〔时珍曰〕有毒。

【主治】 传尸尸疰，鬼气伏连，久瘴劳疟，寒热无时者，烧令黑，研细，白饮和服，亦合丸散用。开宝。治肺痿，乏力羸瘦，骨蒸盗汗等，酥炙用。大明。退心经蕴寒之气。本草权度。

【发明】〔杨士瀛曰〕天灵盖治尸疰。尸疰者，鬼气也。伏而未起，故令淹缠，得枯骸枕骨治之，则魂气飞越，不复附人，故得瘥也。〔陈承曰〕神农本经人部，惟发髲一物，其余皆出后世医家，或禁术之流，奇怪之论耳。近见医家用天灵盖治传尸病，未有一效。残忍伤神，殊非仁人之用心。苟有可易，仁者宜尽心焉。必不得已，则宜以年深渍朽、绝尸气者，可也。

【附方】旧一新十。天灵盖散追取劳虫。天灵二指大，以檀香煎汤洗过，酥炙，一气咒七遍云：雷公神，电母圣，逢传尸，便须定，急急如律令。尖槟榔五枚，阿魏二分，麝香三分，辰砂一分，安息香三分，甘遂三分，为末，每服三钱。用童便四升，入银石器内，以葱白、薤白各二七茎，青蒿二握，甘草二茎，五寸长者，柳枝、桑枝、酸榴枝各二茎，七寸长，同煎至一升。分作二次，五更初，调服前药一服；虫不下，约人行十里，又进一服；天明再进。取下虫物，名状不一，急擒入油铛煎之。其虫觜青赤黄色可治，黑白色难治，然亦可断传染之患。凡修合，先须斋戒，于远处净室，勿令病人闻药气，及鸡犬猫畜、孝子妇人、一切触秽之物见之。虫下后，以白粥补之。数日之后，梦人哭泣相别，是其验也。上清紫庭仙方。虚损骨蒸千金方用天灵盖如梳大，炙黄，以水五升，煮取二升，分三服，起死神方也。张文仲备急方用人头骨炙三两,麝香十两,为末,捣千杵,丸梧子大。每服七丸,饮下,日再服。若胸前有青脉出者,以针刺看血色;未黑者,七日瘥。**小儿骨蒸体瘦心烦。**天灵盖酥炙,黄连等分,研末,每服半钱,米饮下,日二服。圣惠方。**诸疟寒热**天灵盖煅研末,水服一字,取效。圣惠方。**膈气不食**天灵盖七个,每个用黑豆四十九粒,层层隔封,水火升降,杨梅色,冷定取出,去豆不用,研末,每服一钱,温酒下。孙氏集效方。**青盲不见**天灵盖酥炙、龙胆各二两,白龙脑一钱,为末。取黑豆五升净淘,以水煮烂滤汁,却炼成煎拌药,丸梧子大。每服温水下二十丸,日三。频用新汲水洗头面。先令患人沐浴,及剃却顶心发,静一室,令安止,昼夜不得见明,令满百日,切忌羊血杂肉及动风壅滞热物、喜怒房室等。圣惠方。**痘疮陷伏**灰平不长,烦躁气急。用天灵盖烧研,酒服三分,一方入雄黄二分,其疮自然起发。痘疹经验方。**下部疳疮**天灵盖煅研末,先以黄檗汤洗净掺之,神效。又一方入红褐小红枣等分,同烧研。刘氏经验方。**臁疮湿烂**人顶骨烧研二钱,龙骨三钱,金丝硫黄一钱,为末。用冬萝卜芽阴干,熬水洗之,乃贴。刘松石保寿堂方。**小儿白秃**大豆、髑髅骨各烧灰等分,以腊猪脂和涂。姚僧坦集验方。

人胞《拾遗》

【释名】 胞衣拾遗胎衣纲目**紫河车**纲目**混沌衣**纲目**混元母**蒙筌**佛袈裟**纲目**仙人衣**。〔时珍曰〕人胞,包人如衣,故曰胞衣。方家讳之,别立诸名焉。丹书云:天地之先,阴阳之祖,乾坤之橐籥,铅汞之匡廓,胚胎将兆,九九数足,我则乘而载之,故谓之河车。其色有红、有绿、有紫,以紫者为良。

【修治】〔吴球曰〕紫河车,古方不分男女。近世男用男,女用女。一云男病用女,女病用男。初生者为佳,次则健壮无病妇人者亦可。取得,以清米泔摆净,竹器盛,于长流水中洗去筋膜,再以乳香酒洗过,篾笼盛之,烘干研末,亦有瓦焙研者,酒煮捣烂者,甑蒸捣晒者,以蒸者为佳。董炳云:今人皆酒煮火焙及去筋膜,大误矣。火焙水煮,其子多不育,惟蒸捣和药最良。筋膜乃初结真气,不可剔去也。

【气味】 甘,咸,温,无毒。

【主治】 血气羸瘦,妇人劳损,面皯皮黑,腹内诸病渐瘦者,治净,以五味和之,如包馄饨法与食之,勿令妇知。藏器。馄音甲,饼也。**治男女一切虚损劳极,癫痫失志恍惚,安心养血,益气补精。**吴球。

【发明】〔震亨曰〕紫河车治虚劳，当以骨蒸药佐之。气虚加补气药，血虚加补血药，以侧柏叶、乌药叶俱酒洒，九蒸九曝，同之为丸，大能补益，名补肾丸。〔时珍曰〕人胞虽载于陈氏本草，昔人用者犹少。近因丹溪朱氏言其功，遂为时用。而括苍吴球始创大造丸一方，尤为世行。其方药味平补，虽无人胞，亦可服饵，其说详见本方下。按隋书云：琉球国妇人产乳，必食子衣，张师正倦游录云：八桂獠人产男，以五味煎调胞衣，会亲啖之。此则诸兽生子、自食其衣之意，非人类也。崔行功小儿方云：凡胎衣宜藏于天德、月空吉方。深埋紧筑，令男长寿，若为猪狗食，令儿颠狂；虫蚁食，令儿疮癣；鸟鹊食，令儿恶死；弃于火中，令儿疮烂。近于社庙污水井灶街巷，皆有所禁。按此亦铜山西崩，洛钟东应，自然之理也。今复以之蒸煮炮炙，和药捣饵，虽曰以人补人，取其同类，然以人食人，独不犯崔氏之禁乎？其异于琉球、獠人者，亦几希矣。

【附方】旧一，新六。**河车丸**妇人瘵疾劳嗽，虚损骨蒸等证。用紫河车初生男子者一具，以长流水中洗净，熟煮擘细，焙干研，山药二两，人参一两，白茯苓半两，为末，酒糊丸梧子大，麝香养七日。每服三五十丸，温服，盐汤下。永类钤方。**大造丸**吴球云：紫河车即胞衣也。儿孕胎中，脐系于胞，胞系母脊，受母之荫，父精母血，相合生成，真元所钟，故曰河车。虽禀后天之形，实得先天之气，超然非他金石草木之类可比。愚每用此得效，用之女人尤妙。盖本其所自出，各从其类也。若无子及多生女，月水不调，小产难产人服之，必主有子。危疾将绝者，一二服，可更活一二日。其补阴之功极重，百发百中，久服耳聪目明，须发乌黑，延年益寿，有夺造化之功，故名大造丸。用紫河车一具，男用女胎，女用男胎，初生者，米泔洗净，新瓦焙干研末，或以淡酒蒸熟，捣晒研末，气力尤全，且无火毒，败龟版年久者，童便浸三日，酥炙黄二两，或以童便浸过，石上磨净，蒸熟晒研，尤妙，黄檗去皮，盐酒浸，炒一两半，杜仲去皮，酥炙一两半，牛膝去苗，酒浸晒，一两二钱，肥生地黄二两半，入砂仁六钱，白茯苓二两，绢袋盛，入瓦罐，酒煮七次，去茯苓、砂仁不用，杵地黄为膏，听用，天门冬去心、麦门冬去心、人参去芦各一两二钱，夏月加五味子七钱，各不犯铁器，为末，同地黄膏入酒，米糊丸如小豆大。每服八九十丸，空心盐汤下，冬月酒下。女人去龟板，加当归二两，以乳煮糊为丸。男子遗精，女子带下，并加牡蛎粉一两。世医用阳药滋补，非徒无益，为害不小。盖邪火只能动欲，不能生物。龟板、黄檗，补阳补阴，为河车之佐，加以杜仲补肾强腰，牛膝益精壮骨，四味通为足少阴经药，古方加陈皮，名补肾丸也。生地黄凉血滋阴，得茯苓、砂仁同黄檗则走少阴，白飞霞以此四味为天一生水丸也。天、麦门冬能保肺气，不令火炎，使肺气下行生水。然其性有

人胞

2097

降无升，得人参则鼓动元气，有升有降，故同地黄为固本丸也。又麦门冬、人参、五味子三味，名生脉散，皆为肺经药。此方配合之意，大抵以金水二脏为生化之原，加河车以成大造之功故也。一人病弱，阳事大痿，服此二料，体貌顿异，连生四子。一妇年六十已衰惫，服此寿至九十犹强健。一人病后不能作声，服此气壮声出。一人病痿，足不任地者半年，服此后能远行。诸证辨疑。**五劳七伤**吐血虚瘦，用初生胞衣，长流水中洗去恶血，待清汁出乃止，以酒煮烂，捣如泥，入白茯神末和，丸梧子大。每米饮下百丸。忌铁器。朱氏集验方。**久癫失志**气血弱者，紫河车治净，烂煮食之。刘氏经验方。**大小痫疾**初生胎衣一具，长流水洗净，仍以水浸，春三、夏一、秋五、冬七日，焙干为末；羌活、天麻、防风各半两，白僵蚕、白附子各一两，南星二两，川乌一个，全蝎二十一个，为末，糊丸梧子大，朱砂为衣。每服五十丸，好酒下。乾坤秘韫。**解诸蛊毒**不拘草蛊、蛇蛊、蜣螂蛊，其状入咽刺痛欲死。取胞衣一具洗切，曝干为末，熟水调服一钱匕。梅师方。**目赤生翳**初生孩儿胞衣，曝干焙研细末，日日傅目眦中，愈乃止。千金。

胞衣水《拾遗》

【修治】〔藏器曰〕此乃衣埋地下，七八年化为水，澄彻如冰。南方人以甘草、升麻和诸药，瓶盛埋之，三五年后掘出，取为药也。

【气味】 辛，凉，无毒。

【主治】 小儿丹毒，诸热毒，发寒热不歇，狂言妄语，头上无辜发竖，虚痞等证，天行热病，饮之立效。藏器。反胃久病，饮一钟当有虫出。时珍。

初生脐带《拾遗》

【释名】 命蒂。〔时珍曰〕胎在母腹，脐连于胞，胎息随母。胎出母腹，脐带既剪，一点真元，属之命门丹田。脐干自落，如瓜脱蒂。故脐者，人之命蒂也。以其当心肾之中，前直神阙，后直命门，故谓之脐。脐之为言齐也。

【主治】 烧末饮服，止疟。藏器。解胎毒，傅脐疮。时珍。

【附方】 新三。**脐汁不干**绵裹落下脐带，烧研一钱，入当归头末一钱，麝香一字，掺之。全幼心鉴。**预解胎毒**胎生小儿十三日，以本身煎下脐带烧灰，以乳汁调服，可免痘患。或入朱砂少许。保幼大全。**痘风赤眼**初生小儿脐带血，乘热点之，妙。海上方。

人势 《纲目》

【释名】 阴茎。〔时珍曰〕人阴茎,非药物也。陶九成辍耕录载:杭州沈生犯奸事露,引刀自割其势,流血经月不合。或令寻所割势,捣粉酒服,不数日而愈。观此则下蚕室者,不可不知此法也。故附于此云。

【主治】 下蚕室,创口不合。时珍。

人胆 《拾遗》

【气味】 苦,凉,有毒。

【主治】 鬼气,尸疰,伏连。藏器。久疟,噎食,金疮。时珍。

【发明】〔时珍曰〕北虏战场中,多取人胆汁傅金疮,云极效;但不可再用他药,必伤烂也。若先敷他药,即不可用此。此乃杀场救急之法,收胆干之亦可用,无害于理也。有等残忍武夫,杀人即取其胆和酒饮之,云令人勇。是虽军中谬术,君子不为也。

【附方】 新三。久疟连年　噎食不下用生人胆一个,盛糯米令满,入麝香少许,突上阴干。一半青者治疟,一半黑者治噎,并为末。每服十五粒,疟用陈皮汤下,噎用通草汤下。俱出善济方。鬼疟进退不定者。用人胆、朱砂、雄黄、麝香等分,为末,醋糊丸绿豆大。每绵裹一丸,纳鼻中即瘥,男左女右,一丸可治二人。圣惠方。

人肉 《拾遗》

【主治】 瘵疾。藏器。

【发明】〔时珍曰〕张杲医说言:唐开元中,明州人陈藏器著本草拾遗,载人肉疗羸瘵。自此闾阎有病此者,多相效割股。按陈氏之先,已有割股割肝者矣,而归咎陈氏,所以罪其笔之于书,而不立言以破惑也。本草可轻言哉!呜呼!身体发肤,受之父母,不敢毁伤。父母虽病笃,岂肯欲子孙残伤其支体,而自食其骨肉乎?此愚民之见也。按何孟春余冬序录云:江伯儿母病,割胁肉以进。不愈,祷于神,欲杀子以谢神。母愈,遂杀其三岁子。事闻太祖皇帝,怒其绝伦灭理,杖而配之。下礼部议曰:子之事亲,有病则拜托良医,至于呼天祷神,此恳切至情不容已者。若卧冰割股，事属后世。乃愚昧之徒，一时激发，务为诡异，以惊世骇俗，希求旌表，规避徭役。割股不已，至于割肝，割肝不已，至于杀子。违道伤生，莫此为甚。自今遇此，不在旌表之例。呜呼！圣人立教，高出千古，韪哉如此。又陶九成辍耕录载：古今乱兵食人肉，谓之想肉，或谓之两脚羊。此乃盗贼之无人性者，不足诛矣。

木乃伊《纲目》

【集解】〔时珍曰〕按陶九成辍耕录云：天方国有人年七八十岁，愿舍身济众者，绝不饮食，惟澡身啖蜜，经月便溺皆蜜。既死，国人殓以石棺，仍满用蜜浸之，镌年月于棺，瘗之。俟百年后起封，则成蜜剂。遇人折伤肢体，服少许立愈。虽彼中亦不多得，亦谓之蜜人。陶氏所载如此，不知果有否。姑附卷末，以俟博识。

方民《纲目》

〔李时珍曰〕人性于乾坤，而囿形于一气，横目二足，虽则皆同，而风土气习，自然不一。是故虱处头而黑，豕居辽而白。水食者腥，草食者膻。膏粱藜苋，肠胃天渊；菉褐罗纨，肌肤玉石。居养所移，其不能齐者，亦自然之势也。故五方九州，水土各异，其民生长，气息亦殊。乃集方民，附于部末，以备医诊云。**东方**：海滨傍水，鱼盐之地。其民食鱼而嗜咸，黑色疏理。其病多疮疡，其治宜砭石。**西方**：陵居多风，水土刚强。其民不衣而褐荐，华食而肥脂，其病生于内，其治宜毒药。**北方**：地高陵居，风寒冰冽。其民野处而乳食。其病脏寒生满，其治宜灸焫。**南方**：地下，水土弱，雾露所聚。其民嗜酸而食胕，致理而赤色。其病多挛痹，其治宜微针。**中央**：地平湿。其民食杂而不劳，其病多痿厥，其治宜导引按蹻。素问。

九州殊题，水泉各异；风声气习，刚柔不同。青州：其音角羽，其泉咸以酸，其气舒迟，其人声缓。荆扬：其音角徵，其泉酸以苦，其气慓轻，其人声急。梁州：其音商徵，其泉苦以辛，其气刚勇，其人声塞。兖豫：其音宫徵，其泉甘以苦，其气平静，其人声端。雍冀：其音商羽，其泉辛以咸，其气骏烈，其人声捷。徐州：其音角宫，其泉酸以甘，其气悍劲，其人声雄。出河图括地象。

坚土之人刚，弱土之人柔，墟土之人大，沙土之人细，息土之人美，耗土之人丑。出孔子家语。

山林之民毛而瘦，得木气多也。川泽之民黑而津，得水气多也。丘陵之民团而长，得火气多也。坟衍之民皙而方，得金气多也。原隰之民丰而痹，得土气多也。出宋太史集。

荆州一男二女，扬州二男五女，青州二男二女，兖州二男三女，幽州一男三女，并州二男三女，豫州二男三女，雍州三男二女，冀州五男三女。出周礼。

土地生人，各以类应。故山气多男，泽气多女，水气多暗，风气多聋，林气多癃，木气多伛，石气多力，岸下气多尰，险气多瘿，谷气多痹，丘气多狂，广气多仁，陵气多贪，暑气多夭，寒气多寿，轻土多利，重土多迟，清水音小，浊水音大，湍水人轻，迟水人重，中土多圣贤。出淮南子·鸿烈解。

人傀 公回切。怪异也《纲目》

〔李时珍曰〕太初之时，天地絪缊。一气生人，乃有男女。男女媾精，乃自化生。如草木之始生子，一气而后有根及子，为种相继也。人之变化，有出常理之外者，亦司命之师所当知，博雅之士所当识，故撰为人傀，附之部末，以备多闻眚咎之征。

易曰：一阴一阳之谓道。男女构精，万物化生。乾道成男，坤道成女。此盖言男女生生之机，亦惟阴阳造化之良能焉耳。齐司徒褚澄言：血先至，裹精则生男；精先至，裹血则生女。阴阳均至，非男非女之身；精血散分，骈胎品胎之兆。道藏经言：月水止后一、三、五日成男，二、四、六日成女。东垣李杲言：血海始净一二日成男，三、四、五日成女。圣济经言：因气而左动，阳资之则成男；因气而右动，阴资之则成女。丹溪朱震亨乃非褚氏而是东垣，主圣济左右之说而立论，归于子宫左右之系。诸说可谓悉矣。时珍窃谓褚氏未可非也，东垣未尽是也。盖褚氏以精血之先后言，道藏以日数之奇偶言；东垣以女血之盈亏言，圣济、丹溪以子宫之左右言，各执一见。会而观之，理自得矣。夫独男独女之胎，则可以日数论；而骈胎品胎之感，亦可以日数论乎？稽之诸史，载一产三子、四子者甚多。其子有半男半女，或男多女少，男少女多。西樵野记载国朝天顺时，扬州民家一产五男，皆育成。观此，则一、三、五日为男，二、四、六日为女之说，岂其然哉？焉有一日受男而二日复受女之理乎？此则褚氏、圣济、丹溪主精血子宫左右之论为有见，而道藏、东垣日数之论为可疑矣。王叔和脉经，以脉之左右浮沉，辨猥生之男女；高阳生脉诀，以脉之纵横逆顺，别骈品之胎形。恐亦臆

人傀

2101

度,非确见也。王冰玄珠密语言:人生三子,主太平;人生三女,因淫失政;人生十子,诸侯竞位;人生肉块,天下饥荒。此乃就人事而论,则气化所感,又别有所关也。夫乾为父,坤为母,常理也。而有五种非男,不可为父;五种非女,不可为母,何也? 岂非男得阳气之亏,而女得阴气之塞耶? 五不女:螺、纹、鼓、角、脉也。螺者,牝窍内旋,有物如螺也。纹者,窍小,即实女也。鼓者,无窍如鼓。角者,有物如角,古名阴挺是也。脉者,一生经水不调,及崩带之类是也。五不男:天、犍、漏、怯、变也。天者,阳痿不用,古云天宦是也。犍者,阳势阉去,寺人是也。漏者,精寒不固,常自遗泄也。怯者,举而不强,或见敌不兴也。变者,体兼男女,俗名二形,晋书以为乱气所生,谓之人痾。其类有三:有值男即女、值女即男者,有半月阴、半月阳者,有可妻不可夫者。此皆具体而无用者也。胎足十月而生,常理也,而有七月、八月生者,十二三月生者,十四五月生者。或云:气虚也。虞抟医学正传言,有十七八月至二十四五月而生;刘敬叔异苑言,太原温磐石母,孕三年乃生,岂亦气虚至于许久耶? 今有孕七月而生子者,多可育;八月而生者,多难育。七变而八不变也。魏略云:黄牛羌人,孕六月而生。博物志云:獠人孕七月而生。晋书云:符坚母,孕十二月生。刘捆母,孕十三月生。汉书云:尧及昭帝,皆以十四月生。三十国春秋云:刘聪母,孕十五月乃生。搜神记云:黄帝母名附宝,孕二十五月而生帝。胞门子脏,为奇恒之府,所以为生人之户,常理也;而有自胁产、自额产、自背产、自髀产者,何也? 岂子脏受气驳杂,而其系有不同,如宋史所记男阴生于脊,女阴生于头之类耶? 史记云:陆终氏娶鬼方之女,孕而左胁出三人,右胁出三人。六人子孙,传国千年。天将兴之,必有尤物。如修已背折而生禹,简狄胸折而生契也。魏志云:黄初六年,魏郡太守孔羡表言:汝南屈雍妻王氏,以去年十月十二日生男儿,从右腋下、小腹上而出。其母自若,无他畏痛。今疮已愈,母子全安。异苑云:晋时,魏兴李宣妻樊氏,义熙中怀孕不生,而额上有疮。儿从疮出,长为军将,名胡儿。又云:晋时,常山赵宣母,妊身如常,而髀上作痒,搔之成疮。儿从疮出,母子平安。野史云:莆田尉舍之左,有市人妻生男,从股髀间出。疮合,母子无恙。可证屈雍之事。浮屠氏言释迦生于摩耶之右胁,亦此理也。嵩山记云:阳翟有妇人,妊三十月乃生子。从母背上出,五岁便入山学道。琅琊漫钞云:我朝成化中,宿州一妇孕,胁肿如痈。及期儿从痈出,疮痏随合。其子名佛记儿。〔时珍曰〕我明隆庆五年二月,唐山县民妇有孕,左胁肿起,儿从胁生,俱无恙。阳生阴长,孤阳不生,独阴不长,常理也;而有思士不妻而感,思女不夫而孕;妇女生须,丈夫出湩,男子产儿者,何也? 岂其气脉时有变易,如女国自孕,雄鸡生卵之类耶? 史记云:姜源见巨人迹，履之而生弃，有娀氏吞玄鸟卵而生契。皆不夫而孕也。宣政录云：宋宣和初，朱节妻年四十一，夕颔痒，至明须长尺余。草木子云：元至正间，京师一达妇，髭须长尺余也。汉书云：南阳李元，全家疫死，止一孙初生数旬。苍头李善自哺乳之，乳为生湩。唐书云：元德秀兄子襁褓丧亲，德秀自乳之，数日乳中湩流，能食乃止。宋史云：宣和六年，都城有卖青果男子，孕而生子，蓐母不能收，易七人，始免而逃去。西樵野记云：明嘉靖乙酉，横泾佣农孔方，忽患膨胀，愦愦几数月，自胁产一肉块。剖视之，一儿肢体毛发悉具也。**男生而覆，女生而仰，溺水亦然，阴阳秉赋，一定不移，常理也；而有男化女、女化男者，何也？岂乖气致妖，而变乱反常耶？京房易占云：男化为女，宫刑滥也。女化为男，妇政行也。春秋潜潭巴云：男化女，贤人去位。女化男，贱人为王。此虽以人事言，而其脏腑经络变易之微，不可测也。**汉书云：哀帝建平中，豫章男子化为女子，嫁人生一子。续汉书云：献帝建安二十年，越巂男子化为女子。〔李时珍曰〕我朝隆庆二年，山西御史宋纁疏言：静乐县民李良雨，娶妻张氏已四载矣，后因贫出其妻，自佣于人。隆庆元年正月，偶得腹痛，时作时止，二年二月初九日，大痛不止，至四月内，肾囊不觉退缩入腹，变为女人阴户。次月经水亦行，始换女妆，时年二十八矣。洪范五行传云：魏襄王十三年，有女子化为丈夫。晋书云：惠帝元康中，安丰女周世宁，以渐化为男子，至十七八而性气成。又孝武皇帝宁康初，南郡女子唐氏，渐化为丈夫。南史云：刘宋文帝元嘉二年，燕有女子化为男。唐书云：僖宗光启二年春，凤翔郿县女子朱龁，化为丈夫，旬日而死。**人异于物，常理也；而有人化物、物化人者，何也？岂人亦太虚中一物，并囿于气交，得其灵则物化人，失其灵则人化物耶？抑谭子所谓至淫者化为妇人，至暴者化为猛虎，心之所变，不得不变。孔子所谓物老则群精附之，为五酉之怪者邪？**谭子化书云：老枫化为羽人，自无情而之有情也。贤妇化为贞石，自有情而之无情也。世说：武昌贞妇，望夫化而为石。宋史云：昆山石工采石，陷入石穴，三年掘出犹活，见风遂化为石。幽冥录云：阳羡小吏吴龛，于溪中拾一五色浮石，归置床头，至夜化为女子。左传云：尧殛鲧于羽山，其神化为黄熊，入于渊，黄熊，龙类也。续汉书云：灵帝时，江夏黄氏母，浴水化为鼋，入于渊。搜神记云：魏文帝黄初中，清河宋士宗母，浴于室，化为鳖，入于水，时复还家。异苑云：宋文帝元嘉中，高平黄秀，入山经日，遂化为熊。淮南子：牛哀病七日，化而为虎，捕杀其兄。郡国志云：藤州夷人，往往化狓。狓，小虎也，有五指。博物志云：江汉有狓人，能化为虎。唐书云：武后时，郴州左史，因病化虎，擒之乃止，而虎毛生矣。又宪宗元和二年，商州役夫，将化为虎，众以水沃之，乃不果。顾微广州记云：滇阳县俚民，

人傀

一儿年十五六，牧牛，牛忽舐儿甚快，舐处悉白，俄而儿死，杀牛以供客。食此牛者，男女二十余人，悉化为虎。隋书云：文帝七年，相州一桑门，化为蛇，绕树自抽，长二丈许。抱朴子云：狐、狼、猴、貜，满三百岁，皆能变人。**参同契云：燕雀不生凤，狐兔不字马，常理也；而有人产虫兽神鬼、怪形异物者，何也？岂其视听言动，触于邪思，随形感应而然耶？又有人生卵、生于马者，何也？岂有神异凭之，或因有感遘而然耶？**博物志云：徐偃王之母，产卵弃之，孤独老母取覆之，出一儿，后继徐国。异说云：汉末有马生人，名曰马异，及长，亡入胡地。**人具四肢七窍，常理也；而荒裔之外，有三首、比肩、飞头、垂尾之民。此虽边徼余气所生，同于鸟兽，不可与我同胞之民例论，然亦异矣。**山海经云：三首国，一身三首，在昆仑东。尔雅云：北方有比肩民，半体相合，迭食而迭望。南方异物志云：岭南溪峒中，有飞头蛮，项有赤痕，至夜以耳为翼，飞去食虫物，将晓复还如故也。搜神记载吴将军朱桓一婢，头能夜飞，即此种也。永昌志云：西南徼外有濮人，生尾如龟，长三四寸，欲坐则先穿地作孔，若误折之，便死也。**是故天地之造化无穷，人物之变化亦无穷。**贾谊赋所谓天地为炉兮造化为工，阴阳为炭兮万物为铜，合散消息兮安有常则，千变万化兮未始有极。忽然为人兮何足控抟，化为异物兮又何足患？此亦言变化皆由于一气也。肤学之士，岂可恃一隅之见，而概指古今六合无穷变化之事物为迂怪耶？

附录

一、药名笔画索引

药名笔画索引

附
录

2118

附
录

2132

二、方剂笔画索引

方剂笔画索引

三、病证笔画索引